实用临床内科常见病

SHIYONG LINCHUANG NEIKE CHANGJIANBING

主编 孙晓晓 夏一函 陈丽丽 闫胜中
杨胜楠 赵守功 孟光彦

黑龙江科学技术出版社
HEILONGJIANG SCIENCE AND TECHNOLOGY PRESS

图书在版编目（CIP）数据

实用临床内科常见病 / 孙晓晓等主编. -- 哈尔滨：
黑龙江科学技术出版社，2023.7
ISBN 978-7-5719-2021-0

Ⅰ. ①实… Ⅱ. ①孙… Ⅲ. ①内科－常见病－诊疗
Ⅳ. ①R5

中国国家版本馆CIP数据核字（2023）第107028号

实用临床内科常见病
SHIYONG LINCHUANG NEIKE CHANGJIANBING

主　　编	孙晓晓　夏一函　陈丽丽　闫胜中　杨胜楠　赵守功　孟光彦	
责任编辑	包金丹	
封面设计	宗　宁	
出　　版	黑龙江科学技术出版社	
	地址：哈尔滨市南岗区公安街70-2号　邮编：150007	
	电话：（0451）53642106　传真：（0451）53642143	
	网址：www.lkcbs.cn	
发　　行	全国新华书店	
印　　刷	黑龙江龙江传媒有限责任公司	
开　　本	787 mm×1092 mm　1/16	
印　　张	33.25	
字　　数	845千字	
版　　次	2023年7月第1版	
印　　次	2023年7月第1次印刷	
书　　号	ISBN 978-7-5719-2021-0	
定　　价	198.00元	

编　委　会

主　编

孙晓晓　夏一函　陈丽丽　闫胜中
杨胜楠　赵守功　孟光彦

副主编

王秀芬　宋以新　陈　玲　何　丽
李文明　刘振明　李华英　鲁　娜

编　委（按姓氏笔画排序）

王秀芬（山东省滨州市无棣县车王镇便民服务中心）

史然然（滕州市中心人民医院）

刘振明（阳信县中医医院）

闫胜中（巨野县北城医院）

孙亚男（东平县第一人民医院）

孙晓晓（山东省青岛市城阳区人民医院）

李文明（庆云县庆云镇卫生院）

李华英（武安市中医院）

杨胜楠（山东潍坊滨海经济技术开发区人民医院）

何　丽（云南省精神病医院）

宋以新（淄博市淄川区医院）

陈　玲（孝感市中心医院）

陈丽丽（菏泽市牡丹人民医院）

孟光彦（济南市钢城区颜庄街道办社区卫生服务中心）

赵守功（寿光市侯镇中心卫生院）

夏一函（青岛市第八人民医院）

鲁　娜（济南市章丘区人民医院）

前 言
FOREWORD

　　内科学是一门对医学科学发展产生重要影响的临床医学学科,也是一门涉及面广、整体性强的学科,是其他临床医学学科的基础,因此内科学亦有"医学之母"之称。现今医学发展日新月异,转化医学、整合医学、系统生物学、循证医学的理念对临床医学特别是内科学产生了巨大的影响。基于这一背景,广大医务人员需要不断探求内科疾病的诊疗规律,掌握内科疾病的诊疗方法。然而,医学知识浩如烟海,要在短时间内掌握大量实用的内科诊疗知识绝非易事。为紧跟医学步伐,熟练掌握临床内科疾病的诊疗技术,内科医师迫切需要一本注重实用、资料新颖又容易掌握的参考书,基于这一需要,我们特组织编写了《实用临床内科常见病》一书。

　　本书详细介绍了内科各科室常见疾病的诊治方法,具体包括神经内科、呼吸内科、心内科、消化内科、肾内科等,在结合新的诊疗技术的同时,对各种疾病的概念、临床表现、诊断与鉴别诊断、治疗及预后等进行了全方位阐述。另外,本书在编写过程中做到了定义准确、概念清楚、结构严谨、层次分明,从临床实际出发,重点突出疾病诊断与治疗的先进性和科学性,优化临床思维。本书适合各级医院的临床医师、医学院校学生阅读使用。

　　在编写过程中,编者们力求论述准确,使本书既能体现现代内科学诊疗的发展,又具有可读性和实用性。但由于内科学相关知识更新迅速,加之编者们编写时间紧张、编写经验有限,因此书中难免存在不足之处,恳请广大读者见谅,并批评指正,以期再版时修正完善。

《实用临床内科常见病》编委会
2023 年 4 月

目 录
CONTENTS

第一章 神经内科疾病

第一节 脑 栓 塞

一、病因病机

(一)病因

中医学认为,本病病因不外乎虚(气虚、阴虚)、风(外风、肝风)、气(气滞、气逆)、血(血虚、血瘀)、瘀(痰瘀、血瘀)、痰(风痰、湿痰)、火(心火、肝火)诸端,单行致病或合而为疾,相互影响,相互作用,侵犯机体而突然发病。病变部位主要在脑,但与心、肝、脾、肾诸脏密切相关。

(二)病机

本病主要病机包括以下几个方面。

(1)积损正衰,卫外不固,脉络空虚,风邪动越,内风旋转上逆,气血上涌,阻于脑络而为病。

(2)气虚腠理不固,风邪侵袭,入中经络,气血被阻,筋脉失养。

(3)饮食不节,痰湿壅盛,外风引动,痰滞阻络而发病。

(4)忧思恼怒,五志化火,气机失调,心火暴盛,肝郁气滞,肝阳暴亢,风火相煽,气血菀上,脑脉被阻。

(5)气血两亏,气滞血瘀或血虚寒凝,阻滞经络。

二、临床表现

有 50%～60%的患者在起病时有轻度意识障碍,但持续时间短;颈内动脉或大脑中动脉主干的大面积脑栓塞可发生严重脑水肿、颅内压增高、昏迷及抽搐发作;椎-基底动脉系统栓塞也可迅速发生昏迷。

任何年龄均可发病,但以青壮年多见。多在活动中突然发病,常无前驱表现,症状多在数秒至数分钟内发展至高峰,是发病最急的脑卒中,且多表现为完全性卒中。也可于安静时发病,约有1/3脑栓塞发生于患者睡眠中。其临床表现取决于栓子的性质和数量、部位、侧支循环的情况、栓子的变化过程、心脏功能与其他并发症等因素。个别病例因栓塞部位继发血栓向近端伸延、栓塞反复发生或继发出血,症状可于发病后数天内呈进行性加重或阶梯式。

1

局限性神经缺失症状与栓塞动脉供血区的功能相对应。约有 4/5 脑栓塞累及脑中动脉主干及其分支,出现失语、偏瘫、单瘫、偏身感觉障碍和局限性癫痫发作,偏瘫多以面部和上肢为主,下肢为辅;约有 1/5 发生在椎-基底动脉系统,表现为眩晕、复视、共济失调、交叉瘫、四肢瘫、发音及吞咽困难等;较大栓子偶可栓塞在基底动脉主干,造成突然昏迷、四肢瘫痪或基底动脉尖综合征。

大多数患者有易于产生血栓的原发疾病,如风湿性心脏病、冠心病和严重心律失常、心内膜炎等。部分病例有心脏手术史、长骨骨折、血管内治疗史等;部分病例有脑外多处栓塞证据,如球结膜、皮肤、肺、脾、肾、肠系膜等栓塞和相应的临床症状和体征。

三、实验室检查

(一)CT 及 MRI 检查

CT 及 MRI 检查可显示梗死灶呈多发性,见于两侧;或病灶大,呈以皮质为底的楔形,绝大多数位于大脑中动脉支配区,且同一大脑中动脉支配区常见多个同一时期梗死灶,可有缺血性梗死和出血性梗死的改变,出现出血性梗死更支持脑栓塞的诊断。一般于 24～28 小时或之后出现低密度梗死区。多数患者继发出血性梗死而临床症状并无明显加重,故应定期复查头颅 CT,特别是发病在 48～72 小时。MRI 检查可发现颈动脉及主动脉狭窄程度,显示栓塞血管的部位。

(二)脑脊液检查

患者脑脊液压力一般正常,大面积栓塞性脑梗死患者脑脊液压力可增高。出血性梗死患者,脑脊液可呈血性或镜下可见红细胞;亚急性细菌性心内膜炎等感染性脑栓塞患者脑脊液白细胞计数增高,早期以中性粒细胞为主,晚期以淋巴细胞为主;脂肪栓塞患者脑脊液可见脂肪球。

(三)其他检查

由于脑栓塞作为心肌梗死的第一个症状者并不少见,且约有 20% 心肌梗死为无症状性,故心电图检查应作为常规,可发现心肌梗死、风心病、心律失常、冠状动脉供血不足和心肌炎的证据。超声心动图检查可证实心源性栓子的存在。颈动脉超声检查可发现颈动脉管腔狭窄、血流变化及颈动脉斑块,对颈动脉源性脑栓塞具有提示意义。血管造影时能见到栓塞性动脉闭塞有自发性消失趋势。

四、诊断及鉴别诊断

(一)诊断要点

(1)无前驱症状,突然发病,病情进展迅速且多在数分钟内达高峰。

(2)局灶性脑缺血症状明显,伴有周围皮肤、黏膜和/或内脏及肢体栓塞症状。

(3)明显的原发疾病和栓子来源。

(4)头颅 CT 和 MRI 检查能明确脑栓塞的部位、范围、数目及性质。

(二)鉴别诊断

病情发展稍慢时,须与脑血栓形成鉴别;脑脊液含血时,应与脑出血鉴别;昏迷者须排除可引起昏迷的其他全身性或颅内疾病;局限性抽搐亦须与其他原因所致的症状性癫痫鉴别。

五、治疗

(一)治疗总体思路

脑栓塞是由各种栓子所致的脑梗死,其治疗类同于脑血栓形成所致脑梗死的治疗。另外,还要积极处理不同性质的栓子及造成栓子的原发病,以达到减轻梗死造成的脑损伤、防止再栓塞、控制原发病的目的。

中医学治疗方面,若脑部症状较为突出,则多按脑血栓形成治疗;若原发病症状突出,则以辨治原发病为上。例如,心悸严重而偏瘫较轻,则以治疗心悸为主。

(二)中医学辨证治疗

脑栓塞属中医学内风、类中风之范畴,其病因在于患者平素气血亏虚,心、肝、脾、肾阴阳失调。加之忧思恼怒或饮酒饱食以致气虚血运受阻。气血瘀滞,脉络痹阻;或肾阴素亏,风阳内动,夹痰走窜经络;或痰湿偏盛,风夹痰浊,上蒙清窍,内闭经络,而形成上实下虚,阴阳互不维系的危急证候。

1.气虚血瘀

临床表现:半身不遂,言语不利或不语,口眼㖞斜,偏身麻木,面色㿠白,胸闷气短,乏力懒言,自汗心悸,手足肿胀。舌质暗淡,苔满白或白腻,脉沉细或细缓。

治法:益气活血,通经活络。

方剂及组成:补阳还五汤加减。黄芪 30 g,桃仁 10 g,红花 10 g,赤芍 20 g,当归尾 10 g,地龙 10 g,川芎 8 g,鸡血藤 20 g,木瓜 12 g,党参 15 g。水煎,口服,每天 1 剂。

加减:下肢瘫软无力甚者加桑寄生、鹿筋等补筋壮骨;上肢偏废者加桂枝通络;患侧手足肿甚者加茯苓、泽泻、薏苡仁、防己淡渗利湿;兼见言语不利加郁金、石菖蒲、远志,祛痰利窍;兼口眼㖞斜加白附子、全蝎、僵蚕祛风通络;肢体麻木加陈皮、半夏、茯苓、胆南星理气燥湿而祛风痰;大便秘结加火麻仁、郁李仁、肉苁蓉润肠通便。

2.风痰瘀血,痹阻脉络

临床表现:突然肢体瘫痪,口舌歪斜,舌强语謇或不语,偏身麻木,头晕目眩,心胸憋闷,心悸。舌质暗淡,苔薄白或白腻,脉弦滑。

治法:化痰息风,活血通络。

方剂及组成:半夏白术天麻汤合丹参饮加减。半夏 10 g,生白术 10 g,天麻 10 g,胆南星 6 g,香附 15 g,紫丹参 30 g,砂仁 10 g,酒大黄 5 g,檀香 12 g,茯苓 12 g。水煎,口服,每天 1 剂。

加减:风痰甚者加僵蚕、胆南星以息风祛痰;兼气虚者加党参补气;头痛甚者加蔓荆子以清利头目。

3.阴虚风动

临床表现:半身不遂,言语不利或不语,口眼㖞斜,偏身麻木,少寐多梦,心悸烦躁,脑晕耳鸣,手足心热。舌质红绛或暗红,少苔或无苔,脉细弦或弦数。

治法:育阴息风。

方剂及组成:自拟方。生地黄 20 g,玄参 15 g,女贞子 15 g,钩藤 30 g,白芍 20 g,桑寄生 30 g,丹参 15 g,益母草 15 g,鸡血藤 20 g,首乌 15 g。水煎,口服,每天 1 剂。

加减:痰热甚者加胆南星,竹沥(冲服)清热祛痰。

4.痰湿蒙蔽心神

临床表现:素体多为阳虚,湿痰内蕴,神昏,半身不遂而肢体松懈瘫软不温,甚则四肢逆冷,面色灰暗,痰涎壅盛,心悸气短,舌质暗红,苔白腻,脉沉滑或沉缓。

治法:温阳化痰,醒神开窍。

方剂及组成:真武汤合涤痰汤加减。茯苓20 g,制附子6 g,肉桂5 g,制半夏10 g,陈皮9 g,枳实10 g,胆南星6 g,石菖蒲10 g,竹茹10 g,远志10 g,生姜3片。水煎,口服,每天1剂。

(三)验方精选

(1)气虚血瘀宜选:①人参再造丸,每次1丸,2次/天,口服;②生脉饮,每次10 mL,3次/天,口服;③偏瘫复原丸,每次1丸,2次/天,温黄酒或温开水送服。

(2)风痰瘀血痹阻脉络宜选:①大活络丸,每次1丸,2次/天,口服;②散风活络丸,每次1丸,2次/天,口服;③小活络丸,每次1丸,2次/天,口服。

(3)阴虚风动宜选:①柏子养心丸,每次1丸,2次/天,口服;②壮骨关节丸,每次6 g,3次/天,口服。

(4)痰湿蒙蔽心神宜选:①速效救心丸,每次1丸,2次/天,口服;②苏合香丸,每次1丸,2次/天,口服。

(5)葛根粉250 g,荆芥穗50 g,豆豉150 g。葛根粉做面条,荆芥穗、豆豉共煮沸,去渣留汁,葛根粉面条放药汁中煮熟,空腹食。本方祛风,适用于中风,语言謇涩,神昏,手足不遂。

(6)秦艽10 g,当归9 g,甘草6 g,羌活16 g,防风12 g,白芷、茯苓各9 g,石膏15 g,川芎12 g,白芍15 g,独活10 g,黄芩12 g,生、熟地黄各12 g,白术9 g,细辛10 g。水煎服,每天1剂,分2次服。本方祛风通络,活血化瘀,适用于经络空虚所致的中风。

(7)怀牛膝12 g,龙骨20 g,生白芍12 g,天冬10 g,麦芽15 g,代赭石500 g,牡蛎30 g,玄参10 g,川楝子9 g,茵陈10 g,甘草6 g,龟甲9 g。水煎服,每天1剂,分2次服。本方育阴潜阳,镇肝息风,适用于肝肾阴虚,风阳上扰所致的中风。

(8)红花陈皮饮:红花10 g,陈皮10 g,煎水500 mL,放入红糖50 g,每天2次分服,连服数天。方中红花活血通络,陈皮燥湿化痰,红糖暖中活血,共奏活血祛瘀、化痰通络之效。主治痰瘀互结、阻滞脉络之中风先兆,症见头重如裹、头痛、痛有定处,恶心,咯吐痰浊,肢麻,猝然半身不遂,旋而又复者。

(9)熟地黄、枸杞子、山茱萸各12 g,橘红10 g,半夏9 g,茯苓15 g,石菖蒲10 g,郁金12 g,丹参、赤芍各15 g,鲜荷叶10 g。水煎服,每天1剂,早晚2次分服。本方为山西著名中医畅达验方,功能益肾填精,化痰清脑,临床上主要治疗脑动脉粥样硬化、中风先兆、中风后遗症。症见头闷不清、昏眩不定、语言謇涩、痰多涎盛、胸闷纳呆、腰膝酸软、失眠健忘、足如蹈絮、夜尿频数、舌苔厚腻、脉弦滑。本方在临床运用中当分痰饮之寒热,辨肾虚之阴阳各异随证加减。若畏寒肢冷阳痿尿频,脉沉弱,偏肾阳虚者,可加淫羊藿、菟丝子;若五心烦热,面色红赤,脉沉细数,偏肾阴虚者,可加丹皮、女贞子、墨旱莲;若烦热少寐,便秘呕恶,舌红苔黄厚,痰热盛者,可加胆南星、瓜蒌、栀子;若痰清涎稀,舌胖苔白水滑,痰饮偏寒者,可加苍术、白术、干姜、白芥子;若肢体麻木,活动受限,舌质瘀暗,痰瘀阻络者,可加桃仁、红花、丝瓜络;若眩晕耳鸣,肢麻不仁较甚,血压升高明显,兼风阳上扰者,可加天麻、钩藤、地龙、代赭石。

（四）单方或复方中药注射剂

1.舒血宁注射液

从名贵药材银杏叶中提取的银杏内酯、黄酮醇苷经进一步提纯精制而成。具有扩张血管，改善循环等功能。每次取 20～40 mL 用生理盐水 250～500 mL 稀释后缓慢静脉滴注，每天 1 次。

2.注射用灯盏花素

从灯盏花中提取而来，其有效成分为灯盏花素。它具有散寒解表、祛风除湿、活血化瘀的作用，能扩张脑血管，增加脑组织血液灌注量，改善微循环，降低血液黏稠度，抑制血小板聚集，促进纤溶，预防和治疗血栓。此外，它还具有抑制环氧化酶和抑制血栓素 A2（TXA2）生成的作用，起到抗凝、降血脂的作用。取灯盏花素注射液 30 mL 加入 10％葡萄糖或生理盐水 250 mL 内静脉滴注，每天 1 次，连用 20 天。

3.注射用磷酸川芎嗪

注射用磷酸川芎嗪主要成分为磷酸川芎嗪，化学名为 2,3,5,6-四甲基吡嗪磷酸盐。功能主治：本品具有抗血小板聚集的作用，并对已聚集的血小板有解聚作用，还可扩张小动脉，改善微循环和增加脑血流量，用于缺血性脑血管疾病。

静脉滴注，1 次 50～100 mg，缓慢滴注，宜在 3～4 小时滴完，每天 1 次，10～15 天为 1 个疗程。

4.刺五加注射液

刺五加注射液可平补肝肾，益精壮骨。用于肝肾不足所致的短暂性脑缺血发作，脑动脉硬化、脑血栓形成、脑栓塞等。亦可用于冠心病心绞痛合并神经衰弱和更年期综合征等。静脉滴注，1 次 300～500 mg，每天 1 或 2 次。

5.注射用血塞通

从名贵中药三七中提取的总皂苷，经过进一步提纯精制而成，具有活血化瘀、通脉活络、抑制血小板聚集和增加心脑血管流量等功能，是治疗心脑血管疾病十分有效的药品，被誉为"心脑血管疾病"的克星，其主要成分为人参皂苷 Rbl、Rg1 和三七皂苷 R1。200～400 mg，以 5％～10％葡萄糖注射液 250～500 mL 稀释后缓慢静点，每天 1 次，15 天为 1 个疗程，停药 1～3 天可进行第 2 个疗程。亦可每天 1 次，每次 200 mg 以 25％～50％葡萄糖注射液稀释后缓慢静脉注射。糖尿病患者可用生理盐水代替葡萄糖注射液。

（五）针灸治法

（1）气虚血瘀：取肩髃、曲池、合谷、足三里、手三里等穴。

（2）风痰瘀血，痹阻脉络：取哑门、廉泉、下关、地仓、曲池、肩髃、合谷等穴。

（3）阴虚风动：取神门、足三里、解溪、太冲、风池等穴。

（李华英）

第二节 腔隙性脑梗死

一、概述

腔隙性脑梗死是因长期高血压引起脑深部白质及脑干穿通动脉病变和闭塞、导致的缺血性微梗死,缺血、坏死和液化脑组织由吞噬细胞移走形成腔隙,故称为腔隙性梗死。这种梗死多发生在脑的深部,尤其是基底节区、丘脑和脑桥。梗死灶较小,直径一般不超过 1.5 cm。约占急性缺血性脑卒中的 20%,是脑梗死的一种常见类型,好发于 70～80 岁的老年人,8% 左右发生于 50 岁以下。尸检发生率为 6%～11%。

二、病因病机

根据中医学理论,本病的发病机制乃元气亏虚、肝肾阴阳失调所致。以肝肾阴亏、肝阳上亢、肝风内动为本,以风、火、痰、瘀为标。《医林改错》云:"元气亏,经络自然空虚,有空虚之隙,难免其气向一边归并。"《医学衷中参西录》云:"气血虚者,其经络多瘀滞……以化其瘀滞则偏枯、痿废自易愈也。"腔隙性脑梗死的临床所见,大多有病程较长的高血压、糖尿病、高血脂等病史,且年龄偏大。患者年迈,肾元已亏,水不涵木,木少滋荣,易出现肝阳偏亢,虚风内动。正气亏虚,气不行血,脑脉失养,终致气虚血瘀,脑窍失润。在肝肾阴阳失调的基础上,若因情志不调,往往急性发病,可以表现为肝阳化风,若因饮食失宜,伤及脾运,或肝阳化火炼液为痰,还可表现为风痰阻络、上蒙清窍的证候。

三、临床表现

本病大多呈急性或亚急性起病,出现偏瘫等局灶体征。也有少数临床无局灶体征者,或者仅表现为头痛、头晕。

腔隙性脑梗死的临床表现决定于腔隙的独特位置,由此可将其临床症状归纳为 20 多种类型:①纯运动性轻偏瘫;②纯感觉性卒中或短暂性脑缺血发作(TIA);③共济失调性轻偏瘫;④构音障碍-手笨拙综合征;⑤合并运动性失语的轻偏瘫;⑥面部幸免的轻偏瘫;⑦中脑丘脑综合征;⑧丘脑性痴呆;⑨合并水平凝视麻痹的轻偏瘫;⑩合并动眼神经瘫的交叉轻偏瘫;⑪合并展神经瘫的交叉轻偏瘫;⑫合并神经错乱的轻偏瘫;⑬合并动眼神经瘫的交叉小脑共济失调;⑭感觉运动性卒中(丘脑内囊综合征);⑮半身投掷动作;⑯基底动脉下部分支综合征;⑰延髓外侧综合征;⑱桥延外侧综合征;⑲记忆丧失综合征;⑳闭锁综合征(双侧轻偏瘫);㉑其他,包括一侧下肢无力易于跌倒,纯构音障碍,急性丘脑张力障碍。临床上较为常见的有以下 5 型。

(一)纯运动性轻障碍

纯运动性轻障碍为腔隙综合征中最常见类型,占 60% 左右。表现为一侧的轻偏瘫,而不伴有失语、感觉障碍或视野缺损。病灶多在对侧放射冠、内囊、脑桥或延脑。

(二)纯感觉性障碍

纯感觉性障碍也是常见腔隙性脑梗死类型。表现为一侧面部与肢体有麻木、牵拉、发热、针刺与沉重感,无偏瘫、偏盲或失语等。多为主观感觉异常,检查时极少有客观感觉缺失体征。感觉在正中线无交叉,病灶多在对侧丘脑腹中间核。

(三)构音障碍-手笨拙综合征

构音障碍-手笨拙综合征表现为严重的构音障碍。可伴有吞咽困难、中枢性面瘫、舌瘫与锥体束征,病灶对侧偏身共济失调。上肢重于下肢,无力与笨拙,手的精细运动欠准确,指鼻实验不稳。病灶在脑桥基底部上、中 1/3 交界或内囊膝部及前肢。

(四)共济失调性轻偏瘫

共济失调性轻偏瘫表现为共济失调和无力,下肢重于上肢,伴有锥体束征。共济失调不能完全用无力来解释。多为对侧放射冠汇集至内囊处,或在脑桥基底部皮质脑桥通路受损所致。

（五）感觉、运动性障碍

感觉、运动性障碍表现为感觉障碍比瘫痪重,无意识障碍及失语。病灶位于丘脑腹后外侧核及内囊后肢。

四、实验室检查

（一）CT 检查

CT 检查可见深穿支供血区单个或多个直径为 2～15 mm 的病灶,呈圆形、卵圆形、长方形或楔形腔隙性阴影,边界清晰,无占位效应,增强时可见轻度斑片状强化。以基底节、皮质下白质和内囊多见,其次为丘脑及脑干,阳性率为 60%～96%。CT 检查对腔隙性梗死的发现率与病灶的部位、大小及检查的时间有关。CT 检查可发现直径在 2 mm 以上,体积在 0.1 mL 以上的腔隙病灶,但由于伪影的干扰使脑干的腔隙病灶不易检出。CT 检查最好在发病 7 天内进行。腔隙性梗死发病 10 天内的检出率通常为 79%,3 个月内检出率为 92%,7 个月内检出率为 69%。

（二）MRI 检查

MRI 检查显示腔隙病灶呈 T_1 等信号或低信号,T_2 高信号,T_2 加权像阳性率几乎可达 100%。与 CT 检查相比,可清晰显示脑干病灶;可对病灶进行准确定位,并能区分陈旧性腔隙系由于腔隙性梗死或颅内小出血所致,是最有效的检查方法。

（三）其他

脑电图、脑脊液检查及脑血管造影无肯定的阳性发现。正电子发射体层成像(PET)和单光子发射断层扫描术(SPECT)检查通常在早期即可发现脑组织的缺血变化。颈动脉多普勒超声检查可发现颈动脉粥样硬化斑块。

五、诊断及鉴别诊断

（一）诊断要点

目前,国内外尚无统一的诊断标准,以下标准可资参考。

(1)中年以后发病,有长期高血压病史。

(2)临床表现符合腔隙综合征之一。

(3)CT 或 MRI 等影像学检查可证实存在与神经功能缺失一致的病灶。

(4)脑电图(EEG)、腰椎穿刺等检查均无肯定的阳性发现。

(5)预后良好,多数患者可于短期内恢复。

（二）鉴别诊断

腔隙综合征的病因除梗死之外,还包括小量脑出血、感染、囊虫病、烟雾病(Moyamoya)、脑脓肿、颅外段颈动脉闭塞、脑桥出血、脱髓鞘病和转移瘤等,故在临床诊断中应注意鉴别非梗死性腔隙病变。

六、治疗

（一）治疗总体思路

目前尚无有效的治疗方法。由于腔隙性梗死大多发生在终末支,没有侧支循环,故治疗主要在于预防疾病的复发,必要时可针对病因及症状做出相应处理。急性期应避免溶栓、过度脱水、降血压过猛等不适当的治疗;恢复期要控制好血压,防止复发。中医学可采用益气养阴、活血化瘀类中药,因其作用综合而和缓,对神经功能康复颇有益处,可参考脑血栓形成进行辨治。

(二)辨证治疗

根据本病的临床表现,中医学辨证大多分为风痰阻络、气虚血瘀、痰(湿)瘀痹阻、风火上扰4型。

1.风痰阻络

临床表现:头昏头重,甚者头重如裹,肢沉乏力、麻木,舌强语謇,舌质淡红、苔薄腻,脉弦滑。

治法:养血息风,化痰通络。

方剂及组成:大秦艽汤加减。秦艽、羌活、独活、赤芍、当归、防风、生地黄、细辛、全蝎、胆南星、炙僵蚕、乌梢蛇、地龙、茯苓、白芷等。

2.气虚血瘀

临床表现:半身酸软乏力,头昏头痛,语言謇涩,小便频,偶有心悸、胸闷痛。舌质暗紫、苔薄白,脉细涩。

治法:益气,活血,通络。

方剂及组成:补阳还五汤加减。黄芪、当归、赤芍、地龙、丹参、川芎、石菖蒲、太子参、桃仁、红花、罗布麻叶等。

3.痰瘀痹阻

临床表现:头昏沉重或头痛,语謇肢麻或行走不利,舌暗苔腻,脉滑。

治法:活血祛瘀,化痰通络。

方剂及组成:血府逐瘀汤合温胆汤加减。当归、桃仁、红花、枳壳、赤芍、柴胡、牛膝、陈皮、半夏、茯苓、炙僵蚕、丹参、水蛭、远志、石菖蒲、泽兰等。

4.风火上扰

临床表现:头目眩晕或头痛,肢麻或步态不稳或肢抖,目胀耳鸣,心烦失眠。舌质红、苔薄黄,脉弦数。

治法:疏风散邪,清热降火。

方剂及组成:天麻钩藤饮加减。天麻、川芎、石决明、栀子、牛膝、葛根、桑寄生、夜交藤、炙僵蚕、胆南星、续断、益母草、制首乌、制黄精等。

(三)验方精选

1.天蝎蜈蚣汤

天麻15 g,全蝎12 g,蜈蚣3条,丹参30 g,赤芍15 g,川芎15 g,胆南星9 g,石菖蒲15 g,远志15 g,地龙15 g,炙黄芪30 g,川牛膝15 g,鸡血藤15 g,千年健15 g,伸筋草15 g,甘草30 g。若兼有冠心病见胸闷心悸诸症,加瓜蒌30 g,檀香12 g,砂仁9 g,太子参15 g。兼糖尿病见消瘦、口干舌红加生石膏30 g,白芍15 g,葛根15 g,黄连6 g。兼高血压见眩晕耳鸣,加罗布麻15 g,夏枯草15 g,钩藤15 g,生石决明30 g。兼高脂血症加生山楂30 g,绞股蓝15 g,决明子30 g等。上述药物每天1剂,15天为1个疗程。

2.复元益气活血汤

黄芪20～30 g,党参、淫羊藿、红花、陈皮、蒲黄各10 g,水蛭10～15 g,全蝎6 g,川芎、赤芍、补骨脂各15 g,山楂25 g。每天1剂,用水煎取250 mL,分2次温服,15天为1个疗程。

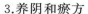

3.养阴和瘀方

虎杖 20 g,炮甲片 10 g,丹参 15 g,川芎 12 g,枸杞子 15 g,首乌 12 g,生地黄 10 g,制黄精 20 g。水煎服,每天 1 剂,14 天为 1 个疗程。

4.祛瘀通络方

乳香 10 g,没药 10 g,胆南星 10 g,当归 24 g,丹参 15 g,黄芪 40 g,法半夏 12 g,茯苓 20 g。水煎服,每天 1 剂,30 天为 1 个疗程。

(四)选用中药制剂治疗

如脑心通胶囊、中风回春胶囊、丹红注射液、龙生蛭胶囊、华佗再造丸、复方血栓通胶囊、通心络胶囊、谷红注射液、脉络宁注射液、血栓通注射液、稳心颗粒、人参再造丸、参麦注射液等。

(李华英)

第三节　蛛网膜下腔出血

一、概述

蛛网膜下腔出血(subarachnoid hemorrhage,SAH)是出血性脑血管病的一个类型,分原发性和继发性两种。

原发性蛛网膜下腔出血是由于脑表面和脑底的血管破裂出血,血液直接流入蛛网膜下腔所致,又称自发性 SAH。临床还可见到因脑实质内、脑室、硬膜外、硬膜下血管破裂致血液穿破脑组织流入蛛网膜下腔者,称继发性 SAH。此外,还有外伤性 SAH。

临床上以起病急骤,剧烈头痛,多为撕裂样或剧烈胀痛,频繁呕吐,脑膜刺激征阳性为主要临床特征。部分患者有烦躁不安、谵妄、幻觉等精神症状,或伴有抽搐及昏迷等,一般不引起肢体瘫痪。早期脑 CT 扫描,可见蛛网膜下腔或脑室内有高密度影;腰椎穿刺术检查为均匀一致血性脑脊液,压力增高。

蛛网膜下腔出血是神经科最常见的急症之一,发病率占急性脑血管病的 6%～10%,此处重点讨论原发性蛛网膜下腔出血。

二、病因病机

中医学认为本病病因为气血亏虚,肝肾不足,肝阳偏亢。病位在脑,但与肝、脾、肾三脏密切相关。情志过激、思虑过度、起居无常、寒热骤变及过度用力均可促使发病,被认为是本病的诱因。至于其病机,不外乎风、火、痰、瘀、虚。

(一)风

肝肾不足,水不涵木,肝阳上亢,肝风内动,风阳相扰气血逆上。

(二)火

情志过激,肝失疏泄,郁久化火,肝火上炎,肝阳化风,或肝肾不足,阴虚内热,灼津耗液,虚火上炎。

(三)痰

肾阳虚,脾失健运,痰湿内生;或嗜食肥甘,痰湿蔽阻,日久化热,痰热上扰,蒙蔽清窍而发病。

(四)瘀

气血素虚,加之劳倦内伤,忧思恼怒,饮酒饱食,用力过度,致瘀血阻滞,阳化风动,血随气逆,血溢脑膜之外。

(五)虚

先天禀赋不足,脾肾阳虚,肝肾不足,精血亏虚致髓海不充,脑失所养而为病。

上述病因,或独行致疾,或兼而为病,相互影响,相互转化,互为因果,终致痰瘀互结,清阳难升,浊阴不降,风助火炎,血随气上,气血逆乱,妄行溢于脉外而发病。

三、临床表现

各个年龄组均可发病。脑血管畸形破裂多发生在青少年,先天性颅内动脉瘤破裂则多发于青年以后,老年以动脉硬化而致出血者为多。绝大多数病例为突然起病,可有用力、情绪激动等诱因。少数可有较轻的头痛、颅神经麻痹等前驱症状,系由微量血液外渗所致。

起病时最常见的症状是突然发作的剧烈头痛、恶心、呕吐。可有局限性或全身性抽搐、短暂意识不清,甚至昏迷。少数患者可有精神症状、头昏、眩晕、颈背以及下肢疼痛等。最主要的体征为脑膜刺激征。颅神经中以一侧动眼神经麻痹最常见,提示该侧有后交通动脉瘤。其他颅神经偶可受累。少数患者早期有某一肢体轻瘫或感觉障碍等局灶性神经体征,可能是由于脑水肿或出血,部分血液进入脑实质而引起;数天后出现的偏瘫等体征则往往是继发的脑动脉痉挛所致。眼底检查可见视网膜片状出血,视盘水肿。

临床表现与出血病变的部位、大小等有关。例如,后交通动脉及颈内动脉瘤常引起同侧动眼神经麻痹;前交通动脉及大脑前动脉瘤可引起精神症状;椎-基底动脉瘤则可引起后组颅神经及脑干症状等。

60岁以上的老年患者临床表现常不典型,头痛、呕吐、脑膜刺激征均不明显,而其意识障碍则较重。个别极重型的出血患者可很快进入深昏迷,出现去大脑强直,因脑疝形成而迅速死亡。

常见并发症:①再出血是SAH致命的并发症;②脑血管痉挛是死亡和致残的重要原因,早发性出现于发病后数十分钟至数小时,迟发性见于发病后4～15天,以7～10天为高峰期;③急性脑积水发生于发病后1周内,迟发性见于发病后2～3周;④其他尚有抽搐、低钠血症等并发症。

四、实验室检查

(一)颅脑CT检查

CT检查是确诊蛛网膜下腔出血的首选诊断方法。CT检查可见蛛网膜下腔高密度征象,多位于大脑外侧裂、环池等。CT检查增强扫描有可能显示动脉瘤体及动静脉畸形。但出血量不多、病变在后颅窝或贫血患者,CT检查易漏诊。

(二)脑脊液检查

脑脊液检查是诊断SAH的重要依据,常见均匀性的血性脑脊液,压力增高。最初脑脊液中红、白细胞数的比例与外周血中一致,均为700:1,经2～3天白细胞数可增加,为无菌性炎性反应所致。出血数小时后开始溶血,脑脊液离心后上清液呈黄色或者褐色。如无继续出血,经1～

2周红细胞消失,约3周后黄变症消除,可找到较多的含铁血黄素吞噬细胞。脑脊液蛋白含量常增高,糖和氯化物正常。腰椎穿刺术有诱发重症病例形成脑疝的风险,故只有在无条件做CT检查而病情允许的情况下,或CT检查无阳性发现而临床又高度怀疑SAH时才考虑进行。

（三）脑血管造影或数字减影血管造影（DSA）

目前,多主张采用股动脉插管行全脑连续血管造影。可明确动脉瘤的部位、大小数目、脑血管畸形及其供血动脉和引流静脉的情况,又可了解侧支循环的情况,对诊断和决定手术方案都有重要价值。对继发性动脉痉挛的诊断也有帮助。

（四）MRI和MRA检查

在SAH急性期不主张采用MRI检查,因其可加重出血。对蛛网膜下腔出血而言,MRI不如CT显示清晰,但部分患者可直接显示出脑动脉瘤的瘤体和畸形血管。核磁共振血管造影（MBA）检查阳性率高于MRI。

五、诊断及鉴别诊断

（一）诊断要点

突发剧烈头痛、呕吐、脑膜刺激征阳性即高度提示本病。如眼底检查发现玻璃体膜下出血,脑脊液检查呈均匀血性,压力增高,则可确诊。但在一组250例临床诊为蛛网膜下腔出血的患者中,经CT检查仅59.2%为蛛网膜下腔出血,40.8%为脑叶出血、原发性脑室出血、小脑出血和尾状核出血等无明显肢体偏瘫的颅内出血。因此,查体必须仔细,并行CT检查以资鉴别。

（二）鉴别诊断

1.颅内感染

各种类型的脑膜炎虽有头痛、恶心呕吐、脑膜刺激征阳性等症状体征,但常先有发热,且脑脊液不呈血性,而呈炎性改变。

2.脑出血

高血压脑出血患者脑脊液也可呈血性,但患者以往有高血压病史,发病后有内囊等脑实质出血的定位体征,头颅CT扫描显示脑实质出血。

3.偏头痛

本病也是突然起病的剧烈头痛、恶心呕吐,但偏头痛患者过去常有过类似发作史,并无脑膜刺激征,脑脊液检查正常可资鉴别。

六、治疗

（一）治疗总体思路

首先应该明确患者病情,有手术指征者应立即手术,不具备手术治疗条件者以内科治疗为主,进行中医辨证论治对防止继续出血、预防血管痉挛有一定作用,且有利于患者的康复。手术治疗患者虽然病因已消除,但术后可能存在脑组织的损伤。

（二）中医学治疗

1.肝风内动,肝阳暴亢

临床表现:头痛如劈,猝然昏倒,面红气粗,颈项强直,四肢拘急。舌红,苔黄,脉弦数。

治法:镇肝息风,平肝潜阳。

方剂:镇肝息风汤加减。

组成:怀牛膝 15 g,代赭石 15 g(先煎),生龙骨 20 g(先煎),生牡蛎 20 g(先煎),生龟甲 30 g(先煎),白芍药 16 g,玄参 10 g,天冬 15 g,川楝子 10 g,生麦芽 20 g,茵陈 20 g,甘草 5 g。

备选方:羚角钩藤汤,适用于肝阳暴亢,兼见风火上扰,口噤不开者。山羊角 30 g(先煎),钩藤 6 g(后下),白芍药 15 g,牡丹皮 10 g,菊花 10 g,栀子 10 g,黄芩 10 g,牛膝 15 g,生地黄 15 g,石决明 30 g(先煎),生甘草 6 g。

加减:神志不清,表情淡漠者加石菖蒲、郁金、天竺黄各 12 g;谵语妄动者加黄连 6 g,竹叶、莲子心各 12 g;大便秘结者加大黄 6 g,玄明粉 15 g(包煎);抽搐、项强甚者加天麻 12 g,全蝎、僵蚕各 8 g,白附子 10 g,羚羊角粉 4 g;若痰多黄稠者,加胆南星 12 g,竹沥 10 mL。

临证事宜:本方重在镇肝潜阳息风,对本型蛛网膜下腔出血疗效尚好,若头痛甚剧,胁痛,口苦面红,便秘溲赤,苔黄,脉弦数,肝火偏旺者,宜加用清肝泻火之品如龙胆草、郁金等对症治疗。

2.肝肾不足,虚火上扰

临床表现:猝然头痛,目眩干涩,咽干口燥,颈强头空,腰酸膝软,五心烦热。舌红苔少,脉细弦数。

治法:滋补肝肾,清热降火。

方剂:知柏地黄丸加减。

组成:知母 10 g,黄柏 10 g,怀山药 30 g,山茱萸 15 g,牡丹皮 10 g,熟地黄 20 g,茯苓 15 g,泽泻 15 g。

备选方:杞菊地黄汤,适用于肝肾阴虚,眼干目涩、头部空痛者。熟地黄 20 g,枸杞子 15 g,菊花 15 g,山茱萸 15 g,怀山药 30 g,牡丹皮 10 g,泽泻 20 g,蒲黄 10 g,茯苓 20 g,墨旱莲 10 g,女贞子 15 g。

加减:目干眼涩,虚热较甚者,加大知母、黄柏用量,并加用枸杞子 10 g,菊花 15 g,白薇、银柴胡、青蒿各 15 g;颈项强直,四肢抽搐者,加全蝎、蜈蚣各 6 g,僵蚕 8 g;心烦失眠,夜寐不安者加柏子仁、炒枣仁各 15 g,黄连 4 g,阿胶 12 g;血虚兼见血瘀,舌质黯或有瘀点者,加阿胶、当归、桃仁各 12 g,川芎 20 g。

临证事宜:本方重在滋阴清热降火,若头痛面白而恶寒,四肢不温,舌淡,脉沉细而缓,阴损及阳,治宜温肾健脾,回阳救逆,养血填精。

3.痰浊内阻,痰热互结

临床表现:头重昏痛,甚则人事不知,喉中痰鸣,呕吐痰涎,大便秘结。舌淡红,苔黄腻,脉弦滑数。

治法:涤痰通窍,化浊开闭。

方剂:涤痰汤加减。

组成:制南星 10 g,制半夏 10 g,炒枳实 15 g,茯苓 20 g,橘红 10 g,石菖蒲 10 g,人参 10 g,竹茹 10 g,甘草 5 g。

备选方:温胆汤,适用于痰热内闭清窍者。法半夏 10 g,陈皮 10 g,胆南星 10 g,枳实 15 g,黄芩 10 g,生大黄 6 g(后下),钩藤 10 g(后下),茯苓 20 g,石菖蒲 10 g,生甘草 5 g。

加减:痰热明显者加黄芩 12 g,生大黄 6 g,天竺黄 12 g;纳谷不香者加炒白术 10 g,鸡内金 4 g,炒谷、麦芽各 15 g;痰多清稀者加苍术、厚朴各 12 g;颈项强直者,加全蝎、蜈蚣各 6 g,石决明 30 g(先煎),僵蚕 8 g。

临证事宜:痰浊蕴久化热,症见口苦,大便干结,苔黄腻,脉滑数,治宜清热燥湿,化痰行气。

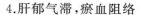

4.肝郁气滞,瘀血阻络

临床表现:头痛如针刺,痛处固定不移,口干口苦,头昏目眩,颈项强直,胁肋胀痛。舌质紫黯或有瘀斑,脉沉涩。

治法:疏肝解郁,行气活血化瘀。

方剂:血府逐瘀汤加减。

组成:柴胡10 g,枳壳15 g,桔梗10 g,牛膝15 g,当归15 g,川芎10 g,赤芍10 g,生地黄15 g,桃仁10 g,红花15 g,甘草5 g。

备选方:通窍活血汤,适用于瘀血阻窍,头痛部位固定如针刺者,当归15 g,怀牛膝15 g,川芎10 g,赤芍10 g,桃仁10 g,红花10 g,地龙20 g,羌活10 g,生地黄20 g,蒲黄10 g 香附10 g,郁金10 g。

加减:气滞血瘀甚者加香附、郁金、炒白芍、石菖蒲各12 g;兼有痰浊者加陈皮、制半夏各10 g;痰热壅盛加胆南星12 g,竹沥5 mL,天竺黄10 g;烦躁不宁者,加朱砂4 g,生地黄、牡丹皮各12 g;头痛项强者,加僵蚕8 g,全蝎、蜈蚣各6 g,生石决明30 g,白附子6 g。

临证事宜:头痛甚者,可加虫类搜逐之品。久病气血不足者,治宜益气养血,活血逐瘀,行气止痛。若头痛缓解,但有头晕、健忘、不寐、多梦,宜用滋肾养血柔肝、宁心安神之品。

5.心火暴盛,上蒙清窍

临床表现:头痛甚笃,神志模糊,呕吐频作,甚则谵妄躁动,气粗口臭,面红颈强,或有抽搐。舌质红,苔薄黄,脉弦数。

治法:清心泻火,豁痰开窍。

方剂:清火豁痰丸加减。

组成:大黄10 g(后下),煅礞石30 g(先煎),青黛2 g(冲),沉香5 g,甘草5 g,黄芩10 g,黄连10 g,炒栀子15 g,制南星10 g,制半夏10 g,炒白术15 g,炒枳实15 g,炒白芥子6 g,连翘10 g,天花粉20 g,陈皮10 g,茯苓20 g,炒神曲10 g,贝母10 g,玄明粉3 g(冲)。

备选方:泻心汤送服安宫牛黄丸,生大黄10 g(后下),黄连6 g,黄芩6 g,水煎送服安宫牛黄丸1丸,日服2次,适用于热盛迫血妄行或三焦实热之烦躁不安、目赤面红者。

加减:神志不清加石菖蒲、郁金各12 g;频繁呕吐者加伏龙肝、代赭石各30 g;颈项强直甚者,加白附子6 g,僵蚕10 g,全蝎、蜈蚣各5 g,天麻12 g;痰热甚者加牛黄清心丸。

临证事宜:五志过极,心火暴盛,或肝阳暴亢,引动心火,风火相煽,气血上逆,心神昏冒,头痛项强,或猝倒无知,治宜用辛凉开窍,清肝息风,宁心泻火之品。

(三)验方精选

1.谭景祺凉血息风方

组成:羚羊角2.5 g,钩藤15 g,菊花20 g,桑叶15 g,生地黄20 g,玄参20 g,牡丹皮20 g,黄连10 g,栀子10 g,贝母15 g,白芍15 g,柴胡15 g,甘草20 g。用于风火上扰者。

2.赵金铎凉血清脑汤

组成:生地黄、牡丹皮、白芍、羚羊角粉、钩藤、蝉蜕、僵蚕、桑叶、菊花、枳实、石菖蒲、竹沥。用于风火上扰证。

3.邢锡波清脑醒神息风镇痉方

组成:石菖蒲10 g,生蒲黄10 g,清半夏10 g,全蝎10 g,天麻10 g,钩藤15 g,胆南星10 g,羚羊角粉0.5 g,琥珀粉0.4 g。用于风火上扰证。

4.吴翰香补络补管汤加味

组成:山茱萸 30 g,龙骨 30 g,牡蛎 30 g,三七粉 6 g,代赭石 30 g,仙鹤草 30 g,降香 6～10 g,阿胶 6～10 g。用于偏虚证者。

5.汪履秋顺风匀气汤加减

组成:乌药 10 g,沉香 3 g,木瓜 10 g,青皮 5 g,苏梗 10 g,天麻 10 g,橘红 6 g,胆南星 10 g,炒枣仁 10 g,太子参 12 g。用于本病后遗瘫痪、语言不利且情绪不佳者。

6.刘沛然栀子金花汤

组成:焦栀子、黄连、黄芩、黄柏、大黄。初期火热炽盛、头痛神昏或二便失禁者加银花炭40～60 g,菊花炭 12～30 g,生地炭 30～60 g;在痛减神清之后加生地黄 15～30 g,金银花及其炭各10～15 g。

(李华英)

第四节　高血压脑病

高血压脑病(hypertensive encephalopathy,HE)是指血压突然显著升高而引起的一种急性脑功能障碍综合征。可发生于各种原因所致的动脉性高血压患者,其发病率约占高血压患者的5%。发病时血压突然升高,收缩压、舒张压均升高,以舒张压升高为主。临床上出现剧烈头痛、烦躁、恶心呕吐、视力障碍、抽搐、意识障碍甚至昏迷等症状,也可出现暂时性偏瘫、失语、偏身感觉障碍等。本病的特点是起病急、病程短,经及时降低血压,所有症状在数分钟或数天内可完全消失,而不留后遗症,否则可导致严重的脑功能损害,甚至死亡。病理特征:主要是脑组织不同程度的水肿,镜下可出现玻璃样变性,即小动脉管壁发生纤维蛋白样坏死。

本病可发生于各种原因导致的动脉性高血压患者,成人舒张压＞18.7 kPa(140 mmHg),儿童、孕妇或产妇血压＞24.0/16.0 kPa(180/120 mmHg)可导致发病。新近发病或急速发病的高血压患者可在血压相对较低的水平发生本病,如儿童急性肾小球肾炎或子痫患者血压在21.3/13.3 kPa(160/100 mmHg)左右即可发病。高血压脑病起病急,病死率高,故对其防治的研究显得尤为重要,目前西医治疗高血压脑病已取得了较好的成效。

一、病因与发病机制

(一)病因

(1)原发性高血压,当受情绪或精神影响时,血压迅速升高,可发生高血压脑病。

(2)继发性高血压,包括肾性高血压、嗜铬细胞瘤、原发性醛固酮增多症、皮质醇增多症、某些肾上腺酶的先天缺陷、妊娠高血压、主动脉狭窄等引起的高血压及收缩期高血压。

(3)少部分抑郁症患者在服用单胺氧化酶抑制剂时可发生高血压脑病,吃过多富含酪胺的食物(奶油、干酪、扁豆、腌鱼、红葡萄酒、啤酒等)也可诱发高血压脑病。

(4)急慢性脊髓损伤的患者,因膀胱充盈或胃肠潴留等过度刺激自主神经可诱发高血压脑病。

(5)突然停用高血压药物,特别是停用可乐亭亦可导致高血压脑病。

（6）临床上应用环孢素时若出现头痛、抽搐、视觉异常等症状时,也应考虑为高血压脑病的可能。

总之,临床上任何原因引起的急进型恶性高血压均可能成为高血压脑病的发病因素。

（二）发病机制

1.脑血管自动调节机制崩溃学说

正常情况下,血压波动时可通过小动脉的自动调节维持恒定的脑血流量,即 Bayliss 效应,此调节范围限制在平均动脉压 8.0～24.0 kPa（60～180 mmHg）,在此范围内小动脉会随着血压的波动自动调节保持充足的脑血流量。而当平均动脉压迅速升高达 24.0 kPa（180 mmHg）以上时,可引起其自动调节机制破坏,使脑血管由收缩变为被动扩张,脑血流量迅速增加,血管内压超出脑间质压,血管内液体外渗,迅速出现脑水肿及颅内压增高,从而导致毛细血管壁变性坏死,出现点状出血及微梗死。

2.脑血管自动调节机制过度学说

脑血管自动调节机制过度学说又称小动脉痉挛学说,血压迅速升高,导致 Bayliss 效应过强,小动脉痉挛,血流量反而减少,血管壁缺血变性,通透性增加,血管内液外渗,引起水肿、点状出血及微梗死等。高血压脑病患者尸检时可见脑组织极度苍白,血管内无血,表明高血压脑病患者脑血管有显著的痉挛。高血压脑病发生时,还可见身体其他器官亦发生局限性血管痉挛,也支持小动脉痉挛的看法。

3.脑水肿学说

（1）有学者认为,上述两种机制可能同时存在。血压急剧升高后,先出现脑小动脉广泛的痉挛,继而出现扩张,造成小血管缺血变性,血管内液和血细胞外渗,引起广泛的脑水肿,从而出现点状出血及微血栓形成,甚至继发较大的动脉血栓形成,严重时因脑疝形成而致死。

（2）高血压脑病是急性过度升高的血压迫使血管扩张,通过动脉壁过度牵伸破坏了血-脑屏障,毛细血管通透性增加,使血浆成分和水分子外溢,细胞外液增加,继发血管源性水肿,导致神经功能缺损。

目前多数学者认为血管自动调节障碍是高血压脑病发病的主要因素。

二、病理

（一）肉眼观察

脑组织不同程度的水肿是高血压脑病的主要病理表现。严重脑水肿者,脑的重量可增加20%～30%。脑的外观呈苍白色,脑回变平,脑沟变浅,脑室变小,脑干常因颅内压增高而疝入枕骨大孔,导致脑干发生圆锥形的变形,脑的表面可有出血点,周围有大量的脑脊液外渗,浅表部位动脉、毛细血管及静脉可见扩张。切面呈白色,可见脑室变小、点状及弥散性小出血灶或微小狭长的裂隙状出血灶或腔隙性脑梗死灶。

（二）镜下观察

脑部小动脉管壁发生纤维蛋白样坏死,即玻璃样变性,血管内皮增殖,中层肥厚,外膜增生,血管腔变小或阻塞,形成本病所特有的小动脉病变。毛细血管壁变性或坏死,血-脑屏障结构破坏。血管周围有明显的渗出物,组织细胞间隙增宽,部分神经细胞变性坏死,但胶质细胞增生不多。长期高血压者,还可见到较大的脑动脉壁中层肥大,内膜呈粥样硬化。此外,亦可在皮质及基底节区见到少数胶质细胞肿胀、神经元的缺血性改变及神经胶质的瘢痕形成。

三、临床表现

高血压脑病起病急骤,常因过度劳累、精神紧张或情绪激动诱发,病情发展迅速,急骤加重。起病前常先有动脉压显著增高,并有严重头痛、精神错乱、意识改变、周身水肿等前驱症状,一般经 12～48 小时发展成高血压脑病,严重者仅需数分钟。大部分患者在出现前驱症状时,立即嘱其卧床休息,并给予适当的降压治疗后,脑病往往可以消失而不发作;若血压继续升高则可转变为高血压脑病。本病发病年龄与病因有关,平均年龄为 40 岁;因急性肾小球性肾炎引起本病者多见于儿童或青年;因慢性肾小球肾炎引起者则以成年人多见;恶性高血压在 30～45 岁最多见。高血压脑病的症状一般持续数分钟到数小时,最长可达 1～2 个月。若不进行及时降压或原发病治疗,使脑病症状持续较长时间,可造成不可逆的神经功能损伤,重者可因继发癫痫持续状态、心力衰竭或呼吸障碍而死亡。本病可反复发作,症状可有所不同。

(一)急性期

1.动脉压升高

原已有高血压者,发病时血压再度增高,舒张压往往升高至 16.0 kPa(120 mmHg)以上,平均动脉压常在 20.0～26.7 kPa(150～200 mmHg)。对于妊娠毒血症的妇女或急性肾小球肾炎儿童,发生高血压脑病时,血压波动范围较已有高血压的患者为小,收缩压可不高于24.0 kPa(180 mmHg),舒张压亦可不高于 16.0 kPa(120 mmHg)。新近起病的高血压患者脑病发作时的血压水平要比慢性高血压患者发作时的血压低。

2.颅内压增高

颅内压增高表现为剧烈头痛,呕吐,颈项强直及视盘水肿等颅内高压症;并出现高血压性视网膜病变,表现为眼底火焰状出血和动脉变窄以及绒毛状渗出物。脑脊液压力可显著增高,甚至在腰椎穿刺时脑脊液可喷射而出,此时腰椎穿刺可促进脑疝的发生,故应慎行。

(1)头痛:为高血压脑病的早期症状,以前额或后枕部为主,咳嗽、紧张、用力时加重。头痛多出现于早晨,程度与血压水平相关,经降压及休息等相应治疗后头痛可缓解。

(2)呕吐:常在早晨与头痛伴发,可以呈喷射性,恶心可以不明显。其原因可能由于颅内压增高刺激迷走神经核所致,也可能是由于颅内高压、脑内的血液供应不足、延髓的呕吐中枢缺血缺氧而致。

(3)视盘水肿:指视盘表面和筛板前区神经纤维的肿胀,镜检发现视盘周围有毛刺样边界不清,随着水肿的发展,视盘边缘逐渐模糊、充血,颜色呈红色,视盘隆起,常超过 2 个屈光度,生理凹陷消失,视网膜静脉充盈、怒张、搏动消失,颅内压持续增高可出现血管周围点状或片状出血。眼底视网膜荧光照相可见视盘中央及其周边区有异常和扩张的毛细血管网,且有液体漏出。轻度视盘水肿可在颅内压增高几小时内形成,高度视盘水肿一般需要几天的时间,此期患者可出现视力模糊、偏盲或黑蒙等视力障碍症状,可能与枕叶水肿、大脑后动脉或大脑中动脉痉挛有关。颅高压解除之后,视盘水肿即开始消退。

3.抽搐

抽搐是高血压脑病的常见症状,其发生率为10.5%～41%,是由于颅内高压、脑部缺血缺氧、脑神经异常放电所致。表现为发作性意识丧失、瞳孔散大、两眼上翻、口吐白沫、呼吸暂停、皮肤发紫、肢体痉挛,并可有舌头咬破及大小便失禁等。发作多为全身性,也可为局限性,一般持续1 分钟后,痉挛停止。有的患者频繁发作,最后发展为癫痫持续状态,有些患者则因抽搐诱发心力衰竭而死亡。

4.脑功能障碍

(1)意识障碍:表现为兴奋,烦躁不安,继而精神萎靡、嗜睡、神志模糊等。若病情继续进展可在数小时或1～2天内出现意识障碍加重甚至昏迷。

(2)精神症状:表现强哭、强笑、定向障碍、判断力障碍、冲动行为,甚至谵妄、痴呆等症状。

(3)脑局灶性病变:表现短暂的偏瘫、偏盲、失语、听力障碍和偏身感觉障碍等神经功能缺损症状。

5.阵发性呼吸困难

可能由于呼吸中枢血管痉挛、局部脑组织缺血及局部酸中毒引起。

6.高血压脑病的全身表现

(1)视网膜和眼底改变:视网膜血管出现不同程度的损害,如血管痉挛、硬化、渗出和出血等。血管痉挛是视网膜血管对血压升高的自身调节反应;渗出是小血管壁通透性增高和血管内压增高所致;出血则是小血管在高血压作用下管壁破裂的结果。

(2)肾脏和肾功能:持续性高血压可引起肾小动脉和微动脉硬化、纤维组织增生,促成肾大血管的粥样硬化与血栓形成,从而使肾缺血、肾单位萎缩和纤维化。轻者出现多尿、夜尿等,重者导致肾衰竭。若为肾性高血压,血压快速升高后,又可通过肾小血管的功能和结构改变,加重肾缺血,加速肾脏病变和肾衰竭。

(二)恢复期

血压下降至正常后症状消失,辅助检查指标转入正常,一般可在数天内完全恢复正常。

四、辅助检查

(一)血液、尿液检查

高血压脑病本身无特异性的血、尿改变,若合并肾功能损害,可出现氮质血症,血中酸碱度及电解质紊乱,尿中可出现蛋白尿、白细胞、红细胞、管型等改变。

(二)脑脊液检查

外观正常;多数患者脑脊液压力增高,多为中度增高,少数正常;细胞数多数正常,少数可有少量红细胞、白细胞;蛋白含量多数轻度增高,个别可达 1.0 g/L。

(三)脑电图检查

可见弥散性慢波或者癫痫样放电。急性期脑电图可出现两侧同步的尖、慢波,尤以枕部明显。严重的脑水肿可出现广泛严重的慢节律脑电活动波;当出现局灶性脑电波时可能存在有局灶病变。脑电图表现可以间接反映高血压脑病的严重程度。

(四)CT、MRI 检查

颅脑 CT 可见脑水肿所致的弥漫性白质密度降低,脑室变小;部分患者脑干及脑实质内可见弥漫性密度减低,环池狭窄;MRI 显示脑水肿呈长 T_1 与长 T_2 信号;这种信号可以在脑实质或脑干内出现,而且在 FLAIR 不被抑制,而呈更明显的高信号;CT 和 MRI 的这种改变通常在病情稳定后1周左右消失。

五、诊断与鉴别诊断

(一)诊断依据

(1)有原发或继发性高血压等病史,发病前常有过度疲劳、精神紧张、情绪激动等诱发因素。急性或亚急性起病,病情发展快,常在12～48小时达高峰;突然出现明显的血压升高,尤以舒张压升高为主[常大于16.0 kPa(120 mmHg)]。

(2)出现头痛、抽搐、意识障碍、呕吐、视盘水肿、偏瘫、失语、高血压性视网膜病变等症状和体征;眼底显示3～4级高血压视网膜病变。

(3)头颅CT或MRI显示特征性顶枕叶水肿。脑脊液清晰,部分患者压力可能增高,可有少量红细胞或白细胞,蛋白含量可轻度增高;合并尿毒症者尿中可见蛋白及管型,血肌酐、尿素氮可升高。

(4)经降低颅内压和血压后症状可迅速缓解,一般不遗留任何脑损害后遗症。

(5)需排除高血压性脑出血、特发性蛛网膜下腔出血及颅内占位性病变。

(二)鉴别诊断

1.高血压危象

(1)指高血压病程中全身周围小动脉发生暂时性强烈痉挛,导致血压急剧升高,引起全身多脏器功能损伤的一系列症状和体征。

(2)出现头痛烦躁、恶心呕吐、心悸气促及视力模糊等症状。伴靶器官病变者可出现心绞痛、肺水肿或高血压脑病。

(3)血压以收缩压显著升高为主,常>26.7 kPa(200 mmHg),也可伴有舒张压升高。

2.高血压性脑出血

(1)多发生于50岁以上的老年人,有较长时间的高血压动脉硬化病史。

(2)于体力活动或情绪激动时突然发病,有不同程度的头痛、恶心、呕吐、意识障碍等症状。

(3)病情进展快,几分钟或几小时内迅速出现肢体功能障碍及颅内压增高的症状。

(4)查体有神经系统定位体征。

(5)颅脑CT检查可见脑内高密度血肿区。

3.特发性蛛网膜下腔出血

(1)意识障碍常在发病后立即出现,血压升高不明显。

(2)有头痛、呕吐等颅内压增高的症状和脑膜刺激征阳性体征,伴或不伴有意识障碍。

(3)眼底检查可发现视网膜新鲜出血灶。脑脊液压力增高,为均匀血性脑脊液。

(4)脑CT可发现在蛛网膜下腔内或出血部位有高密度影。

4.原发性癫痫

(1)无高血压病史,临床症状与血压控制程度无关。

(2)具有发作性、短暂性、重复性、刻板性的临床特点。

(3)出现突发意识丧失、瞳孔散大、两眼上翻、口吐白沫、四肢抽搐等表现。

(4)脑电图见尖波、棘波、尖-慢波或棘-慢波等痫样放电。

(5)部分癫痫患者有明显的家族病史。

六、治疗

（一）高血压脑病急性期治疗

主要应降低血压和管理血压,降压药物使用原则应做到迅速、适度、个体化。①发作时应在数分钟至 1 小时内使血压下降,原有高血压的患者舒张压应降至 14.7 kPa(110 mmHg)以下,原血压正常者舒张压应降至 10.7 kPa(80 mmHg)以下,维持 1～2 周,以利脑血管自动调节功能的恢复。②根据患者病情及心肾功能情况选用降压药物,以作用快、有可逆性、无中枢抑制作用、毒性小为原则。③在用药过程中,严密观察血压变化,避免降压过快过猛,以防血压骤降而出现休克,导致心脑肾等重要靶器官缺血或功能障碍如失明、昏迷、心绞痛、心肌梗死、脑梗死或肾小管坏死等。④血压降至一定程度时,若无明显神经功能改善甚至加重或出现新的神经症状,应考虑是否有脑缺血的可能,可将血压适当提高。⑤老年人个体差异大,血压易波动,故降压药应从小剂量开始,渐加大剂量,使血压缓慢下降。⑥注意血压、意识状态、尿量及尿素氮的变化,如降压后出现意识障碍加重,尿少,尿素氮升高,提示降压不当,应加以调整。⑦一般首选静脉给药,待血压降至适当水平后保持恒定 2～3 天,再逐渐改为口服以巩固疗效。

1.降压药物

(1)硝普钠:能扩张周围血管、降低外周阻力而使血压下降,能减轻心脏前负荷,不增加心率和心排血量;作用快而失效亦快,应在血压监护下使用。硝普钠 50 mg,加入 5％葡萄糖注射液500 mL 中静脉滴注,滴速为 1 mL/min(开始每分钟按体重 0.5 μg/kg,根据治疗反应以每分钟0.5 μg/kg 递增,逐渐调整剂量,常用剂量为每分钟按体重 3 μg/kg,极量为每分钟按体重10 μg/kg),每 2～3 分钟测血压一次,根据血压值调整滴速使血压维持在理想水平;本药很不稳定,必须新鲜配制,应在 12 小时内使用。

(2)硝酸甘油:5～10 mg 加入 5％葡萄糖注射液 250～500 mL 中静脉滴注,开始 10 μg/min,每 5 分钟可增加 5～10 μg,根据血压值调整滴速。硝酸甘油作用迅速,且不良反应小,适于合并有冠心病、心肌供血不足和心功能不全的患者使用。以上两药因降压迅猛,静脉滴注过程亦应使用血压监护仪,时刻监测血压,以防血压过度下降。

(3)利血平:通过耗竭交感神经末梢儿茶酚胺的贮藏、降低周围血管阻力、扩张血管而起到降血压作用,该药使用较安全,不必经常监护血压,但药量个体差异较大,从 250～500 mg 或更大剂量开始,而且起效较缓慢、降压力量较弱,不作为首选,可用于快速降压后维持用药。

(4)硫酸镁:有镇静、止痉及解除血管痉挛而降压的作用,可用于各种原因所致的高血压脑病,一般为妊娠高血压综合征所致子痫的首选药物。25％硫酸镁注射液 10 mL 肌内注射,必要时可每天 2～3 次;或以 25％硫酸镁注射液溶于 500 mL 液体中静脉滴注。但应注意硫酸镁使用过量会出现呼吸抑制,一旦出现立即用 10％葡萄糖酸钙注射液 10～20 mL 缓慢静脉注射以对抗。

(5)卡托普利:12.5 mg 舌下含服,无效 0.5 小时后可重复 1～2 次,有一定的降压效果。

(6)尼莫地平:针剂 50 mL 通过静脉输液泵以每小时 5～10 mL 的速度输入,较安全,个别患者使用降压迅速,输入过程亦应使用血压监护仪,根据血压调整输入速度,以防血压过度下降。

2.降低颅内压

要选降低颅内压快的药物。

(1)20％甘露醇:125～250 mL 快速静脉滴注,每 4～6 小时 1 次,心肾功能不全者慎用,使用期间密切监控肾功能变化,注意监控水、电解质变化。

(2)甘油果糖:250 mL,每天1～2次,滴速不宜过快,以免发生溶血反应,心肾功能不全者慎用或禁用,其降颅内压持续时间比甘露醇约长2小时,并无反跳现象,更适用于慢性高颅压、肾功能不全或需要较长时间脱水的患者;使用期间需密切监控血常规变化。

(3)呋塞米:20～40 mg,肌内注射或缓慢静脉滴注,1～1.5小时后视情况可重复给药。

3.控制抽搐

首选地西泮注射液,一般用量为10 mg,缓慢静脉注射,速度应小于2 mg/min,如无效可于5分钟后使用同一剂量再次静脉注射;或氯硝西泮,成人剂量为1～2 mg,缓慢静脉注射,或用氯硝西泮4～6 mg加入0.9%氯化钠注射液48 mL通过静脉输液泵输入(每小时4～6 mL),可根据抽搐控制情况调整泵入速度;或苯巴比妥0.1～0.2 g,肌内注射,以后每6～8小时重复注射0.1 g;或10%水合氯醛30～40 mL,保留灌肠。用药过程应严密观察呼吸等情况。待控制发作后可改用丙戊酸钠或卡马西平等口服,维持2～3个月以防复发。

4.改善脑循环和神经营养

由于脑水肿与脑缺血,故在高血压脑病急性期治疗后,可给予改善脑循环和神经营养的药物,如神经细胞活化剂:脑活素、胞磷胆碱等。

5.病因治疗

积极对高血压脑病的原发病进行治疗,对于高血压脑病的控制及恢复尤显重要。

(二)高血压脑病恢复期治疗

血压控制至理想水平后,可改口服降压剂以巩固治疗,积极防治水电解质及酸碱平衡失调;对有心力衰竭、癫痫、肾炎等病症时,应进行相应处理。

七、预后与预防

(一)预后

与以下因素有关。

1.病因

高血压脑病的预后视致病的原因而定,病因成为影响高血压脑病预后的重要因素。因而积极治疗原发病是本病治疗的关键。

2.复发

高血压脑病复发频繁者预后不良,如不及时处理,则会演变成急性脑血管疾病,甚至死亡。

3.治疗

高血压脑病的治疗重在早期及时治疗,预后一般较好,若耽误治疗时间,则预后不良。发作时病情凶险,但若能得到及时的降压治疗,预后一般较好。

4.并发症

高血压脑病若无并发症则预后较好,若并发脑出血或脑梗死则加重脑部损伤;合并高血压危象,可造成全身多脏器损害,更加重病情,预后不良。

5.降压

血压控制情况直接影响高血压脑病的预后,若降压效果不好,可使脑功能继续受到损伤;若血压降的太低,又可造成脑缺血性损伤,更加重脑损伤。

（二）预防

本病可发生于各种原因导致的动脉性高血压患者,成人舒张压＞18.7 kPa(140 mmHg),儿童、孕妇或产妇血压＞24.0/16.0 kPa(180/120 mmHg),可导致发病。新近发病或急速发病的高血压患者可在血压相对较低的水平发生本病,如儿童急性肾小球肾炎或子痫患者血压在21.3/13.3 kPa(160/100 mmHg)左右即可发生。高血压脑病起病急、病死率高,故对其预防显得尤为重要。

（1）控制高血压:积极治疗各种原因导致的动脉性高血压患者,使血压控制在正常水平。

（2）控制体重:所有高血压肥胖者,减轻体重可使血压平均下降约15％。强调低热量饮食必须与鼓励体育活动紧密结合,并持之以恒。

（3）饮食方面:限制食盐量,食盐日摄入量控制在 5 g 左右,并提高钾摄入,有助于轻、中度高血压患者血压降低;限制富含胆固醇的食物,以防动脉粥样硬化的发生和发展;避免服用单胺氧化酶抑制剂或进食含酪胺的食物,以防诱发高血压脑病。

（4）增强体质:经常坚持适度体力活动可预防和控制高血压。

（5）积极治疗和控制各种容易引起高血压脑病的诱因。

（孙亚男）

第五节　癫痫全面性发作

全面性发作的神经元痫性放电起源于双侧大脑半球,特征是发作时伴有意识障碍或以意识障碍为首发症状。

一、病因及发病机制

（一）与遗传关系密切

150 种以上少见的基因缺陷综合征是以癫痫大发作或肌阵挛发作为临床表现的,其中常染色体显性遗传疾病有 25 种,如结节性硬化和神经纤维瘤病;常染色体隐性遗传疾病约 100 种,如家族性黑矇性痴呆和类球状细胞型脑白质营养不良等,热性惊厥的全身性发作与编码电压门控钠通道 β 亚单位基因的突变有关。良性少年型肌阵挛性癫痫基因定位于6q21.3。

（二）大脑弥漫性损害

弥漫性损害大脑的病因如缺氧性脑病、中毒等。皮层痫性放电病灶的胶质增生、灰质异位、微小胶质细胞瘤或毛细血管瘤改变。电镜下病灶的神经突触间隙电子密度增加,痫灶周围有大量星形细胞,改变了神经元周围的离子浓度,使兴奋易于向周围扩散。

二、临床表现

（一）失神发作

1.典型失神发作

典型失神发作通常称为小发作。

（1）无先兆和局部症状:突然意识短暂中断,患者停止当时的活动,呼之不应,两眼瞪视不动,状如"愣神",3～15秒;可伴有简单的自动性动作,如擦鼻、咀嚼、吞咽等,一般不会跌倒,手中持物可能坠落,事后对发作全无记忆,每天可发作数次至数百次。

(2)EEG:发作时呈双侧对称,3 w/s棘慢波或多棘慢波,发作间期可有同样的或较短的阵发活动,背景波形正常。

2.不典型失神发作

(1)意识障碍发生及休止:较典型者缓慢,肌张力改变较明显。

(2)EEG:较慢而不规则的棘慢波或尖慢波,背景活动异常。

(二)肌阵挛发作

(1)多为遗传性疾病。

(2)某一肌肉或肌群呈突然短暂的快速收缩,颜面或肢体肌肉突然短暂跳动,单个出现,或有规律地反复发生。发作时间短,间隔时间长,一般不伴意识障碍,清晨欲觉醒或刚入睡时发作较频繁。

(3)EEG多为棘慢波或尖慢波。

(三)阵挛性发作

1.年龄

仅见于婴幼儿。

2.表现

全身重复性阵挛性抽搐。

3.EEG

快活动、慢波及不规则棘慢波。

(四)强直性发作

1.年龄

儿童及少年期多见。

2.表现

睡眠中较多发作,全身肌肉强烈的强直性肌痉挛,使头、眼和肢体固定在特殊位置,伴有颜面青紫、呼吸暂停和瞳孔散大;躯干强直性发作造成角弓反张,伴短暂意识丧失,一般不跌倒,持续30秒以上,发作后立即清醒。

3.常伴自主神经症状

面色苍白、潮红、瞳孔扩大等。

4.EEG

低电位10 w/s波,振幅逐渐增高。

(五)全面性强直-阵挛发作(GTCS)

GTCS是最常见的发作类型之一,也称大发作,特征是意识丧失和全身对称性抽搐。发作分为3期。

1.强直期

(1)意识和肌肉:突然意识丧失,跌倒在地,全身骨骼肌呈持续性收缩。

(2)五官表现:上睑抬起,眼球上窜,喉部痉挛,发出叫声;口先强张,而后突闭,或咬破舌尖。

(3)抽搐:颈部和躯干先屈曲而后反张,上肢先上举后旋再变为内收前旋,下肢自屈曲转变为强烈伸直。

（4）持续 10～20 秒后,在肢端出现细微的震颤。

2.阵挛期

（1）震颤:幅度增大并延及全身成为间歇性痉挛,即进入阵挛期。

（2）每次痉挛都继有短促的肌张力松弛,阵挛频率由快变慢,松弛期逐渐延长,本期持续 0.5～1 分钟。

（3）最后一次强烈阵挛后,抽搐突然终止,所有肌肉松弛。

3.惊厥后期

（1）牙和二便:阵挛期以后尚有短暂的强直痉挛,造成牙关紧闭和大小便失禁。

（2）意识:呼吸首先恢复,心率、血压、瞳孔等恢复正常,肌张力松弛,意识逐渐苏醒。

（3）自发作开始至意识恢复历时 5～10 秒。

（4）清醒后,常头昏、头痛、全身酸痛和疲乏无力,对抽搐全无记忆。

（5）或发作后进入昏睡,个别在完全清醒前有自动症或暴怒、惊恐等情感反应。

强直期和阵挛期可见自主神经征象,如心率加快,血压升高,汗液、唾液和支气管分泌物增多,瞳孔扩大等。呼吸暂时中断,皮肤自苍白转为发绀,瞳孔散大,对光及深、浅反射消失,病理反射阳性。

强直期逐渐增强的弥漫性 10 w/s 波;阵挛期逐渐变慢的弥漫性慢波,附有间歇发作的成群棘波;惊厥后期呈低平记录。

（六）无张力性发作

1.肌肉张力

（1）部分或全身肌肉张力突然降低,造成颈垂、张口、肢体下垂或躯干失张力而跌倒,持续1～3 秒。

（2）短暂意识丧失或不明显的意识障碍,发作后立即清醒和站起。

2.EEG

多棘-慢波或低电位快活动。

三、诊断及鉴别诊断

（一）诊断

1.GTCS 的诊断依据

（1）发作史及其表现,关键是发作时有无意识丧失性。

（2）间接证据:舌咬伤和尿失禁,或发生跌伤及醒后头痛、肌痛也有参考意义。

2.失神发作

（1）特征性脑电表现。

（2）结合相应的临床表现。

（二）鉴别诊断

1.晕厥

（1）意识瞬时丧失:脑血流灌注短暂性全面降低,缺氧所致。

（2）多有明显诱因:如久站、剧痛、见血、情绪激动和严寒等,胸膜腔内压力急剧增高,如咳嗽、抽泣、大笑、用力、憋气、排便、解尿等诱发。

（3）发作先兆:常有恶心、头晕、无力、震颤、腹部沉重感或眼前发黑等,与癫痫发作相比,摔倒时较缓慢。

(4)自主神经症状:面色苍白、出汗,有时脉搏不规则,或伴有抽动、尿失禁。

(5)四肢强直阵挛性抽搐:少数发生,多发生于意识丧失 10 秒以后,持续时间短,强度较弱,与痫性发作不同。

(6)脑电图和心电图监测:帮助鉴别。

2.低血糖症

(1)血糖水平:发作低于 2 mmol/L 时,可产生局部癫痫样抽搐或四肢强直发作,伴有意识丧失。

(2)病因:胰岛 β 细胞瘤或长期服用降糖药的 2 型糖尿病患者。

(3)既往病史:有助于确诊。

3.发作性睡病

(1)鉴别:因意识丧失和摔倒,易误诊为癫痫。

(2)突然发作的不可抑制的睡眠、睡眠瘫痪、入睡前幻觉及摔倒症等四联征。

4.基底型偏头痛

(1)鉴别:因有意识障碍与失神发作鉴别;但发生缓慢,程度较轻,意识丧失前常有梦样感觉。

(2)偏头痛:双侧,多伴眩晕、共济失调、双眼视物模糊或眼球运动障碍。

(3)脑电图:可有枕区棘波。

5.假性癫痫发作

(1)假性癫痫发作又称癔症性发作:多在情绪波动后发生,可有运动、感觉、自动症、意识模糊等类癫痫发作症状(表 1-1)。

(2)症状有戏剧性:表现双眼上翻、手足抽搐和过度换气,伴有短暂精神和情绪异常,无自伤和尿失禁。

(3)特点:强烈的自我表现,精神刺激后发生,发作中哭叫、出汗和闭眼等,暗示治疗可终止发作。

(4)脑电监测:有鉴别意义。

表 1-1　癫痫性发作与假癫痫发作的鉴别

特　点	癫痫发作	假癫痫发作
发作场合和特点	任何情况下,突然及刻板式发作	有精神诱因及有人在场时,发作形式多样
眼位	上睑抬起,眼球上蹿或转向一侧	眼睑紧闭,眼球乱动
面色	发绀	苍白或发红
瞳孔	散大,对光反射消失	正常,对光反射存在
摔伤,舌咬伤,尿失禁	可有	无
Babinski 征	常为阳性	阴性
对抗被动运动	无	有
持续时间及终止方式	1～2分钟,自行停止	可长达数小时,需安慰及暗示治疗

国外报道,假性发作患者中 10% 左右可患有癫痫,癫痫伴有假性发作者为 10%～20%。

四、治疗

癫痫是可治性疾病,大多数预后较好。在最初 5 年内 70％～80％缓解,其中 50％可完全停药。精确定位癫痫源,合理选择手术治疗可望使约 80％难治性癫痫病患者彻底治愈。

(一)药物治疗的一般原则

1.明确癫痫诊断,确定发作类型

(1)及时服用抗癫痫药物(AEDs)控制发作。

(2)首次发作者在调查病因之前,不宜过早用药,应等到下次发作再决定是否用药。

(3)根据所用 AEDs 的不良反应,确定用药时间和预后。用药前说明治疗癫痫的长期性、药物毒不良反应及生活中注意事项。

2.病因治疗

病因明确者如调整低血糖、低血钙等代谢紊乱,手术治疗颅内占位性病变,术后残余病灶使继续发作者,需药物治疗。

3.根据发作类型选择 AEDs

根据发作类型选择 AEDs,详见表 1-2。

表 1-2　根据癫痫的发作类型推荐选择的抗癫痫药物

发作类型	一线 AEDs	二线或辅助 AEDs
①单纯及复杂部分性发作、部分性发作继发 CTCS	卡马西平、丙戊酸钠、苯妥英钠、苯巴比妥、扑痫酮	氯巴占、氯硝西泮
②GTCS	卡马西平、苯巴比妥、丙戊酸钠、苯妥英钠、扑痫酮	乙酰唑胺、奥沙西泮、氯硝西泮
特发性大发作合并失神发作	首选丙戊酸钠,其次为苯妥英钠或苯巴比妥	
继发性或性质不明的 GTCS	卡马西平、苯妥英钠或苯巴比妥	
③失神发作	丙戊酸钠、乙琥胺	乙酰唑胺、氯硝西泮、三甲双酮
④强直性发作	卡马西平、苯巴比妥、苯妥英钠	奥沙西泮、氯硝西泮、丙戊酸钠
⑤失张力性和非典型失神发作	奥沙西泮、氯硝西泮、丙戊酸钠	乙酰唑胺、卡马西平、苯妥英钠、苯巴比妥/扑痫酮
⑥肌阵挛性发作	丙戊酸钠、乙琥胺、氯硝西泮	乙酰唑胺、奥沙西泮、硝西泮、苯妥英钠
⑦婴儿痉挛症	促肾上腺皮质激素(ACTH)、泼尼松、氯硝西泮	
⑧有中央-颞部或枕部棘波的良性儿童期癫痫	卡马西平或丙戊酸钠	
⑨Lennox-Gastaut 综合征	首选丙戊酸钠,次选氯硝西泮	

4.常用剂量和不良反应

常用剂量和不良反应,详见表 1-3。

表 1-3　抗痫药的剂量和不良反应

药物	成人剂量(kg/d)		儿童剂量 [mg/(kg·d)]	不良反应(剂量有关)	特异反应
	起始	维持			
苯妥英(PHT)	200	300～500	4～12	胃肠道症状,毛发增多,齿龈增生,面容粗糙,小脑征,复视,精神症状	骨髓、肝、心损害,皮疹
卡马西平(CBZ)	200	600～2 000	10～40	胃肠道症状,小脑征,复视,嗜睡,精神症状	骨髓与肝损害,皮疹
苯巴比妥(PB)		60～300	2～6	嗜睡,小脑征,复视,认知与行为异常	甚少见
扑米酮(PMD)	60	750～1 500	10～25	同苯巴比妥	同苯巴比妥
丙戊酸盐(VPA)	500	1 000～3 000	10～70	肥胖,震颤,毛发减少,踝肿胀,嗜睡,肝功能异常	骨髓与肝损害,胰腺炎
乙琥胺(ESM)	500	750～1 500	10～75	胃肠道症状,嗜睡,小脑症状,精神异常	少见,骨髓损害
加巴喷丁	300	1 200～3 600		胃肠道症状,头晕,体重增加,步态不稳,动作增多	
拉莫三嗪(LTG)	25	100～500		头晕,嗜睡,恶心,神经症状(与卡马西平合用时出现)	儿童多见
非尔氨酯	400	1 800～3 600	15	头晕,镇静,体重增加,视野缩小,精神异常(少见)	较多见,骨髓与肝损害
托吡酯	25	200～400		震颤,头痛,头晕,小脑征,肾结石,胃肠道症状,体重减轻,认知或精神症状	

(1)药物监测:药物疗效受药物吸收、分布及代谢的影响,用药应采取个体化原则。儿童需按体重(kg)计算药量,婴幼儿由于代谢较快,用量应比年长儿童相对较大。多数 AEDs 血药浓度与药效相关性明显高于剂量与药效相关性,因此,测定血药浓度,即应进行药物监测(TDM),检测苯妥英钠、卡马西平、苯巴比妥及乙琥胺血药水平,可提高用药的有效性和安全性。

(2)不良反应:所有 AEDs 都有,最常见剂量相关性不良反应,通常于用药初始或增量时发生,与血药浓度有关;多数为短暂性的,缓慢减量可明显减少。进食时服药可减少恶心反应。

(3)特异反应:与剂量无关,难以预测。严重的特异反应如皮疹、粒细胞缺乏症、血小板缺乏、再生障碍性贫血和肝功能衰竭等可威胁生命。约 1/4 的癫痫转氨酶轻度增高,但并不发展为肝炎或肝功能衰竭。

5.坚持单药治疗原则

提倡小剂量开始的单药治疗,缓慢增量至能最大限度地控制发作而无不良反应或反应很轻的最低有效剂量。单药治疗癫痫约 80% 有效,切勿滥用多种药物。

6.联合治疗

(1)原则:30% 以上患者需联合治疗。一种药物不能控制发作或出现不良反应,则需换用第 2 种 AEDs,如合用乙琥胺和丙戊酸钠治疗失神或肌阵挛发作,或其一加用苯二氮䓬类可有效。

(2)注意:化学结构相同的药物,如苯巴比妥和扑痫酮、氯硝西泮和地西泮等不宜联合使用。合用两种或多种 AEDs 常使药效降低,易致慢性中毒而使发作加频。传统 AEDs 都经肝脏代谢,

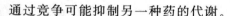

通过竞争可能抑制另一种药的代谢。

7.长期坚持

AEDs 控制发作后,必须坚持长期服用,除非严重不良反应出现,不宜随意减量或停药,以免诱发癫痫持续状态。

8.增减药物、停药及换药原则

(1)增减药物:增药可适当地快,但必须逐一增加,减药一定要慢,以利于确切评估疗效和不良反应。

(2)停药:遵循缓慢和逐渐减量原则,完全控制发作 4~5 年后,根据情况逐渐减量,减量 1 年左右时间内无发作者方可停药,一般需要半年甚至一年才能完全停用,以免停药所致的发作。

(3)换药:应在第 1 种药逐渐减量时逐渐增加第 2 种药的剂量至控制发作,并应监控血药浓度。

(二)传统 AEDs

药物相互作用复杂,均经肝代谢,多数血浆蛋白结合率高,肝脏或全身疾病时,应注意调整剂量。

1.苯妥英钠(PHT)

PHT 对 GTCS 和部分性发作有效,加重失神和肌阵挛发作。胃肠道吸收慢,半清除期长,达到稳态后成人可日服 1 次,儿童日服 2 次。因治疗量与中毒量接近,不适于新生儿和婴儿。不良反应为剂量相关的神经毒性反应,如皮疹、齿龈增厚、毛发增生和面容粗糙,干扰叶酸代谢可发生巨红细胞性贫血,建议同时服用叶酸。

2.苯巴比妥(PB)

适应证同苯妥英钠。小儿癫痫的首选药物,对 GTCS 疗效好,或用于单纯及复杂部分性发作,对少数失神发作或肌阵挛发作也有效,预防热性惊厥。价格低廉,可致儿童兴奋多动和认知障碍,应尽量少用。

3.卡马西平(CBZ)

适应证同苯妥英钠,是单纯及复杂部分性发作的首选药物,对复杂部分性发作疗效优于其他 AEDs。治疗 3~4 周后半清除期降低一半以上,需增加剂量维持疗效。与其他药物呈复杂而难以预料的交互作用,20% 患者白细胞计数减少至 $4 \times 10^9/L$ 以下,个别可短暂降至 $2 \times 10^9/L$ 以下。

4.丙戊酸钠(VPA)

广谱抗癫痫药。良好控制失神发作和 GTCS,胃肠道吸收快,抑制肝的氧化、结合、环氧化功能,与血浆蛋白结合力高,与其他 AEDs 有复杂的交互作用。半衰期短,联合治疗时半清除期为 8~9 小时。因有引起致死性肝病的危险,2 岁以下婴儿有内科疾病时禁用此药治疗。也用于单纯部分性发作、复杂部分性发作及部分性发作继发 GTCS;GTCS 合并失神小发作的首选药物。

5.扑痫酮(PMD)

适应证是 GTCS,对单纯及复杂部分性发作有效。经肝代谢成为具抗痫作用的苯巴比妥和苯乙基丙二酰胺。

6.乙琥胺(ESX)

ESX 仅用于单纯失神发作和肌阵挛。吸收快,约 25% 以原型由肾排泄,与其他 AEDs 很少相互作用,几乎不与血浆蛋白结合。

（三）新型 AEDs

多经肾排泄，肾功能损害应调整剂量；血浆蛋白结合率低，药物间相互作用少。

1.加巴喷丁（GBP）

GBP 不经肝代谢，以原型由肾排泄。治疗部分性发作和 GTCS。

2.拉莫三嗪（LTG）

起始剂量应小，经 6～8 周逐渐增加剂量。对部分性发作、GTCS 和 Lennov-Gastaut 综合征有效。胃肠道吸收完全，经肝代谢。

3.非尔氨酯（FBM）

单药治疗部分性发作和 Lennox-Gastaut 综合征。胃肠道吸收好，90％以原型经肾排泄。可发生再生障碍性贫血和肝毒性，其他 AEDs 无效时才考虑试用。

4.氨己烯酸（VGB）

用于部分性发作、继发 GTCS 和 Tennox-Gastcnlut 综合征，对婴儿痉挛症有效，也可用作单药治疗。经胃肠道吸收，主要经肾脏排泄。不可逆性抑制 GABA 转氨酶，增强 GABA 能神经元作用。有精神病史的患者不宜应用。

5.托吡酯（TPM）

TPM 亦称妥泰。天然单糖基右旋果糖硫代物，可作为丙戊酸的替代药物。对难治性部分性发作、继发 GTCS、Lennox-Gastaut 综合征和婴儿痉挛症等有效。远期疗效好，无明显耐受性，大剂量也可用作单药治疗。卡马西平和苯妥英钠可降低托吡酯麻药浓度，托吡酯也可降低口服避孕药的疗效及增加苯妥英钠的血药浓度。

（四）AEDS 的药代动力学

1.血药浓度

药物口服吸收后分布于血浆和各种组织内。多数 AEDs 部分地与血浆蛋白相结合，仅游离部分透过血-脑屏障发挥作用。常规所测血药浓度是血浆内总浓度，当血浆蛋白或蛋白结合部位异常增多或减少时，虽药物血浆总浓度不变，其游离部分却异常减少或增多，出现药物作用与血药浓度的预期相矛盾的现象。

2.药物半清除期

药物半清除期反映药物通过代谢或排泄而清除的速度；稳态是指药物吸收和清除阈达到平衡的状态，只有在达到稳态时测得的血药浓度才可靠，而一种药物达到稳态的时间大致相当于其 5 个半清除期的时间。为了减少 AEDs 血浓度的过大波动，应以短于稳态时的药物半清除期 $1/3～1/2$ 的间隔服用。半清除期为 24 小时或更长时间的 AEDs，每天服用 1 次即可维持治疗血药浓度，于睡前服可避免药物达峰浓度时的镇静作用。

（五）手术治疗

1.考虑手术治疗基本条件

（1）长时间正规单药治疗，或先后用两种 AEDs 达到最大耐受剂量，或经一次正规、联合治疗仍不见效者。

（2）难治性癫痫指复杂部分性发作患者用各种 AEDs 治疗难以控制发作，血药浓度在正常范围之内，并治疗 2 年以上，每月仍有 4 次以上发作者。

（3）难治性部分性发作者最适宜手术治疗。

2.最理想的适应证

最理想的适应证始自大脑皮质的癫痫放电。手术切除后不会产生严重神经功能缺损。

3.常用的手术方法

(1)前颞叶切除术:难治性复杂部分性癫痫的经典手术。

(2)颞叶以外的脑皮质切除术:局灶性癫痫治疗的基本方法。

(3)癫痫病灶切除术。

(4)胼胝体部分切除术。

(5)大脑半球切除术。

(6)多处软脑膜下横切术:适于致痫灶位于脑重要功能皮质区的部分性发作。如角回及缘上回、中央前后回、优势半球 Broca 区、Wernicke 区等,不能行皮质切除术时选用。

五、预后

典型失神发作预后最好,药物治疗 2 年儿童期失神通常发作停止,青年期失神癫痫易发展成全身性发作,治疗需更长时间;原发性全身性癫痫控制较好;5～10 岁起病者有自发缓解倾向,易被 AEDs 控制;外伤性癫痫预后较好;无明显脑损伤的大发作预后较好,缓解率 85%～90%;有器质性脑损伤或神经系统体征的大发作预后差;发病较早、病程较长、发作频繁及伴有精神症状者预后差;无脑损伤的肌阵挛性癫痫预后尚可,伴有脑部病变者难以控制。

(夏一函)

第六节 重症肌无力

重症肌无力(MG)是由乙酰胆碱受体抗体介导、细胞免疫依赖性、补体参与的自身免疫性疾病,病变主要累及神经、肌肉接头处突触后膜上乙酰胆碱受体。临床特征为受累骨骼肌易于疲劳,并在活动后加重,经休息和服用抗胆碱酯酶药物后症状减轻和缓解。患病率约为人口的 5/100 000。

一、病因及发病机制

自身免疫性疾病多发生在遗传的基础上,本病发生的原因,多数认为与胸腺的慢性病毒感染有关。遗传为内因,感染可能为主要的外因。正常人体中,乙酰胆碱受体有它自然的形成、脱落和代谢的过程,这个过程亦可能产生一定的抗体,但由于乙酰胆碱受体脱落与新生乙酰胆碱受体替补的平衡,机体并不发生疾病。在病毒感染的情况下,机体对乙酰胆碱受体脱落的自身代偿能力和耐受力发生了改变,使正常的生理过程过分扩大而产生疾病。其次,病毒表面与乙酰胆碱之间存在的共同抗原——抗病毒抗体的产生,导致交叉免疫反应。第三,病毒感染胸腺,使胸腺中的肌样上皮细胞及其他细胞表面的乙酰胆碱受体致敏,产生抗乙酰胆碱受体抗体。然而这三种因素仅导致一部分人发病,可能是与机体的遗传因素有关。

重症肌无力不仅损害横纹肌神经-肌肉接头处,还累及身体的许多部位,是一个广泛的自身免疫性疾病,其证据有:①癫痫发作和脑电图异常。癫痫的发病率在本病患者较正常人明显升高,血中既可测出抗肌肉的 AChRab,也可测出抗脑的 AChRab。部分患者发现脑电图有发作性弥漫性慢波或尖慢波。②睡眠时相障碍。主要表现在快相眼动期的异常。③记忆力障碍,可随病情的好转而随之改善。④精神病学方面障碍。可伴发精神分裂症、情绪异常、情感和个性改变等。⑤锥体束征阳性,随病情好转病理反射也消失。⑥易合并其他自身免疫性疾病,如甲状腺功能亢进等。

二、病理学

肌纤维改变均无特异性,可有局限性炎性改变,肌纤维间小血管周围可见淋巴细胞集结,称为淋巴漏,同时有散在的失神经性肌萎缩。在神经-肌肉接头处终板栅变细、水肿和萎缩。电镜下可见突触间隙增宽、皱褶加深、受体变性。胸腺淋巴小结生发中心增生是常见的,部分患者伴发胸腺瘤。

三、临床表现

女性多于男性,约 1.5：1。各种年龄均可发病,但多在 20～40 岁。晚年起病者则以男性较多。主要表现为骨骼肌的无力和易疲劳性,每天的症状都是波动性的,休息后减轻,活动后加重,晨轻暮重。整个病程常常也有波动。疾病早期常可自发缓解,晚期的运动障碍比较严重,休息后也不能完全恢复。最常受累的肌群为眼外肌,表现为眼睑下垂、复视、眼球活动障碍。面部表情肌受累出现表情障碍、苦笑面容、闭目示齿均无力。咀嚼肌及咽喉肌无力时,表现咀嚼和吞咽困难、进食呛咳、言语含糊不清、声音嘶哑或带鼻音。四肢肌群尤其近端肌群受累明显,表现上肢不能持久上抬、梳头困难、走一段路后上楼梯或继续走路有困难。颈肌无力者,头部倾向前坠,经常用手扶托。呼吸肌群受累,早期表现用力活动后气短,严重时静坐或静卧也觉气短、发绀,甚至出现呼吸麻痹。偶有影响心肌,可引起突然死亡。个别患者伴有癫痫发作、精神障碍、锥体束征,认为是 AChRab 作用于中枢神经系统所致。

(一)分型

重症肌无力按改良 Osserman 分型法分为以下几型。

1.Ⅰ型(眼肌型)

单纯眼外肌受累。

2.Ⅱa 型(轻度全身型)

四肢肌肉轻度受累,常伴有眼外肌受累,生活能自理。

3.Ⅱb 型(中度全身型)

四肢肌群中度受累,眼外肌受累,有咀嚼,吞咽及讲话困难,生活自理有一定的困难。

4.Ⅲ型(重度激进型)

急性起病,进展快,多于起病数周或数月内出现延髓麻痹、呼吸麻痹,常有眼外肌受累,生活不能自理。

5.Ⅳ型(迟发重症型)

多在两年内逐渐由Ⅰ、Ⅱa、Ⅱb 型发展到延髓麻痹和呼吸麻痹。

6.Ⅴ型(肌萎缩型)

Ⅴ型(肌萎缩型)指重症肌无力患者于起病后半年,出现肌萎缩。

(二)自主神经症状

重症肌无力患者伴有自主神经症状约占 1%,主要表现:①一侧瞳孔散大。②唾液分泌过盛。③小便潴留或困难。④腹痛、腹泻,均在肌无力症状加重时出现。⑤大便困难。⑥呕吐,可以频繁呕吐为首发症状,继之出现四肢无力。上述症状均应用皮质类固醇治疗后改善、消失。

(三)短暂新生儿重症肌无力

此为一种特殊类型。女性患者,无论病情轻重,所生的婴儿约10%有暂时全身软弱、哭声微弱、吸吮无力、上睑下垂、严重者有呼吸困难。经救治后,皆在1周后到3个月内痊愈,此因患者母体的AchRab经胎盘输入婴儿所致。

(四)重症肌无力危象

重症肌无力危象是指急骤发生呼吸肌严重无力,出现呼吸麻痹,不能维持正常换气功能,并可危及患者生命,是该病死亡的常见原因。危象可分为以下3种。

1.肌无力危象为疾病发展的表现

多因感染、分娩、月经、情绪抑郁、漏服或停服抗胆碱酯酶药物,或应用呼吸抑制剂吗啡、神经-肌肉阻断剂如庆大霉素而诱发。有上述诱因者,静脉注射依酚氯铵2~5 mg,肌无力症状有短暂和明显的好转。

2.胆碱能危象

胆碱能危象为抗胆碱酯酶药物过量,使终板膜电位发生长期去极化,阻断神经-肌肉传导。多在1小时内有应用抗胆碱酯酶药物史,除表现肌无力症状外,尚有胆碱能中毒症状,表现为瞳孔缩小、出汗、唾液增多、肌束颤动等胆碱能的M样和N样不良反应。依酚氯铵试验出现症状加重或无改变,而用阿托品0.5 mg静脉滴注,症状好转。

3.反拗危象

主要见于严重全身型患者,多在胸腺手术后、感染、电解质紊乱或其他不明原因所引起,药物剂量未变,但突然失效。检查无胆碱能不良反应征象,依酚氯铵试验无变化。重症肌无力患者仅有上述的肌力障碍。体格检查无其他异常,个别患者可有肌肉萎缩或锥体束征。

四、实验室检查

(一)肌电图检查

1.重复电刺激试验

对四肢肌肉的支配神经应用低频或高频刺激,都能使动作电位幅度很快地降低10%以上者为阳性。

2.单纤维肌电图

单纤维肌电图是用特殊的单纤维针电极通过测定"颤抖(Jitter)"研究神经-肌肉接头的功能。重症肌无力的患者颤抖增宽,严重时出现阻滞,是当前诊断重症肌无力最为敏感的电生理手段。检测的阳性率,全身型为77%~100%,眼肌型为20%~67%,不仅可作为重症肌无力的诊断,也有助于疗效的判断。

3.微小终板电位

此电位下降,平均为正常人的1/5。

4.终板电位

终板电位降低。

(二)血液检查

血中AChRab阳性但也有少数患者该抗体检查为阴性。白细胞介素Ⅱ受体(IL-2R)水平明显增高,并可作为疾病活动性的标志,尤以Ⅱb、Ⅲ、Ⅳ型为著。T细胞增殖与疾病程度成正比。活动期患者血清中补体含量减少,且与临床肌无力的严重度相一致。

（三）免疫病理学检查

诊断有困难的患者,还可做神经-肌肉接头处活检,可见突触后膜皱褶减少、变平坦和其上乙酰胆碱受体数目减少。

（四）胸腺的影像学检查

5％～18％有胸腺肿瘤,70％～80％有胸腺增生,应常规做胸部正、侧位照片或加侧位断层提高检出率。纵隔CT阳性率可达90％以上。

五、诊断与鉴别诊断

（一）诊断

根据临床上好发肌群的无力现象,同时有晨轻暮重、休息后减轻、活动后加重的特点,又没有神经系统其他阳性体征,则可考虑这个诊断。对有疑问的病例,可做下列辅助试验。

1.肌疲劳试验

使可疑病变的肌肉反复地收缩,如连续作举臂、眨眼、闭目动作,则肌无力症状不断加重,而休息后肌力又恢复者为阳性。

2.药物试验

（1）依酚氯铵试验:静脉注射依酚氯铵2 mg,如无反应,则再静脉注射8 mg,1分钟内症状好转为阳性。

（2）新斯的明试验:肌内或皮下注射新斯的明0.5～1 mg,30～60分钟内症状减轻或消失为阳性。

（二）鉴别诊断

1.脑干或脑神经病变

此类疾病无肌疲劳的特点,新斯的明试验阴性,常有瞳孔改变、舌肌萎缩、感觉障碍和锥体束征。

2.急性感染性多发性神经根神经炎

发病较急,有神经根痛症状,脑脊液蛋白-细胞分离现象,无肌疲劳的特点,新斯的明试验阴性。

3.突眼性眼肌麻痹

此为甲状腺功能亢进的并发症,有甲状腺肿大、突眼、心率加快等症状,可作同位素和甲状腺功能检查不难鉴别。

4.Lambert-Eaton综合征

此又称类重症肌无力,为一组自身免疫性疾病。男性患者多于女性,常见于50～70岁,约2/3患者伴有癌肿,尤其是小细胞癌。其肌无力主要表现在肢体近端,较少侵犯眼外肌和延髓所支配的肌肉,肌肉活动后也易疲劳,但如继续用力活动数秒,肌力却可获得暂时的改善。肌电图示单个电刺激的动作电位波幅低于正常,而高频电刺激时,波幅明显增高。用抗胆碱酯酶药物无效,而切除肿瘤后症状可改善。

六、治疗

治疗原则包括:①提高神经-肌肉接头处传导的安全性,主要是应用胆碱酯酶抑制剂,其次是避免用乙酰胆碱产生和/或释放的抑制剂。首选抗生素为青霉素、氯霉素和先头孢霉素等。②免疫治疗：胸腺摘除、胸腺放射治疗和抗胸腺淋巴细胞血清等。肾上腺皮质类固醇、细胞毒药物、抗淋巴细胞血清的超胸腺免疫抑制疗法。血浆交换和大剂量免疫球蛋白输入。③危象的处理：要根据不同的危象进行救治，并保持呼吸道通畅，积极控制肺部感染，必要时应及时气管切开，正压辅助呼吸。

（一）胆碱酯酶抑制剂（CHEI）

能抑制胆碱酯酶对乙酰胆碱的降解，使乙酰胆碱增多，肌力获一过性改善。适用除胆碱能危象以外的所有的重症肌无力患者。长期使用会促进 AChR 的破坏，特别在抗乙酰胆碱抗体存在的情况下，这种破坏作用更大，故长期用药弊多利少。晚期重症患者由于 AChR 严重破坏，常可出现耐药性。胆碱酯酶抑制剂有毒蕈碱样（M）和烟碱样（N）两方面不良反应。①M-胆碱系作用：轻者出现腹痛、胀气、腹泻、恶心、呕吐、流涎、肌抽动、瞳孔缩小等。重者可因心搏骤停、血压下降而导致死亡。②N-胆碱系作用：轻者表现为肌束震颤，重者可因脑内胆碱能神经元持续去极化传导阻滞而表现为不同程度的意识障碍。

1.溴啶斯的明

起效温和、平稳、作用时间较长（2～8 小时）和逐渐减效，口服 2 小时达高峰，蓄积作用小。对延髓支配的肌肉无力效果较好。最近有人报告用雾化吸入治疗，对吞咽困难有良好疗效且不良反应少。

糖衣片含 60 mg，口服 60～180 mg，每天 2～4 次，病情严重者可酌情加量。对于婴儿和儿童的剂量是 1 mg/kg，每 4～6 小时一次，实际剂量还可按临床反应来变化。糖浆制剂 60 mg/5 mL，易于婴儿和儿童服用。缓释片剂每片 180 mg，睡前服为佳，而白天服用易影响吸收率。不良反应很缓和，一般无须加用阿托品，因会加强吗啡及其衍生物和巴比妥类的作用，合并应用时须注意。个别患者有腹痛不能耐受，可减量或用小剂量阿托品对抗其 M-胆碱系不良反应。

2.新斯的明

对肢体无力效果好。甲基硫酸新斯的明溶液稳定性好，供注射，一般用 0.5 mg。口服后大部分于肠内破坏，只有未被破坏的部分才被吸收，故口服的有效剂量为注射剂量的 30 倍，常用溴化新斯的明 15 mg。

溴化新斯的明口服约 15 分钟起效，30～60 分钟作用达高峰，持续 2～6 小时，其后迅速消失，故日量及每 2 次用药的间期需因人而异。自 135 mg/d 至 180 mg/d，常用 150 mg/d，每天 3 次至 2 小时一次，可在进餐前 15～30 分钟口服 15 mg。若静脉注射新斯的明有时可致严重心动过缓，甚至心搏骤停，应尽量避免静脉滴注。

3.溴新斯的明

15 毫克/片，作用一般持续 4～6 小时，不良反应小。

（二）肾上腺皮质激素

免疫抑制作用主要抑制自体免疫反应，对 T 细胞抑制作用强，而 B 细胞抑制作用弱。使 Th 细胞减少，Ta 细胞增多。抑制乙酰胆碱受体抗体合成，使神经-肌肉接头处突触后膜上的乙酰胆碱受体免受或少受自身免疫攻击所造成的破坏。早期使病情加重，其机制可能是对神经-肌肉接头处传递功能的急性抑制，并使血中乙酰胆碱受体抗体增高，如同时配合血浆交换可对抗之。适用于各型重症肌无力，特别是胸腺切除前后，对病情恶化又不宜于或拒绝做胸腺摘除的重症肌无力患者,以及小儿型、眼型的患者更应首选。治疗的有效率达 96%,其中缓解和显效率 89%,对 40 岁以上的患者疗效最好,至少应用 6 个月仍无改善才可认为无效。

1.冲击疗法

适应于住院患者的危重病例、已用气管插管和人工呼吸机者、为争取短期内取得疗效者。实验证明,甲基泼尼松龙在泼尼松结构上引入 1、2 双键,6 位再入甲基,使其作用比泼尼松强 10 倍及半衰期延长。可在冲击治疗后迅速减少剂量而易于撤离,缩短激素治疗时间。

方法:甲泼尼龙 1 000 mg/d,静脉滴入,连续 3～5 天。改地塞米松 10～15 mg/d,静脉滴入,连续 5～7 天后,可酌情继续用地塞米松 8 mg/d,5～7 天,若吞咽有力或病情稳定,停用地塞米松,改为泼尼松口服 100 mg/d,每晨顿服。症状基本消失时,每周减 2 次,每次减 10 mg,减至 60 mg/d 时,每次减 5 mg。减至 40 mg/d 时,开始减隔天量,每周减 5 mg,如 1、3、5、7 服 40 mg,隔天的 2、4、6 服 35 mg,而下一周隔天量减为 30 mg,以此类推,直至隔天量减为 0。以后每隔一天晨顿服 40 mg,作为维持量,维持用药 1 年以上,无病情反复,可以将维持量每月减 5 mg,直到完全停用。若中途有病情反复,则需随时调整剂量。若胸腺摘除术后,则一般需要用维持量(隔天晨顿服,成人 40～60 mg;儿童 2.5 mg/kg)2～4 年。

2.一般疗法

适用于Ⅰ、Ⅱa、Ⅴ型的门诊治疗,或胸腺手术后复发,症状表现如Ⅰ型或Ⅱa型及Ⅱb型病情稳定期,胸腺摘除术前治疗。

方法:成人经确诊后,给予泼尼松 60～80 mg,儿童 5 mg/kg,隔天晨顿服,直至症状基本消失或明显好转开始减量,每 1～2 月减 5 mg。Ⅰ型患者通常用 1 年左右可停药;Ⅱa 型用药至少 1 年,如减药时症状反复,还需调整到能控制病情的最小剂量,待症状再次消失或基本消失,每 2 个月减 5 mg 至停药;Ⅱb 型在生活可基本自理时,每 2～3 个月减 2～5 mg,至完全停药;胸腺摘除术前治疗,如为胸腺增生,用药 2 个月以上症状改善即可尽快减量,每周减 10～20 mg,停药后手术。胸腺瘤患者,用药 1～2 月,症状有无改善均须尽快手术。也有人主张,胸腺瘤术前不用激素治疗。

不良反应:约有 66% 的患者有不同程度的不良反应,主要有向心性肥胖、高血压、糖尿病、白内障、骨质疏松、股骨头无菌性坏死、精神症状、胃溃疡。可与 H_2 受体拮抗剂,如雷尼替丁等合用。甲泼尼龙冲击治疗的不良反应甚少且轻,对症处理易于缓解。氯化钾口服可改善膜电位,预防骨质疏松和股骨头无菌性坏死可给予维生素 D 和钙剂,后者还有促进乙酰胆碱释放的作用。为促进蛋白合成,抑制蛋白分解,可给予苯丙酸诺龙。

(三)免疫抑制剂

1.环磷酰胺

大剂量冲击疗法主要抑制体液免疫,静脉点滴 1 000 毫克/次,5 天 1 次,连用 10～20 次,或 200 毫克/次,每周 2～3 次,总量 10～30 g。小剂量长期疗法主要抑制细胞免疫,100 mg/d 服用,总量 10 g。总量越大,疗程越长其疗效越好,总量达 10 g 以上,90% 有效;达 30 g 以上,100% 有效。疗程达 3 年可使 100% 患者症状完全消失,达到稳定的缓解。适用于对皮质类固醇疗法无效、疗效缓慢、不能耐受或减量后即复发者,以及胸腺切除术效果不佳者。当血白细胞或血小板计数明显减少时停用。

2.硫唑嘌呤

抑制 DNA 及 RNA 合成,主要抑制 T 细胞的功能。儿童 1～3 mg/(kg·d),连用一到数年。

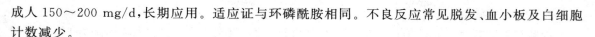

成人 150～200 mg/d,长期应用。适应证与环磷酰胺相同。不良反应常见脱发、血小板及白细胞计数减少。

3.环孢素

主要影响细胞免疫,抑制 Th 细胞的功能。口服 6 mg/(kg·d),以后根据药物的血浆浓度(维持在 400～600 μg/L)和肾功能情况(肌酐≤176 μmol/L)调节药物剂量,疗程 12 个月,2 周可获改善,获最大改善的时间平均 3 个月。不良反应有恶心、一过性感觉异常、心悸、肾中毒等。60 岁以上,有高血压史,血清肌酐达 88～149.6 μmol/L 者有引起肾中毒的危险,应慎用。

4.VEP 疗法

VEP 疗法即长春新碱、环磷酰胺、泼尼松龙联合疗法。主要利用其抗肿瘤作用和免疫抑制作用,可适用于伴胸腺肿瘤而不适于手术治疗的患者。

(四)血液疗法

1.血浆交换疗法

能清除血浆中抗 AChR 抗体及免疫复合物,起效迅速,但不持久,疗效维持 1 周～2 个月,之后随抗体水平逐渐增高而症状复现。适用于危象和难治型重症肌无力。具体方法,取全血,分离去除血浆,再将血细胞与新鲜的正常血浆或其他交换液一起输回,每 2 小时交换 1 000 mL,每次换血浆量 2 000～3 000 mL,隔天一次,3～4 次为 1 个疗程。如与类固醇皮质激素等免疫抑制剂合用,取长补短,可获长期缓解。

2.大剂量静脉注射免疫球蛋白

免疫抑制剂和血浆交换疗法的不良反应为人们提出需要一种更有效和更安全的治疗。单独应用大剂量免疫球蛋白治疗的 65% 患者在 2 周起效,5 天 1 个疗程。总剂量为 1～2 g/kg 或每天 400 mg/kg,静脉注射,作为缓解疾病进程起到辅助性治疗的作用。其不良反应轻微,发生率 3%～12%,表现为发热、皮疹、偶有头痛,对症处理可减轻。

3.免疫吸附疗法

采用床边血浆交换技术加上特殊的免疫吸附柱(有一次性的,也有重复的),可以有效地祛除患者血浆中的异常免疫物质,常常获得奇效。该疗法最大的好处是不需要输注正常人血浆。

(五)胸腺治疗

1.胸腺手术

一般术后半年内病情波动仍较大,2～4 年渐趋稳定,故术后服药不得少于 4 年,5 年 90% 有效。手术能预防重症肌无力女性患者产后发生肌无力危象。病程短,病情轻,尤其胸腺有生发中心的年轻患者的疗效较好。恶性胸腺瘤者疗效较差。

2.胸腺放射治疗

其机制与胸腺摘除相似,但其疗效不肯定,且放射治疗易损伤胸腺邻近组织,不良反应较大。

(六)危象的急救

重症肌无力危象是指重症肌无力患者本身病情加重或治疗不当引起吞咽和呼吸肌的进行性无力,以至不能排出分泌物和维持足够的换气功能的严重呼吸困难状态,是临床上最紧急的状态,往往需要气管切开,并根据不同的危象采取相应的措施。

1.肌无力性危象

一旦确诊即给新斯的明 1 mg,每隔半小时肌内注射 0.5 mg,好转后逐渐改口服适当剂量。肌无力危象多因感染诱发或呼吸困难时气管分泌物潴留合并肺部感染。

2.胆碱能性危象

静脉注射阿托品 2 mg,根据病情可每小时重复一次,直至出现轻度阿托品化现象时,再根据依酚氯铵试验的反应,开始给新斯的明,并谨慎地调整剂量。

3.反拗性危象

应停用有关药物,给予人工呼吸和静脉补液。注意稳定生命体征,保持电解质平衡。2～3 天后,重新确立抗胆碱酯酶药物用量。

首选甲基泼尼松龙的冲击疗法。因有辅助呼吸,激素使用早期出现无力加重现象也可继续用。有强调合用环磷酰胺的积极意义。血浆置换法在危象抢救中也有疗效显著、起效快的优点。有人首先主张早期气管切开,正压式辅助呼吸,同时减用以至停用胆碱酯酶抑制剂 72 小时,称"干涸"疗法,同时加用激素等免疫抑制疗法,效果显著。胆碱能危象时停用所有药物,大约经过 72 小时所有的药物毒性作用可消失。故在控制呼吸的情况下,无须用依酚氯铵试验来判断,使得三种危象的鉴别诊断、治疗都变得简单、方便。有利于赢得抢救的时机,提高成功率。同时须精心护理与增强体质,保证患者有足够的营养,防止水电解质和酸碱平衡紊乱。

(七)避用和慎用的药物

对于影响神经-肌肉接头传递功能、降低肌细胞膜兴奋性或抑制呼吸的药物,如新霉素、卡那霉素、多黏菌素、奎宁、吗啡、哌替啶等,均应避免。此外,四环素、金霉素、链霉素均应慎用,异丙嗪、苯巴比妥、地西泮等镇静剂也能抑制呼吸,尽可能不用。

(八)重症肌无力诊断和治疗的流程图

重症肌无力诊断和治疗的流程图如图 1-1。

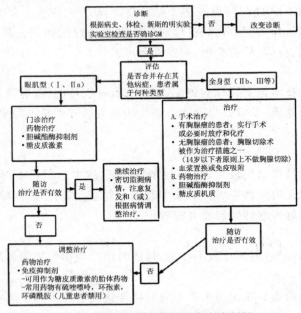

图 1-1　重症肌无力诊断和治疗流程图

（夏一函）

第七节 帕 金 森 病

帕金森病(Parkinson disease,PD)也称为震颤麻痹,是一种常见的神经系统变性疾病,临床上特征性表现为静止性震颤、运动迟缓、肌强直及姿势步态异常。病理特征是黑质多巴胺能神经元变性缺失和路易(Lewy)小体形成。

一、研究史

本病的研究已有190多年的历史。1817年,英国医师James Parkinson发表了经典之作《震颤麻痹的论述》(*An Essay on the Shaking Palsy*),报告了6例患者,首次提出震颤麻痹一词。在此之前也有零散资料介绍过多种类型瘫痪性震颤疾病,但未确切描述过PD的特点。祖国医学对本病早已有过具体描述,但由于传播上的障碍,未被世人所知。在Parkinson之后,Marshall Hall在《神经系统讲座》一书中报道一例患病28年的偏侧PD患者尸检结果,提出病变位于四叠体区。随后Trousseau描述了被Parkinson忽视的体征肌强直,还发现随疾病进展可出现智能障碍、记忆力下降和思维迟缓等。Charcot(1877)详细描述PD患者的语言障碍、步态改变及智力受损等特点。Lewy(1913)发现PD患者黑质细胞有奇特的内含物,后称为Lewy体,认为是PD的重要病理特征。

瑞典Arvid Carlsson(1958)确定兔脑内含有DA,而且纹状体内DA占脑内70%,提出DA是脑内独立存在的神经递质。他因发现DA信号转导在运动控制中作用,成为2000年诺贝尔生理学与医学奖的得主之一。奥地利Hornykiewicz(1963)发现6例PD患者纹状体和黑质部DA含量显著减少,认为PD可能由于DA缺乏所致,推动了抗帕金森病药物左旋多巴(*L*-dopa)的研制。Cotzias等(1967)首次用*L*-dopa口服治疗本病获得良好疗效。Birkmayer和Cotzia(1969)又分别将苄丝肼和卡比多巴与左旋多巴合用治疗PD,使左旋多巴用量减少90%,不良反应明显减轻。到1975年Sinemet和Madopar两种左旋多巴复方制剂上市,逐渐取代了左旋多巴,成为当今治疗PD最有效的药物之一。

Davis等(1979)发现,注射非法合成的麻醉药品能产生持久性帕金森病。美国Langston等(1983)证明化学物质1-甲基-4-苯基-1,2,3,6-四氢吡啶(MPTP)引起的PD。1996年意大利PD大家系研究发现致病基因α-突触核蛋白(α-synuclein,α-SYN)突变,20世纪90年代末美国和德国两个研究组先后报道α-SYN基因2个点突变(A53T,A30P)与某些家族性常染色体显性遗传PD(ADPD)连锁,推动了遗传、环境因素、氧化应激等与PD发病机制的相关性研究。

二、流行病学

世界各国PD的流行病学资料表明,从年龄分布上看,大部分国家帕金森病人群发病率及患病率随年龄增长而增加,50岁以上约为500/100 000,60岁以上约为1 000/100 000;白种人发病率高于黄种人,黄种人高于黑种人。

我国进行的PD流行病学研究,选择北京、西安及上海3个相隔甚远的城市,在79个乡村和58个城镇,通过分层、多级、群体抽样选择29 454个年龄≥55岁的老年人样本,应用横断层面模式进行帕金森病患病率调查。依据标准化的诊断方案,确认 277 人罹患 PD,显示 65 岁或以上的老人 PD 患病率为 1.7%,估计中国年龄在 55 岁或以上的老年人中约有 170 万人患有帕金森病。这一研究提示,中国 PD 患病率相当于发达国家的水平,修正了中国是世界上 PD 患病率最低的国家的结论。预计随着我国人口的老龄化,未来我国正面临着大量的 PD 病例,将承受更大的PD 负担。

三、病因及发病机制

特发性帕金森病的病因未明。研究显示,农业环境如杀虫剂和除草剂使用,以及遗传因素等是 PD 较确定的危险因素。居住农村或橡胶厂附近、饮用井水、从事田间劳动、在工业化学品厂工作等也可能是危险因素。吸烟与 PD 发病间存在负相关,被认为是保护因素,但吸烟有众多危害性,不能因 PD 的"保护因素"而提倡吸烟。饮茶和喝咖啡者患病率也较低。

本病的发病机制复杂,可能与下列因素有关。

(一)环境因素

例如,20 世纪 80 年代初美国加州一些吸毒者因误用 MPTP,出现酷似原发性 PD 的某些病理变化、生化改变、症状和药物治疗反应,给猴注射 MPTP 也出现相似效应。鱼藤酮为脂溶性,可穿过血-脑屏障,研究表明鱼藤酮可抑制线粒体复合体 I 活性,导致大量氧自由基和凋亡诱导因子产生,使 DA 能神经元变性。与 MPP$^+$ 结构相似的百草枯及其他吡啶类化合物,也被证明与帕金森病发病相关。利用 MPTP 和鱼藤酮制作的动物模型已成为帕金森病实验研究的有效工具。锰剂和铁剂等也被报道参与了帕金森病的发病。

(二)遗传因素

流行病学资料显示,近 10%～15% 的 PD 患者有家族史,呈不完全外显的常染色体显性或隐性遗传,其余为散发性 PD。目前已定位 13 个 PD 的基因位点,分别被命名为 PARK1-13,其中9 个致病基因已被克隆。

1.常染色体显性遗传性帕金森病致病基因

常染色体显性遗传性帕金森病致病基因包括 α-突触核蛋白基因(PARK1/PARK4)、UCH-L1 基因(PARK5)、LRRK2 基因(PARK8)、GIGYF2 基因(PARK11)和 HTRA2/Omi 基因(PARK13)。①α-突触核蛋白(PARK1)基因定位于 4 号染色体长臂 4q21～23,α-突触核蛋白可能增高 DA 能神经细胞对神经毒素的敏感性,α-突触核蛋白基因 Ala53Thr 和 Ala39Pro 突变导致 α-突触核蛋白异常沉积,最终形成路易小体;②富亮氨酸重复序列激酶 2(LRRK2)基因(PARK8),是目前为止帕金森病患者中突变频率最高的常染色体显性帕金森病致病基因,与晚发性帕金森病相关;③HTRA2 也与晚发性 PD 相关;④泛素蛋白 C 末端羟化酶-L1(UCH-L1)为 PARK5 基因突变,定位于 4 号染色体短臂 4p14。

2.常染色体隐性遗传性帕金森病致病基因

常染色体隐性遗传性帕金森病致病基因包括 Parkin 基因(PARK2)、PINK1 基因(PARK6)、DJ-1 基因(PARK7)和 ATP13A2 基因(PARK9)。

(1)Parkin 基因定位于 6 号染色体长臂 6q25.2～27,基因突变常导致 Parkin 蛋白功能障碍,酶活性减弱或消失,造成细胞内异常蛋白质沉积,最终导致 DA 能神经元变性。Parkin 基因突变是早发性常染色体隐性家族性帕金森病的主要病因之一。

(2)ATP13A2 基因突变在亚洲人群中较为多见,与常染色体隐性遗传性早发性帕金森病相

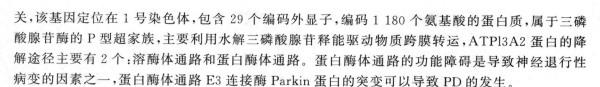

关,该基因定位在 1 号染色体,包含 29 个编码外显子,编码 1 180 个氨基酸的蛋白质,属于三磷酸腺苷酶的 P 型超家族,主要利用水解三磷酸腺苷释能驱动物质跨膜转运,ATP13A2 蛋白的降解途径主要有 2 个:溶酶体通路和蛋白酶体通路。蛋白酶体通路的功能障碍是导致神经退行性病变的因素之一,蛋白酶体通路 E3 连接酶 Parkin 蛋白的突变可以导致 PD 的发生。

(3)PINK1 基因最早在 3 个欧洲帕金森病家系中发现,该基因突变分布广泛,在北美、亚洲及中国台湾地区均有报道,该基因与线粒体的融合、分裂密切相关,且与 Parkin、DJ-1 和 Htra2 等帕金森病致病基因间存在相互作用,提示其在帕金森病发病机制中发挥重要作用。

(4)DJ-1 蛋白是氢过氧化物反应蛋白,参与机体氧化应激。DJ-1 基因突变后 DJ-1 蛋白功能受损,增加氧化应激反应对神经元的损害。DJ-1 基因突变与散发性早发性帕金森病的发病有关。

3.细胞色素 P4502D6 基因和某些线粒体 DNA 突变

细胞色素 P4502D6 基因和某些线粒体 DNA 突变可能是 PD 发病易感因素之一,可能使 P450 酶活性下降,使肝脏解毒功能受损,易造成 MPTP 等毒素对黑质纹状体损害。

(三)氧化应激与线粒体功能缺陷

氧化应激是 PD 发病机制的研究热点。自由基可使不饱和脂肪酸发生脂质过氧化(LPO),后者可氧化损伤蛋白质和 DNA,导致细胞变性死亡。PD 患者由于 B 型单胺氧化酶(MAO-B)活性增高,可产生过量 OH-,破坏细胞膜。在氧化的同时,黑质细胞内 DA 氧化产物聚合形成神经黑色素,与铁结合产生 Fenton 反应可形成 OH-。在正常情况下细胞内有足够的抗氧化物质,如脑内的谷胱甘肽(GSH)、谷胱甘肽过氧化物酶(GSH-PX)和超氧化物歧化酶(SOD)等,因而 DA 氧化产生自由基不会产生氧化应激,保证免遭自由基损伤。PD 患者黑质部还原型 GSH 降低和 LPO 增加,铁离子(Fe^{2+})浓度增高和铁蛋白含量降低,使黑质成为易受氧化应激侵袭的部位。近年发现线粒体功能缺陷在 PD 发病中起重要作用。对 PD 患者线粒体功能缺陷认识源于对 MPTP 作用机制研究,MPTP 通过抑制黑质线粒体呼吸链复合物 I 活性导致 PD。体外实验证实 MPTP 活性成分 MPP^+ 能造成 MES 23.5 细胞线粒体膜电势下降,氧自由基生成增加。PD 患者黑质线粒体复合物 I 活性可降低 32%～38%,复合物 I 活性降低使黑质细胞对自由基损伤敏感性显著增加。在多系统萎缩及进行性核上性麻痹患者黑质中未发现复合物 I 活性改变,表明 PD 黑质复合物 I 活性降低可能是 PD 相对特异性改变。PD 患者存在线粒体功能缺陷可能与遗传和环境因素有关,研究提示 PD 患者存在线粒体 DNA 突变,复合物 I 是由细胞核和线粒体 2 个基因组编码翻译,2 组基因任何片段缺损都可影响复合物 I 功能。近年来 PARK1 基因突变受到普遍重视,它的编码蛋白就位于线粒体内。

(四)免疫及炎性机制

Abramsky(1978)提出 PD 发病与免疫/炎性机制有关。研究发现 PD 患者细胞免疫功能降低,白介素-1(IL-1)活性降低明显。PD 患者脑脊液(CSF)中存在抗 DA 能神经元抗体。细胞培养发现,PD 患者的血浆及 CSF 中的成分可抑制大鼠中脑 DA 能神经元的功能及生长。采用立体定向技术将 PD 患者血 IgG 注入大鼠一侧黑质,黑质酪氨酸羟化酶(TH)及 DA 能神经元明显减少,提示可能有免疫介导性黑质细胞损伤。许多环境因素如 MPTP、鱼藤酮、百草枯、铁剂等诱导的 DA 能神经元变性与小胶质细胞激活有关,小胶质细胞是脑组织主要的免疫细胞,在神经变性疾病发生中小胶质细胞不仅是简单的"反应性增生",而且参与了整个病理过程。小胶质细胞活化后可通过产生氧自由基等促炎因子,对神经元产生毒性作用。DA 能神经元对氧化应激十分敏感,而活化的小胶质细胞是氧自由基产生的主要来源。此外,中脑黑质是小胶质细胞分布最为密集的区域,决定了小胶质细胞的活化在帕金森病发生发展中有重要作用。

(五)年龄因素

PD 主要发生于中老年,40 岁以前很少发病。研究发现自 30 岁后黑质 DA 能神经元、酪氨酸羟化酶(TH)和多巴脱羧酶(DDC)活力,以及纹状体 DA 递质逐年减少,DA 的 D_1 和 D_2 受体密度减低。然而,罹患 PD 的老年人毕竟是少数,说明生理性 DA 能神经元退变不足以引起 PD。只有黑质 DA 能神经元减少 50% 以上,纹状体 DA 递质减少 80% 以上,临床才会出现 PD 症状,老龄只是 PD 的促发因素。

(六)泛素-蛋白酶体系统功能异常

泛素-蛋白酶体系统(ubiquitin-proteasome system,UPS)可选择性降低细胞内的蛋白质,在细胞周期性增殖及凋亡相关蛋白的降解中发挥重要作用。*Parkin* 基因突变常导致 UPS 功能障碍,不能降解错误折叠的蛋白,错误折叠蛋白的过多异常聚集则对细胞有毒性作用,引起氧化应激增强和线粒体功能损伤。应用蛋白酶体抑制剂已经构建成模拟 PD 的细胞模型。

(七)兴奋性毒性作用

应用微透析及高压液相色谱(HPLC)检测发现,由 MPTP 制备的 PD 猴模型纹状体中兴奋性氨基酸(谷氨酸、天门冬氨酸)含量明显增高。若细胞外间隙谷氨酸浓度异常增高,过度刺激受体可对 CNS 产生明显毒性作用。动物实验发现,脑内注射微量谷氨酸可导致大片神经元坏死,谷氨酸兴奋性神经毒作用是通过 N-甲基-*D*-天冬氨酸受体(N-methyl-D-aspartic acid receptor,NMDA)介导的,与 DA 能神经元变性有关。谷氨酸可通过激活 NMDA 受体产生一氧化氮(NO)损伤神经细胞,并释放更多的兴奋性氨基酸,进一步加重神经元损伤。

(八)细胞凋亡

PD 发病过程存在细胞凋亡及神经营养因子缺乏等。细胞凋亡是帕金森病患者 DA 能神经元变性的基本形式,许多基因及其产物通过多种机制参与 DA 能神经元变性的凋亡过程。此外,多种迹象表明多巴胺转运体和囊泡转运体的异常表达与 DA 能神经元的变性直接相关。其他如神经细胞自噬、钙稳态失衡可能也参与帕金森病的发病。

目前,大多数学者认同帕金森病并非单一因素引起,是由遗传、环境因素、免疫/炎性因素、线粒体功能衰竭、兴奋性氨基酸毒性、神经细胞自噬及老化等多种因素通过多种机制共同作用所致。

四、病理及生化病理

(一)病理

PD 主要病理改变是含色素神经元变性、缺失,黑质致密部 DA 能神经元最显著。镜下可见神经细胞减少,黑质细胞黑色素消失,黑色素颗粒游离散布于组织和巨噬细胞内,伴不同程度神经胶质增生。正常人黑质细胞随年龄增长而减少,黑质细胞 80 岁时从原有 42.5 万减至 20 万个,PD 患者少于 10 万个,出现症状时 DA 能神经元丢失 50% 以上,蓝斑、中缝核、迷走神经背核、苍白球、壳核、尾状核及丘脑底核等也可见轻度改变。

残留神经元胞浆中出现嗜酸性包涵体路易小体(Lewy body)是本病重要的病理特点,Lewy 小体是细胞质蛋白质组成的玻璃样团块,中央有致密核心,周围有细丝状晕圈。一个细胞有时可见多个大小不同的 Lewy 小体,见于约 10% 的残存细胞,黑质明显,苍白球、纹状体及蓝斑等亦可见，α-突触核蛋白和泛素是 Lewy 小体的重要组分。α-突触核蛋白在许多脑区含量丰富，多集中于神经元突触前末梢。在小鼠或果蝇体内过量表达 α-突触核蛋白可产生典型的帕金森病症状。尽管 α-突触核蛋白基因突变仅出现在小部分家族性帕金森病患者中，但该基因表达的蛋白是路易小体的主要成分，提示它在帕金森病发病过程中起重要作用。

（二）生化病理

PD 最显著的生物化学特征是脑内 DA 含量减少。DA 和乙酰胆碱（ACh）作为纹状体两种重要神经递质，功能相互拮抗，两者平衡对基底核环路活动起重要的调节作用。脑内 DA 递质通路主要为黑质-纹状体系，黑质致密部 DA 能神经元自血流摄入左旋酪氨酸，在细胞内酪氨酸羟化酶（TH）作用下形成左旋多巴（L-dopa）→经多巴胺脱羧酶（DDC）→DA→通过黑质-纹状体束，DA 作用于壳核、尾状核突触后神经元，最后被分解成高香草酸（HVA）。由于特发性帕金森病 TH 和 DDC 减少，使 DA 生成减少。单胺氧化酶 B（MAO-B）抑制剂减少神经元内 DA 分解代谢，增加脑内 DA 含量。儿茶酚-氧位-甲基转移酶（COMT）抑制剂减少 L-dopa 外周代谢，维持 L-dopa 稳定血浆浓度（图 1-2），可用于 PD 治疗。

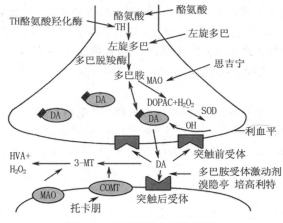

图 1-2　多巴胺的合成和代谢

PD 患者黑质 DA 能神经元变性丢失，黑质-纹状体 DA 通路变性，纹状体 DA 含量显著降低（＞80％），使 ACh 系统功能相对亢进，是导致肌张力增高、动作减少等运动症状的生化基础。此外，中脑-边缘系统和中脑-皮质系统 DA 含量亦显著减少，可能导致智能减退、行为情感异常、言语错乱等高级神经活动障碍。DA 递质减少程度与患者症状严重度一致，病变早期通过 DA 更新率增加（突触前代偿）和 DA 受体失神经后超敏现象（突触后代偿），临床症状可能不明显（代偿期），随疾病的进展可出现典型 PD 症状（失代偿期）。基底核其他递质或神经肽如去甲肾上腺素（NE）、5-羟色胺（5-HT）、P 物质（SP）、脑啡肽（ENK）、生长抑素（SS）等也有变化。

五、临床表现

帕金森病通常在 40～70 岁发病，60 岁后发病率增高，在 30 多岁前发病者少见，男性略多。起病隐匿，发展缓慢，主要表现静止性震颤、肌张力增高、运动迟缓和姿势步态异常等，症状出现孰先孰后可因人而异。首发症状以震颤最多见（60％～70％），其次为步行障碍（12％）、肌强直（10％）和运动迟缓（10％）。症状常自一侧上肢开始，逐渐波及同侧下肢、对侧上肢与下肢，呈 N 字形的进展顺序（65％～70％）；25％～30％的病例可自一侧的下肢开始，两侧下肢同时开始极少见,不少病例疾病晚期症状仍存在左右差异。

(一)静止性震颤

常为 PD 的首发症状,多由一侧上肢远端(手指)开始,逐渐扩展到同侧下肢及对侧肢体,上肢震颤幅度较下肢明显,下颌、口唇、舌及头部常最后受累。典型表现静止性震颤,拇指与屈曲示指呈搓丸样动作,节律 4～6 Hz,静止时出现,精神紧张时加重,随意动作时减轻,睡眠时消失;常伴交替旋前与旋后、屈曲与伸展运动。令患者活动一侧肢体如握拳或松拳,可引起另侧肢体出现震颤,该试验有助于发现早期轻微震颤。少数患者尤其 70 岁以上发病者可能不出现震颤。部分患者可合并姿势性震颤。

(二)肌强直

锥体外系病变导致屈肌与伸肌张力同时增高,关节被动运动时始终保持阻力增高,似弯曲软铅管,称为铅管样强直。如患者伴有震颤,检查者感觉在均匀阻力中出现断续停顿,如同转动齿轮,称为齿轮样强直,是肌强直与静止性震颤叠加所致。这两种强直与锥体束受损的折刀样强直不同,后者可伴腱反射亢进及病理征。以下的临床试验有助于发现轻微的肌强直:①令患者运动对侧肢体,被检肢体肌强直可更明显;②头坠落试验,患者仰卧位,快速撤离头下枕头时头常缓慢落下,而非迅速落下;③令患者把双肘置于桌上,使前臂与桌面成垂直位,两臂及腕部肌肉尽量放松,正常人此时腕关节与前臂约呈 90°角屈曲,PD 患者腕关节或多或少保持伸直,好像竖立的路标,称为"路标现象"。老年患者肌强直可能引起关节疼痛,是肌张力增高使关节血供受阻所致。

(三)运动迟缓

表现为随意动作减少,包括始动困难和运动迟缓,因肌张力增高、姿势反射障碍出现一系列特征性运动障碍症状,如起床、翻身、步行和变换方向时运动迟缓,面部表情肌活动减少,常双眼凝视,瞬目减少,呈面具脸;以及手指精细动作如扣纽扣、系鞋带等困难,书写时字越写越小,称为写字过小征等。口、咽、腭肌运动障碍,使讲话缓慢、语音低沉单调、流涎等,严重时吞咽困难。

(四)姿势步态异常

患者四肢、躯干和颈部肌强直呈特殊屈曲体姿,头部前倾,躯干俯屈,上肢肘关节屈曲,腕关节伸直,前臂内收,指间关节伸直,拇指对掌。下肢髋关节与膝关节均略呈弯曲,随疾病进展姿势障碍加重,晚期自坐位、卧位起立困难。早期下肢拖曳,逐渐变为小步态,起步困难,起步后前冲,越走越快,不能及时停步或转弯,称慌张步态,行走时上肢摆动减少或消失;因躯干僵硬,转弯时躯干与头部联带小步转弯,与姿势平衡障碍导致重心不稳有关。患者害怕跌倒,遇小障碍物也要停步不前。

(五)非运动症状

PD 的非运动症状包括疾病早期常出现的嗅觉减退、快动眼期睡眠行为障碍、便秘等症状。

(1)嗅觉缺失经常出现在运动症状前,是 PD 的早期特征,嗅觉检测作为一种可能的生物学标记物,有助于将来对 PD 高危人群的识别。

(2)抑郁症在 PD 患者中常见,约占患者的 50%,多为疾病本身的表现,患者可能同时伴有5-羟色胺递质功能减低;通常应用 5-羟色胺再摄取抑制剂,如舍曲林 50 mg、西酞普兰 20 mg 等治疗可改善。运动症状好转常可使抑郁症状缓解。

(3)快动眼期睡眠行为障碍(RBD)可见于 30% 的 PD 患者,20%～38% 的 RBD 患者可能发展为 PD。与正常人相比,RBD 患者存在明显的嗅觉障碍、颜色辨别力及运动速度受损。功能影像学显示特发性 RBD 患者纹状体内存在多巴胺转运体减少,RBD 同样可能是 PD 的早期标志物,其确切的病理基础尚不清楚,可能与蓝斑下核及桥脚核等下位脑干病变有关。

(4)便秘是 PD 患者的常见症状,具有顽固性、反复性、波动性及难治性等特点。可能与肠系膜神经丛的神经元变性导致胆碱能功能降低,胃肠道蠕动减弱有关,此外,抗胆碱药等抗帕金森病药物可使蠕动功能下降,加重便秘。

(5)其他症状:诸如皮脂腺、汗腺分泌亢进引起脂颜、多汗,交感神经功能障碍导致直立性低血压等;部分患者晚期出现轻度认知功能减退或痴呆、视幻觉等,通常不严重。

(六)辅助检查

(1)PD 患者的 CT、MRI 检查通常无特征性异常。

(2)生化检测:高效液相色谱-电化学法(HPLC-EC)检测患者 CSF 和尿中高香草酸(HVA)含量降低,放免法检测 CSF 中生长抑素含量降低。血及脑脊液常规检查无异常。

(3)基因及生物标志物:家族性 PD 患者可采用 DNA 印迹技术、PCR、DNA 序列分析等检测基因突变。采用蛋白组学等技术检测血清、CSF、唾液中 α-突触核蛋白、DJ-1 等潜在的早期 PD 生物学标志物。

(4)超声检查可见对侧中脑黑质的高回声(图 1-3)。

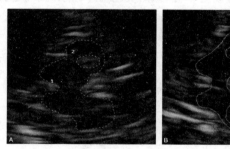

图 1-3 帕金森病的超声表现

A.偏侧帕金森病对侧中脑黑质出现高回声;B.双侧帕金森病两侧中脑黑质出现高回声

(5)功能影像学检测。①DA 受体功能显像:PD 纹状体 DA 受体,主要是 D_2 受体功能发生改变,PET 和 SPECT 可动态观察 DA 受体,SPECT 较简便经济,特异性 D_2 受体标记物碘-123 Iodobenzamide(^{123}I-IBZM)合成使 SPECT 应用广泛;②DA 转运体(dopa-mine transporter, DAT)功能显像:纹状体突触前膜 DAT 可调控突触间隙中 DA 有效浓度,使 DA 对突触前和突触后受体发生时间依赖性激动,早期 PD 患者 DAT 功能较正常下降 31%～65%,应用 ^{123}I-β-CIT PET 或 ^{98m}Tc-TRODAT-1 SPECT 可检测 DAT 功能,用于 PD 早期和亚临床诊断(图 1-4);③神经递质功能显像:^{18}F-dopa 透过血-脑屏障入脑,多巴脱羧酶将 ^{18}F-dopa 转化为 ^{18}F-DA,PD 患者纹状体区 ^{18}F-dopa 放射性聚集较正常人明显减低,提示多巴脱羧酶活性降低。

(6)药物试验:目前临床已很少采用。

左旋多巴试验:①试验前 24 小时停用左旋多巴、多巴胺受体激动剂、抗胆碱能药、抗组胺药;②试验前 30 分钟和试验开始前各进行 1 次临床评分;③早 8—9 时患者排尿便,然后口服 375～500 mg 多巴丝肼;④服药 45～150 分钟按 UPDRS-Ⅲ量表测试患者的运动功能;⑤病情减轻为阳性反应。

多巴丝肼弥散剂试验:药物吸收快,很快达到有效浓度,代谢快,用药量较小,可短时间(10～30 分钟)内确定患者对左旋多巴反应。对 PD 诊断、鉴别诊断及药物选择等有价值。

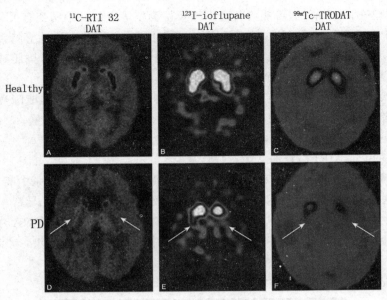

图 1-4　脑功能影像

显示帕金森病患者的纹状体区 DAT 活性降低

阿扑吗啡试验:①②项同左旋多巴试验;③皮下注射阿扑吗啡 2 mg;④用药后 30～120 分钟,测试患者的运动功能,病情减轻为阳性反应,如阴性可分别隔 4 小时用 3 mg、5 mg 或 10 mg 阿扑吗啡重复试验。

六、诊断及鉴别诊断

(一)诊断

英国帕金森病协会脑库(UKPDBB)诊断标准以及中国帕金森病诊断标准均依据中老年发病,缓慢进展性病程,必备运动迟缓及至少具备静止性震颤、肌强直或姿势步态障碍中的一项,结合对左旋多巴治疗敏感即可做出临床诊断(表 1-4)。联合嗅觉、经颅多普勒超声及功能影像(PET/SPECT)检查有助于早期发现临床前帕金森病。帕金森病的临床与病理诊断符合率约为 80%。

表 1-4　英国 PD 协会脑库(UKPDBB)临床诊断标准

包括标准	排除标准	支持标准
运动迟缓(随意运动启动缓慢,伴随重复动作的速度和幅度进行性减少)	反复卒中病史,伴随阶梯形进展的 PD 症状	确诊 PD 需具备以下 3 个或 3 个以上的条件
并至少具备以下中的一项:肌强直;4～6 Hz 静止性震颤;不是由于视力、前庭或本体感觉障碍导致的姿势不稳	反复脑创伤病史	单侧起病
	明确的脑炎病史	静止性震颤
	动眼危象	疾病逐渐进展

续表

包括标准	排除标准	支持标准
	在服用抗精神病类药物过程中出现症状	持久性的症状不对称,以患侧受累更重
	一个以上的亲属发病	左旋多巴治疗有明显疗效(70%~100%)
	病情持续好转	严重的左旋多巴诱导的舞蹈症
	起病3年后仍仅表现单侧症状	左旋多巴疗效持续5年或更长时间
	核上性凝视麻痹	临床病程10年或更长时间
	小脑病变体征	
	疾病早期严重的自主神经功能紊乱	
	早期严重的记忆、语言和行为习惯紊乱的痴呆	
	Batinski征阳性	
	CT扫描显示脑肿瘤或交通性脑积水	
	大剂量左旋多巴治疗无效(排除吸收不良导致的无效)	
	MPTP接触史	

(二)鉴别诊断

PD主要需与其他原因引起的帕金森综合征鉴别(表1-5)。在所有帕金森综合征中,约75%为原发性帕金森病,约25%为其他原因引起的帕金森综合征。

表1-5 帕金森病与帕金森综合征的鉴别

鉴别
1.原发性帕金森病
少年型帕金森综合征
2.继发性(后天性、症状性)帕金森综合征
感染:脑炎后、慢病毒感染
药物:神经安定剂(吩噻嗪类及丁酰苯类)、利血平、甲氧氯普胺、α-甲基多巴、锂剂、氟桂利嗪、桂利嗪
毒物:MPTP及其结构类似的杀虫剂和除草剂、一氧化碳、锰、汞、二硫化碳、甲醇、乙醇
血管性:多发性脑梗死、低血压性休克
创伤:拳击性脑病
其他:甲状旁腺功能异常、甲状腺功能减退、肝脑变性、脑瘤、正压性脑积水
3.遗传变性性帕金森综合征
常染色体显性遗传路易小体病、亨廷顿病、肝豆状核变性、Hallervorden-Spatz病、橄榄脑桥小脑萎缩、脊髓小脑变性、家族性基底核钙化、家族性帕金森综合征伴周围神经病、神经棘红细胞增多症、苍白球黑质变性
4.多系统变性(帕金森叠加征群)
进行性核上性麻痹、Shy-Drager综合征、纹状体黑质变性、帕金森综合征-痴呆-肌萎缩性侧索硬化复合征、皮质基底核变性、阿尔茨海默病、偏侧萎缩-偏侧帕金森综合征

1.继发性帕金森综合征

有明确的病因可寻,如感染、药物、中毒、脑动脉硬化、创伤等。继发于甲型脑炎(即昏睡性脑炎)后的帕金森综合征,目前已罕见。多种药物均可导致药物性帕金森综合征,一般是可逆的。在拳击手中偶见头部创伤引起的帕金森综合征。老年人基底核区多发性腔隙性梗死可引起血管性帕金森综合征,患者有高血压、动脉硬化及卒中史,步态障碍较明显,震颤少见,常伴锥体束征。

2.伴发于其他神经变性疾病的帕金森综合征

不少神经变性疾病具有帕金森综合征表现。这些神经变性疾病各有其特点,有些为遗传性,有些为散发的,除程度不一的帕金森症状外,还有其他症状,如不自主运动、垂直性眼球凝视障碍(见于进行性核上性麻痹)、直立性低血压(Shy-Drager 综合征)、小脑性共济失调(橄榄脑桥小脑萎缩)、出现较早且严重的痴呆(路易体痴呆)、角膜色素环(肝豆状核变性)、皮质复合感觉缺失、锥体束征和失用、失语(皮质基底核变性)等。此外,所伴发的帕金森病症状,经常以强直、少动为主,静止性震颤很少见,对左旋多巴治疗不敏感。

3.早期患者须与原发性震颤、抑郁症、脑血管病鉴别

(1)原发性震颤较常见,约 1/3 的患者有家族史,在各年龄期均可发病,姿势性或动作性震颤为唯一的表现,无肌强直和运动迟缓,饮酒或用普萘洛而后震颤可显著减轻。

(2)抑郁症可伴表情贫乏、言语单调、随意运动减少,但无肌强直和震颤,抗抑郁剂治疗有效。

(3)早期帕金森病症状限于一侧肢体,患者常主诉一侧肢体无力或不灵活,若无震颤,易误诊为脑血管病,询问原发病和仔细体检易于鉴别。

七、治疗原则

帕金森病的治疗原则是采取综合治疗,包括药物治疗、手术治疗、康复治疗、心理治疗等,目前应用的所有治疗手段,只能改善症状,不能阻止病情发展。其中药物治疗是首选的主要的治疗手段。

八、药物治疗

(一)药物治疗原则

应从小剂量开始,缓慢递增,以较小剂量达到较满意的疗效。治疗应考虑个体化特点,用药选择不仅要考虑病情特点,而且要考虑患者的年龄、就业状况、经济承受能力等因素。药物治疗目标是延缓疾病进展、控制症状,并尽可能延长症状控制的年限,同时尽量减少药物不良反应和并发症。

(二)保护性治疗

目的是延缓疾病发展,改善患者症状。原则上,帕金森病一旦被诊断就应及早进行保护性治疗。目前临床应用的保护性治疗药物主要是单胺氧化酶 B 型(MAO-B)抑制剂。曾报道司来吉兰＋维生素 E 疗法(deprenyl and tocopherol an-tioxidation therapy of parkinsonism,DATA-TOP)可推迟使用左旋多巴、延缓疾病发展约 9 个月,可用于早期轻症 PD 患者;但司来吉兰的神经保护作用仍未定论。多巴胺受体激动剂和辅酶 Q_{10} 也可能有神经保护作用。

(三)症状性治疗

选择药物的原则如下。

1.老年前期(<65 岁)患者,且不伴智能减退

(1)多巴胺受体激动剂。

(2)MAO-B 抑制剂司来吉兰,或加用维生素 E。

（3）复方左旋多巴＋儿茶酚-氧位-甲基转移酶（COMT）抑制剂。

（4）金刚烷胺和/或抗胆碱能药：震颤明显而其他抗帕金森病药物效果不佳时，可试用抗胆碱能药。

（5）复方左旋多巴：一般在①、②、④方案治疗效果不佳时加用。在某些患者，如果出现认知功能减退，或因特殊工作之需，需要显著改善运动症状，复方左旋多巴也可作为首选。

2.老年期（≥65岁）患者或伴智能减退

首选复方左旋多巴，必要时可加用多巴胺受体激动剂、MAO-B 抑制剂或 COMT 抑制剂。尽可能不用苯海索，尤其老年男性患者，除非有严重震颤，并明显影响患者的日常生活或工作能力时。

（四）治疗药物

1.抗胆碱能药

抑制 ACh 的活力，可提高脑内 DA 的效应和调整纹状体内的递质平衡，临床常用盐酸苯海索。对震颤和强直有效，对运动迟缓疗效较差，适于震颤明显年龄较轻的患者。常用 $1\sim2$ mg 口服，每天 3 次。该药改善症状短期效果较明显，但常见口干、便秘和视物模糊等不良反应，偶可见神经精神症状。闭角型青光眼及前列腺肥大患者禁用。中国指南建议苯海索由于有较多的不良反应，尽可能不用，尤其老年男性患者。

2.金刚烷胺

促进神经末梢 DA 释放，阻止再摄取，可轻度改善少动、强直和震颤等。起始剂量 50 mg，每天 $2\sim3$ 次，1 周后增至 100 mg，每天 $2\sim3$ 次，一般不超过 300 mg/d，老年人不超过 200 mg/d。药效可维持数月至一年。不良反应较少，如不安、意识模糊、下肢网状青斑、踝部水肿和心律失常等，肾功能不全、癫痫、严重胃溃疡和肝病患者慎用，哺乳期妇女禁用。

3.左旋多巴（L-dopa）及复方左旋多巴

PD 患者迟早要用到 L-dopa 治疗。L-dopa 可透过血-脑屏障，被脑 DA 能神经元摄取后脱羧变为 DA，改善症状，对震颤、强直、运动迟缓等运动症状均有效。由于 95% 以上的 L-dopa 在外周脱羧成为 DA，仅约 1% 通过血-脑屏障进入脑内，为减少外周不良反应，增强疗效，多用 L-dopa 与外周多巴脱羧酶抑制剂（DCI）按 4：1 制成的复方左旋多巴制剂，用量较 L-dopa 减少 3/4。

（1）复方左旋多巴剂型：包括标准片、控释片、水溶片等。

标准片：多巴丝肼（Madopar）由 L-dopa 与苄丝肼按 4：1 组成，多巴丝肼 250 为 L-dopa 200 mg 加苄丝肼 50 mg，多巴丝肼 125 为 L-dopa 100 mg 加苄丝肼 25 mg；国产多巴丝肼胶囊成分与多巴丝肼相同。息宁 250 和 Sinemet 125 是由 L-dopa 与卡比多巴按 4：1 组成。

控释片：有多巴丝肼液体动力平衡系统（madopar-HBS）和息宁控释片（sinemet CR）。①多巴丝肼-HBS：剂量为 125 mg，由 L-dopa 100 mg 加苄丝肼 25 mg 及适量特殊赋形剂组成。口服后药物在胃内停留时间较长，药物基质表面先形成水化层，通过弥散作用逐渐释放，在小肠 pH 较高的环境中逐渐被吸收。多种因素可影响药物的吸收，如药物溶解度、胃液与肠液的 pH、胃排空时间等。本品不应与制酸药同时服用。②息宁控释片（sinemet CR）：L-dopa 200 mg 加卡比多巴 50 mg，制剂中加用单层分子基质结构，药物不断溶释，达到缓释效果，口服后 $120\sim150$ 分钟达到血浆峰值浓度；片中间有刻痕，可分为半片服用。

水溶片：弥散型多巴丝肼，剂量为 125 mg，由 L-dopa 100 mg 加苄丝肼 25 mg 组成。其特点是易在水中溶解,吸收迅速,很快达到治疗阈值浓度。

(2)用药时机:何时开始复方左旋多巴治疗尚有争议,长期用药会产生疗效减退、症状波动及异动症等运动并发症。一般应根据患者年龄、工作性质、症状类型等决定用药。年轻患者可适当推迟使用,患者因职业要求不得不用 L-dopa 时应与其他药物合用,减少复方左旋多巴剂量。年老患者可早期选用 L-dopa,因发生运动并发症机会较少,对合并用药耐受性差。

(3)用药方法:从小剂量开始,根据病情逐渐增量,用最低有效量维持。①标准片:复方左旋多巴开始用 62.5 mg(1/4 片),每天 2~4 次,根据需要逐渐增至 125 mg,每天 3~4 次;最大剂量一般不超过 250 mg,每天 3~4 次;空腹(餐前 1 小时或餐后 2 小时)用药疗效好。②控释片:优点是减少服药次数,有效血药浓度稳定,作用时间长,可控制症状波动;缺点是生物利用度较低,起效缓慢,标准片转换成为控释片时每天剂量应相应增加并提前服用;适于症状波动或早期轻症患者。③水溶片:易在水中溶解,吸收迅速,10 分钟起效,作用维持时间与标准片相同,该剂型适用于有吞咽障碍或置鼻饲管、清晨运动不能、"开-关"现象和剂末肌张力障碍患者。

(4)运动并发症及其他药物不良反应:主要有周围性和中枢性两类,前者为恶心、呕吐、低血压、心律失常(偶见);后者有症状波动、异动症和精神症状等。前者的不良反应可以通过小剂量开始渐增剂量、餐后服药、加用多潘立酮等可避免或减轻上述症状。后者的不良反应都在长期用药后发生,一般经过 5 年治疗后,约 50%患者会出现症状波动或异动症等运动并发症。具体处理详见本节运动并发症的治疗。

4.DA 受体激动剂

DA 受体包括五种类型,D_1 受体和 D_2 受体亚型与 PD 治疗关系密切。DA 受体激动剂可:①直接刺激纹状体突触后 DA 受体,不依赖于多巴脱羧酶将 L-dopa 转化为 DA 发挥效应;②血浆半衰期(较复方左旋多巴)长;③推测可持续而非波动性刺激 DA 受体,预防或延迟运动并发症发生;PD 早期单用 DA 受体激动剂有效,若与复方左旋多巴合用,可提高疗效,减少复方左旋多巴用量,且可减少或避免症状波动或异动症的发生。

(1)适应证:PD 后期患者用复方左旋多巴治疗产生症状波动或异动症,加用 DA 受体激动剂可减轻或消除症状,减少复方左旋多巴用量。疾病后期黑质纹状体 DA 能系统缺乏多巴脱羧酶,不能把外源性 L-dopa 脱羧转化为 DA,用复方左旋多巴无效,用 DA 受体激动剂可能有效。发病年纪轻的早期患者可单独应用,应从小剂量开始,渐增量至获得满意疗效。不良反应与复方左旋多巴相似,症状波动和异动症发生率低,直立性低血压和精神症状发生率较高。

(2)该类药物有两种类型:麦角类和非麦角类。目前大多推荐非麦角类 DA 受体激动剂,尤其是年轻患者病程初期。这类长半衰期制剂能避免对纹状体突触后膜 DA 受体产生"脉冲"样刺激,从而预防或减少运动并发症的发生。麦角类 DA 受体激动剂可导致心脏瓣膜病和肺胸膜纤维化,多不主张使用。

非麦角类:被美国神经病学学会、运动障碍学会,以及我国帕金森病治疗指南推荐为一线治疗药物。①普拉克索:新一代选择性 D_2、D_3 受体激动剂,开始 0.125 mg,每天 3 次,每周增加 0.125 mg,逐渐加量至 0.5~1.0 mg,每天 3 次,最大不超过 4.5 mg/d;服用左旋多巴的 PD 晚期患者加服普拉克索可改善左旋多巴不良反应,对震颤和抑郁有效。②罗匹尼罗:用于早期或进展期 PD,开始 0.25 mg,每天 3 次,逐渐加量至 2~4 mg,每天 3 次,症状波动和异动症发生率低,常见意识模糊、幻觉及直立性低血压。③吡贝地尔(泰舒达缓释片):缓释型选择性 D_2、D_3 受体激动剂,对中脑-皮质和边缘叶通路 D_3 受体有激动效应,改善震颤作用明显,对强直和少动也有作用；初始剂量 50 mg，每天 1 次，第 2 周增至 50 mg，每天 2 次，有效剂量 150 mg/d，分 3 次口服，最大不超过 250 mg/d。④罗替戈汀：一种透皮贴剂，有 4.5 mg/10 cm²，8 mg/20 cm²，13.5 mg/30 cm²，18 mg/40 cm² 等规格；早期使用 4.5 mg/10 cm²，以后视病情发展及治疗反应可增大剂量，均每天 1 贴；治疗 PD 优势为可连续、持续释放药物，消除首关效应，提供稳态血药水平，避免对 DA 受体脉冲式刺激，减少口服药治疗突然"中断"状态，减少服左旋多巴等药物易引起运动波动、"开-关"现象等。⑤阿扑吗啡：D_1 和 D_2 受体激动剂，可显著减少"关期"状态，对症状波动，尤其"开-关"现象和肌张力障碍疗效明显，采取笔式注射法给药后 5～15 分钟起效，有效作用时间 60 分钟，每次给药 0.5～2 mg，每天可用多次，便携式微泵皮下持续灌注可使患者每天保持良好运动功能；也可经鼻腔给药。

麦角类：①溴隐亭，D_2 受体激动剂，开始 0.625 mg/d，每隔 3～5 天增加 0.625 mg，通常治疗剂量 7.5～15 mg/d，分 3 次口服；不良反应与左旋多巴类似，错觉和幻觉常见，精神病病史患者禁用，相对禁忌证包括近期心肌梗死、严重周围血管病和活动性消化性溃疡等。②α-二氢麦角隐亭，2.5 mg，每天 2 次，每隔 5 天增加 2.5 mg，有效剂量 30～50 mg/d，分 3 次口服。上述四种药物之间的参考剂量转换为吡贝地尔：普拉克索：溴隐亭：α-二氢麦角隐亭为 100：1：10：60。③卡麦角林，所有 DA 受体激动剂中半衰期最长（70 小时），作用时间最长，适于 PD 后期长期应用复方左旋多巴产生症状波动和异动症患者，有效剂量 2～10 mg/d，平均 4 mg/d，只需每天 1 次，较方便。④利舒脲，具有较强的选择性 D_2 受体激动作用，对 D_1 受体作用很弱。按作用剂量比，其作用较溴隐亭强 10～20 倍，但作用时间短于溴隐亭；其 $t_{1/2}$ 短（平均 2.2 小时），该药为水溶性，可静脉或皮下输注泵应用，主要用于因复方左旋多巴治疗出现明显的"开-关"现象者；治疗须从小剂量开始，0.05～0.1 mg/d，逐渐增量，平均有效剂量为 2.4～4.8 mg/d。

5.单胺氧化酶 B(MAO-B)抑制剂

抑制神经元内 DA 分解，增加脑内 DA 含量。合用复方左旋多巴有协同作用，减少 L-dopa 约 1/4 用量，延缓"开-关"现象。MAO-B 抑制剂中的司来吉兰即丙炔苯丙胺 2.5～5 mg，每天 2 次，因可引起失眠，不宜傍晚服用。不良反应有口干、胃纳少和直立性低血压等，胃溃疡患者慎用。该药可与左旋多巴合用，亦可单独应用，可缓解 PD 症状，也可能有神经保护作用。第二代 MAO-B 抑制剂雷沙吉兰已投入临床应用，其作用优于第 1 代司来吉兰 5～10 倍，对各期 PD 患者症状均有改善作用，也可能有神经保护作用；其代谢产物为一种无活性非苯丙胺物质 Aminoindan，安全性较第 1 代 MAO-B 抑制剂好。唑尼沙胺原为抗癫痫药，偶然发现应用唑尼沙胺 300 mg/d 有效控制癫痫的同时，也显著改善 PD 症状，抗 PD 机制证实为抑制 MAO-B 活性。

6.儿茶酚-氧位-甲基转移酶(COMT)抑制剂

COMT 是由脑胶质细胞分泌参与 DA 分解酶之一。COMT 抑制剂通过抑制脑内、脑外 COMT 活性，提高左旋多巴生物利用度，显著改善左旋多巴疗效。COMT 抑制剂本身不会对 CNS 产生影响，在外周主要阻止左旋多巴被 COMT 催化降解成 3-氧甲基多巴。须与复方左旋多巴合用，单独使用无效，用药次数一般与复方左旋多巴次数相同。主要用于中晚期 PD 患者的剂末现象、"开-关"现象等症状波动的治疗，可使"关"期时限缩短，"开"期时限增加，也推荐用于早期 PD 患者初始治疗，希望通过持续 DA 能刺激(CDS)，以推迟出现症状波动等运动并发症，但尚有待进一步研究证实。①恩他卡朋：亦名珂丹，是周围 COMT 抑制剂，100～200 mg 口服；可提高 CNS 对血浆左旋多巴利用，提高血药浓度，增强左旋多巴疗效，减少临床用量；该药耐受性良好，主要不良反应是胃肠道症状，尿色变浅，但无严重肝功能损害报道。②托卡朋：亦名答是美,100～200 mg 口服;该药是治疗 PD 安全有效的辅助药物,不良反应有腹泻、意识模糊、转氨酶升高,偶有急性重症肝炎报道,应注意肝脏毒副作用,用药期间须监测肝功能。

7.腺苷 A_{2A} 受体阻断剂

腺苷 A_{2A} 受体在基底核选择性表达,与运动行为有关。多项证据表明,阻断腺苷 A_{2A} 受体能够减轻 DA 能神经元的退变。

伊曲茶碱是一种新型腺苷 A_{2A} 受体阻断剂,可明显延长 PD 患者"开期"症状,缩短"关期",具有良好安全性和耐受性,临床上已用于 PD 治疗。

(五)治疗策略

1.早期帕金森病治疗(Hoehn&Yahr Ⅰ～Ⅱ级)

疾病早期若病情未对患者造成心理或生理影响,应鼓励患者坚持工作,参与社会活动和医学体疗(关节活动、步行、平衡及语言锻炼、面部表情肌操练、太极拳等),可暂缓用药。若疾病影响患者的日常生活和工作能力,应开始症状性治疗。

2.中期帕金森病治疗(Hoehn&Yahr Ⅲ级)

若在早期阶段首选 DA 受体激动剂、司来吉兰或金刚烷胺/抗胆碱能药治疗的患者,发展至中期阶段时症状改善往往已不明显,此时应添加复方左旋多巴治疗;若在早期阶段首选小剂量复方左旋多巴治疗患者,应适当增加剂量,或添加 DA 受体激动剂、司来吉兰或金刚烷胺,或 COMT 抑制剂。

3.晚期帕金森病治疗(Hoehn&Yahr Ⅳ～Ⅴ级)

晚期帕金森病临床表现极复杂,包括疾病本身进展,也有药物不良反应因素。晚期患者治疗,一方面继续力求改善运动症状,另一方面需处理伴发的运动并发症和非运动症状。

(六)运动并发症治疗

运动并发症,如症状波动和异动症是晚期 PD 患者治疗中最棘手的问题,包括药物剂量、用法等治疗方案调整及手术治疗(主要是脑深部电刺激术)。

1.症状波动的治疗

症状波动有 3 种形式。

(1)疗效减退或剂末恶化:指每次用药的有效作用时间缩短,症状随血液药物浓度发生规律性波动,可增加每天服药次数或增加每次服药剂量或改用缓释剂,也可加用其他辅助药物。

(2)"开-关"现象:指症状在突然缓解("开期")与加重("关期")之间波动,开期常伴异动症;多见于病情严重者,发生机制不详,与服药时间、血浆药物浓度无关;处理困难,可试用 DA 受体激动剂。

(3)冻结现象:患者行动踌躇,可发生于任何动作,突出表现是步态冻结,推测是情绪激动使细胞过度活动,增加去甲肾上腺素能介质输出所致;如冻结现象发生在复方左旋多巴剂末期,伴PD 其他体征,增加复方左旋多巴单次剂量可使症状改善;如发生在"开期",减少复方左旋多巴剂量,加用 MAO-B 抑制剂或 DA 受体激动剂或许有效,部分患者经过特殊技巧训练也可改善。

2.异动症的治疗

异动症(abnormal involuntary movements,AIMs)又称为运动障碍,常表现舞蹈-手足徐动症样、肌张力障碍样动作,可累及头面部、四肢及躯干。

异动症常见的 3 种形式如下。①剂峰异动症或改善-异动症-改善(improvement-dyskinesia-improvement,I-D-I):常出现在血药浓度高峰期(用药 1～2 小时),与用药过量或 DA 受体超敏有关,减少复方左旋多巴单次剂量可减轻异动症,晚期患者治疗窗较窄,减少剂量虽有利于控制异动症,但患者往往不能进入"开期",故减少复方左旋多巴剂量时需加用 DA 受体激动剂。②双相异动症或异动症-改善-异动症(dyskinesia-improvement-dyskinesia,D-I-D):剂峰和剂末均可出现,机制不清,治疗困难,可尝试增加复方左旋多巴每次剂量或服药次数,或加用 DA 受体激动剂。③肌张力障碍:常表现足或小腿痛性痉挛,多发生于清晨服药前,可睡前服用复方左旋多巴控释剂或长效 DA 受体激动剂,或起床前服用弥散型多巴丝肼或标准片;发生于剂末或剂峰的肌张力障碍可相应增减复方左旋多巴用量。

不常见的异动症也有 3 种形式。①反常动作:可能由于情绪激动使神经细胞产生或释放 DA 引起少动现象短暂性消失;②少动危象:患者较长时间不能动,与情绪改变无关,是 PD 严重的少动类型,可能由于纹状体 DA 释放耗竭所致;③出没现象:表现出没无常的少动,与服药时间无关。

(七)非运动症状的治疗

帕金森病的非运动症状主要包括精神障碍、自主神经功能紊乱、感觉障碍等。

1.精神障碍的治疗

PD 患者的精神症状表现形式多种多样,如生动梦境、抑郁、焦虑、错觉、幻觉、欣快、轻躁狂、精神错乱及意识模糊等。治疗原则是:首先考虑依次逐减或停用抗胆碱能药、金刚烷胺、DA 受体激动剂、司来吉兰等抗帕金森病药物;若采取以上措施患者仍有症状,可将复方左旋多巴逐步减量;经药物调整无效的严重幻觉、精神错乱、意识模糊可加用非经典抗精神病药如氯氮平、喹硫平;氯氮平被 B 级推荐,可减轻意识模糊和精神障碍,不阻断 DA 能药效,可改善异动症,但需定期监测粒细胞;喹硫平被 C 级推荐,不影响粒细胞数;奥氮平不推荐用于 PD 精神症状治疗(B 级推荐)。抑郁、焦虑、痴呆等可为疾病本身表现,用药不当可能加重。精神症状常随运动症状波动,"关期"出现抑郁、焦虑,"开期"伴欣快、轻躁狂,改善运动症状常使这些症状缓解。较重的抑郁症、焦虑症可用 5-羟色胺再摄取抑制剂。对认知障碍和痴呆可应用胆碱酯酶抑制剂,如石杉碱甲、多奈哌齐、利斯的明或加兰他敏。

2.自主神经功能障碍治疗

自主神经功能障碍常见便秘、排尿障碍及直立性低血压等。便秘增加饮水量和高纤维含量食物对大部分患者有效,停用抗胆碱能药,必要时应用通便剂;排尿障碍患者需减少晚餐后摄水量,可试用奥昔布宁、莨菪碱等外周抗胆碱能药;直立性低血压患者应增加盐和水摄入量,睡眠时抬高头位,穿弹力裤,从卧位站起宜缓慢,α肾上腺素能激动剂米多君治疗有效。

3.睡眠障碍

较常见,主要为失眠和快速眼动期睡眠行为异常(RBD),可应用镇静安眠药。失眠若与夜间帕金森病运动症状相关,睡前需加用复方左旋多巴控释片。若伴不宁腿综合征(RLS)睡前加用 DA 受体激动剂如普拉克索,或复方左旋多巴控释片。

九、手术及干细胞治疗

(1)中晚期 PD 患者常不可避免地出现药物疗效减退及严重并发症,通过系统的药物调整无法解决时可考虑选择性手术治疗。苍白球损毁术的远期疗效不尽如人意,可能有不可预测的并发症,临床已很少施行。目前,推荐深部脑刺激疗法(deep brain stimula-tion,DBS),优点是定位准确、损伤范围小、并发症少、安全性高和疗效持久等,缺点是费用昂贵。适应证:①原发性帕金森病,病程5年以上;②服用复方左旋多巴曾有良好疗效,目前疗效明显下降或出现严重的运动波动或异动症,影响生活质量;③除外痴呆和严重的精神疾病。

(2)细胞移植:将自体肾上腺髓质或异体胚胎中脑黑质细胞移植到患者纹状体,纠正DA递质缺乏,改善PD运动症状,目前已很少采用。酪氨酸羟化酶(TH)、神经营养因子,如胶质细胞源性神经营养因子(GNDF)和脑源性神经营养因子(BDNF)基因治疗,以及干细胞,包括骨髓基质干细胞、神经干细胞、胚胎干细胞和诱导性潜能干细胞移植治疗在动物实验中显示出良好疗效,已进行少数临床试验也显示一定的疗效。随着基因治疗的目的基因越来越多,基因治疗与干细胞移植联合应用可能是将来发展的方向。

十、中医、康复及心理治疗

中药或针灸和康复治疗作为辅助手段对改善症状也可起到一定作用。对患者进行语言、进食、走路及各种日常生活训练和指导,日常生活帮助如设在房间和卫生间的扶手、防滑橡胶桌垫、大把手餐具等,可改善生活质量。适当运动如打太极拳等对改善运动症状和非运动症状可有一定的帮助。教育与心理疏导也是PD治疗中不容忽视的辅助措施。

十一、预后

PD是慢性进展性疾病,目前尚无根治方法。多数患者发病数年仍能继续工作,也可能较快进展而致残。疾病晚期可因严重肌强直和全身僵硬,终至卧床不起。死因常为肺炎、骨折等并发症。

(夏一函)

第八节　面肌痉挛

一、概述

面肌痉挛又称面肌抽搐,以一侧面肌阵发性不自主抽动为表现。发病率约为64/10万。

二、病因与病理生理

病因未明。多数认为是面神经行程的某一部位受到刺激或压迫导致异位兴奋或为突触传导所致,邻近血管压迫较多见。

三、诊断步骤

(一)病史采集要点
1.起病情况
慢性起病,多见于中老年人,女性多见。

2.主要临床表现

从眼轮匝肌的轻微间歇性抽动开始,逐渐扩散至口角、一侧面肌,严重时可累及同侧颈阔肌。疲劳、精神紧张可诱发症状加剧,入睡后抽搐停止。

3.既往病史

少数患者曾有面神经炎病史。

(二)体格检查要点

(1)一般情况好。

(2)神经系统检查:可见一侧面肌阵发性不自主抽搐,无其他阳性体征。

(三)门诊资料分析

根据典型的临床表现和无其他阳性体征,可以做出诊断。

(四)进一步检查项目

在必要时可行下列检查。

(1)肌电图:可见肌纤维震颤和肌束震颤波。

(2)脑电图检查:结果正常。

(3)极少数患者的颅脑 MRI 可以发现小血管对面神经的压迫。

四、诊断对策

(一)诊断要点

一侧面肌阵发性抽动、无神经系统阳性体征可以诊断。

(二)鉴别诊断要点

1.继发性面肌痉挛

炎症、肿瘤、血管性疾病、外伤等均可出现面肌痉挛,但常常伴有其他神经系统阳性体征,不难鉴别,颅脑 CT/MRI 检查可以帮助明确诊断。

2.部分运动性发作癫痫

面肌抽搐幅度较大,多伴有头颈、肢体的抽搐。脑电图可有癫痫波发放,颅脑 CT/MRI 可有阳性发现。

3.睑痉挛-口下颌肌张力障碍综合征(Meige 综合征)

多见于老年女性,双侧眼睑痉挛,伴有口舌、面肌、下颌和颈部的肌张力障碍。

4.舞蹈病

可出现双侧性面肌抽动,伴有躯干、四肢的不自主运动。

5.习惯性面肌抽搐

多见于儿童和青少年,为短暂的面肌收缩,常为双侧,可由意志力短时控制,发病和精神因素有关。肌电图和脑电图正常。

6.功能性眼睑痉挛

多见于中年以上女性,局限于双侧的眼睑,不累及下半面部。

五、治疗对策

(一)治疗原则

消除痉挛,病因治疗。

(二)治疗计划

1.药物治疗

药物治疗可用抗癫痫药或镇静药,如卡马西平开始每次 0.1 g,每天 2～3 次,口服,逐渐增加剂量,最大量不能超过 1.2 g/d;巴氯芬开始每次 5 mg,每天 2～3 次,口服,以后逐渐增加剂量至 30～40 mg/d,最大量不超过 80 mg/d;氯硝西泮,0.5～6 mg/d,维生素 B_{12},500 μg/次,每天 3 次,口服,可酌情选用。

2.A 型肉毒素(BTX-A)注射治疗

本法是目前最安全有效的治疗方法。BTX-A 作用于局部胆碱能神经末梢的突触前膜,抑制乙酰胆碱囊泡的释放,减弱肌肉收缩力,缓解肌肉痉挛。根据受累的肌肉可注射于眼轮匝肌、颊肌、颧肌、口轮匝肌、颏肌等,不良反应有注射侧面瘫、视蒙、暴露性角膜炎等。疗效可维持 3～6 个月,复发可重复注射。

3.面神经梳理术

通过手术对茎乳孔内的面神经主干进行梳理,可缓解症状,但有不同程度的面瘫,数月后可能复发。

4.面神经阻滞

可用酒精、维生素 B_{12} 等对面神经主干或分支注射以缓解症状。伴有面瘫,复发后可重复治疗。

5.微血管减压术

通过手术将面神经和相接触的微血管隔开以解除症状,并发症有面瘫、听力下降等。

(三)治疗方案的选择

对于早期症状轻的患者可先予药物治疗,效果欠佳可用 BTX-A 局部注射治疗,无禁忌也可考虑手术治疗。

六、病程观察及处理

定期复诊,记录治疗前后的痉挛强度分级的评分(0 级无痉挛;1 级外部刺激引起瞬目增多;2 级轻度,眼睑面肌轻微颤动,无功能障碍;3 级中度,痉挛明显,有轻微功能障碍;4 级重度,严重痉挛和功能障碍,如行走困难、不能阅读等)变化,评估疗效。

七、预后评估

本症一般不会自愈,积极治疗疗效满意,如 BTX-A 注射治疗的有效率高达 95% 以上。

(夏一函)

第九节　三叉神经痛

三叉神经痛是指三叉神经分布范围内反复发作短暂性剧烈疼痛,分为原发性及继发性两种。前者病因未明,可能是某些致病因素使三叉神经脱髓鞘而产生异位冲动或伪突触传递。继发性三叉神经痛常见原因有鼻咽癌颅底转移、颅中窝脑膜瘤、听神经瘤、半月节肿瘤、动脉瘤压迫、颅

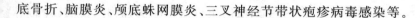

底骨折、脑膜炎、颅底蛛网膜炎、三叉神经节带状疱疹病毒感染等。

一、病因与发病机制

近年来,由于显微血管减压术的开展,认为三叉神经痛的病因是邻近血管压迫了三叉神经根所致。绝大部分为小脑上动脉从三叉神经根的上方或内上方压迫了神经根,少数为小脑前下动脉从三叉神经根的下方压迫了神经根。血管对神经的压迫,使神经纤维挤压在一起,逐渐使其发生脱髓鞘改变,从而引起相邻纤维之间的短路现象,轻微的刺激即可形成一系列的冲动通过短路传入中枢,引起一阵阵剧烈的疼痛。

二、临床表现

多发生于 40 岁以上,女略多于男,多为单侧发病。突发闪电样、刀割样、钻顶样、烧灼样剧痛,严格限三叉神经感觉支配区内,伴有面部抽搐,又称"痛性抽搐",每次发作持续数秒钟至 1～2 分钟即骤然停止,间歇期无任何疼痛。在疲劳或紧张时发作较频。

三、治疗原则

三叉神经痛,无论原发性或继发性,在未明确病因或难以查出病因的情况下均可用药物治疗或封闭治疗,以缓解症状,倘若一旦确诊病因,应针对病因治疗,除非因高龄、身患严重疾病等因素难以接受者或病因去除治疗后仍疼痛发作,可继续采用药物治疗或封闭疗法。若服药不良反应大者亦可先选择封闭疗法。

四、治疗

(一)药物治疗

三叉神经痛的药物治疗,主要用于患者发病初期或症状较轻者。经过一段时间的药物治疗,部分患者可达到完全治愈或症状得到缓解,表现在发作程度减轻、发作次数减少。

目前应用最广泛的、最有效的药物是抗癫痫药。在用药方面应根据患者的具体情况进行具体分析,各药可单独使用,亦可互相联合应用。在采用药物治疗过程中,应特别注意各种药物的不良反应,进行必要的检测,以免发生不良反应。

1.卡马西平

该药对三叉神经脊束核及丘脑中央内侧核部位的突触传导有显著的抑制作用。用药达到有效治疗量后多数患者于 24 小时内发作性疼痛即消失或明显减轻,文献报道,卡马西平可使 70% 以上的患者完全止痛,20% 患者疼痛缓解,此药需长期服用才能维持疗效,多数停药后疼痛再现。不少患者服药后疗效有时会逐渐下降,需加大剂量。此药不能根治三叉神经痛,复发者再次服用仍有效。

用法与用量:口服开始时一次 0.1～0.2 g,每天 1～2 次,然后逐日增加 0.1 g。每天最大剂量不超过 1.6 g,取得疗效后,可逐日逐次地减量,维持在最小有效量。如最大剂量应用 2 周后疼痛仍不消失或减轻时,则应停止服用,改用其他药物或治疗方法。

不良反应有眩晕、嗜睡、步态不稳、恶心,数天后消失,偶有白细胞减少、皮疹,可停药。

2.苯妥英钠

苯妥英钠为一种抗癫痫药,在未开始应用卡马西平之前,该药曾被认为是治疗三叉神经痛的首选药物,本药疗效不如卡马西平,止痛效果不完全,长期使用止痛效果减弱,因此,目前已列为第二位选用药物。

本品主要通过增高周围神经对电刺激的兴奋阈值及抑制脑干三叉神经脊髓束的突触间传导而起作用。其疗效仅次于卡马西平,文献报道有效率为 $88\%\sim96\%$,但需长期用药,停药后易复发。

用法与用量:成人开始时每次 0.1 g,每天 3 次口服。如用药后疼痛不缓解,可加大剂量到每天 0.2 g,每天 3 次,但最大剂量每天不超过 0.8 g。取得疗效后再逐渐递减剂量,以最小量维持。肌内注射或静脉注射:一次 $0.125\sim0.25$ g,每天总量不超过 0.5 g。临用时用等渗盐水溶解后方可使用。

不良反应为长期服用该药或剂量过大,可出现头痛、头晕、嗜睡、共济失调以及神经性震颤等。一般减量或停药后可自行恢复。本品对胃有刺激性,易引起厌食、恶心、呕吐及上腹痛等症状。饭后服用可减轻上述症状。长期服用可出现黏膜溃疡,多见于口腔及生殖器,并可引起牙龈增生,同时服用钙盐及抗过敏药可减轻症状。苯妥英钠可引起白细胞数减少、视力减退等。大剂量静脉注射,可引起心肌收缩力减弱、血管扩张、血压下降,严重时可引起心脏传导阻滞,心脏骤停。

3.氯硝西泮

本品为抗癫痫药物,对三叉神经痛也有一定疗效。服药 $4\sim12$ 天,血浆药浓度达到稳定水平,为 $30\sim60$ $\mu g/mL$。口服氯硝西泮后,$30\sim60$ 分钟作用逐渐显著,维持 $6\sim8$ 小时,一般在最初 2 周内可达最大效应,其效果次于卡马西平和苯妥英钠。

用法与用量:氯硝西泮药效强,开始每天 1 mg,分 3 次服,即可产生治疗效果。而后每 3 天调整药量 $0.5\sim1$ mg,直至达到满意的治疗效果,至维持剂量为每天 $3\sim12$ mg。最大剂量为每天 20 mg。

不良反应有嗜睡、行为障碍、共济失调、眩晕、言语不清、肌张力低下等,对肝肾功能也有一定的损害,有明显肝脏疾病者禁用。

4.山莨菪碱

山莨菪碱为从我国特产茄科植物山莨菪中提取的一种生物碱,其作用与阿托品相似,可使平滑肌松弛,解除血管痉挛(尤其是微血管),同时具有镇痛作用。本药对治疗三叉神经痛有一定疗效,近期效果满意,据文献报道有效率为 $76.1\%\sim78.4\%$,止痛时间一般为 $2\sim6$ 个月,个别达 5 年之久。

用法与用量。①口服:每次 $5\sim10$ mg,每天 3 次,或每次 $20\sim30$ mg,每天 1 次。②肌内注射:每次 10 mg,每天 $2\sim3$ 次,待疼痛减轻或疼痛发作次数减少后改为每次 10 mg,每天一次。

不良反应有口干、面红、轻度扩瞳、排尿困难、视近物模糊及心率增快等反应。以上反应多在 $1\sim3$ 小时内消失,长期用药不会蓄积中毒。有青光眼和心脏病患者忌用。

5.巴氯芬

巴氯芬化学名[β-(P-氯苯基)γ-氨基丁酸]是抑制性神经递质 γ-氨基丁酸的类似物,临床试验研究表明本品能缓解三叉神经痛。用法:巴氯芬开始每次 10 mg,每天 3 次,隔天增加每天 10 mg,直到治疗的第 2 周结束时,将用量递增至每天 $60\sim80$ mg。每天平均维持量:单用者为 $50\sim60$ mg,与卡马西平或苯妥英钠合用者为 $30\sim40$ mg。文献报道,治疗三叉神经痛的近期疗效,巴氯芬与卡马西平几乎相同,但远期疗效不如卡马西平,巴氯芬与卡马西平或苯妥英钠均具

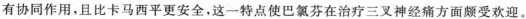

有协同作用,且比卡马西平更安全,这一特点使巴氯芬在治疗三叉神经痛方面颇受欢迎。

6.麻黄碱

本品可以兴奋脑啡肽系统,因而具有镇痛作用,其镇痛程度为吗啡的 $1/12 \sim 1/7$。用法:每次 30 mg,肌内注射,每天 2 次。甲亢、高血压、动脉硬化、心绞痛等患者禁用。

7.硫酸镁

本品在眶上孔或眶下孔注射可治疗三叉神经痛。

8.维生素 B_{12}

文献报道,用大剂量维生素 B_{12},对治疗三叉神经痛确有较好疗效。方法:维生素 B_{12} 4 000 μg 加维生素 B_1 200 mg 加 2％普鲁卡因 4 mL 对准扳机点做深浅上下左右四点式注药,对放射的始端做深层肌下进药,放射的终点做浅层四点式进药,药量可根据疼痛轻重适量进入。但由于药物作用扳机点可能变位,治疗时可酌情根据变位更换进药部位。

9.哌咪清

文献报道,用其他药物治疗无效的顽固性三叉神经痛患者使用本品有效,且其疗效明显优于卡马西平。开始剂量为每天 4 mg,逐渐增加至每天 12～14 mg,分 2 次服用。不良反应以锥体外系反应较常见,亦可有口干、无力、失眠等。

10.维生素 B_1

在神经组织蛋白合成过程中起辅酶作用,参与胆碱代谢,其止痛效果差,只能作为辅助药物。用法与用量:①肌内注射每天 1 mg,每天 1 次,10 天后改为每周 2～3 次,持续 3 周为 1 个疗程。②三叉神经分支注射:根据疼痛部位可做眶上神经、眶下神经、上颌神经和下颌神经注射。剂量为每次 500～1 000 μg,每周 2～3 次。③穴位注射:每次 25～100 μg,每周 2～3 次。常用颊车、下关、四白及阿是穴等。

11.激素

原发性三叉神经痛和继发性三叉神经痛的病例,其病理改变在光镜和电镜下都表现为三叉神经后根有脱髓鞘改变。在临床治疗中发现,许多用卡马西平、苯妥英钠等治疗无效的患者,改用泼尼松、地塞米松等治疗有效。这种激素治疗的原理与治疗脱髓鞘疾病相同,利用激素的免疫抑制作用达到治疗三叉神经痛的目的。由于各学者报道的病例少,只是对一部分卡马西平、苯妥英钠治疗无效者应用有效,其长期效果和机制有待进一步观察。剂量与用量:①泼尼松每次 5 mg,每天 3 次。②地塞米松每次 0.75 mg,每天 3 次。注射剂:每支 5 mg,每次 5 mg,每天 1 次,肌内或静脉注射。

(二)神经封闭法

神经封闭法主要包括三叉神经半月节及其周围支酒精封闭术和半月节射频热凝法,其原理是通过酒精的化学作用或热凝的物理作用于三叉神经纤维,使其发生坏变,从而阻断神经传导达到止痛目的。

1.三叉神经酒精封闭法

封闭用酒精浓度 80％左右(因封闭前注入局麻,故常用 98％浓度)。

(1)眶上神经封闭:适用于三叉神经第 1 支痛。方法:患者取坐或卧位,位于眶上缘中内 1/3 交界处触及切迹,皮肤消毒及局麻后,用短细针头自切迹刺入皮肤直达骨面,找到骨孔后刺入,待患者出现放射痛时,先注入 2％利多卡因 0.5～1 mL,待眶上神经分布区针感消失,再缓慢注入酒精 0.5 mL 左右。

(2)眶下神经封闭:在眶下孔封闭三叉神经上颌支的眶下神经。适用于三叉神经第 2 支痛(主要疼痛局限在鼻旁、下眼睑、上唇等部位)。方法:患者取坐或卧位,位于距眶下缘约 1 cm,距鼻中线 3 cm,触及眶下孔,该孔走向与矢状面成 40°~45°角,长约 1 cm,故穿刺时针头由眶下孔做 40°~45°角向外上、后进针,深度不超过 1 cm,患者出现放射痛时,以下操作同眶上神经封闭。

(3)后上齿槽神经封闭:在上颌结节的后上齿槽孔处进行。其适用于三叉神经第二支痛(痛区局限在上磨牙及其外侧黏膜者)。方法:患者取坐或卧位,头转向健侧,穿刺点在颧弓下缘与齿槽嵴成角处,即相当于过眼眶外缘的垂线与颧骨下缘相交点,局部消毒后,先用左手指将附近皮肤向下前方拉紧,继之以 4~5 cm 长穿刺针自穿刺点稍向后上方刺入直达齿槽嵴的后侧骨面,然后紧贴骨面缓慢深入 2 cm 左右,即达后上齿槽孔处,先注入 2% 利多卡因,后再注入酒精。

(4)颏神经封闭:在下颌骨的颏孔处进行,适用于三叉神经第三支痛(主要局限在颏部、下唇)。方法:在下颌骨上、下缘间之中点相当于咬肌前缘和颏正中线之间中点找到颏孔,然后自后上方并与皮肤成 45°角向前下进针刺入骨面,插入颏孔,以下操作同眶上神经封闭。

(5)上颌神经封闭:用于三叉神经第二支痛(痛区广泛及眶下神经封闭失效者)。上颌神经主干自圆孔穿出颅腔至翼腭窝。方法常用侧入法:穿刺点位于眼眶外缘至耳道间连线中点下方,穿刺针自该点垂直刺入深约 4 cm,触及翼突板,继之退针 2 cm 左右稍改向前方 15°角重新刺入,滑过翼板前缘,再深入 0.5 cm 即入翼腭窝内,患者有放射痛时,回抽无血后,先注入 2% 利多卡因,待上颌部感觉麻后,注入酒精 1 mL。

(6)下颌神经封闭:用于三叉神经第 3 支痛(痛区广泛及眶下神经封闭失效者)。下颌神经主干自卵圆孔穿出。常用侧入法,穿刺点同上颌神经穿刺点,垂直进针达翼突板后,退针 2 cm 再改向上后方 15°角进针,患者出现放射痛后,注药同上颌神经封闭。

(7)半月神经节封闭:用于三叉神经第 2、3 支痛或第 1、2、3 支痛,常用前入法:穿刺点在口角上方及外侧约 3 cm 处,自该点进针,方向后、上、内即正面看应对准向前直视的瞳孔,从侧面看朝颧弓中点,约进针 5 cm 处达颅底触及试探,当刺入卵圆孔时,患者即出现放射痛(下颌区),则再推进 0.5 cm,上颌部亦出现剧痛即确入半月节内。回抽无血、无脑脊液,先注入 2% 利多卡因 0.5 mL 同侧面部麻木后,再缓慢注入酒精 0.5 mL。

2.三叉神经半月节射频热凝法

该法首先由 Sweat(1974)提出,它通过穿刺半月节插入电极后用电刺激确定电极位置,从而有选择地用射频温控定量灶性破坏法,达到止痛目的。方法如下。

(1)半月节穿刺:同半月节封闭术。

(2)电刺激:穿入成功后,插入电极通入 0.2~0.3 V,用 50~75 w/s 的方波电流,这时患者感觉有刺激区的蚁行感。

(3)射频温探破坏:电刺激准确定位后,打开射频发生器,产生射频电场,此时为进一步了解电极位置,可将温度控制在 42~44 ℃,这种电流可造成可逆性损伤并刺激产生疼痛,一旦电极位置无误,则可将温度增高,每次 5 ℃,增高至 60~80 ℃,每次 30~60 秒,在破坏第 1 支时,则稍缓慢加热并检查角膜反射。此方法有效率为 85% 左右,但仍复发而不能根治。

3.三叉神经痛的 γ 刀放射疗法

1991 年,有学者利用 MRI 定位像输入 HP-9000 计算机,使用 Gamma plan 进行定位和定量计算,选择三叉神经感觉根进脑干区为靶点照射,达到缓解症状的目的,其疗效尚不明确。

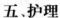

五、护理

（一）护理评估

1.健康史评估

（1）原发性三叉神经痛是一种病因尚不明确的疾病。但三叉神经痛可继发于脑桥、小脑脚占位病变压迫三叉神经以及多发硬化等所致。因此，应询问患者是否患有多发硬化，检查有无占位性病变，每次面部疼痛有无诱因。

（2）评估患者年龄。此病多发生于中老年人。40岁以上起病者占70%～80%，女略多于男，比例为3：1。

2.临床观察与评估

（1）评估疼痛的部位、性质、程度、时间。通常疼痛无预兆，大多数人单侧，开始和停止都很突然，间歇期可完全正常。发作表现为电击样、针刺样、刀割样或撕裂样的剧烈疼痛，每次数秒至2分钟。疼痛以面颊、上下颌及舌部最为明显；口角、鼻翼、颊部和舌部为敏感区。轻触即可诱发，称为扳机点；当碰及触发点如洗脸、刷牙时疼痛发作。或当因咀嚼、呵欠和讲话等引起疼痛。以致患者不敢做这些动作。表现为面色憔悴、精神抑郁和情绪低落。

（2）严重者伴有面部肌肉的反复性抽搐、口角牵向患侧，称为痛性抽搐。并可伴有面部发红、皮温增高、结膜充血和流泪等。严重者可昼夜发作，夜不成眠或睡后痛醒。

（3）病程可呈周期性。每次发作期可为数天、数周或数月不等；缓解期亦可数天至数年不等。病程愈长，发作愈频繁愈重。神经系统检查一般无阳性体征。

（4）心理评估。使用焦虑量表评估患者的焦虑程度。

（二）患者问题

1.疼痛

疼痛主要由于三叉神经受损引起面颊、上下颌及舌疼痛。

2.焦虑

焦虑与疼痛反复、频繁发作有关。

（三）护理目标

（1）患者自感疼痛减轻或缓解。

（2）患者述舒适感增加，焦虑症状减轻。

（四）护理措施

1.治疗护理

（1）药物治疗：原发性三叉神经痛首选卡马西平治疗。其不良反应为头晕、嗜睡、口干、恶心、皮疹、再生障碍性贫血、肝功能损害、智力和体力衰弱等。护理者必须注意观察，每1～2个月复查肝功和血常规。偶有皮疹、肝功能损害和白细胞数减少，需停药；也可按医师建议单独或联合使用苯妥英钠、氯硝西泮、巴氯芬、野木瓜等治疗。

（2）封闭治疗：三叉神经封闭是注射药物于三叉神经分支或三叉神经半月节上，阻断其传导，导致面部感觉丧失，获得一段时间的止痛效果。注射药物有无水乙醇、甘油等。封闭术的止痛效果往往不够满意，远期疗效较差，还有可能引起角膜溃疡、失明、颅神经损害、动脉损伤等并发症。且对三叉神经第一支疼痛不适用。但对全身状况差不能耐受手术的患者、鉴别诊断以及为手术创造条件的过渡性治疗仍有一定的价值。

（3）经皮选择性半月神经节射频电凝治疗：在 X 线监视下或经 CT 导向将射频电极针经皮插入半月神经节，通电加热至 65～75 ℃维持 1 分钟，可选择性地破坏节后无髓鞘的传导痛温觉的 Aβ 和 C 细纤维，保留有髓鞘的传导触觉的 Aα 和粗纤维，疗效可达 90％以上，但有面部感觉异常、角膜炎、咀嚼无力、复视和带状疱疹等并发症。长期随访复发率为 21％～28％，但重复应用仍有效。本方法尤其适用于年老体弱不适合手术治疗的患者、手术治疗后复发者以及不愿意接受手术治疗的患者。

射频电凝治疗后并发症的观察护理：观察患者的恶心、呕吐反应，随时处理污物，遵医嘱补液补钾；询问患者有无局部皮肤感觉减退，观察其是否有同侧角膜反射迟钝、咀嚼无力、面部异样不适感觉。并注意给患者进餐软食，洗脸水温要适宜。如有术中穿刺方向偏内、偏深误伤视神经引起视力减退、复视等并发症，应积极遵医嘱给予治疗并防止患者活动摔伤、碰伤。

（4）外科治疗：①三叉神经周围支切除及抽除术，两者手术较简单，因神经再生而容易复发，故有效时间短，目前较少采用，仅限于第一支疼痛者姑息使用。②三叉神经感觉根切断术：经枕下入路三叉神经感觉根切断术，三叉神经痛均适用此种入路。手术操作较复杂、危险性大、术后反应较多，但常可发现病因，可很好保护运动根及保留部分面部和角膜触觉，复发率低，至今仍广泛使用。③三叉神经脊束切断术：此手术危险性太大，术后并发症严重，现很少采用。④微血管减压术：已知有 85％～96％的三叉神经痛患者是由于三叉神经根存在血管压迫所致，用手术方法将压迫神经的血管从三叉神经根部移开，疼痛则会消失，这就是微血管减压术，因为微血管减压术是针对三叉神经痛的主要病因进行治疗，去除血管对神经的压迫后，约 90％的患者疼痛可以完全消失，面部感觉完全保留，而达到根治的目的，微血管减压术可以保留三叉神经功能，运用显微外科技术进行手术，减小了手术创伤，很少遗留永久性神经功能障碍，术中手术探查可以发现引起三叉神经痛的少见病因，如影像学未发现的小肿瘤、蛛网膜增厚及粘连等，因而成为原发性三叉神经痛的首选手术治疗方法。三叉神经微血管减压术的手术适应证：正规药物治疗一段时间后，药物效果不明显或疗效明显减退的患者；药物过敏或严重不良反应不能耐受；疼痛严重，影响工作、生活和休息者。微血管减压术治疗三叉神经痛的临床有效率为 90％～98％，影响其疗效的因素很多，其中压迫血管的类型、神经受压的程度及减压方式的不同对其临床治疗和预后的判断有着重要的意义。微血管减压术治疗三叉神经痛也存在 5％～10％的复发率，不同术者和手术方法的不同差异很大。研究表明，患者的性别、年龄、疼痛的支数、疼痛部位、病程、近期疗效及压迫血管的类型可能与复发存在一定的联系。导致三叉神经痛术后复发的主要原因有：病程大于 8 年、静脉为压迫因素、术后无即刻症状消失者。三叉神经痛复发最多见于术后 2 年内，2 年后复发率明显降低。

2.心理支持

由于本病为突然发作的反复的阵发性剧痛，易出现精神抑郁和情绪低落等表现，护士应关心、理解、体谅患者，帮助其减轻心理压力，增强战胜疾病的信心。

3.健康教育

指导患者生活有规律，合理休息、娱乐；鼓励患者运用指导式想象、听音乐、阅读报刊等分散注意力，消除紧张情绪。

（夏一函）

第十节 舌咽神经痛

舌咽神经痛是一种出现于舌咽神经分布区的阵发性剧烈疼痛。疼痛的性质与三叉神经痛相似,本病远较三叉神经痛少见,为1:(70~85)。

一、病因及发病机制

原发性舌咽神经痛的病因,迄今不明。可能为舌咽及迷走神经的脱髓鞘性病变引起舌咽神经的传入冲动与迷走神经之间发生"短路"所致。以致轻微的触觉刺激即可通过短路传入中枢,中枢传出的脉冲也可通过短路再传入中枢,这些脉冲达到一定总和时,即可激发上神经节及岩神经节、神经根而产生剧烈疼痛。近年来神经血管减压术的开展,发现舌咽神经痛患者椎动脉或小脑后下动脉压迫于舌咽及迷走神经上,解除压迫后症状缓解,这些患者的舌咽神经痛可能与血管压迫有关。造成舌咽神经根部受压的原因可能有多种情况,除血管因素外,还与小脑脑桥角周围的慢性炎症刺激,致蛛网膜炎性改变逐渐增厚,使血管与神经根相互紧靠,促成神经受压的过程。因为神经根部受增厚蛛网膜的粘连,动脉血管也受其粘连发生异位而固定于神经根部敏感区,致使神经受压而缺乏缓冲余地,引起神经的脱髓鞘改变。

继发性原因可能是脑桥小脑角或咽喉部肿瘤,颈部外伤,茎突过长、茎突舌骨韧带骨化等压迫刺激舌咽神经而诱发。

二、临床表现

舌咽神经痛多于中年起病,男女发病率无明显区别,左侧发病高于右侧,偶有双侧发病者。表现为发作性一侧咽部、扁桃体区及舌根部针刺样剧痛,突然开始,持续数秒至数十秒,发作期短,但疼痛难忍,可反射到同侧舌面或外耳深部,伴有唾液分泌增多。说话、反复吞咽、舌部运动、触摸患侧咽壁、扁桃体、舌根及下颌角均可引起发作。2%丁卡因麻醉咽部,可暂时减轻或止住疼痛。按疼痛的部位一般可分为2型。

(一)口咽型
疼痛区始于咽侧壁、扁桃体、软腭及舌后1/3,而后放射到耳区,此型最为多见。

(二)耳型
疼痛区始于外耳、外耳道及乳突,或介于下颌角与乳突之间,很少放射到咽侧,此型少见。疼痛程度轻重不一,有如电击、刀割、针刺,发作短暂,间歇期由数分钟到数月不等,少数甚至长达2~3年。一般发作期越来越短,痛的时间亦越来越长。严重时可放射到头顶和枕背部。个别患者发生昏厥,可能由于颈动脉窦神经过敏引起心脏停搏所致。

神经系统检查无阳性体征。

三、诊断

根据疼痛发作的性质和特点不难做出本病的临床诊断。有时为了进一步明确诊断,可刺激扁桃体窝的"扳机点",能否诱发疼痛;或用1%丁卡因喷雾咽后壁、扁桃体窝等处,如能遏止发作,则可以证实诊断。如果经喷雾上述药物后,舌咽处的疼痛虽然消失,但耳痛却仍然保留,则可封闭颈静脉孔,若能收效,说明不仅为舌咽神经痛,而且有迷走神经的耳后支参与。

临床表现呈持续性疼痛或有神经系统阳性体征的患者,应当考虑为继发性舌咽神经痛,需要进一步检查明确病因。

四、鉴别诊断

临床上应与三叉神经痛、喉上神经痛、蝶腭神经痛及颅底、鼻咽部和小脑脑桥角肿瘤等病变引起的继发性舌咽神经痛相鉴别。

(一)三叉神经痛

两者的疼痛性质与发作情况完全相似,部位亦与其毗邻,三叉神经第三支疼痛时易与舌咽神经痛相混淆。二者的鉴别点为三叉神经痛位于三叉神经分布区、疼痛较浅表,"扳机点"在睑、唇或鼻翼;说话、洗脸、刮胡须可诱发疼痛发作。舌咽神经痛位于舌咽神经分布区,疼痛较深在,"扳机点"多在咽后壁、扁桃体窝、舌根;咀嚼、吞咽等动作常诱发疼痛发作。

(二)喉上神经痛

喉深部、舌根及喉上区间歇性疼痛,可放射到耳区和牙龈,说话和吞咽动作可以诱发,在舌骨大角间有压痛点。用1%丁卡因涂抹梨状窝区及舌骨大角处,或用2%普鲁卡因神经封闭,均能完全抑制疼痛等特点可与舌咽神经痛相鉴别。

(三)蝶腭神经节痛

此病的临床表现主要是在鼻根、眼眶周围、牙齿、颜面下部及颞部阵发性剧烈疼痛,其性质似刀割、烧灼及针刺样,并向颌、枕及耳部等放射。每天发作数次至数十次,每次持续数分钟至数小时不等。疼痛发作时多伴有流泪、流涕、畏光、眩晕和鼻塞等,有时伴有舌前 1/3 味觉减退。疼痛发作无明显诱因,也无"扳机点"。用1%丁卡因麻醉中鼻甲后上蝶腭神经节处,5~10分钟后疼痛即可消失为本病特点。

(四)继发性舌咽神经痛

颅底、鼻咽部及小脑脑桥角肿物或炎症等病变均可引起舌咽神经痛,但多呈持续性痛伴有其他颅神经障碍及神经系统局灶体征。X线颅底拍片,头颅 CT 扫描及 MRI 等影像学检查有助于寻找病因。

五、治疗

(一)药物治疗

卡马西平为最常用的药物,苯妥英钠也常用来治疗舌咽神经痛,其他的镇静止痛药物及传统中草药对该病也有一定的疗效。有研究发现 N-甲基-D-天冬氨酸(NMDA)受体在舌咽神经痛的发病机制中起一定作用,所以 NMDA 受体阻滞剂可有效地减轻疼痛,如氯胺酮。也有学者报道加巴喷丁可升高中枢神经系统 5-HT 水平,抑制痛觉,同时参与 NMDA 受体的调制,在神经病理性疼痛中发挥作用。这些药物为舌咽神经痛的药物治疗开辟了一个新领域。

(二)封闭疗法

维生素 B_{12} 和地塞米松等周围神经封闭偶有良效。有人用95%乙醇或5%酚甘油于颈静脉孔处行舌咽神经封闭。但舌咽神经与颈内动脉、静脉、迷走神经、副神经等相邻,封闭时易损伤周围神经血管,故应慎用。

(三)手术治疗

对发作频繁或疼痛剧烈者,若保守治疗无效可考虑手术治疗。常用的手术方式有以下几种。

1.微血管减压术(MVD)

国内外学者行血管减压术治疗本病收到了良好的效果,因此有学者认为采用神经血管减压术是最佳治疗方案。可保留神经功能,避免了神经切断术所致的病侧咽部干燥、感觉消失和复发之弊端。

2.经颅外入路舌咽神经切断术

术后复发率较高,建议对不能耐受开颅的患者可试用这种方法。

3.经颅舌咽神经切断术

如术中探查没有明显的血管压迫神经,则可选用舌咽神经切断术。

4.经皮穿刺射频热凝术

在CT引导下可大大减少其并发症的发生。另外舌咽神经传入纤维在脑桥处加入了三叉神经的下支,开颅在此毁损可阻止舌咽神经痛的传导通路。

六、预后

舌咽神经痛如不给予治疗,一般不会自然好转,疼痛发作次数频繁,严重影响患者的生活及工作。

(夏一函)

第十一节 急性吉兰-巴雷综合征

急性吉兰-巴雷综合征(Guillain-Barrésyndrome,GBS)是一种由多种因素诱发,通过免疫介导而引起的自身免疫性脱髓鞘性周围神经病,原称格林-巴利综合征。1916年,Guillain、Barré、Strohl报道了2例急性瘫痪的士兵,表现运动障碍、腱反射消失、肌肉压痛、感觉异常,无客观感觉障碍,并首次提出该病会出现脑脊液蛋白-细胞分离现象,经病理检查发现与1859年Landry报道的"急性上升性瘫痪"的病理改变非常相似。因此,被称为吉兰-巴雷综合征。

急性炎性脱髓鞘性多发性神经病(acute inflammatory demyelinating polyneuropathy,AIDP)是最早被认识的经典GBS,也是当今世界多数国家最常见的一种类型,又称急性炎性脱髓鞘性多发性神经根神经炎、急性感染性多发性神经根神经炎、急性感染性多发性神经病、急性特发性多发性神经根神经炎、急性炎性多发性神经根炎。病理特点是周围神经炎症细胞浸润、节段性脱髓鞘。临床主要表现为对称性弛缓性四肢瘫痪,可累及呼吸肌致呼吸肌麻痹而危及生命;脑脊液呈蛋白-细胞分离现象等。

该病在世界各地均有发病,其发病率在多数国家是0.4/10万~2.0/10万。1984年,我国21省农村24万人口调查中,GBS的年发病率为0.8/10万。1993年,北京郊区两县98万人口采用设立监测点进行前瞻性监测,其年发病率为1.4/10万。多数学者报道GBS发病无季节倾向,但我国河北省石家庄地区多发生于夏、秋季,并有数年1次流行趋势,或出现丛集发病。

一、病因与发病机制

有关 GBS 的病因及发病机制目前仍不十分明确,但经研究已取得较大进展。

(一)病因

1.感染因素

流行病学资料提示发病前的前驱非特异性感染,是促发 GBS 的重要因素。如 Hutwitz (1983)报道 1034 例 GBS,约有 70％的患者在发病前 8 周内有前驱感染因素,其中呼吸道感染占 58％,胃肠道感染占 22％,二者同时感染占 10％。前驱感染的主要病原体有:①空肠弯曲菌(Campylobacter jejuni,CJ)。Rhodes(1982)首先注意到 GBS 与 CJ 感染有关。Hughes(1997)提出 CJ 感染常与急性运动轴索性神经病有关。在我国和日本,42％～76％的 GBS 患者血清中 CJ 特异性抗体增高。CJ 是革兰阴性微需氧弯曲菌,是引起人类腹泻的常见致病菌之一,感染潜伏期为 24～72 小时,腹泻开始为水样便,以后出现脓血便,高峰期为 24～48 小时,约 1 周恢复。GBS 患者常在腹泻停止后发病。②巨细胞病毒(cytomegalovirus,CMV)是欧洲和北美洲地区 GBS 的主要前驱感染病原体。研究证明 CMV 感染与严重感觉型 GBS 有关,发病症状严重,常出现呼吸肌麻痹,脑神经及感觉神经受累多见。③其他病毒。如 EB 病毒(Epstein-Barr virus, EBV)、肺炎支原体(Mycoplasma pneumonia,MP)、乙型肝炎病毒(HBV)、带状疱疹病毒(varicella zoster virus,VZV)、单纯疱疹病毒(human herpes virus,HHV)、麻疹病毒、流行性感冒病毒、腮腺炎病毒、柯萨奇病毒、甲型肝炎病毒等。新近研究又发现屡有流感嗜血杆菌、幽门螺杆菌等感染与 GBS 发病有关。还有人类免疫缺陷病毒(human immunodeficiency virus,HIV)与 GBS 的关系也越来越受到关注。但是,研究发现人群中经历过相同病原体前驱感染,仅有少数人发生 GBS,又如流行病学调查发现,许多人即使感染了 CJ 也不患 GBS,提示感染因素不是唯一的病因,可能还与存在遗传易感性个体差异有关。

2.遗传因素

目前认为 GBS 的发生是具有某种易感基因的人群感染后引起的自身免疫性疾病。国外学者报道 GBS 与人类白细胞抗原(HLA)基因分型(如 HLA-DR3、DR2、DQBI、B35)相关联;李春岩等对 31 例 AIDS、33 例急性运动轴索型神经病(AMAN)患者易感性与人白细胞抗原(HLA)-A、B 基因分型关系的研究,发现 HLA-A33 与 AIDP 易患性相关联;HLA-B15、B35 与 AMAN 易患性相关联;郭力等发现 HLA-DR16 和 DQ5 与 GBS 易患性相关,而且不同 GBS 亚型 HLA 等位基因分布不同。还发现在GBS患者携带 TNF2 等位基因频率、TNF1/2 和 TNF2/2 的基因频率都显著高于健康对照组,说明携带 TNF2 等位基因的个体较不携带者发生 GBS 的危险性增加,编码 TAFa 基因位于人类 6 号染色体短臂上(6p21 区),HLA-Ⅲ类基因区内,因 TAFa 基因多个位点具有多态性,转录起始位点为上游第 308 位(−308 位点),故提示 TAFa 基因启动子-308G-A 的多态性与 GBS 的遗传易感性相关。所以,患者遗传素质可能决定个体对 GBS 的易感性。

3.其他因素

有报道患者发病前有疫苗接种史、外伤史、手术史等,还有人报道因其他疾病用免疫抑制剂治疗发生 GBS;也有患有其他自身免疫性疾病者合并 GBS 的报道。

(二)发病机制

目前主要针对其自身免疫机制进行了较深入研究。

1.分子模拟学说

如果感染的微生物或寄生虫等生物性因子的某些抗原成分的结构与宿主自身组织的表位相似或相同,便可通过交叉反应启动自身免疫性疾病的发生,这种机制在免疫学称为"分子模拟"。该学说是目前解释 GBS 与感染因子之间关系的主要理论依据。机体感染细菌或病毒后,由于它们与机体神经组织有相同的表位,针对感染原的免疫应答的同时,发生错误的免疫识别,通过抗原抗体交叉反应导致自身神经组织的免疫损伤,则引起 GBS 的发生。如空肠弯曲菌(CJ)的菌体外膜上脂多糖(LPS)结构与人类周围神经神经节苷脂的结构相似,当易患宿主感染空肠弯曲菌后,产生保护性免疫反应消除感染的同时,也发生错误的免疫识别,激活了免疫细胞产生抗神经结苷脂自身抗体,攻击有共同表位的周围神经组织,导致周围神经纤维髓鞘脱失,干扰神经传导,而形成 GBS 的临床表现。又如研究发现,乙型肝炎表面抗原(HBsAg)分子的氨基酸序列中有一段多肽与人类及某些实验动物的周围神经髓鞘碱性蛋白分子的氨基酸序列中某段多肽完全相同,以此段多肽来免疫动物,可引起实验动物的周围神经病;某些个体感染了 HBV,HBsAg 分子中的某段多肽,刺激机体免疫系统产生细胞免疫及体液免疫应答,以攻击、排斥此段多肽;因人的周围神经髓鞘碱性蛋白分子中有与此段多肽完全相同的多肽段,于是机体发生错误的免疫识别,也启动攻击周围神经髓鞘碱性蛋白分子中的此段多肽的自身免疫,导致周围神经髓鞘脱失而发生 GBS。

2.实验性自身免疫性神经炎(experimental autoimmune neuritis,EAN)动物模型研究

通过注射、口服或吸入抗原致敏,以及免疫细胞被动转移诱发等造成 EAN。如用牛 P2 蛋白免疫 Lewis 大鼠可诱发典型 EAN。其病理表现为周围神经、神经根节段性脱髓鞘及炎症反应,在神经根的周围可见到单核细胞及巨噬细胞浸润,自主神经受累,严重者可累及轴索。把 EAN 大鼠抗原特异性细胞被动转移给健康 Lewis 大鼠,经 4～5 天潜伏期后可发生 EAN。EAN 与GBS 两者的临床表现及病理改变相似。均提示 GBS 是一种主要以细胞免疫为介导的疾病。但研究发现,将 P2 抗体(EAN 动物的血清)直接注射到健康动物的周围神经亦可引起神经传导阻滞及脱髓鞘,提示体液因子也参与免疫病理过程。

3.细胞因子与 GBS 发病的研究

细胞因子在 GBS 发病中起至关重要的作用。①干扰素-γ(IFN-γ)是主要由 Th₁ 细胞分泌的一种多效性细胞因子,能显著增加抗原呈递细胞表达等作用,与神经脱髓鞘有关。因病毒感染,伴随产生的干扰素-γ,引起血管内皮细胞、巨噬细胞、施万细胞的 MHC-Ⅱ型抗原表达。活化的巨噬细胞可直接吞噬或通过分泌炎症介质引起髓鞘脱失,是致病的关键性因子。②肿瘤坏死因子-α(TNF-α)是由巨噬细胞和抗原激活的 T 细胞分泌,是引起炎症、自身免疫性组织损伤及选择性损害周围神经髓鞘的介质。GBS 患者急性期血清 TNF-α 质量浓度增高,且增高的程度与病变的严重程度相关,当患者康复时血清 TNF-α 质量浓度亦恢复正常。③白细胞介素-2(IL-2)是由活化的 T 细胞分泌,能刺激 T 细胞增殖分化,激活 T 细胞合成更多的 IL-2 及 IFN-γ、TNF-α等细胞因子,促发炎症反应。④白细胞介素-12(IL-12)是由活化的单核/巨噬细胞、B 细胞等产生,IL-12 诱导 CD4⁺T 细胞分化为 Th1 细胞并使其增殖、合成 IFN-γ、TNF-α、IL-2 等,使促炎细胞因子合成增加;同时 IL-12 抑制 CD4⁺T 细胞分化为 Th2 细胞而合成 IL-4、IL-10,使 IL-4、IL-10 免疫下调因子合成减少。IL-12 在 GBS 中的致病作用可能是使 IFN-γ、TNF-α、IL-2 等炎细胞因子合成增加,使 IL-4、IL-10 免疫下调因子合成减少,最终促使神经脱髓鞘、轴索变性而发病。⑤白细胞介素-6(IL-6)是由 T 细胞或非 T 细胞产生的一种多功能的细胞因子。IL-6 的一

个主要的生物学功能是促使 B 细胞增殖、分化并产生抗体。IL-6 对正常状态的 B 细胞无增殖活性,但可促进病毒感染的 B 细胞增殖,促进抗体产生。IL-6 在 GBS 发病中通过激发 B 细胞产生致病的抗体而发病。⑥白细胞介素-18(IL-18)主要由单核巨噬细胞产生,启动免疫级联反应,使各种炎症细胞、细胞因子及其炎症介质释放,进入周围神经组织中引起一系列免疫病理反应,导致髓鞘脱失。总之,这一类细胞因子(TNF-α、IFN-γ、IL-2、IL-6、IL-12、IL-18 等)是促炎因子,与 GBS 发病及病情加重有关。

另一类细胞因子对 GBS 具有调节免疫、减轻炎症性损害、终止免疫病理反应、促进髓鞘修复等作用。①白细胞介素-4(IL-4)是由 Th2 分泌的一种 B 细胞生长因子和免疫调节剂,可下调 Th1 细胞的活性,在疾病的发展中起免疫调节作用,可抑制 GBS 的发生。②白细胞介素-10(IL-10)是由 Th2 分泌,能抑制 Th1 细胞、单核/巨噬细胞合成 TNF-a、TNF-γ、IL-2 等致炎因子,是一种免疫抑制因子,有助于脱髓鞘的修复,则 GBS 患者症状减轻。③白细胞介素-13(IL-13)是由活化的 Th2 细胞分泌的,具有免疫抑制和免疫调节作用,能抑制单核巨噬细胞产生多种致炎因子和趋化因子,从而具有显著抗炎作用。④干扰素-β(IFN-β)是由成纤维细胞产生,具有抗病毒、抗细胞增殖和免疫调节作用,能减轻组织损伤,有利于疾病的恢复。故细胞因子 IL-4、IL-10、IL-13、TGF-β 等是抑炎细胞因子,与 GBS 临床症状缓解有关。

总之,细胞因子在 GBS 的发病过程中起至关重要的作用,促炎症细胞因子如 TNF-α、IFN-γ、IL-2、IL-6、IL-12、IL-18 等与 GBS 发病及病情加重有关,对 GBS 的发病起促进作用;抑炎症细胞因子 IL-4、IL-10、IL-13、TGF-β 等可下调炎症反应,有利于机体的恢复。促炎症细胞因子和抑炎症细胞因子两者在人体内的平衡情况影响着 GBS 的发生、发展和转归。

目前研究较公认的 GBS 发生是因某些易感基因的人群感染(如空肠弯曲菌)后,经过一段潜伏期,机体产生抗抗原成分(抗空肠弯曲菌)的抗体后发生交叉反应,抗体作用于靶位导致神经组织脱髓鞘和功能改变而致病。李海峰报道 IgM 型 CM1 抗体与 CJ 近期感染有关,CJ 感染后可通过 CM1 样结构发生交叉反应导致神经组织结构和功能的改变。李松岩报道 CM1 IgG 抗体与 AMAN 及 AIDP 均相关。该抗体的产生机制可能为病原菌 CJ 及其脂多糖具有与人类神经节苷脂类似的结构,因而针对细菌的免疫反应产生了自身抗体,抗体攻击神经组织髓鞘,致使髓鞘破坏而引起发病。研究发现,在髓鞘裂解处及神经膜上有 IgG、IgM 和 C3 的沉积物,而血清中补体减少。补体 C3 降低提示补体参与免疫过程,该抗原抗体反应同时在补体参与及细胞因子的协同作用下发生 GBS。

综上所述,GBS 的发病,感染为始动因素,细胞免疫介导、细胞因子网络之间的调节紊乱和体液免疫等共同参与导致免疫功能障碍,促使周围神经髓鞘脱失而发生自身免疫性疾病。

二、临床表现

半数以上的患者在发病前数天或数周曾有感染史,以上呼吸道及胃肠道感染较为常见,或有其他病毒感染性疾病发生,或有疫苗接种史、手术史等。多以急性或亚急性起病。一年四季均可发病,但以夏秋季(6～10 月约占 75.4%)为多发;男女均可发病,男女之比 1.4∶1;任何年龄均可发病,但以 30 岁以下者最多。国内报道儿童和青少年为 GBS 发病的两个高峰。

(一)症状与体征

1.运动障碍

首发症状常为双下肢无力,从远端开始逐渐向上发展,四肢呈对称性弛缓性瘫痪,下肢重于上肢,近端重于远端,亦有远端重于近端者。轻者尚可行走,重者四肢完全性瘫痪,肌张力低,腱反射减弱或消失,部分患者有轻度肌萎缩。长期卧床可出现失用性肌萎缩。GBS患者呈单相病程,发病4周后肌力开始恢复,一般无复发—缓解。急性重症患者对称性肢体无力,在数天内从下肢上升至躯干、上肢或累及支配肋间及膈肌的神经,导致呼吸肌麻痹,称为Landry上升性麻痹,表现除四肢弛缓性瘫痪外,有呼吸困难、说话声音低、咳嗽无力、缺氧、发绀,严重者可因完全性呼吸肌麻痹,而丧失自主呼吸。

2.脑神经损害

舌咽-迷走神经受损较为常见,表现吞咽困难、饮水呛咳、构音障碍、咽反射减弱或消失等;其次是面神经受损,表现为周围性面瘫;动眼神经亦可受累,表现眼球运动受限;三叉神经受累,表现为张口困难及面部感觉减退。总的来说,单发脑神经受损较少,多与脊神经同时受累。

3.感觉障碍

发病后多有肢体感觉异常,如麻木、蚁行感、烧灼感、针刺感及不适感等。客观感觉障碍不明显,或有轻微的手套样、袜套样四肢末端感觉障碍,少数人有位置觉障碍及感觉性共济失调。常有Lasègue征阳性及腓肠肌压痛。

4.自主神经障碍

皮肤潮红或苍白,多汗,四肢末梢发凉,血压升高或降低,心动过速或过缓,尿潴留或尿失禁等。

5.其他

少数患者有精神症状,或有头疼、呕吐、视盘水肿,或一过性下肢病理征,或有脑膜刺激征等。

(二)GBS变异型

1.急性运动轴索型神经病

免疫损伤主要的靶位是脊髓前根和运动神经纤维的轴索,导致轴索损伤,或免疫复合物结合导致轴索功能阻滞,病变多集中于周围神经近段或末梢,髓鞘相对完整无损,无明显的炎症细胞浸润,多伴有血清抗神经节苷脂GM1、GM1b、GD1a或Ga1Nac-CD1a抗体滴度增高。

AMAN的病因及发病机制不清,目前认为与CJ感染有关。据报道GBS发病前CJ感染率美国为4%、英国为26%、日本为41%、中国为51%或66%。病变以侵犯神经远端为主,临床表现主要为肢体瘫痪,无感觉障碍症状,病情严重者发病后迅速出现四肢瘫痪,伴有呼吸肌受累。早期出现肌萎缩者,预后相对不好。年轻患者神经功能恢复较好。本型流行病学特点是儿童多见,夏秋季多见,农村多见。

2.急性运动感觉性轴索型神经病

也称暴发轴索型GBS。免疫损伤主要的靶位在轴索,但同时波及脊髓前根和背根,以及运动和感觉纤维。临床表现病情大多严重,恢复缓慢,预后较差。患者常有血清抗GM1、GM1b或GD1a抗体滴度增高。此型不常见,占GBS的10%以下。

3.Miller-Fisher综合征(MFS)

简称Fisher综合征。此型约占5%,以急性或亚急性发病。临床表现以眼肌麻痹、共济失调和腱反射消失三联征为特点,无肢体瘫,若伴有肢体肌力减低也极轻微。部分电生理显示受累神经同时存在髓鞘脱失、炎症细胞浸润和轴索传导阻滞,患者常有血清抗GQ1b抗体滴度增高。MFS呈单相性病程,病后2~3周或数月内大多数患者可自愈。

4.复发型急性炎性脱髓鞘性多发性神经根神经病(AIDP)

复发型急性炎性脱髓鞘性多发性神经根神经病是 AIDP 患者数周致数年后再次复发,5%～9%的 AIDP 患者有 1 次以上的复发。复发后治疗仍有效。但恢复不如第一次完全,有少数复发患者呈慢性波动性进展病程,变成慢性型 GBS。

5.纯感觉型 Guillain-Barré 综合征

表现为四肢对称性感觉障碍和疼痛,感觉性共济失调,伴有肢体无力,电生理检查符合脱髓鞘性周围神经病,病后 5～14 个月肌无力恢复良好。

6.多数脑神经型 Guillain-Barré 综合征

多数脑神经型 Guillain-Barré 综合征是 GBS 伴多数运动性脑神经受累。

7.全自主神经功能不全型 Guillain-Barré 综合征

全自主神经功能不全型 Guillain-Barré 综合征是以急性或亚急性发作的单纯全自主神经系统功能失调综合征,病前有感染史。表现为全身无汗、口干、皮肤干燥、便秘、排尿困难、直立性低血压、阳痿等,无感觉障碍和瘫痪。病程呈单相性,预后良好。

(三)常与多种疾病伴发

1.心血管功能紊乱

GBS 患者可伴有心律失常,心电图 ST 段改变;血压升高或降低;并发心肌炎、心源性休克等。经追踪观察,随神经功能恢复心电图变化也随之好转。学者们认为是交感神经脱髓鞘或交感神经节的病损所致;还有学者认为是血管活性物质儿茶酚胺和肾上腺素升高所致。因心功能障碍可致心脏骤停,故对重症 GBS 患者要心功能监护。

2.甲状腺功能亢进症

甲状腺功能亢进症与 GBS 两者是伴发还是继发尚不清楚,两者均与自身免疫功能失调有关,故伴发可能性大。

3.流行性出血热

有报道流行性出血热与 GBS 伴发。GBS 是感染后激发免疫反应致周围神经脱髓鞘病;流行性出血热是由汉坦病毒感染的自然疫源性疾病,尚未见 GBS 感染该病毒的报道,有待进一步观察研究。

4.其他

临床报道还有 GBS 与钩端螺旋体病、伤寒、支原体肺炎、流行性腮腺炎、白血病、神经性肌强直、低血钾、多发性肌炎等伴发,都有待临床观察研究。

(四)临床分型

《中华神经精神科杂志》编委会于 1993 年 10 月召开 GBS 研讨会,会议以 Asbury AK(1990)发表的标准,结合国情制定我国 GBS 临床分型标准(表 1-6)。

表 1-6　GBS 临床分型

分型	诊断标准
轻型	四肢肌力 3 度以上,可独立行走
中型	四肢肌力 3 度以下,不能独立行走
重型	第Ⅸ、Ⅹ对脑神经和其他脑神经麻痹。不能吞咽,同时四肢无力到瘫痪,活动时有轻度呼吸困难,但不需要气管切开行人工呼吸

续表

分型	诊断标准
极重型	在数小时至 2 天,发展到四肢瘫痪,吞咽不能,呼吸机麻痹,必须立即气管切开行人工呼吸,伴有严重心血管功能障碍或暴发型并入此型
再发型	数月(4~6 个月)至 10 多年可有多次再发,轻重如上述症状,应加倍注意,往往比首发重,可由轻型直到极重型症状
慢性型或慢性炎症脱髓鞘多发性神经病	由两月至数月乃至数年缓慢起病,经久不愈,脑神经受损少,四肢肌肉萎缩明显,脑脊液蛋白含量持续增高
变异型	纯运动型 GBS;感觉型 GBS;多脑神经型 GBS;纯自主神经功能不全型 GBS;其他还有 Fisher 综合征、少数 GBS 伴一过性锥体束征和伴小脑共济失调等

三、辅助检查

(一)脑脊液检查

1.蛋白细胞分离

病初期蛋白含量与细胞数均无明显变化,1 周后蛋白含量开始增高,病后 4~6 周达高峰,最高可达 10 g/L,一般为 1~5 g/L。蛋白含量高低与病情不呈平行关系。在疾病过程中,细胞数多为正常,有少数可轻度增高,表现蛋白-细胞分离现象。

2.免疫球蛋白含量升高

脑脊液中 IgG、IgM、IgA 含量明显升高,可出现寡克隆 IgG 带,阳性率在 70% 以上。

(二)血液检查

1.血常规

白细胞多数正常,部分患者中等多核白细胞增多,或核左移。

2.外周血

T 细胞亚群异常,急性期患者抑制 T 细胞(Ts)减少,辅助 T 细胞(Th)与 Ts 之比(Th/Ts)升高。

3.血清免疫球蛋白含量升高

血清中 IgG、Ig M、IgA 等含量均明显升高。

(三)电生理检查

1.肌电图

约有 80% 的患者神经传导速度减慢,运动神经传导速度减慢更明显,常有神经传导潜伏期延长,F 波的传导速度减慢。当临床症状消失后,神经传导速度仍可减慢,可持续几个月或更长时间。此项检查可预测患者的预后情况。

2.心电图

多数患者的心电图正常,部分患者出现 ST 段降低、T 波低平、窦性心动过速,以及心肌劳损、传导阻滞、心房颤动等表现。

四、诊断与鉴别诊断

(一)诊断

根据如下表现,典型病例诊断并不困难:①儿童与青少年多发;②病前多有上呼吸道或胃肠道感染或疫苗接种史;③急性或亚急性起病;④表现双下肢或四肢无力,对称性弛缓性瘫痪,腱反射减弱或消失;⑤可有脑神经受损;⑥多有感觉异常;⑦脑脊液有蛋白-细胞分离现象等。

中华神经精神科杂志编委会于1993年10月召开GBS研讨会,会议以Asbury AK(1990)发表的标准,结合国情制定我国GBS诊断标准(表1-7)。

表1-7　GBS的基本诊断标准

(1)进行性肢体力弱,基本对称,少数也可不对称,轻则下肢无力,重则四肢瘫,包括躯体瘫痪、延髓性麻痹、面肌以至眼外肌麻痹,最严重的是呼吸机麻痹

(2)腱反射减弱或消失,尤其是远端常消失

(3)起病迅速,病情呈进行性加重,常在数天至一两周达高峰,到第4周停止发展,稳定,进入恢复期

(4)感觉障碍主诉较多,客观检查相对较轻,可呈手套样、袜子样感觉异常或无明显感觉障碍,少数有感觉过敏,神经干压痛

(5)脑神经受损以舌咽神经、迷走神经、面神经多见,其他脑神经也可受损,但视神经、听神经几乎不受累

(6)可合并自主神经功能障碍,如心动过速、高血压、低血压、血管运动障碍、出汗多,可有一时性排尿困难等

(7)病前1~3周约半数有呼吸道、肠道感染,不明原因发热、水痘、带状疱疹、腮腺炎、支原体、疟疾等,或淋雨受凉、疲劳、创伤、手术等

(8)发病后2~4周进入恢复期,也可迁延至数月才开始恢复

(9)脑脊液检查,白细胞数常少于10×10^{6}/L,1~2周蛋白含量增高,呈蛋白-细胞分离现象,如细胞数超过10×10^{6}/L,以多核为主,则需排除其他疾病。细胞学分类以淋巴细胞、单核细胞为主,并可出现大量吞噬细胞

(10)电生理检查,病后可出现神经传导速度明显减慢,F反应近端神经干传导速度减慢

(二)鉴别诊断

1.多发性周围神经病

(1)缓慢起病。

(2)感觉神经、运动神经、自主神经同时受累,远端重于近端。

(3)无呼吸肌麻痹。

(4)无神经根刺激征。

(5)脑脊液正常。

(6)多能查到病因,如代谢障碍、营养缺乏、药物中毒,或有重金属及化学药品接触史等。

2.低钾型周期麻痹

(1)急性起病,四肢瘫痪,近端重、远端轻,下肢重、上肢轻。

(2)有反复发作史或家族史,病前常有过饱、过劳、饮酒史。

(3)无脑神经损害,无感觉障碍。

(4)脑脊液正常。

(5)发作时可有血清钾低。

(6)心电图出现Q-T间期延长,ST段下移,T波低平或倒置,可出现宽大的U波或T波、U波融合等低钾样改变。

(7)补钾后症状迅速改善。

3.全身型重症肌无力

(1)四肢无力,晨轻夕重,活动后加重,休息后症状减轻。

(2)无感觉障碍。

(3)常有眼外肌受累,表现上眼睑下垂、复视等。

(4)新斯的明试验或疲劳试验阳性。

(5)肌电图重复刺激波幅减低。

(6)脑脊液正常。

4.急性脊髓炎

(1)先驱症状发热。

(2)急性起病,数小时或数天达高峰。

(3)脊髓横断性损害,有明显的节段性感觉平面,有传导束性感觉障碍,脊髓休克期后应出上单位瘫。

(4)括约肌症状明显。

(5)脑脊液多正常,或有轻度的细胞数和蛋白含量增多。

5.急性脊髓灰质炎

患者常未服或未正规服用脊髓灰质炎疫苗。①起病时常有发热;②急性肢体弛缓性瘫痪,多为节段性,瘫痪肢体多明显不对称;③无感觉障碍,肌萎缩出现较早;④脑脊液蛋白含量和细胞数均增多;⑤肌电图呈失神经支配现象,运动神经传导速度可正常,或有波幅减低。

6.多发性肌炎

(1)常有发热、皮疹、全身不适等症状。

(2)全身肌肉广泛受累,以近端多见,表现酸疼无力。

(3)无感觉障碍。

(4)血常规白细胞计数增高、血沉快。

(5)血清肌酸激酶、醛缩酶和谷丙氨酸氨基转移酶明显增高。

(6)肌电图示肌源性改变。

(7)病理活检示肌纤维溶解断裂,炎细胞浸润,毛细血管内皮细胞增厚。

7.血卟啉病

(1)急性发作性弛缓性瘫痪。

(2)急性腹痛伴有恶心、呕吐。

(3)有光感性皮肤损害。

(4)尿呈琥珀色,暴露在日光下呈深黄色。

8.肉毒中毒

(1)有进食物史,如吃家制豆腐乳、豆瓣酱后发病,且与同食者一起发病。

(2)有眼肌麻痹、吞咽困难、呼吸肌麻痹、心动过缓等。

(3)肢体瘫痪轻。

(4)感觉无异常。

(5)脑脊液正常。

9.脊髓肿瘤

(1)起病缓慢。

(2)常有单侧神经根痛,后期可双侧持续痛。

(3)早期一般来说病侧肢体无力,后期双侧受损或出现脊髓横断性损害。

(4)腰椎穿刺椎管梗阻。

(5)脊髓 MRI 检查可显示占位性病变。

五、治疗

(一)一般治疗

由于 GBS 病因及发病机制不清,目前尚无特效治疗,但 GBS 的病程自限,如能精心护理及给予恰当的支持治疗,一般预后良好。急性期患者需要及时住院观察病情变化,GBS 最严重和危险的情况是发生呼吸肌麻痹,所以要严密监控患者的自主呼吸;新入院患者病情尚未得到有效控制,尤其需要观察有无呼吸肌麻痹的早期症状,如通过询问患者呼吸是否费力,有无胸闷、气短,能否吞咽及咳嗽等;观察患者的精神状态、面色改变等可了解其呼吸情况。同时:①加强口腔护理,常拍背,有痰要及时吸痰,或体位引流,清除口腔内分泌物,保持呼吸道畅通,预防呼吸道感染。②对重症患者应进行心肺功能监测,发现病情变化及时处置,如呼吸肌麻痹则及时抢救,尽早使用呼吸器,是减少病死率的关键。③有吞咽困难者应尽早鼻饲,防止食物流入气管内而窒息或引起肺部感染。④瘫痪肢体要保持功能位,适当进行康复训练,防止肌肉萎缩,促进瘫痪肢体的功能恢复。⑤定时翻身,受压部位要经常给予按摩,改善局部的血液循环,预防压疮。

(二)呼吸肌麻痹抢救

呼吸肌麻痹表现:①患者说话声音低,咳嗽无力;②呼吸困难或矛盾呼吸(当肋间肌麻痹时吸气时腹部下陷)。

1.呼吸肌麻痹的处理

当患者有轻度呼吸肌麻痹时,首先是口腔护理,及时清除口腔内分泌物,湿化呼吸道,用蒸汽吸入或超声雾化,2~4 次/天。每次 20 分钟,可降低痰液黏稠度,有利痰液的排出。对重症 GBS 患者要床边监护,每 2 小时测量呼吸量,当潮气量<1 000 mL 时或患者连续读数字不超过 4 时,说明换气功能不好,患者已血氧不足、二氧化碳潴留,需及时插管行人工呼吸。

2.应用人工呼吸机的指标

(1)患者呼吸浅、频率快、烦躁不安等呼吸困难,四肢末梢轻度发绀有缺氧。

(2)检测二氧化碳分压达 8 kPa(60 mmHg)以上。

(3)氧分压低于 6.5 kPa(50 mmHg)或动脉 pH 在 7.3 及以下时,均提示有缺氧和二氧化碳潴留,要尽快使用人工辅助呼吸纠正乏氧。

3.停用人工呼吸机的指征

(1)患者神经系统症状改善,呼吸功能恢复正常。

(2)平静呼吸时矛盾呼吸基本消失。

(3)肺通气功能维持正常生理需要。

(4)肺部炎症基本控制。

(5)血气分析正常。

(6)间断停用呼吸器无缺氧现象。

(7)已达24小时以上的正常自主呼吸。

4.气管切开插管的指征

(1)GBS患者发生呼吸肌麻痹。

(2)或伴有舌咽神经、迷走神经受累。

(3)或伴有肺部感染,患者咳嗽无力,呼吸道分泌物排出有困难时,应及时行气管切开,保持呼吸道畅通。气管切开后要严格执行气管切开护理规范。

5.拔管指征

(1)患者有正常的咳嗽反射。

(2)口腔内痰液能自行咳出。

(3)深吸气时无矛盾呼吸。

(4)肺部炎症已控制。

(5)吞咽功能已恢复。

(6)血气分析正常。

(三)静脉注射免疫球蛋白(intravenousimmunoglobulin,IVIG)

1.免疫球蛋白治疗GBS的机制

(1)通过IgG的Fc段封闭靶细胞Fc受体,阻断抗原刺激和自身免疫反应。

(2)通过IgG的Fab段结合抗原,防止产生自身抗体,或与免疫复合物中抗原结合,更易被巨噬细胞清除。

(3)中和循环中的抗体,可影响T、B细胞的分化及成熟,抑制白细胞免疫反应及炎症细胞因子的产生等。

2.临床应用指征

(1)急性进展期不超过2周,且独立行走不足5 m的GBS患者。

(2)使用其他疗法后,病情仍继续恶化者。

(3)对已用IVIG治疗,病情仍继续加重者或GBS复发者。

(4)病程超过4周,可能为慢性炎性脱髓鞘性多发性神经病者。

3.推荐用量

人免疫球蛋白制剂400 mg/(kg·d),开始速度要慢,40 mL/h,以后逐渐增加至100 mL/h,静脉滴注,5天为1个疗程。该治疗见效快,不需要复杂设备,用药安全,故已推荐为重型GBS患者的一线用药。

4.不良反应

有发热、头痛、肌痛、恶心、呕吐、皮疹及短暂性肝功能异常等,经减慢滴速或停药即可消失。偶见如变态反应、溶血、肾衰竭等。不良反应发生率在1%～15%,通常低于5%。

5.禁忌证

免疫球蛋白过敏、高球蛋白血症、先天性IgA缺乏患者。

(四)血浆置换(plasma exchange,PE)

血浆置换疗法可清除患者血中的有害物质,特别是髓鞘毒性抗体及致敏的淋巴细胞、抗原-免疫球蛋白的免疫复合物、补体等,从而减轻和避免神经髓鞘的损害,改善和缓解临床症状,并缩短患者从恢复到独立行走的时间,缩短患者使用呼吸机辅助呼吸的时间,能明显降低重症的病死率。每次交换血浆量按40～50 mL/kg计算或1～1.5倍血浆容量计算,血容量恢复主要依靠

5％人血清蛋白。从患者静脉抽血后分离血细胞和血浆,弃掉血浆,将洗涤过的血细胞与 5％人血清蛋白重新输回患者体内。轻度、中度和重度患者每周应分别做 2 次、4 次和 6 次。不良反应有血容量减少、心律失常、心肌梗死、血栓、出血、感染及局部血肿等。血浆置换疗法的缺点是价格昂贵及费时等。

禁忌证:严重感染、心律失常、心功能不全和凝血功能异常者。

(五)糖皮质激素

目前糖皮质激素对 GBS 的治疗作用及疗效意见尚不一致,有的学者认为急性期应用糖皮质激素治疗无效,不能缩短病程和改善预后,甚至推迟疾病的康复和增加复发率。也有报道称应用甲泼尼龙治疗轻、中型 GBS 效果较好,减轻脱髓鞘程度,改善神经传导功能;重型 GBS 患者肺部感染率较高,还有合并应激性上消化道出血者,不主张应用。临床诊疗指南:规范的临床试验未能证实糖皮质激素治疗 GBS 的疗效,应用甲泼尼龙冲击治疗 GBS 也没有发现优于安慰剂对照组。因此,AIDP 患者不宜首先推荐应用大剂量糖皮质激素治疗。

糖皮质激素不良反应:①大剂量甲泼尼龙冲击治疗能升高血压,平均动脉压增高 1.7～3.6 kPa(12～27 mmHg)。②静脉滴注速度过快可出现心律失常。③有精神症状,如语言增多、欣快等。④其他有上消化道出血、血糖升高、面部潮红、踝部水肿等。

(六)神经营养剂

神经营养药可促进周围损害的神经修复和再生;促进神经功能的恢复。常用有 B 族维生素、辅酶 A、ATP、细胞色素 C、肌苷、胞磷胆碱等。

(七)对症治疗

1.呼吸道感染

重型 GBS 患者易合并呼吸道感染,如有呼吸道感染者,除加强护理及时清除呼吸道分泌物外,还要应用有效足量的抗生素控制呼吸道炎症。

2.心律失常

重型 GBS 患者出现心律失常,多由机械通气、肺炎、酸碱平衡失调、电解质紊乱、自主神经功能障碍等引起。首先明确引起心律失常的病因,再给予相应的处理。

3.尿潴留、便秘

尿潴留可缓慢加压按摩下腹部排尿。预防便秘应鼓励患者多进食新鲜蔬菜、水果,多饮水,每天早晚按摩腹部,促进肠蠕动以防便秘。

4.心理护理

因突然发病,进展又快,四肢瘫,或不能讲话,患者会很紧张、恐惧、焦虑、悲观,心理负担很大,医务人员要鼓励开导患者,树立信心和勇气,消除不良情绪,配合治疗。

(八)康复治疗

GBS 是周围神经脱髓鞘疾病,肌肉出现失神经支配,肌肉萎缩,所以对四肢瘫痪的患者要尽早开始康复治疗,可明显改善神经功能。对肌力在Ⅲ级以上者,鼓励患者要进行主动运动锻炼。肌力在 0～Ⅱ级者,支具固定,保持肢体关节功能位,同时做被动运动训练和按摩,其作用是保持和增加关节活动度,防止关节挛缩变形、肌肉萎缩及足下垂,改善局部血液循环,有利于瘫痪肢体的恢复。另外,还要进行日常生活能力的训练,复合动作训练及作业(即职业)训练等。康复治疗的效果与疾病的严重程度、病程、坚持训练等有关。从患者就诊开始,早期治疗的同时就要注意早期康复治疗。康复治疗不是一朝一夕之事,要鼓励患者持之以恒、循序渐进地坚持功能练习。

(夏一函)

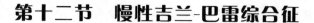

第十二节　慢性吉兰-巴雷综合征

慢性吉兰-巴雷综合征（CIDP）是一种慢性病程进展的，临床表现与 AIDP 相似的自身免疫性周围神经脱髓鞘疾病。CIDP 发病率较 AIDP 低。

一、病因及发病机制

本病发病机制未明，与 AIDP 相似而不相同。CIDP 体内可发现 β-微管蛋白抗体和髓鞘结合糖蛋白抗体，却未发现与 AIDP 发病密切相关的针对空肠弯曲菌及巨细胞病毒等感染因子免疫反应的证据。

二、病理

炎症反应不如 AIDP 明显，周围神经的供血血管周围可见单核细胞浸润，神经纤维水肿，有节段性髓鞘脱失和髓鞘重新形成的存在。施万细胞再生呈"洋葱头样"改变，轴索损伤也常见。

三、临床表现

起病隐匿，男女发病率相似，各年龄组均可发病。病前少见前驱感染，起病缓慢，并逐步进展达 2 个月以上。少数患者呈亚急性起病。临床表现主要为对称性肢体远端或近端无力，大多自远端向近端发展，近端受累较重。一般不累及延髓肌致吞咽困难，呼吸困难更为少见。感觉障碍常见的主诉有麻木、刺痛、紧束、烧灼或疼痛感，客观检查可见感觉丧失，不能识别物体，不能完成协调动作，肢体远端重。查体示四肢肌力减退，肌张力低，伴或不伴肌萎缩，四肢腱反射减低或消失，四肢末梢性感觉减退或消失，腓肠肌可有压痛，Kernig 征可阳性。

四、辅助检查

（一）CSF 检查

与 AIDP 相似，可见蛋白-细胞分离，蛋白含量波动于 0.75～2 g/L，病情严重程度与 CSF 蛋白含量呈正相关。少数 CIDP 患者蛋白含量正常，少数患者可出现寡克隆 IgG 区带。

（二）电生理检查

早期行 EMG 检查有神经传导速度减慢，F 波潜伏期延长，提示脱髓鞘病变，发病数月后 30％患者可有动作电位波幅减低提示轴索变性。

（三）腓肠神经活检

可见反复节段性脱髓鞘与再生形成的"洋葱头样"提示 CIDP。

五、诊断及鉴别诊断

（一）诊断

根据中华医学会神经病学分会的意见，CIDP 的诊断必需条件如下。

1.临床检查

(1)一个以上肢体的周围性进行性或多发性运动、感觉功能障碍,进展期超过2个月。

(2)四肢腱反射减弱或消失。

2.电生理检查 NCV

显示近端神经节段性脱髓鞘,必须具备以下4条中的3条。

(1)2条或多条运动神经传导速度减慢。

(2)1条或多条运动神经部分性传导阻滞或短暂离散,如腓神经、尺神经或正中神经等。

(3)2条或多条运动神经远端潜伏期延长。

(4)2条或多条运动神经刺激10～15次后F波消失或最短P波潜伏期延长。

3.病理学检查

神经活检示脱髓鞘与髓鞘再生并存。

4.CSF 检查

(1)若 HIV 阴性,细胞数$<10\times10^6/L$;若 HIV 阳性,$50\times10^6/L$。

(2)性病筛查实验(venereal disease research laboratories,VDRL)阴性。

(二)鉴别诊断

1.多灶性运动神经病

多灶性运动神经病是以运动神经末端受累为主的进行性周围神经病,临床表现为慢性非对称性肢体远端无力,以上肢为主,感觉正常。

2.进行性脊肌萎缩

进行性脊肌萎缩也为缓慢进展病程,但运动障碍不对称分布,有肌束震颤,无感觉障碍。神经电生理示 NCV 正常,EMG 可见纤颤波及巨大电位。

3.遗传性运动感觉性神经元病

一般有遗传家族史,常合并有手足残缺,色素性视网膜炎等,确诊需依靠神经活检。

4.代谢性周围神经病

有原发病的症状和体征。

六、治疗

许多免疫治疗方法都可以用于 CIDP,并可获得较好疗效。

(一)类固醇皮质激素

绝大多数 CIDP 患者对激素疗效肯定。临床应用泼尼松 100 mg/d,连用2～4周,再逐渐减量,大多数患者2个月内出现肌力改善.地塞米松 40 mg/d,静脉滴注,连续4天。然后 20 mg/d,共12天,再 10 mg/d,又12天。共28天为1个疗程,治疗6个疗程后症状可见缓解。

(二)血浆交换(PE)和静脉注射免疫球蛋白(IVIG)

PE 每周行2～3次,约3周起效.短期疗效好。半数以上患者大剂量 IVIG 治疗有效,一般用 IVIG 0.4 g/(kg·d),连续5天。或1.0 g/(kg·d),连用2天,可重复使用。IVIG 和 PE 短期疗效相近,与大剂量激素合用疗效更好。

(三)免疫抑制剂

以上治疗无效可试用免疫抑制剂如环磷酰胺、硫唑嘌呤、环孢素 A 等,可能有效。

(夏一函)

第二章 呼吸内科疾病

第一节 急性气管-支气管炎

急性气管-支气管炎是由生物、物理、化学刺激或过敏等因素引起的急性气管-支气管黏膜的急性炎症。多为散发,年老体弱者易感。临床上主要表现为咳嗽、咳痰,一般为自限性,最终痊愈并恢复功能。

一、病因和发病机制

(一)感染

本病常发生于普通感冒或鼻、咽喉及气管、支气管的其他病毒感染之后,常伴有继发性细菌感染。引起急性支气管炎的病毒主要有腺病毒、冠状病毒、副流感病毒、呼吸道合胞病毒和单纯疱疹病毒,常见的细菌有流感嗜血杆菌、肺炎链球菌,支原体和衣原体也可引起急性感染性支气管炎。

(二)理化因素

各种粉尘、强酸、氨、某些挥发性有机溶剂、氯、硫化氢、二氧化硫及吸烟等均可刺激气管-支气管黏膜,引起急性损伤和炎症反应。

(三)变态反应

常见的变应原包括花粉、有机粉尘、真菌孢子、动物皮毛等;寄生虫卵在肺内移行也可以引起气管-支气管急性炎症。

二、病理

早期气管、支气管黏膜充血,之后出现黏膜水肿,黏膜下层白细胞浸润,伴有上皮细胞损伤,腺体肥大增生。

三、临床表现

(一)症状

急性起病。开始时表现为干咳,但数小时或数天后出现少量黏痰,随后出现较多的黏液或黏液脓性痰,明显的脓痰则提示合并细菌感染。部分患者有烧灼样胸骨后痛,咳嗽时加重。患者一般全身症状较轻,可有发热。咳嗽、咳痰一般持续 2～3 周。少数患者病情迁延不愈,可演变成慢性支气管炎。

(二)体征

如无合并症,急性支气管炎几乎无肺部体征,少数患者可能闻及散在干、湿性啰音,部位不固定。持续存在的胸部局部体征则提示支气管肺炎的发生。

四、实验室和其他检查

血液白细胞计数多正常。由细菌感染引起者,则白细胞计数及中性粒细胞百分比增高,血沉加快。痰培养可发现致病菌。X 线胸片常有肺纹理增强,也可无异常表现。

五、诊断

通常根据症状和体征,结合血象和 X 线胸片,可做出诊断。痰病毒和细菌检查有助于病因诊断。应注意与流行性感冒、急性上呼吸道感染鉴别。

六、治疗

(一)一般治疗

多休息,发热期间应鼓励患者饮水,一般应达到 3～4 L/d。

(二)对症治疗

1.祛痰镇咳

咳嗽无痰或少痰的患者,可给予右美沙芬、喷托维林等镇咳药。有痰而不易咳出的患者,可选用盐酸氨溴索、溴己新化痰,也可进行雾化吸入。棕色合剂兼有镇咳和化痰两种作用,在临床上较为常用。也可选用中成药镇咳祛痰。

2.退热

发热可用解热镇痛药,如阿司匹林每次口服 0.3～0.6 g,3 次/天,必要时每 4 小时 1 次。或对乙酰氨基酚每次口服 0.5～1.0 g,3～4 次/天,1 天总量不超过 2 g。

3.抗菌药物治疗

抗生素只在有细菌感染时使用,可首选新大环内酯类或青霉素类,也可选用头孢菌素类或喹诺酮类。如症状持续、复发或病情异常严重时,应根据痰培养及药敏试验选择抗生素。

七、健康指导

增强体质,预防上呼吸道感染。治理空气污染,改善生活环境。

八、预后

绝大部分患者预后良好,少数患者可迁延不愈。

(闫胜中)

第二节 支气管哮喘

一、病因和发病机制

(一)病因

哮喘的病因还不十分清楚,大多认为是与多基因遗传有关的疾病,同时受遗传因素和环境因素的双重影响。

许多调查资料表明,哮喘的亲属患病率高于群体患病率,并且亲缘关系越近,患病率越高。哮喘患儿双亲大多存在不同程度气道反应性增高。目前,哮喘的相关基因尚未完全明确,但有研究表明存在有与气道高反应性、IgE调节和特应性反应相关的基因,这些基因在哮喘的发病中起着重要的作用。

环境因素中主要包括某些激发因素,包括吸入物,如尘螨、花粉、真菌、动物毛屑、二氧化硫、氨气等各种特异和非特异性吸入物;感染,如细菌、病毒、原虫、寄生虫等;食物,如鱼、虾、蟹、蛋类、牛奶等;药物,如普萘洛尔、阿司匹林等;气候变化、运动、妊娠等都可能是哮喘的激发因素。

(二)发病机制

哮喘的发病机制尚不完全清楚。多数人认为哮喘与变态反应、气道炎症、气道反应性增高及神经机制等因素相互作用有关。

1.变态反应

当变应原进入具有特应性体质的机体后,可刺激机体通过T细胞的传递,由B细胞合成特异性IgE,并结合于肥大细胞和嗜碱性粒细胞表面的高亲和性的IgE受体($Fc\varepsilon R_1$);IgE也能结合于某些B细胞、巨噬细胞、单核细胞、嗜酸性粒细胞、NK细胞及血小板表面的低亲和性Fca受体($Fc\varepsilon R_2$)。若变应原再次进入体内,可与结合在$Fc\varepsilon R$上的IgE交联,使该细胞合成并释放多种活性介质导致平滑肌收缩、黏液分泌增加、血管通透性增高和炎症细胞浸润等。炎症细胞在介质的作用下又可分泌多种介质,使气道病变加重,炎症反应增加,产生哮喘的临床症状。根据变应原吸入后哮喘发生的时间,可分为速发型哮喘反应(IAR)、迟发型哮喘反应(LAR)和双相型哮喘反应(OAR)。IAR几乎在吸入变应原的同时立即发生反应,15～30分钟达高峰,2小时后逐渐恢复正常。LAR 6小时左右发病,持续时间长,可达数天。而且临床症状重,常呈持续性哮喘表现,肺功能损害严重而持久。LAR的发病机制较复杂,不仅与IgE介导的肥大细胞脱颗粒有关,而且主要是气道炎症所致。现在认为哮喘是一种涉及多种炎症细胞和结构细胞相互作用,许多介质和细胞因子参与的一种慢性炎症疾病。LAR是由于慢性炎症反应的结果。

2.气道炎症

气道慢性炎症被认为是哮喘的本质。表现为多种炎症细胞特别是肥大细胞、嗜酸性粒细胞和T细胞等多种炎症细胞在气道的浸润和聚集。这些细胞相互作用可以分泌出多种炎症介质和细胞因子,这些介质、细胞因子与炎症细胞和结构细胞相互作用构成复杂的网络,使气道反应性增高,气道收缩,黏液分泌增加,血管渗出增多。已知肥大细胞、嗜酸性粒细胞、中性粒细胞、上皮细胞、巨噬细胞和内皮细胞都可产生炎症介质。

3.气道高反应性(AHR)

表现为气道对各种刺激因子出现过强或过早的收缩反应,是哮喘患者发生和发展的另外一个重要因素。目前普遍认为气道炎症是导致气道高反应性的重要机制之一,当气道受到变应原或其他刺激后,由于多种炎症细胞、炎症介质和细胞因子的参与,气道上皮和上皮内神经的损害等而导致气道高反应性。AHR 常有家族倾向,受遗传因素的影响,AHR 为支气管哮喘患者的共同病理生理特征,然而出现 AHR 者并非都是支气管哮喘,如长期吸烟、接触臭氧、病毒性上呼吸道感染、慢性阻塞性肺疾病(COPD)等也可出现 AHR。

4.神经机制

神经因素也被认为是哮喘发病的重要环节。支气管受复杂的自主神经支配。除胆碱能神经、肾上腺素能神经外,还有非肾上腺素能非胆碱能(NANC)神经系统。支气管哮喘与 β 肾上腺素受体功能低下和迷走神经张力亢进有关,并可能存在有 α 肾上腺素神经的反应性增加。NANC 能释放舒张支气管平滑肌的神经介质如血管活性肠肽(VIP)、一氧化氮(NO),及收缩支气管平滑肌的介质如 P 物质、神经激肽,两者平衡失调,则可引起支气管平滑肌收缩。

二、病理

显微镜下可见纤毛上皮剥离、气道上皮下有肥大细胞、嗜酸性粒细胞、淋巴细胞与中性粒细胞浸润。气道黏膜下组织水肿,微血管通透性增加,杯状细胞增殖及支气管分泌物增加,支气管平滑肌痉挛等病理改变。若哮喘长期反复发作,表现为支气管平滑肌肌层肥厚,气道上皮细胞下纤维化、黏液腺增生和新生血管形成等,导致气道重构。

三、临床表现

几乎所有的支气管哮喘患者都有长期性和反复发作性的特点,哮喘的发作与季节、周围环境、饮食、职业、精神心理因素、运动和服用某种药物有密切关系。

(一)主要临床表现

1.前驱症状

在变应原引起的急性哮喘发作前往往有打喷嚏、流鼻涕、眼痒、流泪、干咳或胸闷等前驱症状。

2.喘息和呼吸困难

喘息和呼吸困难是哮喘的典型症状,喘息的发作往往较突然。呼吸困难呈呼气性,表现为吸气时间短,呼气时间长,患者感到呼气费力,但有些患者感到呼气和吸气都费力。当呼吸肌收缩克服气道狭窄产生的过高支气管阻力负荷时,患者即可感到呼吸困难。一般来说,呼吸困难的严重程度和气道阻力增高的程度呈正比。但有 15% 的患者当 FEV_1 下降到正常值的 50% 时仍然察觉不到气流受限,表明这部分患者产生了颈动脉窦的适应,即对持续的刺激反应性降低。这说明单纯依靠症状的严重程度来评估病情有低估的危险,需要结合其他的客观检查手段来正确评价哮喘病情的严重程度。

3.咳嗽、咳痰

咳嗽是哮喘的常见症状,由于气道的炎症和支气管痉挛引起。干咳常是哮喘的前兆,哮喘发作时,咳嗽、咳痰症状反而减轻,以喘息为主。哮喘发作接近尾声时,支气管痉挛和气道狭窄减轻,大量气道分泌物需要排出时,咳嗽、咳痰可能加重,咳出大量的白色泡沫痰。有一部分哮喘患

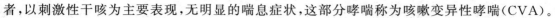

者,以刺激性干咳为主要表现,无明显的喘息症状,这部分哮喘称为咳嗽变异性哮喘(CVA)。

4.胸闷和胸痛

哮喘发作时,患者可有胸闷和胸部发紧的感觉。如果哮喘发作较重,可能与呼吸肌过度疲劳和拉伤有关。突发的胸痛要考虑自发性气胸的可能。

5.体征

哮喘的体征与哮喘的发作有密切的关系,在哮喘缓解期可无任何阳性体征。在哮喘发作期,根据病情严重程度的不同可有不同的体征。哮喘发作时支气管和细支气管进行性的气流受限可引起肺部动力学、气体交换和心血管系统一系列的变化。为了维持气道的正常功能,肺出现膨胀,伴有残气容积和肺总量的明显增加。由于肺的过度膨胀使肺内压力增加,产生胸腔内负压所需要的呼吸肌收缩力也明显增加。呼吸肌负荷增加的体征是呼吸困难、呼吸加快和辅助呼吸肌运动。在呼气时,肺弹性回缩压降低和气道炎症可引起显著的气道狭窄,在临床上可观察到喘息、呼气延长和呼气流速减慢。这些临床表现一般和第 1 秒用力呼气容积(FEV$_1$)和呼气高峰流量(PEF)的降低相关。由于哮喘患者气流受限并不均匀,通气的分布也不均匀,可引起肺通气/血流比值的失调,发生低氧血症,出现发绀等缺氧表现。在吸气期间肺过度膨胀和胸腔负压的增加对心血管系统有很大的影响。右心室受胸腔负压的牵拉使静脉回流增加,可引起肺动脉高压和室间隔的偏移。在这种情况下,受压的左心室需要将血液从负压明显增高的胸腔射到体循环,产生吸气期间的收缩压下降,称为奇脉。

(1)一般体征:哮喘患者在发作时,精神一般比较紧张,呼吸加快、端坐呼吸,严重时可出现口唇和指(趾)发绀。

(2)呼气延长和双肺哮鸣音:在胸部听诊时可听到呼气时间延长而吸气时间缩短,伴有双肺如笛声的高音调,称为哮鸣音。这是小气道梗阻的特征。两肺满布的哮鸣音在呼气时较明显,称呼气性哮鸣音。很多哮喘患者在吸气和呼气都可闻及哮鸣音。单侧哮鸣音突然消失要考虑发生自发性气胸的可能。在哮喘严重发作,支气管发生极度狭窄,出现呼吸肌疲劳时,喘鸣音反而消失,称为寂静肺,是病情危重的表现。

(3)肺过度膨胀体征:即肺气肿体征。表现为胸腔的前后径扩大,肋间隙增宽,叩诊呈过清音,肺肝浊音界下降,心浊音界缩小。长期哮喘的患者可有桶状胸,儿童可有鸡胸。

(4)奇脉:重症哮喘患者发生奇脉是吸气期间收缩压下降幅度(一般不超过 1.3 kPa 即 10 mmHg)增大的结果。这种吸气期收缩压下降的程度和气流受限的程度相关,它反映呼吸肌对胸腔压波动的影响的程度明显增加。呼吸肌疲劳的患者不再产生较大的胸腔压波动,奇脉消失。严重的奇脉(不低于 3.3 kPa,即 25 mmHg)是重症哮喘的可靠指征。

(5)呼吸肌疲劳的表现:表现为呼吸肌的动用,肋间肌和胸锁乳突肌的收缩,还表现为反常呼吸,即吸气时下胸壁和腹壁向内收。

(6)重症哮喘的体征:随着气流受限的加重,患者变得更窘迫,说话不连贯,皮肤潮湿,呼吸和心率增加。并出现奇脉和呼吸肌疲劳表现。呼吸频率不低于 25 次/分,心率不低于 110 次/分,奇脉不低于 3.3 kPa(25 mmHg)是重症哮喘的指征。患者垂危状态时可出现寂静肺或呼吸乏力、发绀、心动过缓、意识恍惚或昏迷等表现。

(二)重症哮喘的表现

1.哮喘持续状态

哮喘持续状态指哮喘严重发作并持续 24 小时以上,通常被称为"哮喘持续状态"。这是指发作的情况而言,并不代表该患者的基本病情,但这种情况往往发生于重症的哮喘患者,而且与预后有关,是哮喘本身的一种最常见的急症。许多危重哮喘病例的病情常常在一段时间内逐渐加剧,所有重症哮喘患者在某种因素的激发下都有随时发生严重致命性急性发作的可能,而无特定的时间因素。其中一部分患者可能在哮喘急性发作过程中,虽经一段时间的治疗,但病情仍然逐渐加重。

2.哮喘猝死

有一部分哮喘患者在经过一段相对缓解的时期后,突然出现严重急性发作,如果救治不及时,可在数分钟到数小时内死亡,称为哮喘猝死。哮喘猝死的定义为哮喘突然急性严重发作、患者在 2 小时内死亡。哮喘猝死的原因可能与哮喘突然发作或加重,引起严重气流受限或其他心肺并发症导致心跳和呼吸骤停有关。

3.潜在性致死性哮喘

潜在性致死性哮喘包括以下几种情况:①长期口服糖皮质激素类药物治疗;②以往曾因严重哮喘发作住院抢救治疗;③曾因哮喘严重发作而行气管切开、机械通气治疗;④既往曾有气胸或纵隔气肿病史;⑤本次发病过程中需不断超常规剂量使用支气管扩张药,但效果不明显。在哮喘发作过程中,还有一些征象值得高度警惕,如喘息症状频发,持续甚至迅速加重,气促(呼吸频率超过 30 次/分),心率超过 140 次/分,体力活动和言语受限,夜间呼吸困难显著,取前倾位,极度焦虑、烦躁、大汗淋漓,甚至出现嗜睡和意识障碍,口唇、指甲发绀等。患者的肺部一般可以听到广泛哮鸣音,但若哮鸣音减弱,甚至消失,而全身情况不见好转,呼吸浅快,甚至神志淡漠和嗜睡,则意味着病情危重,随时可能发生心跳和呼吸骤停。此时的血气分析对病情和预后判断有重要参考价值。若动脉血氧分压(PaO_2)低于 8.0 kPa(60 mmHg)和/或动脉二氧化碳分压($PaCO_2$)高于 6.0 kPa(45 mmHg),动脉血氧饱和度(SaO_2)低于 90%,pH<7.35,则意味患者处于危险状态,应加强监护和治疗。

4.脆性哮喘(BA)

正常人的支气管舒缩状态呈现轻度生理性波动,第 1 秒用力呼气容积(FEV_1)和高峰呼气流量(PEF)在晨间降至最低(波谷),午后达最大值(波峰)。哮喘患者这种变化尤其明显。有一类哮喘患者 FEV_1 和 PEF 在治疗前后或一段时间内大幅度地波动,称为"脆性哮喘"。Ayres 在综合各种观点的基础上提出 BA 的定义和分型如下。

(1)Ⅰ型 BA:尽管采取了正规、有力的治疗措施,包括吸入糖皮质激素(如吸入二丙酸倍氯米松1 500 μg/d以上),或口服相当剂量糖皮质激素,同时联合吸入支气管舒张药,连续观察至少150 天,半数以上观察日的 PEF 变异率超过 40%。

(2)Ⅱ型 BA:在基础肺功能正常或良好控制的背景下,无明显诱因突然急性发作的支气管痉挛,3 小时内哮喘严重发作伴高碳酸血症,可危及生命,常需机械通气治疗。月经期前发作的哮喘往往属于此类。

(三)特殊类型的哮喘

1.运动诱发性哮喘(EIA)

EIA 也称为运动性哮喘,是指达到一定的运动量后,出现支气管痉挛而产生的哮喘。其发作大多是急性的、短暂的,而且大多能自行缓解。运动性哮喘并非说明运动即可引起哮喘,实际上短暂的运动可兴奋呼吸,使支气管有短暂的舒张,其后随着运动时间的延长,强度增加,支气管发生收缩。运动性哮喘特点为:①发病均发生在运动后;②有明显的自限性,发作后经一定时间的休息后即可逐渐恢复正常;③一般无过敏性因素参与,特异性变应原皮试阴性,血清 IgE 水平不高。

但有些学者认为,运动性哮喘常与过敏性哮喘共存,说明两者之间存在一些联系。临床上可进行运动诱发性试验来判断是否存在运动性哮喘。如果运动后 FEV_1 下降 20%～40%,即可诊断为轻度运动性哮喘;FEV_1 下降 40%～65%,即可诊断为中度运动性哮喘;FEV_1 下降 65% 以上可诊断为重度运动性哮喘。有严重心肺或其他影响运动疾病的患者不宜进行运动诱发性试验。

2.药物性哮喘

由于使用某种药物导致的哮喘发作。常见的可能引起哮喘发作的药物有阿司匹林、β 受体阻滞剂、血管紧张素转换酶抑制剂(ACEI)、局部麻醉剂、添加剂(如酒石黄)、医用气雾剂中的杀菌复合物等。个别患者吸入支气管舒张药时,偶尔也可引起支气管收缩,可能与其中的氟利昂或表面活性剂有关。免疫血清、含碘造影剂也可引起哮喘发作。这些药物通常是以抗原、半抗原或佐剂的形式参与机体的变态反应过程,但并非所有的药物性哮喘都是机体直接对药物产生变态反应引起。如 β 受体阻滞剂,它是通过阻断 β 受体,使 $β_2$ 受体激动剂不能在支气管平滑肌的效应器上起作用,从而导致支气管痉挛。

阿司匹林是诱发药物性哮喘最常见的药物,某些患者可在服用阿司匹林或其他非甾体抗炎药数分钟或数小时内发生剧烈支气管痉挛。此类哮喘多发生于中年人,在临床上可分为药物作用相和非药物作用相。药物作用相指服用阿司匹林等解热镇痛药后引起哮喘持续发作的一段时间,潜伏期可为 5 分钟至 2 小时,患者的症状一般很重,常见明显的呼吸困难和发绀,甚至意识丧失,血压下降,休克等。药物作用相的持续时间不等,从 2 小时至 2 天。非药物作用相阿司匹林性哮喘指药物作用时间之外的时间,患者可因各种不同的原因发作哮喘。阿司匹林性哮喘的发病可能与其抑制呼吸道花生四烯酸的环氧酶途径,使花生四烯酸的脂氧酶代谢途径增强,产生过多的白三烯有关。白三烯具有很强的支气管平滑肌收缩能力。近年来研制的白三烯受体拮抗剂,如扎鲁斯特和孟鲁斯特可以很好地抑制口服阿司匹林导致的哮喘发作。

3.职业性哮喘

从广义上讲,凡是由职业性致喘物引起的哮喘统称为"职业性哮喘"。但从职业病学的角度,职业性哮喘应该有严格的定义和范围。

我国在 20 世纪 80 年代末制定了职业性哮喘诊断标准,致喘物规定为异氰酸酯类、苯酐类、多胺类固化剂、铂复合盐、剑麻和青霉素。职业性哮喘的发生率往往与工业的发展水平有关,发达的工业国家,职业性哮喘的发病率较高,美国的职业性哮喘的发病率为 15% 左右。

职业性哮喘的病史有如下特点:①有明确的职业史,本病只限于与致喘物直接接触的劳动者;②既往(从事该职业前)无哮喘史;③自开始从事该职业至哮喘首次发作的"潜伏期"最少半年以上;④哮喘发作与致喘物的接触关系非常密切,接触则发病,脱离则缓解。

还有一些患者在吸入氯气、二氧化硫等刺激性气体时,出现急性刺激性干咳症状、咳黏痰、气急等症状,称为反应性气道功能不全综合征,可持续 3 个月以上。

四、实验室和其他检查

(一)血液学检查

发作时可有嗜酸性粒细胞增高,但多不明显,如并发感染可有白细胞计数增高,分类中性粒细胞比例增高。

(二)痰液检查

涂片在显微镜下可见较多嗜酸性粒细胞,可见嗜酸性粒细胞退化形成的尖棱结晶(Charcort-Leyden 结晶体),黏液栓(Curschmann 螺旋体)和透明的哮喘珠(Laennec 珠)。如合并呼吸道细菌感染,痰涂片革兰染色、细菌培养及药物敏感试验有助于病原菌诊断及指导治疗。

(三)呼吸功能检查

在哮喘发作时有关呼气流量的全部指标均显著下降,第 1 秒用力呼气容积(FEV_1)、第 1 秒用力呼气容积占用力肺活量比值($FEV_1/FVC\%$)、最大呼气中期流量(MMEF)、25% 与 50% 肺活量时的最大呼气流量($MEF_{25}\%$、$MEF_{50}\%$),以及高峰呼气流量(PEF)均减少。缓解期可逐渐恢复。有效支气管舒张药可使上述指标好转。在发作时可有用力肺活量减少、残气容积增加、功能残气量和肺总量增加,残气容积占肺总量百分比增高。

(四)动脉血气分析

哮喘严重发作时可有缺氧,PaO_2 降低,由于过度通气可使 $PaCO_2$ 下降,pH 上升,表现为呼吸性碱中毒。如重症哮喘,病情进一步发展,气道阻塞严重,可有缺氧及二氧化碳潴留,$PaCO_2$ 上升,表现呼吸性酸中毒。如缺氧明显,可合并代谢性酸中毒。

(五)胸部 X 线检查

早期在哮喘发作时可见两肺透亮度增加,呈过度充气状态;在缓解期多无明显异常。如并发呼吸道感染,可见肺纹理增加及炎性浸润阴影。同时要注意肺不张、气胸或纵隔气肿等并发症的存在。

(六)支气管激发试验

用于测定气道反应性。哮喘患者的气道处于一种异常敏感状态,对某些刺激表现出一种过强和/或过早的反应,称为气道高反应性(AHR)。如果患者就诊时 FEV_1 或 PEF 测定值在正常范围内,无其他禁忌证时,可以谨慎地试行支气管激发试验。吸入激发剂后,FEV_1 或 PEF 的下降超过 20%,即可确定为支气管激发试验阳性。此种检查主要价值见于以下几个方面。

1.辅助诊断哮喘

对于轻度、缓解期的支气管哮喘患者或患有变应性鼻炎而哮喘处于潜伏期的患者,气道高反应性可能是唯一的临床特征和诊断依据。早期发现气道高反应性对于哮喘的预防和早期治疗具有重要的指导价值,对于有职业刺激原反复接触史且怀疑职业性哮喘者,采用特异性支气管激发试验可以鉴别该刺激物是否会诱发支气管收缩,明确职业性哮喘的诊断很有意义。

2.评估哮喘严重程度和预后

气道反应性的高低可直接反映哮喘的严重程度,并对支气管哮喘的预后提供重要的参考资料。

3.判断治疗效果

气道反应轻者表示病情较轻,可较少用药,重者则提示应积极治疗。哮喘患者经长期治疗,气道高反应性减轻,可指导临床减药或停药,有学者提出将消除 AHR 作为哮喘治疗的最终目标。

(七)支气管舒张试验

测定气流受限的可逆性。对于一些已有支气管痉挛、狭窄的患者,采用一定剂量的支气管舒张药使狭窄的支气管舒张,以测定其舒张程度的肺功能试验,称为支气管舒张试验。若患者吸入支气管舒张药后,FEV_1 或 PEF 改善率超过或等于15%可诊断支气管舒张试验阳性。此项检查的应用价值在于以下几个方面。

1.辅助诊断哮喘

支气管哮喘的特征之一是支气管平滑肌的痉挛具有可逆性,故在支气管舒张试验时,表现出狭窄的支气管舒张。对一些无明显气流受限症状的哮喘患者或哮喘的非急性发作期,当其肺功能不正常时,经吸入支气管舒张药后肺功能指标有明显的改善,也可作为诊断支气管哮喘的辅助方法。对有些肺功能较差,如 $FEV_1 < 60\%$ 预计值患者,不宜做支气管激发试验时,可采用本试验。

2.指导用药

可通过本试验了解或比较某种支气管舒张药的疗效。有不少患者自述使用 β_2 受体激动剂后效果不佳,但如果舒张试验阳性,表示气道痉挛可逆,仍可据此向患者耐心解释,指导正确用药。

(八)呼气高峰流量(PEF)的测定和监测

PEF 是反映哮喘患者气流受限程度的一项客观指标。通过测定大气道的阻塞情况,对于支气管哮喘诊断和治疗具有辅助价值。由于方便、经济、实用、灵活等优点,可以随时进行测定,在指导偶发性和夜间哮喘治疗方面更有价值。哮喘患者 PEF 值的变化规律是凌晨最低,午后或晚上最高,昼夜变异率不低于20%则提示哮喘的诊断。在相同气流受限程度下,不同患者对呼吸困难的感知能力不同,许多患者感觉较迟钝,往往直至 PEF 降至很低时才感到呼吸困难,往往延误治疗。对这部分患者,定期监测 PEF 可以早期诊断和预示哮喘病情的恶化。

(九)特异性变应原检测

变应原是一种抗原物质,能诱发机体产生 IgE 抗体。变应原检测可分为体内试验(变应原皮试)、体外特异性 IgE 抗体检测、嗜碱性粒细胞释放能力检测、嗜酸性粒细胞阳离子蛋白(ECP)检测等。目前常用前两种方法。变应原皮肤试验简单易行,但皮肤试验结果与抗原吸入气道反应并不一致,不能作为确定变应原的依据,必须结合临床发作情况或进行抗原特异性 IgE 测定加以评价。特异性 IgE 抗体(SIgE)是体外检测变应原的重要手段,灵敏度和特异性都很高,根据 SIgE 含量可确定患者变应原种类,可评价患者过敏状态,对哮喘的诊断和鉴别诊断都有一定的意义。

五、诊断

(一)诊断标准

(1)反复发作喘息、气急、胸闷或咳嗽,多与接触变应原、冷空气、物理、化学性刺激,以及病毒性上呼吸道感染、运动等有关。

(2)发作时在双肺可闻及散在或弥漫性、以呼气相为主的哮鸣音,呼气相延长。

(3)上述症状和体征可经治疗缓解或自行缓解。

(4)除外其他疾病所引起的喘息、气急、胸闷和咳嗽。

(5)临床表现不典型者(如无明显喘息或体征),应至少具备以下1项试验阳性:①支气管激发试验或运动激发试验阳性;②支气管舒张试验阳性 FEV_1 增加超过12%,且 FEV_1 增加绝对值不低于 200 mL;③呼气流量峰值(PEF)日内(或2周)变异率不低于20%。

符合(1)~(4)项或(4)、(5)项者,可以诊断为哮喘。

(二)分期

根据临床表现支气管哮喘可分为急性发作期、慢性持续期和临床缓解期。慢性持续期是指每周均不同频度和/或不同程度地出现症状(喘息、气急、胸闷、咳嗽等);临床缓解期系指经过治疗或未经治疗症状、体征消失,肺功能恢复到急性发作前水平,并维持3个月以上。

(三)病情严重程度分级

1.病情严重程度的分级

主要用于治疗前或初始治疗时严重程度的判断,在临床研究中更有其应用价值(表2-1)。

表 2-1　哮喘病情严重程度的分级

分级	临床特点
间歇状态(第1级)	症状不足每周1次
	短暂出现
	夜间哮喘症状不超过每个月2次
	FEV_1占预计值达到80%或PEF达到80%个人最佳值,PEF或FEV_1变异率<20%
轻度持续(第2级)	症状达到每周1次,但不到每天1次
	可能影响活动和睡眠
	夜间哮喘症状每个月超过2次,但每周低于1次
	FEV_1占预计值达到80%或PEF达到80%个人最佳值,PEF或FEV_1变异率20%~30%
中度持续(第3级)	每天有症状
	影响活动和睡眠
	夜间哮喘症状达到每周1次
	FEV_1占预计值60%~79%或PEF 60%~79%个人最佳值,PEF或FEV_1变异率>30%
重度持续(第4级)	每天有症状
	频繁出现
	经常出现夜间哮喘症状
	体力活动受限
	FEV_1占预计值<60%或PEF<60%个人最佳值,PEF或FEV_1变异率>30%

2.控制水平的分级

这种分级方法更容易被临床医师掌握,有助于指导临床治疗,以取得更好的哮喘控制(表2-2)。

表 2-2　哮喘控制水平分级

	完全控制 (满足以下所有条件)	部分控制(在任何1周内 出现以下1~2项特征)	未控制 (在任何1周内)
白天症状	无(或不超过2次/周)	超过2次/周	
活动受限	无	有	
夜间症状/憋醒	无	有	出现不低于3项部分控制特征
需要使用缓解药的次数	无(或不超过2次/周)	超过2次/周	

续表

	完全控制 （满足以下所有条件）	部分控制（在任何1周内 出现以下1～2项特征）	未控制 （在任何1周内）
肺功能（PEF或FEV$_1$）	正常或不低于正常预计值/本人 最佳值的80%	小于正常预计值（或本人最佳 值的）80%	
急性发作	无	达到每年1次	在任何1周内出现1次

3.哮喘急性发作时的分级

哮喘急性发作是指喘息、气促、咳嗽、胸闷等症状突然发生，或原有症状急剧加重，常有呼吸困难，以呼气流量降低为其特征，常因接触变应原、刺激物或呼吸道感染诱发。其程度轻重不一，病情加重，可在数小时或数天内出现，偶尔可在数分钟内即危及生命，故应对病情做出正确评估，以便给予及时有效的紧急治疗。哮喘急性发作时病情严重程度的分级，见表2-3。

表2-3　哮喘急性发作时病情严重程度的分级

临床特点	轻度	中度	重度	危重
气短	步行、上楼时	稍事活动	休息时	
体位	可平卧	喜坐位	端坐呼吸	
讲话方式	连续成句	单词	单字	不能讲话
精神状态	可有焦虑，尚安静	时有焦虑或烦躁	常有焦虑、烦躁	嗜睡或意识模糊
出汗	无	有	大汗淋漓	
呼吸频率	轻度增加	增加	常超过30次/分	
辅助呼吸肌活动及三凹征	常无	可有	常有	胸腹矛盾运动
哮鸣音	散在，呼吸末期	响亮、弥漫	响亮、弥漫	减弱乃至无
脉率（次/分）	<100	100～120	>120	脉率变慢或不规则
奇脉	无，<1.3 kPa （10 mmHg）	可有，1.3～3.3 kPa （10～25 mmHg）	常有，>3.3 kPa （25 mmHg）（成人）	无，提示呼吸肌疲劳
最初支气管扩张药治疗后PEF占预计值或个人最佳值%	>80%	60%～80%	<60%或<100 L/min 或作用持续时间<2小时	
PaO$_2$（吸空气）	正常	不低于8.0 kPa （60 mmHg）	<8.0 kPa （60 mmHg）	<8.0 kPa （60 mmHg）
PaCO$_2$	<6.0 kPa （45 mmHg）	不超过6.0 kPa （45 mmHg）	>6.0 kPa（45 mmHg）	
SaO$_2$（吸空气，%）	>95	91～95	不超过90	不超过90
pH				降低

只要符合某一严重程度的某些指标，而不需满足全部指标，及可提示为该级别的急性发作；1 mmHg=0.133 322 kPa。

六、鉴别诊断

(一)心源性哮喘

心源性哮喘常见于左心衰竭,发作时的症状与哮喘相似,但心源性哮喘多有高血压、冠状动脉粥样硬化性心脏病、风湿性心脏病和二尖瓣狭窄等病史和体征。阵发性咳嗽,常咳出粉红色泡沫痰,两肺可闻及广泛的湿啰音和哮鸣音,左心界扩大,心率增快,心尖部可闻及奔马律。病情许可行胸部 X 线检查时,可见心脏增大,肺淤血征,有助于鉴别。若一时难以鉴别,可雾化吸入 β_2 肾上腺素受体激动剂或静脉注射氨茶碱缓解症状后,进一步检查,忌用肾上腺素或咖啡,以免造成危险。

(二)喘息型慢性支气管炎

实际上为慢支合并哮喘,多见于中老年人,有慢性咳嗽史,喘息长年存在,有加重期。有肺气肿体征,两肺可闻及湿啰音。

(三)支气管肺癌

中央型肺癌由于肿瘤压迫导致支气管狭窄或伴发感染时,可出现喘鸣音或类似哮喘样呼吸困难、肺部可闻及哮鸣音。但肺癌的呼吸困难及喘鸣症状进行性加重,常无诱因,咳嗽可有血痰,痰中可找到癌细胞,胸部 X 线摄片、CT 或 MRI 检查或支气管镜检查常可明确诊断。

(四)肺嗜酸性粒细胞浸润症

见于热带性嗜酸细胞增多症、肺嗜酸性粒细胞增多性浸润、外源性变态反应性肺泡炎等。病原体为寄生虫、花粉、化学药品、职业粉尘等,多有接触史,症状较轻,患者常有发热,胸部 X 线检查可见多发性、此起彼伏的淡薄斑片浸润阴影,可自行消失或再发。肺组织活检也有助于鉴别。

(五)变态反应性支气管肺曲菌病

本病是一种由烟曲菌等致病真菌在具有特应性个体中引起的一种变态反应性疾病。其与哮喘的鉴别要点如下:①典型者咳出棕褐色痰块,内含多量嗜酸性粒细胞;②X 线胸片呈现游走性或固定性浸润病灶;③支气管造影可以显示出近端支气管呈囊状或柱状扩张;④痰镜检或培养发现烟曲菌;⑤曲菌抗原皮试呈速发反应阳性;⑥曲菌抗原特异性沉淀抗体(IgG)测定阳性;⑦烟曲菌抗原皮试出现 Arthus 现象;⑧烟曲菌特异性 IgE 水平增高。

(六)气管、支气管软化及复发性多软骨炎

由于气管支气管软骨软化,气道不能维持原来正常状态,患者呼气或咳嗽时胸膜腔内压升高,可引起气道狭窄,甚至闭塞,临床表现为呼气性喘息,其特点:①剧烈持续性、甚至犬吠样咳嗽;②气道断层摄影或 CT 显示气管、大气管狭窄;③支气管镜检查时可见气道呈扁平状,呼气或咳嗽时气道狭窄。

(七)变应性肉芽肿性血管炎(又称 Churg-Strauss 综合征)

本病主要侵犯小动脉和小静脉,常侵犯细小动脉,主要累及多器官和脏器,以肺部浸润和周围血管嗜酸性粒细胞浸润增多为特征,本病患者绝大多数可出现喘息症状,其与哮喘的鉴别要点如下:①除喘息症状外,常伴有副鼻旁窦炎(88%)、变应性鼻炎(69%)、多发性神经炎(66%~98%);②病理检查特征有嗜酸性粒细胞浸润、肉芽肿病变、坏死性血管炎。

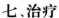

七、治疗

(一)脱离变应原

部分患者能找到引起哮喘发作的变应原或其他非特异刺激因素,应立即使患者脱离变应原的接触。

(二)药物治疗

治疗哮喘的药物可以分为控制药物和缓解药物。①控制药物:是指需要长期每天使用的药物。这些药物主要通过抗炎作用使哮喘维持临床控制,其中包括吸入糖皮质激素(简称激素)、全身用激素、白三烯调节药、长效 β_2 受体激动剂(LABA,须与吸入激素联合应用)、缓释茶碱、色甘酸钠、抗 IgE 抗体及其他有助于减少全身激素剂量的药物等;②缓解药物:是指按需使用的药物。这些药物通过迅速解除支气管痉挛从而缓解哮喘症状,其中包括速效吸入 β_2 受体激动剂、全身用激素、吸入性抗胆碱能药物、短效茶碱及短效口服 β_2 受体激动剂等。

1.激素

激素是最有效的控制气道炎症的药物。给药途径包括吸入、口服和静脉应用等,吸入为首选途径。

(1)吸入给药:吸入激素的局部抗炎作用强;通过吸气过程给药,药物直接作用于呼吸道,所需剂量较小。通过消化道和呼吸道进入血液药物的大部分被肝灭活,因此全身性不良反应较少。研究结果证明吸入激素可以有效减轻哮喘症状、提高生命质量、改善肺功能、降低气道高反应性、控制气道炎症,减少哮喘发作的频率和减轻发作的严重程度,降低病死率。当使用不同的吸入装置时,可能产生不同的治疗效果。多数成人哮喘患者吸入小剂量激素即可较好地控制哮喘。过多增加吸入激素剂量对控制哮喘的获益较小而不良反应增加。由于吸烟可以降低激素的效果,故吸烟患者须戒烟并给予较高剂量的吸入激素。吸入激素的剂量与预防哮喘严重急性发作的作用之间有非常明确的关系,所以,严重哮喘患者长期大剂量吸入激素是有益的。

吸入激素在口咽部局部的不良反应包括声音嘶哑、咽部不适和念珠菌感染。吸药后及时用清水含漱口咽部,选用干粉吸入剂或加用储雾器可减少上述不良反应。吸入激素的全身不良反应的大小与药物剂量、药物的生物利用度、在肠道的吸收、肝首关代谢率及全身吸收药物的半衰期等因素有关。已上市的吸入激素中丙酸氟替卡松和布地奈德的全身不良反应较少。目前有证据表明成人哮喘患者每天吸入低至中剂量激素,不会出现明显的全身不良反应。长期高剂量吸入激素后可能出现的全身不良反应包括皮肤瘀斑、肾上腺功能抑制和骨密度降低等。已有研究证据表明吸入激素可能与白内障和青光眼的发生有关,但前瞻性研究没有证据表明与后囊下白内障的发生有明确关系。目前没有证据表明吸入激素可以增加肺部感染(包括肺结核)的发生率,因此伴有活动性肺结核的哮喘患者可以在抗结核治疗的同时给予吸入激素治疗。

气雾剂给药:临床上常用的吸入激素有 4 种(表 2-4),包括二丙酸倍氯米松、布地奈德、丙酸氟替卡松等。一般而言,使用干粉吸入装置比普通定量气雾剂方便,吸入下呼吸道的药物量较多。

表 2-4 常用吸入型糖皮质激素的每天剂量与互换关系

药物	低剂量(μg)	中剂量(μg)	高剂量(μg)
二丙酸倍氯米松	200~500	500~1 000	1 000~2 000
布地奈德	200~400	400~800	800~1 600

药物	低剂量（μg）	中剂量（μg）	高剂量（μg）
丙酸氟替卡松	100～250	250～500	500～1 000
环索奈德	80～160	160～320	320～1 280

溶液给药：布地奈德溶液经以压缩空气为动力的射流装置雾化吸入，对患者吸气配合的要求不高，起效较快，适用于轻中度哮喘急性发作时的治疗。

吸入激素是长期治疗哮喘的首选药物。国际上推荐的每天吸入激素剂量，见表2-4。我国哮喘患者所需吸入激素剂量比该表中推荐的剂量要小一些。

（2）口服给药：适用于中度哮喘发作、慢性持续哮喘吸入大剂量激素联合治疗无效的患者和作为静脉应用激素治疗后的序贯治疗。一般使用半衰期较短的激素（如泼尼松、泼尼松龙或甲泼尼龙等）。对于激素依赖型哮喘，可采用每天或隔天清晨顿服给药的方式，以减少外源性激素对下丘脑-垂体-肾上腺轴的抑制作用。泼尼松的维持剂量最好每天不超过10 mg。

长期口服激素可以引起骨质疏松症、高血压、糖尿病、下丘脑-垂体-肾上腺轴的抑制、肥胖症、白内障、青光眼、皮肤菲薄导致皮纹和瘀斑、肌无力。对于伴有结核病、寄生虫感染、骨质疏松、青光眼、糖尿病、严重忧郁或消化性溃疡的哮喘患者，全身给予激素治疗时应慎重并应密切随访。长期甚至短期全身使用激素的哮喘患者可感染致命的疱疹病毒应引起重视，尽量避免这些患者暴露于疱疹病毒是必要的。尽管全身使用激素不是一种经常使用的缓解哮喘症状的方法，但是对于严重的急性哮喘是需要的，因为它可以预防哮喘的恶化、减少因哮喘而急诊或住院的机会、预防早期复发、降低病死率。推荐剂量：泼尼松龙30～50 mg/d，5～10天。具体使用要根据病情的严重程度，当症状缓解或其肺功能已经达到个人最佳值，可以考虑停药或减量。地塞米松因对垂体-肾上腺的抑制作用大，不推荐长期使用。

（3）静脉给药：严重急性哮喘发作时，应经静脉及时给予琥珀酸氢化可的松（400～1 000 mg/d）或甲泼尼龙（80～160 mg/d）。无激素依赖倾向者，可在短期（3～5天）内停药；有激素依赖倾向者应延长给药时间，控制哮喘症状后改为口服给药，并逐步减少激素用量。

2.β_2受体激动剂

通过对气道平滑肌和肥大细胞等细胞膜表面的β_2受体的作用，舒张气道平滑肌、减少肥大细胞和嗜碱性粒细胞脱颗粒和介质的释放、降低微血管的通透性、增加气道上皮纤毛的摆动等，缓解哮喘症状。此类药物较多，可分为短效（作用维持4～6小时）和长效（维持12小时）β_2受体激动剂。后者又可分为速效（数分钟起效）和缓慢起效（30分钟起效）两种（表2-5）。

表2-5　β_2受体激动剂的分类

起效时间	作用维持时间	
	短效	长效
速效	沙丁胺醇吸入剂 特布他林吸入剂 非诺特罗吸入剂	福莫特罗吸入剂
慢效	沙丁胺醇口服剂 特布他林口服剂	沙美特罗吸入剂

（1）短效β_2受体激动剂（简称SABA）：常用的药物如沙丁胺醇和特布他林等。

　　吸入给药:可供吸入的短效 β_2 受体激动剂包括气雾剂、干粉剂和溶液等。这类药物松弛气道平滑肌作用强,通常在数分钟内起效,疗效可维持数小时,是缓解轻至中度急性哮喘症状的首选药物,也可用于运动性哮喘。如每次吸入 $100\sim200\ \mu g$ 沙丁胺醇或 $250\sim500\ \mu g$ 特布他林,必要时每 20 分钟重复 1 次。1 小时后疗效不满意者应向医师咨询或去急诊。这类药物应按需间歇使用,不宜长期、单一使用,也不宜过量应用,否则可引起骨骼肌震颤、低血钾、心律失常等不良反应。压力型定量手控气雾剂(pMDI)和干粉吸入装置吸入短效 β_2 受体激动剂不适用于重度哮喘发作;其溶液(如沙丁胺醇、特布他林、非诺特罗及其复方制剂)经雾化泵吸入适用于轻至重度哮喘发作。

　　口服给药:如沙丁胺醇、特布他林、丙卡特罗片等,通常在服药后 15～30 分钟起效,疗效维持 4～6 小时。如沙丁胺醇 $2\sim4\ mg$,特布他林 $1.25\sim2.50\ mg$,每天 3 次;丙卡特罗 $25\sim50\ \mu g$,每天 2 次。使用虽较方便,但心悸、骨骼肌震颤等不良反应比吸入给药时明显。缓释剂型和控释剂型的平喘作用维持时间可达 8～12 小时,特布他林的前体药班布特罗的作用可维持 24 小时,可减少用药次数,适用于夜间哮喘患者的预防和治疗。长期、单一应用 β_2 受体激动剂可造成细胞膜 β_2 受体的向下调节,表现为临床耐药现象,故应予避免。

　　注射给药:虽然平喘作用较为迅速,但因全身不良反应的发生率较高,国内较少使用。

　　贴剂给药:为透皮吸收剂型。现有产品有妥洛特罗,分为 0.5 mg、1 mg、2 mg 3 种剂量。由于采用结晶储存系统来控制药物的释放,药物经过皮肤吸收,因此可以减轻全身不良反应,每天只需贴敷 1 次,效果可维持 24 小时。对预防晨降有效,使用方法简单。

　　(2)长效 β_2 受体激动剂(简称 LABA):这类 β_2 受体激动剂的分子结构中具有较长的侧链,舒张支气管平滑肌的作用可维持 12 小时以上。目前,在我国临床使用的吸入型 LABA 有 2 种。沙美特罗:经气雾剂或碟剂装置给药,给药后 30 分钟起效,平喘作用维持 12 小时以上。推荐剂量 $50\ \mu g$,每天 2 次吸入。福莫特罗:经吸入装置给药,给药后 3～5 分钟起效,平喘作用维持 12 小时以上。平喘作用具有一定的剂量依赖性,推荐剂量 $4.5\sim9.0\ \mu g$,每天 2 次吸入。吸入 LABA 适用于哮喘(尤其是夜间哮喘和运动诱发哮喘)的预防和治疗。福莫特罗因起效相对较快,也可按需用于哮喘急性发作时的治疗。

　　近年来推荐联合吸入激素和 LABA 治疗哮喘。这两者具有协同的抗炎和平喘作用,可获得相当于(或优于)应用加倍剂量吸入激素时的疗效,并可增加患者的依从性、减少较大剂量吸入激素引起的不良反应,尤其适合于中至重度持续哮喘患者的长期治疗。不推荐长期单独使用 LABA,应该在医师指导下与吸入激素联合使用。

　　3.白三烯调节药

　　包括半胱氨酰白三烯受体拮抗剂和 5-脂氧化酶抑制剂。除吸入激素外,是唯一可单独应用的长效控制药,可作为轻度哮喘的替代治疗药物和中重度哮喘的联合治疗用药。目前在国内应用主要是半胱氨酰白三烯受体拮抗剂,通过对气道平滑肌和其他细胞表面白三烯受体的拮抗抑制肥大细胞和嗜酸粒细胞释放出的半胱氨酰白三烯的致喘和致炎作用,产生轻度支气管舒张和减轻变应原、运动和二氧化硫(SO_2)诱发的支气管痉挛等作用,并具有一定程度的抗炎作用。本品可减轻哮喘症状、改善肺功能、减少哮喘的恶化。但其作用不如吸入激素,也不能取代激素。作为联合治疗中的一种药物,本品可减少中至重度哮喘患者每天吸入激素的剂量,并可提高吸入激素治疗的临床疗效,联用本品与吸入激素的疗效比联用吸入 LABA 与吸入激素的疗效稍差。但本品服用方便。尤适用于阿司匹林哮喘、运动性哮喘和伴有过敏性鼻炎哮喘患者的治疗。本品使用较为安全。虽然有文献报道接受这类药物治疗的患者可出现 Churg-Strauss 综合征,但其与白三烯调节剂的因果关系尚未肯定,可能与减少全身应用激素的剂量有关。5-脂氧化酶抑制剂齐留通可能引起肝损害,需监测肝功能。通常口服给药。白三烯受体拮抗剂扎鲁司特 20 mg,每天 2 次;孟鲁司特 10 mg,每天 1 次;异丁司特 10 mg,每天 2 次。

4.茶碱

具有舒张支气管平滑肌作用,并具有强心、利尿、扩张冠状动脉、兴奋呼吸中枢和呼吸肌等作用。有研究资料显示,低浓度茶碱具有抗炎和免疫调节作用。作为症状缓解药,尽管现在临床上在治疗重症哮喘时仍然静脉使用茶碱,但短效茶碱治疗哮喘发作或恶化还存在争议,因为它在舒张支气管,与足量使用的快速 β_2 受体激动剂对比,没有任何优势,但是它可能改善呼吸驱动力。不推荐已经长期服用缓释型茶碱的患者使用短效茶碱,除非该患者的血清中茶碱浓度较低或者可以进行血清茶碱浓度监测时。

口服给药:包括氨茶碱和控(缓)释型茶碱。用于轻至中度哮喘发作和维持治疗。一般剂量为每天 6～10 mg/kg。口服控(缓)释型茶碱后昼夜血药浓度平稳,平喘作用可维持 12～24 小时,尤其适用于夜间哮喘症状的控制。联合应用茶碱、激素和抗胆碱药物具有协同作用。但本品与 β_2 受体激动剂联合应用时,易出现心率增快和心律失常,应慎用并适当减少剂量。

静脉给药:氨茶碱加入葡萄糖溶液中,缓慢静脉注射[注射速度不宜超过 0.25 mg/(kg·min)]或静脉滴注,适用于哮喘急性发作且近 24 小时内未用过茶碱类药物的患者。负荷剂量为 4～6 mg/kg,维持剂量为 0.6～0.8 mg/(kg·h)。由于茶碱的"治疗窗"窄,以及茶碱代谢存在较大的个体差异,可引起心律失常、血压下降、甚至死亡,在有条件的情况下应监测其血药浓度,及时调整浓度和滴速。茶碱有效、安全的血药浓度范围应在 6～15 mg/L。影响茶碱代谢的因素较多,如发热性疾病、妊娠、抗结核治疗可以降低茶碱的血药浓度;而肝脏疾病、充血性心力衰竭,以及合用西咪替丁或喹诺酮类、大环内酯类等药物均可影响茶碱代谢而使其排泄减慢,增加茶碱的毒性作用,应引起临床医师的重视,并酌情调整剂量。多索茶碱的作用与氨茶碱相同,但不良反应较轻。双羟丙茶碱的作用较弱,不良反应也较少。

5.抗胆碱药物

吸入抗胆碱药物如溴化异丙托品、溴化氧托品和溴化泰乌托品等,可阻断节后迷走神经传出支,通过降低迷走神经张力而舒张支气管。其舒张支气管的作用比 β_2 受体激动剂弱,起效也较慢,但长期应用不易产生耐药,对老年人的疗效不低于年轻人。

本品有气雾剂和雾化溶液两种剂型。经 pMDI 吸入溴化异丙托品气雾剂,常用剂量为,每天 3～4 次;经雾化泵吸入溴化异丙托品溶液的常用剂量为 50～125 μg,每天 3～4 次。溴化泰乌托品系新近上市的长效抗胆碱药物,对 M_1 和 M_3 受体具有选择性抑制作用,仅需每天 1 次吸入给药。本品与 β_2 受体激动剂联合应用具有协同、互补作用。本品对有吸烟史的老年哮喘患者较为适宜,但对妊娠早期妇女和患有青光眼或前列腺肥大的患者应慎用。尽管溴化异丙托品被用在一些因不能耐受 β_2 受体激动剂的哮喘患者上,但是到目前为止尚没有证据表明它对哮喘长期管理方面有显著效果。

6.抗 IgE 治疗

抗 IgE 单克隆抗体可应用于血清 IgE 水平增高的哮喘患者。目前它主要用于经过吸入糖皮质激素和 LABA 联合治疗后症状仍未控制的严重哮喘患者。目前在 11～50 岁的哮喘患者的治疗研究中尚没有发现抗 IgE 治疗有明显不良反应,但因该药临床使用的时间尚短,其远期疗效与安全性有待进一步观察。价格昂贵也使其临床应用受到限制。

7.变应原特异性免疫疗法(SIT)

通过皮下给予常见吸入变应原提取液(如尘螨、猫毛、豚草等),可减轻哮喘症状和降低气道高反应性,适用于变应原明确但难以避免的哮喘患者。其远期疗效和安全性尚待进一步研究与评价。变应原制备的标准化也有待加强。哮喘患者应用此疗法应严格在医师指导下进行。目前已试用舌下给药的变应原免疫疗法。SIT 应该是在严格的环境隔离和药物干预无效(包括吸入激素)情况下考虑的治疗方法。现在没有研究比较其和药物干预的疗效差异。现在还没有证据支持使用复合变应原进行免疫治疗的价值。

8.其他治疗哮喘药物

(1)抗组胺药物:口服第二代抗组胺药物(H_1 受体拮抗剂)如酮替芬、氯雷他定、阿司咪唑、氮䓬司丁、特非那定等具有抗变态反应作用,在哮喘治疗中的作用较弱。可用于伴有变应性鼻炎哮喘患者的治疗。这类药物的不良反应主要是嗜睡。阿司咪唑和特非那定可引起严重的心血管不良反应,应谨慎使用。

(2)其他口服抗变态反应药物:如曲尼司特、瑞吡司特等可应用于轻至中度哮喘的治疗。其主要不良反应是嗜睡。

(3)可能减少口服糖皮质激素剂量的药物:口服免疫调节药(甲氨蝶呤、环孢素、金制剂等)、某些大环内酯类抗生素和静脉应用免疫球蛋白等。其疗效尚待进一步研究。

(4)中医中药:采用辨证施治,有助于慢性缓解期哮喘的治疗。有必要对临床疗效较为确切的中(成)药或方剂开展多中心随机双盲的临床研究。

(三)急性发作期的治疗

哮喘急性发作的治疗取决于发作的严重程度,以及对治疗的反应。治疗的目的在于尽快缓解症状、解除气流受限和低氧血症,同时还需要制定长期治疗方案以预防再次急性发作。

对于具有哮喘相关死亡高危因素的患者,需要给予高度重视,这些患者应当尽早到医疗机构就诊。高危患者包括:①曾经有过气管插管和机械通气的濒于致死性哮喘的病史;②在过去1年中因为哮喘而住院或看急诊;③正在使用或最近刚刚停用口服激素;④目前未使用吸入激素;⑤过分依赖速效 β_2 受体激动剂,特别是每月使用沙丁胺醇(或等效药物)超过1支的患者;⑥有心理疾病或社会心理问题,包括使用镇静药;⑦有对哮喘治疗计划不依从的历史。

轻度和部分中度急性发作可以在家庭中或社区中治疗。家庭或社区中的治疗措施主要为重复吸入速效 β_2 受体激动剂,在第1小时每20分钟吸入 2~4 喷。随后根据治疗反应,轻度急性发作可调整为每 3~4 小时 2~4 喷,中度急性发作每 1~2 小时 6~10 喷。如果对吸入性 β_2 受体激动剂反应良好(呼吸困难显著缓解,PEF 占预计值>80%或个人最佳值,且疗效维持 3~4 小时),通常不需要使用其他的药物。如果治疗反应不完全,尤其是在控制性治疗的基础上发生的急性发作,应尽早口服激素(泼尼松龙 0.5~1.0 mg/kg 或等效剂量的其他激素),必要时到医院就诊。

部分中度和所有重度急性发作均应到急诊室或医院治疗。除氧疗外,应重复使用速效 β_2 受体激动剂,可通过压力定量气雾剂的储雾器给药,也可通过射流雾化装置给药。推荐在初始治疗时连续雾化给药,随后根据需要间断给药(每 4 小时 1 次)。目前尚无证据支持常规静脉使用 β_2 受体激动剂。联合使用 β_2 受体激动剂和抗胆碱能制剂(如异丙托溴铵)能够取得更好的支气管舒张作用。茶碱的支气管舒张作用弱于 SABA,不良反应较大应谨慎使用。对规则服用茶碱缓释制剂的患者,静脉使用茶碱应尽可能监测茶碱血药浓度。中重度哮喘急性发作应尽早使用全身激素,特别是对速效 β_2 受体激动剂初始治疗反应不完全或疗效不能维持,以及在口服激素基础上仍然出现急性发作的患者。口服激素与静脉给药疗效相当,不良反应小。

推荐用法:泼尼松龙 30～50 mg 或等效的其他激素,每天单次给药。严重的急性发作或口服激素不能耐受时,可采用静脉注射或滴注,如甲基泼尼松龙 80～160 mg,或氢化可的松 400～1 000 mg 分次给药。地塞米松因半衰期较长,对肾上腺皮质功能抑制作用较强,一般不推荐使用。静脉给药和口服给药的序贯疗法有可能减少激素用量和不良反应,如静脉使用激素 2～3 天,继之以口服激素 3～5 天。不推荐常规使用镁制剂,可用于重度急性发作(FEV$_1$ 25%～30%)或对初始治疗反应不良者。

重度和危重哮喘急性发作经过上述药物治疗,临床症状和肺功能无改善甚至继续恶化者,应及时给予机械通气治疗,其指征主要包括意识改变、呼吸肌疲劳、PaCO$_2$ 不低于 6.0 kPa(45 mmHg)等。可先采用经鼻(面)罩无创机械通气,若无效应及早行气管插管机械通气。哮喘急性发作机械通气需要较高的吸气压,可使用适当水平的呼气末正压(PEEP)治疗。如果需要过高的气道峰压和平台压才能维持正常通气容积,可试用允许性高碳酸血症通气策略以减少呼吸机相关肺损伤。

初始治疗症状显著改善,PEF 或 FEV$_1$ 占预计值的百分比恢复到或个人最佳值 60%者以上可回家继续治疗,PEF 或 FEV$_1$ 为 40%～60%者应在监护下回到家庭或社区继续治疗,治疗前 PEF 或 FEV$_1$ 低于 25%或治疗后低于 40%者应入院治疗。在出院时或近期的随访时,应当为患者制订一个详细的行动计划,审核患者是否正确使用药物、吸入装置和峰流速仪,找到急性发作的诱因并制订避免接触的措施,调整控制性治疗方案。严重的哮喘急性发作意味着哮喘管理的失败,这些患者应当给予密切监护、长期随访,并进行长期哮喘教育。

大多数哮喘急性发作并非由细菌感染引起,应严格控制抗菌药物的使用指征,除非有细菌感染的证据,或属于重度或危重哮喘急性发作。

(四)慢性持续期的治疗

哮喘的治疗应以患者的病情严重程度为基础,根据其控制水平类别选择适当的治疗方案。哮喘药物的选择既要考虑药物的疗效及其安全性,也要考虑患者的实际状况,如经济收入和当地的医疗资源等。要为每个初诊患者制订哮喘防治计划,定期随访、监测,改善患者的依从性,并根据患者病情变化及时修订治疗方案。哮喘患者长期治疗方案分为 5 级(表 2-6)。

表 2-6　根据哮喘病情控制分级制订治疗方案

第 1 级	第 2 级	第 3 级	第 4 级	第 5 级
哮喘教育、环境控制				
按需使用短效 β_2 受体激动剂	按需使用短效 β_2 受体激动剂			
控制性药物	选用 1 种	选用 1 种	加用 1 种或以上	加用 1 种或 2 种
	低剂量 ICS	低剂量的 ICS 加 LABA	中高剂量的 ICS 加 LABA	口服最小剂量的糖皮质激素
	白三烯调节药	中高剂量的 ICS	白三烯调节药	抗 IgE 治疗
		低剂量的 ICS 加白三烯调节药	缓释茶碱	
		低剂量的 ICS 加缓释茶碱		

ICS:吸入糖皮质激素。

对以往未经规范治疗的初诊哮喘患者可选择第2级治疗方案,哮喘患者症状明显,应直接选择第3级治疗方案。从第2级到第5级的治疗方案中都有不同的哮喘控制药物可供选择。而在每一级中都应按需使用缓解药物,以迅速缓解哮喘症状。如果使用含有福莫特罗和布地奈德单一吸入装置进行联合治疗时,可作为控制和缓解药物应用。

如果使用该分级治疗方案不能够使哮喘得到控制,治疗方案应该升级直至达到哮喘控制为止。当哮喘控制并维持至少3个月后,治疗方案可考虑降级。建议减量方案:①单独使用中至高剂量吸入激素的患者,将吸入激素剂量减少50%;②单独使用低剂量激素的患者,可改为每天1次用药;③联合吸入激素和LABA的患者,将吸入激素剂量减少约50%,仍继续使用LABA联合治疗。当达到低剂量联合治疗时,可选择改为每天1次联合用药或停用LABA,单用吸入激素治疗。若患者使用最低剂量控制药物达到哮喘控制1年,并且哮喘症状不再发作,可考虑停用药物治疗。上述减量方案尚待进一步验证。通常情况下,患者在初诊后2~4周回访,以后每1~3个月随访1次。出现哮喘发作时应及时就诊,哮喘发作后2周至1个月内进行回访。

对于我国贫困地区或低经济收入的哮喘患者,视其病情严重度不同,长期控制哮喘的药物推荐使用:①吸入低剂量激素;②口服缓释茶碱;③吸入激素联合口服缓释茶碱;④口服激素和缓释茶碱。这些治疗方案的疗效与安全性需要进一步临床研究,尤其要监测长期口服激素可能引起的全身不良反应。

八、教育与管理

尽管哮喘尚不能根治,但通过有效的哮喘管理,通常可以实现哮喘控制。成功的哮喘管理目标是:①达到并维持症状的控制;②维持正常活动,包括运动能力;③维持肺功能水平尽量接近正常;④预防哮喘急性加重;⑤避免因哮喘药物治疗导致的不良反应;⑥预防哮喘导致的死亡。

建立医患之间的合作关系是实现有效的哮喘管理的首要措施。其目的是指导患者自我管理,对治疗目标达成共识,制订个体化的书面管理计划,包括自我监测、对治疗方案和哮喘控制水平周期性评估、在症状和/或PEF提示哮喘控制水平变化的情况下,针对控制水平及时调整治疗以达到并维持哮喘控制。其中对患者进行哮喘教育是最基本的环节。

(一)哮喘教育

哮喘教育必须成为医患之间所有互助关系中的组成部分。对医院、社区、专科医师、全科医师及其他医务人员进行继续教育,通过培训哮喘管理知识,提高与患者沟通技巧,做好患者及家属教育。患者教育的目标是增加理解、增强技能、增加满意度、增强自信心、增加依从性和自我管理能力,增进健康减少卫生保健资源使用。

1.教育内容

(1)通过长期规范治疗能够有效控制哮喘。

(2)避免触发、诱发因素方法。

(3)哮喘的本质、发病机制。

(4)哮喘长期治疗方法。

(5)药物吸入装置及使用方法。

(6)自我监测,即如何测定、记录、解释哮喘日记内容、症状评分、应用药物、PEF,哮喘控制测试(ACT)变化。

(7)哮喘先兆、哮喘发作征象和相应自我处理方法,如何、何时就医。

（8）哮喘防治药物知识。

（9）如何根据自我监测结果判定控制水平,选择治疗。

2.教育方式

（1）初诊教育:是最重要的基础教育和启蒙教育,是医患合作关系起始的个体化教育,首先应提供患者诊断信息,了解患者对哮喘治疗的期望和可实现的程度,并至少进行以上（1）～（6）内容教育,预约复诊时间,提供教育材料。

（2）随访教育和评价:是长期管理方法,随访时应回答患者的疑问、评估最初疗效。定期评价、纠正吸入技术和监测技术,评价书面管理计划,理解实施程度,反复提供更新教育材料。

（3）集中教育:定期开办哮喘学校、学习班、俱乐部、联谊会进行大课教育和集中答疑。

（4）自学教育:通过阅读报纸、杂志、文章、看电视节目、听广播进行。

（5）网络教育:通过中国哮喘联盟网、全球哮喘防治创议网 GINA 等或互动多媒体技术传播防治信息。

（6）互助学习:举办患者防治哮喘经验交流会。

（7）定点教育:与社区卫生单位合作,有计划开展社区、患者、公众教育。

（8）调动全社会各阶层力量宣传普及哮喘防治知识。

哮喘教育是一个长期、持续过程,需要经常教育,反复强化,不断更新,持之以恒。

（二）哮喘管理

1.确定并减少危险因素接触

尽管对已确诊的哮喘患者应用药物干预,对控制症状和改善生活质量非常有效,但仍应尽可能避免或减少接触危险因素,以预防哮喘发病和症状加重。

许多危险因素可引起哮喘急性加重,被称为"触发因素",包括变应原、病毒感染、污染物、烟草烟雾、药物。减少患者对危险因素的接触,可改善哮喘控制并减少治疗药物需求量。早期确定职业性致敏因素,并防止患者进一步接触,是职业性哮喘管理的重要组成部分。

2.评估、治疗和监测

哮喘治疗的目标是达到并维持哮喘控制。大多数患者或家属通过医患合作制定的药物干预策略,能够达到这一目标,患者的起始治疗及调整是以患者的哮喘控制水平为依据,包括评估哮喘控制、治疗以达到控制,以及监测以维持控制这样一个持续循环过程（图 2-1）。

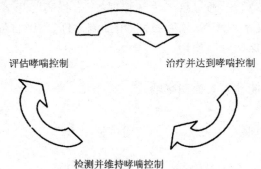

评估哮喘控制　　　　治疗并达到哮喘控制

检测并维持哮喘控制

图 2-1　哮喘长期管理的循环模拟图

一些经过临床验证的哮喘控制评估工具如哮喘控制测试（ACT）、哮喘控制问卷（ACQ）、哮喘治疗评估问卷（ATAQ）等,也可用于评估哮喘控制水平。经国内多中心验证表明哮喘评估工具 ACT 不仅易学易用且适合中国国情。ACT 仅通过回答有关哮喘症状和生活质量的 5 个问题的评分进行综合判定,25 分为控制、20～24 分为部分控制、20 分以下为未控制,并不需要患者检查肺功能。这些问卷不仅用于临床研究,还可以在临床工作中评估患者的哮喘控制水平,通过长期连续检测维持哮喘控制,尤其适合在基层医疗机构推广,作为肺功能的补充,既适用于医师,也适用于患者自我评估哮喘控制,患者可以在家庭或医院,就诊前或就诊期间完成哮喘控制水平的自我评估。这些问卷有助于改进哮喘控制的评估方法并增进医患双向交流,提供了反复使用的客观指标,以便长期监测(表 2-7)。

表 2-7 哮喘控制测试(ACT)

问题 1	在过去 4 周内,在工作、学习或家庭中,有多少时候哮喘妨碍您进行日常活动					
	所有时间 1	大多数时间 2	有些时候 3	很少时候 4	没有 5	得分
问题 2	在过去 4 周内,您有多少次呼吸困难?					
	每天不止 1 次 1	每天 1 次 2	每周 3 至 6 次 3	每周 1 至 2 次 4	完全没有 5	得分
问题 3	在过去 4 周内,因为哮喘症状(喘息、咳嗽、呼吸困难、胸闷或疼痛),您有多少次在夜间醒来或早上比平时早醒					
	每周 4 晚或更多 1	每周 2 至 3 晚 2	每周 1 次 3	1 至 2 次 4	没有 5	得分
问题 4	在过去 4 周内,您有多少次使用急救药物治疗(如沙丁胺醇)?					
	每天 3 次以上 1	每天 1 至 2 次 2	每周 2 至 3 次 3	每周 1 次或更少 4	没有 5	得分
问题 5	您如何评价过去 4 周内,您的哮喘控制情况?					
	没有控制 1	控制很差 2	有所控制 3	控制很好 4	完全控制 5	得分

第 1 步:请将每个问题的得分写在右侧的框中。请尽可能如实回答,这将有助于与医师讨论您的哮喘;第 2 步:把每一题的分数相加得出总分;第 3 步:寻找总分的含义。25 分:完全控制;20～24 分:部分控制;低于 20 分:未得到控制。

在哮喘长期管理治疗过程中,必须采用评估哮喘控制方法,连续监测提供可重复的客观指标,从而调整治疗,确定维持哮喘控制所需的最低治疗级别,以便维持哮喘控制,降低医疗成本。

(闫胜中)

第三节　肺炎链球菌肺炎

一、定义

肺炎链球菌肺炎是由肺炎链球菌感染引起的急性肺部炎症,为社区获得性肺炎中最常见的细菌性肺炎。起病急骤,临床以高热、寒战、咳嗽、血痰及胸痛为特征,病理为肺叶或肺段的急性表现。近来,因抗生素的广泛应用,典型临床和病理表现已不多见。

二、病因

致病菌为肺炎链球菌,革兰阳性,有荚膜,复合多聚糖荚膜共有 86 个血清型。成人致病菌多为 1 型、5 型。为口咽部定植菌,不产生毒素(除Ⅲ型),主要靠荚膜对组织的侵袭作用而引起组织的炎性反应,通常在机体免疫功能低下时致病。冬春季因带菌率较高(40%～70%)为本病多发季节。青壮年男性或老幼多见。长期卧床、心力衰竭、昏迷和手术后等易发生肺炎链球菌肺炎。常间诱因有病毒性上呼吸道感染史或受寒、酗酒、疲劳等。

三、诊断

(一)临床表现

因患者年龄、基础疾病及有无并发症,就诊是否使用过抗生素等影响因素,临床表现差别较大。

(1)起病:多急骤,短时寒战继之出现高热,呈稽留热型,肌肉酸痛及全身不适,部分患者体温低于正常。

(2)呼吸道症状:起病数小时即可出现,初起为干咳,继之咳嗽,咳黏性痰,典型者痰呈铁锈色,累及胸膜可有针刺样胸痛,下叶肺炎累及膈胸膜时疼痛可放射至上腹部。

(3)其他系统症状:食欲缺乏、恶心、呕吐,以及急腹症消化道状。老年人精神萎靡、头痛,意识朦胧等。部分严重感染的患者可发生周围循环衰竭,甚至早期出现休克。

(4)体检:急性病容,呼吸急促,体温达39~40 ℃,口唇单纯疱疹,可有发绀及巩膜黄染,肺部听诊为实变体征或可听到啰音,累及胸膜时可有胸膜摩擦音甚至胸腔积液体征。

(5)合并症及肺外感染表现。①脓胸(5%~10%):治疗过程中又出现体温升高、白细胞计数增高时,要警惕并发脓胸和肺脓肿的可能。②脑膜炎:可出现神经症状或神志改变。③心肌炎或心内膜炎:心率快,出现各种心律失常或心脏杂音,脾大,心力衰竭。

(6)败血症或毒血症(15%~75%):可出现皮肤、黏膜出血点,巩膜黄染。

(7)感染性休克:表现为周围循环衰竭,如血压降低、四肢厥冷、心动过速等,个别患者起病既表现为休克而呼吸道症状并不明显。

(8)麻痹性肠梗阻。

(9)罕见 DIC、ARDS。

(二)实验室检查

1.血常规

白细胞计数(10~30)×10⁹/L,中型粒细胞增多(80%以上),分类核左移并可见中毒颗粒。酒精中毒、免疫力低下及年老体弱者白细胞总数可正常或减少,提示预后较差。

2.病原体检查

(1)痰涂片及荚膜染色镜检,可见革兰染色阳性双球菌,2~3 次痰检为同一细菌有意义。

(2)痰培养加药敏可助确定菌属并指导有效抗生素的使用,干咳无痰者可做高渗盐水雾化吸入导痰。

(3)血培养致病菌阳性者可做药敏试验。

(4)脓胸者应做胸腔积液菌培养。

(5)对重症或疑难病例,有条件时可采用下呼吸道直接采样法做病原学诊断。如防污染毛刷采样(PSB)、防污染支气管-肺泡灌洗(PBAL)、经胸壁穿刺肺吸引(LA)、环甲膜穿刺经气管引(TTA)。

(三)胸部 X 线

(1)早期病变肺段纹理增粗、稍模糊。

(2)典型表现为大叶性、肺段或亚肺段分布的浸润、实变阴影,可见支气管气道征及肋膈角

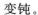

变钝。

（3）病变吸收较快时可出现浓淡不均假空洞征。

（4）吸收较慢时可出现机化性肺炎。

（5）老年人、婴儿多表现为支气管肺炎。

四、鉴别诊断

（1）干酪样肺炎：常有结核中毒症状，胸部 X 线表现肺实变、消散慢，病灶多在肺尖或锁骨下、下叶后段或下叶背段，新旧不一、有钙化点、易形成空洞并肺内播散。痰抗酸菌染色可发现结核菌，PPD 试验常阳性，青霉素 G 治疗无效。

（2）其他病原体所致肺炎：①多为院内感染，金黄色葡萄球菌肺炎和克雷伯杆菌肺炎的病情通常较重。②多有基础疾病。③痰或血的细菌培养阳性可鉴别。

（3）急性肺脓肿：早期临床症状相似，病情进展可出现可大量脓臭痰，查痰菌多为金黄色葡萄球菌、克雷伯杆菌、革兰阴性杆菌、厌氧菌等。胸部 X 线可见空洞及液平。

（4）肺癌伴阻塞性肺炎：常有长期吸烟史、刺激性干咳和痰中带血史，无明显急性感染中毒症状；痰脱落细胞可阳性；症状反复出现；可发现肺肿块、肺不张或肿大的肺门淋巴结；胸部 CT 及支气管镜检查可帮助鉴别。

（5）其他：ARDS、肺梗死、放射性肺炎和胸膜炎等。

五、治疗

（一）抗菌药物治疗

首先应给予经验性抗生素治疗，然后根据细菌培养结果进行调整。经治疗不好转者，应再次复查病原学及药物敏感试验进一步调整治疗方案。

1.轻症患者

（1）首选青霉素：青霉素每天 240 万单位，分 3 次肌内注射。或普鲁卡因青霉素每天 120 万单位，分 2 次肌内注射，疗程 5～7 天。

（2）青霉素过敏者：可选用大环内酯类。红霉素每天 2 g，分 4 次口服，或红霉素每天 1.5 g 分次静脉滴注；或罗红霉素每天 0.3 g，分 2 次口服或林可霉素每天 2 g，肌内注射或静脉滴注；或克林霉素每天 0.6～1.8 g，分 2 次肌内注射，或克林霉素每天 1.8～2.4 g 分次静脉滴注。

2.较重症患者

青霉素每天 120 万单位，分 2 次肌内注射，加用丁胺卡那每天 0.4 g 分次肌内注射；或红霉素每天 1.0～2.0 g，分 2～3 次静脉滴注；或克林霉素每天 0.6～1.8 g，分 3～4 次静脉滴注；或头孢噻吩钠每天 2～4 g，分 3 次静脉注射。

疗程 2 周或体温下降 3 天后改口服。老人、有基础疾病者可适当延长。8%～15%青霉素过敏者对头孢菌素类有交叉过敏应慎用。如为青霉素速发性变态反应则禁用头孢菌素。如青霉素皮试阳性而头孢菌素皮试阴性者可用。

3.重症或有并发症患者（如胸膜炎）

青霉素每天 1 000 万单位～3 000 万单位，分 4 次静脉滴注；头孢唑啉钠，每天 2～4 g，2 次静脉滴注。

4.极重症者如并发脑膜炎

头孢曲松每天 1～2 g,分次静脉滴注;碳青霉素烯类如亚胺培南-西司他丁(泰能)每天 2 g,分次静脉滴注;或万古霉素每天 1～2 g,分次静脉滴注,并加用第 3 代头孢菌素;或亚胺培南加第 3 代头孢菌素。

5.耐青霉素肺炎链球菌感染者

近来,耐青霉素肺炎链球菌感染不断增多,通常最小抑制浓度(MIC)≥1.0 mg/L 为中度耐药,MIC≥2.0 mg/L 为高度耐药。临床上可选用以下抗生素:克林霉素每天 0.6～1.8 g,分次静脉滴注;或万古霉素每天 1～2 g,分次静脉滴注;或头孢曲松每天 1～2 g,分次静脉滴注;或头孢噻肟每天 2～6 g,分次静脉滴注;或氨苄西林/舒巴坦、替卡西林/棒酸、阿莫西林/棒酸。

(二)支持疗法

支持疗法包括卧床休息、维持液体和电解质平衡等。应根据病情及检查结果决定补液种类。给予足够热量,以及蛋白和维生素。

(三)对症治疗

胸痛者止痛;刺激性咳嗽可给予可待因,止咳祛痰可用氯化铵或棕色合剂,痰多者禁用止咳剂;发热物理降温,不用解热药;呼吸困难者鼻导管吸氧。烦躁、谵妄者服用安定 5 mg 或水合氯醛 1.0～1.5 g 灌肠,慎用巴比妥类。鼓肠者给予缸管排气,胃扩张给予胃肠减压。

(四)并发症的处理

1.呼吸衰竭

机械通气、支持治疗(面罩、气管插管、气管切开)。

2.脓胸

穿刺抽液必要时肋间引流。

(五)感染性休克的治疗

1.补充血容量

右旋糖酐-40 和平衡盐液静点,以维持收缩压 12.0～13.3 kPa(90～100 mmHg)。脉压 >4.0 kPa(30 mmHg),尿量>30 mL/h,中心静脉压 0.6～0.1 kPa(4.4～7.4 mmHg)。

2.血管活性药物的应用

输液中加入血管活性药物以维持收缩压 13.3 kPa(100 mmHg)以上。为升高血压的同时保证和调节组织血流灌注,近年来主张血管活性药物为主,配合收缩性药物,常用的有多巴胺、间羟胺、去甲肾上腺素和山莨菪碱等。

3.控制感染

及时、有效地控制感染是治疗中的关键。要及时选择足量、有效的抗生素静脉并联合给药。

4.糖皮质激素的应用

病情或中毒症状重及上述治疗血压不恢复者,在使用足量抗生素的基础上可给予氢化可的松 100～200 mg 或地塞米松 5～10 mg 静脉滴注,病情好转立即停药。

5.纠正水、电解质和酸碱平衡紊乱

严密监测血压、心率、中心静脉压,血气,水、电解质变化,及时纠正。

6.纠正心力衰竭

严密监测血压、心率、中心静脉压、意识及末梢循环状态,及时给予利尿及强心药物,并改善冠状动脉供血。

(闫胜中)

第四节 肺炎克雷伯菌肺炎

一、概述

肺炎克雷伯菌肺炎(旧称肺炎杆菌肺炎)是最早被认识的 G^- 杆菌肺炎,并且仍居当今社区获得性 G^- 杆菌肺炎的首位,医院获得性 G^- 杆菌肺炎的第二或第三位。肺炎克雷伯杆菌是克雷伯菌属最常见菌种,约占临床分离株的 95%。肺炎克雷伯杆菌又分肺炎、臭鼻和鼻硬结 3 个亚种,其中又以肺炎克雷伯杆菌肺炎亚种最常见。根据荚膜抗原成分的不同,肺炎克雷伯杆菌分 78 个血清型,引起肺炎者以 1～6 型为多。由于抗生素的广泛应用,20 世纪 80 年代以来肺炎克雷伯杆菌耐药率明显增加,特别是它产生超广谱 β-内酰胺酶(ESBLs),能水解所有第 3 代头孢菌素和单酰胺类抗生素。目前不少报道肺炎克雷伯杆菌中产 ESBLs 比率高达 30%～40%,并可引起医院感染暴发流行,正受到密切关注。该病好发于原有慢性肺部疾病、糖尿病、手术后和酒精中毒者,以中老年为多见。

二、诊断

(一)临床表现

多数患者起病突然,部分患者可有上呼吸道感染的前驱症状。主要症状为寒战、高热、咳嗽、咳痰、胸痛、呼吸困难和全身衰弱。痰色如砖红色,被认为是该病的特征性表现,可惜临床上甚为少见;有的患者咳痰呈铁锈色,或痰带血丝,或伴明显咯血。体检患者呈急性病容,常有呼吸困难和发绀,严重者有全身衰竭、休克和黄疸。肺叶实变期可发生相应实变体征,并常闻及湿啰音。

(二)辅助检查

1.一般实验室检查

周围血白细胞总数和中性粒细胞比例增加,核型左移。若白细胞不高或反见减少,提示预后不良。

2.细菌学检查

经筛选的合格痰标本(鳞状上皮细胞<10 个/低倍视野或白细胞>25 个/低倍视野),或下呼吸道防污染标本培养分离到肺炎克雷伯杆菌,且达到规定浓度(痰培养菌量≥10^6 cfu/mL、防污染样本毛刷标本菌是≥10^3 cfu/mL),可以确诊。据报道 20%～60%病例血培养阳性,更具有诊断价值。

3.影像学检查

X 线征象,包括大叶实变、小叶浸润和脓肿形成。右上叶实变时重而黏稠的炎性渗出物,使叶间裂呈弧形下坠是肺炎克雷伯肺炎具有诊断价值的征象,但是并不常见。在慢性肺部疾病和免疫功能受损患者,患该病时大多表现为支气管肺炎。

三、鉴别诊断

该病应与各类肺炎包括肺结核相鉴别,主要依据病原体检查,并结合临床作出判别。

四、治疗

(一)一般治疗

与其他细菌性肺炎治疗相同。

(二)抗菌治疗

轻、中症患者最初经验性抗菌治疗,应选用 β-内酰胺类联合氨基糖苷类抗生素,然后根据药敏试验结果进行调整。若属产 ESBL 菌株,或既往常应用第 3 代头孢菌素治疗、或在 ESBL 流行率高的病区(包括 ICU)、或临床重症患者最初经验性治疗应选择碳青霉烯类抗生素(亚胺培南或美罗培南),因为目前仅有该类抗生素对 ESBLs 保持高度稳定,没有耐药。哌拉西林/三唑巴坦、头孢吡肟对部分 ESBLs 菌株体外有效,还有待积累更多经验。

(闫胜中)

第五节　葡萄球菌肺炎

一、定义

葡萄球菌肺炎是致病性葡萄球菌引起的急性化脓性肺部炎症,主要为原发性(吸入性)金黄色葡萄球菌肺炎和继发性(血源性)金黄色葡萄球菌肺炎。临床上化脓坏死倾向明显,病情严重,细菌耐药率高,预后多较凶险。

二、易感人群和传播途径

多见于儿童和年老体弱者,尤其是长期应用糖皮质激素、抗肿瘤药物及其他免疫抑制剂者,慢性消耗性疾病患者,如糖尿病、恶性肿瘤、再生障碍性贫血、严重肝病、急性呼吸道感染和长期应用抗生素的患者。金黄色葡萄球菌肺炎的传染源主要有葡萄球菌感染病灶,特别是感染医院内耐药菌株的患者,其次为带菌者。主要通过接触和空气传播,医务人员的手、诊疗器械、患者的生物用品及铺床、换被褥都可能是院内交叉感染的主要途径。细菌可以通过呼吸道吸入或血源播散导致肺炎。目前因介入治疗的广泛开展和各种导管的应用,为表皮葡萄球菌的入侵提供了更多的机会,其在院内感染性肺炎中的比例也在提高。

三、病因

葡萄球菌为革兰阳性球菌,兼性厌氧,分为金黄色葡萄球菌、表皮葡萄球菌、腐生葡萄球菌,其中金黄色葡萄球菌致病性最强。血浆凝固酶可以使纤维蛋白原转变成纤维蛋白,后者包绕于菌体表面,从而逃避白细胞的吞噬,与细菌的致病性密切相关。凝固酶阳性的细菌,如金黄色葡萄球菌,凝固酶阴性的细菌,如表皮葡萄球菌、腐生葡萄球菌。但抗甲氧西林金黄色葡萄球菌(MRSA)和抗甲氧西林凝固酶阴性葡萄球菌(MRSCN)的感染日益增多,同时对多种抗生素耐药,包括喹诺酮类、大环内酯类、四环素类、氨基糖苷类等。近年来,国外还出现了耐万古霉素金黄色葡萄球菌(VRSA)的报道。目前 MRSA 分为两类,分别是医院获得性 MRSA(HA-MRSA)

和社区获得性 MRSA(CA-MRSA)。

四、诊断

(一)临床表现

(1)多数急性起病,血行播散者常有皮肤疖痈史,皮肤黏膜烧伤、裂伤、破损,一些患者有金黄色葡萄球菌败血症病史,部分患者找不到原发灶。

(2)通常全身中毒症状突出,衰弱、乏力、大汗、全身关节肌肉酸痛、急起高热、寒战、咳嗽、由咳黄脓痰演变为脓血痰或粉红色乳样痰、无臭味儿、胸痛和呼吸困难进行性加重、发绀,重者甚至出现呼吸窘迫及血压下降、少尿等末梢循环衰竭的表现。少部分患者肺炎症状不典型,可亚急性起病。

(3)血行播散引起者早期以中毒性表现为主,呼吸道症状不明显。有时虽无严重的呼吸系统症状和高热,而患者已发生中毒性休克,出现少尿、血压下降。

(4)早期呼吸道体征轻微与其严重的全身中毒症状不相称是其特点之一,不同病情及病期体征不同,典型大片实变少见,如有则病侧呼吸运动减弱,局部叩诊浊音,可闻及管样呼吸音。有时可闻及湿啰音,双侧或单侧。合并脓胸、脓气胸时,视程度不同可有相应的体征。部分患者可有肺外感染灶、皮疹等。

(5)社区获得性肺炎中,若出现以下情况需要高度怀疑 CA-MRSA 的可能:流感样前驱症状;严重的呼吸道症状伴迅速进展的肺炎,并发展为 ARDS;体温超过 39 ℃;咯血;低血压;白细胞计数降低;X 线显示多叶浸润阴影伴空洞;近期接触 CA-MRSA 的患者;属于 CA-MRSA 寄殖群体;近 6 个月来家庭成员中有皮肤脓肿或疖肿的病史。

(二)实验室及辅助检查

外周血白细胞在 $20 \times 10^9/L$ 左右,可高达 $50 \times 10^9/L$,重症者白细胞可低于正常。中性粒细胞数增高,有中毒颗粒、核左移现象。血行播散者血培养阳性率可达 50%。原发吸入者阳性率低。痰涂片革兰染色可见大量成堆的葡萄球菌和脓细胞,白细胞内见到球菌有诊断价值。普通痰培养阳性有助于诊断,但有假阳性,通过保护性毛刷采样定量培养,细菌数量 $> 10^3$ cfu/mL 时几乎没有假阳性。

血清胞壁酸抗体测定对早期诊断有帮助,血清滴度 $\geqslant 1 : 4$ 为阳性,特异性较高。

(三)影像学检查

肺浸润、肺脓肿、肺气囊肿和脓胸、脓气胸是金黄色葡萄球菌感的四大 X 线征象,在不同类型和不同病期以不同的组合表现。早期病变发展,金黄色葡萄球菌最常见的胸片异常是支气管肺炎伴或不伴脓肿形成或胸腔积液。原发性感染者早期胸部 X 线表现为大片絮状、密度不均的阴影,可呈节段或大叶分布,也呈小叶样浸润,病变短期内变化大,可出现空洞或蜂窝状透亮区,或在阴影周围出现大小不等的气肿大泡。血源性感染者的胸部 X 线表现呈两肺多发斑片状或团块状阴影或多发性小液平空洞。

五、鉴别诊断

(一)其他细菌性肺炎

如流感嗜血杆菌、克雷伯杆菌、肺炎链球菌引起的肺炎,典型者可通过发病年龄、起病急缓、痰的颜色、痰涂片、胸部 X 线等检查加以初步鉴别。各型不典型肺炎的临床鉴别较困难,最终的鉴别均需病原学检查。

(二)肺结核

上叶金黄色葡萄球菌肺炎易与肺结核混淆,尤其是干酪性肺炎,也有高热、畏寒、大汗、咳嗽、胸痛,X线胸片也有相似之处,还应与发生在下叶的不典型肺结核鉴别,通过仔细询问病史及相关的实验室检查大多可以区别,还可以观察治疗反应帮助诊断。

六、治疗

(一)对症治疗

休息、祛痰、吸氧、物理或化学降温、合理饮食、防止脱水和电解质紊乱,保护重要脏器功能。

(二)抗菌治疗

1.经验性治疗

治疗的关键是尽早选用敏感有效的抗生素,防止并发症。可根据金黄色葡萄球菌感染的来源(社区还是医院)和本地区近期药敏资料选择抗生素。社区获得性感染考虑为金黄色葡萄球菌感染,不宜选用青霉素,应选用苯唑西林和头孢唑林等第一代头孢菌素,若效果欠佳,在进一步病原学检查时可换用糖肽类抗生素治疗。怀疑医院获得性金黄色葡萄球菌肺炎,则首选糖肽类抗生素。经验性治疗中,尽可能获得病原学结果,根据药敏结果修改治疗方案。

2.针对病原菌治疗

治疗应依据痰培养及药物敏感试验结果选择抗生素。对青霉素敏感株,首选大剂量青霉素治疗,过敏者,可选大环内酯类、克林霉素、半合成四环素类、SMZco或第一代头孢菌素。甲氧西林敏感的产青霉素酶菌仍以耐酶半合成青霉素治疗为主,如甲氧西林、苯唑西林、氯唑西林,也可选头孢菌素(第一代或第二代头孢菌素)。对MRSA和MRSCN首选糖肽类抗生素。①万古霉素:$1\sim2$ g/d,(或去甲万古霉素1.6 g/d),但要将其血药浓度控制在20 μg/mL以下,防止其耳、肾毒性的发生。②替考拉宁:0.4 g,首3剂每12小时1次,以后维持剂量为0.4 g/d,肾功能不全者应调整剂量。疗程不少于3周。MRSA、MRSCN还可选择利奈唑胺,(静脉或口服)一次600 mg,每12小时1次,疗程10~14天。

(三)治疗并发症

如并发脓胸或脓气胸时可行闭式引流,抗感染时间可延至8~12周。合并脑膜炎时,最好选用脂溶性强的抗生素,如头孢他啶、头孢哌酮、万古霉素及阿米卡星等,疗程要长。

(四)其它治疗

避免应用可导致白细胞减少的药物和糖皮质激素。

七、临床路径

(1)详细询问近期有无皮肤感染、中耳炎、进行介入性检查或治疗,有无慢性肝肾疾病、糖尿病病史,是否接受放化疗或免疫抑制剂治疗。了解起病急缓、痰的性状及演变,有无胸痛、呼吸困难、程度及全身中毒症状,尤应注意高热、全身中毒症状明显与呼吸系统症状不匹配者。

(2)体检要注意生命体征,皮肤黏膜有无感染灶和皮疹,肺部是否有实变体征,还要仔细检查心脏有无新的杂音。

(3)进行必要的辅助检查,包括血常规、血培养(发热时)、痰的涂片和培养(用抗生素之前)、胸部X线检查,并动态观察胸部影像学变化,必要时可行支气管镜检查及局部灌洗。

（4）处理：应用有效的抗感染治疗，加强对症支持，防止并积极治疗并发症。

（5）预防：增强体质，防止流感，可进行疫苗注射。彻底治疗皮肤及深部组织的感染，加强年老体弱者的营养支持，隔离患者和易感者，严格抗生素的使用规则，规范院内各项操作及消毒制度，减少交叉感染。

（闫胜中）

第六节　病毒性肺炎

病毒性肺炎是由不同种类病毒侵犯肺脏引起的肺部炎症，通常是由于上呼吸道病毒感染向下呼吸道蔓延所致。临床主要表现为发热、头痛、全身酸痛、干咳等。本病一年四季均可发生，但冬春季更为多见。肺炎的发生除与病毒的毒力、感染途径及感染数量有关外，还与宿主年龄、呼吸道局部和全身免疫功能状态有关。通常小儿发病率高于成人，婴幼儿发病率高于年长儿童。据报道在非细菌性肺炎中病毒性肺炎占 25%～50%，婴幼儿肺炎中约 60% 为病毒性肺炎。

一、流行病学

罹患各种病毒感染的患者为主要传染源，通常以空气飞沫传播为主，患者和隐性感染者说话、咳嗽、打喷嚏时可将病毒播散到空气中，易感者吸入后即可被感染。其次通过被污染的食具、玩具及与患者直接接触也可引起传播。粪-口传播仅见于肠道病毒。此外，也可以通过输血和器官移植途径传播，在新生儿和婴幼儿中母婴间的垂直传播也是一条重要途径。

病毒性肺炎以婴幼儿和老年人多见，流感病毒性肺炎则好发于原有心肺疾病和慢性消耗性疾病患者。某些免疫功能低下者，如艾滋病患者、器官移植者，肿瘤患者接受大剂量免疫抑制剂、细胞毒药物及放射治疗时，病毒性肺炎的发生率明显升高。据报道骨髓移植患者中约 50% 可发生弥漫性间质性肺炎，其中约半数为巨细胞病毒（CMV）所致。肾移植患者中约 30% 发生 CMV 感染，其中 40% 为 CMV 肺炎。

病毒性肺炎一年四季均可发生，但以冬春季节为多，流行方式多表现为散发或暴发。一般认为，在引起肺炎的病毒中以流感病毒最多见。根据近年来我国北京、上海、广州、河北、新疆等地区病原学监测，小儿下呼吸道感染中腺病毒和呼吸道合胞病毒引起者分别占第 1、2 位。北方地区发病率普遍高于南方，病情也比较严重。此外，近年来随着器官移植的广泛开展，CMV 肺炎的发生率有明显增高趋势。

二、病因

（一）流感病毒

流感病毒属正黏液病毒科，系单股 RNA 类病毒，有甲、乙、丙 3 型，流感病毒性肺炎多由甲型流感病毒引起，由乙型和丙型引起者较少。甲型流感病毒抗原变异比较常见，主要是血凝素和神经氨酸酶的变异。当抗原转变产生新的亚型时可引起大流行。

（二）腺病毒

腺病毒为无包膜的双链 DNA 病毒，主要在细胞核内繁殖，耐湿、耐酸、耐脂溶剂能力较强。

现已分离出 41 个与人类有关的血清型,其中容易引起肺炎的有 3、4、7、11、14 和 21 型。我国以 3、7 型最为多见。

(三)呼吸道合胞病毒(RSV)

RSV 系具有包膜的单股 RNA 病毒,属副黏液病毒科肺病毒属,仅 1 个血清型。RSV 极不稳定,室温中两天内效价下降 100 倍,为下呼吸道感染的重要病原体。

(四)副流感病毒

副流感病毒属副黏液病毒科,与流感病毒一样表面有血凝素和神经氨酸酶。与人类相关的副流感病毒分为 1、2、3、4 四型,其中 4 型又分为 A、B 两个亚型。在原代猴肾细胞或原代人胚肾细胞培养中可分离出本病毒。近年来,在我国北京和南方一些地区调查结果表明引起婴幼儿病毒性肺炎的病原体排序中副流感病毒仅次于合胞病毒和腺病毒,居第 3 位。

(五)麻疹病毒

麻疹病毒属副黏液病毒科,仅有 1 个血清型。电镜下呈球形或多形性。外壳小突起中含血凝素,但无神经氨酸酶,故与其他副黏液病毒不同。该病毒在人胚和猴肾细胞中培养 5～10 天后可出现多核巨细胞和核内包涵体。本病毒经上呼吸道和眼结膜侵入人体引起麻疹。肺炎是麻疹最常见的并发症,也是引起麻疹患儿死亡的主要原因。

(六)水痘带状疱疹病毒(VZV)

VZV 为双链 DNA 病毒,属疱疹病毒科,仅对人有传染性。其在外界环境中生存力很弱,可被乙醚灭活。该病毒在被感染的细胞核内增生,存在于患者疱疹的疱浆、血液及口腔分泌物中。接种人胚羊膜等组织内可产生特异性细胞病变,在细胞核内形成包涵体。成人水痘患者发生水痘肺炎的较多。

(七)鼻病毒

鼻病毒属微小核糖核酸病毒群,为无包膜单股 RNA 病毒,已发现 100 多个血清型。鼻病毒是人类普通感冒的主要病原,也可引起下呼吸道感染。

(八)巨细胞病毒(CMV)

CMV 属疱疹病毒科,系在宿主细胞核内复制的 DNA 病毒。CMV 具有很强的种族特异性。人的 CMV 只感染人。CMV 通常是条件致病原。除可引起肺炎外还可引起全身其他脏器感染。

此外,EB 病毒、冠状病毒及柯萨奇病毒、埃可病毒等也可引起肺炎,只是较少见。

三、发病机制与病理

病毒性肺炎通常是由于上呼吸道病毒感染向下蔓延累及肺脏的结果。正常人群感染病毒后并不一定发生肺炎,只有在呼吸道局部或全身免疫功能低下时才会发病。上呼吸道发生病毒感染时常损伤上呼吸道黏膜,屏障和防御功能下降,造成下呼吸道感染,甚至引起细菌性肺炎。

单纯病毒性肺炎的主要病理改变为细支气管及其周围炎和间质性肺炎。细支气管病变包括上皮破坏、黏膜下水肿,管壁和管周可见以淋巴细胞为主的炎性细胞浸润,在肺泡壁和肺泡间隔的结缔组织中有单核细胞浸润,肺泡水肿,被覆着含有蛋白和纤维蛋白的透明膜,使肺泡内气体弥散距离增大。严重时出现以细支气管为中心的肺泡组织片状坏死,在坏死组织周边可见包涵体。在由合胞病毒、麻疹病毒、CMV 引起的肺炎患者的肺泡腔内还可见到散在的多核巨细胞。腺病毒性肺炎患者常可出现肺实变,以左下叶最多见,实质以外的肺组织可有明显过度充气。

继发细菌性肺炎时肺泡腔可见大量的以中性粒细胞为主的炎性细胞浸润。严重者可形成小脓肿,或形成纤维条索性、化脓性胸膜炎及广泛性出血。

四、临床表现

病毒性肺炎通常起病缓慢,绝大部分患者开始时均有咽干、咽痛,其后打喷嚏、鼻塞、流涕、发热、头痛、食欲减退、全身酸痛等上呼吸道感染症状,病变进一步向下发展累及肺脏发生肺炎时则表现为咳嗽,多为阵发性干咳,并有气急、胸痛、持续高热。此时体征尚不明显,有时可在下肺区闻及细湿啰音。病程多为 2 周左右,病情较轻。婴幼儿及免疫缺陷者罹患病毒性肺炎时病情多比较严重,除肺炎的一般表现外,还多有持续高热、剧烈咳嗽、血痰、气促、呼吸困难,发绀、心悸等。体检可见三凹征和鼻翼翕动。在肺部可闻及广泛的干、湿性啰音和哮鸣音,也可出现急性呼吸窘迫综合征(ARDS)、心力衰竭、急性肾衰竭、休克。胸部 X 线检查主要为间质性肺炎,两肺呈网状阴影,肺纹理增粗、模糊。严重者两肺中下野可见弥漫性结节性浸润,但大叶性实变少见。胸部 X 线改变多在 2 周后逐渐消退,有时可遗留散在的结节状钙化影。

流感病毒性肺炎多见于流感流行时,慢性心肺疾病患者及孕妇为易感人群。起病前流感症状明显,多有高热,呼吸道症状突出,病情多比较严重,病程达 3～4 周,病死率较高。腺病毒感染所致肺炎表现突然高热,体温达 39～40 ℃,呈稽留热,热程较长。半数以上患者出现呕吐、腹胀、腹泻,可能与腺病毒在肠道内繁殖有关。合胞病毒性肺炎绝大部分为 2 岁以内儿童,多有一过性高热,喘憋症状明显。麻疹病毒性肺炎为麻疹并发症,起病初期多有上呼吸道感染症状,典型者表现为起病 2～3 天后,首先在口腔黏膜出现麻疹斑,1～2 天后从耳后发际开始出皮疹,以后迅速扩展到颜面、颈部、躯干、四肢。麻疹肺炎可发生于麻疹的各个病期,但以出疹后一周内最多见。因此在患儿发疹期,尤其是疹后期发热持续不退,或退热后又发热,同时呼吸道症状加重,肺部出现干湿性啰音,提示继发肺炎。水痘是由水痘带状疱疹病毒引起的一种以全身皮肤水疱疹为主要表现的急性传染病。成人水痘并发肺炎较为常见。原有慢性疾病和/或免疫功能低下者水痘并发肺炎的机会多。水痘肺炎多发生于水痘出疹后 1～6 天,高热、咳嗽、血痰,两肺可闻及湿啰音和哮鸣音,很少有肺实变。

五、实验室检查

(一)血液及痰液检查

病毒性肺炎患者白细胞总数一般多正常,也可降低,血沉往往正常。继发细菌感染时白细胞总数增多和中性粒细胞增高。痰涂片所见的白细胞以单核细胞为主,痰培养多无致病细菌生长。

(二)病原学检查

1.病毒分离

由于合胞病毒、流感病毒、单纯疱疹病毒等对外界温度特别敏感,故发病后应尽早用鼻咽拭子取材,或收集鼻咽部冲洗液、下呼吸道分泌物,取材后放置冰壶内尽快送到实验室。如有可能最好床边接种标本,通过鸡胚接种、人胚气管培养等方法分离病毒。上述方法可靠、重复性好、特异性强,但操作烦琐费时,对急性期诊断意义不大。但对流行病学具有重要作用。

2.血清学检查

血清学诊断技术包括补体结合试验、中和试验和血凝抑制试验等。比较急性期和恢复期双份血清抗体滴度,效价升高 4 倍或 4 倍以上即可确诊。本法主要为回顾性诊断,不适合早期诊断。采用急性期单份血清检测合胞病毒、副流感病毒的特异性 IgM 抗体,其敏感性和特异性比较高,可作为早期诊断指标。

3.特异性快速诊断

(1)电镜技术:用于合胞病毒、副流感病毒、单纯疱疹病毒及腺病毒之诊断。由于检查耗时、技术复杂、费用昂贵,难以推广使用。

(2)免疫荧光技术:其敏感性和特异性均与组织培养相近。其合胞病毒抗原检测的诊断准确率达 70%～98.9%,具有快速、简便、敏感、特异性高等特点。

(3)酶联免疫吸附试验及酶标组化法:广泛用于检测呼吸道病毒抗原,既快速又简便。

4.包涵体检测

CMV 感染时可在呼吸道分泌物,包括支气管肺泡灌洗液和经支气管肺活检标本中发现嗜酸粒细胞核内和胞质内含包涵体的巨细胞,可确诊。

六、诊断

病毒性肺炎的诊断主要依据是其临床表现及相关实验室检查。由于各型病毒性肺炎缺乏明显的特征,因而最后确诊往往需要凭借病原学检查结果。当然某些病毒原发感染的典型表现,如麻疹早期颊黏膜上的麻疹斑、水痘时典型皮疹均可为诊断提供重要依据。

七、鉴别诊断

主要需与细菌性肺炎进行鉴别。病毒性肺炎多见于小儿,常有流行,发病前多有上呼吸道感染和全身不适等前驱表现,外周血白细胞总数正常或偏低,分类中性粒细胞不高。而细菌性肺炎以成人多见,无流行性,白细胞总数及中性粒细胞明显增高。X 线检查时病毒性肺炎以间质性肺炎为主,肺纹理增粗,而细菌性肺炎多以某一肺叶或肺段病变为主,显示密度均匀的片状阴影。中性粒细胞碱性磷酸酶试验、四唑氮盐还原试验、C-反应蛋白水平测定,以及疫苗培养和病毒学检查均有助于两种肺炎的鉴别。需要注意的是呼吸道病毒感染基础上容易继发肺部细菌感染,其中以肺炎链球菌、金黄色葡萄球菌、流感嗜血杆菌及溶血性链球菌为多见,通常多发生于原有病毒感染热退 1～4 天后患者再度畏寒、发热,呼吸道症状加剧,咳嗽、咳黄痰、全身中毒症状明显。

此外病毒性肺炎尚需与病毒性上呼吸道感染、急性支气管炎、支原体肺炎、衣原体肺炎和某些传染病的早期进行鉴别。

八、治疗

目前缺少特效抗病毒药物,因而仍以对症治疗为主。

(一)一般治疗

退热、止咳、祛痰、维持呼吸道通畅、给氧,纠正水和电解质、酸碱失衡。

(二)抗病毒药物

金刚烷胺,成人 0.1 g,每天 2 次;小儿酌减,连服 3～5 天。早期应用对防治甲型流感有一定效果。利巴韦林对合胞病毒、腺病毒及流感病毒性肺炎均有一定疗效,每天用量为 10 mg/kg,口服或肌内注射。近来提倡气道内给药。年龄<2 岁者每次 10 mg,2 岁以上的每次 20～30 mg,溶于 30 mL 蒸馏水内雾化吸入,每天 2 次,连续 5～7 天。由 CMV、疱疹病毒引起的肺炎患者可用阿昔洛韦、阿糖腺苷等治疗。

（三）中草药

板蓝根、黄芪、金银花、大青叶、连翘、贯仲、菊花等可能有一定效果。

（四）生物制剂

有报道肌内注射 γ-干扰素治疗小儿呼吸道病毒感染，退热快、体征恢复迅速、缩短疗程、无明显不良反应。雾化吸入从初乳中提取的 SIgA 治疗婴幼儿 RSV 感染也取得良好效果。此外还可试用胸腺素、转移因子等制剂。继发细菌性肺炎时应给予敏感的抗生素。

九、预后

大多数病毒性肺炎预后良好，无后遗症。但是如系流感后发生重症肺炎，或年老体弱、原有慢性病者感染病毒性肺炎后易继发细菌性肺炎，预后较差。另外 CMV 感染者治疗也颇为棘手。

十、预防

接种流感疫苗、水痘疫苗和麻疹疫苗对于预防相应病毒感染有一定效果，但免疫功能低下者禁用麻疹减毒活疫苗。口服 3、4、7 型腺病毒减毒活疫苗对预防腺病毒性肺炎有一定效果。早期较大剂量注射丙种球蛋白对于麻疹和水痘的发病有一定预防作用。应用含高滴度 CMV 抗体免疫球蛋白被动免疫对预防 CMV 肺炎也有一定作用。对于流感病毒性肺炎、CMV 肺炎、水痘疱疹病毒性肺炎患者应予隔离，减少交叉感染。

（闫胜中）

第七节　肺炎支原体肺炎

一、定义

肺炎支原体肺炎是由肺炎支原体引起的急性呼吸道感染和肺部炎症，即"原发性非典型肺炎"，占社区获得性肺炎的 15％～30％。

二、病因

支原体是介于细菌与病毒之间能独立生活的最小微生物，无细胞壁，仅有 3 层膜组成细胞膜，共有30 余种，部分可寄生于人体，但不致病，至目前为止，仅肯定肺炎支原体能引起呼吸道病变。当其进入下呼吸道后，一般并不侵入肺泡内，当存在超免疫反应时，可导致肺炎和神经系统、心脏损害。

三、诊断

（一）临床表现

1.病史

本病潜伏期 2～3 周，儿童、青年发病率高，以秋冬季为多发，以散发为主，多由患者急性期飞沫经呼吸道吸入而感染。

2.症状

起病较细菌性肺炎和病毒性肺炎缓慢,约半数患者并无症状。典型肺炎表现者仅占 10%,还可以咽炎、支气管炎、大泡性耳鼓膜炎形式出现。开始表现为上呼喊道感染症状,咳嗽、头痛、咽痛、低热继之出现中度发热,顽固的刺激性咳嗽常为突出表现,也可有少量黏痰或少量脓性痰。

3.体征

胸部体检可无胸部体征或仅有少许湿啰音。其临床症状轻,体征轻于胸片 X 线表现是其特点之一。

4.肺外表现

极少数患者可伴发肺外其他系统的病变,出现胃肠炎、溶血性贫血、心肌炎、心包炎、肝炎。少数还伴发周围神经炎、脑膜炎,以及小脑共济失调等神经系统症状。

本病的症状一般较轻,发热持续 1～3 周,咳嗽可延长至 4 周或更久始消失。极少数伴有肺外严重并发症时可能引起死亡。

(二)胸部 X 线表现

胸片表现多样化,但无特异性,肺部浸润多呈斑片状或均匀的模糊阴影,中、下肺野明显,有时呈网状、云雾状、粟粒状或间质浸润,严重者中、下肺结节影,少数病例可有胸腔积液。

(三)实验室检查

血常规显示白细胞总数正常或轻度增加,以淋巴细胞为主。血沉加快。痰、鼻分泌物和咽拭子培养可获肺炎支原体,但检出率较低。目前诊断主要靠血清学检查。可通过补体结合试验、免疫荧光试验、酶联免疫吸附试验测定血清中特异性抗体。补体结合抗体于起病 10 天后出现,在恢复期滴度高于或 ＞1：64,抗体滴度呈 4 倍增长对诊断有意义。应用免疫荧光技术、核酸探针及 PCR 技术直接检测抗原有更高的敏感性、特异性及快速性。

(四)诊断依据

肺炎支原体肺炎的诊断需结合临床症状、胸部影像学检查和实验室资料确诊。

四、鉴别诊断

(一)病毒性肺炎

发病以冬春季节多见。免疫力低下的儿童和老年人是易感人群。不同病毒可有其特征性表现。麻疹病毒所致口腔黏膜斑,从耳后开始逐渐波及全身的皮疹。疱疹病毒性肺炎可同时伴发有皮肤疱疹。巨细胞病毒所致伴有迁移性关节痛,肌肉痛的发热。本病肺实变体征少见,这种症状重而体征少胸部 X 线表现轻不对称性是病毒性肺炎的特点之一。用抗生素治疗无效。确诊有赖于病原学和血清学检查。

(二)肺炎链球菌肺炎

起病急骤,先有寒战,继之高热,体温可达 39～41 ℃,多为稽留热,早期有干咳,渐有少量黏痰、脓性痰或典型的铁锈色痰。常有肺实变体征或胸部 X 线改变,痰中可查到肺炎链球菌。

(三)军团菌肺炎

本病多发生在夏秋季,中老年发病多,暴发性流行,持续性高热,发热约半数超过 40 ℃,1/3 有相对缓脉。呼吸系统症状相对较少,而精神神经系统症状较多,约 1/3 患者出现嗜睡、神志模糊、谵语、昏迷、痴呆、焦虑、惊厥、定向障碍、抑郁、幻觉、失眠、健忘、言语障碍、步态失常等。早期部分患者有早期消化道症状,尤其是水样腹泻。从痰、胸液、血液中可直接分离出军团菌,血清学检查有助于诊断。

（四）肺结核

起病缓慢，有结核接触史，病变位于上肺野，短期内不消失，痰中可查到结核杆菌，红霉素治疗无效。

五、治疗

（1）抗感染治疗：支原体肺炎主要应用大环内酯类抗生素，红霉素为首选，剂量为 1.5～2.0 g/d，分 3～4 次服用，或用交沙霉素 1.2～1.8 g/d，克拉霉素 0.5 g/次，2 次/天，疗程 10～14 天。新型大环内酯类抗生素，如克拉霉素和阿奇霉素对肺炎支原体感染效果良好。克拉霉素 0.5 g，2 次/天；阿奇霉素第 1 天 0.5 g 后 4 天每次 0.25 g，1 次/天。也可应用氟喹诺酮类抗菌药物，如氧氟沙星、环丙沙星或左氧氟沙星等；病情重者可静脉给药，但不宜用于 18 岁以下的患者和孕妇。

（2）对症和支持：如镇咳和雾化吸入治疗。

（3）出现严重肺外并发症，应给予相应处理。

（闫胜中）

第八节　衣原体肺炎

衣原体是一组专性细胞内寄生物。目前已发现衣原体有 4 个种：沙眼衣原体、鹦鹉热衣原体、肺炎衣原体和牲畜衣原体。其中与肺部感染关系最大的是鹦鹉热衣原体和肺炎衣原体，下面分别介绍由这两种衣原体引起的肺炎。

一、鹦鹉热肺炎

鹦鹉热是由鹦鹉热衣原体引起的急性传染病。这种衣原体寄生于鹦鹉、鸽、鸡、野鸡、火鸡、鸭、鹅、孔雀等百余种鸟类体内。由于最先是在鹦鹉体内发现的，并且是最常见的宿主，故得此名。

病原体吸入后首先在呼吸道局部的单核、巨噬细胞系统中繁殖，之后经血液循环播散到肺内及其他器官。肺内病变常位于肺门，并向外周扩散引起小叶性和间质性肺炎，以下垂部位的肺叶、肺段为主。早期肺泡内充满中性粒细胞及渗出液，其后为单核细胞。病变部位可发生突变、小量出血，严重时发生肺组织坏死，或者黏稠的明胶样黏液分泌物阻塞支气管引起严重缺氧。此外本病也可累及肝、脾、心、肾、消化道和脑、脑膜。

（一）临床表现

本病潜伏期多为 7～15 天。起病多隐袭。少数无症状，起病轻者如流感样，中重度者急性起病，寒战、高热，第一周体温可高达 40 ℃。头痛、乏力、肌肉痛、关节痛、畏光、鼻出血。1 周之后咳嗽、少量黏痰，重症者出现精神症状，如嗜睡、谵妄、木僵、抽搐，并出现缺氧、呼吸窘迫。此外还可出现一些消化道症状，如食欲下降、恶心、呕吐、腹痛。主要体征：轻症者只有咽部充血；中、重度者出现类似伤寒的玫瑰疹，相对缓脉，肺部可闻及湿啰音；重症者可出现肺实变体征，此外还可出现黄疸、肝脾大、浅表淋巴结肿大。

（二）辅助检查

血白细胞多正常，血沉增快。将患者血及支气管分泌物接种到鸡胚、小白鼠或组织培养液中，可分离到衣原体。特异性补体结合试验或凝集试验呈阳性，急性期与恢复期（发病后 2～3 周）双份血清补体试验滴度增加 4 倍有诊断意义。X 线检查显示从肺门向外周放射状浸润病灶，下叶为多，呈弥漫性支气管肺炎或间质性肺炎表现，偶见粟粒样结节或实变影，偶有少量胸腔积液。

（三）诊断与鉴别诊断

参照禽类接触史、症状、体征、辅助检查结果进行诊断。由于本病临床表现、胸部 X 线检查无特异性，故应注意与各种病毒性肺炎、细菌性肺炎、真菌性肺炎，以及伤寒、布氏杆菌病、传染性单核细胞增多症区别。

（四）治疗

四环素 2～3 g/d，分 4～6 次口服，连服 2 周，或退热后再继续服 10 天。必要时吸氧及其他对症处理，重症者可给予支持疗法。如发生急性呼吸窘迫综合征（ARDS），应迅速采取相应措施。

（五）预后

轻者可自愈。重症未经治疗者病死率可达 20%～40%，近年来应用抗生素治疗后病死率明显下降到 1%。

二、肺炎衣原体肺炎

肺炎衣原体目前已经成为社区获得性肺炎的第 3 或第 4 位最常见的致病菌，在社区获得性肺炎住院患者中由肺炎衣原体致病的占 6%～10%。研究发现肺炎衣原体感染流行未找到鸟类引起传播的证据，提示肺炎衣原体是一种人类致病原，属于人-人传播，可能主要是通过呼吸道的飞沫传播，无症状携带者和长期排菌状态者（有时可长达 1 年）可促进传播。该病潜伏期 10～65 天。年老体弱、营养不良、COPD、免疫功能低下者易被感染。据报道近一半的人一生中感染过肺炎衣原体。肺炎衣原体易感性与年龄有关，儿童抗体检出率较低，5 岁者抗体检出率＜5%，10 岁时＜10%，而青少年时期迅速升高达 30%～40%，中老年检出率仍高达 50%。有人报道肺炎衣原体感染分布呈双峰型，第 1 峰在 8～9 岁，第 2 峰从 70 岁开始。感染的性别差异在儿童时期不明显，但进入成年期则男性高于女性，到老年期更明显。肺炎衣原体感染一年四季均可发生，通常持续 5～8 个月。感染在热带国家多见，既可散发也可呈暴发流行（社区或家庭内）。感染后免疫力很弱，易于复发，每隔 3～4 年可有一次流行高峰，持续 2 年左右。

（一）临床表现

肺炎衣原体主要引起急性呼吸道感染，包括肺炎、支气管炎、鼻旁窦炎、咽炎、喉炎、扁桃体炎，临床上以肺炎为主。起病多隐袭，早期表现为上呼吸道感染症状，与支原体肺炎颇为相似，通常症状较轻，发热、寒战、肌痛、咳嗽、肺部可听到湿啰音。发生咽喉炎者表现为咽喉痛、声音嘶哑，有些患者可表现为两阶段病程：开始表现为咽炎，经对症处理好转，1～3 周后又发生肺炎或支气管炎，此时咳嗽加重。少数患者可无症状。肺炎衣原体也可使患有其他疾病的老年住院患者、大手术后患者、严重外伤者罹患肺炎，往往为重症感染。原有 COPD、心力衰竭患者感染肺炎衣原体时症状较重、咳脓痰、呼吸困难，甚或引起死亡。肺炎衣原体感染时也可伴有肺外表现，如中耳炎、结节性红斑、心内膜炎、急性心肌梗死、关节炎、甲状腺炎、脑炎、吉兰-巴雷综合征等。

(二)辅助检查

血白细胞正常或稍高,血沉加快,由于本病临床表现缺乏特异性,所以其诊断主要依据是有关病因的特殊实验室检查,包括病原体分离和血清学检测。

1.病原体分离培养

可从痰、咽拭子、扁桃体隐窝拭子、咽喉分泌物、支气管肺泡灌洗液中直接分离肺炎衣原体。采集标本后立即置于转运保存液中,在 4 ℃下送到实验室进行分离培养。肺炎衣原体培养较困难,培养基包括鸡胚卵黄囊、HeLa229 细胞、HL 细胞等。最近认为 HEP-2 细胞株可以促进肺炎衣原体生长,使临床标本容易分离。

2.酶联免疫吸附法(ELISA)

测定痰标本中肺炎衣原体抗原。其原理是用属特异性脂多糖单克隆抗体对衣原体抗原进行特异性检测,然后用沙眼衣原体种特异性主要外膜蛋白(MOMP)的单克隆抗体对沙眼衣原体进行直接衣原体显像。如果特异性衣原体抗原检测阳性,而沙眼衣原体种特异性检测阴性,则该微生物为肺炎衣原体或鹦鹉热衣原体;如标本对所有检测均呈阳性,则为沙眼衣原体。

3.应用 PCR 技术检测肺炎衣原体

按照 MOMP 基因保守区序列设计的引物可检测各种衣原体,按可变区肺炎衣原体种特异性的核酸序列设计的引物可以特异性地检测肺炎衣原体。PCR 检测需要注意质量控制,避免出现较多假阳性。

4.血清学实验

有两种,即 TWAR 株原体抗原的微量免疫荧光(MIF)抗体试验和补体结合(CF)抗体试验。前者是一种特异性检查方法,可用于鉴别 3 种衣原体;后一种试验属于非特异性,对所有衣原体均可发生反应。MIF 抗体包括特异性 IgG 和 IgM,可以鉴别新近感染或既往感染,初次感染或再感染。IgG 抗体阳性但效价不高,提示为既往感染。因为 IgM 和 CF 抗体通常在感染后 2～6 个月逐渐消失,而 IgG 抗体可持续存在。所以 IgG 抗体可用来普查肺炎衣原体感染。急性感染的抗体反应有两种形式:①初次感染或原发感染后免疫反应,多见于年轻人,早期衣原体 CF 抗体迅速升高,而 MIF 抗体出现较慢。其中 IgM 发病后 3 周才出现,IgG 发病后 6～8 周才出现;②再次感染或重复感染后免疫反应,多见于年龄较大的成年人,IgG 抗体常在 1～2 周出现,效价可以很高,往往没有衣原体 CF 抗体及 IgM 抗体出现,或其效价很低。目前制订的血清学阳性反应诊断标准是:MIF 抗体急性感染期双份血清效价升高 4 倍以上,或单次血清标本 IgM ≥1：16,和/或单次血清标本 IgG≥1：512。既往感染史时 IgG<1：512,但是 ≥1：16,衣原体 CF 抗体效价升高 4 倍以上,或≥1：64。重复感染者多有 CF 抗体和 IgM 抗体。大多数老年人多为再次感染,常无 CF 抗体反应。如果 CF 抗体效价升高,常提示为肺炎支原体感染。

5.X 线胸片

多显示肺叶或肺部浸润病灶,可见于双肺任何部位,但多见于下叶。

(三)诊断和鉴别诊断

当肺炎患者应用 β-内酰胺类抗生素治疗无效,患者仍旧干咳时应警惕肺炎衣原体感染。由于目前临床上缺乏特异性诊断肺炎衣原体感染的方法,所以确诊主要依靠实验室检查。应注意与肺炎支原体肺炎相鉴别。

(四)治疗

对于肺炎衣原体有效的抗生素有米诺环素、多西环素、红霉素。另外,利福平、罗比霉素(RKM)、罗红霉素(RXM)、克拉霉素(CAM)等效果也很好。喹诺酮类如氧氟沙星、妥舒沙星也有效。通常成人首选四环素,孕妇和儿童首选红霉素。剂量稍大,疗程应充分,如四环素或红霉素 2 g/d,10~14 天,或 1 g/d 连用 21 天。

(闫胜中)

第九节　特发性肺间质纤维化

一、概述

特发性肺间质纤维化(idiopathic pulmonary fibrosis,IPF)是病因未明的慢性进展型纤维化性间质性肺炎的一种特殊类型,好发于老年人,病变局限于肺部,组织病理学和/或影像学表现具有普通型间质性肺炎(usual interstitial pneumonia,UIP)的特征。所有表现为原因不明的慢性劳力性呼吸困难,并且伴有咳嗽、双肺底爆裂音和杵状指的成年患者均应考虑 IPF 的可能性。其发病率随年龄增长而增加,典型症状一般在 60~70 岁出现,<50 岁的 IPF 患者罕见。男性明显多于女性,多数患者有吸烟史。IPF 发病率近几年呈现明显增长的趋势,美国总人口中 IPF 患病率为 14.0/10 万~42.7/10 万,发病率为 6.8/10 万~16.3/10 万。诊断 IPF 需要排除其他各种间质性肺炎,包括其他类型的特发性间质性肺炎及与环境暴露、药物或系统性疾病相关的间质性肺疾病。IPF 是一种致死性疾病,尚缺乏有效的治疗药物。IPF 的死亡率随年龄增长而增加,IPF 中位生存期 2~3 年,但其自然病程变异很大,且无法预测,总体预后不良。

二、诊断

(一)诊断依据

IPF 是病因未明的慢性进展性纤维化型间质性肺炎的一种特殊类型,好发于老年人,病变局限于肺部,组织病理学和/或影像学表现具有 UIP 的特征。

对于成人患者,诊断间质性肺疾病(interstitial lung disease,ILD)和疑诊 IPF 的诊断需要符合:①排除其他已知病因的 ILD(如家庭和职业环境暴露、结缔组织疾病和药物)。②未行外科肺活检的患者,HRCT 呈现 UIP 型表现。③接受外科肺活检的患者,HRCT 和肺活检组织病理类型符合特定的组合。通过有丰富 ILD 诊断经验的呼吸内科医师、影像科医师和病理科医师之间的多学科讨论,仔细排除其他可能的病因,是获得准确诊断最为重要的环节。在多学科讨论不可行的情况下,建议把患者推荐给对 ILD 有丰富经验的临床专家。由于有高质量证据表明,高分辨率 CT(high resolution computed tomography,HRCT)表现对诊断 UIP 有高度的特异性,外科肺活检对于诊断 IPF 并非必要。结合一定的临床资料(包括完整的病史、职业和环境接触史、家族史、体格检查、肺功能测试和实验室检查),若 HRCT 表现为典型的 UIP 型时足以诊断 IPF。

1.临床表现

(1)所有表现为原因不明的慢性劳力性呼吸困难,并且伴有咳嗽、双肺底爆裂音和杵状指的成年患者均应考虑 IPF 的可能性。其发病率随年龄增长而增加,典型症状一般在 60～70 岁出现,<50 岁的 IPF 患者罕见。男性明显多于女性,多数患者有吸烟史。起病隐袭,主要表现为干咳、进行性呼吸困难,活动后明显。本病少有肺外器官受累,但可出现全身症状,如疲倦、关节痛及体重下降等,发热少见。晚期出现发绀,偶可发生肺动脉高压、肺源性心脏病和右心功能不全等。

(2)IPF 的急性加重:近期研究结果表明,每年 5%～10% 的 IPF 患者会发生急性呼吸功能恶化,这些急性发作可继发于一些常见的临床状况,如肺炎、肺栓塞、气胸或心力衰竭。在没有明确诱因下,这种急性呼吸功能恶化被称为"IPF 急性加重"。目前尚不清楚 IPF 急性加重仅仅是一种隐匿的呼吸系统并发症的表现(如肺栓塞、感染),还是 IPF 疾病本身的病理生理学变化导致的病情进展。

IPF 急性加重的诊断标准:1 个月内出现不能解释的呼吸困难加重;存在低氧血症的客观证据;影像学表现为新近出现的肺部浸润影;除外其他诊断(如感染、肺栓塞、气胸或心力衰竭)。急性加重可在 IPF 病程的任何时候发生,有时还可是本病的首发症状;临床表现主要为咳嗽加重、发热,伴或不伴有痰量增加。有研究认为,胸部手术和支气管肺泡灌洗术可能诱发 IPF 急性加重,但尚不明确这种情况是真正的 IPF 急性加重还是与操作相关的并发症。

IPF 急性加重的组织学表现为急性或机化性弥漫性肺泡损伤(diffuse alveolar damage,DAD),少数病例表现为远离纤维化区域的相对正常肺组织内的机化性肺炎。极少数情况下,肺活检标本中仅有单纯的 UIP 或仅有 DAD 的机化期改变而无典型 UIP 型表现。

2.检查

(1)HRCT 是 IPF 诊断流程中的重要组成部分。HRCT 上 UIP 的特征为胸膜下和肺基底部的网格状阴影和蜂窝影,常伴有牵张性支气管扩张,尤其是蜂窝影对 IPF 的诊断有很重要的意义。HRCT 上的蜂窝影指成簇的囊泡样气腔,蜂窝壁边界清楚。囊泡直径在 3～10 mm,偶尔可大至 25 mm。磨玻璃影常见,但病变范围少于网格状影。胸腔积液,则提示 UIP 型病变可能由其他疾病所致。HRCT 上出现大量微结节、气体陷闭、非蜂窝样囊泡、大量磨玻璃样改变、肺实变或者病变以沿支气管血管束分布为主,应该考虑其他诊断。部分患者可伴纵隔淋巴结轻度增大(短径通常<1.5 cm)。

HRCT 诊断 UIP 的阳性预测值为 90%～100%。若 HRCT 无蜂窝影,但其他影像特征符合 UIP 标准,定义为可能 UIP,需进行外科肺活检确诊。HRCT 不符合 UIP 型的患者,外科肺活检的病理表现仍有可能是 UIP 型表现。

根据 HRCT 表现进行 IPF 诊断分级如下。

"典型 UIP"(符合以下四项):①病灶以胸膜下,基底部为主。②异常网状影。③蜂窝肺伴或不伴牵张性支气管扩张。④缺少第三级中任何一项(不符合 UIP 条件)。

"UIP 可能"(符合以下三项):①病灶以胸膜下,基底部为主。②异常网状影。③缺少第三级中任何一项(不符合 UIP 条件)。

"不符合 UIP"(具备以下七项中任何一项):①病灶以中上肺为主。②病灶以支气管周围为主。③广泛的毛玻璃影(程度超过网状影)。④多量的小结节(两侧分布,上肺占优势)。⑤囊状病变(两侧多发,远离蜂窝肺区域)。⑥弥散性马赛克征/气体陷闭(两侧分布,3 叶以上或更多肺叶受累)。⑦支气管肺段/叶实变。

(2)组织病理:UIP 的组织病理学特征和主要诊断标准:低倍镜下病变的不均一性,即瘢痕形成和蜂窝样改变的纤维化区域与病变轻微或正常的肺实质区域交替出现。病变主要位于胸膜下和间隔旁的肺实质,一般情况下炎症反应轻,表现为淋巴细胞和浆细胞在肺间质中的斑片状浸润伴Ⅱ型肺泡上皮细胞和细支气管上皮细胞增生。纤维化区域主要由致密胶原组成,伴上皮下散在的成纤维细胞灶。蜂窝样改变区域由囊状纤维化气腔构成,这些气腔内衬细支气管上皮细胞,充满黏液和炎症细胞。纤维化和蜂窝样改变区域的间质内常有平滑肌上皮细胞化生。病理学上需要与UIP鉴别的疾病相对较少,尤其是病理改变符合UIP型表现时。主要的鉴别诊断在于与其他可引起UIP样病变的疾病的鉴别,如结缔组织疾病、慢性外源性过敏性肺泡炎和尘肺(尤其是石棉肺)。"不可分类的纤维化"指肺活检标本镜下表现为纤维化,但不符合上述UIP型的诊断标准;若其镜下表现缺乏典型的某些疾病(如外源性过敏性肺泡炎、结节病等)的组织病理学特征,但有典型的IPF的临床表现和影像学表现时,经仔细的多学科讨论后仍有可能诊断为IPF。

UIP病理诊断标准分级:分为典型UIP、可能UIP、疑似UIP和非UIP 4个等级。①"典型UIP",满足以下4条:明显结构破坏和纤维化,伴或不伴胸膜下蜂窝样改变;肺实质呈现斑片状纤维化;现成纤维细胞灶;缺乏不支持UIP诊断特征(非UIP)。②"可能UIP",满足以下条件中的3条:明显结构破坏和纤维化,伴或不伴胸膜下蜂窝样改变;缺少斑片受累或成纤维细胞灶,但不能二者均无;缺乏不支持UIP诊断的特征(非UIP);或仅有蜂窝肺改变。③"疑似UIP",满足以下3条:斑片或弥漫肺实质纤维化,伴或不伴肺间质炎症;缺乏典型UIP的其他标准;缺乏不支持UIP诊断的依据(非UIP)。④"非UIP",满足以下任1条:透明膜形成;机化性肺炎;肉芽肿;远离蜂窝区有明显炎性细胞浸润;显著的气道中心性病变;支持其他诊断的特征。

(3)肺功能检查:IPF的肺功能检测在判断、检测疾病进展、估计预后方面意义重大。典型肺功能改变为限制性通气功能障碍,表现为肺总量(TLC)、功能残气量(functional residual capacity,FRC)和残气量(residual volume,RV)下降。1秒钟用力呼气容积/用力肺活量(FEV_1/FVC)正常或增加。单次呼吸法一氧化碳弥散(DL_{CO})降低,即在通气功能和肺容积正常时,DL_{CO}也可降低。

(4)血气检测:IPF的血气检测在判断、检测疾病进展、估计预后方面意义重大。IPF患者的通气/血流比例失调,PaO_2、$PaCO_2$下降,肺泡动脉血氧分压差$[P(A-a)O_2]$增大。

(5)肺泡灌洗液检查:BAL的细胞学分析可能有助于诊断某些特定类型的ILD。对疑诊IPF的患者,BALF最主要的作用是排除慢性外源性过敏性肺泡炎;BALF中淋巴细胞增多(≥40%)时应该考虑慢性外源性过敏性肺泡炎的可能。因此,绝大多数IPF患者的诊断流程中不应该进行BALF细胞学分析,但可能适用于少数患者。

(6)经支气管镜肺活检(transbronchial lung biopsy,TBLB):TBLB有助于某些疾病的诊断(结节病等肉芽肿性疾病),但HRCT表现为UIP型时,可以大致排除这些疾病。对于怀疑UIP而需要进行组织病理学分析的病例,TBLB的特异度和阳性预测值尚不明确。虽然TBLB的标本有时可以见到UIP的组织学特征,但对UIP诊断的敏感度和特异度尚不明确,TBLB的取材部位和取样数目也不明确。因此,绝大多数IPF患者的诊断评价中不应该使用经支气管镜肺活检,但可能适用于少数患者。

(7)结缔组织疾病相关血清学检查:关于血清学筛查对疑诊IPF患者的评估价值,目前尚无明确的研究结论。结缔组织疾病可以出现UIP型表现,绝大多数疑诊的IPF患者应该进行结缔组织疾病相关的血清学检测,但可能不适用于少数患者。

3.病因诊断

部分慢性外源性过敏性肺泡炎的表现与 IPF 很相似,需要特别注意通过全面评价来明确该患者是否有慢性外源性过敏性肺泡炎的可能。BALF 中淋巴细胞增多(≥40%)提示该病的存在,进一步调查患者的环境暴露因素,必要时安排外科肺活检。符合结缔组织疾病诊断标准的患者不能诊断 IPF。目前没有临床或血清学特征性表现的年轻患者,尤其是年轻女性,可能在以后的观察中逐渐表现出结缔组织疾病的临床特征。所以,对于较年轻(<50 岁)的患者,需高度警惕存在结缔组织病的可能。

4.诊断注意事项

IPF 需要与脱屑型间质性肺炎(desquamative interstitial pneumonia,DIP)、急性间质性肺炎(acute interstitial pneumonitis,AIP)、弥散性肺泡损伤(diffuse alveolar damage,DAD)、非特异性间质性肺炎(nonspecific interstitial pneumonia,NSIP)、特发性闭塞性机化性肺炎(bronchiolitis obliterans with organizing pneumonia,BOOP)相鉴别。

(1)脱屑型间质性肺炎:男性多发,绝大多数为吸烟者。起病隐袭、干咳、进行性呼吸困难。半数患者有杵状指(趾)。肺功能呈限制性通气功能障碍,弥散功能降低,但不如 IPF/UIP 显著。RBILD 临床表现同 DIP,杵状指(趾)相对少见。DIP 最显著的病理学改变是肺泡腔内肺泡巨噬细胞(alveolar macrophage,AM)均匀分布,见散在多核巨细胞。与此相伴的是轻、中度肺泡间隔增厚,伴少量炎性细胞浸润,无明显的纤维化和成纤维细胞灶。低倍镜下病变均匀分布,时相一致,与 UIP 分布多样性形成鲜明对比。AM 聚积以细支气管周围气腔为主,而远端气腔不受累时,这一病理便称为 RBILD。影像学早期出现双肺磨玻璃样改变,后期出现线状、网状、结节状间质影像,通常不出现蜂窝样改变。RBILD 患者,HRCT 出现网状结节影,未见磨玻璃影。

(2)急性间质性肺炎:病因不明,起病急剧,临床表现为咳嗽、严重呼吸困难,很快进入呼吸衰竭。多数病例发病前有"感冒"样症状,半数以上患者发热。病理学表现为弥散性肺泡损伤(DAD)机化期改变。影像学表现为双侧弥散性网状、细结节及磨玻璃样阴影,急骤进展可融合成斑片乃至实变影。

(3)非特异性间质性肺炎:可发生于任何年龄,男多于女,主要表现为咳嗽、气短,少数患者有发热。病理学表现为肺泡壁明显增厚,呈不同程度的炎症和纤维化,病变时相一致,但缺乏 UIP、DIP 或 AIP 的特异性改变。肺泡结构破坏较轻,肺泡间隔内由淋巴细胞和浆细胞混合构成的慢性炎症细胞浸润是 NSIP 的特点。影像学显示双侧间质性浸润影,双肺斑片磨玻璃阴影是本病 CT 特征性所见。

(4)慢性外源性过敏性肺泡炎:急性期暴露于大量抗原物质后 4～6 小时后出现咳嗽、寒战和肌肉疼痛,症状可持续 8～12 小时,白细胞总数和嗜酸粒细胞计数增加。亚急性期为吸入少量抗原后发生的亚急性过敏性肺泡炎,其临床症状极似慢性支气管炎。慢性期为长期暴露在抗原下,可发生不可逆的肺部纤维化。病理学病变主要累及肺泡、肺泡间隔、血管和终末细支气管,其病理改变与病期有关。①急性期:肺泡壁和细支气管壁水肿,有大量淋巴细胞浸润,浆细胞也明显增加,尚有单核细胞、组织细胞,而嗜酸粒细胞浸润较少。2 周左右水肿消退,大量瘤样上皮性肉芽肿和朗格汉斯细胞产生,许多肉芽肿被胶原纤维包裹。肺肉芽肿为急性期典型病变。②慢性期:以间质纤维化,肺泡壁淋巴细胞浸润,胶原纤维增生为主,尤其在细支气管和所属小动脉有时因肌纤维和内皮细胞增生而增厚。而肉芽肿病变此时基本消失。支气管肺泡灌洗显示中淋巴细胞比例增高,IgG 和 IgM 的比例也增高。血清学检查阴性患者,可做激发试验。肺功能典型改变为限制性通气障碍。影像学早期或轻症患者可无异常发现,有时临床表现和 X 线改变不相一致。典型病例急性期在中、下肺野见弥散性肺纹理增粗,或细小、边缘模糊的散在小结节影。病变可逆转,脱离接触后数周阴影吸收。慢性晚期,肺部呈广泛分布的网织结节状阴影,伴肺体积缩小。常有多发性小囊性透明区,呈蜂窝肺。怀疑本病因仔细询问接触史,行血清沉淀抗体测定,支气管肺泡灌洗,肺功能检查等进行综合分析,必要时行肺活检。

(5)特发性闭塞性机化性肺炎:多发于 40～60 岁,最常见症状是持续性干咳,其次为轻度呼吸困难和体重减轻。约有 1/3 的患者表现为咽痛、发热、乏力等流感样症状。约 2/3 的患者肺部可闻及爆裂音。病理学病变主要累及终末和呼吸性细支气管、肺泡管,管壁内常有单核细胞浸润,管腔内则可有水肿性肉芽组织充填,肉芽组织栓内常有巢状慢性炎症细胞浸润。肺功能主要表现为限制性通气功能障碍和弥散功能障碍,很少表现为阻塞性通气功能障碍。影像学检查表现无特异性,多种多样。典型改变是双侧斑片状或磨玻璃样肺泡性浸润影,可呈游走性,类似肺嗜酸细胞增多症。有时也可呈孤立性肺炎型,或弥散性间质性肺炎型。开胸肺活检对确诊 BOOP 有重要价值。

(二)临床分型

IPF 临床无分型。根据静息状态下的肺功能结果和/或影像学的病变程度,把 IPF 分为"轻度""中度""重度",以及"早期"和"晚期",但目前尚不明确上述分期是否与临床决策直接相关。

三、治疗

(一)康复措施

1.门诊治疗

患者临床症状轻,不影响生活与工作者,可采取门诊治疗。

2.住院治疗

有并发症或病情进行性加重的患者需住院治疗。

(二)非药物治疗

有静息低氧血症的 IPF 患者应该接受长期氧疗。多数 IPF 患者应该接受肺康复治疗,但对于少数患者肺康复治疗可能是不合理的选择。多数 IPF 引起的呼吸衰竭应该接受机械通气,但对于少数患者机械通气可能是合理的选择。

(三)外科治疗

某些合适的 IPF 患者应该接受肺移植治疗(强推荐,低质量级别),术前是否需要机械通气已成为判别肺移植后早期病死率的危险因素,因此呼吸机依赖已被许多中心认为是肺移植的相对或绝对禁忌证。

(四)活动

适当活动,避免过度劳累。

(五)饮食

无特殊要求。

四、药物治疗

(一)药物治疗原则

目前尚无治疗 IPF 的有效药物,但一些临床药物试验的结果提示某些药物可能对 IPF 患者有益。用于治疗 IPF 的药物有糖皮质激素、免疫抑制剂、秋水仙碱、环孢素、干扰素、抗氧化药物（乙酰半胱氨酸）、抗凝药物和降低肺动脉压等。目前尚缺乏足够证据支持应该常规使用这些药物治疗。

（二）药物选择

根据患者病情及委员会推荐级别，对一些治疗的推荐意见是弱反对，表明这些治疗的收益与风险尚不明确，还需要更高质量的研究结果来证实。弱反对的药物可能适用于一些特定的患者，对于充分知情并强烈要求药物治疗的患者，推荐选用这些弱反对的药物。

（1）IPF 患者不应该接受糖皮质激素单药、秋水仙碱，以及环孢素治疗（强推荐，很低质量证据）。

（2）IPF 患者不应该接受糖皮质激素与免疫抑制剂（如硫唑嘌呤、环磷酰胺）的联合治疗（强推荐，低质量证据）。

（3）多数 IPF 患者不应该接受糖皮质激素、硫唑嘌呤及乙酰半胱氨酸联合治疗，不应该接受乙酰半胱氨酸单药治疗，但对于少数患者可能是合理的治疗措施（弱推荐，低质量证据）。

（4）PF 患者不应该接受干扰素 γ-1b 治疗（强推荐，高质量证据）。

（5）IPF 患者不应该接受波生坦、益赛普治疗（强推荐，中等质量证据）。

（6）多数 IPF 患者不应该接受抗凝治疗，但对少数患者抗凝治疗可能是合理的选择（弱推荐，很低质量证据）。

（7）多数 IPF 患者不应该接受吡非尼酮治疗，但对少数患者该药物可能是合理的选择（弱推荐，低-中等质量证据）。

（三）特发性肺间质纤维化复发的预防与治疗

特发性肺间质纤维化因原因不明，可能的高危因素有吸烟、环境暴露、微生物感染、胃食管反流和遗传因素。因此，戒烟、避免危险环境暴露、避免反复感染、积极治疗反流性食管炎等可能有助于 IPF 的预防和急性加重。

（四）特发性肺间质纤维化并发症和伴发疾病的治疗

IPF 患者的常见并发症和伴发疾病越来越受到人们的关注，主要包括 IPF 急性加重、肺动脉高压、胃食管反流、肥胖、肺气肿和阻塞性睡眠呼吸暂停。目前尚不明确治疗这些伴发的疾病是否会影响 IPF 患者的预后。

1.IPF 急性加重

多数 IPF 急性加重时应该接受糖皮质激素治疗，但对少数患者来说，糖皮质激素治疗可能是不合理的选择（弱推荐，很低质量证据）。

2.IPF 合并肺动脉高压

多数 IPF 患者不应该接受针对肺动脉高压的治疗，但对少数患者来说可能是合理的选择（弱推荐，很低质量证据）。

3.反流性食管炎

多数 IPF 患者应该接受针对无症状胃食管反流的治疗，但少数患者来说可能是不合理的选择（弱推荐，很低质量证据）。

4.肥胖、肺气肿和阻塞性睡眠呼吸暂停

迄今为止尚无 IPF 患者伴发肥胖、肺气肿和阻塞性睡眠呼吸暂停治疗方面的研究资料，因此无法给予推荐意见。

(五)特发性肺间质纤维化姑息治疗

姑息治疗旨在减轻患者症状和减少痛苦,而不是治疗疾病。姑息治疗的目标是减轻患者生理与精神上的痛苦,为患者及其家属提供心理与精神上的支持。这些治疗措施均需个体化,是疾病辅助治疗的一部分。

IPF 患者咳嗽和呼吸困难等症状的恶化很常见且疗效差。有限的研究结果提示,糖皮质激素和沙利度胺可能缓解 IPF 患者的慢性咳嗽;慢性阿片类药物可用于治疗严重呼吸困难和咳嗽,但需要严密监测药物不良反应。

（赵守功）

第十节　特发性肺动脉高压

特发性肺动脉高压(idiopathic pulmonary arterial hypertension,IPAH)指原因不明的肺血管阻力增加引起持续性肺动脉压力升高,在静息状态下肺动脉平均压力大于 3.3 kPa (25 mmHg),在运动状态下大于 4.0 kPa(30 mmHg),而肺毛细血管嵌顿压或左房压力 ≤2.0 kPa(15 mmHg),并排除所有引起肺动脉高压的继发性因素。IPAH 发病率为 1/100 万～ 2/100 万,多见于中青年人,平均患病年龄为 36 岁,女男之比为(2～3):1。近年研究发现, IPAH 发生与骨形成蛋白 Ⅱ 的基因突变有关。由于目前尚缺乏有效的根治性药物,IPAH 平均生存期仅为 2.8 年,死亡的主要原因是右心衰竭。

一、临床表现

(一)症状
活动后呼吸困难(最为常见),胸痛,晕厥,咯血。

(二)体征
(1)肺动脉瓣第二心音(P_2)亢进。

(2)肺动脉瓣听诊区喷射性收缩期杂音。

(3)三尖瓣区第四心音。

(4)肺动脉瓣舒张期杂音,在吸气相较明显(提示肺动脉瓣环或右心室流出道扩大)。

(三)合并右心功能不全的表现
(1)颈静脉充盈或怒张。

(2)三尖瓣区第三心音。

(3)肝大,肝-颈静脉反流征阳性。

(4)下肢水肿。

(5)腹水。

二、辅助检查

(一)实验室检查
为除外继发于结缔组织病、血管炎、门脉高压、AIDS 等引起的肺动脉高压需进行相关检查,

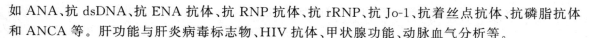

如 ANA、抗 dsDNA、抗 ENA 抗体、抗 RNP 抗体、抗 rRNP、抗 Jo-1、抗着丝点抗体、抗磷脂抗体和 ANCA 等。肝功能与肝炎病毒标志物、HIV 抗体、甲状腺功能、动脉血气分析等。

(二)心电图

对于疑诊 IPAH 的患者应常规进行心电图检查。心电图检查可提供右心房、右心室、心律失常及预后的信息,但心电图诊断肺动脉高压的敏感性较低。

(三)多普勒超声心动图

多普勒超声心动图是筛查肺动脉高压的无创检查手段。可通过测定和计算三尖瓣反流速度和反流压差估测肺动脉收缩压。另外,多普勒超声心动图还可以排除先天性心脏病及二尖瓣狭窄等可左向右分流引起肺动脉高压。

(四)X 线胸片

可排除实质性肺部疾病引起的继发性肺动脉高压。轻到中度 IPAH 患者胸片可正常,重度 IPAH 患者胸片可见:①肺动脉段突出,肺门动脉明显扩张,左右肺动脉粗大;②整个肺野清晰,纹理纤细,与扩张的肺门动脉形成鲜明对比(截断现象);③右心房、右心室扩大。

(五)放射性核素肺通气灌注扫描

放射性核素肺通气灌注扫描是排除慢性栓塞性肺动脉高压的重要手段。慢性栓塞性肺动脉高压有不同程度的灌注缺损,而特发性肺动脉高压患者可呈弥漫性稀疏或基本正常。

(六)胸部 CT

CT 肺动脉造影(CTPA)可帮助排除肺栓塞、慢性栓塞性肺动脉高压;高分辨 CT 能有助于排除肺间质纤维化、肺静脉闭塞征、肺泡蛋白沉积症等肺部疾病。

(七)肺动脉造影

不常用于特发性肺动脉高压的诊断,当鉴别诊断有困难时,肺动脉造影可帮助排除肺栓塞、肺动脉肿瘤等继发性引起肺动脉高压的疾病。

(八)多导睡眠监测

因为 10%～20% 的睡眠呼吸障碍患者合并有肺动脉高压,所以对可疑患者应行睡眠监测,排除睡眠呼吸障碍相关性肺动脉高压。

(九)右心导管检查

是诊断肺动脉高压的金标准,并可获取详细的肺血管血流动力学的资料,所以严格讲,如无右心导管资料不能诊断特发性肺动脉高压。右心导管术应在有条件的医院进行。

(十)胸腔镜肺活检

肺活检是有创的检查,尤其对中、重度肺动脉高压患者风险大,因此,不推荐肺动脉高压患者常规进行肺活检检查。进行活检时应注意取材深入肺内 1 cm,肺组织应大于 2.5 cm×1.5 cm×1 cm。

三、诊断策略

(1)通过病史、体检、心电图及胸部 X 线等初步检查,对疑诊肺动脉高压的患者进行超声心动图检查初步诊断 PH。

(2)排除继发于心、肺,以及结缔组织疾病等病因引起的肺动脉高压(图 2-2)。

(3)右心导管检查明确诊断,并获取肺血流动力学资料,同时进行急性血管舒张试验。

(4)评估肺动脉高压严重程度和预后,包括 6 分钟步行距离测定、WHO 肺动脉高压功能分级和风险评估(表 2-8、表 2-9)。

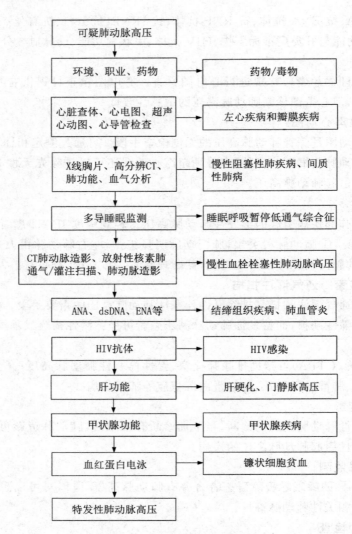

图 2-2 特发性肺动脉高压的诊断

表 2-8 WHO 肺动脉高压功能分级标准

分级	标准
Ⅰ	无体力活动受限,日常体力活动不引起呼吸困难、乏力、胸痛或晕厥
Ⅱ	静息状态无不适,体力活动轻度受限,一般体力活动可引起呼吸困难、乏力、胸痛或晕厥
Ⅲ	体力活动明显受限,静息状态下无不适,轻微体力活动就可引起呼吸困难、乏力、胸痛或晕厥
Ⅳ	静息状态下有呼吸困难和/或乏力,有右心衰竭表现,任何活动都可加重病情

表 2-9 肺动脉高压风险评估

	低危	高危
右心衰竭 临床表现	无	有

续表

	低危	高危
症状进展速度	缓慢	快
WHO 分级	Ⅱ、Ⅲ	Ⅳ
6 分钟步行距离	长（＞400 m）	短（＜300 m）
运动心肺功能检查	最大氧耗量＞10.4 mL/(kg·min)	最大氧耗量＜10.4 mL/(kg·min)
超声心动图	右心室功能轻度受损	心包积液、明显右心室增大或功能不全、右心房增大
血流动力学	右房压＜1.3 kPa(10 mmHg)，心指数＞2.5 L/(min·m²)	右房压＞2.7 kPa(20.3 mmHg)，心指数＜2.0 L/(min·m²)
BNP	轻度增高	明显增高

表 2-10　肺动脉高压的临床分类（WHO 2003 年）

肺动脉高压

　1.特发性肺动脉高压(idiopathic pulmonary arterial hypertension，IPAH)

　2.家族性肺动脉高压(familial pulmonary arterial hypertension，FPAH)

　3.危险因素或疾病相关性肺动脉高压

　结缔组织病

　先天性体-肺循环分流性疾病

　门脉高压

　HIV 感染

　药物和毒素

　其他:甲状腺疾病、糖原贮积病、Gaucher 病、遗传性出血性毛细血管扩张症、骨髓增生异常综合征、血红蛋白病、脾切除后

　4.肺静脉或毛细血管病变

　肺静脉闭塞病(pulmonary veno-occlusive disease，PVOD)

　肺毛细血管瘤(pulmonary capillary hemangiomatosis，PCH)

　5.新生儿持续性肺动脉高压(PPHN)

左心疾病相关肺动脉高压

　1.主要累及左房或左室的心脏病

　2.二尖瓣或主动脉瓣疾病

呼吸系统疾病和/或低氧血症相关肺动脉高压

　1.慢性阻塞性肺疾病(COPD)

　2.间质性肺疾病

　3.睡眠呼吸障碍(如阻塞性睡眠呼吸暂停)

　4.肺泡低通气综合征

　5.慢性高原病

　6.新生儿肺病

7.肺泡-毛细血管发育不良

慢性血栓形成和/或栓塞性疾病相关肺动脉高压

　　1.肺动脉近端血栓栓塞

　　2.肺动脉远端血栓栓塞

　　3.远端肺动脉梗阻

　　非血栓性肺栓塞(肿瘤、寄生虫、异物)

　　原位血栓形成

其他原因肺动脉高压

　　1.结节病

　　2.肺朗格汉斯细胞组织细胞增多症

　　3.肺淋巴管血管肌瘤病

　　4.肺血管受压(淋巴结肿大、肿瘤、纤维素性纵隔炎)

四、肺动脉高压的临床分类

　　2003年威尼斯第三届世界 PAH 会议修订的肺动脉高压的临床分类标准见表 2-10,将不同病因的 PAH 划分为五大类。

五、治疗

　　肺动脉高压的治疗以减轻患者症状,改善生活质量和提高生存率为主要目的。IPAH 的治疗策略参见图 2-3。

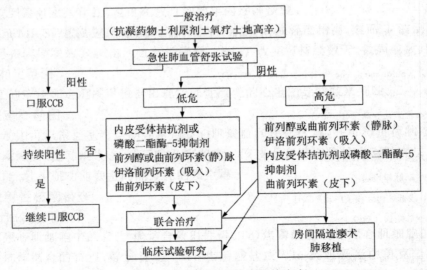

图 2-3　特发性肺动脉高压的治疗

(一)氧疗

长期氧疗可有效降低肺血管阻力和肺动脉压力,提高患者生存率。对 IPAH 低氧血症患者,可采用经鼻或面罩吸氧,使血氧饱和度在90％以上。

(二)抗凝治疗

IPAH 患者应坚持长期抗凝治疗,华法林起始剂量 3～5 mg/d,维持剂量 1.5～3.0 mg/d,INR 维持在 1.5～2.5。

(三)利尿剂和强心药

对于存在右心负荷过重的 IPAH,尤其是出现下肢水肿和/或腹水,应考虑给予利尿剂,但应注意避免电解质紊乱、心律失常和血容量不足。对于难治性右心衰竭、右心功能障碍伴发房性心律失常、或右心功能障碍伴发左室功能衰竭的肺动脉高压患者,可给予洋地黄类药物,但长期治疗的效果尚不肯定。

(四)扩张肺血管和降低肺动脉压力药物

1.钙通道阻滞剂(calcium channel blockers,CCB)

CCB 主要用于急性肺血管扩张试验阳性的肺动脉高压患者。常用药物有硝苯地平、地尔硫草和氨氯地平。其他 CCB,如维拉帕米负性肌力作用大,应避免使用。对心率＜100 次/分 IPAH 患者首选硝苯地平,心率＞100 次/分选择地尔硫草。CCB 治疗肺动脉高压,应从小剂量开始,一般硝苯地平 10 mg,3 次/天;地尔硫草 30 mg,3 次/天;逐渐加量,每2～4周加量1次,加量过程中密切观察患者心率、血压及心功能情况,摸索出患者最大耐受剂量。CCB 治疗后患者肺动脉高压功能分级维持Ⅰ或Ⅱ级,血流动力学指标接近正常,可认为 CCB 治疗有效。应用 CCB 治疗 IPAH 应注意,只有 12％左右 IPAH 急性肺血管扩张试验阳性,其中仅一半的患者 CCB 长期有效,因此不应盲目对所有 IPAH 患者使用 CCB。

2.前列环素及其类似物

(1)常用的前列环素类药物:依前列醇、依洛前列素、曲前列环素,以及贝前列素。依前列醇半衰期短,需要持续中心静脉给药。起始剂量 2 ng/(kg·min),逐渐增加剂量,一般长期治疗的剂量范围为25～40 ng/(kg·min)。曲前列环素较依前列醇稳定,半衰期 4.5 小时,可皮下注射给药,但皮下注射部位的疼痛和皮疹发生率高。目前国内可应用的前列环素类似物只有依洛前列素,商品名万他维。

(2)用法:雾化吸入,每次 2.5～5.0 μg,6～9 次/天。

(3)常见不良反应:头痛、下颌痛、面红、恶心、腹泻、皮疹和肌肉骨骼疼痛。

3.内皮素受体拮抗剂

(1)内皮素受体拮抗剂:波生坦、司他生坦、安贝生坦。波生坦是内皮素-1 受体 A 和 B 的双重拮抗剂,2006 年已在我国上市,商品名全可利。

(2)用法:口服,每次 125 mg,每天 2 次。主要不良反应为肝损害,表现为谷丙转氨酶和谷草转氨酶升高,总胆红素升高,少数可出现贫血、下肢水肿、腹痛、发热、疲劳或流感样症状。对中重度肝功能不全,以及转氨酶高于正常 3 倍患者禁用波生坦。司他生坦和安贝生坦是高选择性内皮素-1 受体 A 的拮抗剂,目前司他生坦在欧洲、加拿大和澳大利亚已上市,2007 年美国 FDA 批准安贝生坦用于Ⅱ、Ⅲ级 IPAH 患者。

4.磷酸二酯酶-5 抑制剂

磷酸二酯酶-5 抑制剂包括西地那非、他达拉非、伐地那非等。

(1)西地那非:商品名 Revatio,2005 年和 2006 年在美国和欧洲已批准西地那非用于治疗肺动脉高压,目前尚未在中国得到审批。用法:起始剂量每次 25 mg,3 次/天,如患者可耐受,剂量增加至 50 mg,4 次/天。常见不良反应腹泻、皮疹、头痛、消化不良,视觉异常为轻度和一过性,表现为视物色淡、光感增强和视物模糊。

（2）他达拉非、伐地那非新型磷酸二酯酶-5 抑制剂,半衰期长,肺选择性高,2009 年 FDA 已批准他达拉非用于治疗 IPAH,用法:40 mg,1 次/天。最常见的不良反应是头痛、肌肉疼痛和颜面潮红,大多数为中度或轻度,根据 FDA 的报告,他达那非应该避免用于有重度肝、肾损伤的患者。

5.药物联合治疗

单药治疗无效,可考虑联合应用不同作用机制的降低肺动脉高压药物,以增加疗效和减少高剂量使用单药的不良反应。目前已有文献报道的联合治疗较单药有效的方案包括波生坦＋西地那非、依前列醇＋西地那非、西地那非＋吸入依洛前列环素、波生坦＋曲前列环素、波生坦＋吸入依洛前列环素,但这些研究多为小规模、非随机对照研究,并且观察时间较短,还需要进一步评价治疗的有效性和不良反应。

（五）手术治疗

1.房间隔造口术

通过球囊导管扩张和撕裂房间隔,形成左右心房之间的交通,以调节右-左分流量,缓解右心过高负荷,改善右心功能,是一种姑息性治疗手段。主要适用于经规范药物治疗无效的肺动脉高压分级Ⅲ、Ⅳ级或反复晕厥发作,以及难治性右心衰竭的肺动脉高压患者,排除标准为超声心动图或右心导管检查显示房间隔交通和右房压＞2.7 kPa(20 mmHg)。禁忌证包括严重左、右心功能障碍(特别是 LVEF＜50％)和全肺阻力严重增高者。

2.肺移植

对药物或其他治疗均无效患者还可进行单肺、双肺或心肺联合移植。国外报道,肺动脉高压患者肺移植后 5 年存活率为 70.9％,10 年存活率 40.9％。移植相关并发症主要有缺血再灌注肺损伤、急性排异反应、感染、慢性排异反应或闭塞性细支气管炎综合征等。

（孟光彦）

第十一节 肺 栓 塞

肺栓塞(pulmonary embolism,PE)是以各种栓子阻塞肺动脉系统为其发病原因的一组疾病或临床综合征的总称,包括肺血栓栓塞症,脂肪栓塞综合征,羊水栓塞,空气栓塞等。肺血栓栓塞症(pulmonary thrombo embolism,PTE)是来自深静脉或右心的血栓堵塞了肺动脉及其分支所致疾病,以肺循环和呼吸功能障碍为其主要临床和病理生理特征。PTE 占肺栓塞的绝大部分,通常在临床上所说的肺栓塞即指 PTE。引起 PTE 的血栓主要来源于深静脉血栓形成(deep venous thrombosis,DVT),PTE 常为 DVT 的并发症。PTE 与 DVT 是静脉血栓栓塞症(venous thrombo embolism,VTE)的两种重要的临床表现形式。

PTE-DVT 一直是国内外医学界非常关注的医疗保健问题,在世界范围内发病率和病死率都很高,临床上漏诊与误诊情况严重。美国 DVT 的年发病率为 1.0％,而 PTE 的年发病率为 0.5％,未经治疗的 PTE 病死率高达 26％～37％,而如果能够得到早期诊断和及时治疗,其病死率会明显下降。我国目前尚无 PTE 发病的准确的流行病学资料。但据国内部分医院的初步统计和依临床经验估计,在我国 PTE 绝非少见病,而且近年来其发病例数有增加趋势。

一、病因

PTE 的危险因素包括任何可以导致静脉血液淤滞、静脉内皮损伤和血液高凝状态的因素,即 Virchow 三要素。这些因素单独存在或者相互作用,对于 DVT 和 PTE 的发生具有非常重要的意义。易发生 VTE 的危险因素包括原发性和继发性两类。

(一)原发性危险因素

由遗传变异引起,包括凝血、抗凝、纤溶在内的各种遗传性缺陷(表 2-11)。如 40 岁以下的年轻患者无明显诱因出现或反复发生 VTE,或呈家族遗传倾向,应考虑到有无易栓症的可能性。

表 2-11　引起 PTE 的原发性危险因素

抗凝血酶缺乏

先天性异常纤维蛋白原血症

血栓调节因子异常

高同型半胱氨酸血症

抗心脂抗体综合征

纤溶酶原激活物抑制因子过量

凝血酶原20210A 基因变异

Ⅻ因子缺乏

Ⅴ因子 Leiden 突变(活性蛋白 C 抵抗)

纤溶酶原缺乏

纤溶酶原不良血症

蛋白 S 缺乏

蛋白 C 缺乏

(二)继发性危险因素

由后天获得的多种病理生理异常所引起,包括骨折、创伤、手术、妊娠、产褥期、口服避孕药、激素替代治疗、恶性肿瘤和抗磷脂综合征等,其他重要的危险因素还包括神经系统病变或卒中后的肢体瘫痪、长期卧床、制动等。在临床上,可将上述危险因素按照强度分为高危、中危和低危因素(表 2-12)。

表 2-12　引起静脉血栓的危险因素

高危因素(OR 值＞10)

骨折(髋部或大腿)

髋或膝关节置换

大型普外科手术

大的创伤

脊髓损伤

中危因素(OR 值 2～9)

关节镜膝部手术

中心静脉置管

化疗

慢性心力衰竭或呼吸衰竭
雌激素替代治疗
恶性肿瘤
口服避孕药
瘫痪
妊娠/产后
既往 VTE 病史
易栓倾向
低危因素(OR 值<2)
卧床>3 天
长时间旅行静坐不动(如长时间乘坐汽车或飞机旅行)
年龄
腔镜手术(如胆囊切除术)
肥胖
静脉曲张

即使积极地应用较完备的技术手段寻找危险因素,临床上仍有部分病例发病原因不明,称为特发性 VTE。这些患者可能存在某些潜在的异常病变(如恶性肿瘤)促进血栓的形成,应注意仔细筛查。

二、病理生理

PTE 发生后,一方面通过栓子的机械阻塞作用直接影响肺循环、体循环血流动力学状态和呼吸功能;另一方面,通过心脏和肺的反射效应及神经体液因素(包括栓塞后的炎症反应)等导致多种功能和代谢变化。以上机制的综合和相互作用加上栓子的大小和数量、多个栓子的递次栓塞间隔时间、是否同时存在其他心肺疾病等对 PTE 的发病过程和病情的严重程度均有重要影响。

(一)急性 PTE 后肺循环血流动力学变化

1.肺动脉高压

肺动脉的机械堵塞和神经-体液因素引起的肺血管痉挛是栓塞后形成肺动脉高压的基础。当肺血管床被堵塞 20%～30%时,开始出现一定程度的肺动脉高压;随着肺血管床堵塞程度的加重,肺动脉压力会相应增加,当肺血管床堵塞达 75%以上时,由于严重的肺动脉高压,可出现右心室功能衰竭甚至休克、猝死。同时,PTE 时受损的肺血管内皮细胞、血栓中活化的血小板及中性粒细胞等可以释放血栓素 A_2(TXA$_2$)、5-羟色胺、内皮素、血管紧张素 Ⅱ 等血管活性物质,这些物质可引起肺血管痉挛,加重肺动脉高压。

2.右心功能障碍

随着肺动脉高压的进展,右心室后负荷增加,导致右心室每搏做功增加,收缩末期压力升高。在栓塞早期,由于心肌收缩力和心率的代偿作用,并不导致心室舒张末期压力升高,不出现右心室扩张,维持血流动力学相对稳定。随着右心室后负荷的进一步增加,心率和心肌收缩力的代偿作用不足以维持有效的心排血量时,心室舒张末期压力开始显著升高,心排血量明显下降,右心室压升高,心房扩大,导致左心回心血量减少,体循环淤血,出现急性肺源性心脏病。

3.左心功能障碍

肺动脉堵塞后,经肺静脉回流至左心房的血液减少,左心室舒张末期充盈压下降,体循环压力趋于下降,通过兴奋交感神经使心率和心肌收缩力增加,以维持心排血量的相对稳定。当通过心率和心肌收缩力的改变不能代偿回心血量的继续下降时,心排血量明显减少,造成血压下降,内脏血管收缩,外周循环阻力增加,严重时出现休克症状。

上述病理生理改变的严重程度和发展速度受到以下因素影响:肺血管阻力升高的幅度、速度和患者基础心肺功能状态。如果肺血管阻力突然升高,且幅度越大时,右心功能损害就越严重,病情发展就越快;如果肺血管阻力极度升高,心脏射血功能接近丧失,会出现电机械分离现象,即心脏可以产生接近正常的电活动,但是心肌细胞的运动状态接近等长收缩,心室内压力虽可随心动周期而变化,却不能产生有效的肺循环血流,甚至可发生猝死。

(二)急性 PTE 后呼吸功能的变化

栓塞部位肺血流减少或阻断,肺泡无效腔量增大;肺梗死、肺水肿、肺出血、肺萎陷和肺不张等因素均可导致通气/血流(V/Q)比例失调;支气管痉挛及过度通气等因素综合存在可产生气体交换障碍,从而发生低氧血症和代偿性过度通气(低碳酸血症)。

(三)急性 PTE 的临床分型

按照 PTE 后病理生理变化,可以将 PTE 分为急性大面积 PTE 和急性非大面积 PTE。

1.急性大面积 PTE

临床上以休克和低血压为主要表现,即体循环动脉收缩压小于 12.0 kPa(90 mmHg),或较基础值下降幅度不低于 5.3 kPa(40 mmHg),持续 15 分钟以上。须除外新发生的心律失常、低血容量或感染中毒症所致血压下降。

2.急性非大面积 PTE(non-massive PTE)

不符合以上大面积 PTE 标准的 PTE。此型患者中,一部分人的超声心动图表现有右心功能障碍(right ventricular dysfunction,RVD)或临床上出现右心功能不全表现,归为次大面积 PTE(submassive PTE)亚型。

三、临床表现

PTE 的临床症状多不典型,表现谱广,从完全无症状到猝死,因而极易造成漏诊与误诊。国家"十五"科技攻关课题——肺栓塞规范化诊治方法的研究中,对 516 例 PTE 患者的临床表现进行了分析,其各种临床症状及发生率见表 2-13。

表 2-13 中国 516 例急性 PET 患者的临床表现

症状	发生率(%)
呼吸困难	88.6
胸痛	59.9
心绞痛样胸痛	30.0
胸膜炎性胸痛	45.2
咳嗽	56.2

续表

症状	发生率(%)
咯血	26.0
心悸	32.9
发热	24.0
晕厥	13.0
惊恐、濒死感	15.3

PTE 的体征亦无特异性,最常见的体征是呼吸急促,占 51.7%,可部分反映患者病情的严重程度;心动过速的发生率为 28.1%,主要是缺氧、肺循环阻力增高和右心功能不全等因素引起交感神经兴奋所致;由于严重的低氧血症和体循环淤血可出现周围型发绀。

呼吸系统的体征较少出现,25.4% 的患者存在细湿啰音,可能与炎症渗出或肺泡表面活性物质减少导致肺泡内液体量增加有关。另有 8.5% 的患者存在哮鸣音,程度一般较轻,有的局限于受累部位,也有的波及全肺。如合并胸腔积液,可出现胸膜炎的相应体征,如局部叩诊实音、胸膜摩擦感和摩擦音等。

41.9% 的患者在肺动脉瓣听诊区可闻及第二心音亢进。当存在右心室扩大时,可使三尖瓣瓣环扩张,造成三尖瓣相对关闭不全,出现收缩期反流。在胸骨左缘第四肋间可闻及三尖瓣收缩期反流性杂音,吸气时增强,发生率 7.8%。另有 20.2% 的患者可出现颈静脉充盈或怒张,为右心压力升高在体表的反映。如果患者病情危重,出现急性右心衰竭时,可出现肝大、肝颈反流征阳性、下肢水肿等表现。

四、诊断

(一)诊断策略

中华医学会呼吸病学分会在《肺血栓栓塞症的诊断与治疗指南(草案)》中提出的诊断步骤分为临床疑似诊断、确定诊断和危险因素的诊断 3 个步骤。

1.临床疑似诊断(疑诊)

对存在危险因素的病例,如果出现不明原因的呼吸困难、胸痛、晕厥和休克,或伴有单侧或双侧不对称性下肢肿胀、疼痛等对诊断具有重要的提示意义。心电图、X 线胸片、动脉血气分析等基本检查,有助于初步诊断,结合 D-二聚体检测(ELISA),可以建立疑似病例诊断。超声检查对于提示 PTE 诊断和排除其他疾病具有重要价值,若同时发现下肢深静脉血栓的证据则更增加诊断的可能性。

2.PTE 的确定诊断(确诊)

对于临床疑诊的患者应尽快合理安排进一步检查以明确 PTE 诊断。如果没有影像学的客观证据,就不能诊断 PTE。PTE 的确定诊断主要依靠核素肺通气/灌注扫描、CTPA、MRPA 和肺动脉造影等临床影像学技术。如心脏超声发现右心或肺动脉内存在血栓征象,也可确定 PTE 的诊断。

3.PTE 成因和易患因素的诊断(求因)

对于临床疑诊和已经确诊 PTE 的患者,应注意寻找 PTE 的成因和易患因素,并据以采取相应的治疗和预防措施。

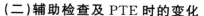

（二）辅助检查及 PTE 时的变化

1.动脉血气分析

常表现为低氧血症,低碳酸血症,肺泡-动脉血氧分压差[$P_{(A-a)}O_2$]增大,部分患者的血气结果可以正常。

2.心电图

心电图的改变取决于 PTE 栓子的大小、堵塞后血流动力学变化,以及患者的基础心肺储备状况。当栓塞面积较小时,心电图表现可以正常或仅有窦性心动过速。而当出现急性右心室扩大时,在Ⅰ导联可出现 S 波,Ⅲ导联出现 Q 波,Ⅲ导联的 T 波倒置,即所谓的 $S_I Q_{III} T_{III}$ 征。右心室扩大可以导致右心传导延迟,从而产生完全或不完全右束支传导阻滞。右心房扩大时,可出现肺型 P 波,在 PTE 患者心电图演变过程中,出现肺型 P 波,时间仅为 6 小时。当出现肺动脉及右心压力升高时出现 $V_1 \sim V_4$ 的 T 波倒置和 ST 段异常,电轴右偏及顺钟向转位等。由于肺栓塞心电图的变化有时是非常短暂的,所需及时、动态观察心电图改变。

3.X 线胸片

可显示肺动脉阻塞征(如区域性肺纹理变细、稀疏或消失),肺野透亮度增加;另可表现为右下肺动脉干增宽或伴截断征,肺动脉段膨隆,以及右心室扩大等肺动脉高压症及右心扩大征象;部分患者 X 线胸片可见肺野局部片状阴影,尖端指向肺门的楔形阴影,肺不张或膨胀不全等肺组织继发改变。有肺不张侧可见横膈抬高,有时合并少至中量胸腔积液。X 线胸片对鉴别其他胸部疾病有重要帮助。

4.超声心动图

在提示诊断和除外其他心血管疾病方面有重要价值。对于严重的 PTE 病例,可以发现右室壁局部运动幅度降低;右心室和/或右心房扩大;室间隔左移和运动异常;近端肺动脉扩张;三尖瓣反流速度增快;下腔静脉扩张,吸气时不萎陷。若在右心房或右心室发现血栓,同时患者临床表现符合 PTE,可以做出诊断。超声检查偶可因发现肺动脉近端的血栓而直接确定诊断。

5.血浆 D-二聚体

酶联免疫吸附法(ELISA)是较为可靠的检测方法。急性 PTE 时血浆 D-二聚体升高,但 D-二聚体升高对 PTE 并无确诊的价值,因为在外伤、肿瘤、炎症、手术、心肌梗死、穿刺损伤甚至心理应激时血浆 D-二聚体均可增高。

（三）确诊检查方法及影像学特点

1.核素肺灌注扫描

PTE 典型征象呈肺段或肺叶分布的肺灌注缺损。当肺核素显像正常时,可以可靠地排除 PTE。根据前瞻性诊断学研究(PIOPED),将肺灌注显像的结果分为四类,正常或接近正常、低度可能性、中间可能性和高度可能性。高度可能时约 90% 患者有 PTE,对 PTE 诊断的特异性为 96%;低度和中间可能性诊断不能确诊 PTE,需做进一步检查;正常或接近正常时,如果临床征象不支持 PTE,则可以除外 PTE 诊断。

2.CT 肺动脉造影(CTPA)

PIOPED Ⅱ的结果显示,CTPA 对 PTE 诊断的敏感性为 83%,特异性为 96%,如果联合 CT 静脉造影(CTV)检查,则对 PTE 诊断的敏感性可提高到 90%。由于 CTPA 是无创性检查方法,且可以安排急诊检查,已在临床上广泛应用。PTE 的 CT 直接征象是各种形态的充盈缺损,间接征象包括病变部位肺组织有"马赛克"征、肺出血、肺梗死继发的肺炎改变等。

3.磁共振肺动脉造影(MRPA)

在大血管的 PTE,MRPA 可以显示栓塞血管的近端扩张,血栓栓子表现为异常信号,但对外周的 PTE 诊断价值有限。由于扫描速度较慢,故限制其临床应用。

4.肺动脉造影

敏感性和特异性达 95%,是诊断 PTE 的"金标准"。表现为栓塞血管腔内充盈缺损或完全阻塞,外周血管截断或枯枝现象。肺动脉造影为有创性检查,可并发血管损伤、出血、心律失常、咯血、心力衰竭等。致命性或严重并发症的发生率分别为 0.1% 和 1.5%,应严格掌握其适应证。

(四)鉴别诊断

1.肺炎

有部分 PTE 患者表现为咳嗽、咳少量白痰、低中度发热,同时有活动后气短,伴或不伴胸痛症状,化验血周围白细胞增多,X 线胸片有肺部浸润阴影,往往被误诊为上呼吸道感染或肺炎,但经抗感染治疗效果不好,症状迁延甚至加重。肺炎多有明显的受寒病史,急性起病,表现为寒战高热,之后发生胸痛,咳嗽,咳痰,痰量较多,可伴口唇疱疹;查体肺部呼吸音减弱,有湿性啰音及肺实变体征,痰涂片及培养可发现致病菌及抗感染治疗有效有别于 PTE。

2.心绞痛

急性 PTE 患者的主要症状为活动性呼吸困难,心电图可出现 Ⅱ、Ⅲ、aVF 导联 ST 段及 T 波改变,甚至广泛性 T 波倒置或胸前导联呈"冠状 T",同时存在胸痛、气短,疼痛可以向肩背部放射,容易被误诊为冠心病、心绞痛。需要注意询问患者有无高血压、冠心病病史,并注意检查有无下肢静脉血栓的征象。

3.支气管哮喘

急性 PTE 发作时可表现为呼吸困难、发绀、两肺可闻及哮鸣音。支气管哮喘多有过敏史或慢性哮喘发作史,用支气管扩张药或糖皮质激素症状可缓解,病史和对治疗的反应有助于与 PTE 鉴别。

4.血管神经性晕厥

部分 PTE 患者以晕厥为首发症状,容易被误诊为血管神经性晕厥或其他原因所致晕厥而延误治疗,最常见的要与迷走反射性晕厥及心源性晕厥(如严重心律失常、肥厚型心肌病)相鉴别。

5.胸膜炎

PTE 患者尤其是周围型 PTE,病变可累及胸膜而产生胸腔积液,易被误诊为其他原因性胸膜炎,如结核性、感染性及肿瘤性胸膜炎。PTE 患者胸腔积液多为少量、1~2 周内自然吸收,常同时存在下肢深静脉血栓形成,呼吸困难,X 线胸片有吸收较快的肺部浸润阴影,超声心动图呈一过性右心负荷增重表现,同时血气分析呈低氧血症、低碳酸血症等均可与其他原因性胸膜炎鉴别。

五、治疗

(一)一般治疗

胸痛严重者可以适当使用镇痛药物,但如果存在循环障碍,应避免应用具有血管扩张作用的阿片类制剂,如吗啡等;对于有焦虑和惊恐症状者应予安慰并可以适当使用镇静药;为预防肺内感染和治疗静脉炎可使用抗生素。存在发热、咳嗽等症状时可给予相应的对症治疗。

(二)呼吸循环支持治疗

1.呼吸支持治疗

对有低氧血症患者,可经鼻导管或面罩吸氧。吸氧后多数患者的血氧分压可以达到 $10.7 \text{ kPa}(80 \text{ mmHg})$ 以上,因而很少需要进行机械通气。当合并严重呼吸衰竭时可使用经鼻(面)罩无创性机械通气或经气管插管机械通气。但注意应避免气管切开,以免在抗凝或溶栓过程中发生局部不易控制的大出血。

2.循环支持治疗

针对急性循环衰竭的治疗方法主要有扩容、应用正性肌力药物和血管活性药物。急性 PTE 时应用正性肌力药物可以使心排血量增加或体循环血压升高,同时也可增加右心室做功。临床上可以使用多巴胺、多巴酚丁胺和去甲肾上腺素治疗,三者通过不同的作用机制,可以达到升高血压、提高心排血量等作用。

(三)抗凝治疗

抗凝治疗能预防再次形成新的血栓,并通过内源性纤维蛋白溶解作用使已经存在的血栓缩小甚至溶解,但不能直接溶解已经存在的血栓。

抗凝治疗的适应证是不伴血流动力学障碍的急性 PTE 和非近端肢体 DVT;进行溶栓治疗的 PTE,溶栓治疗后仍需序贯抗凝治疗以巩固加强溶栓效果避免栓塞复发;对于临床高度疑诊 PTE 者,如无抗凝治疗禁忌证,均应立即开始抗凝治疗,同时进行 PTE 确诊检查。

抗凝治疗的主要禁忌证:活动性出血(肺梗死引起的咯血不在此范畴)、凝血机制障碍、严重的未控制的高血压、严重肝肾功能不全、近期手术史、妊娠头 3 个月以及产前 6 周、亚急性细菌性心内膜炎、心包渗出、动脉瘤等。当确诊有急性 PTE 时,上述情况大多属于相对禁忌证。

目前抗凝治疗的药物主要有普通肝素、低分子肝素和华法林。

1.普通肝素

用药原则应快速、足量和个体化。推荐采用持续静脉泵入法,首剂负荷量 80 U/kg(或 2 000～5 000 U 静脉推注),继之以 18 U/(kg·h)速度泵入,然后根据 APTT 调整肝素剂量(表2-14)。也可使用皮下注射的方法,一般先予静脉注射负荷量 2 000～5 000 U,然后按 250 U/kg 剂量每 12 小时皮下注射 1 次。调节注射剂量使注射后 6～8 小时的 APTT 达到治疗水平。

表 2-14 根据 APTT 监测结果调整静脉肝素用量的方法

APTT	初始剂量及调整剂量	下次 APTT 测定的间隔时间(h)
治疗前测基础 APTT	初始剂量:80 U/kg 静脉推注,然后按 18 U/(kg·h)静脉滴注	4～6
低于 35 秒(大于 1.2 倍正常值)	予 80 U/kg 静脉推注,然后增加静脉滴注剂量 4 U/(kg·h)	6
35～45 秒(1.2～1.5 倍正常值)	予 40 U/kg 静脉推注,然后增加静脉滴注剂量 4 U/(kg·h)	6
46～70 秒(1.5～2.3 倍正常值)	无须调整剂量	6
71～90 秒(2.3～3.0 倍正常值)	减少静脉滴注剂量 2 U/(kg·h)	6
超过 90 秒(大于 3 倍正常值)	停药 1 小时,然后减少剂量 3 U/(kg·h)后恢复静脉滴注	6

肝素抗凝治疗在 APTT 达到正常对照值的 1.5 倍时称为肝素的起效阈值。达到正常对照值1.5~2.5 倍时是肝素抗凝治疗的适当范围,若以减少出血危险为目的,将 APTT 维持在正常对照值1.5 倍的低限治疗范围,将使复发性 VET 的危险性增加。因此,调整肝素剂量应尽量在正常对照值的2.0 倍而不是1.5 倍,特别是在治疗的初期尤应注意。

溶栓治疗后,当 APTT 降至正常对照值的 2 倍时开始应用肝素抗凝,不需使用负荷剂量肝素。

肝素可能会引起血小板减少症(HIT),在使用肝素的第3~5 天必须复查血小板计数。若较长时间使用肝素,尚应在第 7~10 天和第 14 天复查。HIT 很少于肝素治疗的2 周后出现。若出现血小板迅速或持续降低达30%以上。或血小板计数小于$100×10^9/L$,应停用肝素。一般在停用肝素后 10 天内血小板开始逐渐恢复。

2.低分子肝素(LMWH)

LMWH 应根据体重给药,每天 1~2 次,皮下注射。对于大多数病例,按体重给药是有效的,不需监测 APTT 和调整剂量,但对过度肥胖者或孕妇宜监测血浆抗 Xa 因子活性并据以调整剂量。

3.华法林

在肝素治疗的第 1 天应口服维生素 K 拮抗剂华法林作为抗凝维持阶段的治疗。因华法林对已活化的凝血因子无效、起效慢,因此不适用于静脉血栓形成的急性期。初始剂量为3.0~5.0 mg/d。由于华法林需要数天才能发挥全部作用,因此与肝素需重叠应用 4~5 天,当连续两天测定的国际标准化比率(INR)达到 2.5(2.0~3.0)时,即可停止使用肝素/低分子肝素,单独口服华法林治疗。应根据 INR 或 PT 调节华法林的剂量。在达到治疗水平前,应每天测定INR,其后 2 周每周监测 2~3 次,以后根据 INR 的稳定情况每周监测 1 次或更少。若行长期治疗,约每 4 周测定 INR 并调整华法林剂量 1 次。

口服抗凝药的疗程应根据 PTE 的危险因素决定:低危人群指危险因素属一过性的(如手术创伤),在危险因素去除后继续抗凝 3 个月;中危人群指存在手术以外的危险因素或初次发病找不到明确的危险因素者,至少治疗 6 个月;高危人群指反复发生静脉血栓形成者或持续存在危险因素的患者,包括恶性肿瘤、易栓症、抗磷脂抗体综合征、慢性血栓栓塞性肺动脉高压者,应该长期甚至终身抗凝治疗,对放置下腔静脉滤器者终身抗凝。

(四)溶栓治疗

溶栓治疗主要适用于大面积 PTE 病例。对于次大面积 PTE,若无禁忌证可以进行溶栓。

溶栓治疗的绝对禁忌证包括活动性内出血和近 2 个月内自发性颅内出血、颅内或脊柱创伤、手术。

相对禁忌证:10~14 天内的大手术、分娩、器官活检或不能压迫部位的血管穿刺;2 个月之内的缺血性卒中;10 天内的胃肠道出血;15 天内的严重创伤;1 个月内的神经外科或眼科手术;难以控制的重度高血压[收缩压大于 24.0 kPa(180 mmHg),舒张压大于 14.7 kPa(110 mmHg)];近期曾进行心肺复苏;血小板计数小于$100×10^9/L$;妊娠;细菌性心内膜炎;严重的肝肾功能不全;糖尿病出血性视网膜病变;出血性疾病等。

对于大面积 PTE,因其对生命的威胁极大,上述绝对禁忌证亦应视为相对禁忌证。

溶栓治疗的时间窗为 14 天以内。临床研究表明,症状发生 14 天之内溶栓,其治疗效果好于14 天以上者,而且溶栓开始时间越早治疗效果越好。

目前临床上用于 PTE 溶栓治疗的药物主要有链激酶(SK)、尿激酶(UK)和重组组织型纤溶酶原激活剂(rt-PA)。

目前推荐短疗程治疗,我国的 PTE 溶栓方案如下。①UK:负荷量 4 400 U/kg 静脉注射 10 分钟,继之以 2 200 U/(kg·h)持续静脉点滴 12 小时。另可考虑 2 小时溶栓方案,即 20 000 U/kg 持续静脉点滴 2 小时。②SK:负荷量 250 000 U 静脉注射 30 分钟,继之以 1 000 000 U/h 持续静脉点滴 24 小时。SK 具有抗原性,故用药前需肌内注射苯海拉明或地塞米松,以防止变态反应。也可使用 1 500 000 U 静脉点滴 2 小时。③rt-PA:50 mg 持续静脉滴注 2 小时。

出血是溶栓治疗的主要并发症,可以发生在溶栓治疗过程中,也可以发生在溶栓治疗结束之后。因此,治疗期间要严密观察患者神志改变、生命体征变化,以及脉搏血氧饱和度变化等,注意检查全身各部位包括皮下、消化道、牙龈、鼻腔等是否有出血征象,尤其需要注意曾经进行深部血管穿刺的部位是否有血肿形成。注意复查血常规、血小板计数,出现不明原因血红蛋白、红细胞下降时,要注意是否有出血并发症。溶栓药物治疗结束后每 2~4 小时测 1 次活化的部分凝血激酶时间(APTT),待其将至正常值的 2 倍以下时,开始使用肝素或 LWMH 抗凝治疗。

(五)介入治疗

介入治疗主要包括经导管吸栓碎栓术和下腔静脉滤器置入术。导管吸栓碎栓术的适应证为肺动脉主干或主要分支大面积 PTE 并存在以下情况者:溶栓和抗凝治疗禁忌证;经溶栓或积极的内科治疗无效。

为防止下肢深静脉大块血栓再次脱落阻塞肺动脉,可于下腔静脉安装滤器。适用于下肢近端静脉血栓,而抗凝治疗禁忌或有出血并发症;经充分抗凝而仍反复发生 PTE;伴血流动力学变化的大面积 PTE;近端大块血栓溶栓治疗前;伴有肺动脉高压的慢性反复性 PTE;行肺动脉血栓切除术或肺动脉血栓内膜剥脱术的病例。

(六)手术治疗

适用于经积极的非手术治疗无效的紧急情况。适应证包括大面积 PTE,肺动脉主干或主要分支次全堵塞,不合并固定性肺动脉高压者(尽可能通过血管造影确诊);有溶栓禁忌证者;经溶栓和其他积极的内科治疗无效者。

六、预防

主要的预防措施包括机械性预防和药物预防。机械性预防方法包括逐步加压弹力袜和间歇充气压缩泵,药物预防可以使用 LWMH、低剂量的普通肝素等。机械性预防方法主要用于有高出血风险的患者,也可用于与药物预防共同使用加强预防效果。不推荐单独使用阿司匹林作为静脉血栓的预防方法。

（孟光彦）

第三章 心内科疾病

第一节 急性病毒性心肌炎

急性病毒性心肌炎是指嗜心性病毒感染引起的,以心肌非特异性间质性炎症为主,伴有心肌细胞变性、溶解或坏死病变的心肌炎。病变可累及心脏传导和起搏系统,亦可累及心包膜。临床上以肠道病毒(如柯萨奇病毒 B 组 2、4 两型最多见,其次为 5、3、1 型及 A 组的 1、4、9、16、23 型,艾柯病毒和脊髓灰质炎病毒等)和流感病毒较为常见。此外,麻疹、腮腺炎、乙型脑炎、肝炎和巨细胞病毒等也可引起心肌炎。

一、发病机制

病毒如何引起心肌损伤的机制迄今尚未阐明,可能途径包括以下几种。

(一)病毒直接侵犯心肌

病毒感染后可引起病毒血症,经血流直接侵犯心肌,导致心肌纤维溶解、坏死、水肿及炎性细胞浸润。有人认为,急性暴发性病毒性心肌炎和病毒感染后 1～4 周内猝死者,病毒直接侵犯心肌可能是主要的发病机制。

(二)免疫变态反应

对于大多数病毒性心肌炎,尤其是慢性心肌炎,目前认为主要是通过免疫变态反应而致病。参与免疫反应的可能是病毒本身,也可能是病毒-心肌抗体复合物。既有体液免疫参与,又有细胞免疫参与。此外,患者免疫功能低下在发病中也起重要作用。

二、诊断

(一)临床表现特点

(1)起病前 1～3 周内常有上呼吸道或消化道感染史。

(2)症状与体征。心脏受累表现:心悸、气促、心前区疼痛等。体检:轻者心界不扩大,重者心浊音界扩大,心率增快且与体温升高不相称,可出现舒张期奔马律,心律失常以频发期前收缩多见,亦可表现为房室传导阻滞,以至出现心动过缓、心尖区第一心音低钝。可闻及收缩期吹风样杂音。重症患者可短期内出现心力衰竭或心源性休克,少数因严重心律失常而猝死。

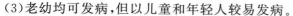

（3）老幼均可发病，但以儿童和年轻人较易发病。

（二）实验室检查及其他辅助检查特点

（1）心电图常有各种心律失常表现，以心室性期前收缩最常见，其次为房室传导阻滞、束支及室内传导阻滞、心动过速等。心肌损害可表现为 ST 段降低、T 波低平或倒置、Q-T 间期延长等。暴发性病毒性心肌炎可有异常 Q 波、阵发性室性心动过速、高度房室传导阻滞，甚至心室颤动等。心电图改变对心肌炎的诊断并无特异性。

（2）血清酶学检查可有 CK 及其同工酶（CK-MB）、AST 或 LDH 及其同工酶（LDH1）增高。

（3）X 线、超声心动图检查示心脏轻至中度增大，搏动减弱，有时可伴有心包积液，此时称心肌心包炎。

（4）血白细胞可轻至中度增多，血沉加速。

（5）从咽拭子、尿、粪、血液及心包穿刺液中分离出病毒，且在恢复期血清中同型病毒抗体滴度较初期或急性期（第一份）血清升高或下降 4 倍以上，可认为是新近有病毒感染。

诊断病毒性心肌炎必须排除可能引起心肌损害的其他疾病，常见的如风湿性心肌炎、中毒性心肌炎、结缔组织和代谢性疾病所致心肌损害，以及原发性心肌病等。

三、治疗

目前，对急性病毒性心肌炎尚缺乏特异性治疗方法，但多数患者经过一段时间休息及对症治疗后能自行痊愈，少数可演变为慢性心肌炎或遗留不同程度心律失常表现，个别暴发型重症病例可导致死亡。本病主要治疗措施如下。

（一）充分休息，防止过劳

本病一旦确诊，应卧床休息，进食易消化和富含维生素、蛋白质的食物。充分休息在急性期应列为主要治疗措施之一。早期不重视卧床休息，可能会导致心脏进行性增大和带来较多的后遗症，一般需休息 3 个月左右。心脏已经扩大或曾出现过心功能不全者应延长至半年，直至心脏不再缩小，心功能不全症状消失后，在密切观察下逐渐增加活动量，恢复期仍应适当限制活动3～6个月。

（二）酌情应用改善心肌细胞营养与代谢的药物

辅酶 A 50～100 U 或肌苷 200～400 mg，每天 1～2 次，肌内注射或静脉注射；细胞色素 C 15～30 mg，每天 1～2 次，静脉注射，该药应先皮试，无变态反应者才能注射。ATP 或三磷酸胞苷（CTP）20～40 mg，每天 1～2 次，肌内注射，前者尚有口服或静脉制剂，剂量相同。辅酶 Q_{10}，每天 30～60 mg，口服；或 10 mg，每天 2 次，肌内注射及静脉注射。FDP 5～10 g，每天 1～2 次，静脉滴注，对重症病毒性心肌炎可能有效。一般情况下，上述药物视病情适当搭配或联合应用 2 或 3 种即可，10～14 天为 1 个疗程。此外，极化液疗法：氯化钾 1～1.5 g，普通胰岛素 8～12 U，加入 10% 葡萄糖液 500 mL 内，每天 1 次，静脉滴注，尤其适用于频发室性期前收缩者。在极化液基础上再加入 25% 硫酸镁 5～10 mL，对快速型心律失常疗效更佳，7～14 天为 1 个疗程。大剂量维生素 C，每天 5～10 g 静脉滴注，以及丹参酮注射液 40～80 mg，分 2 次加入 50% 葡萄糖液 20 mL 内静脉注射或稀释后静脉滴注，连用 2 周，也有一定疗效。

（三）肾上腺皮质激素

激素有抑制炎性反应、降低血管通透性、减轻组织水肿及抗变态反应作用，但可抑制免疫反应和干扰素的合成、促进病毒繁殖和炎症扩散、加重心肌损害，因此应用激素有利有弊。为此，多数学者主张病毒性心肌炎急性期,尤其是最初 2 周内,病情并非危重者不用激素。但短期内心脏急剧增大、高热不退、急性心力衰竭、严重心律失常、休克、全身中毒症状严重合并多脏器损害或高度房室传导阻滞者,可试用地塞米松,每天 10～30 mg,分次静脉注射,或用氢化可的松,每天 200～300 mg,静脉滴注,连用 3～7 天,待病情改善后改口服,并迅速减量至停,一般疗程不宜超过 2 周。若用药 1 周仍无效,则停用。激素对重症病毒性心肌炎有效,其可能原因与抑制了心肌炎症、水肿,消除过度、强烈的免疫反应和减轻毒素作用有关。

(四)抗生素

急性病毒性心肌炎可使用广谱抗生素,如氨苄西林、头孢菌素等,以防止继发性细菌感染,因后者常是诱发病毒感染的条件,特别是流感、柯萨奇及腮腺炎病毒感染,且可加重病毒性心肌炎的病情。

(五)抗病毒药物

疗效不肯定,因为病毒性心肌炎主要是免疫反应的结果。即使是由于病毒直接侵犯所致,但抗病毒药物能否进入心肌细胞内杀灭病毒也尚有疑问。流感病毒所致心肌炎可试用吗啉胍(ABOB)100～200 mg,每天 3 次;金刚烷胺 100 mg,每天 2 次。疱疹病毒性心肌炎可试用阿糖胞苷和利巴韦林,前者剂量为每天 50～100 mg,静脉滴注,连用 1 周;后者为 100 mg,每天 3 次,视病情连用数天至 1 周,必要时亦可静脉滴注,剂量为每天 300 mg。此外,中草药如板蓝根、连翘、大青叶、黄连、黄芩、虎杖等也具抗病毒作用。

(六)免疫调节剂

(1)人白细胞干扰素 1.5 万～2.5 万单位,每天 1 次,肌内注射,7～10 天为 1 个疗程,间隔2～3 天,视病情可再用 1～2 个疗程。

(2)应用基因工程制成的干扰素 100 万单位,每天 1 次,肌内注射,2 周为 1 个疗程。

(3)聚肌胞,每天 1～2 mg,每 2～3 天 1 次,肌内注射,2～3 个月为 1 个疗程。

(4)简化胸腺素 10 mg,每天肌内注射 1 次,共 3 个月,以后改为 10 mg,隔天肌内注射 1 次,共半年。

(5)免疫核糖核酸(IRNA)3 mg,每 2 周 1 次,皮下注射或肌内注射,共 3 个月,以后每月肌内注射 3 mg,连续 6～12 个月。

(6)转移因子(TF)1 mg,加注射水 2 mL,每周 1～2 次,于上臂内侧或两侧腋部皮下或臀部肌内注射。

(7)黄芪有抗病毒及调节免疫功能,对干扰素系统有激活作用,在淋巴细胞中可诱生 γ-干扰素,还能改善内皮细胞生长及正性肌力作用,可口服、肌内注射或静脉内给药。用量为黄芪口服液(每支含生黄芪 15 g)1 支,每天 2 次,口服;或黄芪注射液(每支含生黄芪 4 g/2 mL)2 支,每天1～2 次,肌内注射;或在 5%葡萄糖液 500 mL 内加黄芪注射液 4～5 支,每天 1 次,3 周为 1 个疗程。

(七)纠正心律失常

基本上按一般心律失常治疗。对于室性期前收缩、快速型心房颤动可用胺碘酮 0.2 g,每天3 次,1～2 周后或有效后改为每天 0.1～0.2 g 维持。阵发性室性心动过速、心室扑动或颤动,应尽早采用直流电电击复律,亦可迅速静脉注射利多卡因 50～100 mg,必要时隔 5～10 分钟后再注,有效后静脉滴注维持 24～72 小时。心动过缓可用阿托品治疗,也可加用激素。对于莫氏 Ⅱ型和三度房室传导阻滞,尤其有脑供血不足表现或有阿-斯综合征发作者,应及时安置入工心脏起搏器。

(八)心力衰竭和休克的防治

重症急性病毒性心肌炎可并发心力衰竭或休克。有心力衰竭者应给予低盐饮食、供氧,视病情缓急可选用口服或静脉注射洋地黄类制剂,但剂量应控制在常规负荷量的 1/2～2/3,必要时可并用利尿剂、血管扩张剂和非洋地黄类正性肌力药物,同时注意水、电解质平衡。

(赵守功)

第二节 感染性心内膜炎

感染性心内膜炎(infective endocarditis,IE)为心脏内膜表面微生物感染导致的炎症反应。IE 最常累及的部位是心脏瓣膜,包括自体瓣膜和人工瓣膜,也可累及心房或心室的内膜面。近年来随着诊断及治疗技术的进步,IE 的致死率和致残率显著下降,但诊断或治疗不及时的患者,病死率仍然很高。

一、流行病学

由于疾病自身的特点及诊断的特殊性,很难对 IE 进行注册或前瞻性研究,没有准确的患病率数字。每年的发病率为 1.9/10 万～6.2/10 万。近年来,随着人口老龄化、抗生素滥用、先天性心脏病存活年龄延长以及心导管和外科手术患者的增多,IE 的发病率呈增加的趋势。

二、病因与诱因

(一)患者因素

1.瓣膜性心脏病

瓣膜性心脏病是 IE 最常见的基础病。近年来,随着风湿性心脏病发病率的下降,风湿性心脏瓣膜病在 IE 基础病中所占的比例已明显下降,占 6%～23%。与此对应,随着人口老龄化,退行性心脏瓣膜病所占的比例日益升高,尤其是主动脉瓣和二尖瓣关闭不全。

2.先天性心脏病

由于介入封堵和外科手术技术的进步,成人先天性心脏病患者越来越多,在此基础上发生的IE 也较前增加,室间隔缺损、法洛四联症和主动脉缩窄是最常见的原因。主动脉瓣二叶钙化也是诱发 IE 的重要危险因素。

3.人工瓣膜

人工瓣膜置换者发生 IE 的危险是自体瓣膜的 5～10 倍,术后 6 个月内危险性最高,之后在较低的水平维持。

4.既往 IE 病史

既往 IE 病史是再次感染的明确危险因素。

5.近期接受可能引起菌血症的诊疗操作

各种经口腔(如拔牙)、气管、食管、胆管、尿道或阴道的诊疗操作及血液透析等,均是 IE 的诱发因素。

6.体内存在促非细菌性血栓性赘生物形成的因素

如白血病、肝硬化、癌症、炎性肠病和系统性红斑狼疮等可导致血液高凝状态的疾病,也可增加 IE 的危险。

7.自身免疫缺陷

自身免疫缺陷包括体液免疫缺陷和细胞免疫缺陷,如 HIV。

8.静脉药物滥用

静脉药物滥用者发生 IE 的危险可升高 12 倍。赘生物常位于血流从高压腔经病变瓣口或先天缺损至低压腔产生高速射流和湍流的下游,如二尖瓣关闭不全的瓣叶心房面、主动脉瓣关闭不全的瓣叶心室面和室间隔缺损的间隔右心室侧,可能与这些部位的压力下降及内膜灌注减少,有利于微生物沉积和生长有关。高速射流冲击心脏或大血管内膜可致局部损伤,如二尖瓣反流面对的左心房壁、主动脉瓣反流面对的二尖瓣前叶腱索和乳头肌及动脉导管未闭射流面对的肺动脉壁,也容易发生 IE。在压差较小的部位,例如房间隔缺损、大室间隔缺损、血流缓慢(如心房颤动或心力衰竭)及瓣膜狭窄的患者,则较少发生 IE。

(二)病原微生物

近年来,导致 IE 的病原微生物谱也发生了很大变化。金黄色葡萄球菌感染明显增多,同时也是静脉药物滥用患者的主要致病菌,而草绿色链球菌感染明显减少。凝固酶阴性的葡萄球菌以往是自体瓣膜心内膜炎的次要致病菌,现在是人工瓣膜心内膜炎和院内感染性心内膜炎的重要致病菌。此外,绿脓杆菌、革兰阴性杆菌及真菌等以往较少见的病原微生物也日渐增多。

三、病理

IE 特征性的病理表现是在病变处形成赘生物,由血小板、纤维蛋白、病原微生物、炎性细胞和少量坏死组织构成,病原微生物常包裹在赘生物内部。

(一)心脏局部表现

1.赘生物本身的影响

大的赘生物可造成瓣口机械性狭窄,赘生物还可导致瓣膜或瓣周结构破坏,如瓣叶破损、穿孔或腱索断裂,引起瓣膜关闭不全,急性者最终可发生猝死或心力衰竭。人工瓣膜患者还可导致瓣周漏和瓣膜功能不全。

2.感染灶局部扩散

产生瓣环或心肌脓肿、传导组织破坏、乳头肌断裂、室间隔穿孔和化脓性心包炎等。

(二)赘生物脱落造成栓塞

1.右心 IE

右心赘生物脱落可造成肺动脉栓塞、肺炎或肺脓肿。

2.左心 IE

左心赘生物脱落可造成体循环动脉栓塞,如脑动脉、肾动脉、脾动脉、冠状动脉及肠系膜动脉等,导致相应组织的缺血坏死和/或脓肿;还可能导致局部动脉管壁破坏,形成动脉瘤。

(三)菌血症

感染灶持续存在或赘生物内的病原微生物释放入血,形成菌血症或败血症,导致全身感染。

(四)自身免疫反应

病原菌长期释放抗原入血,可激活自身免疫反应,形成免疫复合物,沉积在不同部位导致相应组织的病变,如肾小球肾炎(免疫复合物沉积在肾小球基膜)、关节炎、皮肤或黏膜出血(小血管炎,发生漏出性出血)等。

四、分类

既往习惯按病程分类,目前更倾向于按疾病的活动状态、诊断类型、瓣膜类型、解剖部位和病原微生物进行分类。

(一)按病程分类

按病程分类分为急性 IE(病程<6 周)和亚急性 IE(病程>6 周)。急性 IE 多发生在正常心瓣膜,起病急骤,病情凶险,预后不佳,有发生猝死的危险;病原微生物以金黄色葡萄球菌为主,细菌毒力强,菌血症症状明显,赘生物容易碎裂或脱落。亚急性 IE 多发生在有基础病的心瓣膜,起病隐匿,经积极治疗预后较好;病原微生物主要是条件性致病菌,如溶血性链球菌、凝固酶阴性的葡萄球菌及革兰阴性杆菌等,这些病原微生物毒力相对较弱,菌血症症状不明显,赘生物碎裂或脱落的比例较急性 IE 低。

(二)按疾病的活动状态分类

按疾病的活动状态分类分为活动期和愈合期,这种分类对外科手术治疗非常重要。活动期包括术前血培养阳性及发热,术中取血培养阳性,术中发现病变组织形态呈炎症活动状态,或在抗生素疗程完成之前进行手术。术后 1 年以上再次出现 IE,通常认为是复发。

(三)按诊断类型分类

按诊断类型分类分为明确诊断、疑似诊断和可能诊断。

(四)按瓣膜类型分类

按瓣膜类型分类分为自体瓣膜 IE 和人工瓣膜 IE。

(五)按解剖部位分类

按解剖部位分类分为二尖瓣 IE、主动脉瓣 IE 及室壁 IE 等。

(六)按病原微生物分类

按照病原微生物血培养结果分为金黄色葡萄球菌性 IE、溶血性链球菌性 IE、真菌性 IE 等。

五、临床表现

(一)全身感染中毒表现

发热是 IE 最常见的症状,除有些老年或心、肾衰竭的重症患者外,几乎均有发热,与病原微生物释放入血有关。亚急性者起病隐匿,体温一般<39 ℃,午后和晚上高,可伴有全身不适、肌痛/关节痛、乏力、食欲缺乏或体重减轻等非特异性症状。急性者起病急骤,呈暴发性败血症过程,通常高热伴有寒战。其他全身感染中毒表现还包括脾大、贫血和杵状指,主要见于亚急性者。

(二)心脏表现

心脏的表现主要为新出现杂音或杂音性质、强度较前改变,瓣膜损害导致的新的或增强的杂音通常为关闭不全的杂音,尤以主动脉瓣关闭不全多见。但新出现杂音或杂音改变不是 IE 的必备表现。

(三)血管栓塞表现

血管栓塞表现为相应组织的缺血坏死和/或脓肿。

(四)自身免疫反应的表现

自身免疫反应主要表现为肾小球肾炎、关节炎、皮肤或黏膜出血等,非特异性,不常见。皮肤或黏膜的表现具有提示性,包括:①瘀点,可见于任何部位;②指/趾甲下线状出血;③Roth 斑,为视网膜的卵圆形出血斑,中心呈白色,多见于亚急性者;④Osler 结节,为指/趾垫出现的豌豆大小红色或紫色痛性结节,多见于亚急性者;⑤Janeway 损害,为手掌或足底处直径 1~4 mm 无痛性出血性红斑,多见于急性者。

六、辅助检查

(一)血培养

血培养是明确致病菌最主要的实验室方法,并为抗生素的选择提供可靠的依据。为了提高血培养的阳性率,应注意以下几个环节。

1.取血频次

多次血培养有助于提高阳性率,建议至少送检 3 次,每次采血时间间隔至少1 小时。

2.取血量

每次取血 5~10 mL,已使用抗生素的患者取血量不宜过多,否则血液中的抗生素不能被培养液稀释。

3.取血时间

有人建议取血时间以寒战或体温骤升时为佳,但 IE 的菌血症是持续的,研究发现,体温与血培养阳性率之间没有显著相关性,因此不需要专门在发热时取血。高热时大部分细菌被吞噬细胞吞噬,反而影响了培养效果。

4.取血部位

前瞻性研究表明,无论病原微生物是哪一种,静脉血培养阳性率均显著高于动脉血。因此,静脉血培养阴性的患者没有必要再采集动脉血培养。每次取血应更换穿刺部位,皮肤应严格消毒。

5.培养和分离技术

所有怀疑 IE 的患者,应同时做需氧菌培养和厌氧菌培养;人工瓣膜置换术后、长时间留置静脉导管或导尿管及静脉药物滥用患者,应加做真菌培养。结果阴性时应延长培养时间,并使用特殊分离技术。

6.取血之前已使用抗生素患者的处理

如果临床高度怀疑 IE 而患者已使用了抗生素治疗,应谨慎评估,病情允许时可以暂停用药数天后再次培养。

(二)超声心动图

所有临床上怀疑 IE 的患者均应接受超声心动图检查,首选经胸超声心动图(TTE);如果TTE 结果阴性,而临床高度怀疑 IE,应加做经食管超声心动图(TEE);TEE 结果阴性,而仍高度怀疑,2~7 天后应重复 TEE 检查。如果是有经验的超声医师,且超声机器性能良好,多次 TEE检查结果阴性基本可以排除 IE 诊断。

超声心动图诊断 IE 的主要证据包括赘生物,附着于瓣膜、心腔内面或心内植入物的致密回声团块影,可活动,用其他解剖学因素无法解释;脓肿或瘘;新出现的人工瓣膜部分裂开。

临床怀疑 IE 的患者,其中约 50% 经 TTE 可检出赘生物。在人工瓣膜,TTE 的诊断价值通常不大。TEE有效弥补了这一不足,其诊断赘生物的敏感度为88%～100%,特异度达91%～100%。

(三)其他检查

IE患者可出现血白细胞计数升高,核左移;血沉及C-反应蛋白升高;高丙种球蛋白血症,循环中出现免疫复合物,类风湿因子升高,血清补体降低;贫血,血清铁及血清铁结合力下降;尿中出现蛋白和红细胞等。心电图和胸片也可能有相应的变化,但均不具有特异性。

七、诊断和鉴别诊断

(一)诊断

首先应根据患者的临床表现筛选出疑似病例。

1.高度怀疑

(1)新出现杂音或杂音性质、强度较前改变。

(2)来源不明的栓塞事件。

(3)感染源不明的败血症。

(4)血尿、肾小球肾炎或怀疑肾梗死。

(5)发热伴以下任何一项:①心内有植入物;②有IE的易患因素;③新出现的室性心律失常或传导障碍;④首次出现充血性心力衰竭的临床表现;⑤血培养阳性(为IE的典型病原微生物);⑥皮肤或黏膜表现;⑦多发或多变的浸润性肺感染;⑧感染源不明的外周(肾、脾和脊柱)脓肿。

2.低度怀疑

发热,不伴有以上任何一项。对于疑似病例应立即进行超声心动图和血培养检查。

1994年Durack及其同事提出了Duke标准,给IE的诊断提供了重要参考。后来经不断完善形成了目前的Duke标准修订版,包括2项主要标准和6项次要标准。具备2项主要标准,或1项主要标准+3项次要标准,或5项次要标准为明确诊断;具备1项主要标准+1项次要标准,或3项次要标准为疑似诊断。

(1)主要标准包括以下2项。①血培养阳性:2次血培养结果一致,均为典型的IE病原微生物,如溶血性链球菌、牛链球菌、HACEK菌、无原发灶的社区获得性金黄色葡萄球菌或肠球菌。连续多次血培养阳性,且为同一病原微生物,这种情况包括至少2次血培养阳性,且间隔时间>12小时;3次血培养均阳性或≥4次血培养中的多数均阳性,且首次与末次血培养间隔时间至少1小时。②心内膜受累证据。超声心动图阳性发现赘生物:附着于瓣膜、心腔内膜面或心内植入物的致密回声团块影,可活动,用其他解剖学因素无法解释;脓肿或瘘;新出现的人工瓣膜部分裂开。

(2)次要标准包括以下6项。①存在易患因素:如基础心脏病或静脉药物滥用。②发热:体温>38 ℃。③血管栓塞表现:主要动脉栓塞,感染性肺梗死,真菌性动脉瘤,颅内出血,结膜出血及Janeway损害。④自身免疫反应的表现:肾小球肾炎、Osler结节、Roth斑及类风湿因子阳性。⑤病原微生物证据:血培养阳性,但不符合主要标准;或有IE病原微生物的血清学证据。⑥超声心动图证据:超声心动图符合IE表现,但不符合主要标准。

(二)鉴别诊断

IE需要和心脏肿瘤、系统性红斑狼疮、Marantic心内膜炎、抗磷脂综合征、类癌综合征、高心排量肾细胞癌、血栓性血小板减少性紫癜及败血症等疾病相鉴别。

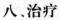
八、治疗

(一)治疗原则

(1)早期应用:连续采集 3~5 次血培养后即可开始经验性治疗,不必等待血培养结果。对于病情平稳的患者可延迟治疗 24~48 小时,对预后没有影响。

(2)充分用药:使用杀菌性而非抑菌性抗生素,大剂量,长疗程,旨在完全杀灭包裹在赘生物内的病原微生物。

(3)静脉给药为主:保持较高的血药浓度。

(4)病原微生物不明确的经验性治疗:急性者首选对金黄色葡萄球菌、链球菌和革兰阴性杆菌均有效的广谱抗生素,亚急性者首选对大多数链球菌(包括肠球菌)有效的广谱抗生素。

(5)病原微生物明确的针对性治疗:应根据药敏试验的结果选择针对性的抗生素,有条件时应测定最小抑菌浓度(Minimum inhibitory concentration,MIC)以判定病原微生物对抗生素的敏感程度。

(6)部分患者需要外科手术治疗。

(二)病原微生物不明确的经验性治疗

治疗应基于临床及病原学证据。病原微生物未明确的患者,如果病情平稳,可在血培养 3~5 次后立即开始经验性治疗;如果过去的 8 天内患者已使用了抗生素治疗,可在病情允许的情况下延迟 24~48 小时再进行血培养,然后采取经验性治疗。2004 年欧洲心脏协会(ESC)指南推荐的方案以万古霉素和庆大霉素为基础。我国庆大霉素的耐药率较高,而且庆大霉素的肾毒性大,多选用阿米卡星替代庆大霉素,0.4~0.6 g 分次静脉给药或肌内注射。万古霉素费用较高,也可选用青霉素类,如青霉素 320 万~400 万单位静脉给药,每 4~6 小时一次;或萘夫西林 2 g 静脉给药,每 4 小时一次。

病原微生物未明确的治疗流程图见图 3-1 所示,经验性治疗方案见表 3-1 所示。

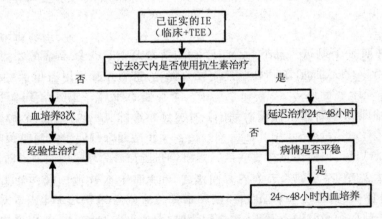

图 3-1 病原微生物未明确的治疗流程图

表 3-1 经验性治疗方案

		剂量	疗程
自体瓣膜 IE	万古霉素	15 mg/kg 静脉给药,每 12 小时一次	4～6 周
	*庆大霉素	1 mg/kg 静脉给药,每 8 小时一次	2 周
人工瓣膜 IE	万古霉素	15 mg/kg 静脉给药,每 12 小时一次	4～6 周
	*利福平	300～450 mg 口服,每 8 小时一次	4～6 周
	*庆大霉素	1 mg/kg 静脉给药,每 8 小时一次	2 周

注:* 每天最大剂量 2 g,需要监测药物浓度,必要时可加用氨苄西林。

(三)病原微生物明确的针对性治疗

1.链球菌感染性心内膜炎

根据药物的敏感性程度选用青霉素、头孢曲松、万古霉素或替考拉宁。

(1)自体瓣膜 IE 且对青霉素完全敏感的链球菌感染(MIC≤0.1 mg/L):年龄≤65 岁,血清肌酐正常的患者,给予青霉素 1 200 万～2 000 万单位/24 小时,分 4～6 次静脉给药,疗程 4 周;加庆大霉素 3 mg/(kg·24 h)(最大剂量 240 mg/24 h),分 2～3 次静脉给药,疗程 2 周。年龄＞65 岁,或血清肌酐升高的患者,根据肾功能调整青霉素的剂量,或使用头孢曲松 2 g/24 h,每天 1 次静脉给药,疗程均为 4 周。对青霉素和头孢菌素过敏的患者使用万古霉素 3 mg/(kg·24 h),每天 2 次静脉给药,疗程 4 周。

(2)自体瓣膜 IE 且对青霉素部分敏感的链球菌感染(MIC 0.1～0.5 mg/L)或人工瓣膜 IE:青霉素 2 000 万～2 400 万单位/24 小时,分 4～6 次静脉给药,或使用头孢曲松 2 g/24 h,每天 1 次静脉给药,疗程均为 4 周;加庆大霉素 3 mg/(kg·24 h),分 2～3 次静脉给药,疗程 2 周;之后继续使用头孢曲松 2 g/24 h,每天 1 次静脉给药,疗程 2 周。对这类患者也可单独选用万古霉素,3 mg/(kg·24 h),每天 2 次静脉给药,疗程 4 周。

(3)对青霉素耐药的链球菌感染(MIC＞0.5 mg/L):治疗同肠球菌。

替考拉宁可作为万古霉素的替代选择,推荐用法为 10 mg/kg 静脉给药,每天 2 次,9 次以后改为每天 1 次,疗程 4 周。

2.葡萄球菌感染性心内膜炎

葡萄球菌感染性心内膜炎约占所有 IE 患者的 1/3,病情危重,有致死危险。90%的致病菌为金黄色葡萄球菌,其余 10%为凝固酶阴性的葡萄球菌。

(1)自体瓣膜 IE 的治疗方案有以下几种。①对甲氧西林(新青霉素)敏感的金黄色葡萄球菌(Methicillin-susceptible staphylococcus aureus,MSSA)感染:苯唑西林 8～12 g/24 h,分 4 次静脉给药,疗程 4 周(静脉药物滥用患者用药 2 周);加庆大霉素 3 mg/(kg·24 h)(最大剂量 240 mg/24 h),分 3 次静脉给药,疗程至少 5 天。②对青霉素过敏患者 MSSA 感染:万古霉素 3 mg/(kg·24 h),每天 2 次静脉给药,疗程 4～6 周;加庆大霉素 3 mg/(kg·24 h)(最大剂量 240 mg/24 h),分3 次静脉给药,疗程至少 5 天。③对甲氧西林耐药的金黄色葡萄球菌(Methicillin-resistant staphylococcus aureus,MRSA)感染:万古霉素 30 mg/(kg·24 h),每天 2 次静脉给药,疗程 6 周。

(2)人工瓣膜 IE 的治疗方案有以下几点。①MSSA 感染:苯唑西林 8～12 g/24 h,分 4 次静脉给药,加利福平 900 mg/24 h,分 3 次静脉给药,疗程均为 6～8 周;再加庆大霉素 3 mg/(kg·24 h)(最大剂量 240 mg/24 h),分 3 次静脉给药,疗程 2 周。②MRSA 及凝固酶阴性的葡萄球菌感染:万古霉素 30 mg/(kg·24 h),每天 2 次静脉给药,疗程 6 周;加利福平 300 mg/24 h,分 3 次静脉给药,再加庆大霉素 3 mg/(kg·24 h)(最大剂量 240 mg/24 h),分 3 次静脉给药,疗程均为 6～8 周。

3.肠球菌及青霉素耐药的链球菌感染性心内膜炎

与一般的链球菌不同,多数肠球菌对包括青霉素、头孢菌素、克林霉素和大环内酯类抗生素在内的许多抗生素耐药。甲氧嘧啶-磺胺异噁及新一代喹诺酮类抗生素的疗效也不确定。

(1)青霉素 MIC≤8 mg/L,庆大霉素 MIC<500 mg/L:青霉素 1 600 万～2 000 万单位/24 小时,分 4～6 次静脉给药,疗程 4 周;加庆大霉素 3 mg/(kg·24 h)(最大剂量 240 mg/24 h),分 2 次静脉给药,疗程 4 周。

(2)青霉素过敏或青霉素/庆大霉素部分敏感的肠球菌感染:万古霉素 30 mg/(kg·24 h),每天 2 次静脉给药,加庆大霉素 3 mg/(kg·24 h),分 2 次静脉给药,疗程均 6 周。

(3)青霉素耐药菌株(MIC>8 mg/L)感染:万古霉素 3 mg/(kg·24 h),每天 2 次静脉给药,加庆大霉素 3 mg/(kg·24 h),分 2 次静脉给药,疗程均 6 周。

(4)万古霉素耐药或部分敏感菌株(MIC 4～16 mg/L)或庆大霉素高度耐药菌株感染:需要寻求微生物学家的帮助,如果抗生素治疗失败,应及早考虑瓣膜置换。

4.革兰阴性菌感染性心内膜炎

约 10% 自体瓣膜 IE 和 15% 人工瓣膜 IE,尤其是瓣膜置换术后 1 年发生者多由革兰阴性菌感染所致。其中 HACEK 菌属最常见,包括嗜血杆菌、放线杆菌、心杆菌、埃肯菌和金氏杆菌。常用治疗方案为头孢曲松 2 g/24 h 静脉给药,每天 1 次,自体瓣膜 IE 疗程 4 周,人工瓣膜 IE 疗程 6 周。也可选用氨苄西林 12 g/24 h,分 3～4 次静脉给药,加庆大霉素 3 mg/(kg·24 h),分 2～3 次静脉给药。

5.立克次体感染性心内膜炎

立克次体感染性心内膜炎可导致 Q 热,治疗选用多西环素 100 mg 静脉给药,每 12 小时一次,加利福平。为预防复发,多数患者需要进行瓣膜置换。由于立克次体寄生在细胞内,因此术后抗生素治疗还需要至少 1 年,甚至终生。

6.真菌感染性心内膜炎

近年来,真菌感染性心内膜炎有增加趋势,尤其是念珠菌属感染。由于单独使用抗真菌药物死亡率较高,而手术的死亡率下降,因此真菌感染性心内膜炎首选外科手术治疗。药物治疗可选用两性霉素 B 或其脂质体,1 mg/kg,每天 1 次,连续静脉滴注有助减少不良反应。

九、预后

影响预后的因素不仅包括患者的自身情况及病原微生物的毒力,还与诊断和治疗是否正确、及时有关。总体而言,住院患者出院后的长期预后尚可(10 年生存率 81%),其中部分开始给予药物治疗的患者后期仍需要手术治疗。既往有 IE 病史的患者,再次感染的风险较高。人工瓣膜 IE 患者的长期预后较自体瓣膜 IE 患者差。

(赵守功)

第三节　心　绞　痛

一、稳定型心绞痛

稳定型心绞痛是在冠状动脉狭窄的基础上，冠状动脉供血不足引起的心肌急剧的、暂时的缺血缺氧综合征。临床特点为阵发性胸骨后或心前区压榨性疼痛，常发生于劳力性心肌负荷增加时，持续数分钟，休息或用硝酸酯制剂后消失，其临床表现在1～3个月内相对稳定。

（一）病因与发病机制

最常见的病因为冠状动脉粥样硬化。其他病因最常见为重度主动脉瓣狭窄或关闭不全，肥厚型心肌病和先天性冠状动脉畸形等亦可是本病病因。

心肌能量的产生依赖大量的氧气供应。心肌对氧的依赖性最强，耗氧量为9 mL/(min·100 g)，高居人体其他器官之首。生理条件下，心肌细胞从冠状动脉血中摄取氧的能力也最强，可摄取血氧含量的65%～75%，接近于最大摄取量，因此，当心肌需氧量增加时，心肌细胞很难再从血液中摄取更多的氧，而只能依靠增加冠状动脉血流储备来满足心肌需氧量的增加。正常情况下，冠状循环储备能力很强，如剧烈体力活动时，冠状动脉扩张可通过使其血流量增加到静息时的6～7倍，即使在缺氧状态下，也能使血流量增加4～5倍。然而在病理条件下（如冠状动脉狭窄），冠状循环储备能力下降，冠状动脉供血与心肌需血之间就会发生矛盾，即冠状动脉血流量不能满足心肌的代谢需要，此时就会引起心肌缺血缺氧，诱发心绞痛。

动脉粥样硬化斑块导致冠状动脉狭窄，冠状动脉扩张性减弱，血流量减少。当冠状动脉管腔狭窄<50%时，心肌血供基本不受影响，即血液供应尚能满足心肌平时的需要，则无心肌缺血症状，各种心脏负荷试验也无阳性表现。当至少一支主要冠状动脉管腔狭窄>75%时，静息时尚可代偿，但当心脏负荷突然增加（如劳累、激动、左心衰竭等）时，则心肌氧耗量增加，而病变的冠状动脉不能充分扩张以供应足够的血液和氧气，即可引起心绞痛发作。此种心肌缺血为"需氧增加性心肌缺血"，而且粥样硬化斑块稳定，冠状动脉对心肌的供血量相对比较恒定。这是大多数稳定型心绞痛的发病机制。

疼痛产生的原因：产生疼痛的直接原因可能是在缺血缺氧的情况下，心肌内积聚过多的代谢产物如乳酸、丙酮酸、磷酸等酸性物质或类激肽多肽类物质，刺激心脏内自主神经的传入纤维末梢，经 $T_{1\sim5}$ 交感神经节和相应的脊髓段，传至大脑，即可产生疼痛感觉。这种痛觉可反映在与自主神经进入水平相同脊髓段的脊神经所分布的区域——胸骨后和两臂的前内侧与小指，尤其是在左侧，而多不在心脏部位。有人认为，在缺血区内富有神经分布的冠状血管的异常牵拉或收缩，也可直接产生疼痛冲动。

（二）病理生理和病理解剖

患者在心绞痛发作之前，常有血压升高、心率增快、肺动脉压和肺毛细血管压升高的变化，反映心脏和肺的顺应性降低。发作时可有左心室收缩力和收缩速度降低、射血速度减慢、左心室收缩压下降、心搏量和心排血量降低、左心室舒张末期压和血容量增加等左心室收缩和舒张功能障碍的病理生理变化。左心室壁可呈收缩不协调或部分心室壁有收缩减弱的现象。

粥样硬化可累及冠状动脉任何一支,其中以左前降支受累最为多见,病变也最为严重,其次是右冠状动脉、左回旋支和左主干。血管近端的病变较远端为重,主支病变较分支为重。粥样硬化斑块多分部在分支血管开口处,且常为偏心性,呈新月形。

冠状动脉造影显示,稳定型心绞痛患者中,有 1 支、2 支或 3 支冠状动脉腔径减少>70%者各占 25%左右,左主干狭窄占 5%~10%,无显著狭窄者约占 15%;而在不稳定型心绞痛患者中,单支血管病变约占 10%,2 支血管病变占 20%,3 支血管病变占 40%,左主干病变约占 20%,无明显血管梗阻者占 10%,而且病变常呈高度狭窄、偏心性狭窄、表面毛糙或充盈缺损等。冠状动脉造影未发现异常的心绞痛患者,可能是因为冠状动脉痉挛、冠状动脉内血栓自发性溶解、微循环灌注障碍或造影检查时未识别,也可能与血红蛋白与氧的离解异常、交感神经过度活动、儿茶酚胺分泌过多或心肌代谢异常等有关。

(三)临床表现

1.症状

心绞痛以发作性胸痛为主要临床表现,疼痛的特点如下。

(1)部位:典型心绞痛的部位是在胸骨体上中段之后或左前胸,范围有手掌大小甚至横贯前胸,界限不很清楚;可以放射到颈部、咽部、颌部、上腹部、肩背部、左臂及左手指,也可以放射至其他部位。非典型者可以表现在胸部以外的其他部位如上腹部、咽部、颈部等。疼痛每次发作的部位往往是相似的。

(2)性质:常呈紧缩感、绞榨感、压迫感、烧灼感、胸闷或窒息感、沉重感,有的只表现为胸部不适、乏力或气短,主观感觉个体差异较大,但一般不会是针刺样疼痛。疼痛发作时,患者往往被迫停止原来的活动,直至症状缓解。

(3)持续时间:疼痛呈阵发性发作,持续数分钟,一般不会超过 10 分钟,也不会转瞬即逝或持续数小时。疼痛可数天或数周发作一次,亦可一天内发作多次。

(4)诱因:疼痛常由体力劳动(如快步行走、爬坡等)或情绪激动(如愤怒、焦急、过度兴奋等)所诱发,饱食、寒冷、吸烟、贫血、心动过速和休克等亦可诱发。疼痛多发生于劳力或激动当时而不在其之后。典型的心绞痛常在相似的条件下发生,但有时同样的劳力只在早晨而不在下午引起心绞痛,可能与晨间疼痛阈值较低有关。

(5)缓解方式:一般停止诱发活动后疼痛即可缓解,舌下含硝酸甘油也能在 2~5 分钟内(很少超过 5 分钟)使之缓解。

2.体征

体检常无明显异常。心绞痛发作时可有心率增快、血压升高、焦虑、出汗等;有时可闻及第四心音、第三心音或奔马律,心尖部收缩期杂音(系乳头肌缺血性功能失调引起二尖瓣关闭不全所致),第二心音逆分裂;偶闻双肺底湿啰音。

3.分级

参照加拿大心血管学会(CCS)分级标准,将稳定型心绞痛严重程度分为四级。

(1)Ⅰ级:一般体力活动如行走和上楼等不引起心绞痛,但紧张、剧烈或持续用力可引起心绞痛发作。

(2)Ⅱ级:日常体力活动稍受限制,快步行走或上楼、登高、饭后行走或上楼、寒冷或风中行走、情绪激动等可发作心绞痛,或仅在睡醒后数小时内发作,在正常情况下以一般速度平地步行 200 m 以上或登一层以上的楼梯受限。

（3）Ⅲ级：日常体力活动明显受限，在正常情况下以一般速度平地步行100～200 m或登一层楼梯时可发作心绞痛。

（4）Ⅳ级：轻微活动或休息时即可出现心绞痛症状。

（四）辅助检查

1.实验室检查

基本检查包括空腹血糖（必要时查糖耐量试验）、血脂和血红蛋白等；胸痛较明显者需查心肌坏死标志物；冠状动脉造影前还需查尿常规、肝肾功能、电解质、肝炎相关抗原、人类免疫缺陷病毒（HIV）及梅毒血清试验等；必要时检查甲状腺功能。

2.心电图检查

（1）静息心电图：约半数心绞痛患者的心电图在正常范围。可有陈旧性心肌梗死或非特异性ST-T改变，有时出现房室或束支传导阻滞或室性、房性期前收缩等心律失常。不常见的隐匿性心电图表现为U波倒置。与既往心电图做比较，可提高心电图的诊断准确率。

（2）心绞痛发作时心电图：95％的患者于心绞痛时出现暂时的缺血性ST段移位。因心内膜下心肌更容易发生缺血，故常见反映心内膜下心肌缺血的导联ST段压低>0.1 mV，发作缓解后恢复；有时出现T波倒置。平时有T波持续倒置者，心绞痛发作时可变为直立（称为"假性正常化"）。T波改变反映心肌缺血的特异性不如ST段，但与平时心电图比较则有助于诊断。

（3）心电图负荷试验：运动负荷试验最为常用，运动可增加心脏负荷以激发心肌缺血。运动方式主要有分级踏板或蹬车。

（4）心电图连续监测：常用方法是让患者佩带慢速转动的记录装置，以两个双极胸导联（现可同步12导联）连续记录并自动分析24小时心电图（动态心电图），然后在显示屏上快速回放并进行人机对话选段记录，最后打印综合报告。动态心电图可发现ST-T改变和各种心律失常，出现时间可与患者的活动情况和症状相对照。胸痛发作时心电图显示缺血性ST-T改变有助于心绞痛的诊断。

3.超声心动图

超声心动图可以观察心腔大小、心脏结构、室壁厚度和心肌功能状态，根据室壁运动异常，可判断心肌缺血和陈旧性梗死区域。稳定型心绞痛患者的静息超声心动图大都无异常表现，负荷超声心动图有助于识别心肌缺血的范围和程度。

4.血管内超声和冠状动脉内多普勒血流描记

血管内超声是近年来应用于临床的一种高分辨率检查手段，可作为冠状动脉造影更进一步的确诊手段。

5.多层螺旋X线计算机断层显像

多层螺旋X线计算机断层显像可进行冠状动脉三维重建，能较好应用于冠心病的诊断。

（五）内科治疗

1.一般治疗

心绞痛发作时立刻休息，症状一般在停止活动后即可消除。平时应尽量避免各种诱发因素如过度体力活动、情绪激动、饱餐、便秘等。调节饮食，特别是进食不宜过饱，避免油腻饮食，忌烟酒。调整日常生活与工作量；减轻精神负担；治疗高血压、糖尿病、贫血、甲状腺功能亢进症等相关疾病。

2.硝酸酯类

该类药物可扩张冠状动脉、降低血流阻力、增加冠状循环血流量;同时能扩张周围血管,减少静脉回流,降低心室容量、心腔内压力、心排血量和血压,降低心脏前后负荷和心肌需氧量,从而缓解心绞痛。患有青光眼、颅内压增高、低血压者不宜应用本类药物。

硝酸甘油:心绞痛发作时应用,0.3～0.6 mg舌下含化,可迅速被唾液溶解而吸收,1～2分钟开始起效,作用持续约30分钟。对约92%的患者有效,其中76%在3分钟内见效。

3.β受体阻滞剂(美托洛尔)

阻断拟交感胺类的刺激作用,减慢心率、降低血压,减弱心肌收缩力和降低心肌氧耗量,从而缓解心绞痛发作。

4.钙通道阻滞剂

本类药物能抑制Ca^{2+}进入细胞和心肌细胞兴奋-收缩耦联中Ca^{2+}的作用,因而可抑制心肌收缩,减少心肌氧耗;扩张冠状动脉,解除冠状动脉痉挛,改善心肌供血。

5.抗血小板药物

若无特殊禁忌,所有患者均应服用阿司匹林。

6.调脂药物

调脂药物在治疗冠状动脉粥样硬化中起重要作用,他汀类制剂可使动脉粥样硬化斑块消退,并可改善血管内皮细胞功能。

7.代谢类药物

曲美他嗪通过调节心肌能源底物,抑制脂肪酸氧化,促进葡萄糖氧化,优化心肌能量代谢,能改善心肌缺血及左心室功能,缓解心绞痛,而不影响血流动力学。

8.中医中药治疗

目前以"活血化瘀"法(常用丹参、红花、川芎、蒲黄、郁金、丹参滴丸或脑心通等)、"芳香温通"法(常用苏合香丸、苏冰滴丸、宽胸丸或保心丸等)以及"祛痰通络"法(如通心络)最为常用。此外,针刺或穴位按摩治疗也可能有一定疗效。

二、不稳定型心绞痛

不稳定型心绞痛是指稳定型劳力性心绞痛以外的缺血性胸痛,包括初发型劳力性心绞痛、恶化型劳力性心绞痛,以及各型自发性心绞痛。不稳定型心绞痛通常认为是介于稳定型心绞痛与急性心肌梗死之间的一种临床状态。

(一)病因与发病机制

不稳定型心绞痛与稳定型劳力性心绞痛的差别在于当冠状动脉粥样硬化斑块不稳定时,易发生斑块破裂或出血、血小板聚集,或血栓形成,或冠状动脉痉挛致冠状动脉内张力增加,使心肌的血氧供应突然减少,心肌代谢产物清除障碍,引起心绞痛发作。此种心肌缺血为"供氧减少性心肌缺血",是引起大多数不稳定型心绞痛的原因。虽然这种心绞痛也可因劳力负荷增加而诱发,但劳力终止后胸痛并不能缓解。

(二)临床表现

1.症状

不稳定型心绞痛的胸痛部位和性质与稳定型心绞痛相似,但通常程度更重,持续时间较长,患者偶尔从睡眠中痛醒。以下线索有助于不稳定型心绞痛的诊断。

（1）诱发心绞痛的体力活动阈值突然或持久地降低。

（2）心绞痛发生的频率、严重程度和持续时间增加或延长。

（3）出现静息性或夜间性心绞痛。

（4）胸痛放射至附近或新的部位。

（5）发作时伴有新的相关特征，如出汗、恶心、呕吐、心悸或呼吸困难等。

（6）原来能使疼痛缓解的方式只能暂时或不完全性地使疼痛缓解。

2.体征

可有一过性第三心音或第四心音，重症者可有肺部啰音或原有啰音增加、心动过缓或心动过速，或因二尖瓣反流引起的收缩期杂音。若疼痛发作期间发生急性充血性心力衰竭和低血压提示预后较差。

3.分级

依据心绞痛严重程度将不稳定型心绞痛分为3级。

（1）Ⅰ级：初发性、严重性或加剧性心绞痛，指心绞痛发生在就诊前2个月内，无静息时疼痛，每天发作3次或以上，或稳定型心绞痛的心绞痛发作更频繁或更严重，持续时间更长，或诱发体力活动的阈值降低。

（2）Ⅱ级：静息型亚急性心绞痛，指就诊前1个月内发生过1次或多次静息型心绞痛，但近48小时内无发作。

（3）Ⅲ级：静息型急性心绞痛，指在48小时内有1次或多次静息型心绞痛发作。

（三）内科治疗

不稳定型心绞痛是严重的、具有潜在危险性的疾病，随时可能发展为急性心肌梗死，因此应引起高度重视。对疼痛发作频繁或持续不缓解以及高危患者应立即住院治疗。

1.一般治疗

（1）急性期宜卧床休息，消除心理负担，保持环境安静，必要时给予小剂量镇静剂和抗焦虑药物。

（2）有呼吸困难、发绀者应给氧吸入，维持血氧饱和度达到90%以上。

（3）积极诊治可能引起心肌耗氧量增加的疾病，如感染、发热、急性胃肠道功能紊乱、甲状腺功能亢进症、贫血、心律失常和原有心力衰竭的加重等。

（4）必要时应重复检测心肌坏死标记物，以排除急性心肌梗死。

2.硝酸酯类制剂

在发病最初24小时的治疗中，静脉内应用硝酸甘油有利于较恒定地控制心肌缺血发作；对已用硝酸酯药物和β受体阻滞剂等作为标准治疗的患者，静脉应用硝酸甘油能减少心绞痛的发作次数。初始用量 $5\sim10~\mu g/min$，持续滴注，每 $3\sim10$ 分钟增加 $10~\mu g/min$，直至症状缓解或出现明显不良反应如头痛或低血压［收缩压<12.0 kPa（90 mmHg）或比用药前下降 4.0 kPa（30 mmHg）］。目前推荐静脉用药症状消失24小时后，改用口服制剂或皮肤贴剂。持续静脉应用硝酸甘油24~48小时即可出现药物耐受。

3.β受体阻滞剂

可用于所有无禁忌证的不稳定型心绞痛患者，并应及早开始应用，口服剂量要个体化，使患者安静时心率50~70次/分。

4.钙通道阻滞剂

钙通道阻滞剂能有效地减轻心绞痛症状,尤其用于治疗变异型心绞痛疗效最好。

5.抗凝制剂(肝素和低分子肝素)

静脉注射肝素治疗不稳定型心绞痛是有效的,推荐剂量为先给予肝素 80 U/kg 静脉注射,然后以 18 U/(kg·h)的速度静脉滴注维持,治疗过程中需注意开始用药或调整剂量后 6 小时测定部分激活凝血酶时间(APTT),并调整用量,使 APTT 控制在 45～70 秒。低分子肝素与普通肝素相比,可以只根据体重调节皮下用量,而不需要实验室监测;疗效肯定,使用方便。

6.抗血小板制剂

(1)阿司匹林类制剂:阻断血小板聚集,防止血栓形成,抑制血管痉挛。阿司匹林可降低不稳定型心绞痛患者的死亡率和急性心肌梗死的发生率,除了短期效应外,长期服用也是有益的。用量每天 75～325 mg。小剂量阿司匹林的胃肠道不良反应并不常见,对该药过敏、活动性消化性溃疡、局部出血和出血体质者则不宜应用。

(2)二磷酸腺苷(ADP)受体拮抗剂:氯吡格雷是新一代血小板 ADP 受体抑制剂,可抑制血小板内 Ca^{2+} 活性,抑制血小板之间纤维蛋白原桥的形成,防止血小板聚集,作用强于阿司匹林,既可单用于阿司匹林不能耐受者,也可与阿司匹林联合应用。常用剂量每天 75 mg,必要时先给予负荷量 300 mg,2 小时后达有效血药浓度。本药不良反应小,作用快,不需要复查血象。

7.血管紧张素转换酶(ACE)抑制剂

冠心病患者均能从 ACE 抑制剂治疗中获益,合并糖尿病、心力衰竭或左心室收缩功能不全的高危患者应该使用 ACE 抑制剂。临床常用制剂有卡托普利、依那普利。

8.调脂制剂

他汀类药物能有效降低胆固醇和低密度脂蛋白胆固醇(LDL-C),并因此降低心血管事件;同时他汀类还有延缓斑块进展、稳定斑块和抗炎等有益作用。常用他汀制剂有洛伐他汀、辛伐他汀。在应用他汀类药物时,应严密监测转氨酶及肌酸激酶等生化指标,及时发现药物可能引起的肝脏损害和疾病。

(孟光彦)

第四节　心　肌　梗　死

心肌梗死包括急性心肌梗死和陈旧性心肌梗死,主要是指心肌的缺血性坏死。其中,急性心肌梗死(AMI)是指在冠状动脉病变的基础上,发生冠状动脉血供急剧的减少或中断,使相应的心肌发生严重、持久的急性缺血而导致的心肌坏死,属冠心病的严重类型。

一、病因与发病机制

基本病因主要是冠状动脉粥样硬化造成一支或多支冠状动脉狭窄,导致心肌血供不足,且侧支循环未充分建立。在此基础上,一旦发生粥样斑块破裂等突发情况,就会造成冠状动脉阻塞,使心肌血供急剧减少或中断,若急性缺血严重而持久达 1 小时以上,即可发生心肌坏死。大量研究证明,绝大多数心肌梗死的发生,是由不稳定粥样斑块的破溃、出血和管腔内血栓形成所致冠状动脉闭塞;少数是由于粥样斑块内或其下出血,或血管持续痉挛;偶为冠状动脉栓塞、炎症或先天性畸形,或主动脉夹层累及冠状动脉开口等造成。

促使粥样斑块破裂出血及血栓形成的诱因有以下几点。①日间6时至12时交感神经活动增加,机体应激反应性增强,心肌收缩力增强,心率和血压升高,冠状动脉张力增加,易致冠状动脉痉挛。②在饱餐特别是进食大量脂肪后,血脂增高,血黏稠度增高,易致血流缓慢,血小板聚集。③重体力活动、情绪过分激动、血压急剧上升或用力大便时,致左心室负荷突然显著加重。④休克、脱水、出血、外科手术或严重心律失常,导致心排血量和冠状动脉灌流量骤减。⑤夜间睡眠时迷走神经张力增高,冠状动脉容易发生痉挛。⑥介入治疗或外科手术操作时损伤冠状动脉。

心肌梗死可发生在频发心绞痛的患者,也可发生于原无症状者。心肌梗死后继发的严重心律失常、休克或心力衰竭,均可使冠状动脉灌流量进一步降低,心肌坏死范围扩大。

二、病理生理和病理解剖

(一)左心室功能障碍

冠状动脉发生向前血流中断,阻塞部位以下的心肌丧失收缩能力,无法完成收缩功能,并可依次出现四种异常收缩形式。①运动同步失调,即相邻心肌节段收缩时相不一致。②收缩减弱,即心肌缩短幅度减小。③无收缩,即心肌不运动。④反常收缩,即矛盾运动,表现为梗死区心肌于收缩期膨出。

残余正常心肌在早期出现代偿性收缩增强,但多因矛盾运动而为无效做功。梗死发生后2周内,梗死区的过度运动减弱,收缩功能可有某种程度的恢复(尤其是梗死部位有再灌注使心肌顿抑减轻时)。如果心肌缺血损伤的范围太大,左心室泵功能受到严重损害,则心搏量、心排血量、血压和dp/dt峰值降低,收缩末期容积增加。在梗死后的数周时间里,左心室舒张末期容积增加,舒张压开始下降而趋于正常。

(二)心室重构

心肌梗死发生后,左心室腔大小、形态和厚度发生改变,这些改变称为心室重构。重构是左心室扩张和残余非梗死心肌肥厚等因素的综合结果,重构过程反过来影响左心室功能及患者的预后。除了梗死范围以外,影响左心室扩张的重要因素还有左心室负荷状态和梗死相关动脉的通畅程度。左心室压力升高可导致室壁张力增加和梗死扩展,而通畅的梗死区相关动脉可加快瘢痕形成和梗死区组织的修复,减少梗死扩展和心室扩大。

1.梗死扩展

梗死扩展指梗死心肌节段随后发生的面积扩大,而梗死心肌量不增加。导致梗死扩展的原因有:①心肌束之间的滑动,致使单位容积内心肌细胞减少;②正常心肌细胞碎裂;③坏死区内组织丧失。梗死扩展的特征为梗死区不成比例的变薄和扩张,形成牢固的纤维化瘢痕。梗死扩展的程度与梗死前室壁厚度有关,即原有的心肌肥大可防止或减轻心室壁变薄。心尖部是心室最薄的部位,也是最容易受到梗死扩展损伤的区域。

2.心室扩大

心室存活部分的扩大也与重构有重要关联。心室重构在梗死发生后立即开始,并持续数月甚至数年。在大面积梗死的情况下,为维持心搏量,有功能的心肌增加了额外负荷,可发生代偿性肥厚,但最终也会受损,导致心室的进一步扩张和心脏整体功能的障碍,最后发生心力衰竭。心室扩大还可造成心肌除极和复极异常,易导致致命性心律失常。心室扩大的程度与心肌梗死范围、梗死相关动脉开放迟早以及心室非梗死区局部肾素-血管紧张素系统的激活程度有关。

(三)心肌梗死形成过程

几乎所有的心肌梗死都是在冠状动脉粥样硬化的基础上发生血栓形成所致。在冠状动脉闭塞后 20～30 分钟，其所供血心肌即有少量坏死；1～2 小时后绝大部分心肌呈凝固性坏死，心肌间质充血、水肿，伴大量炎性细胞浸润。之后，坏死的心肌纤维逐渐溶解，形成肌溶灶，并逐渐形成肉芽组织；坏死组织 1～2 周后开始吸收，并逐渐纤维化，并于 6～8 周形成瘢痕愈合，称为陈旧性或愈合性心肌梗死。瘢痕大者可逐渐向外膨出形成室壁瘤。病变可波及心包产生反应性心包炎，也可波及心内膜形成附壁血栓。在心腔压力的作用下，坏死的心壁还可发生破裂。心肌梗死灶分为三型。

1.透壁性心肌梗死

此型最常见，心肌坏死累及心室壁的全层或接近全层，病灶较大，直径在 2.5 cm 以上，常见于冠状动脉完全闭塞者，心电图上有 ST 段抬高并大都出现异常 Q 波，因此又叫"Q 波性心肌梗死"或"ST 段抬高性心肌梗死"。

2.非透壁性心肌梗死

此型的心肌坏死累及心内膜下和/或中层心肌，但没有波及整个心室壁到外膜，梗死灶分布常较广泛，严重者可累及左心室壁四个面的心内膜下心肌，常见于冠状动脉严重狭窄但未完全闭塞者，心电图表现为 ST 段压低，一般无异常 Q 波，又称"非 Q 波心肌梗死"或"心内膜下心肌梗死"。

3.灶性心肌梗死

心肌梗死范围较小，呈灶性分布于心室壁内，心电图无 ST 段抬高和异常 Q 波，临床常易漏诊而为尸检发现，血肌钙蛋白的测定有助于微型心肌梗死的判断。

三、临床表现

急性心肌梗死的临床表现与梗死的范围、部位和侧支循环形成等密切相关。

(一)先兆

半数以上患者在发病前数天有乏力、胸部不适以及活动时心悸、气急、烦躁、心绞痛等前驱症状，其中以新发心绞痛（初发型心绞痛）或原有心绞痛加重（恶化型心绞痛）最为突出；心绞痛发作较以往频繁、剧烈、持续时间长，硝酸甘油疗效差，诱发因素不明显；心电图示 ST 段一过性明显抬高（变异性心绞痛）或压低，T 波倒置或增高（假性正常化）。此时应警惕近期内发生心肌梗死的可能。发现先兆，及时住院处理，可使部分患者避免发生心肌梗死。

(二)症状

1.疼痛

疼痛是最先出现的症状，多发生于清晨，疼痛发生的部位和性质常类似于心绞痛，但多无明显诱因，且常发生于静息或睡眠时，疼痛程度较重，范围较广，持续时间较长（可达数小时或数天），休息和含硝酸甘油多不能缓解。患者常烦躁不安、出汗、恐惧或有濒死感。少数患者（多为糖尿病或老年患者）无疼痛，或一开始即表现为休克或急性心力衰竭。部分患者疼痛位于上腹部，易被误认为胃穿孔或急性胰腺炎等急腹症；部分患者疼痛放射至下颌、颈部或背部上方，易被误认为牙痛或骨关节痛。另有少数患者在整个急性病程中无任何明显症状，而被以后体检或尸检发现曾患过心肌梗死。

2.全身症状

全身症状主要有发热、心动过速、白细胞计数增高和血沉增快等,系由坏死物质吸收所致。发热一般于疼痛发生后 24～48 小时出现,程度与梗死范围常呈正相关,体温一般在 38 ℃左右,很少超过 39 ℃,持续 1 周左右。

3.胃肠道症状

约 1/3 的患者在疼痛剧烈时伴有频繁的恶心、呕吐和上腹胀痛,与迷走神经受坏死心肌刺激和心排血量降低致组织灌注不足等有关;肠胀气亦不少见,重症者可发生呃逆(以下壁心肌梗死多见)。

4.心律失常

心律失常见于 75％～95％的患者,多发生于起病 1～2 周内,而以 24 小时内最为多见,可伴乏力、头晕、晕厥等症状。心律失常以室性心律失常最多见,尤其是室性期前收缩。若室性期前收缩呈频发(＞5 次/分)、成对、成串(连发≥3 个)、多源性出现或落在前一心搏的易损期(R 在 T 上)时,常为心室颤动的先兆。房室传导阻滞和束支传导阻滞也较多见,多见于下壁心肌梗死。室上性心律失常则较少,多发生在心力衰竭患者中。前壁心肌梗死易发生室性心律失常,若前壁心肌梗死并发房室传导阻滞或右束支传导阻滞,表明梗死范围广泛,病情严重。

5.低血压和休克

疼痛时血压下降常见,未必是休克,但如疼痛缓解后收缩压仍低于 10.7 kPa(80 mmHg),且伴有烦躁不安、面色苍白、皮肤湿冷、脉细而快、大汗淋漓、尿量减少(＜20 mL/h)、神志迟钝甚至昏厥者,则为休克表现。休克多在起病后数小时至 1 周内发生,见于约 20％的急性心肌梗死患者。休克主要是由心肌广泛(40％以上)坏死、心排血量急剧下降所致,也与神经反射引起的周围血管扩张或血容量不足等因素有关。休克一般持续数小时至数天,可反复出现,严重者可在数小时内致死。

6.心力衰竭

主要是急性左心衰竭,可在起病最初几天内发生或在疼痛、休克好转阶段出现,是梗死后心脏舒缩力显著减弱或收缩不协调所致,发生率为 32％～48％。表现为呼吸困难、咳嗽、发绀、烦躁等,严重者可发生肺水肿,随后出现颈静脉怒张、肝大、水肿等右心衰竭表现。右心室梗死者可一开始即出现右心衰竭表现,伴血压下降。

(三)体征

1.心脏体征

心脏浊音界可有轻至中度增大,心率多增快,少数也可减慢,心尖处和胸骨左缘之间扪及迟缓的收缩期膨出,是由心室壁反常运动所致,可持续几天至几周;心尖区有时可扪及额外的收缩期前的向外冲动,伴有听诊时的第四心音(即房性或收缩期前奔马律),系左心室顺应性减弱使左心室舒张末期压力升高所致。第一、二心音多减弱,可出现第四心音(房性)奔马律,少数有第三心音(室性)奔马律。10％～20％的患者在发病第 2～3 小时出现心包摩擦音,是反应性纤维蛋白性心包炎所致。乳头肌功能障碍或断裂引起二尖瓣关闭不全时,心尖区可出现粗糙的收缩期杂音或伴收缩中晚期喀喇音。发生室间隔穿孔者,胸骨左下缘出现响亮的收缩期杂音,常伴震颤。右心室梗死较重者可出现颈静脉怒张,深吸气时更为明显。

2.血压

除发病极早期可出现一过性血压升高外,几乎所有患者在病程中都会有血压降低。起病前有高血压者,血压可降至正常;起病前无高血压者,血压可降至正常以下,且可能不再恢复到发病前的水平。

3.其他

另外可有与心律失常、休克或心力衰竭有关的其他体征。

四、辅助检查

(一)心电图检查

心电图常有进行性改变,对急性心肌梗死的诊断、定位、定范围、估计病情演变和预后都有帮助。

1.特征性改变

(1)急性 ST 段抬高性心肌梗死(STEMI)。在面向梗死区的导联上出现下列特征性改变:①宽而深的 Q 波(病理性 Q 波);②ST 段呈弓背向上型抬高;③T 波倒置,往往宽而深,两肢对称。在背向心肌梗死区的导联上则出现相反的改变,即 R 波增高、ST 段压低和 T 波直立并增高。

(2)急性非 ST 段抬高性心肌梗死(NSTEMI):不出现病理性 Q 波;ST 段压低$\geqslant 0.1$ mV,但 aVR(有时还有 V_1)导联 ST 段抬高;对称性 T 波倒置。

2.动态性改变

(1)STEMI。①超急性期改变:起病数小时内,可无异常,或出现异常高大、两肢不对称的 T 波。②急性期改变:数小时后,ST 段明显抬高呈弓背向上,与直立的 T 波相连形成单向曲线;数小时到 2 天内出现病理性 Q 波,同时 R 波降低,Q 波在 3～4 天内稳定不变,以后 70%～80% 者永久存在。③亚急性期改变:如未进行治疗干预,ST 段抬高持续数天至 2 周并逐渐回到基线水平;T 波则变为平坦或倒置。④慢性期改变:数周至数月以后,T 波呈 V 形倒置,两肢对称,波谷尖锐,T 波倒置可永久存在,也可在数月到数年内逐渐恢复。

(2)NSTEMI:ST 段普遍压低(除 aVR 或 V_1 导联外)或轻度抬高,继而 T 波倒置,但始终不出现Q 波,但相应导联的 R 波电压进行性降低。ST-T 改变可持续数天、数周或数月。

3.定位和定范围

STEMI 的定位和定范围可根据出现特征性改变的心电图导联数来判断。

(二)超声心动图

超声心动图可以根据室壁运动异常判断心肌缺血和梗死区域,并可将负荷状态下室壁运动异常分为运动减弱、运动消失、矛盾运动及室壁瘤。该技术有助于除外主动脉夹层,评估心脏整体和局部功能、乳头肌功能和室间隔穿孔的发生等。

(三)放射性核素检查

1.放射性核素扫描

利用坏死心肌细胞中的 Ca^{2+} 能结合放射性锝(Tc)焦磷酸盐或坏死心肌细胞的肌凝蛋白可与其特异性抗体结合的特点,静脉注射^{99m}Tc-焦磷酸盐或^{111}In-抗肌凝蛋白单克隆抗体进行"热点"扫描或照相;或利用坏死心肌血供断绝和瘢痕组织中无血管以致^{201}TI(铊)或^{99m}Tc-MIBI 不能进入细胞的特点,静脉注射这些放射性核素进行"冷点"扫描或照相,均可显示心肌梗死的部位和范围。前者主要用于急性期,后者主要用于慢性期。

2.放射性核素心腔造影

静脉内注射焦磷酸亚锡被细胞吸附后,再注射^{99m}Tc即可使红细胞或清蛋白被标记上放射性核素,得到心腔内血池显影,可显示室壁局部运动障碍和室壁瘤,测定左室射血分数,判断心室功能。

3.正电子发射计算机断层扫描(PET)

利用发射正电子的核素示踪剂如^{18}F、^{11}C、^{12}N等进行心肌显像,既可判断心肌血流灌注,也可了解心肌的代谢情况,准确评估心肌的存活状态。

(四)冠状动脉造影

选择性冠状动脉造影就是利用特制定型的心导管经皮穿刺入下肢股动脉沿降主动脉逆行至升主动脉根部,分别将导管置于左、右冠脉口,在注射显影剂的同时行X线电影摄像或磁带录像,可清楚地将整个左或右冠状动脉的主干及其分支的血管腔显示出来,可以了解血管有无狭窄病灶存在,对病变部位、范围、严重程度、血管壁的情况等做出明确诊断,决定治疗方案(介入手术或内科治疗),还可用来判断疗效。这是一种较为安全可靠的有创诊断技术。

1.适应证

(1)拟行手术治疗的冠心病患者。

(2)拟行瓣膜置换术前了解有无冠状动脉疾病。

(3)经冠状动脉溶栓治疗或行经皮冠状动脉腔内成形术。

(4)冠状血管重建术后复查冠状动脉通畅情况。

(5)不典型心绞痛或原因不明的胸痛而需确诊者。

(6)疑有先天性冠状动脉畸形或其他病变者如冠状动静脉瘘和冠状动脉瘤等。

2.禁忌证

(1)对造影剂过敏者。

(2)有严重肝肾功能不全者。

(3)有严重心肺功能不全者。

(4)有严重心律失常和完全性房室传导阻滞者。

(5)有电解质紊乱明显低钾者。

(6)合并严重感染者。

3.术前护理

(1)心理护理患者多表现为紧张、恐惧、急躁、焦虑等,护理人员要安慰患者,使其配合,以避免这种不良的心理反应造成病情的加重。

(2)指导患者完善各种检查如血常规、尿常规、出凝血时间、肝肾功能、心电图、心脏超声检查、胸部X线片检查。

(3)双侧腹股沟区备皮,做碘过敏试验。

(4)标记双侧足背动脉搏动部位,以便术后对比观察。

(5)保证良好的休息和睡眠。对于精神紧张的患者,可在术前1天晚应用镇静剂。

(6)术前教会患者练习床上排尿排便。

4.术后护理

(1)鼓励患者多饮水,以便使造影剂尽快排出体外。观察有无造影剂引起的不良反应。

(2)因术后极易引起腹胀,不宜进食奶制品或生冷食物,不宜吃得过饱,最好吃粥类或面汤类食物,待可下床活动后再常规进食。

（3）术后卧床休息。穿刺一侧下肢应绝对制动4～6小时,术后24小时可下床活动。应用血管缝合器的患者术后6小时可下床活动。

（4）观察穿刺局部有无出血、血肿,注意足背动脉搏动情况。

（5）术后给予心电监护和血压监测。

（五）实验室检查

针对急性心肌梗死可做如下实验室检查。

1.一般实验室检查

起病24～48小时后,白细胞计数可增至$(10～20)×10^9/L$,中性粒细胞增多至75%～90%,嗜酸性粒细胞减少或消失;血沉加快;C-反应蛋白（CRP）增高。这些炎症反应可持续1～3周。起病数小时至2天血中游离脂肪酸增高,显著增高者易发生严重室性心律失常。血糖可应激性增高,糖耐量可下降,2～3周后恢复。

2.血心肌坏死标记物增高

（1）肌红蛋白:起病后2小时内升高,12小时内达高峰,24～48小时内恢复正常。

（2）肌钙蛋白I（cTnI）或T（cTnT）:均于起病3～4小时后升高,其中cTnI于11～24小时达高峰,7～10天降至正常;cTnT于24～48小时达高峰,10～14天降至正常。

（3）肌酸激酶同工酶CK-MB:起病后4小时内增高,16～24小时达高峰,3～4天恢复正常。

对心肌坏死标记物的测定应进行综合评价,如肌红蛋白在急性心肌梗死后出现最早,也十分敏感,但特异性不强;cTnT和cTnI出现稍延迟,敏感性强,特异性高,在症状出现后6小时内测定为阴性者,则6小时后应再复查,其缺点是持续时间可长达10～14天,对在此期间出现胸痛者,不利于判断是否为出现新的梗死;CK-MB虽不如cTn敏感,但对急性心肌梗死早期（起病<4小时）诊断有较重要价值,其增高程度能较准确地反映梗死范围,其高峰出现时间是否提前有助于判断溶栓治疗是否成功。

以往沿用多年的急性心肌梗死心肌酶谱测定,包括肌酸激酶（CK）、天门冬酸氨基转移酶（AST）和乳酸脱氢酶（LDH）,其特异性及敏感性均远不如上述心肌坏死标记物高,但仍有一定的参考价值。三者在急性心肌梗死发病后6～10小时开始升高,分别于12小时、24小时和2～3天内达高峰,并分别于3～4天、3～6天和1～2周内回降至正常。

五、治疗

急性心肌梗死是临床最急危重症之一,"时间就是心肌,心肌就是生命。"因此必须争分夺秒地进行抢救和治疗。

（一）内科治疗

强调及早发现,及早住院,并加强住院前的就地处理。治疗原则:尽快恢复心肌血液再灌注,挽救濒死心肌,防止梗死范围扩大,缩小心肌缺血范围,保护和维持心脏功能;及时处理严重心律失常、泵衰竭和各种并发症,防止猝死,使患者不但能渡过急性期,且康复后还能保存尽可能多的有功能心肌。

1.监护和一般治疗

（1）休息:急性期宜卧床休息,保持环境安静,减少探视,防止不良刺激,解除焦虑,以减轻心脏负担。

（2）吸氧：吸氧特别用于休克或泵衰竭患者，对一般患者也有利于防止心律失常、改善心肌缺血和缓解疼痛。通常在发病早期给予持续鼻导管或面罩吸氧 2～3 天，氧流量为 3～5 L/min。病情严重者根据氧分压处理。

（3）监测：在冠心病监护室对患者心电、血压和呼吸进行监测，同时观察其神志、出入量和末梢循环，对严重泵衰竭者还需监测肺毛细血管压和静脉压。除颤仪应随时处于备用状态。

2.解除疼痛

选用下列药物尽快解除疼痛：①哌替啶 50～100 mg 肌内注射，必要时 1～2 小时后再注射一次，以后每 4～6 小时可重复应用；吗啡 5～10 mg 稀释后静脉注射，每次 2～3 mL。注意对呼吸功能的抑制。②疼痛较轻者，可用可卡因或罂粟碱 0.03～0.06 g 肌内注射或口服，或再试用硝酸甘油 0.3～0.6 mg 或硝酸异山梨酯 5～10 mg 舌下含化或静脉滴注，注意可引起心率增快和血压下降。

3.心肌再灌注治疗

起病后应尽早并最迟在 12 小时内实施心肌再灌注治疗（如到达医院后 30 分钟内开始溶栓或 90 分钟内开始介入治疗），可使闭塞的冠状动脉再通，心肌得到再灌注，濒临坏死的心肌可能得以存活或使坏死范围缩小，可防止或减轻梗死后心肌重塑，改善患者预后，是一种积极的治疗措施。

（1）溶栓疗法：即通过溶解血管中的新鲜血栓而使血管再通，具有简便、经济、易操作等优点，早期应用可改善症状，降低死亡率。对无条件施行或估计不能及时（接诊后 90 分钟之内）实施急症介入治疗的急性 STEMI 患者，应在接诊后 30 分钟内行溶栓治疗。

适应证：①发病 12 小时以内，心电图至少两个相邻导联 ST 段抬高（胸导联≥0.2 mV，肢导联≥0.1 mV），或新出现或推测新出现的左束支传导阻滞，患者年龄＜75 岁；②发病 12 小时以内且 12 导联心电图符合正后壁的 STEMI 患者；③急性 STEMI 发病时间已超过 12 小时但在 24 小时之内者，若仍有进行性缺血性胸痛或广泛 ST 段抬高，仍应给予溶栓治疗；④对年龄＞75 岁但 ST 段显著性抬高的急性心肌梗死患者，经慎重权衡利弊后仍可考虑溶栓治疗，但用药剂量宜减少。

绝对禁忌证：①出血性脑卒中史，或 3 个月（不包括 3 小时）内有缺血性脑卒中者；②脑血管结构异常（如动静脉畸形）患者；③颅内恶性肿瘤（原发或转移）患者；④可疑主动脉夹层患者；⑤活动性出血或出血体质者（月经者除外）；⑥3 个月内有严重头面部闭合性创伤患者。

相对禁忌证：①慢性、严重高血压病史血压控制不良，或目前血压≥24.0/14.7 kPa（180/110 mmHg）者；②3 个月之前有缺血性脑卒中、痴呆或已知的其他颅内病变者；③3 周内有创伤或大手术史，或较长时间（＞10 分钟）的心肺复苏史者；④近 2～4 周有内脏出血者；⑤有不能压迫的血管穿刺者；⑥妊娠；⑦活动性消化性溃疡；⑧目前正在使用治疗剂量的抗凝药或已知有出血倾向者；⑨5 天前用过链激酶或对该药有过敏史而计划再使用该药者。

溶栓药物的应用：纤维蛋白溶酶激活剂可激活血栓中纤维蛋白溶酶原，使其转变为纤维蛋白溶酶而溶解冠状动脉内血栓。国内常用的溶栓药物有：①尿激酶（UK），150 万～200 万单位（或 2.2 万单位/千克）溶于 100 mL 注射盐水中，于 30～60 分钟内静脉滴入。溶栓结束后继续用普通肝素或低分子肝素 3～5 天。②链激酶（SK）或重组链激酶（rSK），150 万单位在 30～60 分钟内静脉滴入，注意可出现寒战、发热等变态反应。③重组组织型纤维蛋白溶酶原激活剂（rt-PA），阿替普酶，全量 100 mg 在 90 分钟内静脉给予，具体用法：先于 2 分钟内静脉注射 15 mg，继而在

30 分钟内静脉滴注 50 mg,之后于 60 分钟内再滴注 35 mg;国内有报道半量给药法也能奏效,即总量 50 mg,先静脉注射 8 mg,再将剩余的 42 mg 于 90 分钟内静脉滴入。瑞替普酶,10 MU 于 2 分钟以上静脉注射,30 分钟后重复上述剂量。注意用 rt-PA 前先静脉注射负荷剂量普通肝素 60 U/kg,随后静脉注射 12 U/kg,调整 APTT 在 50～70 秒,连用 3～5 天。

溶栓再通直接判断指标:根据冠状动脉造影显示的血流情况,采用 TIMI 分级标准,将冠状动脉血流分为 4 级。TIMI 0 级:梗死相关血管完全闭塞,远端无造影剂通过;TIMI 1 级:少量造影剂通过冠状动脉闭塞处,但远端血管不显影;TIMI 2 级:梗死相关血管完全显影,但与正常血管相比血流缓慢;TIMI 3 级:梗死相关血管完全显影,且血流正常。

溶栓再通间接判断指标:即临床判断标准。具备下列 2 项或以上者视为再通(但②和③组合除外):①心电图抬高的 ST 段于用药开始后 2 小时内回降＞50％;②胸痛于用药开始后 2 小时内基本消失;③用药开始后 2 小时内出现再灌注性心律失常,如各种快速、缓慢性心律失常,最常见为一过性非阵发性室性心动过速;④血清 CK-MB 酶峰值提前至 12～14 小时内出现,cTn 峰值提前至 12 小时内。

(2)介入治疗。

(3)紧急主动脉-冠状动脉旁路移植术。

4.消除心律失常

心律失常必须及时消除,以免演变为严重心律失常甚至猝死。

(1)室性心律失常:频发室性期前收缩或室性心动过速,立即用以下药物。①利多卡因:50～100 mg 稀释后静脉注射,每 5～10 分钟重复一次,直至期前收缩消失或用药总量达 300 mg,继以 1～3 mg/min 维持静脉滴注。稳定后可用美西律维持口服。②胺碘酮:首剂 75～150 mg(负荷量≤5 mg/kg)生理盐水 20 mL 稀释,10 分钟内静脉注射,有效后继以 0.5～1.0 mg/min 维持静脉滴注,总量＜1 200 mg/d,必要时 2～3 天后改为口服,负荷量 600～800 mg/d,7 天后改为维持量 100～400 mg/d。③索他洛尔:首剂 1～1.5 mg/kg 葡萄糖 20 mL 稀释,15 分钟内静脉注入,必要时重复 1.5 mg/kg 一次,后可改用口服,每天 160～640 mg。

室性心动过速药物疗效不满意时,尤其是发生持续多形性室性心动过速或心室颤动时,应尽快采用同步或非同步直流电除颤或复律。

(2)缓慢性心律失常:对缓慢性窦性心律失常,可用阿托品 0.5～1 mg 反复肌内或静脉注射;若同时伴有低血压,可用异丙肾上腺素;药物无效或不良反应明显时可应用临时心脏起搏治疗。

对房室传导阻滞出现下列情况时,宜安置临时心脏起搏器:①二度Ⅱ型或三度房室传导阻滞伴 QRS 波增宽者;②二度或三度房室传导阻滞出现过心室停搏者;③三度房室传导阻滞心室率＜50 次/分,伴有明显低血压或心力衰竭药物治疗效果差者;④二度或三度房室传导阻滞合并频发室性心律失常或伴有血流动力学障碍者。

(3)室上性快速心律失常:可选用 β 受体阻滞剂、洋地黄类制剂(起病 24 小时后)、维拉帕米、胺碘酮等,药物治疗不能控制时,也可考虑用同步直流电转复。

(4)心搏骤停:立即实施心脏复苏处理。

5.控制休克

(1)补充血容量:估计有血容量不足,或中心静脉压和肺动脉楔压(PCWP)低者,用右旋糖酐-40 或 5％～10％葡萄糖静脉滴注,补液后如中心静脉压上升至 1.77 kPa(18 cmH_2O)以上或 PCWP＞2.4 kPa(18 mmHg)时,则应停止扩容。右心室梗死时,中心静脉压的升高未必是补充血容量的禁忌。

（2）应用升压药：若补充血容量后血压仍不升，且 PCWP 和心排血量正常时，提示周围血管张力不足，可用多巴胺起始剂量 $3\sim5~\mu g/(kg \cdot min)$ 静脉滴注，或去甲肾上腺素 $2\sim8~\mu g/min$ 静脉滴注，亦可选用多巴酚丁胺，起始剂量 $3\sim10~\mu g/(kg \cdot min)$ 静脉滴注。

（3）应用血管扩张剂：若经上述处理血压仍不上升，且 PCWP 增高，心排血量低或周围血管显著收缩以致四肢厥冷并有发绀时，可用硝普钠静脉滴注，$15~\mu g/min$ 开始，每 5 分钟逐渐增量，至 PCWP 降至 $2.0\sim2.4~kPa(15\sim18~mmHg)$；或硝酸甘油 $10\sim20~\mu g/min$ 开始，每 $5\sim10$ 分钟增加 $5\sim10~\mu g/min$，直至左心室充盈压下降。

（4）其他治疗：措施包括纠正酸中毒、避免脑缺血、保护肾功能以及必要时应用洋地黄制剂等。为了降低心源性休克导致的死亡率，主张有条件的医院用主动脉内气囊反搏（IABP）治疗。

6.治疗心力衰竭

主要是治疗急性左心衰竭，以应用吗啡（或哌替啶）和利尿剂为主，亦可选用血管扩张剂减轻左心室负荷，或用多巴酚丁胺 $10~\mu g/(kg \cdot min)$ 静脉滴注，或用短效血管紧张素转换酶抑制剂。由于最早期出现的心力衰竭主要是坏死心肌间质充血和水肿引起的顺应性下降所致，而左心室舒张末期容量尚不增大，因此在梗死发生后 24 小时内应尽量避免使用洋地黄制剂。右心室梗死患者慎用利尿剂。

7.其他治疗

下列治疗方法可能有助于挽救濒死心肌，防止梗死扩大，缩小缺血范围，加快愈合，但有些治疗方法尚未完全成熟或疗效尚存争议，因此可根据患者具体情况选用。

（1）血管紧张素转换酶抑制剂和血管紧张素Ⅱ受体阻滞剂：若无禁忌证且收缩压＞13.3 kPa（100 mmHg）[或较前下降不超过 4.0 kPa（30 mmHg）]者，可在起病早期从低剂量开始应用血管紧张素转换酶抑制剂，有助于改善恢复期心肌重塑，降低心力衰竭发生率和死亡率，尤其适用于前壁心肌梗死伴肺充血或 LVEF＜40％的患者。常用制剂有卡托普利起始 6.25 mg，然后 $12.5\sim25$ mg，每天 2 次；依那普利 2.5 mg，每天 2 次；雷米普利 $5\sim10$ mg，每天 1 次；福辛普利 10 mg，每天 1 次。不能耐受血管紧张素转换酶抑制剂者，可选用血管紧张素Ⅱ受体阻滞剂，如氯沙坦、缬沙坦或坎地沙坦等。

（2）抗凝和抗血小板治疗：在梗死范围较广、复发性梗死或有梗死先兆者可考虑应用。其药物治疗包括：①继续应用阿司匹林；②应用肝素或低分子量肝素，维持凝血时间在正常的两倍左右（试管法 $20\sim30$ 分钟，APTT 法 $60\sim80$ 秒，ACT 法 300 秒左右）；③氯吡格雷 75 mg，每天 1 次，维持应用，必要时先给予 300 mg 负荷量；④血小板糖蛋白Ⅱb/Ⅲa 受体阻滞剂：可选择用于血栓形成的高危患者尤其接受 PCI 的高危患者。有出血、出血倾向或出血既往史、严重肝肾功能不全、活动性消化溃疡、血压过高、新近手术而伤口未愈者，应慎用或禁用。

（3）调脂治疗：3-羟基-3-甲基戊二酰辅酶 A（HMG-CoA）还原酶抑制剂可以稳定粥样斑块，改善内皮细胞功能，建议及早应用。如辛伐他汀每天 $20\sim40$ mg，普伐他汀每天 $10\sim40$ mg，氟伐他汀每天 $40\sim80$ mg，阿托伐他汀每天 $10\sim80$ mg，或瑞舒伐他汀每天 $5\sim20$ mg。

（4）极化液：氯化钾 1.5 g、胰岛素 $8\sim10$ U 加入 10％葡萄糖液 500 mL 中静脉滴注，每天 $1\sim2$ 次，$7\sim14$ 天为 1 个疗程。极化液可促进心肌摄取和代谢葡萄糖，使钾离子进入细胞内，恢复细胞膜极化状态，有利于心脏正常收缩，减少心律失常，并促使心电图抬高的 ST 段回到等电位线。近年有人建议在上述溶液中加入硫酸镁 5 g，称为改良极化液，但不主张常规应用。

8.右心室梗死的处理

治疗措施与左心室梗死略有不同。右心室心肌梗死引起右心衰竭伴低血压而无左心衰竭表现时,宜扩张血容量治疗。在血流动力学监测下静脉补液,直到低血压得到纠治或肺毛细血管压达 2.0~2.4 kPa(15~18 mmHg);如输液 1~2 L 后低血压未能纠正,可用正性肌力药物如多巴酚丁胺。不宜用利尿药。伴有房室传导阻滞者可予以临时心脏起搏治疗。

9.急性非 ST 段抬高性心肌梗死的处理

无 ST 段抬高的急性心肌梗死住院期病死率较低,但再梗死率、心绞痛再发生率和远期病死率则较高。低危组患者(无并发症、血流动力稳定、不伴反复胸痛)以阿司匹林和肝素尤其是低分子量肝素治疗为主;中危组(伴持续或反复胸痛,心电图无变化或 ST 段压低 1 mV 左右)和高危组(并发心源性休克、肺水肿或持续低血压)患者则以介入治疗为首选。

10.并发症处理

并发栓塞时,用溶栓和/或抗凝疗法。室壁瘤如影响心功能或引起严重心律失常,宜手术切除或同时做冠状动脉旁路移植手术。心脏破裂和乳头肌功能严重失调可考虑手术治疗,但手术死亡率高。心肌梗死后综合征可用糖皮质激素或阿司匹林、吲哚美辛等治疗。

11.恢复期的处理

如病情稳定,体力增进,可考虑出院。主张出院前做症状限制性运动负荷心电图、放射性核素和/或超声显像检查,若显示心肌缺血或心功能较差,宜行冠状动脉造影检查,以决定是否进一步处理。提倡恢复期进行康复治疗,逐步进行适当的体育锻炼,有利于体力和工作能力的提高。如每天 1 次或每周至少3 次进行≥30 分钟的运动(步行、慢跑、踏车或其他有氧运动),并辅以日常活动的增加(如工作间歇步行、园艺和家务等)。经 2~4 个月的体力活动锻炼后,酌情恢复部分或轻体力工作;部分患者可恢复全天工作,但应避免过重体力劳动或精神过度紧张。

(二)介入治疗

PCI 是目前公认的首选的最安全有效的恢复心肌再灌注的治疗手段,因此具备实施介入治疗条件的医院,应尽早对急性心肌梗死患者实施急症介入治疗。

1.直接 PCI

直接 PCI 即不行溶栓治疗,直接实施 PCI。适应证:①ST 段抬高或新出现左束支传导阻滞(影响 ST 段分析)的心肌梗死;②ST 段抬高性心肌梗死并发心源性休克;③适合再灌注治疗而有溶栓禁忌证;④非 ST 段抬高性心肌梗死,梗死相关动脉严重狭窄,血流<TIMI 2 级。

注意事项:①发病 12 小时以上一般不宜施行急症 PCI;②不宜对非梗死相关的动脉施行急症 PCI;③急症 PCI 要由有经验者实施,以避免延误治疗时机和出现不良后果;④对心源性休克者宜先行主动脉内气囊反搏治疗,并待血压稳定后再实施 PCI。

2.补救性 PCI

补救性 PCI 即溶栓治疗后闭塞冠状动脉未再通,再补行 PCI 治疗。溶栓治疗后仍有明显胸痛,抬高的 ST 段无明显降低者,应尽快进行冠状动脉造影,如显示 TIMI 血流 0~2 级,说明相关动脉未再通,宜立即施行 PCI。

3.溶栓治疗再通者的 PCI

溶栓治疗成功的患者,如无缺血复发表现,可在 7~10 天后行冠状动脉造影,如残留的狭窄病变适宜 PCI 治疗,则可给予 PCI。

（三）外科治疗

急性心肌梗死的外科冠状动脉旁路移植手术主要用于：①介入治疗失败或溶栓治疗无效且有手术指征者；②冠状动脉造影显示高危病变（如左主干病变）者；③心肌梗死后合并室壁瘤、室间隔穿孔或乳头肌功能不全所致严重二尖瓣反流者；④非 Q 波性心肌梗死内科治疗效果不佳者。

（孟光彦）

第四章 消化内科疾病

第一节 贲门失弛缓症

贲门失弛缓症是一种食管运动障碍性疾病,以食管缺乏蠕动和食管下括约肌(LES)松弛不良为特征。临床上贲门失弛缓症表现为患者对液体和固体食物均有吞咽困难、体质量减轻、餐后反食、夜间呛咳以及胸骨后不适或疼痛。本病曾称为贲门痉挛。

一、流行病学

贲门失弛缓症是一种少见疾病。欧美国家较多,发病率每年为$(0.5\sim8)/10$万,男女发病率接近,约为$1:1.15$。本病多见于$30\sim40$岁的成年人,其他年龄亦可发病。

二、病因和发病机制

病因可能与基因遗传、病毒感染、自身免疫及心理-社会因素有关。贲门失弛缓症的发病机制有先天性、肌源性和神经源性学说。先天性学说认为本病是常染色体隐性遗传;肌源性学说认为贲门失弛缓症 LES 压力升高是由 LES 本身病变引起,但最近的研究表明,贲门失弛缓症患者的病理改变主要在神经而不在肌肉,目前人们广泛接受的是神经源性学说。

三、临床表现

患者主要症状为吞咽困难、反食、胸痛,也可有呼吸道感染、贫血、体质量减轻等表现。

(一)吞咽困难

几乎所有的患者均有程度不同的吞咽困难。起病多较缓慢,病初吞咽困难时有时无,时轻时重,后期则转为持续性。吞咽困难多呈间歇性发作,常因与人共餐、情绪波动、发怒、忧虑、惊骇或进食过冷和辛辣等刺激性食物而诱发。大多数患者吞咽固体和液体食物同样困难,少部分患者吞咽液体食物较固体食物更困难,故以此征象与其他食管器质性狭窄所产生的吞咽困难相鉴别。

(二)反食

多数患者合并反食症状。随着咽下困难的加重,食管的进一步扩张,相当量的内容物可潴留在食管内达数小时或数天之久,而在体位改变时反流出来。尤其是在夜间平卧位更易发生。从食管反流出来的内容物因未进入过胃腔,故无胃内呕吐物酸臭的特点,但可混有大量黏液和唾液。

(三)胸痛

胸痛是发病早期的主要症状之一,发生率为40%～90%,性质不一,可为闷痛、灼痛或针刺痛。疼痛部位多在胸骨后及中上腹,疼痛发作有时酷似心绞痛,甚至舌下含化硝酸甘油片后可获缓解。疼痛发生的原因可能是食管平滑肌强烈收缩,或食物滞留性食管炎所致。随着吞咽困难的逐渐加剧,梗阻以上食管的进一步扩张,疼痛反而逐渐减轻。

(四)体质量减轻

此症与吞咽困难的程度相关。严重吞咽困难可有明显的体质量下降,但很少有恶病质样变。

(五)呼吸道症状

由于食物反流,尤其是夜间反流,误入呼吸道引起吸入性感染。出现刺激性咳嗽、咳痰、气喘等症状。

(六)出血和贫血

患者可有贫血表现。偶有出血,多为食管炎所致。

(七)其他

在后期病例,极度扩张的食管可压迫胸腔内器官而产生干咳、气急、发绀和声音嘶哑等。患者很少发生呃逆,为本病的重要特征。

(八)并发症

本病可继发食管炎、食管溃疡、巨食管症、自发性食管破裂、食管癌等。贲门失弛缓症患者患食管癌的风险为正常人的14～140倍。有研究报道,贲门失弛缓症治疗30年后,19%的患者死于食管癌。因其合并食管癌时,临床症状可无任何变化,临床诊断比较困难,容易漏诊。

四、实验室及其他检查

(一)X线检查

X线检查是诊断本病的首选方法。

1.胸部平片检查

本病初期,胸片可无异常。随着食管扩张,可在后前位胸片见到纵隔右上边缘膨出。在食管高度扩张、伸延与弯曲时,可见纵隔增宽而超过心脏右缘,有时可被误诊为纵隔肿瘤。当食管内潴留大量食物和气体时,食管内可见液平面。大部分病例可见胃泡消失。

2.食管钡餐检查

动态造影可见食管的收缩具有紊乱和非蠕动性质,吞咽时LES不松弛,钡餐常难以通过贲门部而潴留于食管下端,并显示远端食管扩张、黏膜光滑,末端变细呈鸟嘴形或漏斗形。

(二)内镜检查

内镜下可见食管体部扩张呈憩室样膨出,无张力,蠕动差。食管内见大量食物和液体潴留,贲门口紧闭,内镜通过有阻力,但均能通过。若不能通过则要考虑有无其他器质性原因所致狭窄。

(三)食管测压

本病最重要的特点是吞咽后LES松弛障碍,食管体部无蠕动收缩,LES压力升高[>4.0 kPa(30 mmHg)],不能松弛、松弛不完全或短暂松弛(<6分钟),食管内压高于胃内压。

(四)放射性核素检查

用 ^{99m}Tc 标记液体后吞服,显示食管通过时间和节段性食管通过时间,同时也显示食管影像。立位时,食管通过时间平均为 7 分钟,最长不超过 15 分钟。卧位时比立位时要慢。

五、诊断

根据病史有典型的吞咽困难、反食、胸痛等临床表现,结合典型的食管钡餐影像及食管测压结果即可确诊本病。

六、鉴别诊断

(一)反流性食管炎伴食管狭窄

本病反流物有酸臭味,或混有胆汁,胃灼热症状明显,应用质子泵抑制剂治疗有效。食管钡餐检查无典型的"鸟嘴样"改变,LES 压力降低,且低于胃内压力。

(二)恶性肿瘤

恶性肿瘤细胞侵犯肌间神经丛,或肿瘤环绕食管远端压迫食管,可见与贲门失弛缓症相似的临床表现,包括食管钡餐影像。常见的肿瘤有食管癌、贲门胃底癌等,内镜下活检具有重要的鉴别作用。如果内镜不能达到病变处则应行扩张后取活检,或行 CT 检查以明确诊断。

(三)弥漫性食管痉挛

本病亦为食管动力障碍性疾病,与贲门失弛缓症有相同的症状。但食管钡餐显示为强烈的不协调的非推进型收缩,呈现串珠样或螺旋状改变。食管测压显示为吞咽时食管各段同期收缩,重复收缩,LES 压力大部分是正常的。

(四)继发性贲门失弛缓症

锥虫病、淀粉样变性、特发性假性肠梗阻、迷走神经切断术后等也可以引起类似贲门失弛缓症的表现,食管测压无法区别病变是原发性或继发性。但这些疾病均累及食管以外的消化道或其他器官,借此与本病鉴别。

七、治疗

目前尚无有效的方法恢复受损的肌间神经丛功能,主要是针对 LES,不同程度解除 LES 的松弛障碍,降低 LES 压力,预防并发症。主要治疗手段有药物治疗、内镜下治疗和手术治疗。

(一)药物治疗

目前可用的药物有硝酸甘油类和钙通道阻滞剂,如硝酸甘油 0.6 mg,每天 3 次,餐前 15 分钟舌下含化;或硝酸异山梨酯 10 mg,每天 3 次;或硝苯地平 10 mg,每天 3 次。由于药物治疗的效果并不完全,且作用时间较短,一般仅用于贲门失弛缓症的早期、老年高危患者或拒绝其他治疗的患者。

(二)内镜治疗

1.内镜下 LES 内注射肉毒毒素

肉毒毒素是肉毒梭状杆菌产生的外毒素,是一种神经肌肉胆碱能阻断剂。它能与神经肌肉接头处突触前胆碱能末梢快速而强烈地结合,阻断神经冲动的传导而使骨骼肌麻痹,还可抑制平滑肌的活动,抑制胃肠道平滑肌的收缩。内镜下注射肉毒毒素是一种简单、安全且有效的治疗手段,但由于肉毒毒素在几天后降解,其对神经肌肉接头处突触前胆碱能末梢的作用减弱或消失,因此,若要维持疗效,需要反复注射。

2.食管扩张

球囊扩张术是目前治疗贲门失弛缓症最为有效的非手术疗法,它的近期及远期疗效明显优于其他非手术治疗,但并发症发生率较高,尤以穿孔最为严重,发生率为1%～5%。球囊扩张的原理主要是通过强力作用,使LES发生部分撕裂,解除食管远端梗阻,缓解临床症状。

3.手术治疗

Heller肌切开术是迄今治疗贲门失弛缓症的标准手术,其目的是降低LES压力,缓解吞咽困难。同时保持一定的LES压力,防止食管反流的发生。手术方式分为开放性手术和微创性手术两种,开放性手术术后症状缓解率可达80%～90%,但有10%～46%的患者可能发生食管反流。因此大多数学者主张加做防反流手术。尽管开放性手术的远期效果是肯定的,但是由于其创伤大、术后恢复时间长、费用昂贵,一般不作为贲门失弛缓症的一线治疗手段,仅在其他治疗方法失败,且患者适合手术时才选用开放性手术。

(宋以新)

第二节 胃食管反流病

一、概述

胃食管反流病(GERD)是指胃内容物反流入食管,引起不适症状和/或并发症的一种疾病。如酸(碱)反流导致的食管黏膜破损称为反流性食管炎(RE)。常见症状有胸骨后疼痛或烧灼感、反酸、胃灼热、恶心、呕吐、咽下困难,甚至吐血等。

本病经常和慢性胃炎,消化性溃疡或食管裂孔疝等病并存,但也可单独存在。广义上讲,凡能引起胃食管反流的情况,如进行性系统性硬化症、妊娠呕吐,以及任何原因引起的呕吐,或长期放置胃管、三腔管等,均可导致胃食管反流,引起继发性反流性食管炎。长期反复不愈的食管炎可致食管瘢痕形成、食管狭窄,或裂孔疝、慢性局限性穿透性溃疡,甚至发生癌变。

2006年中国胃食管反流病共识意见中提出GERD可分为非糜烂性反流病(NERD)、糜烂性食管炎(EE)和Barrett食管(BE)三种类型,也可称为GERD相关疾病。有人认为GERD的三种类型相对独立,相互之间不转化或很少转化,但有些学者则认为这三者之间可能有一定相关性。①NERD系指存在反流相关的不适症状,但内镜下未见BE和食管黏膜破损。②EE系指内镜下可见食管远段黏膜破损。③BE系指食管远段的鳞状上皮被柱状上皮所取代。

在GERD的三种疾病形式中,NERD最为常见,EE可合并食管狭窄、溃疡和消化道出血,BE有可能发展为食管腺癌。这三种疾病形式之间相互关联和进展的关系需做进一步研究。

蒙特利尔共识意见对GERD进行了分类,将GERD的表现分为食管综合征和食管外综合征,食管外综合征再分为明确相关和可能相关。食管综合征包括以下两种。①症状综合征:典型反流综合征,反流性胸痛综合征;②伴食管破损的综合征:反流性食管炎,反流性食管狭窄,Barrett食管,食管腺癌。

食管外综合征包括以下两种。①明确相关的:反流性咳嗽综合征,反流性喉炎综合征,反流性哮喘综合征,反流性牙侵蚀综合征;②可能相关的:咽炎,鼻窦炎,特发性肺纤维化,复发性中耳炎。广泛使用 GERD 蒙特利尔定义中公认的名词将会使 GERD 的研究更加全球化。

在正常情况下,食管下端与胃交界线上 3~5 cm 范围内,有一高压带(LES)构成一个压力屏障,能防止胃内容物反流入食管。当食管下端括约肌关闭不全时,或食管黏膜防御功能破坏时,不能防止胃十二指肠内容物反流到食管,以致胃酸、胃蛋白酶、胆盐和胰酶等损伤食管黏膜,均可促使发生胃食管反流病。其中尤以 LES 功能失调引起的反流性食管炎为主要机制。

二、诊断

(一)临床表现

本病初起,可不出现症状,但有胃食管明显反流者,常出现下列自觉症状。

1.胸骨后烧灼感或疼痛

此为最早最常见的症状,表现为在胸骨后感到烧灼样不适,并向胸骨上切迹、肩胛部或颈部放射,在餐后 1 小时躺卧或增高腹内压时出现,严重者可使患者于夜间醒来,口服抗酸剂后迅速缓解,但一部分长期有反流症状的患者,亦可伴有挤压性疼痛,与体位或进食无关,抗酸剂不能使之缓解,进酸性或热性液体时,则反使疼痛加重。

但胃灼热亦可在食管运动障碍或心、胆囊及胃十二指肠疾病中出现,确诊仍有赖于其他客观检查。

2.胃、食管反流

胃、食管反流表现为酸性或苦味液体反流到口腔,偶尔有食物从胃反流到口内,若严重者夜间出现反酸,可将液体或食物吸入肺内,引起阵发性咳嗽、呼吸困难及非季节性哮喘等。

3.咽下困难

初期多因炎症而有咽下轻度疼痛和阻塞不顺之感觉,进而食管痉挛,多有间歇性咽下梗阻,后期食管狭窄则咽下困难,甚至有进食后不能咽下的间断反吐现象,严重病例可呈间歇性咽下困难,伴有咽下疼痛,此时,不一定有食管狭窄,可能为食管远端的运动功能障碍,继发食管痉挛所致。慢性患者由于持续的咽下困难,饮食减少,摄取营养不足,体质量明显下降。

4.出血

严重的活动性炎症,由于黏膜糜烂出血,可出现大便潜血阳性,或吐出物带血,或引起轻度缺铁性贫血,饮酒后,出血更重。

5.消化道外症状

Delahuntg 综合征即发生慢性咽炎、慢性声带炎和气管炎等综合征。这是由于胃食管的经常性反流,对咽部和声带产生损伤性炎症,引起咽部灼酸苦辣感觉;还可以并发 Zenker 憩室和"唇烧灼"综合征,即发生口腔黏膜糜烂和舌、唇、口腔的烧灼感;反流性食管炎还可导致反复发作的咳嗽、哮喘、夜间呼吸暂停、心绞痛样胸痛。

反流性食管炎出现症状的轻重,与反流量、伴发裂孔疝的大小及内镜所见的组织病变程度均无明显的正相关,而与反流物质和食管黏膜接触时间有密切关系。症状严重者,反流时食管 pH 在 4.0 以下,而且酸清除时间明显延长。

(二)辅助检查

1.上消化道内镜检查

上消化道内镜检查有助于确定有无反流性食管炎以及有无并发症,如食管裂孔疝、食管炎性狭窄、食管癌等,结合病理活检有利于明确病变性质。但内镜下的食管炎不一定均有反流所致,还有其他病因如吞服药物、真菌感染、腐蚀剂等,需除外。一般来说,远端食管炎常常由反流引起。

2.钡餐检查

反流性食管炎患者的食管钡餐检查可显示下段食管黏膜皱襞增粗、不光滑,可见浅龛影或伴有狭窄等,食管蠕动可减弱。有时可显示食管裂孔疝,表现为贲门增宽,胃黏膜疝入食管内,尤其在头低位时,钡剂可向食管反流。卧位时如吞咽小剂量的硫酸钡,则显示多数 GERD 患者的食管体部和 LES 排钡延缓。一般来说,此项检查阳性率不高,有时难以判断病变性质。

3.食管 pH 监测

24 小时食管 pH 监测能详细显示酸反流、昼夜酸反流规律、酸反流与症状的关系以及患者对治疗的反应,使治疗个体化。其对 EE 的阳性率＞80%,对 NERD 的阳性率为 50%～75%。此项检查虽能显示过多的酸反流,也是迄今为止公认的"金标准",但也有假阴性。

4.食管测压

食管测压能显示 LESP 低下,一过性 LES 松弛情况。尤其是松弛后蠕动压低以及食管蠕动收缩波幅低下或消失,这些正是胃食管反流的运动病理基础。在 GERD 的诊断中,食管测压除帮助食管 pH 电极定位、术前评估食管功能和预测手术外,还能预测抗反流治疗的疗效和是否需长期维持治疗。

5.食管胆汁反流监测

本方法是将光纤导管的探头放置于 LES 上缘之上 5 cm 处,以分光光度法监测食管反流物内的胆红素含量,并将结果输回光电子系统。胆汁是十二指肠内容物的重要成分,其中含有的胆红素是胆汁中的主要的色素成分,在 453 nm 处有特殊的吸收高峰,可间接表明食管暴露于十二指肠内容物的情况。此项检查虽能间接反映十二指肠胃食管的反流情况,但有其局限性,一是胆红素不是唯一的有害物质,二是反流物中的黏液、食物颗粒、血红蛋白等的影响可出现假阳性的结果。

6.其他

对食管黏膜超微结构的研究可了解反流存在的病理生理学基础;无线食管 pH 测定可提供更长时间的酸反流检测;腔内阻抗技术的应用可监测所有反流事件,明确反流物的性质(气体、液体或气体液体混合物),与食管 pH 监测联合应用可明确反流物为酸性或非酸性以及反流物与反流症状的关系。

三、临床诊断

(一)GERD 诊断

1.临床诊断

(1)有典型的胃灼热和反流症状,且无幽门梗阻或消化道梗阻的证据,临床上可考虑为 GERD。

(2)有食管外症状,又有反流症状,可考虑是反流相关或可能相关的食管外症状,如反流相关的咳嗽、哮喘。

(3)如仅有食管外症状,但无典型的胃灼热和反流症状,尚不能诊断为 GERD。宜进一步了解食管外症状发生的时间、与进餐和体位的关系以及其他诱因。需注意有无重叠症状(如同时有

GERD和肠易激综合征或功能性消化不良）、焦虑、抑郁状态、睡眠障碍等。

2.上消化道内镜检查

由于我国是胃癌、食管癌的高发国家，内镜检查已广泛开展，因此，对于拟诊患者一般先进行内镜检查，特别是症状发生频繁、程度严重，伴有报警征象，或有肿瘤家族史，或患者很希望内镜检查时。上消化道内镜检查有助于确定有无反流性食管炎及有无并发症，如食管裂孔疝、食管炎性狭窄以及食管癌等；有助于 NERD 的诊断；先行内镜检查比先行诊断性治疗，能够有效地缩短诊断时间。对食管黏膜破损者，可按 1994 年洛杉矶会议提出的分级标准，将内镜下食管病变严重程度分为 A～D 级。A 级：食管黏膜有一个或几个<5 mm 的黏膜损伤；B 级：同 A 级外，连续病变黏膜损伤>5 mm；C 级：非环形的超过两个皱襞以上的黏膜融合性损伤（范围<75％食管周径）；D 级：广泛黏膜损伤，病灶融合，损伤范围>75％食管周径或全周性损伤。

3.诊断性治疗

对拟诊患者或疑有反流相关食管外症状的患者，尤其是上消化道内镜检查阴性时，可采用诊断性治疗。

质子泵抑制剂（PPI）诊断性治疗（PPI 试验）已被证实是行之有效的方法。建议服用标准剂量 PPI 一天 2 次，疗程 1～2 周。服药后如症状明显改善，则支持酸相关 GERD 的诊断；如症状改善不明显，则可能有酸以外的因素参与或不支持诊断。

PPI 试验不仅有助于诊断 GERD，同时还启动了治疗。其本质在于 PPI 阳性与否充分强调了症状与酸之间的关系，是反流相关的检查。PPI 阴性有以下几种可能：①抑酸不充分；②存在酸以外因素诱发的症状；③症状不是反流引起的。

PPI 试验具有方便、可行、无创和敏感性高的优点，缺点是特异性较低。

（二）NERD 诊断

1.临床诊断

NERD 主要依赖症状学特点进行诊断，典型的症状为胃灼热和反流。患者以胃灼热症状为主诉时，如能排除可能引起胃灼热症状的其他疾病，且内镜检查未见食管黏膜破损，可做出 NERD 的诊断。

2.相关检查

内镜检查对 NERD 的诊断价值在于可排除 EE 或 BE 以及其他上消化道疾病，如溃疡或胃癌。

3.诊断性治疗

PPI 试验是目前临床诊断 NERD 最为实用的方法。PPI 治疗后，胃灼热等典型反流症状消失或明显缓解提示症状与酸反流相关，如内镜检查无食管黏膜破损的证据，临床可诊断为 NERD。

（三）BE 诊断

1.临床诊断

BE 本身通常不引起症状，临床主要表现为 GERD 的症状，如胃灼热、反流、胸骨后疼痛、吞咽困难等。但约 25％的患者无 GERD 症状，因此在筛选 BE 时不应仅局限于有反流相关症状的人群，行常规胃镜检查时，对无反流症状的患者也应注意有无 BE 存在。

2.内镜诊断

BE 的诊断主要根据内镜检查和食管黏膜活检结果。如内镜检查发现食管远端有明显的柱

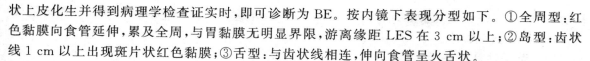

状上皮化生并得到病理学检查证实时，即可诊断为 BE。按内镜下表现分型如下。①全周型：红色黏膜向食管延伸，累及全周，与胃黏膜无明显界限，游离缘距 LES 在 3 cm 以上；②岛型：齿状线 1 cm 以上出现斑片状红色黏膜；③舌型：与齿状线相连，伸向食管呈火舌状。

按柱状上皮化生长度分为以下 2 种。①长段 BE：上皮化生累及食管全周，且长度≥3 cm；②短段 BE：柱状上皮化生未累及食管全周，或虽累及全周，但长度<3 cm。

内镜表现如下。①SCJ 内镜标志：食管鳞状上皮表现为淡粉色光滑上皮，胃柱状上皮表现为橘红色，鳞、柱状上皮交界处构成的齿状 Z 线，即为 SCJ；②EGJ内镜标志：为管状食管与囊状胃的交界处，其内镜下定位的标志为最小充气状态下胃黏膜皱襞的近侧缘和/或食管下端纵行栅栏样血管末梢；③明确区分 SCJ 及 EGJ：这对于识别 BE 十分重要，因为在解剖学上 EGJ 与内镜观察到的 SCJ 并不一致，且反流性食管炎黏膜在外观上可与 BE 混淆，所以确诊 BE 需病理活检证实；④BE 内镜下典型表现：EGJ 近端出现橘红色柱状上皮，即 SCJ 与 EGJ 分离。BE 的长度测量应从 EGJ 开始向上至 SCJ。内镜下亚甲蓝染色有助于对灶状肠化生的定位，并能指导活检。

3.病理学诊断

（1）活检取材：推荐使用四象限活检法，即常规从 EGJ 开始向上以 2 cm 的间隔分别在 4 个象限取活检；对疑有 BE 癌变者应向上每隔 1 cm 在 4 个象限取活检，对有溃疡、糜烂、斑块、小结节狭窄和其他腔内异常者，均应取活检行病理学检查。

（2）组织分型。①贲门腺型：与贲门上皮相似，有胃小凹和黏液腺，但无主细胞和壁细胞；②胃底腺型：与胃底上皮相似，可见主细胞和壁细胞，但 BE 上皮萎缩较明显，腺体较少且短小，此型多分布于 BE 远端近贲门处；③特殊肠化生型：又称Ⅲ型肠化生或不完全小肠化生型，分布于鳞状细胞和柱状细胞交界处，化生的柱状上皮中可见杯状细胞为其特征性改变。

（3）BE 的异型增生。①低度异型增生（LGD）：由较多小而圆的腺管组成，腺上皮细胞拉长，细胞核染色质浓染，核呈假复层排列，黏液分泌很少或不分泌，增生的细胞可扩展至黏膜表面。②高度异型增生（HGD）：腺管形态不规则，呈分支或折叠状，有些区域失去极性。与 LGD 相比，HGD 细胞核更大、形态不规则且呈簇状排列，核膜增厚，核仁呈明显双嗜性，间质无浸润。

四、鉴别诊断

（一）反流性食管炎

两病可合并存在，在临床上，两者均可出现反流性症状，如胃灼热感、反酸、咽下困难及出血等。也可因腹内压或胃内压增高而加重症状。但反流性食管炎症状仅限于胃食管反流现象。而食管裂孔疝不但影响食管，也侵及附近神经，甚至影响心肺功能，故其反流症状较重，胸骨后可出现明显疼痛，也可出现咽部异物感和阵发性心律不齐。而在诊断上，食管裂孔疝主要依靠 X 线钡餐，而反流性食管炎主要依靠内镜。

（二）食管贲门黏膜撕裂综合征

前者最典型的病史是先有干呕或呕吐正常胃内容物一次或多次，随后呕吐新鲜血液，诊断主要靠内镜。由于浅表的撕裂病损，在出血后 48～72 小时内多数已愈合，因此应及时做内镜检查。

（三）食管贲门失弛缓症

这是一种食管的神经肌肉功能障碍性疾病，也可出现如反流性食管炎样的食物反流、吞咽困难及胸骨后疼痛等症状。但本症多见于 20～40 岁的年轻患者，发病常与情绪波动及冷饮有关。X 线钡餐检查，可见鸟嘴状及钡液平面等特征性改变。食管压力测定可观察到食管下端 2/3 无蠕动,吞咽时 LES 压力比静止压升高 1.3 kPa(10 mmHg),并松弛不完全,必要时可做内镜检查,以排除其他疾病。

(四)弥漫性食管痉挛

弥漫性食管痉挛也可伴有吞咽困难和胸骨后疼痛,是一种食管下端 2/3 无蠕动而又强烈收缩的疾病,一般不常见,可发生在任何年龄。食管钡餐检查可见"螺旋状食管",即食管收缩时食管外观呈锯齿状。食管测压试验可观察到反复非蠕动性高幅度持久的食管收缩。

(五)食管癌

食管癌以进行性咽下困难为典型症状,出现胃灼热和反酸的症状较少,但若由于癌瘤的糜烂及溃疡形成或伴有食管炎症,亦可见到胸骨后烧灼痛,一般进行食管 X 线钡餐检查,或食管镜检查,不难与反流性食管炎做出鉴别。

五、并发症

(一)食管并发症

1.反流性食管炎

反流性食管炎是内镜下可见远段食管黏膜的破损,甚至出现溃疡,是胃食管反流病食管损伤的最常见后果和表现。

2.Barrett 食管

Barrett 食管多发生于鳞状上皮与柱状上皮交界处。蒙特利尔定义认为,当内镜疑似食管化生活检发现柱状上皮时,应诊断为 Barrett 食管,并具体说明是否存在肠型化生。

3.食管狭窄和出血

反流性食管狭窄是严重反流性疾病的结果。长期食管炎症由于瘢痕形成而致食管狭窄,表现为吞咽困难,反胃和胸骨后疼痛,狭窄多发生于食管下段。GERD 引起的出血罕见,主要见于食管溃疡者。

4.食管腺癌

蒙特利尔共识意见明确指出食管腺癌是 GERD 的并发症,食管腺癌的危险性与胃灼热的频率和时间成正比,慢性 GERD 症状增加食管腺癌的危险性。长节段 Barrett 食管伴化生是食管腺癌最重要的、明确的危险因素。

(二)食管外并发症

反流性食管炎由于反流的胃液侵袭咽部、声带和气管,引起慢性咽炎、声带炎和气管炎,甚至吸入性肺炎。

六、治疗

参照 2006 年"中国胃食管反流病治疗共识意见"进行治疗。

(一)改变生活方式

抬高床头、睡前 3 小时不再进食、避免高脂肪食物、戒烟酒、减少摄入可以降低食管下段括约肌(LES)压力的食物(如巧克力、薄荷、咖啡、洋葱、大蒜等)。减轻体质量可减少 GERD 患者反流症状。

(二)抑制胃酸分泌

抑制胃酸的药物包括 H_2 受体阻滞剂(H_2-RA)和质子泵抑制剂(PPI)等。

1.初始治疗的目的是尽快缓解症状,治愈食管炎

(1)H_2-RA 仅适用于轻至中度 GERD 治疗。H_2-RA(西咪替丁、雷尼替丁、法莫替丁等)治疗反流性 GERD 的食管炎愈合率为 50%～60%,胃灼热症状缓解率为 50%。

(2)PPI 是 GERD 治疗中最常用的药物,伴有食管炎的 GERD 治疗首选。奥美拉唑、兰索拉唑、泮托拉唑、雷贝拉唑和埃索美拉唑可供临床选用。在标准剂量下,新一代 PPI 具有更强的抑酸作用。

PPI 治疗糜烂性食管炎的内镜下 4 周、8 周愈合率分别为 80% 和 90% 左右,PPI 推荐采用标准剂量,疗程 8 周。部分患者症状控制不满意时可加大剂量或换一种 PPI。

(3)非糜烂性反流病(NERD)治疗的主要药物是 PPI。由于 NERD 发病机制复杂,PPI 对其症状疗效不如糜烂性食管炎,但 PPI 是治疗 NERD 的主要药物,治疗的疗程应不少于 8 周。

2.维持治疗是巩固疗效、预防复发的重要措施

GERD 是一种慢性疾病,停药后半年的食管炎与症状复发率分别为 80% 和 90%,故经初始治疗后,为控制症状、预防并发症,通常需采取维持治疗。

目前维持治疗的方法有 3 种:维持原剂量或减量、间歇用药、按需治疗。采取哪一种维持治疗方法,主要根据患者症状及食管炎分级来选择药物与剂量,通常严重的糜烂性食管炎(LAC-D级)需足量维持治疗,NERD 可采用按需治疗。H_2-RA 长期使用会产生耐受性,一般不适合作为长期维持治疗的药物。

(1)原剂量或减量维持:维持原剂量或减量使用 PPI,每天 1 次,长期使用以维持症状持久缓解,预防食管炎复发。

(2)间歇治疗:PPI 剂量不变,但延长用药周期,最常用的是隔天疗法。3 天 1 次或周末疗法因间隔太长,不符合 PPI 的药代动力学,抑酸效果较差,不提倡使用。在维持治疗过程中,若症状出现反复,应增至足量 PPI 维持。

(3)按需治疗:按需治疗仅在出现症状时用药,症状缓解后即停药。按需治疗建议在医师指导下,由患者自己控制用药,没有固定的治疗时间,治疗费用低于维持治疗。

3.Barrett 食管(BE)治疗

虽有文献报道 PPI 能延缓 BE 的进程,尚无足够的循证依据证实其能逆转 BE。BE 伴有糜烂性食管炎及反流症状者,采用大剂量 PPI 治疗,并长期维持治疗。

4.控制夜间酸突破(NAB)

NAB 指在每天早、晚餐前服用 PPI 治疗的情况下,夜间胃内 pH<4 持续时间>1 小时。控制 NAB 是治疗 GERD 的措施之一。治疗方法包括调整 PPI 用量、睡前加用 H_2-RA、应用血浆半衰期更长的 PPI 等。

(三)对 GERD 可选择性使用促动力药物

在 GERD 的治疗中,抑酸药物治疗效果不佳时,考虑联合应用促动力药物,特别是对于伴有胃排空延迟的患者。

(四)手术与内镜治疗应综合考虑,慎重决定

GERD 手术与内镜治疗的目的是增强 LES 抗反流作用,缓解症状,减少抑酸剂的使用,提高患者的生活质量。

BE 伴高度不典型增生、食管严重狭窄等并发症,可考虑内镜或手术治疗。

(宋以新)

第三节 急性胃炎

急性胃炎是由多种不同的病因引起的急性胃黏膜炎症,包括急性单纯性胃炎、急性糜烂出血性胃炎和吞服腐蚀物引起的急性腐蚀性胃炎与胃壁细菌感染所致的急性化脓性胃炎。其中,临床意义最大和发病率最高的是以胃黏膜糜烂、出血为主要表现的急性糜烂出血性胃炎。

一、流行病学

迄今为止,目前国内外尚缺乏有关急性胃炎的流行病学调查。

二、病因

急性胃炎的病因众多,大致有外源性和内源性两大类,包括急性应激、化学性损伤(如药物、酒精、胆汁、胰液)和急性细菌感染等。

(一)外源性因素

1.药物

各种非甾体抗炎药(NSAIDs),包括阿司匹林、吲哚美辛、吡罗昔康和多种含有该类成分复方药物。另外,糖皮质激素和某些抗生素及氯化钾等均可导致胃黏膜损伤。

2.酒精

主要是大量酗酒可致急性胃黏膜胃糜烂甚至出血。

3.生物性因素

沙门菌、嗜盐菌和葡萄球菌等细菌或其毒素可使胃黏膜充血水肿和糜烂。幽门螺杆菌(Hp)感染可引起急、慢性胃炎,发病机制类似,将在慢性胃炎节中叙述。

4.其他

某些机械性损伤(包括胃内异物或胃柿石等)可损伤胃黏膜。放射疗法可致胃黏膜受损。偶可见因吞服腐蚀性化学物质(强酸或强碱或甲酚及氯化汞、砷、磷等)引起的腐蚀性胃炎。

(二)内源性因素

1.应激因素

多种严重疾病如严重创伤、烧伤或大手术及颅脑病变和重要脏器功能衰竭等可导致胃黏膜缺血、缺氧而损伤。通常称为应激性胃炎,如果系脑血管病变、头颅部外伤和脑手术后引起的胃十二指肠急性溃疡称为 Cushing 溃疡,而大面积烧灼伤所致溃疡称为 Curling 溃疡。

2.局部血供缺乏

局部血供缺乏主要是腹腔动脉栓塞治疗后或少数因动脉硬化致胃动脉的血栓形成或栓塞引起供血不足。另外,还可见于肝硬化门静脉高压并发上消化道出血者。

3.急性蜂窝织炎或化脓性胃炎

此两者甚少见。

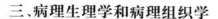

三、病理生理学和病理组织学

（一）病理生理学

胃黏膜防御机制包括黏膜屏障、黏液屏障、黏膜上皮修复、黏膜和黏膜下层丰富的血流、前列腺素和肽类物质（表皮生长因子等）和自由基清除系统。上述功能破坏或保护因素减少，使胃腔中的 H^+ 逆弥散至胃壁，肥大细胞释放组胺，则血管充血甚或出血、黏膜水肿及间质液渗出，同时可刺激壁细胞分泌盐酸、主细胞分泌胃蛋白酶原。若致病因子损及腺颈部细胞，则胃黏膜修复延迟、更新受阻而出现糜烂。

严重创伤、大手术、大面积烧伤、脑血管意外和严重脏器功能衰竭及休克或者败血症等所致的急性应激的发生机制为急性应激→皮质-垂体前叶-肾上腺皮质轴活动亢进、交感-副交感神经系统失衡→机体的代偿功能不足→不能维持胃黏膜微循环的正常运行→黏膜缺血、缺氧→黏液和碳酸氢盐分泌减少及内源性前列腺素合成不足→黏膜屏障破坏和氢离子反弥散→降低黏膜内 pH→进一步损伤血管与黏膜→糜烂和出血。

NSAIDs 所引起者则为抑制环氧合酶（COX）致使前列腺素产生减少，黏膜缺血缺氧。氯化钾和某些抗生素或抗肿瘤药等则可直接刺激胃黏膜引起浅表损伤。

乙醇可致上皮细胞损伤和破坏，黏膜水肿、糜烂和出血。另外，幽门关闭不全、胃切除（主要是 Billroth Ⅱ 式）术后可引起十二指肠-胃反流，则此时由胆汁和胰液等组成的碱性肠液中的胆盐、溶血磷脂酰胆碱、磷脂酶 A 和其他胰酶可破坏胃黏膜屏障，引起急性炎症。

门静脉高压可致胃黏膜毛细血管和小静脉扩张及黏膜水肿，组织学表现为只有轻度或无炎症细胞浸润，可有显性或非显性出血。

（二）病理学改变

急性胃炎主要病理和组织学表现以胃黏膜充血、水肿，表面有片状渗出物或黏液覆盖为主。黏膜皱襞上可见局限性或弥漫性陈旧性或新鲜出血与糜烂，糜烂加深可累及胃腺体。

显微镜下则可见黏膜固有层多少不等的中性粒细胞、淋巴细胞、浆细胞和少量嗜酸性粒细胞浸润，可有水肿。表面的单层柱状上皮细胞和固有腺体细胞出现变性与坏死。重者黏膜下层亦有水肿和充血。

对于腐蚀性胃炎若接触了高浓度的腐蚀物质且时间长，则胃黏膜出现凝固性坏死、糜烂和溃疡，重者穿孔或出血甚至腹膜炎。

另外，少见的化脓性胃炎可表现为整个胃壁（主要是黏膜下层）炎性增厚，大量中性粒细胞浸润，黏膜坏死。可有胃壁脓性蜂窝织炎或胃壁脓肿。

四、临床表现

（一）症状

部分患者可有上腹痛、腹胀、恶心、呕吐和嗳气及食欲缺乏等。如伴胃黏膜糜烂出血，则有呕血和/或黑便，大量出血可引起出血性休克。有时上腹胀气明显。细菌感染导致者可出现腹泻等。并有疼痛、吞咽困难和呼吸困难（由于喉头水肿）。腐蚀性胃炎可吐出血性黏液，严重者可发生食管或胃穿孔，引起胸膜炎或弥漫性腹膜炎。化脓性胃炎起病常较急，有上腹剧痛、恶心和呕吐、寒战和高热，血压可下降，出现中毒性休克。

(二)体征

上腹部压痛是常见体征,尤其多见于严重疾病引起的急性胃炎出血者。腐蚀性胃炎因口腔黏膜、食管黏膜和胃黏膜都有损害,口腔、咽喉黏膜充血、水肿和糜烂。化脓性胃炎有时体征酷似急腹症。

五、辅助检查

急性糜烂出血性胃炎的确诊有赖于急诊胃镜检查,一般应在出血后 24～48 小时内进行,见到以多发性糜烂、浅表溃疡和出血灶为特征的急性胃黏膜病损。黏液湖或者可有新鲜或陈旧血液。一般急性应激所致的胃黏膜病损以胃体、胃底部为主,而 NSAIDs 或酒精所致的则以胃窦部为主。注意 X 线钡剂检查并无诊断价值。出血者做呕吐物或大便隐血试验,血红细胞计数和血红蛋白测定。感染因素引起者,做血白细胞计数和分类检查、大便常规检查和培养。

六、诊断和鉴别诊断

主要由病史和症状做出拟诊,经胃镜检查可得以确诊。但吞服腐蚀物质者禁忌胃镜检查。有长期服用 NSAIDs、酗酒及临床重危患者,均应想到急性胃炎的可能。对于鉴别诊断,腹痛为主者,应通过反复询问病史与急性胰腺炎、胆囊炎和急性阑尾炎等急腹症甚至急性心肌梗死相鉴别。

七、治疗

(一)基础治疗

基础治疗包括给予镇静、禁食、补液、解痉、止吐等对症支持治疗。此后给予流质或半流质饮食。

(二)针对病因治疗

针对病因治疗包括根除 Hp、去除 NSAIDs 或乙醇等诱因。

(三)对症处理

表现为反酸、上腹隐痛、烧灼和嘈杂感者,给予 H_2 受体拮抗药或质子泵抑制剂。以恶心、呕吐或上腹胀闷为主者可选用甲氧氯普胺、多潘立酮或莫沙必利等促动力药。以痉挛性疼痛为主者,可给予山莨菪碱等药物进行对症处理。

有胃黏膜糜烂、出血者,可用抑制胃酸分泌的 H_2 受体阻滞剂或质子泵抑制剂外,还可同时应用胃黏膜保护药如硫糖铝或铝碳酸镁等。

对于较大量的出血则应采取综合措施进行抢救。当并发大量出血时,可以冰水洗胃或在冰水中加去甲肾上腺素(每 200 mL 冰水中加 8 mL),或同管内滴注碳酸氢钠,浓度为 1 000 mmol/L,24 小时滴 1 L,使胃内 pH 保持在 5 以上。凝血酶是有效的局部止血药,并有促进创面愈合作用,大剂量时止血作用显著。常规的止血药,如卡巴克络、氨基乙酸和酚磺乙胺等可静脉应用,但效果一般。内镜下止血往往可收到较好效果。

八、并发症的诊断、预防和治疗

急性胃炎的并发症包括穿孔、腹膜炎、水、电解质紊乱和酸碱失衡等。为预防细菌感染者采用抗生素治疗,因过度呕吐致脱水者及时补充水和电解质,并适时检测血气分析,必要时纠正酸碱失衡碱平衡紊乱。对于穿孔或腹膜炎者,则必要时行外科治疗。

九、预后

病因去除后,急性胃炎多在短期内恢复正常。相反病因长期持续存在,则可转为慢性胃炎。由于绝大多数慢性胃炎的发生与 Hp 感染有关,而 Hp 自发清除少见,故慢性胃炎可持续存在,但多数患者无症状。流行病学研究显示,部分 Hp 相关性胃窦炎(<20%)可发生十二指肠溃疡。

(宋以新)

第四节 慢 性 胃 炎

慢性胃炎是由各种病因引起的胃黏膜慢性炎症。根据新悉尼胃炎系统和我国 2006 年颁布的《中国慢性胃炎共识意见》标准,由内镜及病理组织学变化,将慢性胃炎分为非萎缩性(浅表性)胃炎及萎缩性胃炎两大基本类型和一些特殊类型胃炎。

一、流行病学

幽门螺杆菌(Hp)感染为慢性非萎缩性胃炎的主要病因。大致上说来,慢性非萎缩性胃炎发病率与 Hp 感染情况相平行,慢性非萎缩性胃炎流行情况因不同国家、不同地区 Hp 感染情况而异。一般 Hp 感染率发展中国家高于发达国家,感染率随年龄增加而升高。我国属 Hp 高感染率国家,估计人群中 Hp 感染率为 40%~70%。慢性萎缩性胃炎是原因不明的慢性胃炎,在我国是一种常见病、多发病,在慢性胃炎中占 10%~20%。

二、病因

(一)慢性非萎缩性胃炎的常见病因

1.Hp 感染

Hp 感染是慢性非萎缩性胃炎最主要的病因,两者的关系符合 Koch 提出的确定病原体为感染性疾病病因的 4 项基本要求,即该病原体存在于该病的患者中,病原体的分布与体内病变分布一致,清除病原体后疾病可好转,在动物模型中该病原体可诱发与人相似的疾病。

研究表明,80%~95%的慢性活动性胃炎患者胃黏膜中有 Hp 感染,5%~20%的 Hp 阴性率反映了慢性胃炎病因的多样性;Hp 相关胃炎者,Hp 胃内分布与炎症分布一致;根除 Hp 可使胃黏膜炎症消退,一般中性粒细胞消退较快,但淋巴细胞、浆细胞消退需要较长时间;志愿者和动物模型中已证实 Hp 感染可引起胃炎。

Hp 感染引起的慢性非萎缩性胃炎中胃窦为主全胃炎患者胃酸分泌可增加,十二指肠溃疡发生的危险度较高;而胃体为主全胃炎患者胃溃疡和胃癌发生的危险性增加。

2.胆汁和其他碱性肠液反流

幽门括约肌功能不全时含胆汁和胰液的十二指肠液反流入胃,可削弱胃黏膜屏障功能,使胃黏膜遭到消化液的刺激作用,产生炎症、糜烂、出血和上皮化生等病变。

3.其他外源性因素

酗酒、服用 NSAIDs 等药物、某些刺激性食物等均可反复损伤胃黏膜。这类因素均可各自或与 Hp 感染协同作用而引起或加重胃黏膜慢性炎症。

(二)慢性萎缩性胃炎的主要病因

1973 年,Strickland 将慢性萎缩性胃炎分为 A、B 两型,A 型是胃体弥漫性萎缩,导致胃酸分泌下降,影响维生素 B_{12} 及内因子的吸收,因此常合并恶性贫血,与自身免疫有关;B 型在胃窦部,少数人可发展成胃癌,与幽门螺杆菌、化学损伤(胆汁反流、非甾体抗炎药、吸烟、酗酒等)有关,在我国,80%以上的属于第二类。

胃内攻击因子与防御修复因子失衡是慢性萎缩性胃炎发生的根本原因。具体病因与慢性非萎缩性胃炎相似,包括 Hp 感染;长期饮浓茶、烈酒、咖啡,食用过热、过冷、过于粗糙的食物,可导致胃黏膜的反复损伤;长期大量服用非甾体抗炎药如阿司匹林、吲哚美辛等可抑制胃黏膜前列腺素的合成,破坏黏膜屏障;烟草中的尼古丁不仅影响胃黏膜的血液循环,还可导致幽门括约肌功能紊乱,造成胆汁反流;各种原因的胆汁反流均可破坏黏膜屏障造成胃黏膜慢性炎症改变。比较特殊的是壁细胞抗原和抗体结合形成免疫复合体在补体参与下,破坏壁细胞;胃黏膜营养因子(如胃泌素、表皮生长因子等)缺乏;心力衰竭、动脉粥样硬化、肝硬化合并门静脉高压、糖尿病、甲状腺病、慢性肾上腺皮质功能减退、尿毒症、干燥综合征、胃血流量不足及精神因素等均可导致胃黏膜萎缩。

三、病理生理学和病理学

(一)病理生理学

1.Hp 感染

Hp 感染途径为粪-口或口-口途径,其外壁靠黏附素而紧贴胃上皮细胞。

Hp 感染的持续存在,致使腺体破坏,最终发展成为萎缩性胃炎。而感染 Hp 后胃炎的严重程度则除了与细菌本身有关外,还决定于患者机体情况和外界环境。如带有空泡毒素(VacA)和细胞毒相关基因(CagA)者,胃黏膜损伤明显较重。患者的免疫应答反应强弱、其胃酸的分泌情况、血型、民族和年龄差异等也影响胃黏膜炎症程度。此外,患者饮食情况也有一定作用。

2.自身免疫机制

研究早已证明,以胃体萎缩为主的 A 型萎缩性胃炎患者血清中,存在壁细胞抗体(PCA)和内因子抗体(IFA)。前者的抗原是壁细胞分泌小管微绒毛膜上的质子泵 H^+/K^+-ATP 酶,它破坏壁细胞而使胃酸分泌减少。而 IFA 则对抗内因子(壁细胞分泌的一种糖蛋白),使食物中的维生素 B_{12} 无法与后者结合被末端回肠吸收,最后引起维生素 B_{12} 吸收不良,甚至导致恶性贫血。IFA 具有特异性,几乎仅见于胃萎缩伴恶性贫血者。

造成胃酸和内因子分泌减少或丧失,恶性贫血是 A 型萎缩性胃炎的终末阶段,是自身免疫性胃炎最严重的标志。当泌酸腺完全萎缩时称为胃萎缩。

另外,近年发现 Hp 感染者中也存在着自身免疫反应,其血清抗体能与宿主胃黏膜上皮及黏液起交叉反应,如菌体 LewisX 和 LewisY 抗原。

3.外源性损伤因素破坏胃黏膜屏障

碱性十二指肠液反流等,可减弱胃黏膜屏障功能,致使胃腔内 H^+ 通过损害的屏障,反弥散入胃黏膜内,使炎症不易消散。长期慢性炎症,又加重屏障功能的减退,如此恶性循环使慢性胃炎久治不愈。

4.生理因素和胃黏膜营养因子缺乏

萎缩性变化和肠化生等皆与衰老相关,而炎症细胞浸润程度与年龄关系不大。这主要是老龄者的退行性变-胃黏膜小血管扭曲,小动脉壁玻璃样变性,管腔狭窄导致黏膜营养不良、分泌功能下降引起的。

新近研究证明,某些胃黏膜营养因子(胃泌素、表皮生长因子等)缺乏或胃黏膜感觉神经末梢对这些因子不敏感可引起胃黏膜萎缩。如手术后残胃炎原因之一是 G 细胞数量减少,而引起胃泌素营养作用减弱。

5.遗传因素

萎缩性胃炎、维生素 B_{12} 吸收不良的患病率和 PCA、IFA 的阳性率很高,提示可能有遗传因素的影响。

(二)病理学

慢性胃炎病理变化是由胃黏膜损伤和修复过程所引起。病理组织学的描述包括活动性慢性炎症、萎缩和化生及异型增生等。此外,在慢性炎症过程中,胃黏膜也有反应性增生变化,如胃小凹上皮增生、黏膜肌增厚、淋巴滤泡形成、纤维组织和腺管增生等。

近几年对于慢性胃炎尤其是慢性萎缩性胃炎的病理组织学,有不少新的进展。以下结合2006 年9 月中华医学会消化病学分会的"全国第二届慢性胃炎共识会议"中制订的慢性胃炎诊治的共识意见,论述以下关键进展问题。

1.萎缩的定义

1996 年,新悉尼系统把萎缩定义为"腺体的丧失",这是模糊而易产生歧义的定义,反映了当时肠化是否属于萎缩,病理学家有不同认识。其后国际上一个病理学家的自由组织——萎缩联谊会(Atrophy Club 2000)进行了 3 次研讨会,并在 2002 年发表了对萎缩的新分类,12 位学者中有 8 位也曾是悉尼系统的执笔者,故此意见可认为是悉尼系统的补充和发展,有很高的权威性。

萎缩联谊会把萎缩新定义为"萎缩是胃固有腺体的丧失",将萎缩分为 3 种情况:无萎缩、未确定萎缩和萎缩;进而将萎缩分两个类型:非化生性萎缩和化生性萎缩。前者特点是腺体丧失伴有黏膜固有层中的纤维化或纤维肌增生;后者是胃黏膜腺体被化生的腺体所替换。这两类萎缩的程度分级仍用最初悉尼系统标准和新悉尼系统的模拟评分图,分为 4 级,即无、轻度、中度和重度萎缩。国际的萎缩新定义对我国来说不是新的,我国学者早年就认为"肠化或假幽门腺化生不是胃固有腺体,因此尽管胃腺体数量未减少,但也属萎缩",并在"全国第一届慢性胃炎共识会议"中做了说明。

对于上述第 2 个问题,答案显然是肯定的。这是因为多灶性萎缩性胃炎的胃黏膜萎缩呈灶状分布,即使活检块数少,只要病理活检发现有萎缩,就可诊断为萎缩性胃炎。在此次全国慢性胃炎共识意见中强调,需注意取材于糜烂或溃疡边缘的组织易存在萎缩,但不能简单地视为萎缩性胃炎。此外,活检组织太浅、组织包埋方向不当等因素均可影响萎缩的判断。

"未确定萎缩"是国际新提出的观点,认为黏膜层炎症很明显时,单核细胞密集浸润造成腺体被取代、移置或隐匿,以致难以判断这些"看来似乎丧失"的腺体是否真正丧失,此时暂先诊断为"未确定萎缩",最后诊断延期到炎症明显消退(大部分在 Hp 根除治疗 3～6 个月后),再取活检时做出。对萎缩的诊断采取了比较谨慎的态度。

目前,我国共识意见并未采用此概念。因为:①炎症明显时腺体被破坏、数量减少,在这个时点上,病理按照萎缩的定义可以诊断为萎缩,非病理不能。②一般临床希望活检后有病理结论,病理如不做诊断,会出现临床难做出诊断、对治疗效果无法评价的情况。尤其是在临床研究上,设立此诊断项会使治疗前或后失去相当一部分统计资料。慢性胃炎是个动态过程,炎症可以有两个结局:完全修复和不完全修复(纤维化和肠化),炎症明显期病理不能预言今后趋向哪个结局。可以预料对萎缩采用的诊断标准不一,治疗有效率也不一,采用"未确定萎缩"的研究课题,因为事先去除了一部分可逆的萎缩,萎缩的可逆性就低。

2.肠化分型的临床意义与价值

用 AB-PAS 和 HID-AB 黏液染色能区分肠化亚型,然而,肠化分型的意义并未明了。传统观念认为,肠化亚型中的小肠型和完全型肠化无明显癌前病变意义,而大肠型肠化的胃癌发生危险性增高,从而引起临床的重视。支持肠化分型有意义的学者认为化生是细胞表型的一种非肿瘤性改变,通常在长期不利环境作用下出现。这种表型改变可以是干细胞内出现体细胞突变的结果,或是表现遗传修饰的变化导致后代细胞向不同方向分化的结果。胃内肠化生部位发现很多遗传改变,这些改变甚至可出现在异型增生前。他们认为肠化生中不完全型结肠型者,具有大多数遗传学改变,有发生胃癌的危险性。但近年,越来越多的临床资料显示其预测胃癌价值有限而更强调重视肠化范围,肠化分布范围越广,其发生胃癌的危险性越高。10 多年来罕有从大肠型肠化随访发展成癌的报道。另一方面,从病理检测的实际情况看,肠化以混合型多见,大肠型肠化的检出率与活检块数有密切关系,即活检块数越多,大肠型肠化检出率越高。客观地讲,该型肠化生的遗传学改变和胃不典型增生(上皮内瘤)的改变相似。因此,对肠化分型的临床意义和价值的争论仍未有定论。

3.关于异型增生

异型增生(上皮内瘤变)是重要的胃癌前病变,分为轻度和重度(或低级别和高级别)两级。异型增生和上皮内瘤变是同义词,后者是 WHO 国际癌症研究协会推荐使用的术语。

4.萎缩和肠化发生过程是否存在不可逆转点

胃黏膜萎缩的产生主要有两种途径:一是干细胞区室和/或腺体被破坏;二是选择性破坏特定的上皮细胞而保留干细胞。这两种途径在慢性 Hp 感染中均可发生。

萎缩与肠化的逆转报道已经不在少数,但是否所有病患均有逆转可能,是否在萎缩的发生与发展过程中存在某一不可逆转点。这一转折点是否可能为肠化生,已明确 Hp 感染可诱发慢性胃炎,经历慢性炎症→萎缩→肠化→异型增生等多个步骤最终发展至胃癌(Correa 模式)。可否通过根除 Hp 来降低胃癌发生危险性始终是近年来关注的热点。多数研究表明,根除 Hp 可阻止胃黏膜萎缩和肠化的进一步发展,但萎缩、肠化是否能得到逆转尚待更多研究证实。

Mera 和 Correa 等最新报道了一项长达 12 年的大型前瞻性随机对照研究,纳入 795 例具有胃癌前病变的成人患者,随机给予他们抗 Hp 治疗和/或抗氧化治疗。他们观察到萎缩黏膜在 Hp 根除后持续保持阴性 12 年后可以完全消退,而肠化黏膜也有逐渐消退的趋向,但可能需要随访更长时间。他们认为通过抗 Hp 治疗来进行胃癌的化学预防是可行的策略。

但是,部分学者认为在考虑萎缩的可逆性时,需区分缺失腺体的恢复和腺体内特定细胞的再生。在后一种情况下,干细胞区室被保留,去除有害因素可使壁细胞和主细胞再生,并完全恢复腺体功能。当腺体及干细胞被完全破坏后,腺体的恢复只能由周围未被破坏的腺窝单元来完成。

当萎缩伴有肠化生时,逆转机会进一步减小。如果肠化生是对不利因素的适应性反应,而且不利因素可以被确定和去除,此时肠化生有可能逆转。但是,肠化生还有很多其他原因,如胆汁反流、高盐饮食、乙醇。这意味着即使在 Hp 感染个体,感染以外的其他因素亦可以引发或加速化生的发生。如果肠化生是稳定的干细胞内体细胞突变的结果,则改变黏膜的环境也许不能使肠化生逆转。

根治 Hp 可以产生某些有益效应,如消除炎症,消除活性氧所致的 DNA 损伤,缩短细胞更新周期,提高低胃酸者的泌酸量,并逐步恢复胃黏膜维生素 C 的分泌。在预防胃癌方面,这些已被证实的结果可能比希望萎缩和肠化生逆转重要得多。

实际上,国际著名学者对有否此不可逆转点也有争论。如美国的 Correa 教授并不认同它的存在,而英国 Aberdeen 大学的 Emad Munir El-Omar 教授则强烈认为在异型增生发展至胃癌的过程中有某个节点,越过此则基本处于不可逆转阶段,但至今为止尚未明确此点的确切位置。

四、临床表现

流行病学研究表明,多数慢性非萎缩性胃炎患者无任何症状。少数患者可有上腹痛或不适、上腹胀、早饱、嗳气、恶心等非特异性消化不良症状。某些慢性萎缩性胃炎患者可有上腹部灼痛、胀痛、钝痛或胀闷且以餐后为著,食欲缺乏、恶心、嗳气、便秘或腹泻等症状。内镜检查和胃黏膜组织学检查结果与慢性胃炎患者症状的相关分析表明,患者的症状缺乏特异性,且症状之有无及严重程度与内镜所见及组织学分级并无肯定的相关性。

伴有胃黏膜糜烂者,可有少量或大量上消化道出血,长期少量出血可引起缺铁性贫血。胃体萎缩性胃炎可出现恶性贫血,常有全身衰弱、疲软、神情淡漠、隐性黄疸,消化道症状一般较少。

体征多不明显,有时上腹轻压痛,胃体胃炎严重时可有舌炎和贫血。

慢性萎缩性胃炎的临床表现不仅缺乏特异性,而且与病变程度并不完全一致。

五、辅助检查

(一)胃镜及活组织检查

1.胃镜检查

随着内镜器械的长足发展,内镜观察更加清晰。内镜下慢性非萎缩性胃炎可见红斑(点状、片状、条状),黏膜粗糙不平,出血点(斑),黏膜水肿及渗出等基本表现,尚可见糜烂及胆汁反流。萎缩性胃炎则主要表现为黏膜色泽白,不同程度的皱襞变平或消失。在不过度充气状态下,可透见血管纹,轻度萎缩时见到模糊的血管,重度时看到明显血管分支。内镜下肠化黏膜呈灰白色颗粒状小隆起,重者贴近观察有绒毛状变化。肠化也可以呈平坦或凹陷外观。如果喷撒亚甲蓝色素,肠化区可能出现被染上蓝色,非肠化黏膜不着色。

胃黏膜血管脆性增加可致黏膜下出血,谓之壁内出血,表现为水肿或充血胃黏膜上见点状、斑状或线状出血,可多发、新鲜和陈旧性出血相混杂。如观察到黑色附着物常提示糜烂等致出血。

值得注意的是,少数 Hp 感染性胃炎可有胃体部皱襞肥厚,甚至宽度达到 5 mm 以上,且在适当充气后皱襞不能展平,用活检钳将黏膜提起时,可见帐篷征,这是和恶性浸润性病变鉴别点之一。

2.病理组织学检查

萎缩的确诊依赖于病理组织学检查。萎缩的肉眼与病理之符合率仅为 38%～78%,这与萎缩或肠化甚至 Hp 的分布都是非均匀的,或者说多灶性萎缩性胃炎的胃黏膜萎缩呈灶状分布有关。当然,只要病理活检发现有萎缩,就可诊断为萎缩性胃炎。但如果未能发现萎缩,却不能轻易排除之。如果不取足够多的标本或者内镜医师并未在病变最重部位(这也需要内镜医师的经验)活检,则势必可能遗漏病灶。反之,当在糜烂或溃疡边缘的组织活检时,即使病理发现了萎缩,却不能简单地视为萎缩性胃炎,这是因为活检组织太浅、组织包埋方向不当等因素均可影响萎缩的判断。还有,根除 Hp 可使胃黏膜活动性炎症消退,慢性炎症程度减轻。一些因素可影响结果的判断,如:①活检部位的差异;②Hp 感染时胃黏膜大量炎症细胞浸润,形如萎缩,但根除Hp 后胃黏膜炎症细胞消退,黏膜萎缩、肠化可望恢复。然而在胃镜活检取材多少问题上,病理学家的要求与内镜医师出现了矛盾。从病理组织学观点来看,5 块或更多则有利于组织学的准确判断,但就内镜医师而言,考虑到患者的医疗费用,主张 2～3 块即可。

(二)Hp 检测

活组织病理学检查时可同时检测 Hp,并可在内镜检查时多取 1 块组织做快呋塞米素酶检查以增加诊断的可靠性。其他检查 Hp 的方法包括:①胃黏膜直接涂片或组织切片,然后以 Gram 或 Giemsa 或 Warthin-Starry 染色(经典方法),甚至 HE 染色,免疫组化染色则有助于检测球形 Hp;②细菌培养:为"金标准",需特殊培养基和微需氧环境,培养时间 3～7 天,阳性率可能不高但特异性高,且可做药物敏感试验;③血清 Hp 抗体测定:多在流行病学调查时用;④尿素呼吸试验:是一种非侵入性诊断法,口服 ^{13}C 或 ^{14}C 标记的尿素后,检测患者呼气中的 $^{13}CO_2$ 或 $^{14}CO_2$ 量,结果准确;⑤聚合酶联反应法(PCR 法):能特异地检出不同来源标本中的 Hp。

根除 Hp 治疗后,可在胃镜复查时重复上述检查,亦可采用非侵入性检查手段,如 ^{13}C 或 ^{14}C 尿素呼气试验、粪便 Hp 抗原检测及血清学检查。应注意,近期使用抗生素、质子泵抑制剂、铋剂等药物,因暂时抑制 Hp 作用,会使上述检查(血清学检查除外)呈假阴性。

(三)X 线钡剂检查

X 线钡剂检查主要是很好地显示胃黏膜相的气钡双重造影。对于萎缩性胃炎,常常可见胃皱襞相对平坦和减少。但依靠 X 线诊断慢性胃炎价值不如胃镜和病理组织学检查。

(四)实验室检查

1.胃酸分泌功能测定

非萎缩性胃炎胃酸分泌常正常,有时可以增高。萎缩性胃炎病变局限于胃窦时,胃酸可正常或低酸,低酸是由于泌酸细胞数量减少和 H^+ 向胃壁反弥散所致。测定基础胃液分泌量(BAO)及注射组胺或五肽胃泌素后测定最大泌酸量(MAO)和高峰泌酸量(PAO)以判断胃泌酸功能,有助于萎缩性胃炎的诊断及指导临床治疗。A 型慢性萎缩性胃炎患者多无酸或低酸,B 型慢性萎缩性胃炎患者可正常或低酸,往往在给予酸分泌刺激药后,亦不见胃液和胃酸分泌。

2.胃蛋白酶原(PG)测定

胃体黏膜萎缩时血清 PGI 水平及 PGI/II 比例下降,严重者可伴餐后血清胃泌素 17(G-17)水平升高;胃窦黏膜萎缩时餐后血清 G-17 水平下降,严重者可伴 PG I 水平及 PG I/II 比例下降。然而,这主要是一种统计学上的差异。

日本学者发现无症状胃癌患者,本法 85% 阳性,PG I 或 PGE I/II 比值降低者,推荐进一步胃镜检查,以检出伴有萎缩性胃炎的胃癌。该试剂盒用于诊断萎缩性胃炎和判断胃癌倾向在欧洲国家应用要多于我国。

3.血清胃泌素测定

如果以放射免疫法检测血清胃泌素,则正常值应低于 100 pg/mL。慢性萎缩性胃炎胃体为主者,因壁细胞分泌胃酸缺乏、反馈性地 G 细胞分泌胃泌素增多,致胃泌素中度升高。特别是当伴有恶性贫血时,该值可达 1 000 pg/mL 或更高。注意此时要与胃泌素瘤相鉴别,后者是高胃酸分泌。慢性萎缩性胃炎以胃窦为主时,空腹血清胃泌素正常或降低。

4.自身抗体

血清 PCA 和 IFA 阳性对诊断慢性胃体萎缩性胃炎有帮助,尽管血清 IFA 阳性率较低,但胃液中 IFA 的阳性,则十分有助于恶性贫血的诊断。

5.血清维生素 B_{12} 浓度和维生素 B_{12} 吸收试验

慢性胃体萎缩性胃炎时,维生素 B_{12} 缺乏,常低于 200 ng/L。维生素 B_{12} 吸收试验(Schilling 试验)能检测维生素 B_{12} 在末端回肠吸收情况且可与回盲部疾病和严重肾功能障碍相鉴别。同时服用 ^{58}Co 和 ^{57}Co(加有内因子)标记的氰钴素胶囊。此后收集 24 小时尿液。如两者排出率均 $>10\%$ 则正常,若尿中 ^{58}Co 排出率低于 10%,而 ^{57}Co 的排出率正常则常提示恶性贫血;而两者均降低的常常是回盲部疾病或者肾衰竭者。

六、诊断和鉴别诊断

(一)诊断

鉴于多数慢性胃炎患者无任何症状,或即使有症状也缺乏特异性体征,因此根据症状和体征难以做出慢性胃炎的正确诊断。慢性胃炎的确诊主要依赖于内镜检查和胃黏膜活检组织学检查,尤其是后者的诊断价值更大。

按照悉尼胃炎标准要求,完整的诊断应包括病因、部位和形态学三方面。例如,诊断为"胃窦为主慢性活动性 Hp 胃炎"和"NSAIDs 相关性胃炎"。当胃窦和胃体炎症程度相差 2 级或以上时,加上"为主"修饰词,如"慢性(活动性)胃炎,胃窦显著"。当然这些诊断结论最好是在病理报告后给出,实际的临床工作中,胃镜医师可根据胃镜下表现给予初步诊断。病理诊断则主要依据新悉尼胃炎系统,如图 4-1 所示。

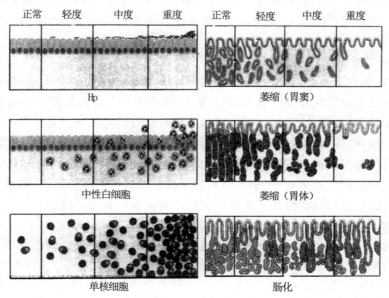

图 4-1　新悉尼胃炎系统

对于自身免疫性胃炎诊断,要予以足够的重视。因为胃体活检者甚少,或者很少开展 PCA 和 IFA 的检测,诊断该病者很少。为此,如果遇到以全身衰弱和贫血为主要表现,而上消化道症状往往不明显者,应做血清胃泌素测定和/或胃液分析,异常者进一步做维生素 B_{12} 吸收试验,血清维生素 B_{12} 浓度测定可获确诊。注意不能仅仅凭活检组织学诊断本病,特别标本数少时,这是因为 Hp 感染性胃炎后期,胃窦肠化,Hp 上移,胃体炎症变得显著,可与自身免疫性胃炎表现相重叠,但后者胃窦黏膜的变化很轻微。另外,淋巴细胞性胃炎也可出现类似情况,而其并无泌酸腺萎缩。

A 型、B 型萎缩性胃炎特点见表 4-1。

表 4-1　A 型和 B 型慢性萎缩性胃炎的鉴别

项　目		A 型慢性萎缩性胃炎	B 型慢性萎缩性胃炎
部位	胃窦	正常	萎缩
	胃体	弥漫性萎缩	多样性
血清胃泌素		明显升高	不定,可以降低或不变
胃酸分泌		降低	降低或正常
自身免疫抗体(内因子抗体和壁细胞抗体)阳性率		90%	10%
恶性贫血发生率		90%	10%
可能的病因		自身免疫,遗传因素	幽门螺杆菌、化学损伤

(二)鉴别诊断

1.功能性消化不良

2006 年,《中国慢性胃炎共识意见》将消化不良症状与慢性胃炎做了对比:一方面慢性胃炎患者可有消化不良的各种症状;另一方面,一部分有消化不良症状者如果胃镜和病理检查无明显阳性发现,可能仅仅为功能性消化不良。当然,少数功能性消化不良患者可同时伴有慢性胃炎。但一般说来,消化不良症状的有无和严重程度与慢性胃炎的内镜所见或组织学分级并无明显相关性。

2.早期胃癌和胃溃疡

几种疾病的症状有重叠或类似,但胃镜及病理检查可鉴别。重要的是,如遇到黏膜糜烂,尤其是隆起性糜烂,要多取活检和及时复查,以排除早期胃癌。这是因为即使是病理组织学诊断,也有一定局限性。原因主要是:①胃黏膜组织学变化易受胃镜检查前夜的食物(如某些刺激性食物加重黏膜充血)性质、被检查者近日是否吸烟、胃镜操作者手法的熟练程度、患者恶心反应等诸多因素影响;②活检是点的调查,而慢性胃炎病变程度在整个黏膜面上并非一致,要多点活检才能做出全面估计,判断治疗效果时,尽量在黏膜病变较重的区域或部位活检,如系治疗前后比较,则应在相同或相近部位活检;③病理诊断易受病理医师主观经验的影响。

3.慢性胆囊炎与胆石症

其与慢性胃炎症状十分相似,同时并存者也较多。对于中年女性诊断慢性胃炎时,要仔细询问病史,必要时行胆囊 B 超检查,以了解胆囊情况。

4.其他

慢性肝炎和慢性胰腺疾病等,也可出现与慢性胃炎类似症状,在详询病史后,行必要的影像学检查和特异的实验室检查。

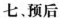

七、预后

慢性萎缩性胃炎常合并肠上皮化生。慢性萎缩性胃炎绝大多数预后良好,少数可癌变,其癌变率为1‰～3‰。目前认为慢性萎缩性胃炎若早期发现,及时积极治疗,病变部位萎缩的腺体是可以恢复的,其可转化为非萎缩性胃炎或被治愈,改变了以往人们对慢性萎缩性胃炎不可逆转的认识。根据萎缩性胃炎每年的癌变率为0.5‰～1‰,那么,胃镜和病理检查的随访间期定位多长才既提高早期胃癌的诊断率,又方便患者和符合医药经济学要求。这也一直是不同地区和不同学者分歧较大的问题。在我国,城市和乡村由于胃癌发生率不同和医疗条件差异。如果纯粹从疾病进展和预防角度考虑,一般认为,不伴有肠化和异型增生的萎缩性胃炎可1～2年做内镜和病理随访1次;活检有中重度萎缩伴有肠化的萎缩性胃炎1年左右随访1次;伴有轻度异型增生并剔除取于癌旁者,根据内镜和临床情况缩短至6～12个月随访1次;而重度异型增生者需立即复查胃镜和病理,必要时手术治疗或内镜下局部治疗。

八、治疗

慢性非萎缩性胃炎的治疗目的是缓解消化不良症状和改善胃黏膜炎症。治疗应尽可能针对病因,遵循个体化原则。消化不良症状的处理与功能性消化不良相同。无症状、Hp阴性的非萎缩性胃炎无须特殊治疗。

(一)一般治疗

慢性萎缩性胃炎患者,不论其病因如何,均应戒烟、忌酒,避免使用损害胃黏膜的药物如NSAIDs等,避免对胃黏膜有刺激性的食物和饮品,如过于酸、甜、咸、辛辣和过热、过冷食物,浓茶、咖啡等,饮食宜规律,少吃油炸、烟熏、腌制食物,不食腐烂变质的食物,多吃新鲜蔬菜和水果,所食食品要新鲜并富于营养,保证有足够的蛋白质、维生素(如维生素C和叶酸等)及铁质摄入,精神上乐观,生活要规律。

(二)针对病因或发病机制的治疗

1.根除Hp

慢性非萎缩性胃炎的主要症状为消化不良,其症状应归属于功能性消化不良范畴。目前,国内外均推荐对Hp阳性的功能性消化不良行根除治疗。因此,有消化不良症状的Hp阳性慢性非萎缩性胃炎患者均应根除Hp。另外,如果伴有胃黏膜糜烂,也该根除Hp。大量研究结果表明,根除Hp可使胃黏膜组织学得到改善;对预防消化性溃疡和胃癌等有重要意义;对改善或消除消化不良症状具有费用-疗效比优势。

2.保护胃黏膜

关于胃黏膜屏障功能的研究由来已久。1964年,美国密歇根大学Horace Willard Davenport博士首次提出"胃黏膜具有阻止H^+自胃腔向黏膜内扩散的屏障作用"。1975年,美国密歇根州Upjohn公司的A.Robert博士发现前列腺素可明显防止或减轻NSAIDs和应激等对胃黏膜的损伤,其效果呈剂量依赖性。从而提出细胞保护的概念。1996年,加拿大的Wallace教授较全面阐述胃黏膜屏障,根据解剖和功能将胃黏膜的防御修复分为5个层次——黏液-HCO_3^-屏障、单层柱状上皮屏障、胃黏膜血流量、免疫细胞-炎症反应和修复重建因子作用等。至关重要的上皮屏障主要包括胃上皮细胞顶膜能抵御高浓度酸、胃上皮细胞之间紧密连接、胃上皮抗原呈递,免疫探及并限制潜在有害物质,并且它们大约每72小时完全更新一次。这说明它

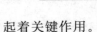

起着关键作用。

近年来,有关前列腺素和胃黏膜血流量等成为胃黏膜保护领域的研究热点。这与 NSAIDs 药物的广泛应用带来的不良反应日益引起学者的重视有关。美国加州大学戴维斯分校的 Tarnawski教授的研究显示,前列腺素保护胃黏膜抵抗致溃疡及致坏死因素损害的机制不仅是抑制胃酸分泌。当然表皮生长因子(EGF)、成纤维生长因子(bFGF)和血管内皮生长因子(VEGF)及热休克蛋白等都是重要的黏膜保护因子,在抵御黏膜损害中起重要作用。

然而,当机体遇到有害因素强烈攻击时,仅依靠自身的防御修复能力是不够的,强化黏膜防卫能力,促进黏膜的修复是治疗胃黏膜损伤的重要环节之一。具有保护和增强胃黏膜防御功能或者防止胃黏膜屏障受到损害的一类药物统称为胃黏膜保护药。包括铝碳酸镁、硫糖铝、胶体铋剂、地诺前列酮、替普瑞酮、吉法酯、谷氨酰胺类、瑞巴派特等药物。另外,吉法酯能增加胃黏膜更新,提高细胞再生能力,增强胃黏膜对胃酸的抵抗能力,达到保护胃黏膜作用。

3.抑制胆汁反流

促动力药如多潘立酮可防止或减少胆汁反流;胃黏膜保护药,特别是有结合胆酸作用的铝碳酸镁制剂,可增强胃黏膜屏障、结合胆酸,从而减轻或消除胆汁反流所致的胃黏膜损害。考来烯胺可络合反流至胃内的胆盐,防止胆汁酸破坏胃黏膜屏障,方法为每次 3~4 g,每天 3~4 次。

(三)对症处理

消化不良症状的治疗由于临床症状与慢性非萎缩性胃炎之间并不存在明确关系,因此症状治疗事实上属于功能性消化不良的经验性治疗。慢性胃炎伴胆汁反流者可应用促动力药(如多潘立酮)和/或有结合胆酸作用的胃黏膜保护药(如铝碳酸镁制剂)。

(1)有胃黏膜糜烂和/或以反酸、上腹痛等症状为主者,可根据病情或症状严重程度选用抗酸药、H_2 受体拮抗药或质子泵抑制剂(PPI)。

(2)促动力药如多潘立酮、马来酸曲美布汀、莫沙必利、盐酸伊托必利主要用于上腹饱胀、恶心或呕吐等为主要症状者。

(3)胃黏膜保护药如硫糖铝、瑞巴派特、替普瑞酮、吉法酯、依卡倍特适用于有胆汁反流、胃黏膜损害和/或症状明显者。

(4)抗抑郁药或抗焦虑治疗:可用于有明显精神因素的慢性胃炎伴消化不良症状患者,同时应予耐心解释或心理治疗。

(5)助消化治疗:对于伴有腹胀、食欲缺乏等消化不良症状而无明显上述胃灼热、反酸、上腹饥饿痛症状者,可选用含有胃酶、胰酶和肠酶等复合酶制剂治疗。

(6)其他对症治疗:包括解痉止痛、止吐、改善贫血等。

(7)对于贫血,若为缺铁,应补充铁剂。大细胞贫血者根据维生素 B_{12} 或叶酸缺乏分别给予补充。

(宋以新)

第五节　消化性溃疡

消化性溃疡主要指发生在胃和十二指肠的慢性溃疡,即胃溃疡(GU)和十二指肠溃疡

(DU),因溃疡形成与胃酸/胃蛋白酶的消化作用有关而得名。溃疡的黏膜缺损超过黏膜肌层,不同于糜烂。

一、流行病学

消化性溃疡是全球性常见病。西方国家资料显示,自 20 世纪 50 年代以后,消化性溃疡发病率呈下降趋势。我国临床统计资料提示,消化性溃疡患病率在近十多年来亦开始呈下降趋势。本病可发生于任何年龄,但中年最为常见,DU 多见于青壮年,而 GU 多见于中老年,后者发病高峰比前者约迟 10 年。男性患病比女性较多。临床上,DU 比 GU 为多见,两者之比为(2~3):1,但有地区差异,在胃癌高发区 GU 所占的比例有所增加。

二、病因和发病机制

在正常生理情况下,胃十二指肠黏膜经常接触有强侵蚀力的胃酸和在酸性环境下被激活、能水解蛋白质的胃蛋白酶。此外,还经常受摄入的各种有害物质的侵袭,但却能抵御这些侵袭因素的损害,维持黏膜的完整性,这是因为胃十二指肠黏膜具有一系列防御和修复机制。目前认为,胃十二指肠黏膜的这一完善而有效的防御和修复机制,足以抵抗胃酸/胃蛋白酶的侵蚀。一般而言,只有当某些因素损害了这一机制才可能发生胃酸/胃蛋白酶侵蚀黏膜而导致溃疡形成。近年的研究已经明确,幽门螺杆菌和非甾体抗炎药是损害胃十二指肠黏膜屏障从而导致消化性溃疡发病的最常见病因。少见的特殊情况,当过度胃酸分泌远远超过黏膜的防御和修复作用也可能导致消化性溃疡发生。现将这些病因及其导致溃疡发生的机制分述如下。

(一)幽门螺杆菌

确认幽门螺杆菌为消化性溃疡的重要病因主要基于两方面的证据:①消化性溃疡患者的幽门螺杆菌检出率显著高于对照组的普通人群,在 DU 的检出率约为 90%、GU 为 70%~80%(幽门螺杆菌阴性的消化性溃疡患者往往能找到 NSAIDs 服用史等其他原因);②大量临床研究肯定,成功根除幽门螺杆菌后溃疡复发率明显下降,用常规抑酸治疗后愈合的溃疡年复发率为50%~70%,而根除幽门螺杆菌可使溃疡复发率降至 5%以下,这就表明去除病因后消化性溃疡可获治愈。至于何以在感染幽门螺杆菌的人群中仅有少部分人(约 15%)发生消化性溃疡,一般认为,这是幽门螺杆菌、宿主和环境因素三者相互作用的不同结果。

幽门螺杆菌感染导致消化性溃疡发病的确切机制尚未阐明。目前比较普遍接受的一种假说试图将幽门螺杆菌、宿主和环境 3 个因素在 DU 发病中的作用统一起来。该假说认为,胆酸对幽门螺杆菌生长具有强烈的抑制作用,因此正常情况下幽门螺杆菌无法在十二指肠生存,十二指肠球部酸负荷增加是 DU 发病的重要环节,因为酸可使结合胆酸沉淀,从而有利于幽门螺杆菌在十二指肠球部生长。幽门螺杆菌只能在胃上皮组织定植,因此在十二指肠球部存活的幽门螺杆菌只有当十二指肠球部发生胃上皮化生才能定植下来,而据认为十二指肠球部的胃上皮化生是十二指肠对酸负荷的一种代偿反应。十二指肠球部酸负荷增加的原因,一方面与幽门螺杆菌感染引起慢性胃窦炎有关,幽门螺杆菌感染直接或间接作用于胃窦 D、G 细胞,削弱了胃酸分泌的负反馈调节,从而导致餐后胃酸分泌增加;另一方面,吸烟、应激和遗传等因素均与胃酸分泌增加有关。定植在十二指肠球部的幽门螺杆菌引起十二指肠炎症,炎症削弱了十二指肠黏膜的防御和修复功能,在胃酸/胃蛋白酶的侵蚀下最终导致 DU 发生。十二指肠炎症同时导致十二指肠黏膜分泌碳酸氢盐减少,间接增加十二指肠的酸负荷,进一步促进 DU 的发生和发展过程。

对幽门螺杆菌引起 GU 的发病机制研究较少,一般认为是幽门螺杆菌感染引起的胃黏膜炎症削弱了胃黏膜的屏障功能,胃溃疡好发于非泌酸区与泌酸区交界处的非泌酸区侧,反映了胃酸对屏障受损的胃黏膜的侵蚀作用。

(二)非甾体抗炎药(NSAIDs)

NSAIDs 是引起消化性溃疡的另一个常见病因。大量研究资料显示,服用 NSAIDs 患者发生消化性溃疡及其并发症的危险性显著高于普通人群。临床研究报道,在长期服用 NSAIDs 患者中 10%～25% 可发现胃或十二指肠溃疡,有 1%～4% 的患者发生出血、穿孔等溃疡并发症。NSAIDs 引起的溃疡以 GU 较 DU 多见。溃疡形成及其并发症发生的危险性除与服用 NSAIDs种类、剂量、疗程有关外,尚与高龄、同时服用抗凝血药、糖皮质激素等因素有关。

NSAIDs 通过削弱黏膜的防御和修复功能而导致消化性溃疡发病,损害作用包括局部作用和系统作用两方面,系统作用是主要致溃疡机制,主要是通过抑制环氧合酶(COX)而起作用。COX 是花生四烯酸合成前列腺素的关键限速酶,COX 有两种异构体,即结构型 COX-1 和诱生型 COX-2。COX-1 在组织细胞中恒量表达,催化生理性前列腺素合成而参与机体生理功能调节;COX-2 主要在病理情况下由炎症刺激诱导产生,促进炎症部位前列腺素的合成。传统的NSAIDs 如阿司匹林、吲哚美辛等旨在抑制COX-2 而减轻炎症反应,但特异性差,同时抑制了COX-1,导致胃肠黏膜生理性前列腺素 E 合成不足。后者通过增加黏液和碳酸氢盐分泌、促进黏膜血流增加、细胞保护等作用在维持黏膜防御和修复功能中起重要作用。

NSAIDs 和幽门螺杆菌是引起消化性溃疡发病的两个独立因素,至于两者是否有协同作用则尚无定论。

(三)胃酸/胃蛋白酶

消化性溃疡的最终形成是由于胃酸/胃蛋白酶对黏膜自身消化所致。因胃蛋白酶活性是pH 依赖性的,在 pH>4 时便失去活性,因此,在探讨消化性溃疡发病机制和治疗措施时主要考虑胃酸。无酸情况下罕有溃疡发生及抑制胃酸分泌药物能促进溃疡愈合的事实均确证胃酸在溃疡形成过程中的决定性作用,是溃疡形成的直接原因。胃酸的这一损害作用一般只有在正常黏膜防御和修复功能遭受破坏时才能发生。

DU 患者中约有 1/3 存在五肽胃泌素刺激的最大酸排量(MAO)增高,其余患者 MAO 多在正常高值,DU 患者胃酸分泌增高的可能因素及其在 DU 发病中的间接及直接作用已如前述。GU 患者基础酸排量(BAO)及 MAO 多属正常或偏低。对此,可能解释为 GU 患者多伴多灶萎缩性胃炎,因而胃体壁细胞泌酸功能已受影响,而 DU 患者多为慢性胃窦炎,胃体黏膜未受损或受损轻微因而仍能保持旺盛的泌酸能力。少见的特殊情况如胃泌素瘤患者,极度增加的胃酸分泌的攻击作用远远超过黏膜的防御作用,而成为溃疡形成的起始因素。近年来,非幽门螺杆菌、非 NSAIDs(也非胃泌素瘤)相关的消化性溃疡报道有所增加,这类患者病因未明,是否与高酸分泌有关尚有待研究。

(四)其他因素

下列因素与消化性溃疡发病有不同程度的关系。

(1)吸烟:吸烟者消化性溃疡发生率比不吸烟者高,吸烟影响溃疡愈合和促进溃疡复发。吸烟影响溃疡形成和愈合的确切机制未明,可能与吸烟增加胃酸分泌、减少十二指肠及胰腺碳酸氢盐分泌、影响胃十二指肠协调运动、黏膜损害性氧自由基增加等因素有关。

(2)遗传:遗传因素曾一度被认为是消化性溃疡发病的重要因素,但随着幽门螺杆菌在消化

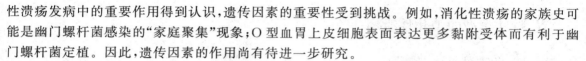

性溃疡发病中的重要作用得到认识,遗传因素的重要性受到挑战。例如,消化性溃疡的家族史可能是幽门螺杆菌感染的"家庭聚集"现象;O型血胃上皮细胞表面表达更多黏附受体而有利于幽门螺杆菌定植。因此,遗传因素的作用尚有待进一步研究。

（3）急性应激可引起应激性溃疡已是共识。但在慢性溃疡患者,情绪应激和心理障碍的致病作用却无定论。临床观察发现长期精神紧张、过劳,确实易使溃疡发作或加重,但这多在慢性溃疡已经存在时发生,因此情绪应激可能主要起诱因作用,可能通过神经内分泌途径影响胃十二指肠分泌、运动和黏膜血流的调节。

（4）胃十二指肠运动异常:研究发现部分 DU 患者胃排空增快,这可使十二指肠球部酸负荷增大;部分 GU 患者有胃排空延迟,这可增加十二指肠液反流入胃,加重胃黏膜屏障损害。但目前认为,胃肠运动障碍不大可能是原发病因,但可加重幽门螺杆菌或 NSAIDs 对黏膜的损害。

概言之,消化性溃疡是一种多因素疾病,其中幽门螺杆菌感染和服用 NSAIDs 是已知的主要病因,溃疡发生是黏膜侵袭因素和防御因素失平衡的结果,胃酸在溃疡形成中起关键作用。

三、病理

DU 发生在球部,前壁比较常见;GU 多在胃角和胃窦小弯。组织学上,GU 大多发生在幽门腺区（胃窦）与泌酸腺区（胃体）交界处的幽门腺区一侧。幽门腺区黏膜可随年龄增长而扩大[假幽门腺化生和/或肠化生],使其与泌酸腺区之交界线上移,故老年患者 GU 的部位多较高。溃疡一般为单个,也可多个,呈圆形或椭圆形。DU 直径多<10 mm,GU 要比 DU 稍大。亦可见到直径>2 cm 的巨大溃疡。溃疡边缘光整、底部洁净,由肉芽组织构成,上面覆盖有灰白色或灰黄色纤维渗出物。活动性溃疡周围黏膜常有炎症水肿。溃疡浅者累及黏膜肌层,深者达肌层甚至浆膜层,溃破血管时引起出血,穿破浆膜层时引起穿孔。溃疡愈合时周围黏膜炎症、水肿消退,边缘上皮细胞增生覆盖溃疡面,其下的肉芽组织纤维转化,变为瘢痕,瘢痕收缩使周围黏膜皱襞向其集中。

四、临床表现

上腹痛是消化性溃疡的主要症状,但部分患者可无症状或症状较轻以致不为患者所注意,而以出血、穿孔等并发症为首发症状。典型的消化性溃疡有如下临床特点:①慢性过程,病史可达数年至数十年;②周期性发作,发作与自发缓解相交替,发作期可为数周或数月,缓解期亦长短不一,短者数周、长者数年;发作常有季节性,多在秋冬或冬春之交发病,可因精神情绪不良或过劳而诱发;③发作时上腹痛呈节律性,表现为空腹痛即餐后 2～4 小时和/或午夜痛,腹痛多为进食或服用抗酸药所缓解,典型节律性表现在 DU 多见。

（一）症状

上腹痛为主要症状,性质多为灼痛,亦可为钝痛、胀痛、剧痛或饥饿样不适感。多位于中上腹,可偏右或偏左。一般为轻至中度持续性痛。疼痛常有典型的节律性如上述。腹痛多在进食或服用抗酸药后缓解。

部分患者无上述典型表现的疼痛,而仅表现为无规律性的上腹隐痛或不适。具或不具典型疼痛者均可伴有反酸、嗳气、上腹胀等症状。

（二）体征

溃疡活动时上腹部可有局限性轻压痛,缓解期无明显体征。

五、特殊类型的消化性溃疡

(一)复合溃疡

复合溃疡指胃和十二指肠同时发生的溃疡。DU 往往先于 GU 出现。幽门梗阻发生率较高。

(二)幽门管溃疡

幽门管位于胃远端,与十二指肠交界,长约 2 cm。幽门管溃疡与 DU 相似,胃酸分泌一般较高。幽门管溃疡上腹痛的节律性不明显,对药物治疗反应较差,呕吐较多见,较易发生幽门梗阻、出血和穿孔等并发症。

(三)球后溃疡

DU 大多发生在十二指肠球部,发生在球部远段十二指肠的溃疡称球后溃疡。多发生在十二指肠乳头的近端。具 DU 的临床特点,但午夜痛及背部放射痛多见,对药物治疗反应较差,较易并发出血。

(四)巨大溃疡

巨大溃疡指直径>2 cm 的溃疡。对药物治疗反应较差、愈合时间较慢,易发生慢性穿透或穿孔。胃的巨大溃疡注意与恶性溃疡鉴别。

(五)老年人消化性溃疡

近年,老年人发生消化性溃疡的报道增多。临床表现多不典型,GU 多位于胃体上部甚至胃底部,溃疡常较大,易误诊为胃癌。

(六)无症状性溃疡

约有 15% 消化性溃疡患者可无症状,而以出血、穿孔等并发症为首发症状。可见于任何年龄,以老年人较多见;NSAIDs 引起的溃疡近半数无症状。

六、实验室和其他检查

(一)胃镜检查

胃镜检查是确诊消化性溃疡首选的检查方法。胃镜检查不仅可对胃十二指肠黏膜直接观察、摄像,还可在直视下取活组织作病理学检查及幽门螺杆菌检测,因此胃镜检查对消化性溃疡的诊断及胃良、恶性溃疡鉴别诊断的准确性高于 X 线钡餐检查。例如,在溃疡较小或较浅时钡餐检查有可能漏诊;钡餐检查发现十二指肠球部畸形可有多种解释;活动性上消化道出血是钡餐检查的禁忌证;胃的良、恶性溃疡鉴别必须由活组织检查来确定。

内镜下消化性溃疡多呈圆形或椭圆形,也有呈线形,边缘光整,底部覆有灰黄色或灰白色渗出物,周围黏膜可有充血、水肿,可见皱襞向溃疡集中。内镜下溃疡可分为活动期(A)、愈合期(H)和瘢痕期(S)3 个病期,其中每个病期又可分为 1 和 2 两个阶段。

(二)X 线钡餐检查

X 线钡餐检查适用于对胃镜检查有禁忌或不愿接受胃镜检查者。溃疡的 X 线征象有直接和间接两种:龛影是直接征象,对溃疡有确诊价值;局部压痛、十二指肠球部激惹和球部畸形、胃大弯侧痉挛性切迹均为间接征象,仅提示可能有溃疡。

(三)幽门螺杆菌检测

幽门螺杆菌检测应列为消化性溃疡诊断的常规检查项目,因为有无幽门螺杆菌感染决定治疗方案的选择。检测方法分为侵入性和非侵入性两大类。前者需通过胃镜检查取胃黏膜活组织进行检测,主要包括快呋塞米素酶试验、组织学检查和幽门螺杆菌培养;后者主要有^{13}C或^{14}C尿素呼气试验、粪便幽门螺杆菌抗原检测及血清学检查(定性检测血清抗幽门螺杆菌 IgG 抗体)。

快呋塞米素酶试验是侵入性检查的首选方法,操作简便、费用低。组织学检查可直接观察幽门螺杆菌,与快呋塞米素酶试验结合,可提高诊断准确率。幽门螺杆菌培养技术要求高,主要用于科研。^{13}C或^{14}C尿素呼气试验检测幽门螺杆菌敏感性及特异性高而无须胃镜检查,可作为根除治疗后复查的首选方法。

应注意,近期应用抗生素、质子泵抑制剂、铋剂等药物,因有暂时抑制幽门螺杆菌作用,会使上述检查(血清学检查除外)呈假阴性。

(四)胃液分析和血清胃泌素测定

胃液分析和血清胃泌素测定一般仅在疑有胃泌素瘤时做鉴别诊断之用。

七、诊断和鉴别诊断

慢性病程、周期性发作的节律性上腹疼痛,且上腹痛可为进食或抗酸药所缓解的临床表现是诊断消化性溃疡的重要临床线索。但应注意,一方面有典型溃疡样上腹痛症状者不一定是消化性溃疡,另一方面部分消化性溃疡患者症状可不典型甚至无症状。因此,单纯依靠病史难以做出可靠诊断。确诊有赖胃镜检查。X 线钡餐检查发现龛影亦有确诊价值。

鉴别诊断本病主要临床表现为慢性上腹痛,当仅有病史和体检资料时,需与其他有上腹痛症状的疾病如肝、胆、胰、肠疾病和胃的其他疾病相鉴别。功能性消化不良临床常见且临床表现与消化性溃疡相似,应注意鉴别。如做胃镜检查,可确定有无胃十二指肠溃疡存在。

胃镜检查如见胃十二指肠溃疡,应注意与引起胃十二指肠溃疡的少见特殊病因或以溃疡为主要表现的胃十二指肠肿瘤鉴别。其中,与胃癌、胃泌素瘤的鉴别要点如下。

(一)胃癌

内镜或 X 线检查见到胃的溃疡,必须进行良性溃疡(胃溃疡)与恶性溃疡(胃癌)的鉴别。Ⅲ型(溃疡型)早期胃癌单凭内镜所见与良性溃疡鉴别有困难,放大内镜和染色内镜对鉴别有帮助,但最终必须依靠直视下取活组织检查鉴别。恶性溃疡的内镜特点为:①溃疡形状不规则,一般较大;②底凹凸不平、苔污秽;③边缘呈结节状隆起;④周围皱襞中断;⑤胃壁僵硬、蠕动减弱(X 线钡餐检查亦可见上述相应的 X 线征)。活组织检查可以确诊,但必须强调,对于怀疑胃癌而一次活检阴性者,必须在短期内复查胃镜进行再次活检;即使内镜下诊断为良性溃疡且活检阴性,仍有漏诊胃癌的可能,因此对初诊为胃溃疡者,必须在完成正规治疗的疗程后进行胃镜复查,胃镜复查溃疡缩小或愈合不是鉴别良、恶性溃疡的最终依据,必须重复活检加以证实。

(二)胃泌素瘤

胃泌素瘤亦称 Zollinger-Ellison 综合征,是胰腺非 β 细胞瘤分泌大量胃泌素所致。肿瘤往往很小(直径<1 cm),生长缓慢,半数为恶性。大量胃泌素可刺激壁细胞增生,分泌大量胃酸,使上消化道经常处于高酸环境,导致胃十二指肠球部和不典型部位(十二指肠降段、横段、甚或空肠近端)发生多发性溃疡。胃泌素瘤与普通消化性溃疡的鉴别要点是该病溃疡发生于不典型部位,具难治性特点,有过高胃酸分泌(BAO 和 MAO 均明显升高,且 BAO/MAO>60%)及高空腹血清胃泌素(>200 pg/mL,常>500 pg/mL)。

八、并发症

(一)出血

溃疡侵蚀周围血管可引起出血。出血是消化性溃疡最常见的并发症,也是上消化道大出血最常见的病因(约占所有病因的50%)。

(二)穿孔

溃疡病灶向深部发展穿透浆膜层则并发穿孔。溃疡穿孔临床上可分为急性、亚急性和慢性3种类型,以第一种常见。急性穿孔的溃疡常位于十二指肠前壁或胃前壁,发生穿孔后胃肠的内容物漏入腹腔而引起急性腹膜炎。十二指肠或胃后壁的溃疡深至浆膜层时已与邻近的组织或器官发生粘连,穿孔时胃肠内容物不流入腹腔,称为慢性穿孔,又称为穿透性溃疡。这种穿透性溃疡改变了腹痛规律,变得顽固而持续,疼痛常放射至背部。邻近后壁的穿孔或游离穿孔较小,只引起局限性腹膜炎时称亚急性穿孔,症状较急性穿孔轻而体征较局限,且易漏诊。

(三)幽门梗阻

幽门梗阻主要是由DU或幽门管溃疡引起。溃疡急性发作时可因炎症水肿和幽门部痉挛而引起暂时性梗阻,可随炎症的好转而缓解;慢性梗阻主要由于瘢痕收缩而呈持久性。幽门梗阻临床表现为餐后上腹饱胀、上腹疼痛加重,伴有恶心、呕吐,大量呕吐后症状可以改善,呕吐物含发酵酸性宿食。严重呕吐可致失水和低氯低钾性碱中毒。可发生营养不良和体质量减轻。体检可见胃型和胃蠕动波,清晨空腹时检查胃内有振水声。进一步做胃镜或X线钡剂检查可确诊。

(四)癌变

少数GU可发生癌变,DU则否。GU癌变发生于溃疡边缘,据报道癌变率在1%左右。长期慢性GU病史、年龄在45岁以上、溃疡顽固不愈者应提高警惕。对可疑癌变者,在胃镜下取多点活检做病理检查;在积极治疗后复查胃镜,直到溃疡完全愈合;必要时定期随访复查。

九、治疗

治疗的目的是消除病因、缓解症状、愈合溃疡、防止复发和防治并发症。针对病因的治疗如根除幽门螺杆菌,有可能彻底治愈溃疡病,是近年消化性溃疡治疗的一大进展。

(一)一般治疗

生活要有规律,避免过度劳累和精神紧张。注意饮食规律,戒烟、酒。服用NSAIDs者尽可能停用,即使未用亦要告诫患者今后慎用。

(二)治疗消化性溃疡的药物及其应用

治疗消化性溃疡的药物可分为抑制胃酸分泌的药物和保护胃黏膜的药物两大类,主要起缓解症状和促进溃疡愈合的作用,常与根除幽门螺杆菌治疗配合使用。现就这些药物的作用机制及临床应用分别简述如下。

1.抑制胃酸药物

溃疡的愈合与抑酸治疗的强度和时间成正比。抗酸药具中和胃酸作用,可迅速缓解疼痛症状,但一般剂量难以促进溃疡愈合,故目前多作为加强止痛的辅助治疗。H_2受体阻滞剂(H_2-RA)可抑制基础及刺激的胃酸分泌,以前一作用为主,而后一作用不如PPI充分。使用推荐剂量各种H_2-RA溃疡愈合率相近,不良反应发生率均低。西咪替丁可通过血-脑屏障,偶有精神异常不良反应;与雄激素受体结合而影响性功能;经肝细胞色素P450酶代谢而延长华法林、苯妥英钠、茶碱等药物的肝内代谢。雷尼替丁、法莫替丁和尼扎替丁上述不良反应较少。已证明 H_2-RA 全天剂量于睡前顿服的疗效与每天 2 次分服相仿。由于该类药物价格较 PPI 便宜,临床上特别适用于根除幽门螺杆菌疗程完成后的后续治疗,及某些情况下预防溃疡复发的长程维持治疗。质子泵抑制剂(PPI)作用于壁细胞胃酸分泌终末步骤中的关键酶 H^+/K^+-ATP酶,使其不可逆失活,因此抑酸作用比 H_2-RA 更强且作用持久。与 H_2-RA 相比,PPI 促进溃疡愈合的速度较快、溃疡愈合率较高,因此特别适用于难治性溃疡或 NSAIDs 溃疡患者不能停用 NSAIDs 时的治疗。对根除幽门螺杆菌治疗,PPI 与抗生素的协同作用较 H_2-RA 好,因此是根除幽门螺杆菌治疗方案中最常用的基础药物。使用推荐剂量的各种 PPI,对消化性溃疡的疗效相仿,不良反应均少。

2.保护胃黏膜药物

硫糖铝和胶体铋目前已少用作治疗消化性溃疡的一线药物。枸橼酸铋钾因兼有较强抑制幽门螺杆菌作用,可作为根除幽门螺杆菌联合治疗方案的组分,但要注意此药不能长期服用,因会过量蓄积而引起神经毒性。米索前列醇具有抑制胃酸分泌、增加胃十二指肠黏膜的黏液及碳酸氢盐分泌和增加黏膜血流等作用,主要用于 NSAIDs 溃疡的预防,腹泻是常见不良反应,因会引起子宫收缩,故孕妇忌服。

(三)根除幽门螺杆菌治疗

对幽门螺杆菌感染引起的消化性溃疡,根除幽门螺杆菌不但可促进溃疡愈合,而且可预防溃疡复发,从而彻底治愈溃疡。因此,凡有幽门螺杆菌感染的消化性溃疡,无论初发或复发、活动或静止、有无并发症,均应予以根除幽门螺杆菌治疗。

1.根除幽门螺杆菌的治疗方案

已证明在体内具有杀灭幽门螺杆菌作用的抗生素有克拉霉素、阿莫西林、甲硝唑(或替硝唑)、四环素、呋喃唑酮、某些喹诺酮类如左氧氟沙星等。PPI 及胶体铋体内能抑制幽门螺杆菌,与上述抗生素有协同杀菌作用。目前尚无单一药物可有效根除幽门螺杆菌,因此必须联合用药。应选择幽门螺杆菌根除率高的治疗方案力求一次根除成功。研究证明以 PPI 或胶体铋为基础加上两种抗生素的三联治疗方案有较高根除率。这些方案中,以 PPI 为基础的方案所含 PPI 能通过抑制胃酸分泌提高口服抗生素的抗菌活性从而提高根除率,再者 PPI 本身具有快速缓解症状和促进溃疡愈合作用,因此是临床中最常用的方案。而其中,又以 PPI 加克拉霉素再加阿莫西林或甲硝唑的方案根除率最高。幽门螺杆菌根除失败的主要原因是患者的服药依从性问题和幽门螺杆菌对治疗方案中抗生素的耐药性。因此,在选择治疗方案时要了解所在地区的耐药情况,近年世界不少国家和我国一些地区幽门螺杆菌对甲硝唑和克拉霉素的耐药率在增加,应引起注意。呋喃唑酮(200 mg/d,分 2 次)耐药性少见、价廉,国内报道用呋喃唑酮代替克拉霉素或甲硝唑的三联疗法亦可取得较高的根除率,但要注意呋喃唑酮引起的周围神经炎和溶血性贫血等不良反应。治疗失败后的再治疗比较困难,可换用另外两种抗生素(阿莫西林原发和继发耐药均极少见,可以不换)如 PPI 加左氧氟沙星(500 mg/d,每天 1 次)和阿莫西林,或采用 PPI 和胶体铋合用再加四环素(1 500 mg/d,每天 2 次)和甲硝唑的四联疗法。

2.根除幽门螺杆菌治疗结束后的抗溃疡治疗

在根除幽门螺杆菌疗程结束后,继续给予一个常规疗程的抗溃疡治疗(如 DU 患者予 PPI 常规剂量,每天 1 次,总疗程 2～4 周,或 H_2-RA 常规剂量、疗程 4～6 周;GU 患者 PPI 常规剂量、每天1 次、总疗程 4～6 周,或 H_2-RA 常规剂量、疗程 6～8 周)是最理想的。这在有并发症或溃疡面积大的患者尤为必要,但对无并发症且根除治疗结束时症状已得到完全缓解者,也可考虑停药以节省药物费用。

3.根除幽门螺杆菌治疗后复查

治疗后应常规复查幽门螺杆菌是否已被根除,复查应在根除幽门螺杆菌治疗结束至少 4 周后进行,且在检查前停用 PPI 或铋剂 2 周,否则会出现假阴性。可采用非侵入性的 ^{13}C 或 ^{14}C 尿素呼气试验,也可通过胃镜在检查溃疡是否愈合的同时取活检做尿素酶和/或组织学检查。对未排除胃恶性溃疡或有并发症的消化性溃疡应常规进行胃镜复查。

(四)NSAIDs 溃疡的治疗、复发预防及初始预防

对服用 NSAIDs 后出现的溃疡,如情况允许应立即停用 NSAIDs,如病情不允许可换用对黏膜损伤少的 NSAIDs 如特异性 COX-2 抑制剂(如塞来昔布)。对停用 NSAIDs 者,可予常规剂量常规疗程的 H$_2$-RA 或 PPI 治疗;对不能停用 NSAIDs 者,应选用 PPI 治疗(H$_2$-RA 疗效差)。因幽门螺杆菌和 NSAIDs 是引起溃疡的两个独立因素,因此应同时检测幽门螺杆菌,如有幽门螺杆菌感染应同时根除幽门螺杆菌。溃疡愈合后,如不能停用 NSAIDs,无论幽门螺杆菌阳性还是阴性都必须继续 PPI 或米索前列醇长程维持治疗以预防溃疡复发。对初始使用 NSAIDs 的患者是否应常规给药预防溃疡的发生仍有争论。已明确的是,对于发生 NSAIDs 溃疡并发症的高危患者,如既往有溃疡病史、高龄、同时应用抗凝血药(包括低剂量的阿司匹林)或糖皮质激素者,应常规予抗溃疡药物预防,目前认为 PPI 或米索前列醇预防效果较好。

(五)溃疡复发的预防

有效根除幽门螺杆菌及彻底停服 NSAIDs,可消除消化性溃疡的两大常见病因,因而能大大减少溃疡复发。对溃疡复发同时伴有幽门螺杆菌感染复发(再感染或复燃)者,可予根除幽门螺杆菌再治疗。下列情况则需用长程维持治疗来预防溃疡复发:①不能停用 NSAIDs 的溃疡患者,无论幽门螺杆菌阳性还是阴性(如前述);②幽门螺杆菌相关溃疡,幽门螺杆菌感染未能被根除;③幽门螺杆菌阴性的溃疡(非幽门螺杆菌、非 NSAIDs 溃疡);④幽门螺杆菌相关溃疡,幽门螺杆菌虽已被根除,但曾有严重并发症的高龄或有严重伴随病患者。长程维持治疗一般以 H$_2$-RA 或 PPI 常规剂量的半量维持,而 NSAIDs 溃疡复发的预防多用 PPI 或米索前列醇,已如前述。

(六)外科手术指征

由于内科治疗的进展,目前外科手术主要限于少数有并发症者,包括:①大量出血经内科治疗无效;②急性穿孔;③瘢痕性幽门梗阻;④胃溃疡癌变;⑤严格内科治疗无效的顽固性溃疡。

十、预后

由于内科有效治疗的发展,预后远较过去为佳,病死率显著下降。死亡主要见于高龄患者,死亡的主要原因是并发症,特别是大出血和急性穿孔。

(李文明)

第六节 溃疡性结肠炎

一、病因和发病机制

(一)病因

溃疡性结肠炎(UC)的病因尚不十分明确,可能与基因因素、心理因素、自身免疫因素、感染因素等有关。

(二)发病机制

肠道菌群失调后,一些肠道有害菌或致病菌分泌的毒素、脂多糖等激活了肠黏膜免疫和肠道产酪酸菌减少,引起易感患者肠免疫功能紊乱造成的肠黏膜损伤。

二、临床表现

(一)临床症状

本病多发病缓慢,偶有急性发作者,病程多呈迁延发作与缓解期交替发作。

1.消化系统表现

腹泻、腹痛和便血为最常见症状。初期症状较轻,粪便表面有黏液,以后大便次数增多,粪中常混有脓血和黏液,可呈糊状软便。重者腹胀、食欲缺乏、恶心、呕吐,体检可发现左下腹压痛,可有腹肌紧张、反跳痛等。

2.全身表现

全身表现可有发热、贫血、消瘦和低蛋白血症、精神焦虑等。急性暴发型重症患者,出现发热,水、电解质失衡,维生素和蛋白质从肠道丢失,贫血,体质量下降等。

3.肠外表现

肠外表现可有关节炎、结节性红斑、口腔黏膜复发性溃疡、巩膜外层炎、前葡萄膜炎等。这些肠外表现在结肠炎控制或结肠切除后可以缓解和恢复;强直性脊柱炎、原发性硬化性胆管炎及少见的淀粉样变性等可与溃疡性结肠炎共存,但与溃疡性结肠炎本身的病情变化无关。

(二)体征

轻型患者除左下腹有轻压痛外,无其他阳性体征。重症和暴发型患者,可有明显鼓肠、腹肌紧张、腹部压痛和反跳痛。有些患者可触及痉挛或肠壁增厚的乙状结肠和降结肠,肠鸣音亢进,肝脏可因脂肪浸润或并发慢性肝炎而肿大。直肠指检常有触痛,肛门括约肌常痉挛,但在急性中毒症状较重的患者可松弛,指套染血。

(三)并发症

并发症主要包括中毒性巨结肠、大出血、穿孔、癌变等。

三、诊断要点

(一)症状

有持续或反复发作的腹痛、腹泻,排黏液血便,伴里急后重,重者伴有恶心、呕吐等症状,病程多在4周以上。可有关节、皮肤、眼、口及肝胆等肠外表现。需再根据全身表现来综合判断。

（二）体征

轻型患者常有左下腹或全腹压痛伴肠鸣音亢进。重型和暴发型患者可有腹肌紧张、反跳痛，或可触及痉挛或肠壁增厚的乙状结肠和降结肠。直肠指检常有压痛。

（三）实验室检查

血常规示小细胞性贫血，中性粒细胞增高。红细胞沉降率增快。血清蛋白降低，球蛋白升高。严重者可出现电解质紊乱，低血钾。大便外观有黏液脓血，镜下见红细胞、白细胞及脓细胞。

（四）放射学钡剂检查

急性期一般不宜做钡剂检查。特别注意的是重度溃疡性结肠炎在做钡灌肠时，有诱发肠扩张与穿孔的可能性。钡灌肠对本病的诊断和鉴别诊断有重要价值。尤其是对克罗恩病、结肠恶变有意义。临床静止期可做钡灌肠检查，以判断近端结肠病变，排除克罗恩病者宜再做全消化道钡餐检查。钡剂灌肠检查可见黏膜粗糙水肿、多发性细小充盈缺损、肠管短缩、袋囊变浅或消失呈铅管状等。

（五）内镜检查

临床上多数病变在直肠和乙状结肠，采用乙状结肠镜检查很有价值，对于慢性或疑为全结肠溃疡患者，宜行纤维结肠镜检查。内镜检查有确诊价值，通过直视下反复观察结肠的肉眼变化及组织学改变，既能了解炎症的性质和动态变化，又可早期发现恶变前病变，能在镜下准确地采集病变组织和分泌物以利排除特异性肠道感染性疾病。检查可见病变，病变多从直肠开始呈连续性、弥漫性分布，黏膜血管纹理模糊、紊乱或消失、充血、水肿、质脆、出血、脓性分泌物附着，亦常见黏膜粗糙，呈细颗粒状等炎症表现。病变明显处可见弥漫性、多发性糜烂或溃疡。重者有多发性糜烂或溃疡，缓解期患者结肠袋囊变浅或消失，可有假息肉或桥形黏膜等。肠镜图片见图 4-2。

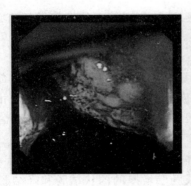
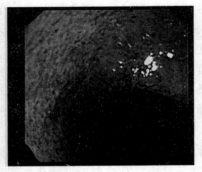

图 4-2　溃疡性结肠炎肠镜所见

（六）黏膜活检和手术取标本

1.黏膜组织学检查

本病活动期和缓解期有不同表现。

（1）活动期表现：①固有膜内有弥漫性慢性炎性细胞、中性粒细胞、嗜酸性粒细胞浸润；②隐窝有急性炎性细胞浸润，尤其是上皮细胞间有中性粒细胞浸润及隐窝炎，甚至形成隐窝脓肿，脓肿可溃入固有膜；③隐窝上皮增生，杯状细胞减少；④可见黏膜表层糜烂、溃疡形成和肉芽组织增生。

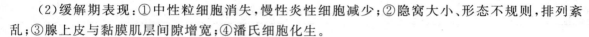

（2）缓解期表现：①中性粒细胞消失，慢性炎性细胞减少；②隐窝大小、形态不规则，排列紊乱；③腺上皮与黏膜肌层间隙增宽；④潘氏细胞化生。

2.手术切除标本病理检查

手术切除标本病理检查可根据黏膜组织学特点进行。

（七）诊断方法

在排除细菌性痢疾、阿米巴痢疾、慢性血吸虫病、肠结核等感染性结肠炎及结肠克罗恩病（CD）、缺血性结肠炎、放射性结肠炎等疾病基础上，具体诊断方法如下。

（1）具有临床表现、肠镜检查及放射学钡剂检查三者之一者可拟诊。

（2）如果加上黏膜活检或手术取标本做病理者可确诊。

（3）初发病例、临床表现和结肠镜改变均不典型者，暂不诊断为 UC，但须随访 3～6 个月，观察发作情况。

（4）结肠镜检查发现的轻度慢性直、乙状结肠炎不能与 UC 等同，应观察病情变化，认真寻找病因。

四、治疗原则

UC 的治疗应掌握好分级、分期、分段治疗的原则。分级指按疾病的严重度，采用不同药物和不同治疗方法；分期指疾病分为活动期和缓解期，活动期以控制炎症及缓解症状为主要目标，缓解期应继续维持缓解，预防复发；分段治疗指确定病变范围以选择不同给药方法，远段结肠炎可采用局部治疗，广泛性结肠炎或有肠外症状者则以系统性治疗为主。溃疡性直肠炎治疗原则和方法与远段结肠炎相同，局部治疗更为重要，优于口服用药。

（一）一般治疗

休息，进柔软、易消化、富含营养的食物，补充多种维生素。贫血严重者可输血，腹泻严重者应补液，纠正电解质紊乱。

（二）药物治疗

1.活动期的治疗

（1）轻度 UC：可选用柳氮磺胺吡啶（SASP）制剂，每天 3～4 g，分次口服；或用相当剂量的 5-氨基水杨酸（5-ASA）制剂。病变分布于远端结肠者可酌用 SASP 栓剂 0.5～1.0 g，2 次/天。氢化可的松琥珀酸钠盐 100～200 mg 保留灌肠，每晚 1 次。亦可用中药保留灌肠治疗。

（2）中度 UC：可用上述剂量水杨酸类制剂治疗，疗效不佳者，适当加量或改口服类固醇皮质激素，常用泼尼松 30～40 mg/d，分次口服。

（3）重度 UC：①如患者尚未用过口服类固醇激素，可用口服泼尼松龙 40～60 mg/d，观察7～10 天；亦可直接静脉给药；已使用者应静脉滴注氢化可的松 300 mg/d 或甲泼尼龙 48 mg/d。②肠外应用广谱抗生素控制肠道继发感染，如氨苄西林、硝基咪唑及喹诺酮类制剂。③应嘱患者卧床休息，适当补液、补充电解质，防止电解质紊乱；便血量大者应考虑输血；营养不良病情较重者进要素饮食，必要时可给予肠外营养。④静脉类固醇激素使用 7～10 天后无效者可考虑应用环孢素静脉滴注，每天 2～4 mg/kg，应注意监测血药浓度。⑤慎用解痉剂及止泻剂，避免诱发中毒性巨结肠。如上述药物治疗效果不佳时，应及时予内外科会诊，确定结肠切除手术的时机与方式。

综上，对于各类型 UC 的药物治疗方案可以总结见表 4-2。

表 4-2　各类型溃疡性结肠炎药物治疗方案

类型	药物治疗方案
轻度 UC	柳氮磺胺吡啶片 1.0 g,口服,1 次/天或相当 5-氨基水杨酸(美沙拉嗪)(5-ASA)
中度 UC	柳氮磺胺吡啶片 1.0 g,口服,1 次/天或相当 5-ASA;醋酸泼尼松片 10 mg,口服,2 次/天
重度 UC	甲泼尼龙 48 mg/d(或者氢化可的松 300 mg/d);静脉滴注广谱抗生素(喹诺酮或头孢类+硝基咪唑类)

2.缓解期的治疗

症状缓解后,维持治疗的时间至少 1 年,一般认为类固醇类无维持治疗效果,在症状缓解后逐渐减量,应尽可能过渡到用 SASP 维持治疗。维持治疗剂量一般为口服每天 1.0～3.0 g,亦可用相当剂量的 5-氨基水杨酸类药物。6-巯基嘌呤(6-MP)或硫唑嘌呤等用于对上述药物不能维持或对类固醇激素依赖者。

3.手术治疗

大出血、穿孔、明确的或高度怀疑癌变者;重度 UC 伴中毒性巨结肠,静脉用药无效者;内科治疗症状顽固、体能下降、对类固醇类药物耐药或依赖者应考虑手术治疗。

（宋以新）

第七节　非酒精性脂肪性肝病

非酒精性脂肪性肝病(NAFLD)是一种无过量饮酒和其他明确的肝损害因素所致,以肝实质细胞脂肪变性为特征的临床病理综合征。组织学上,NAFLD 分为非酒精性脂肪肝(NAFL)和非酒精性脂肪性肝炎(NASH)两种类型。NAFL 指存在大泡为主脂肪变,无肝细胞损伤,多为良性、非进展性。NASH 指肝脏脂肪变性,合并炎症和肝细胞损伤,伴或不伴纤维化,可进展为肝硬化、肝衰竭和肝癌。

一、流行病学

不同种族、不同年龄组男女均可发病。欧美等发达国家普通成人中 NAFLD 患病率高达 20%～40%,亚洲国家为 12%～30%。肥胖症患者 NAFLD 患病率为 60%～90%,NASH 为 20%～25%。2 型糖尿病和高脂血症患者 NAFLD 患病率分别为 28%～55% 和 27%～92%。近年来中国患病率不断上升,呈低龄化趋势,发达城区成人 NAFLD 患病率在 15% 左右。绝大多数 NAFLD 患者与代谢危险因素有关。

二、病因与发病机制

NAFLD 主要分为原发性和继发性两大类,通常所指的 NAFLD 是原发性的,与胰岛素抵抗和遗传易感性相关;而继发性 NAFLD 包括了由药物(胺碘酮、他莫昔芬等的使用)、广泛小肠切除、内分泌疾病等病因所致的脂肪肝。此外,NAFLD 与一些少见的脂质代谢病和存在严重胰岛素抵抗的罕见综合征有关。

本病病因复杂。发病机制中,"二次打击"或"多重打击"学说已被广泛接受。初次打击主要指胰岛素抵抗引起的肝细胞内脂质,特别是三酰甘油异常沉积,引起线粒体形态异常和功能障碍。第二次打击主要为反应性氧化代谢产物增多,形成脂质过氧化产物,导致损伤肝细胞内磷脂膜氧化,溶酶体自噬异常,凋亡信号通路活化;内质网应激,炎症因子通路活化,促进脂肪变性。"多重打击"学说即遗传因素(家族聚集、种族等)、环境因素(胰岛素抵抗、肠道菌群紊乱、脂肪细胞因子失调、氧化应激等)共同导致 NAFLD 的发生和进展。

三、病理

推荐 NAFLD 的病理学诊断和临床疗效评估参照美国国立卫生研究院 NASH 临床研究网病理工作组指南,常规进行 NAFLD 活动度积分(NAS)和肝纤维化分期。

(一)NAS 评分

NAS(0～8 分)评分如下。①肝细胞脂肪变:0 分(<5%);1 分(5%～33%);2 分(34%～66%);3 分(>66%)。②小叶内炎症(20 倍镜计数坏死灶):0 分,无;1 分(<2 个);2 分(2～4 个);3 分(>4 个)。③肝细胞气球样变:0 分,无;1 分,少见;2 分,多见。NAS 为半定量评分系统,NAS<3 分可排除 NASH,NAS>4 分则可诊断 NASH,介于两者之间者为 NASH 可能。规定不伴有小叶内炎症、气球样变和纤维化,但肝脂肪变>33%者为 NAFL,脂肪变达不到此程度者仅称为肝细胞脂肪变。

(二)肝纤维化分期

肝纤维化分期(0～4 期)如下。①0 期:无纤维化;②1 期:肝腺泡 3 区轻至中度窦周纤维化或仅有门脉周围纤维化;③2 期:腺泡 3 区窦周纤维化合并门脉周围纤维化;④3 期:桥接纤维化;⑤4 期:高度可疑或确诊肝硬化,包括 NASH 合并肝硬化、脂肪性肝硬化以及隐源性肝硬化(因为肝脂肪变和炎症随着肝纤维化进展而减轻)。

四、临床表现

非酒精性脂肪性肝病起病隐匿,发病缓慢,常无症状。少数患者可有乏力、肝区隐痛或上腹胀痛等非特异症状。严重脂肪性肝炎可出现黄疸、食欲减退、恶心、呕吐等症状。部分患者可有肝大。失代偿期的肝硬化患者临床表现与其他原因所致的肝硬化相似。

查体可见有 30%～100%的患者存在肥胖,50%患者有肝大,表面光滑,边缘圆钝,质地正常,无明显压痛。进展至肝硬化时,患者可出现黄疸、水肿、肝掌、蜘蛛痣等慢性肝病体征及门静脉高压体征。

五、实验室检查

血清转氨酶(ALT/AST)上升 2～5 倍常见于 NASH 患者,但不是反映 NAFLD 严重程度。有 30%NAFLD 患者碱性磷酸酶(ALP)、γ-谷氨酰转肽酶(GGT)可升高 2～3 倍。肝硬化和肝衰竭时,可出现血清蛋白和凝血酶原时间异常,常早于血清胆红素的升高。有 30%～50%的 NASH 患者存在血糖增高或糖耐量异常。有 20%～80%的患者存在高脂血症。近年来,细胞角蛋白片段作为诊断 NASH 的新型标志物被广泛研究。

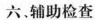

六、辅助检查

(一)超声检查

当肝脂肪沉积超过 30％时,可检出脂肪肝,肝脂肪含量达 50％以上时,超声诊断敏感性可达 90％。弥漫性脂肪肝表现为肝脏近场回声弥漫性增强,强于肾脏回声,远场回声逐渐衰减,肝内管道结构显示不清。

(二)CT 检查

弥漫性脂肪肝表现为肝的密度(CT 值)普遍降低,严重脂肪肝 CT 值可变为负值。增强后肝内血管显示非常清楚,其形态走向均无异常。0.7<肝/脾 CT 比值≤1.0 为轻度;0.5<肝/脾 CT 比值≤0.7 为中度;肝/脾 CT 比值≤0.5 者为重度脂肪肝。CT 诊断脂肪肝的特异性优于 B 超。

(三)MRI 检查

MRI 检查主要用于鉴别超声与 CT 上难以区分的局灶性脂肪肝、弥漫性脂肪肝伴正常肝岛与肝脏肿瘤。MRI 波谱分析、二维磁共振成像是目前无创性诊断研究的热点。

(四)肝活组织检查

肝活组织检查指征:①经常规检查和诊断性治疗仍未能确诊的患者;②存在脂肪性肝炎和进展期肝纤维化风险,但临床或影像学缺乏肝硬化证据者;③鉴别局灶性脂肪性肝病与肝肿瘤、某些少见疾病如血色病、胆固醇酯贮积病和糖原贮积病;④血清铁蛋白和铁饱和度持续增高者推荐进行肝活检,尤其是存在血色沉着病C282Y基因纯合子或杂合子突变的患者。

七、诊断

明确 NAFLD 的诊断必须符合以下 3 项条件:①无饮酒史或饮酒折合乙醇量每周<140 g(女性每周<70 g);②除外病毒性肝炎、药物性肝病、Wilson 病、全胃肠外营养、自身免疫性肝病等可导致脂肪肝的特定疾病;③肝脏组织学表现符合脂肪性肝病的病理学诊断标准。

鉴于肝组织学诊断有时难以获得,NAFLD 工作组定义为肝脏影像学表现符合弥漫性脂肪肝的诊断标准并无其他原因可供解释,和/或有代谢综合征相关组分如肥胖、2 型糖尿病、高脂血症的患者出现不明原因 ALT/AST/GGT 持续增高半年以上,减肥或改善胰岛素抵抗后,异常酶谱和影像学脂肪肝改善甚至恢复正常者可明确 NAFLD 的诊断。

八、鉴别诊断

(一)酒精性肝病

酒精性肝病和 NAFLD 在组织学特征、临床特点和实验室检查存在一定的重叠。故而应重视病史、体检信息的采集。NAFLD 常为肥胖和/或糖尿病、高血脂患者,AST/ALT 比值<1,而酒精性肝病则一般病情较重,血清胆红素水平较高,AST/ALT 比值>2;酒精性肝病常见组织学表现如 Mallory 小体、胆管增生、巨大线粒体等在 NAFLD 中常不明显;酒精性肝病一般发生于每天摄入乙醇量超过 40 g(女性 20 g)的长期酗酒者,无饮酒史或每周摄入乙醇量<140 g 基本可以排除酒精性肝病。但是每周摄入乙醇介于少量(男性每周<140 g,女性每周<70 g)和过量(男性每周>280 g,女性每周>140 g)之间的患者,其血清酶学异常和脂肪肝原因常难以界定,需考虑酒精滥用和代谢因素共存可能。

（二）NASH

NASH 需与慢性病毒性肝炎（特别是丙型肝炎）、自身免疫性肝炎、早期 Wilson 病等可导致脂肪肝的肝病相鉴别。NASH 肝细胞损害、炎症和纤维化主要位于肝小叶内，且病变以肝腺泡3区为重；其他疾病的肝组织学改变主要位于门静脉周围等特征，病史资料、肝炎病毒标志、自身抗体和铜蓝蛋白等检测有助于相关疾病的明确诊断。NASH 如存在血清铁及铁饱和持续性增高，需与血色病相鉴别。

（三）其他原因导致的脂肪肝

还需除外药物、全胃肠外营养、炎症性肠病、甲状腺功能减退、库欣综合征、β脂蛋白缺乏血症以及一些与胰岛素抵抗有关的综合征导致脂肪肝的特殊情况。

九、治疗

治疗的首要目标是改善胰岛素抵抗，防治代谢综合征和终末期靶器官病变；次要目标是减少肝脏脂肪沉积，避免"多重打击"导致 NASH 和肝功能失代偿。治疗包括病因治疗、饮食控制、运动疗法和药物治疗。

（一）病因治疗

针对原发病和危险因素予以治疗，如减肥、合理控制血糖和血脂、纠正营养失衡等。

（二）控制饮食和适量运动

控制饮食和适量运动是治疗关键。建议低热量低脂平衡饮食，肥胖成人每天热量摄入需减少（2 090～4 180）KJ（500～1 000 kcal）。中等量有氧运动（每周至少150分钟）。体质量至少下降3%～5%才能改善肝脂肪变，达到10%可改善肝脏炎症坏死程度。

（三）药物治疗

（1）改善胰岛素抵抗，纠正糖脂代谢紊乱：噻唑烷二酮类，可改善胰岛素抵抗，可用来治疗肝活检证实 NASH 的脂肪性肝炎。二甲双胍并不能改善 NAFLD 患者肝组织学损害，不推荐用于 NASH 的治疗。

如无明显肝功能异常、失代偿期肝硬化，NAFLD 患者可安全使用血管紧张素 II 受体阻断药降血压，他汀类、依折麦布调脂治疗。Omega-3 可作为 NAFLD 患者高三酰甘油一线治疗药物。

（2）抗氧化剂：维生素 E 800 U/d 可作为无糖尿病的 NASH 成人的一线治疗药物。但尚未推荐用于合并糖尿病和肝硬化的 NASH 患者。

（3）护肝抗炎药：无足够证据推荐 NAFLD/NASH 患者常规使用护肝药物。可以根据疾病的活动度、病期、药物的效能选择以下药物：如必需磷脂、还原型谷胱甘肽、水飞蓟宾。

（4）中医药治疗：常用中药有丹参、泻泽、决明子、山楂、柴胡等。

（四）外科手术

（1）BMI＞40 kg/m² ，或＞35 kg/m² 伴有并发症如难以控制的2型糖尿病可以考虑减肥手术。

（2）肝衰竭晚期 NASH 患者推荐进行肝移植。然而部分患者肝移植后容易复发，并迅速进展至 NASH 和肝硬化，可能与遗传以及术后持续性高脂血症、糖尿病和皮质激素治疗等有关。BMI＞40 kg/m² 不宜做肝移植。

（孟光彦）

第八节 肝 脓 肿

肝脏是机体重要的代谢器官,位于门静脉循环系统的远端,汇集来自门静脉的肠道血流,参与处理代谢消化分解产物,易于遭受各种细菌、病毒及寄生虫等感染。肝脓肿是病原体侵入肝脏形成的占位性感染灶,主要有化脓性肝脓肿和阿米巴肝脓肿。化脓性肝脓肿是一种少见但严重的疾病,在西方国家人群的发病率为 20/10 万,其严重性取决于感染的来源及患者的基础体质。阿米巴肝脓肿是肠道阿米巴感染的并发症,多见于热带溶组织内阿米巴流行的地区,发病多见于免疫抑制的男性青年。化脓性肝脓肿和阿米巴肝脓肿均易发生于肝右叶,这与门静脉分支走向有关,主要的临床症状是高热、肝区疼痛、肝大伴或不伴黄疸。

在 1892 版的《原则和医学实践》中,William Osler 描述肝脓肿主要来源于肠道痢疾和其他溃疡性的感染、阑尾炎,偶见于伤寒、直肠感染和骨盆脓肿。他把门静脉菌血症与脓肿形成的过程称为“脓肿门静脉炎”。事实上,在预防性使用抗生素的时代,即 20 世纪 40 年代,肝脓肿的主要病因是门静脉炎或门静脉菌血症。阑尾炎约占 1/3。门静脉炎的其他原因包括憩室炎、盆腔脓肿、结肠肿瘤穿孔以及直肠疾病。当今脓肿可发生在所有年龄段。约 60% 为单发,它们主要位于肝右叶(>70%),据说为门静脉血流的结果。在没用抗生素的情况下,肝脓肿一定会导致死亡。在 19 世纪后期 Waring 做了大量相关的报道,发现并发症如播散到相邻的内脏或破溃入腹膜的发生率为 28%。尽管自发引流的意义已得到了普遍的认可,但更倾向于开放引流,只有 15% 会行手术治疗。很少有脓肿可自行缓解。至 20 世纪 40 年代引进使用抗生素后,门静脉炎成为引起肝脓肿的一少见病因。胆道疾病,如胆道结石、狭窄和恶性肿瘤,特别是胆道恶性梗阻,成为后 50 年的主要病因。肝右叶病灶仍然占主导地位,可能因为肝右叶占肝脏体积比例大。抗生素改变了肝脓肿的自然发展史,将病死率下降至 50% 以下。

在过去的 20 年里,肝脓肿的性质一直在改变。虽然胆道原因仍然占主导地位,在接受复杂的医疗干预的老年患者中,脓肿发生的比例越来越大,如经皮肿瘤消融、化学治疗栓塞(特别是胆肠吻合术后)、胆汁转移或引流术或肝移植。

一、化脓性肝脓肿

(一)流行病学

细菌性肝脓肿是一种严重感染,其发病率为 15/10 万~44.9/10 万接诊患者。此前一系列研究显示,男性发病率更高,但最近的报道性别分布无差异。好发年龄在 60~70 岁。在一系列相关研究中,单发和多发脓肿发生率分别为 58% 和 42%,66% 在右叶,8% 在左叶,26% 在两叶。孤立的肝脓肿常位于右叶,而多发性脓肿常发生在两叶。

(二)病因

肝脓肿形成机制包括来自胆道或腹部感染的传播、血行感染、不明原因或隐源性病因。目前,继发于胆道梗阻的胆道感染是造成化脓性肝脓肿的主要原因,而胆道梗阻的原因存在地理差异:西方国家主要由胆道恶性肿瘤引起,而在亚洲国家胆石症及肝内胆管结石更为常见。还有部分患者找不到明显的细菌入侵途径,称为隐源性肝脓肿。其中 1/3 的病例可能是隐源性。近年

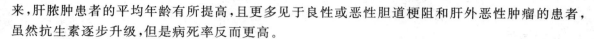

来,肝脓肿患者的平均年龄有所提高,且更多见于良性或恶性胆道梗阻和肝外恶性肿瘤的患者,虽然抗生素逐步升级,但是病死率反而更高。

以下腹腔内疾病可能会导致肝脓肿的发生,包括憩室炎、阑尾炎、肠穿孔和炎症性肠病。肝脓肿可在肝细胞癌动脉化学治疗栓塞后形成。多发性肝脓肿与胆道疾病如结石和胆管癌有关。肝脓肿形成的基础疾病是糖尿病、恶性肿瘤和高血压。本病可来自胆道疾病、门静脉血行感染、肝动脉血行感染或开放性肝损伤时直接感染。

(三)微生物学

肝脓肿可以掺杂各种细菌感染,其可以通过菌血症直接损害肝脏或相邻部位的扩散形成。最常见的病原菌是大肠埃希菌、肺炎克雷伯菌、链球菌和厌氧菌。类杆菌属是厌氧菌中最常见的。也有关于米勒链球菌的报道。脓肿穿刺液中往往可见不止一种病原体生长,即使血培养结果只有一种病原体。细菌和念珠菌的耐药率在增加,最有可能继发于胆道支架的置入和长期抗生素使用。

继发于致命的肺炎克雷伯菌的肝脓肿的特异性综合征,已报道主要集中在南亚-东亚地区,可波及眼睛和中枢神经系统。这种感染是由有更高耐吞噬性的荚膜 K_1/K_2 菌株引起。在感染的患者中糖尿病的患病率较高。

(四)临床表现

早期多为非特异性的前驱症状,精神萎靡、呕吐、贫血、体质量下降。头痛、肌肉及关节疼痛等。随后可以出现寒战、高热及肝区疼痛等不适,但疼痛可能不局限于右上腹,常伴血清碱性磷酸酶的升高。低清蛋白血症,血白细胞计数增多以及谷丙转氨酶水平的增高也较常见。值得注意的是,这些症状并不常见于老年人和免疫抑制的患者。体征,如肝大(50%),摩擦音(50%),呼吸系统表现(50%),黄疸(25%)可扪及肿块(25%),或脾大(25%)比较常见,可能对诊断有帮助。所谓的经典三联征:黄疸、发热、腹部压痛则比较罕见。邻近膈肌的肝脓肿可以引起胸膜炎性胸痛、咳嗽及呼吸困难,当这些症状与上诉非特异性症状同时存在时,容易导致诊断困难。腹腔内并发症包括脓肿破溃入腹腔、胆道或胃肠道,门静脉或肠系膜静脉血栓形成。据报道如果发展为败血症、肝脏和多器官衰竭和肠系膜静脉血栓形成的患者致死率高。该病死率比多发性肝脓肿更高。恶性肿瘤被认为是病死率的另一个独立的危险因素。

(五)诊断

用腹部 CT 和超声进行影像学检查至关重要。B 型超声的阳性诊断率高达 75%～95%,为初步诊断的首选方法。超声的表现根据脓肿的分期略有不同,早期为模糊的高回声景象,随着脓肿的逐渐成熟和脓腔的形成,可见低回声或无回声的肿块。应当注意脓腔脓液非常稠厚时,可能与肝脏的实质性包块混淆。此外,超声还可以显示胆道结石及胆管扩张,肝内胆管结石,因此对于肝脓肿有很大的病因诊断鉴别价值。CT 对于鉴别诊断肝脏其他性质的包块具有重要的诊断价值,其敏感性高达 95%。对比增强检查,门静脉期可见显著的环形强化的脓肿壁及无明显强化的中央脓腔。CT 是诊断脓肿内气体的最灵敏的方法。MRI 与 CT 或者超声相比,在诊断肝脓肿不具有优越性。内镜逆行胆管造影(ERC)、经皮肝穿胆管造影术或磁共振胆道成像(MRC)适用于其他病因不明的情况下。不过,ERC 不适用于之前行过胆汁转移术的患者。有将近一半的患者会出现血培养阳性结果,3/4 的患者的脓肿穿刺物培养阳性。腹部平片及胸部 X 线片对诊断肝脓肿无特异价值。胸部 X 线片可显示肺不张、胸腔积液或右侧膈肌抬高。实验室检查有血白细胞计数升高、贫血、低清蛋白血症、转氨酶及碱性磷酸酶升高等。持续的高血糖提示患者可能并存糖尿病,或者由于脓毒症导致血糖控制不佳。

(六)治疗

1.引流脓腔

有效治疗肝脓肿需要充分引流。在 20 世纪 50—70 年代,手术引流很常见。部分是因为缺乏敏感的放射学工具进行诊断,虽然其也能找到脓肿来源并提供明确的脓肿引流位置。

然而,在 20 世纪 70 年代,敏感的成像技术的发展使术前诊断成为可能,并允许对病变进行定向穿刺引流。这也可以帮助鉴别脓肿的原因。

目前,经皮置管引流联合抗生素已经成为化脓性肝脓肿的一线及最重要的治疗方法,可有效治疗 76%～91% 的病例。抽吸脓腔内脓液进行诊断及细菌培养的同时,需放置引流管进行持续引流或者一次性将脓液抽吸干净。经皮细针穿刺的成功率高,微创且住院时间短,但有很大的可能需要再次进行抽吸。当细针穿刺一次不能成功地将所有的脓液抽吸干净时,应进行置管引流。更典型的,可放置一个 8～12 F 的法式经皮胆道引流管。在平均 5 天后可看到脓肿的大小显著地减少(小于原来的 50%),引流管可以在 2～4 周后移除,但有些医师倾向于保持导管的放置,直到完全消除,一般要 15 周。过早地拔除引流管与复发有关。

初次直接进行经皮置管引流的适应证:脓液稠厚不适合细针吸引;脓腔直径＞5 cm;脓腔壁厚,不适合穿刺;多房性肝脓肿。多发性脓肿不是经皮置管引流的禁忌证,但这种情况应该每个脓腔放置相应的引流管。尽管两者的成功率均很高,但还是将近 10% 的患者操作失败。引流不成功或者失败的原因主要是导管口径过细,脓液稠厚;导管的位置不适合引流;导管过早移除;脓腔的纤维包裹壁非常厚,导管置管困难。与胆道系统相交通的肝脓肿也可以采用经皮肝穿刺胆管引流术(PTCD)置管的方式进行引流,虽然持续的胆汁漏出会影响脓肿的闭合,但是这并非是PTCD 的禁忌证。

2.合理的抗生素治疗

抗生素的选择要通过培养和药敏结果来定,包括第三代头孢菌素、头孢西丁、替卡西林-克拉维酸、哌拉西林-他唑巴坦、氨苄西林-舒巴坦、环丙沙星、左氧氟沙星、亚胺培南和美罗培南。在未确定致病菌之前,首选覆盖革兰阳性需氧菌和厌氧菌的广谱抗生素,如阿莫西林、氨基糖苷类加甲硝唑;或者三代头孢菌素加甲硝唑等药物,然而该方案不能覆盖肠球菌。此外,氨基糖苷类抗生素应谨慎使用,因为对于胆道疾病的患者,特别是伴有败血症、脱水和高龄的患者,肾毒性的风险很大。具体的方案与地区的细菌及药敏谱有关。抗生素的持续时间还没有具体的规定,但通常为 4～6 周,而且应该根据对治疗的反应进行个体化治疗。当患者情况稳定,并已进行过引流后,静脉注射抗生素可以换成口服。在多个小型肝脓肿不便于引流时,抗生素可能是唯一的选择。此外,需要及时发现及解除胆道梗阻,梗阻的持续存在会影响抗生素的效果。

3.手术治疗

直接进行手术治疗的唯一适应证是脓肿破入腹腔引起化脓性腹膜炎或者多发性肝脓肿伴胆管阻塞,不能通过非手术方式解决时。当然,反复保守治疗无效或者 PCD 出现出血及脓液外溢等并发症时也需要通过手术处理。手术的同时应处理潜在的并发疾病,尤其是导致胆道感染的疾病。

传统的手术方式:首先细针穿刺,然后钝针穿刺,手指拨断多发性脓肿的间隔形成一个大腔,将适当大小的引流管放置低位,保证充分引流。若能术后引流的同时进行灌洗则效果更佳。部分上述方法均不适合的患者可以进行肝叶切除术。

患者的最终预后取决于潜在的病因或共存疾病,当然,延误的诊治也是不良预后的重要原因。

二、阿米巴肝脓肿

(一)流行病学

阿米巴病是地方病,在温带和热带气候可发现,如印度、埃及和南非。每年有 4 万～10 万人死于阿米巴病。在美国,阿米巴病的患者为到流行国家的移民和游客。感染途径通常为摄入污染的食物或水果。男同性恋者之间的传播明显增加。据美国方面的报道,34 000 的 HIV 阳性患者中只有 2 例患有溶组织内阿米巴病。日本、韩国、澳大利亚和我国台湾地区报道表明男性同性恋中的发病率显著增高。发病率的增加很可能是由于肛门-口交和这种寄生虫在亚太地区流行率的增加。

(二)病因

滋养体附着,然后侵入结肠上皮细胞进入黏膜下层,通过各种蛋白水解酶和炎性细胞作用,形成"烧瓶样溃疡",这会导致腹泻和肠道组织的破坏。滋养体通过门静脉循环到达肝脏,从而导致脓肿的形成。

(三)微生物学

阿米巴痢疾有两种形式。囊肿是摄入的形式,能动滋养体在回肠末端或结肠形成。溶组织内阿米巴可以通过分子技术与大肠埃希菌进行鉴别,后者不具有致病性。

(四)临床表现

阿米巴感染后可无症状,但每年有 4%～10% 的无症状患者将会发展为侵袭性疾病。肝脓肿是最常见的肠外表现。患者可有或无阿米巴性结肠炎的表现,可能要经过数月甚至数年后才会演变为肝脓肿。症状和体征包括腹泻(可能带血)、腹痛与压痛、发热、咳嗽、体质量减轻、血清蛋白下降,碱性磷酸酶增加和白细胞计数增多。通常在肝右叶会形成单一性脓肿;不太常见于肝左叶脓肿。细菌双重感染和败血症可能会发生,所以需要用抗生素对抗肠道微生物和葡萄球菌。蔓延到邻近部位可能会引起膈肌、膈下区、胸膜、肺和心包的感染,导致瘘的形成和脓性分泌物的积聚。

(五)诊断

含滋养体的红细胞可诊断阿米巴感染。滋养体可在肝脓肿的边缘发现,但通常不是在中央坏死的部分。超声和 CT 下表现为肿块性质。当溶组织内阿米巴存在时,血清学检查呈阳性,但当大肠埃希菌存在时,血清学检查为阴性。间接血凝试验在阿米巴病患者中阳性率几乎达到100%。在溶组织内阿米巴感染率低的地区,阳性结果支持急性感染诊断;而在高患病率地区,阳性结果可能意味着既往感染,而不是急性期感染。粪便抗原-酶联免疫吸附试验现在可用于诊断溶组织内阿米巴,具有非常良好的灵敏度和特异度。PCR 测试目前只用于研究,还不能用于常规临床诊断。鉴别化脓性和阿米巴肝脓肿可能比较困难。在 577 例肝脓肿病例中,细菌性肝脓肿的高危因素包括年龄＞50 岁、多发性脓肿、肺部表现和间接血凝试验滴度＜256 IU。

(六)治疗

甲硝唑是首选药物。当脓肿体积很大或呈多发性脓肿时,可合并使用氯喹来抗滋养体。除在比较复杂的病例外,很少建议行手术引流。双碘喹啉、巴龙霉素和二氯尼特是消除肠道溶组织内阿米巴和防止复发所必需的。

(赵守功)

第九节　病毒性肝炎

病毒性肝炎(简称肝炎)是由多种肝炎病毒引起的,以肝脏炎症和坏死病变为主的一组消化道传染病。肝炎分为甲、乙、丙、丁、戊等型,这是根据引起发病的病毒类型不同而区分的。其中乙型肝炎、丙型肝炎危害最大,部分乙型肝炎病毒或丙型肝炎病毒携带者可发展为肝硬化,少部分慢性肝病患者还会转变为肝细胞癌。临床上以乏力、食欲减退、肝大和肝功能异常为主要表现。

肝炎的传染源主要是急性肝炎患者和肝炎病毒携带者,其中甲型肝炎主要是经消化道传染,患者发病前曾接触过甲型肝炎患者,或到甲型肝炎暴发地区工作、旅行并进食,或直接来自流行地区。也有的无明显接触史,如到公共的餐饮食堂里进食,由于食具消毒不彻底而被感染者。乙、丙、丁型肝炎患者多于半年内接受过输血及血制品治疗(如输血、注射人血球蛋白等),或有任何医疗损伤(如不洁的注射器、针灸、穿刺、手术等),或与乙型肝炎患者或乙型肝炎病毒携带者有密切接触。丁型肝炎患者必须是乙型肝炎患者或病毒携带者,因为丁型肝炎病毒寄生在乙型肝炎病毒上。

一、诊断

(一)病毒性肝炎的临床表现

(1)临床特点按病变轻重及病程经过,可分为急性肝炎、慢性肝炎、重型肝炎、淤胆型肝炎、肝炎后肝硬化五大类。各型肝炎的潜伏期长短不一:甲型肝炎为 2～6 周(平均为 1 个月),乙型肝炎为 8 周至 6 个月(一般约为 3 个月),丙型肝炎为 2 周至 5 个月(平均为 7.4 周),戊型肝炎为1～10 周(平均约为 6 周)。一般有黄疸的肝炎容易被发现,而无黄疸的(如乙型肝炎多数没有黄疸)就很易被忽视。有时肝炎症状和感冒相似,部分患者无症状,而是在体检时发现,所以必须抽血进行实验室的肝功能、肝炎病毒标记物检测等,以了解肝脏损害情况及确定肝炎类型。

急性肝炎:可分为急性黄疸型肝炎和急性无黄疸型肝炎。

急性黄疸型肝炎:病程为 2～3 个月,以甲型肝炎多见,分为三期。①黄疸前期:起病急,多数患者有发热畏寒,体温在 38～39 ℃,伴以全身乏力、食欲缺乏、厌油、恶心呕吐、右上腹胀痛、便秘或腹泻;少数患者以上呼吸道感染症状为主要表现,末期尿色逐渐加深呈浓茶色。本期持续 5～7 天。肝脏可轻度大,伴有触痛及叩击痛。②黄疸期:尿色继续加深,热退后巩膜及皮肤出现黄染,多于数天至 2 周达高峰,但此时患者自觉症状明显好转。在黄疸明显时可出现皮肤瘙痒、大便颜色变浅、心动过缓等症状。本期肝大,有明显触痛及叩击痛,部分病例且有轻度脾大。肝功能改变明显。本期持续 2～6 周。③恢复期:黄疸逐渐消退,精神及食欲好转。肿大的肝脾逐渐回缩,触痛及叩击痛消失。肝功能逐渐恢复正常。本期持续 2～16 周,平均 1 个月。

急性无黄疸型肝炎:大多缓慢起病,症状相对较轻,无黄疸,仅表现乏力、食欲缺乏、恶心、肝区痛和腹胀等症状。体征多有肝大,伴触痛及叩击痛,少数有脾大。肝功能改变主要是丙氨酸氨基转移酶(ALT)升高,多于 3 个月内逐渐恢复,部分乙型及丙型肝炎病例可发展为慢性肝炎。

慢性肝炎:指肝炎病程超过 6 个月或既往为 HBsAg(乙型肝炎病毒表面抗原)携带者或发病日期不明,目前临床有慢性肝炎表现者,可诊断为慢性肝炎。可根据肝病炎症活动程度、肝功能损伤程度及胶原合成程度将慢性肝炎分为轻、中、重度。①症状:表现为乏力、食欲缺乏、腹胀等症状,可出现黄疸、蜘蛛痣、肝掌及面部毛细血管扩张。②体征:肝大,质较硬,伴有触痛及叩击痛,脾多肿大。③肝外器官损害:如慢性多发性关节炎,慢性肾小球炎,慢性溃疡性结肠炎,结节性多动脉炎,桥本甲状腺炎等。

重型肝炎:可分为急性重型肝炎、亚急性重型肝炎、慢性重型肝炎。①急性重型肝炎:亦称暴发型肝炎,起病似急性黄疸型肝炎。起病急,病情发展迅猛,多于 10 天内出现肝性脑病。患者常有高热、严重消化道症状(厌食、恶心、频繁呕吐、腹胀等)、高度乏力。在起病数天内出现神经、精神症状(如性格改变、行为反常、嗜睡、烦躁不安、日夜颠倒等),病情严重者可出现昏迷、抽搐、脑水肿及脑疝。黄疸迅速加深,出血倾向明显(鼻出血、瘀斑、呕血、便血等)。肝脏常迅速缩小,可有肝臭,亦出现腹水及肾功能不全。②亚急性重型肝炎:也称亚急性肝坏死。起病初期似急性黄疸型肝炎,但病情进行性加重,出现明显乏力、重度厌食、频繁呕吐,黄疸迅速加深。常有顽固性腹胀及腹水(易并发腹膜炎),多有出血现象。许多患者可出现神经、精神症状,后期多出现肝肾综合征和肝性脑病,肝脏无明显缩小。病程可达数周至数月,易发展为坏死后肝硬化。③慢性重型肝炎:与亚急性重型肝炎相似,起病是在慢性肝炎及肝硬化基础上发生,更倾向于肝硬化的表现,常伴蜘蛛痣、肝掌、脾大等。

淤胆型肝炎:亦称毛细胆管型肝炎或胆汁淤积型肝炎。以梗阻性黄疸为主要表现。起病及临床表现类似急性黄疸型肝炎,自觉症状较轻,黄疸重者持久,有皮肤瘙痒、大便色浅等梗阻性黄疸的表现。肝大明显,伴触痛及肝区叩击痛。

肝炎后肝硬化:患者有消化道及门静脉高压症状,如食欲缺乏、恶心、呕吐、食管静脉曲张、腹水、脾功能亢进、肝性脑病、上消化道出血等。诊断依赖于腹部 B 超及组织病理学检查。

(2)有些肝炎以肝外症状为主,容易误诊,以致延误治疗。常见肝外表现有:①心慌,心跳加快,自觉症状以心慌或心前区疼痛为多,也有少数患者心电图发生异常,呈病毒性心肌炎改变。②腰痛,少数乙型肝炎患者表现双侧腰部隐痛,有的以右侧为主,化验小便可有血尿、蛋白尿,但肾功能无明显改变,红细胞沉降率、抗链球菌溶血素"O"试验正常。③关节酸痛,肝脏病理变化使血液中清蛋白减少,关节腔内渗出液较多,使关节肿胀、酸痛。④皮疹,乙型肝炎皮疹近年来的发生率呈增高趋势,多在躯干部位散在性出现大小不等的皮肤损害,可有瘙痒和色素沉着。⑤咳嗽,少数患者以呼吸道感染为首发症状,甚至表现为典型的病毒性肺炎,随后才出现肝炎症状。

需注意的是,上述特殊症状的出现,与肝炎病毒感染后形成免疫复合物在某些部位沉积有关,一般不需治疗,会随肝炎症状好转而自愈。但需要定期做肝功能检测。

(3)乙型肝炎病毒(HBV)感染常见血清学标志物的结果。

(二)病毒性肝炎的诊断

1.甲型肝炎的诊断标准

(1)急性甲型肝炎诊断标准如下。

急性无黄疸型甲型肝炎诊断标准。①流行病学:发病前 45 天内有吃不洁食物史或饮不洁水或与甲型肝炎急性患者有密切接触史;②症状:近 1 周左右出现无其他原因可解释的发热、乏力,以及厌食、恶心、呕吐等消化道症状;③体征:肝大,伴有触痛或叩痛;④肝功能检测:ALT 明显异常;⑤HAV 标志物检测:血清抗 HAV-IgM 阳性或抗 HAV-IgG 双份血清呈 4 倍升高者。符合

②＋④者为疑似病例,符合②＋④＋⑤者可确诊。

急性黄疸型甲型肝炎:凡符合急性无黄疸型甲型肝炎诊断条件,且血清总胆红素高于17.1 μmol/L,尿胆红素阳性,或临床上有巩膜、皮肤黄染并排除其他疾病所致黄疸者可确诊。

(2)淤胆型甲型肝炎诊断标准如下。①起病类似急性黄疸型甲型肝炎,但自觉症状常较轻;②肝功能检测血清总胆红素明显升高,以结合胆红素为主,同时伴碱性磷酸酶、γ-谷氨酰转移酶、胆固醇等明显增高,ALT 中度增高;③表现为梗阻性黄疸持续 3 周以上,并能排除其他原因所致的肝内外梗阻性黄疸;④HAV 标志物检测:血清抗 HAV-IgM 阳性或抗 HAV-IgG 双份血清呈4 倍升高者;⑤肝脏病理学特点。符合①＋②＋③者为疑似病例,符合①＋②＋③＋④或者④＋⑤者可确诊。

(3)重型甲型肝炎诊断标准如下。

急性重型甲型肝炎诊断标准。①急性起病,严重消化道症状,并在起病后 10 天内迅速出现精神神经症状(用 Smith 分类法出现Ⅱ度以上的肝性脑病),而排除其他原因引起者;②体征:肝脏迅速缩小;③肝功能异常,数天内血清总胆红素＞17.1 μmol/L,或每天升高值＞17.1 μmol/L,凝血酶原活动度＜10％;④HAV 标志物检测:血清抗 HAV-IgM 阳性或抗 HAV-IgG 双份血清呈 4 倍升高者;⑤肝脏病理学特点。符合①＋②＋③者为疑似病例;符合①＋②＋③＋④或②＋⑤者可确诊。

亚急性重型甲型肝炎诊断标准。①以急性甲型肝炎起病,临床上有极度乏力,严重食欲缺乏,黄疸迅速加深,出现腹水及出血倾向,肝脏进行性缩小,病程在 10 天以上,8 周以内,出现意识障碍(以 Smith 分类法出现Ⅱ度以上的肝性脑病);②肝功能明显异常,胆酶分离,清蛋白(或)球蛋白比值倒置,胆固醇降低,凝血酶原活动度＜40％;③HAV 标志物检测:血清抗 HAV-IgM 阳性或抗 HAV-IgG 双份血清呈4 倍升高者;④肝脏病理学特点。符合①＋②者为疑似病例,符合①＋②＋③或③＋④者可确诊。

2.乙型肝炎的诊断标准

根据流行病学、临床症状、体征、实验室检查和/或肝活体组织检查等手段进行综合分析,动态观察予以诊断。

(1)急性乙型肝炎诊断标准如下。

急性无黄疸型乙型肝炎诊断标准。①流行病学资料:半年内接受过血及血制品或曾有其他医源性感染,生活中的密切接触,尤其是性接触而未采用避孕套者;②症状:指近期出现的无其他原因可解释的持续 1 周以上的明显乏力和消化道症状;③体征:主要指肝大,伴有触痛或叩痛;④肝功能检测:ALT 明显增高;⑤HBV 标志物检测:病程中 HBsAg 由阳性转为阴性,或 HBsAg 由阳性转为阴性且出现抗-HBs 阳转。抗-HBcIgM 滴度高水平,而抗-HBcIgG 阴性或低水平;⑥病理组织学特点:做肝活检。在以上各项中,病原学指标、症状和肝功能异常为必备条件,流行病学资料和体征为参考条件。符合②＋④者为疑似病例,符合②＋④＋⑤者可确诊。

急性黄疸型乙型肝炎诊断标准。①流行病学资料:半年内接受过血及血制品或曾有其他医源性感染,生活中的密切接触,尤其是性接触而未采用避孕套者;②指近期出现无其他原因可解释的、持续 1 周以上的明显乏力、消化道症状及尿液色黄;③体征:皮肤巩膜黄染,肝大,伴有触痛或叩痛;④肝功能检测:ALT 升高,血清总胆红素＞17.1 μmol/L 和/或尿胆红素阳性,并排除其他疾病所致的黄疸;⑤HBV 标志物检测:病程中 HBsAg 由阳性转为阴性,或 HBsAg 由阳性转为阴性且出现抗-HBs 阳转,抗-HBcIgM 滴度高水平,而抗-HBcIgG 阴性或低水平;⑥病理组织

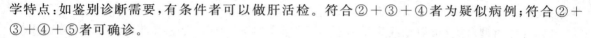

学特点:如鉴别诊断需要,有条件者可以做肝活检。符合②+③+④者为疑似病例;符合②+③+④+⑤者可确诊。

(2)慢性迁延性乙型肝炎(简称慢迁肝)诊断标准。①急性乙肝病程超过半年尚未痊愈者,如无急性乙型肝炎病史,肝炎病程超过半年未愈者,病情较轻不足以诊断慢性活动性肝炎者;②肝功能检测:ALT 持续或间歇异常;③HBV 标志物检测:抗-HBcIgM 滴度不高或阴性,但血清 HBsAg 或 HBV-DNA 任何一项阳性病程持续半年以上;④肝脏病理组织学特点。符合①+②+③者为疑似病例;符合①+②+③+④或③+④者可确诊。

(3)慢性活动型乙型肝炎(简称慢活肝)诊断标准。①有明显的肝炎症状;②体征:可有肝病面容、肝掌、蜘蛛痣、脾大或黄疸等(排除其他原因);③肝功能检测:ALT 反复和/或持续升高,人血清蛋白降低,A/G 比例失常,γ-球蛋白升高和/或胆红素长期或反复异常;④HBV 标志物检测:抗-HBcIgM 滴度不高或阴性,但血清 HBsAg 或 HBV-DNA 任何一项阳性,病程持续半年以上;⑤肝脏病理组织学特点。临床上慢活肝轻型与慢迁肝很难区别,确诊须借助于病理组织学特征与临床表现相结合加以鉴别。符合①+②+③+④者为疑似病例;符合①+②+③+④+⑤或④+⑤者可确诊。

(4)重型乙型肝炎诊断标准如下。

急性重型乙型肝炎诊断标准。①既往无乙型肝炎病史,以急性黄疸型乙型肝炎起病,并在起病后 10 天内迅速出现精神神经症状(Ⅱ度以上的肝性脑病),而排除其他原因引起者。此外还有黄疸迅速加深,严重的消化道症状;②体征:肝浊音界迅速缩小等;③肝功能异常,特别是凝血酶原时间延长,凝血酶原活动度低于 40%;④HBV 标志物检测:病程中 HBsAg 由阳性转为阴性,或 HBsAg 由阳性转为阴性且出现抗-HBs 阳转,抗-HBcIgM 滴度高水平,而抗-HBcIgG 阴性或低水平,但 HBsAg 可阴性而早期出现抗-HBs 阳性和抗-HBe 阳性;⑤肝脏病理组织学特点:有条件者可做肝活检。符合①+②+③者为疑似病例;符合①+②+③+④或①+②+③+④+⑤者可确诊。

亚急性重型乙型肝炎诊断标准。①以急性黄疸型乙型肝炎起病,病程在 10 天以上 8 周以内,出现意识障碍(Ⅱ度以上的肝性脑病),同时黄疸迅速升高,并有出血倾向;②实验室检查:肝功能全面损害,血清总胆红素>17.1 μmol/L,或每天上升>17.1 μmol/L,胆固醇降低,凝血酶原活动度<40%;③HBV 标志物检测:病程中 HBsAg 由阳性转为阴性,或 HBsAg 由阳性转为阴性且出现抗-HBs 阳转,抗-HBcIgM 滴度高水平,而抗-HBcIgG 阴性或低水平;④肝脏病理组织学特点。符合①+②者为疑似病例;符合①+②+③或①+②+③+④者可确诊。

慢性重型乙型肝炎:在慢活肝或乙型肝炎后肝硬化基础上发生,临床表现和肝功能变化基本上同亚急性重型肝炎。

(5)淤胆型乙型肝炎诊断标准如下。①急性黄疸型乙型肝炎起病,黄疸持续 2~4 个月或更长;②临床表现为肝内梗阻性黄疸,并能排除其他原因所致的肝内外梗阻性黄疸;③实验室检查:血清总胆红素升高,以结合胆红素为主,碱性磷酸酶、γ-GT、胆固醇明显升高;④HBV 标记物检测:病程中 HBsAg 由阳性转为阴性,或 HBsAg 由阳性转为阴性且出现抗-HBs 阳转,抗-HBcIgM 滴度高水平,而抗-HBcIgG 阴性或低水平;⑤肝脏病理组织学特点:必要时可以做肝活检。符合①+②+③者为疑似病例;符合①+②+③+④或①+②+③+④+⑤者可确诊。

3.丙型肝炎的诊断标准

依据流行病学资料,症状、体征及实验室检查进行综合诊断,确诊则依赖病原血清学或病原学检查。

（1）急性丙型肝炎（黄疸型或无黄疸型）诊断标准如下。①流行病学资料：半年内接受过血、血制品、人体成分治疗或有血液透析史者或与 HCV 感染者有性接触史，或携带 HCV 母亲所生的婴儿，或有不洁注射史；②症状体征：近期出现明显乏力和食欲缺乏等消化道症状且不能以其他原因解释者，或肝大伴有触痛或叩击痛；③血清 ALT 明显升高，不能以其他原因解释者；④血清总胆红素＞17.1 $\mu mol/L$ 或尿胆红素阳性，不能以其他原因解释者；⑤血清抗丙型肝炎病毒抗体（抗-HCV-IgG）阳性和/或血清 HCV 的核糖核酸（HCV-RNA）阳性；⑥血清病原学排除甲、乙、戊型肝炎病毒感染者；⑦肝组织病理检查符合急性肝炎改变，肝组织 HCV-RNA 检测阳性。符合①或②＋③＋⑥者为疑似病例；符合"疑似病例＋⑤"或"疑似病例＋⑦"者可确诊，若同时伴有④者为黄疸型，无④者为无黄疸型。

（2）慢性丙型肝炎诊断标准如下。①流行病学资料：过去有输血、使用血制品和人体成分治疗史，或性伴侣携带 HCV 或与 HCV 感染者有非常密切的接触史者；②症状体征：长期乏力，有食欲缺乏等消化道症状，或肝（脾）大，有触痛或叩击痛；③ALT 升高或正常与升高反复波动持续半年以上；④排除现症不是乙型肝炎病毒感染所致者；⑤血清抗 HCV 或 HCV-RNA 阳性；⑥肝组织病理检查为慢性肝炎特征或肝组织 HCV-RNA 检测阳性。符合①＋③或③＋④，并参考②者，为疑似病例；符合疑似病例＋⑤或⑥者，可确诊。

（3）重型丙型肝炎诊断标准如下。

亚急性重型丙型肝炎诊断标准：①近期出现明显乏力和食欲缺乏等消化道症状且不能以其他原因解释者，或肝大伴有触痛或叩击痛，起病 10 天以上；②高度乏力和明显食欲减退或恶心呕吐，皮肤和巩膜明显黄染，重度腹胀或腹水；③数天内血清总胆红素上升＞17.1 $\mu mol/L$，或每天升高值＞17.1 $\mu mol/L$ 者；④凝血酶原时间显著延长，凝血酶原活动度＜40％；⑤意识障碍（肝性脑病）。符合①＋②＋③者为疑似病例；符合①＋②＋③＋④，参考⑤者，可确诊。

慢性重型丙型肝炎诊断标准：有慢性丙型肝炎病史，疑似病例与确诊病例的依据同亚急性重型丙型肝炎。

4.丁型肝炎的诊断标准

（1）流行病学资料：半年内接受过血及血制品或曾有其他医源性感染，生活中的密切接触，尤其是性接触而未采用避孕套者，或与丁型肝炎患者有密切接触史。HBsAg 阳性者更应注意。

（2）症状体征。①HDV/HBV 同时感染：大多数表现为急性自限性肝炎经过，症状、体征和急性乙型肝炎相同，如患者有 ALT 及胆红素双相升高，更应怀疑为同时感染，少数患者表现为急性重型肝炎；②HDV/HBV 重叠感染：原来为血清 HBsAg 阳性者（包括 HBsAg 携带者及慢性乙型肝炎患者），病情突然活动，或进行性发展为肝硬化者，重型肝炎均应注意重叠 HDV 感染之可能。

（3）肝功能检测：同急性、慢性或重型乙型肝炎之肝功能检测。

（4）HDV 感染标志物检测：①血清丁型肝炎病毒抗原阳性，必要时亦可检测肝内 HDVAg；②血和/或肝内 HDV-RNA 阳性；③血清丁型肝炎病毒抗体阳性。

（5）HBV 感染标志物检测。

上述各项中，（5）中 HBsAg 阳性，（4）中 1 项或 1 项以上阳性及（3）中肝功能异常，即可确诊为丁型肝炎，（1）和（2）作为参考。

在（4）及（5）中，如临床及病原学诊断符合急性乙型肝炎，伴 HDV 标志物中 1 项或 1 项以上阳性,可诊断为 HDV/HBV 同时感染。如果临床及病原学诊断符合慢性乙型肝炎,伴 HDV 标志物中 1 项或 1 项以上阳性,则可诊断为 HDV/HBV 重叠感染。

5.戊型肝炎的诊断标准

依据流行病学资料、症状、体征及实验室检查进行综合诊断,确诊则依赖病原血清学或病原学检查。

急性戊型肝炎(黄疸型或无黄疸型)。①流行病学资料:发病前 2～6 周接触过戊型肝炎患者或饮用过被粪便垃圾污染的水或外出就餐,到戊型肝炎高发区或流行区;②无其他原因可解释的持续 1 周以上乏力、食欲减退或其他消化道症状或肝大伴有触痛或叩击痛;③血清 ALT 明显升高;④血清病原学排除急性甲、乙、丙、庚型肝炎;⑤皮肤、巩膜黄染,血清总胆红素>17.1 $\mu mol/L$ 或尿胆红素阳性,并排除其他疾病所致的黄疸;⑥病原血清学检测,抗-HEV-IgM 阳性或抗-HEV-IgG 由阴转阳,或滴度由低转高,或高转低 4 倍以上者。符合②+③+④者为疑似病例;符合⑥者可确诊。其中,有⑤者为黄疸型,无⑤者为无黄疸型。

二、治疗

由于急性肝炎、重型肝炎与淤胆型肝炎的病情较重,具有一定传染性,因此,此类患者的治疗应在上级综合性医院传染科或传染病专科医院进行,病情稳定以后的康复阶段可在社区医疗机构进行治疗与随访监测。慢性肝炎与肝炎后肝硬化患者多已经过上级医院的规范化诊治,且其病程较长,需要接受较长时期的治疗,故乡村应成为其治疗随访与康复的主要场所。对于多数患者,乡村医师的主要职责是督促患者按照上级医院所制订的治疗方案坚持正规治疗,并在生活与康复方面予以必要的指导。本节虽然简要介绍各型肝炎的基本治疗原则与常用药物,但如上文所述由于急性肝炎、重型肝炎和淤胆型肝炎病情较重且不稳定,应及时转上级医院诊治。

急性与慢性肝炎的治疗原则:适当休息、注意饮食和选择性使用药物。

(一)药物治疗

由于许多化学药物都是在肝脏内解毒的,使用不当、用药过多或时间过长容易增加肝脏负担,因此选择用药适应证更为谨慎。常用药物主要有以下几种。

1.维生素类

维生素 B_1 和维生素 C 能增加食欲和消化、抵抗能力,维生素 B_6 能减轻恶心呕吐,维生素 B_{12} 帮助促进能量代谢,维生素 K 可以帮助减少出血倾向。

2.去脂保肝类药物

可选用胆碱和复方胆碱、肌醇、肝宁、葡醛内酯等,但应限用其中的 1～2 种。

3.中药类

肝炎可以分为黄疸型和无黄疸型两大类,以患者有无黄疸为标志。黄疸型又有阳黄、阴黄、急黄之分,黄疸型病毒性肝炎的治疗,必先清除黄疸,再用清肝解郁之剂,或在消除黄疸的同时,佐以疏肝解郁之药。阴黄则宜温补化湿为主,阳黄则以清热利湿利小便为主。无黄疸型又有肝郁气滞、肝脾不和、脾气虚弱、肝肾阴虚之分,可用清热开郁、健脾疏肝、解毒活血利湿为主的方法,或苦辛淡渗法兼通泄法,或苦辛淡清法。实证宜用清肝、化瘀、泄热、和胃为主的药物;虚证宜用补气和胃、疏肝化瘀为主的药物。如对急性黄疸型肝炎,热重者用茵陈蒿汤,湿重者用茵陈胃苓汤,湿热并重者和急性无黄疸型用五苓汤等。针对迁延性和慢性肝炎的中药一般以理气、化瘀、养阴、清热为主,逍遥散(柴胡 15 g,当归 15 g,白芍 15 g,白术 15 g,茯苓 15 g,生姜 13 g,薄荷

6 g,炙甘草 6 g)、一贯煎(北沙参 10 g,麦冬 10 g,当归 10 g,生地黄 30 g,枸杞子 12 g,川楝子 5 g)、杞菊地黄汤(熟地黄 20 g,山药 15 g,山茱萸 15 g,牡丹皮 12 g,泽泻 15 g,茯苓 12 g,枸杞子 12 g,菊花 13 g,女贞子 20 g,黄精 15 g,葛根 15 g,丹参 15 g,炒枣仁 20 g)等都很有效。重症肝炎时可考虑用安宫牛黄丸等。

4.抗病毒药物

目前许多抗病毒药物被用于治疗以乙型肝炎为主所引起的慢性活动性肝炎。

(1)注射用干扰素类:聚乙二醇干扰素需要每天 1 次或者隔天 1 次;长效干扰素每周 1 次,但疗效并不满意,疗程(3 个月)结束时,HBeAg 和 HBV-DNA 阴转率为 30%～50%,停药半年至 1 年的远期疗效为 20%～25%,可能出现发热、乏力、脱发等不良反应,有肝硬化腹水的患者不能用。

(2)抗病毒的口服核苷类似物:现上市的有拉米夫定、阿德福韦、恩替卡韦、替比夫定,每天 1 片,达到大三阳转成小三阳之后继续巩固治疗 1 年,对于 HBeAg 阴性,HBsAg、HBeAb、抗-HBc阳性的患者,达到病毒转阴和氨基转移酶正常后,观察一年半以上可以停药。

5.免疫调节药物

免疫核糖核酸:皮下注射,每周注射 2～4 次,每次 2～4 mg,注射于腋窝或腹股沟淋巴结四周,3 个月为 1 个疗程。转移因子:皮下注射(在淋巴回流较丰富的上臂内侧或大腿内侧腹股沟下端为宜,也可皮下注射于上臂三角肌处),一次 1～2 支,1～2 周一次。胸腺素:肌内注射每次 2～10 mg,每天或隔天一次,注意在注射前或停药后再次注射时须做皮试。

6.泼尼松龙

对乙型肝炎抗原阴性的慢性活动型肝炎有效。小剂量(如泼尼松龙≤7.5 mg/d)一般无明显不良反应。但是大剂量、长疗程用药导致不良反应增加,如药源性皮质醇增多症、水肿、高血压、低钾血症、精神异常、抵抗力降低、糖代谢异常和骨质疏松。

(二)非药物治疗

1.适当休息

休息是治疗急性肝炎的主要措施。急性肝炎早期患者应卧床休息,因为安静卧床可增加肝脏血流量,降低代谢率,有利于炎症病变的恢复。在发病后 1 个月内,除进食、洗漱、排便外,其余时间应卧床休息,其他体力、脑力劳动均应停止。慢性肝炎的活动期也应卧床,待症状好转后再逐渐起床活动,活动强度以不感到疲劳为准。症状基本消失、肝功能检测正常(需有 2～3 个月的定期重复测定,到稳定后为止),才能逐渐恢复学习、活动。学习负担要减轻,午间要躺卧休息,晚间睡眠时间不得少于 9 小时,应避免过劳及重体力劳动,养成良好的卫生习惯。

慢性肝炎且病情稳定的,一般不必卧床,应适当活动,可恢复课堂学习。适当的体力活动有助于增强体质,可加速肝炎的康复过程。

2.注意饮食

(1)合理的营养、适宜的饮食也是治疗急性肝炎的重要措施:因合理的饮食可以改善患者的营养状况,促进肝细胞再生及修复,有利于肝脏功能恢复。

急性肝炎患者早期胃口一般较差,应进易消化、清淡的食物,少量多餐,应含多量维生素、足够热量和适量蛋白质,每天糖类(碳水化合物)需 200～400 g,并多吃水果、蔬菜等富含维生素的食物。呕吐严重,吃饭太少的患者可静脉滴注 10%葡萄糖注射液,每天 1 000 mL 左右,内可加维生素 C 0.5～1.0 g 等。

慢性或迁延性肝炎注意均衡补充动植物蛋白质,包括鱼类、蛋类、奶类、动物的瘦肉及豆制品,每天蛋白质需要量 100 g 左右,较多于正常人,但防止脂肪过多、热量过高,诱发脂肪肝和糖尿病,最好能维持体质量在病前水平或略有增加。

暴发型或较严重的肝炎则应严格限制蛋白质摄入,水量也不宜太多。

(2)禁酒:肝炎患者应禁饮酒,因乙醇能严重损害肝脏,使肝炎加重或使病程迁延变成慢性肝炎。

3.皮肤护理

黄疸型肝炎患者由于胆盐沉着,刺激皮肤神经末梢,可引起瘙痒。应指导患者进行皮肤护理。

(1)应穿布制柔软、宽松的内衣裤,经常换洗,并保持床单清洁、干燥,使皮肤有舒适感,可减轻瘙痒。

(2)每天用温水擦拭全身皮肤 1 次,不用有刺激性的肥皂与化妆品。

(3)瘙痒重者可局部涂擦止痒剂,也可口服抗组胺药:氯苯那敏,口服,4 mg,每天 3 次,或肌内注射,每次 5~20 mg;或赛庚啶,口服,2~4 mg,每天 1 次;或阿司咪唑 10 mg,口服,每天 1 次。

(4)及时修剪指甲,避免搔抓,以防止皮肤损害破损,如已有破损应注意保持局部清洁、干燥,预防感染。

(5)必要时可采用转移患者注意力的方法减轻皮肤瘙痒。

(三)并发症的处理

1.肝性脑病的防治

(1)氨中毒的防治:静脉滴注谷氨酸钠或盐酸精氨酸、口服乳果糖 30~60 mL/d,以酸化及保持大便通畅。

(2)维持氨基酸平衡,输入支链氨基酸或以支链氨基酸为主的六合氨基酸。

2.出血的防治

输入新鲜血、血小板或凝血因子等。

3.继发感染的防治

诊断感染后,应进一步根据药物敏感实验选用抗菌药物。

4.肾功能不全的防治

应注意避免诱发因素,如消化道出血、过量利尿、严重感染、血容量不足等均可诱发肾功能不全。已有肾功能不全者转诊专科医院做相应处理。

三、康复

(1)根据患者的文化程度、接受能力及知识缺乏程度安排教育计划。向患者讲解病毒性肝炎的类型、临床经过及预后等疾病知识。

(2)急性传染期应住传染病医院治疗,家属尽量少探视,以免相互传染。

(3)按医嘱应用保肝药,不滥用药物,特别应禁用损害肝脏的药物。

(4)保持乐观情绪。急性肝炎患者如过分忧郁、焦虑、情绪波动,会造成中枢神经系统功能紊乱,免疫功能减退,不利于肝脏功能恢复,故应指导患者正确对待疾病,常用支持性心理疗法、放松疗法、暗示疗法、气功疗法、音乐绘画疗法,也就是在音乐、自然环境或气功等的配合下,渐进性地从头到脚放松,使机体处于一种松弛状态,产生轻松和安宁感。经常高歌一曲或哼唱小曲或听优雅的歌曲都有利于促进肝脏的血液循环,加快肝细胞的恢复。为了帮助患者保持情绪稳定、安心养病,护理人员应细心、耐心、热心地关怀与照顾,要认真对待患者的"唠叨",千万不要表现出厌烦,因患者暗示性很强,给患者列举同样病治愈的例子,使患者看到前景,提高患者积极性,促其病情缓解和改善。

(5)急性肝炎患者病情稳定1年后方可结婚,已婚者应节制性生活。育龄妇女不要怀孕,以利肝脏恢复。

(6)预防各种感染,避免疲乏,劳逸结合。

(7)定期复查,急性肝炎患者出院后第1个月复查一次,以后每1~2个月复查一次,半年后每3个月复查一次,定期复查1~2年。

四、健康教育

通过对病毒性肝炎患者进行健康教育,提高患者和家属对疾病的认识,积极配合治疗,同时增强卫生观念。

(一)甲、戊型肝炎

主要经粪-口传染。肝炎病毒对温度和化学药品抵抗力较强。病毒经100 ℃,20分钟灭活,一般含氯消毒剂均有消毒效果。患者的呕吐、腹泻物要与漂白粉或其他含氯消毒剂混合后静置消毒1~2小时再倾倒,消毒剂的用量为吐、泻物的1倍。污染了的手,不论是患者或家属,可以用75%乙醇或含氯消毒剂消毒。食具、水碗、毛巾、餐巾等可以用0.3%~0.5%的优氯净或1%~5%的氯消毒剂浸泡15分钟再用清水冲净药液。其他污染的个人用品及室内家具等可用上述药液擦拭消毒。患者的衣服、床单要分开使用,单独消毒后清洗(消毒方法如同毛巾、餐巾),特别是内裤必须做到消毒后清洗。衣物织品最好是白色,因氯能脱色。

患者住院后或在家痊愈后,要做一次全面消毒。除患者接触过的一切用品消毒外,还要用0.3%~0.5%的优氯净喷雾、擦拭室内地面、墙壁,做一次终末消毒。

(二)乙型肝炎

主要是通过输血和血制品、注射、母婴垂直传播,还有性接触传播和密切接触的水平传播,后者表现在乙型肝炎的家庭聚集性感染上。故家庭中的隔离与消毒就显得至关重要。

常用的方法有个人用具(如餐具、水杯、洗漱用具等)专用;搞好家庭环境与个人卫生,勤洗澡、勤换衣、勤洗晒被褥,注意保持室内空气清新,消灭蚊蝇;对自身血液、唾液及其他分泌物污染的物品尽量要自己清洗并加以消毒,不需清洗的物品可烧毁消毒;夫妻间一方是乙肝,另一方是健康者,在性生活时应注意采用避孕套进行隔离与避孕。唾液、乳汁等体液不会通过完整的皮肤和黏膜传播乙型肝炎病毒。没有证据表明乙型肝炎病毒可经过共餐、蚊子叮咬及日常生活的接触进行传播。

要充分认识乙型肝炎的危害,目前,还没有真正有效的抗乙型肝炎病毒的药物,很多广告宣传的彻底清除乙肝病毒和转阴的说法都是不科学的,而且一些做法可能还是有害的,要到正规医疗预防机构咨询和诊治。因为乙型肝炎传播途径复杂,所以通过切断传播途径控制乙型肝炎的发病是很困难的,因此注射乙型肝炎疫苗才是预防控制乙型肝炎的最有效措施,它可刺激机体产生相应的抗体,从而起到保护作用。这种疫苗的效果和安全性是绝对可靠的。此外,乙型肝炎疫苗还是唯一能预防肝癌的制剂。

除了注射乙型肝炎疫苗外,生活中预防乙型肝炎应采取以下措施:不用未检测乙型肝炎指标的血液及血制品;不到黑窝点去献血;不要从事男同性恋和宿娼活动;不要用不洁的注射器、穿刺针、针灸针、牙钻、内镜等介入性医疗仪器;不要用不消毒的剃须刀、穿耳针、文身针等进行美容活动;不要和乙型肝炎患者及乙型肝炎病毒携带者共用毛巾、牙刷、被褥等,以防生活接触性感染。

五、预防保健

(一)管理传染源

1.患者和病原体携带者的隔离

甲型、戊型肝炎自起病日起隔离3周;乙型、丙型肝炎由急性期隔离至体内病毒消失。从事饮食、托幼、自来水等工作的肝炎患者和病原体携带者,应暂时调离原工作岗位。

2.对接触者的管理

接触甲型、戊型肝炎患者的儿童应检疫40天。密切接触急性乙型、丙型肝炎者亦应进行医学观察,期限为60天。

3.献血员管理

各型肝炎患者及病毒携带者严禁献血。有肝炎病史及肝功能异常者亦禁止献血。健康人献血前应按规定进行健康检查。

(二)切断传播途径

1.甲型和戊型肝炎

重点在于切断传播途径,如注意个人卫生,不食用生的或未煮熟的海产品(如毛蚶、蛤蜊等)。做到饭前、便后用肥皂和流动水洗手;对患者用物及排泄物进行消毒,做好饮水消毒和食品卫生工作,搞好环境和个人卫生。

2.乙型、丙型、丁型肝炎

重点在于防止通过血液和体液的传播。

(1)加强血源管理,保证血液、血制品及生物制品的安全生产与供应。

(2)医疗及预防用的注射器应实行"一人一针一管制",各种医疗器械应进行严格消毒。

(3)加强托幼单位和服务行业卫生管理,洗漱用具专用。公用茶具、面巾、理发用具应按规定进行消毒处理。

(三)保护易感人群

1.主动免疫

(1)甲型肝炎:易感人群可接种甲型肝炎减毒活疫苗。

(2)乙型肝炎:对于血清HBsAg和抗-HBs(乙型肝炎病毒表面抗体)阴性的人,尤其是儿童,可接种乙型肝炎疫苗。初种后隔1个月、6个月复种,共接种3次,1个月左右产生抗体。

2.被动免疫

(1)甲型肝炎:对甲型肝炎患者的接触者,可应用甲型肝炎疫苗预防发病,注射时间越早越好,不宜迟于接触后7~14天。其中国产疫苗是减毒活疫苗,皮下注射1针(1 mL),1个月后产生抗体,1年后抗体逐渐减少,但价格便宜。进口疫苗是灭活死疫苗,每支0.5 mL,16岁以下儿童每次注射1支,成人每次注射2支(共1 mL,第1次注射后,隔6个月再注射一次,1周到10天可产生抗体,可维持20年或终身免疫,但价格较贵。

(2)乙型肝炎:适用于已暴露于HBV的易感者,包括HBsAg阳性、HBeAg阳性的母亲所生婴儿,应在出生后立即注射高效价乙型肝炎免疫球蛋白和乙型肝炎疫苗。

(四)其他

重点行业(饮食、托幼、水源等行业)的患者必须待症状消失、肝功能正常后,方可恢复不接触食品、食具或幼儿的工作,如改做管理、后勤、门卫等工作。并观察半年,每隔 3 个月做一次肝功能检查,连续 3 次均为正常者,方可恢复原工作。慢性、迁延性肝炎和慢性活动性肝炎患者一律调离直接接触入口食品、食具、婴幼儿的工作。乙型肝炎病毒表面抗原携带者,无症状、体征,各项肝功能检查正常,除不能献血外,可正常工作和学习。但乙型肝炎病毒表面抗原和核心抗原同时阳性者,不宜做直接接触入口食品及婴幼儿工作。重点行业从业人员应每年进行预防性体检,以期早期发现可疑患者。

六、转诊

近期出现食欲减退、恶心、厌油、乏力、巩膜黄染、茶色尿、肝大、肝区痛等不能排除其他疾病患者,以及与肝炎患者有密切接触史者,应到有条件医院进行特异血清检验,以明确诊断,在肝炎急性传染期及时隔离,积极治疗。重症肝炎、淤胆型肝炎与肝炎后肝硬化病情较重且不稳定,治疗方案较为复杂,故应转上级医院诊治。

(赵守功)

第十节 肝 硬 化

一、病因和发病机制

(一)病因

引起肝硬化的原因很多,在国内以乙型病毒性肝炎所致的肝硬化最为常见。在国外特别是北美西欧则以酒精中毒最多见。

1.病毒性肝炎

在我国占首位的是病毒性肝炎后肝硬化,约占肝硬化的 70%,乙型与丙型、丁型肝炎可以发展成肝硬化。急性或亚急性肝炎如有大量肝细胞坏死和纤维化可以直接演变为肝硬化,但是更重要的演变方式是经过慢性肝炎阶段。从病毒性肝炎发展至肝硬化病程可长达 20~30 年。

2.慢性酒精性中毒

慢性酒精性中毒指长期饮酒其代谢产物乙醛对肝的影响,导致肝血管、肝细胞受损,纤维化程度升高,最终导致肝硬化。一般每天摄入乙醇 50 g,10 年以上者有 8%~15%可导致肝硬化。酒精可加速肝硬化的程度。

3.肝内外胆道梗阻及胆汁淤积

肝血液回流受阻,肝遗传代谢性疾病,非酒精性脂肪性肝炎,自身免疫性肝病,药物性肝损伤等诸多因素,均有可能导致肝硬化。

4.化学药物或毒物

长期反复接触某些化学毒物,如磷、砷、四氯化碳等,或者长期服用某些药物,如四环素、甲基多巴等,均可引起中毒性肝炎,最后演变为肝硬化。

5.遗传和代谢疾病

由遗传性和代谢性疾病的肝病变逐渐发展而成肝硬化,称为代谢性肝硬化。在我国以肝豆状核变性最为常见。

(二)发病机制

肝硬化的主要发病机制是进行性纤维化,上述各种病因引起广泛的肝细胞坏死,导致正常肝小叶结构破坏。肝内星状细胞激活,细胞因子生成增加,胶原合成增加,降解减少,肝窦毛细血管化、纤维组织弥漫增生、纤维间隔血管交通吻合支产生及再生结节压迫,使肝内血液循环进一步障碍,肝逐渐变形、变硬,功能进一步减退,形成肝硬化。由于弥漫性屏障形成,降低了肝细胞的合成功能,影响了门静脉血流动力学,造成肝细胞缺氧和营养供给障碍,加重细胞坏死。此外,门静脉小分支与肝静脉小分支之间通过新生血管或扩张的肝窦等发生异常吻合,门静脉与肝动脉之间也有侧支形成。这是发生肝功能不全和门静脉高压症的基础。

二、临床表现

(一)症状

肝硬化往往起病缓慢,症状隐匿,可能隐伏数年至十数年之久(平均为 3～5 年),我国以20～50 岁男性为主,青壮年患者的发病多与病毒性肝炎有关。随着病情的发展到后期可出现黄疸、腹水及消化道和肝性脑病等并发症。根据肝功能储备情况,临床将肝硬化分为代偿性肝硬化和失代偿性肝硬化两类,两类肝硬化的临床症状各不相同。

1.代偿性肝硬化

代偿性肝硬化指早期肝硬化无症状者,占 30％～40％,可有轻度乏力、食欲缺乏或腹胀症状。常在体格检查或因其他疾病行剖腹术时才发现。部分慢性肝炎患者行活检时诊断此病。

2.失代偿性肝硬化

失代偿性肝硬化指中晚期肝硬化,有明显肝功能异常及失代偿征象。

(1)一般症状:包括食欲减退、体质量减轻、乏力、腹泻、腹痛、皮肤瘙痒等。

(2)腹水:患者主诉腹胀,少量腹水常用超声或 CT 诊断,中等以上腹水在临床检查时可发现,后者常伴下肢水肿。

(3)黄疸:常表现为巩膜皮肤黄染、尿色深、胆红素尿。这是由于肝细胞排泌胆红素功能衰竭,是严重肝功能不全的表现。

(4)发热:常为持续性低热,体温为 38～38.5 ℃,除酒精性肝硬化患者要考虑酒精性肝炎外,其余均应鉴别发热是由肝硬化本身还是细菌感染引起。

(5)贫血与出血倾向:由于上述原因患者可有不同程度的贫血,黏膜、指甲苍白或指甲呈匙状。

(6)神经精神症状:如出现嗜睡、兴奋和木僵等症状,应考虑肝性脑病的可能。

(二)体征

除上述症状外,有患者可表现为男性乳房发育,蜘蛛痣、肝掌和体毛分布改变,腹部检查除腹水外可见腹壁静脉和胸腔静脉显露及怒张,血流以脐为中心向四周流向。脾一般为中度大,有时为巨脾。

（三）并发症

肝硬化往往因并发症死亡,主要并发症有肝性脑病、上消化道大量出血、感染、原发性肝癌、肝肾综合征、肝肺综合征、门静脉血栓形成等。

三、诊断要点

应详细询问肝炎史、饮酒史、药物史、输血史及家族遗传性病史。根据症状做相关检查以排除及确定病因诊断。

（一）症状

代偿性肝硬化无明显症状,失代偿性肝硬化则主要有食欲减退、体质量减轻、乏力、腹泻、腹痛、皮肤瘙痒、腹水、黄疸、发热、精神神经症状。

（二）体征

除上述症状外,有患者可表现为男性乳房发育,蜘蛛痣、肝掌和体毛分布改变,腹部检查除腹水外可见腹壁静脉和胸腔静脉显露及怒张,血流以脐为中心向四周流向,脾大等。

（三）实验室检查

1.血常规检查

在肝功能代偿期,血常规多在正常范围内。在失代偿期,由于出血、营养失调和脾功能亢进等因素发生轻重不等的贫血。在脾功能亢进时,血白细胞及血小板计数均降低,其中以血小板计数降低尤为明显。

2.尿液检查

尿常规检查时,乙型肝炎肝硬化合并乙肝相关性肾炎时尿蛋白阳性。由于肝功能减退,肝不能将来自肠道的尿胆原变为直接胆红素,故尿中尿胆原增加,腹水患者尿钠排出降低,肝肾综合征时<10 mmol/L,尿钠/尿钾<1。

3.肝功能试验

肝硬化初期肝功能检查多无特殊改变或仅有慢性肝炎的表现,如转氨酶升高等。随着肝硬化发展、肝功能储备减少,则可有肝硬化相关的变化,如 AST>ALT,清蛋白降低、胆碱酯酶活力降低、胆红素升高等。

（四）影像学检查

1.B 超检查

B 超检查见肝脏缩小,肝表面明显凸凹不平,锯齿状或波浪状,肝边缘变钝,肝实质回声不均、增强,呈结节状,门静脉和脾门静脉内径增宽,肝静脉变细、扭曲,粗细不均,腹腔内可见液性暗区。

2.CT 扫描

CT 扫描诊断肝硬化的敏感性与 B 超检查所见相似,但对早期发现肝细胞癌更有价值。

3.MRI 扫描

对肝硬化的诊断价值与 CT 扫描相似,但在肝硬化合并囊肿、血管瘤或肝细胞癌时,MRI 检查具有较大的鉴别诊断价值。

（五）上消化道内镜或钡餐 X 线食管造影检查

上消化道内镜或钡餐 X 线食管造影检查可发现食管胃底静脉曲张的有无及严重程度。

（六）病理学检查

肝穿病理学检查仍为诊断肝硬化的"金标准"，特别是肝硬化前期。早期肝硬化如不做肝穿病理检查，临床上往往不易确定。肝组织学检查对肝硬化的病因诊断亦有较大帮助。

四、治疗原则

肝硬化的治疗应该是综合性的，首先应去除各种导致肝硬化的病因，如酒精性肝硬化者必须戒酒，乙型肝炎肝硬化者可抗病毒治疗，肝豆状核变性可行排铜治疗。

（一）一般治疗

肝硬化患者一般全身营养状况差，支持疗法目的在于恢复全身情况，供给肝脏足够的营养以有利于肝细胞的修复再生。

1.休息

代偿期的肝硬化患者可适当工作或劳动，应注意劳逸结合，以不感疲劳为度。肝硬化失代偿期应停止工作，休息乃至卧床休息。

2.饮食

肝硬化患者的饮食原则上应是高热量、高蛋白、维生素丰富而易消化的食物。严禁饮酒，动物脂肪不易摄入过多。如肝功能严重减退或有肝性脑病先兆时应严格限制蛋白食物。有腹水者应予少钠盐或无钠盐饮食。

（二）药物治疗

1.乙型肝炎肝硬化患者抗病毒治疗

HBeAg 阳性者 HBV-DNA$\geq 10^5$ 拷贝/mL，HBeAg 阴性者 HBV-DNA$\geq 10^4$ 拷贝/mL，ALT 正常或升高，需用核苷类似物抗病毒治疗。目前可供使用的药物有拉米夫定、阿德福韦酯、替比夫定和恩替卡韦。

2.抗纤维化药物

目前尚无有效的逆转肝纤维化的方法，活血化瘀的中药，如丹参、桃仁提取物、虫草菌丝及丹参黄芪的复方制剂或干扰素-γ和α用于早期肝硬化治疗，有一定的抗纤维化作用。

3.保护肝细胞的药物

保护肝细胞的药物用于转氨酶及胆红素升高的肝硬化患者。常用药物有下面几种。

（1）甘草酸：有免疫调节、抗感染、抗纤维化、保护肝细胞作用。宜用于早期肝硬化患者。

（2）谷胱甘肽：是由谷氨酸、半胱氨酸、甘氨酸组成的含巯基的三肽物质，能提供巯基、半胱氨酸维护细胞正常代谢，与毒性物质结合，起解毒作用。

4.维生素类

B 族维生素有防止脂肪肝和保护肝细胞的作用。维生素 C 有促进代谢和解毒作用。慢性营养不良者可补充维生素 B_{12} 和叶酸。维生素 E 有抗氧化和保护肝细胞的作用，已用于酒精性肝硬化患者的治疗。有凝血障碍者可注射维生素 K_1。

（三）腹水的处理

治疗腹水不但可以减轻症状，还可防止腹水所引发的一系列并发症，如自发性细菌性腹膜炎（SBP）、肝肾综合征等。主要治疗措施及药物有以下几方面。

1.限制钠和水的摄入

这是腹水的基础治疗，部分中重度腹水患者可发生自发性利尿，腹水消退。钠摄入量每天为

60～90 mg,有稀释性低钠血症者应同时限制水摄入。

2.利尿剂

对腹水较多或基础治疗无效者应使用利尿剂。临床常用的利尿剂有螺内酯和呋塞米。利尿剂的使用应从小剂量开始。

3.提高胶体血浆渗透压

每周定期输注清蛋白或血浆,可通过提高胶体渗透压促进腹水消退。

4.放腹水

对于一些时间长的顽固性腹水可通过该法进行,同时补充蛋白以增加有效血容量。

(赵守功)

第五章 肾内科疾病

第一节 溶血性尿毒症综合征

一、发病机制

溶血性尿毒症综合征(hemolytic uremic syndrome,HUS)属于经典的血栓性微血管病(thrombotic microangiopathy,TMA)之一,最早于1955年由Gasser等人报道,临床上主要表现为微血管病性溶血性贫血、血小板减少及急性肾损伤三联征。病因涉及基因异常、病原体侵袭及药物损害等多种因素。目前对其发病机制的研究主要涉及以下几个方面。

(一)细菌感染

1.大肠埃希菌(产志贺毒素菌株)

腹泻相关HUS(D+HUS)由产志贺毒素(Shiga toxin,Stx)的细菌引起,主要是大肠埃希菌O157:H7(60%)或其他产Stx的细菌(40%)。志贺毒素分为两种,即志贺毒性1(Stx1)(以O157:H7为主)和志贺毒性2(Stx2)(如2011年在欧洲引起流行性HUS的O104:H4)。上述细菌通过粪口途径引起肠道感染,临床表现为腹泻。细菌黏附在肠道黏膜表面,分泌Stx,后者一旦通过损伤肠黏膜进入血循环,可以迅速与血液循环中的中性粒细胞结合,到达损伤的靶器官,由于肾脏肾小球内皮细胞能高表达Stx受体,故肾脏受累常较突出。

Stx引起血管内皮细胞损伤是D+HUS发病的中心环节,其具体机制如下:Stx由1个亚单位A以及5个亚单位B组成。亚单位A与细菌的细胞毒作用相关,其解离后从高尔基体转移到内质网并进一步剪切为亚单位A1和A2。亚单位A1通过与60分钟的核糖体亚单位结合而抑制蛋白质合成从而发挥其细胞毒效应。亚单位B可以与细胞膜上特异的N-脂酰鞘氨醇三己糖(globotriaosylceramide,Gb3)糖脂受体相结合。该毒素与细胞膜受体结合后可以进入细胞内,使细胞表达各种炎性因子如白介素-1(IL-1)和肿瘤坏死因子-α(TNF-α)。这些因子可以上调内皮细胞的糖鞘脂Gb3受体,从而使内皮细胞更易与Stx结合。随后发生的不同靶器官的微血管损伤则引起不同的临床表现:与肠道黏膜血管网内皮细胞结合则引起出血性结肠炎,与血管内皮细胞结合则引起溶血及血小板减少,与肾脏微血管内皮细胞结合则引起急性肾损伤等。内皮细胞损伤后,内皮下基质暴露,凝血系统及补体系统被激活,进一步造成炎症反应、血小板黏附聚集及纤维素沉积。红细胞通过受损的毛细血管时易发生机械损伤,进而发生溶解。同时,受损的内皮细胞由于失去正常的抗凝功能,最终导致微血栓的形成。

2.侵袭性肺炎链球菌

侵袭性肺炎链球菌相关的 HUS 发病机制主要为 Thomsen-Friedenreich 抗原(TF 抗原)的暴露。在生理状态下,TF 抗原存在于人体红细胞、血小板及肾小球内皮细胞的表面,并被 N-乙酰神经氨酸覆盖。如患者感染了产神经氨酸酶的肺炎链球菌,细菌分泌的神经氨酸酶可以分解细胞表面的 N-乙酰神经氨酸,使 TF 抗原暴露。TF 抗原暴露后,机体会产生针对 TF 抗原的自身抗体,引发免疫反应,造成红细胞、血小板及肾小球内皮细胞的损伤,最终导致 HUS 的发生。

(二)补体调节分子异常

补体系统是人类天然免疫系统的重要组成成分,补体活化后可识别并清除外源微生物、机体凋亡组织及免疫复合物。同时,机体还存在抑制补体活化的调节蛋白,从而避免了补体过度激活而导致对机体自身的损伤。如果补体调节蛋白的功能出现异常,则会导致相关疾病。

在生理情况下,血管内皮细胞可以通过多种补体调节蛋白来避免补体介导的损伤,如 H 因子(CFH)、I 因子(CFI)、膜辅助蛋白(MCP)等。当上述因子出现异常(如基因突变或机体产生针对补体调节蛋白的自身抗体)或补体活化分子基因突变后功能增强(即不再受补体调节蛋白的调节作用)时,均可引起补体在内皮细胞表面出现不适当的过度激活,从而引起内皮细胞损伤,导致 HUS。由于肾脏对补体活化异常敏感,故此类患者肾脏受累突出。以下就常见补体调节蛋白或相关因子功能异常所致 HUS 的机制做一详述。

1.H 因子

CFH 是血清中浓度最高的补体调节蛋白之一,由 20 个独立的能折叠的结构域组成,这些结构域称为短一致重复片段(SCRs)。CFH 基因位于 1q32,是 1 213 个氨基酸残基组成的 150 kDa 的糖蛋白,主要由肝脏合成,肾脏的系膜细胞、足细胞、血小板、外周血单个核细胞、视网膜色素上皮细胞、神经胶质细胞、成纤维细胞、内皮细胞等也有部分表达。CFH 能够与多个配体如 C_{3b}、肝素、C-反应蛋白(CRP)等相互作用,提示 CFH 功能的复杂性。目前已知 CFH 有 3 个与 C_{3b} 结合的位点,分别位于 SCR1-4、11-14 和 19~20;3 个与肝素结合的位点,分别位于 SCR7、13 和 20;3 个与 CRP 结合的位点,分别位于 7~8、11~13 和 16~20。CFH 在补体旁路途径活化的早期起着重要的调节作用,一方面可以作为 CFI 的辅助因子降解 C_{3b},转化成 iC_{3b};另一方面可以通过与 B 因子的裂解产物 Bb 竞争性结合 C_{3b} 使 C_3 转化酶生成减少,同时加速已形成的 C_3 转化酶的降解。

在非典型的溶血性尿毒症综合征(aHUS)患者中近 30%~50%存在 CFH 水平降低或缺如,目前认为主要原因包括 CFH 基因纯合/杂合缺陷或存在抗 CFH 的自身抗体。纯合突变时血清 CFH 缺乏,通常在正常水平的 10%以下,患者可表现为散发 aHUS 或有家族史,通常在婴幼儿期发病。杂合缺陷的患者血清补体水平正常或接近正常,CFH 水平为正常水平的 50%左右。CFH 的基因突变主要发生于 SCR19-20,多为单个氨基酸的突变,使 CFH 与相应配体及内皮细胞的结合能力下降,从而引起临床病变。另外,6%~10%的 aHUS 患者中存在抗 CFH 的自身抗体。目前认为抗 CFH 自身抗体的主要结合位点也在 SCR 19~20,研究提示其可能是通过降低 CFH 与 C_{3b}、肝素及与细胞结合的能力而致病。

2.I 因子

CFI 是另一种由肝脏合成的补体调节因子,由一条重链与轻链组成,主要在循环(液相)中发

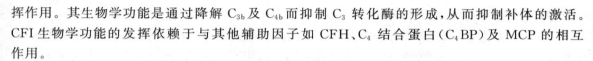

挥作用。其生物学功能是通过降解 C_{3b} 及 C_{4b} 而抑制 C_3 转化酶的形成,从而抑制补体的激活。CFI 生物学功能的发挥依赖于与其他辅助因子如 CFH、C_4 结合蛋白(C_4BP)及 MCP 的相互作用。

CFI 的基因编码位于 4 号染色体长臂 2 区 5 带。CFI 基因缺陷外显率较低,故大多为散发病例而非家族遗传。CFI 基因缺陷时,补体活化不受控制,其结果类似于 CFH 基因缺陷,最终会导致 TMA 的发生。

3.膜辅助蛋白

MCP 又称 CD46,是一类广泛表达于细胞表面的跨膜补体调节因子。除红细胞外,MCP 几乎表达于体内的所有细胞。其生物学功能为辅助 CFI 降解沉积于细胞表面的 C_{3b} 和 C_{4b}。其编码基因毗邻 CFH 编码基因,基本结构单位也为 SCR 结构域。

与 CFH 基因突变相似,MCP 基因缺陷可导致其表达量减少、与 C_{3b} 的结合能力降低及 CFI 辅助活性降低,引起补体在细胞表面的过度激活从而致病。MCP 基因缺陷能以常染色体显性遗传或常染色体隐性遗传方式遗传。但单纯 MCP 基因缺陷并不一定致病,携带 MCP 基因缺陷者病情也较轻,这可能与其他因素的参与有关。

4.B 因子

B 因子(CFB)是补体旁路激活途径的固有成分之一,具有旁路途径转化酶的酶切位点。aHUS 患者中 B 因子基因突变的报道较少。研究认为 CFB 突变可增加 C_{3b}B 的合成或使 C_{3b}Bb 不易被促衰变因子或 CFH 降解,故可使酶活性增强,使更多补体成分沉积于肾小球内皮细胞而致病。

5.其他补体相关因子

有报道血栓调节蛋白(thrombomodulin,TM)的基因缺陷可引发 aHUS。TM 是一种普遍存在于内皮细胞表面的糖蛋白,具有抗凝、抗炎和细胞保护等多重作用。其可在补体辅助因子(CFH 和 C_4BP)存在的条件下辅助 CFI 降解 C_{3b},还可激活羧肽酶原 B,加速过敏毒素 C_{3a} 和 C_{5a} 的降解。TM 还可以激活蛋白 C,从而发挥其抗凝及促纤溶的作用。若 TM 基因缺陷可影响其与配体的结合,从而影响其对补体的调节功能而导致血栓形成。

二、分类

根据病因学及临床特征等的不同,可将 HUS 分为两大类:一类是典型 HUS,也称腹泻相关型 HUS(D+HUS),另一类为无腹泻的 HUS(D-HUS),也称不典型溶血性尿毒症综合征(aHUS)。

近年来也有学者提出应根据不同的发病机制对 HUS 进行分类,如病因明确者如细菌感染、补体系统异常等及疾病相关者如肿瘤、移植、妊娠、自身免疫性疾病所致等,可能更有助于临床的诊治。

三、表现

(一)临床表现

HUS 主要表现为微血管病性溶血、血小板减少和急性肾损伤,肾受累常较为严重,而不同类型的 HUS 又各具特点。

1.D⁺HUS

D⁺HUS多见于儿童,常先有前驱腹泻症状,后发生急性肾损伤。有文献报道,其总体发病率为每年2.1/10万人,小于5岁的儿童发病率最高达每年6.1/10万,而50～59岁成人发病率最低为每年0.5/10万人。

(1)前驱症状:近90％的患者有前驱症状,大多为"胃肠炎"表现,如腹痛、腹泻、呕吐及食欲缺乏,伴中度发热。腹泻严重者可为脓血便,类似溃疡性结肠炎,少数病例以呼吸道感染为前驱症状。前驱期可持续数天至数周,其后常有一段无症状间歇期。

(2)贫血及血小板减少:常在前驱期后5～10天(也有长至数周)突然发病,以微血管病溶血所致贫血及血小板减少所致出血为突出表现。患者常表现为面色苍白、黄疸(占15％～30％)、皮肤黏膜出血(皮肤出血点、瘀斑甚至血肿)、呕血、便血及血尿,部分重症患者还可出现贫血相关性心力衰竭。患者肝脾常增大。

(3)急性肾衰竭:与贫血几乎同时发生。患者肾功能急剧恶化,出现水电解质平衡紊乱和酸中毒,严重时进展至少尿或无尿。常伴发高血压。

此外,部分患者还可以出现中枢神经系统症状,如头痛、嗜睡、性格异常、抽搐、昏迷及共济失调等。

2.aHUS

与D⁺HUS相比,aHUS患者更好发于成人。虽无腹泻症状,但也常伴其他胃肠道表现。患者迅速出现少尿或无尿性急性肾衰竭及恶性高血压,其中约50％患者可进展至终末期肾脏病(ESRD)。儿童中最为常见的aHUS为产神经氨酸酶肺炎链球菌感染相关的HUS,临床可表现为肺炎和脑脊髓膜炎,严重者发生呼吸窘迫综合征和败血症。应注意的是该组患者的临床表现常可因血浆疗法而加重,需要警惕。

值得一提的是,随着现代遗传学及免疫学技术的发展,近年在aHUS中又分出一个亚类,名为DEAP-HUS,该类患者存在CFH相关蛋白1和3基因的缺失并存在血清抗CFH的自身抗体,好发于年轻人,男女比例相近,可有较为突出的非腹泻的胃肠道症状。

(二)实验室检查

微血管溶血性贫血和血小板减少是HUS实验室检查的标志性特点,特别是后者即使在正常范围,若呈进行性下降趋势,临床意义也很大。HUS患者贫血一般较为严重,为微血管病性溶血,外周血涂片可见到＞2％的破碎红细胞。而发生微血管病性溶血时,血管内溶血的指标如血清乳酸脱氢酶(LDH)上升、血和尿游离血红蛋白升高及血清结合珠蛋白降低等,以及血管内、外溶血共有的表现如血清总胆红素及间接胆红素升高、外周血网织红细胞升高等也都阳性。抗人球蛋白试验(Coomb'stest)阴性,但在系统性红斑狼疮和侵袭性肺炎链球菌感染引起的HUS中可能阳性。需要特别指出的有以下两点。①外周血涂片寻找破碎红细胞的比例非常重要,正常范围＜0.5％,若处于0.5％～2.0％则要高度怀疑微血管溶血,如＞2％则基本可以确诊。但由于该检查的准确性较大程度依赖于实验室技术人员的检测水平,故各个实验室的可靠性差异较大。为此,国际血液病破碎红细胞标准化工作组(ICSH)于2012年制订了最新的关于判断外周血破碎红细胞的标准诊断流程,可供参考。②LDH升高对发现HUS最敏感,但特异性不强,其升高并不只见于HUS,在一些其他疾病如心肌梗死、横纹肌溶解综合征、肿瘤及重症感染时也可以见到,故需要结合患者实际状态进行判断。

D⁺HUS常有外周血白细胞数升高伴核左移,但aHUS则白细胞数多正常。多数患者的凝血酶原时间(PT)、部分凝血活酶时间(APTT)、V因子、Ⅷ因子和纤维蛋白原都在正常范围。部分患者存在纤维蛋白降解产物升高和凝血酶时间(TT)延长。

HUS患者肾脏受累的临床表现与其肾脏病理受损的部位有关,如累及肾小球时,则突出表现为血尿、蛋白尿,严重时出现大量蛋白尿及血肌酐升高;如以肾血管受累为主,则尿中的有形成分不明显,临床上多表现为恶性高血压及血肌酐升高等。严重的血小板减少可导致非变形红细胞血尿。

其他实验室检查包括大便培养(大肠埃希菌或志贺痢疾杆菌),Stx检测或通过聚合酶链式反应(PCR)检测Stx的基因;痰培养;血浆补体成分及调节蛋白水平的测定(包括 C_3、C_4、CFB、CFH、CFI、外周血单核细胞表面 MCP 的表达)、补体基因筛查等,但部分检查步骤较为复杂,价格昂贵,尚不能广泛应用于临床。

(三)肾脏病理表现

肾活检病理在明确 TMA 诊断、协助提示病因、与其他疾病鉴别、指导治疗及判断患者长期预后方面有很大帮助。

导致 TMA 的中心环节是血管内皮细胞损伤,从而出现了一系列病变。

1.肾小球

光镜检查急性期肾小球病理表现:依据肾小动脉的损伤程度,可见程度不等、发病各异的毛细血管襻缺血性皱缩;肾小球毛细血管内皮细胞增生、肿胀;节段性毛细腔内微血栓形成;因基底膜内疏松层增宽而出现基底膜不规则增厚,并可出现假双轨征;因节段性系膜溶解,可出现毛细血管瘤样扩张;在病变慢性期可出现系膜基质增生导致系膜增宽,系膜细胞可不同程度的插入,毛细血管内皮细胞和系膜细胞产生的基底膜样物质导致肾小球毛细血管襻真双轨征样改变。在HUS的终末期,肾小球硬化和缺血性硬化,部分呈现膜增殖性肾炎样改变。

免疫荧光检查对 HUS 病变无决定性诊断价值,有时在肾小球内出现非特异性 IgM 弱阳性,纤维蛋白强弱不等的阳性,有微血栓形成时,更明显。

电镜检查对 HUS 病变的诊断,有一定意义。急性期最常见的病变是肾小球毛细血管基底膜内疏松层增宽,内皮细胞肿胀,有时可见血栓形成。

2.肾脏小动脉

光镜下急性期小动脉的病变在 D⁻HUS 患者更常见。在疾病早期,肾脏小动脉表现为内皮细胞肿胀,内膜水肿,进而黏液变性,节段性血栓形成。慢性期随着疾病进展,受累小动脉内膜进一步增厚,纤维和胶原纤维增生,以血管腔为中心呈同心圆状排列,或称葱皮状增生。原来的血栓逐渐机化。

免疫荧光检查对小动脉病变无决定意义,特别是慢性期。

电镜下急性期小动脉内皮细胞的病变和肾小球内皮细胞病变类似,急性期血管基底膜内疏松层增宽。慢性期可见内膜胶原纤维增生。

3.肾小管和肾间质

HUS 的肾小管和肾间质均为肾血管和肾小球病变的继发性病变。肾小管上皮细胞多少不等的刷状缘脱落、萎缩,肾间质水肿及轻重不等的淋巴和单核细胞浸润及纤维化。

四、诊断

图 5-1 是对临床疑诊 TMA(其中包括 HUS 和 TTP)患者的诊断流程。

五、治疗及预后

经典大肠埃希菌感染引起的 D^+ HUS 的治疗通常遵循急性肾损伤的治疗原则,即以支持治疗为主,最大限度地降低急性期的死亡率,如针对容量负荷重、电解质紊乱及氮质血症等及时进行肾脏替代治疗。其他支持治疗主要包括输注悬浮红细胞、血小板(血红蛋白水平小于 60 g/L 是输注悬浮红细胞的指征;在有活动性出血或拟进行有创检查时可输注血小板)。近期研究表明应用促红细胞生成素治疗可能会减少悬浮红细胞的输注量。对于应用抗生素目前尚存在争议,而止泻药物可能会增加中毒性巨结肠的可能,应慎用。目前研究中的新型治疗药物包括针对细菌黏附素、Stx 和其他蛋白抗原的活疫苗,高亲和力的口服毒素受体类似物、表达受体的益生菌、中和毒素的单克隆抗体及针对 Stx 介导的内皮损伤和组织损伤下游效应的小分子生物制剂等。该类疾病患者多数预后较好,肾功能可以完全恢复,仅少数发展至 ESRD。

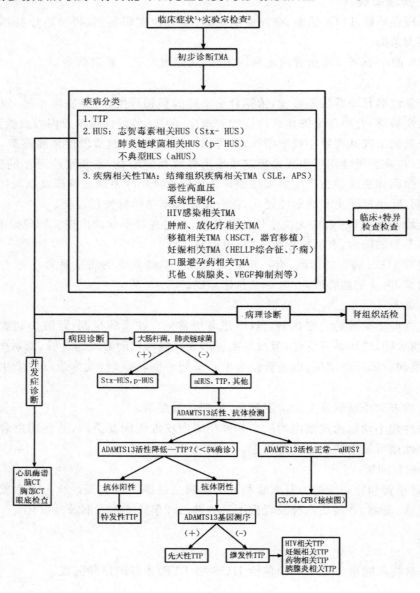

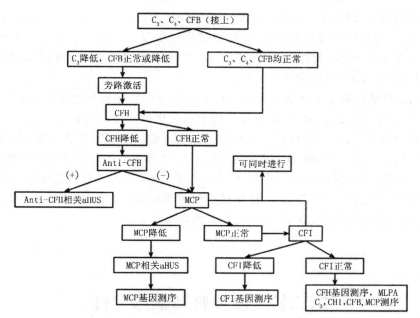

图 5-1　TMA(包括 HUS 和 TTP)诊断流程

注:(1)临床症状。①儿童常见 HUS,成人常见 TTP;②神经系统症状:头痛、嗜睡、意识模糊、局灶性神经损害、抽搐、昏迷;③贫血、出血症状:紫癜、黏膜出血、月经增多等;④肾功能损害症状(主要是 HUS):血尿、蛋白尿、急肾衰竭;⑤胃肠道、上呼吸道或其他前驱感染症状;⑥非特异症状:发热、乏力、苍白、肌痛、关节痛。(2)实验室检查:①常规检查:血常规(血小板重度减少(10~30)×10^9/L 和贫血 HB 80~100 g/L)、尿常规、粪常规、肝功、肾功、感染筛查等。②外周血涂片(破碎红细胞>1%)、网织红细胞计数(升高)、骨髓巨细胞(减少)、凝血功能(正常)、Coombs 实验(阴性,在 SLE 或 p-HUS 中可阳性)、其他溶血筛查(非结合胆红素升高、LDH 升高、网织红细胞计数、血清珠蛋白、血尿游离红蛋白)。TMA.血栓性微血管病;HUS.溶血性尿毒症综合征;SLE.系统性红斑狼疮;APS.抗磷脂抗体综合征;HIV.人获得性免疫缺陷病毒;HSCT.造血干细胞移植;VEGF.血管内皮生长因子;Stx.志贺毒素;TTP.血栓性血小板减少性紫癜;CT.计算机断层扫描;CFB.补体 B 因子;C_3.补体第 3 成分;C_4.补体第 4 成分;CFH.补体 H 因子;Anti-CFH.抗补体 H 因子抗体;MCP.膜辅助蛋白;CFI.补体 I 因子;MLPI.多重连接依赖探针扩增术

　　补体调节蛋白基因突变引起的 aHUS 治疗首选血浆置换(但 MCP 基因突变者无效)及定期输注血浆治疗;如因抗补体调节蛋白抗体引起的 aHUS 可选择血浆置换、糖皮质激素和免疫抑制剂治疗,如上述治疗效果差,可考虑使用抗 CD20 单克隆抗体(利妥昔单抗)及抗 C_5 单克隆抗体(依库珠单抗)。血浆疗法虽会暂时维持血液学检测指标的正常水平,但无法治疗潜在的病因,故近年来生物制剂,特别是抗 C_5 单抗的使用逐渐受到关注。抗 C_5 单抗自 2007 年成功在全球40 多个国家批准用于治疗阵发性睡眠性血红蛋白尿后,现已被美国和欧盟地区批准用于 aHUS的治疗,特别适用于儿童、血浆置换无效或依赖、肾移植后预防或治疗复发、预后较差的 aHUS患者。2013 年 6 月,新英格兰医学杂志发表了如下工作:法国巴黎市巴黎第五大学和内克尔医院的 Legendre 博士等人开展了两项前瞻性 2 期试验,纳入年龄不小于 12 岁的 aHUS 患者,受试者接受了为期 26 周的抗 C_5 单抗的治疗,并于扩展期接受了长期治疗。试验一纳入了血小板计数减少伴肾损伤的患者,而存在肾损伤、但在血浆置换或输注期间至少 8 周内的血小板计数下降不超过 25% 的患者则进入试验二。试验一中主要终点事件为血小板计数的变化,试验二中的主要终点事件则为维持无 TMA 事件发生的状态(血小板计数下降不超过 25%,未予血浆置换或输注,未开始透析)。研究结果显示,总共有 37 例患者(其中试验一有 17 例,试验二有 20 例)接

受了抗 C_5 单抗的治疗,治疗中位时间分别为 64 周和 62 周。抗 C_5 单抗治疗后,患者血小板计数增加,在试验一中,血小板计数从基线至 26 周时平均增加量为 $73×10^9/L(P<0.001)$。在试验二中,80%的患者维持在无 TMA 事件的状态。抗 C_5 单抗与所有次要终点的显著改善相关,肾小球滤过率表现为持续性、时间依赖性的增加。

在试验一,5 例患者中有 4 例摆脱透析。对于肾小球滤过率预估值而言,较早进行抗 C_5 单抗干预可带来更显著的改善。抗 C_5 单抗还与健康相关生活质量改善相关。在整个扩展治疗期内,均未见治疗的累积毒性或严重的感染相关不良事件(包括脑膜炎球菌感染)的发生。因此该研究得出结论:抗 C_5 单抗可抑制补体介导的 TMA,并且可使得 aHUS 患者出现时间依赖性的、显著的肾功能改善。aHUS 患者预后多较差,3 年内约 53%的患者死亡或发展至 ESRD。其中 CFH、C_3 和 CFB 基因突变者预后最差,肾移植后复发率很高;MCP 基因突变者预后最好,可自发缓解,理论上肾移植后无复发;CFI 基因突变者预后居中。

(刘振明)

第二节　原发性肾病综合征

一、原发性肾病综合征的诊断

(一)肾病综合征的概念及分类

肾病综合征(nephrotic syndrome,NS)是指各种原因导致的大量蛋白尿(>3.5 g/d)、低清蛋白血症(<30 g/L)、水肿和/或高脂血症。其中大量蛋白尿和低清蛋白血症是诊断的必备条件,具备这两条再加水肿和/或高脂血症肾病综合征诊断即可成立。

肾病综合征可分为原发性、继发性和遗传性三大类(也有学者将遗传性归入继发性肾病综合征)。继发性肾病综合征很常见,在我国常由糖尿病肾病、狼疮性肾炎、乙肝病毒相关性肾炎、过敏性紫癜性肾炎、恶性肿瘤相关性肾小球病、肾淀粉样变性和汞等重金属中毒引起。遗传性肾病综合征并不多见,在婴幼儿主要见于先天性肾病综合征(芬兰型及非芬兰型),此外,少数 Alport 综合征患者也能呈现肾病综合征。

(二)原发性肾病综合征的诊断及鉴别诊断

原发性肾病综合征是原发性肾小球疾病最常见的临床表现。符合肾病综合征诊断标准,并能排除各种病因的继发性肾病综合征和遗传性疾病所致肾病综合征,方可诊断原发性肾病综合征。

如下要点能帮助原发性与继发性肾病综合征鉴别。

1.临床表现

应参考患者的年龄、性别及临床表现特点,有针对性地排除继发性肾病综合征,例如,儿童应重点排除乙肝病毒相关性肾炎及过敏性紫癜肾炎所致肾病综合征;老年患者则应着重排除淀粉样变性肾病、糖尿病肾病及恶性肿瘤相关性肾小球病所致肾病综合征;女性,尤其青中年患者均需排除狼疮性肾炎;对于使用不合格美白或祛斑美容护肤品病理诊断为肾小球微小病变病(minimal change disease,MCD)或膜性肾病(membranous nephropathy,MN)的年轻女性肾病

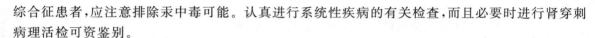

综合征患者,应注意排除汞中毒可能。认真进行系统性疾病的有关检查,而且必要时进行肾穿刺病理活检可资鉴别。

2.病理表现

原发性肾病综合征的主要病理类型为 MN(常见于中老年患者)、MCD(常见于儿童及部分老年患者)及局灶节段性肾小球硬化(focal segmental glomerular sclerosis,FSGS),另外,某些增生性肾小球肾炎如 IgA 肾病、系膜增生性肾炎、膜增生性肾炎、新月体肾炎等也能呈现肾病综合征表现。各种继发性肾小球疾病的病理表现,在多数情况下与这些原发性肾小球疾病病理表现不同,再结合临床表现进行分析,鉴别并不困难。

近年,利用免疫病理技术鉴别原发性(或称特发性)MN 与继发性 MN(在我国常见于狼疮性MN、乙肝病毒相关性 MN、恶性肿瘤相关性 MN 及汞中毒相关性 MN 等)已有较大进展。现在认为,原发性 MN 是自身免疫性疾病,其中抗足细胞表面的磷脂酶 A2 受体(phospholipase A2 rreceptor,PLA2R)抗体是重要的自身抗体之一,它主要以 IgG4 形式存在,但是外源性抗原及非肾自身抗原诱发机体免疫反应导致的继发性 MN 却并非如此。基于上述认识,现在已用抗 IgG亚类(包括 IgG1、IgG2、IgG3 和 IgG4)抗体及抗 PLA2R 抗体对肾组织进行免疫荧光或免疫组化检查,来帮助鉴别原、继发性 MN。

国内外研究显示,原发性 MN 患者肾小球毛细血管壁上沉积的 IgG 亚类主要是 IgG4,并常伴 PLA2R 沉积;而狼疮性 MN 及乙肝病毒相关性 MN、肾小球毛细血管壁上沉积的 IgG 主要是IgG1、IgG2 或 IgG3,且不伴 PLA2R 沉积;恶性肿瘤相关性 MN 及汞中毒相关性 MN 毛细血管壁上沉积的 IgG 亚类也非 IgG4 为主,有无 PLA2R 沉积,目前尚无研究报道。不过,并非所有检测结果都绝对如此,文献报道原发性 MN 患者肾小球毛细血管壁上以 IgG4 亚类沉积为主者占81%～100%,有 PLA2R 沉积者占 69%～96%,所以仍有部分原发性 MN 患者可呈阴性结果,另外阳性结果也与继发性 MN 存在一定交叉。为此 IgG 亚类及 PLA2R 的免疫病理检查结果仍然需要再进行综合分析,才能最后判断它在鉴别原、继发 MN 上的意义。

3.实验室检查

近年来,研究还发现一些原发性肾小球疾病病理类型的血清标志物,它们在一定程度上对鉴别原发性与继发性肾病综合征也有帮助。

(1)血清 PLA2R 抗体:美国 Beck 等研究显示 70% 的原发性 MN 患者血清中含有抗 PLA2R抗体,而狼疮性肾炎、乙肝病毒相关性肾炎等继发性 MN 患者血清无此抗体,显示此抗体对于原发性 MN 具有较高的特异性。此后欧洲及中国的研究显示,原发性 MN 患者血清 PLA2R 抗体滴度还与病情活动度相关,病情缓解后抗体滴度降低或消失,复发时滴度再升高。不过,在原发性 MN 患者中,此血清抗体的阳性率为 57%～82%,所以阴性结果仍不能除外原发性 MN。

(2)可溶性尿激酶受体(soluble urokinase receptor,suPAR):Wei 等检测了 78 例原发性FSGS、25 例 MCD、16 例 MN、7 例先兆子痫和 22 例正常人血清中 suPAR 的浓度,结果发现原发性 FSGS 患者血清 suPAR 浓度明显高于正常对照和其他肾小球疾病的患者,提示 suPAR 可能是原发性 FSGS 的血清学标志物。Huang 等的研究基本支持 Wei 的看法,同时发现随着 FSGS病情缓解,血清 suPAR 水平也明显降低,但是他们的研究结果并不认为此检查能鉴别原发性及继发性 FSGS。为此,今后还需要更多的研究来进一步验证。就目前已发表的资料看,约 2/3 原发性 FSGS 患者血清 suPAR 抗体阳性,但是其检测结果与其他肾小球疾病仍有一定重叠,这些在分析试验结果时应该注意。

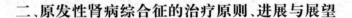

二、原发性肾病综合征的治疗原则、进展与展望

(一)治疗原则

原发性肾病综合征的治疗原则主要有以下内容。①主要治疗:原发性肾病综合征的主要治疗药物是糖皮质激素和/或免疫抑制剂,但是具体应用时一定要有区别地制定个体化治疗方案。原发性肾病综合征的不同病理类型在药物治疗反应、肾损害进展速度及肾病综合征缓解后的复发上都存在很大差别,所以,首先应根据病理类型及病变程度来有区别地实施治疗;另外,还需要参考患者年龄、体重、有无激素及免疫抑制剂使用禁忌证、是否有生育需求、个人意愿采取不同的用药。有区别地个体化地制定激素和/或免疫抑制剂的治疗方案,是现代原发性肾病综合征治疗的重要原则。②对症治疗:水肿(重时伴腹水及胸腔积液)是肾病综合征患者的常见症状,利尿治疗是主要的对症治疗手段。利尿要适度,以每天体重下降 0.5～1.0 kg 为妥。如果利尿过猛可导致电解质紊乱、血栓栓塞及肾前性急性肾损害(acute kidney injury,AKI)。③防治并发症:加强对感染、血栓栓塞、蛋白质缺乏、脂代谢紊乱及 AKI 等并发症的预防与治疗。④保护肾功能:要努力防治疾病本身及治疗措施不当导致的肾功能恶化。

(二)具体治疗药物及措施

1.免疫抑制治疗

(1)糖皮质激素:对免疫反应多个环节都有抑制作用。能抑制巨噬细胞对抗原的吞噬和处理;抑制淋巴细胞 DNA 合成和有丝分裂,破坏淋巴细胞,使外周淋巴细胞数量减少;抑制辅助性 T 细胞和 B 细胞,使抗体生成减少;抑制细胞因子如 IL-2 等生成,减轻效应期的免疫性炎症反应等。激素于 20 世纪 50 年代初开始应用于原发性肾病综合征治疗,至今仍是最常用的免疫抑制治疗药物。

我国在原发性肾病综合征治疗中激素的使用原则如下。①起始足量:常用药物为泼尼松(或泼尼松龙)每天 1 mg/kg(最高剂量 60 mg/d),早晨顿服,口服 8～12 周,必要时可延长至 16 周(主要适用于 FSGS 患者);②缓慢减药:足量治疗后每 2～3 周减原用量的 10% 左右,当减至 20 mg/d 左右肾病综合征易反复,应更缓慢减量;③长期维持:最后以最小有效剂量(10 mg/d 左右)再维持半年或更长时间,以后再缓慢减量至停药。这种缓慢减药和维持治疗方法可以巩固疗效、减少肾病综合征复发,更值得注意的是这种缓慢减药方法是预防肾上腺皮质功能不全或危象的较为有效方法。激素是治疗原发性肾病综合征的"王牌",但是不良反应也很多包括感染、消化道出血及溃疡穿孔、高血压、水钠潴留、升高血糖、降低血钾、股骨头坏死、骨质疏松、精神兴奋、库欣综合征及肾上腺皮质功能不全等,使用时应密切监测。

(2)环磷酰胺:此药是烷化剂类免疫抑制剂。破坏 DNA 的结构和功能,抑制细胞分裂和增殖,对 T 细胞和 B 细胞均有细胞毒性作用,由于 B 细胞生长周期长,故对 B 细胞影响大。是临床上治疗原发性肾病综合征最常用的细胞毒类药物,可以口服使用,也可以静脉注射使用,由于口服与静脉治疗疗效相似,因此治疗原发性肾病综合征最常使用的方法是口服。具体用法为,每天 2 mg/kg(常用 100 mg/d),分 2～3 次服用,总量 6～12 g。用药时需注意适当多饮水及避免睡前服药,并应对药物的各种不良反应进行监测及处理。常见的药物不良反应有骨髓抑制、出血性膀胱炎、肝损伤、胃肠道反应、脱发与性腺抑制(可能造成不育)。

(3)环孢素 A:是由真菌代谢产物提取得到的 11 个氨基酸组成环状多肽,可以人工合成。能选择性抑制 T 辅助细胞及 T 细胞毒效应细胞,选择性抑制 T 辅助性细胞合成 IL-2,从而发挥免疫抑制作用。不影响骨髓的正常造血功能,对 B 细胞、粒细胞及巨噬细胞影响小。已作为 MN 的一线用药,以及难治性 MCD 和 FSGS 的二线用药。常用量为每天 3～5 mg/kg,分两次空腹口服,服药期间需监测药物谷浓度并维持在 100～200 ng/mL。近年来,有研究显示用小剂量环孢素 A(每天 1～2 mg/kg)治疗同样有效。该药起效较快,在服药 1 个月后可见到病情缓解趋势,3～6 个月后可以缓慢减量,总疗程为 1～2 年,对于某些难治性并对环孢素 A 依赖的病例,可采用小剂量每天 1～1.5 mg/kg 维持相当长时间(数年)。若治疗 6 个月仍未见效果,再继续应用患者获得缓解机会不大,建议停用。当环孢素 A 与激素联合应用时,激素起始剂量常减半如泼尼松或泼尼松龙每天 0.5 mg/kg。环孢素 A 的常见不良反应包括急性及慢性肾损害、肝毒性、高血压、高尿酸血症、多毛及牙龈增生等,其中造成肾损害的原因较多(如肾前性因素所致 AKI、慢性肾间质纤维化所致慢性肾功能不全等),且有时此损害发生比较隐匿需值得关注。当血肌酐(SCr)较基础值增长超过 30%,不管是否已超过正常值,都应减少原药量的 25%～50% 或停药。

(4)他克莫司:又称 FK-506,与红霉素的结构相似,为大环内脂类药物。其对免疫系统作用与环孢素 A 相似,两者同为钙调神经磷酸酶抑制剂,但其免疫抑制作用强,属高效新型免疫抑制剂。主要抑制 IL-2、IL-3 和干扰素-γ 等淋巴因子的活化和 IL-2 受体的表达,对 B 细胞和巨噬细胞影响较小。主要不良反应是糖尿病、肾损害、肝损害、高钾血症、腹泻和手颤。腹泻可以致使本药血药浓度升高,又可以是其一种不良反应,需要引起临床医师关注。该药物费用昂贵,是治疗原发性肾病综合征的二线用药。常用量为每天 0.05～0.10 mg/kg,分两次空腹服用。服药物期间需监测药物谷浓度并维持在 5～10 ng/mL,治疗疗程与环孢素 A 相似。

(5)吗替麦考酚酯:商品名骁悉。在体内代谢为吗替麦考酚酸,后者为次黄嘌呤单核苷酸脱氢酶抑制剂,抑制鸟嘌呤核苷酸的从头合成途径,选择性抑制 T、B 淋巴细胞,通过抑制免疫反应而发挥治疗作用。诱导期常用量为 1.5～2.0 g/d,分 2 次空腹服用,共用 3～6 个月,维持期常用量为 0.5～1.0 g/d,维持 6～12 个月。该药对部分难治性肾病综合征有效,但缺乏随机对照试验(RCT)的研究证据。该药物价格昂贵,由于缺乏 RCT 证据,现不作为原发性肾病综合征的一线药物,仅适用于一线药物无效的难治性病例。主要不良反应是胃肠道反应(腹胀、腹泻)、感染、骨髓抑制(白细胞计数减少及贫血)及肝损害。特别值得注意的是,在免疫功能低下患者应用吗替麦考酚酯,可出现卡氏肺孢子虫肺炎、腺病毒或巨细胞病毒等严重感染,甚至威胁生命。

(6)来氟米特:商品名爱诺华,是一种有效的治疗类风湿关节炎的免疫抑制剂,在国内其适应证还扩大到治疗系统性红斑狼疮。此药通过抑制二氢乳清酸脱氢酶活性,阻断嘧啶核苷酸的生物合成,从而达到抑制淋巴细胞增殖的目的。国外尚无使用来氟米特治疗原发性肾病综合征的报道,国内小样本针对 IgA 肾病合并肾病综合征的临床观察显示,激素联合来氟米特的疗效与激素联合吗替麦考酚酯的疗效相似,但是,后者本身在 IgA 肾病治疗中的作用就不肯定,因此,这个研究结果不值得推荐。新近一项使用来氟米特治疗 16 例难治性成人 MCD 的研究显示,来氟米特对这部分患者有效,并可以减少激素剂量。由于缺乏 RCT 研究证据,指南并不推荐用来氟米特治疗原发性肾病综合征。治疗类风湿关节炎等病的剂量为 10～20 mg/d,共用 6 个月,以后缓慢减量,总疗程为 1.0～1.5 年。主要不良反应为肝损害、感染和过敏,国外尚有肺间质纤维化的报道。

2.利尿消肿治疗

如果患者存在有效循环血容量不足,则应在适当扩容治疗后再予利尿剂治疗;如果没有有效循环血容量不足,则可直接应用利尿剂。

（1）利尿剂治疗：轻度水肿者可用噻嗪类利尿剂联合保钾利尿剂口服治疗，中、重度水肿伴或不伴体腔积液者，应选用襻利尿剂静脉给药治疗（此时肠道黏膜水肿，会影响口服药吸收）。襻利尿剂宜先从静脉输液小壶滴入一个负荷量（如呋塞米 20～40 mg，使髓襻的药物浓度迅速达到利尿阈值），然后再持续泵注维持量（如呋塞米 5～10 mg/h，以维持髓襻的药物浓度始终在利尿阈值上），如此才能获得最佳利尿效果。每天呋塞米的使用总量不超过 200 mg。"弹丸"式给药间期髓襻药物浓度常达不到利尿阈值，此时会出现"利尿后钠潴留"（髓襻对钠重吸收增强，出现"反跳"），致使襻利尿剂的疗效变差。另外，现在还提倡襻利尿剂与作用于远端肾小管及集合管的口服利尿药（前者如氢氯噻嗪，后者如螺内酯及阿米洛利）联合治疗，因为应用襻利尿剂后，远端肾单位对钠的重吸收会代偿增强，使襻利尿剂利尿效果减弱，并用远端肾单位利尿剂即能克服这一缺点。

（2）扩容治疗：对于合并有效血容量不足的患者，可静脉输注胶体液提高血浆胶体渗透压扩容，从而改善肾脏血流灌注，提高利尿剂疗效。临床常静脉输注血浆代用品右旋糖酐来进行扩容治疗，应用时需注意：①用含糖而不用含钠的制剂，以免氯化钠影响利尿疗效；②应用相对分子质量为 20～40 kDa 的制剂（即右旋糖酐-40），以获得扩容及渗透性利尿双重疗效；③用药不宜过频，剂量不宜过大。一般而言，可以一周输注 2 次，每次输注 250 mL，短期应用，而且如无利尿效果就应及时停药。盲目过大量、过频繁地用药可能造成肾损害（病理显示近端肾小管严重空泡变性呈"肠管样"，化验血清肌酐增高，原来激素治疗敏感者变成激素抵抗，出现利尿剂抵抗）；④当尿量＜400 mL/d 时禁用，此时药物易滞留并堵塞肾小管，诱发急性肾衰竭。

由于人血制剂（血浆及清蛋白）来之不易，而且难以完全避免变态反应及血源性感染，因此在一般情况下不提倡用人血制剂来扩容利尿。只有当患者尿量＜400 mL/d，又必须进行扩容治疗时，才选用血浆或清蛋白。

（3）利尿治疗疗效不好的常见原因如下：①有效血容量不足的患者，没有事先静脉输注胶体液扩容，肾脏处于缺血状态，对襻利尿剂反应差；而另一方面滥用胶体液包括血浆制品及血浆代用品导致严重肾小管损伤（即前述的肾小管呈"肠管样"严重空泡变性）时，肾小管对襻利尿剂可完全失去反应，常需数月时间，待肾小管上皮细胞再生并功能恢复正常后，才能重新获得利尿效果。②呋塞米的血浆蛋白（主要为清蛋白）结合率高达 91％～97％。低清蛋白血症可使其血中游离态浓度升高，肝脏对其降解加速；另外，结合态的呋塞米又能随清蛋白从尿排出体外。因此，低清蛋白血症可使呋塞米的有效血浓度降低及作用时间缩短，故而利尿效果下降。③襻利尿剂没有按前述要求规范用药，尤其值得注意的是中重度肾病综合征患者仍旧口服给药，肠黏膜水肿致使药物吸收差；间断静脉"弹丸"式给药，造成给药间期"利尿后钠潴留"；不配合服用作用于远端肾单位的利尿药，削弱了襻利尿剂疗效。④肾病综合征患者必须严格限盐（摄取食盐 2～3 g/d），而医师及患者忽视限盐的现象在临床十分普遍，不严格限盐上述药物的利尿效果会显著减弱。临床上，对于少数利尿效果极差的难治性重度水肿患者，可采用血液净化技术进行超滤脱水治疗。

3.血管紧张素Ⅱ拮抗剂治疗

大量蛋白尿是肾病综合征的最核心问题，由它引发肾病综合征的其他临床表现（低蛋白血症、高脂血症、水肿和体腔积液）和各种并发症。此外，持续性大量蛋白尿本身可导致肾小球高滤过，增加肾小管蛋白重吸收，加速肾小球硬化，加重肾小管损伤及肾间质纤维化，影响疾病预后。因此减少尿蛋白在肾病综合征治疗中十分重要。

近年来,常用血管紧张素转化酶抑制剂(ACEI)或血管紧张素 AT1 受体阻断剂(ARB)作为肾病综合征患者减少尿蛋白的辅助治疗。研究证实,ACEI 或 ARB 除具有降压作用外,还有确切的减少尿蛋白排泄(可减少 30%)和延缓肾损害进展的肾脏保护作用。其独立于降压的肾脏保护作用机制包括:①对肾小球血流动力学的调节作用。此类药物既扩张入球小动脉,又扩张出球小动脉,但是后一作用强于前一作用,故能使肾小球内高压、高灌注和高滤过降低,从而减少尿蛋白排泄,保护肾脏;②非血流动力学的肾脏保护效应。此类药能改善肾小球滤过膜选择通透性,改善足细胞功能,减少细胞外基质蓄积,故能减少尿蛋白排泄,延缓肾小球硬化及肾间质纤维化。因此,具有高血压或无高血压的原发性肾病综合征患者均宜用 ACEI 或 ARB 治疗,前者能获得降血压及降压依赖性肾脏保护作用,而后者可以获得非降压依赖性肾脏保护效应。

应用 ACEI 或 ARB 应注意如下事项:①肾病综合征患者在循环容量不足(包括利尿、脱水造成的血容量不足,及肾病综合征本身导致的有效血容量不足)情况下,应避免应用或慎用这类药物,以免诱发 AKI。②肾功能不全和/或尿量较少的患者服用这类药物,尤其与保钾利尿剂(螺内酯等)联合使用时,要监测血钾浓度,谨防高钾血症发生。③对激素及免疫抑制剂治疗敏感的患者,如 MCD 患者,蛋白尿能很快消失,无必要也不建议服用这类药物。④不推荐 ACEI 和 ARB 联合使用。

三、不同病理类型的治疗方案

(一)MN

应争取将肾病综合征治疗缓解或者部分缓解,无法达到时,则以减轻症状、减少尿蛋白排泄、延缓肾损害进展及防治并发症作为治疗重点。MN 患者尤应注意防治血栓栓塞并发症。

本病不提倡单独使用激素治疗;推荐使用足量激素(如泼尼松或泼尼松龙始量每天 1 mg/kg)联合细胞毒类药物(环磷酰胺)治疗,或较小剂量激素(如泼尼松或泼尼松龙始量每天 0.5 mg/kg)联合环孢素 A 或他克莫司治疗;激素相对禁忌或不能耐受者,也可以单独使用环孢素 A 或他克莫司治疗。对于使用激素联合环磷酰胺治疗无效的病例可以换用激素联合环孢素 A 或他克莫司治疗,反之亦然;对于治疗缓解后复发病例,可以重新使用原方案治疗。

2012 年 KDIGO 制定的《肾小球肾炎临床实践指南》,推荐 MN 所致肾病综合征患者应用激素及免疫抑制剂治疗的适应证如下:①尿蛋白持续超过 4 g/d,或是较基线上升超过 50%,经抗高血压和抗蛋白尿治疗 6 个月未见下降(1B 级证据);②出现严重的、致残的、或威胁生命的肾病综合征相关症状(1C 级证据);③诊断 MN 后的 6~12 个月内 SCr 上升≥30%,能除外其他原因引起的肾功能恶化(2C 级证据)。而出现以下情况建议不用激素及免疫抑制剂治疗:①SCr 持续＞309 μmol/L 或估算肾小球滤过率(eGFR)＜30 mL/(min・1.73 m²);②超声检查肾脏体积明显缩小(如长径＜8 cm);③合并严重的或潜在致命的感染。

(二)微小病变肾病

应力争将肾病综合征治疗缓解。本病所致肾病综合征对激素治疗十分敏感,治疗后肾病综合征常能完全缓解,但是缓解后肾病综合征较易复发,而且多次复发即可能转型为 FSGS,这必须注意。

初治病例推荐单独使用激素治疗;对于多次复发或激素依赖的病例,可选用激素与环磷酰胺联合治疗;担心环磷酰胺影响生育者或者经激素联合环磷酰胺治疗后无效或仍然复发者,可选用较小剂量激素(如泼尼松或泼尼松龙始量每天 0.5 mg/kg)与环孢素 A 或他克莫司联合治疗,或单独使用环孢素 A 或他克莫司治疗；对于环磷酰胺、环孢素 A 或他克莫司等都无效或不能耐受的病例，可改用吗替麦考酚酯治疗。对于激素抵抗型患者需重复肾活检，以排除 FSGS。

(三)局灶节段性肾小球硬化

应争取将肾病综合征治疗缓解或部分缓解，但是无法获得上述疗效时，则应改变目标将减轻症状、减少尿蛋白排泄、延缓肾损害进展及防治并发症作为治疗重点。既往认为本病治疗效果差，但是，近年来的系列研究显示约有 50% 患者应用激素治疗仍然有效，但显效较慢。其中，顶端型 FSGS 的疗效与 MCD 相似。

目前，推荐使用足量激素治疗，如果肾病综合征未缓解，可持续足量服用 4 个月，完全缓解后逐渐减量至维持剂量，再服用 0.5～1.0 年；对于激素抵抗或激素依赖病例可以选用较小剂量激素（如泼尼松或泼尼松龙始量每天 0.5 mg/kg）与环孢素 A 或他克莫司联合治疗，有效病例环孢素 A 可在减量至每天 1.0～1.5 mg/kg 后，维持服用 1～2 年。激素相对禁忌或不能耐受者，也可以单独使用环孢素 A 或他克莫司治疗。不过对 SCr 升高及有较明显肾间质的患者，使用环孢素 A 或他克莫司要谨慎。应用细胞毒药物（如环磷酰胺）、吗替麦考酚酯治疗本病目前缺乏循证医学证据。

(四)系膜增生性肾炎

非 IgA 肾病的系膜增生性肾炎在西方国家较少见，而我国病例远较西方国家多。本病所致肾病综合征的治疗方案，要据肾小球的系膜病变程度，尤其是系膜基质增多程度来决定。轻度系膜增生性肾炎所致肾病综合征的治疗目标及方案与 MCD 相同，且疗效及转归与 MCD 也十分相似；而重度系膜增生性肾炎所致肾病综合征可参考原发性 FSGS 的治疗方案治疗。

(五)膜增生性肾炎

原发性膜增生性肾炎较少见，疗效很差。目前并无循证医学证据基础上的有效治疗方案可被推荐，临床上可以试用激素加环磷酰胺治疗，无效者还可试用较小量糖皮质激素加吗替麦考酚酯治疗。如果治疗无效，则应停用上述治疗。

(六)IgA 肾病

约 1/4IgA 肾病患者可出现大量蛋白尿（＞3.5 g/d），而他们中仅约 1/2 患者呈现肾病综合征。现在认为，部分呈现肾病综合征的 IgA 肾病实际为 IgA 肾病与 MCD 的重叠（免疫荧光表现符合 IgA 肾病，而光镜及电镜表现支持 MCD），这部分患者可参照 MCD 的治疗方案进行治疗，而且疗效及转归也与 MCD 十分相似；而另一部分患者是 IgA 肾病本身导致肾病综合征（免疫荧光表现符合 IgA 肾病，光镜及电镜表现为增生性肾小球肾炎或 FSGS），这部分患者似可参照相应的增生性肾小球肾炎及 FSGS 的治疗方案进行治疗。

应当指出的是，上述多数治疗建议是来自西方国家的临床研究总结，值得从中借鉴，但是是否完全符合中国情况，还必须通过我们自己的实践来进一步验证及总结，不应该教条地盲目应用。同时还应指出，上述治疗方案是依据疾病普遍性面对群体制订的，而在临床实践中患者情况多种多样，必须具体问题具体分析，个体化地实施治疗。

四、难治性肾病综合征的治疗

(一)难治性肾病综合征的概念

目前，尚无难治性肾病综合征一致公认的定义。一般认为，难治性肾病综合征包括激素抵抗性、激素依赖性及频繁复发性的原发性肾病综合征。激素抵抗性肾病综合征系指用激素规范化治疗 8 周(FSGS 病例需 16 周)仍无效者;激素依赖性肾病综合征系指激素治疗缓解病例,在激素撤减过程中或停药后 14 天内肾病综合征复发者;频繁复发性肾病综合征系指经治疗缓解后半年内复发≥2 次,或 1 年内复发≥3 次者。难治性肾病综合征的患者由于病程较长,病情往往比较复杂,临床治疗上十分棘手。

(二)难治性肾病综合征的常见原因

遇见难治性肾病综合征时,应仔细寻找原因。可能存在如下原因。

1.诊断错误

误将一些继发性肾病(如淀粉样变性肾病等)和特殊的原发性肾病(如脂蛋白肾病、纤维样肾小球病等)当成了普通原发性肾小球疾病应用激素治疗,当然不能取得满意疗效。

2.激素治疗不规范

激素治疗不规范包括:①重症肾病综合征患者仍然口服激素治疗,由于肠黏膜水肿药物吸收差,激素血浓度低影响疗效;②未遵守"足量、慢减、长期维持"的用药原则,例如始量不足、"阶梯式"加量、或减药及停药过早过快,都会降低激素疗效。③忽视药物间相互作用,例如卡马西平和利福平等药能使泼尼松龙的体内排泄速度增快,血药浓度降低过快,影响激素治疗效果。

3.静脉输注胶体液不当

前文已叙,过频输注血浆制品或血浆代用品导致肾小管严重损伤(肾小管呈"肠管样"严重空泡变性)时,患者不但对利尿剂完全失去反应,而且原本激素敏感的病例(如 MCD)也可能变成激素抵抗。

4.肾脏病理的影响

激素抵抗性肾病综合征常见于膜增生性肾炎及部分 FSGS 和 MN;频繁复发性肾病综合征常见于 MCD 及轻度系膜增生性肾炎(包括 IgA 肾病及非 IgA 肾病),而它们多次复发后也容易变成激素依赖性肾病综合征,甚至转换成 FSGS 变为激素抵抗。

5.并发症的影响

肾病综合征患者存在感染、肾静脉血栓、蛋白营养不良等并发症时,激素疗效均会降低。年轻患者服激素后常起痤疮,痤疮上的"脓头"就能显著影响激素疗效,需要注意。

6.遗传因素

近 10 余年研究发现,5%～20%的激素抵抗性肾病综合征患者的肾小球足细胞存在某些基因突变,它们包括导致 nephrin 异常的 *NPHS1* 基因突变、导致 podocin 异常的 *NPHS2* 基因突变、导致 CD2 相关蛋白异常的 *CD2AP* 基因突变、导致细胞骨架蛋白 α-辅肌动蛋白 4 异常的 *ACTIN4* 基因突变,以及导致 WT-1 蛋白异常的 *WT-1* 基因突变等。

(三)难治性肾病综合征的治疗对策

难治性肾病综合征的病因比较复杂,有的病因如基因突变难以克服,但多数病因仍有可能改变,从而改善肾病综合征难治状态。对难治性肾病综合征的治疗重点在于明确肾病诊断,寻找可逆因素,合理规范用药。现将相应的治疗措施分述如下。

1.明确肾病诊断

临床上常见的误诊原因为:①未做肾穿刺病理检查;②进行了肾穿刺活检,但是肾组织未做电镜检查(如纤维样肾小球病等将漏诊)及必要的特殊组化染色(如刚果红染色诊断淀粉样变病)和免疫组化染色检查(如载脂蛋白 ApoE 抗体染色诊断脂蛋白肾病);③病理医师与临床医师沟通不够,没有常规进行临床-病理讨论。所以,凡遇难治性肾病综合征,都应仔细核查有无病理诊断不当或错误的可能,必要时应重复肾活检,进行全面的病理检查及临床-病理讨论,以最终明确疾病诊断。

2.寻找及纠正可逆因素

某些导致肾病综合征难治的因素是可逆的,积极寻找及纠正这些可逆因素,就可能改变"难治"状态。①规范化应用激素和免疫抑制剂:对于激素使用不当的 MCD 患者,在调整激素用量和/或改变给药途径后,就能使部分激素"抵抗"患者变为激素有效。MN 应避免单用激素治疗,从开始就应激素联合环磷酰胺或环孢素 A 治疗;多次复发的 MCD 也应激素联合环磷酰胺或环孢素 A 治疗。总之,治疗规范化极重要。②合理输注胶体液:应正确应用血浆代用品或血浆制剂扩容,避免滥用导致严重肾小管损伤,而一旦发生就应及时停用胶体液,等待受损肾小管恢复(常需数月),只有肾小管恢复正常后激素才能重新起效。③纠正肾病综合征并发症:前文已述,感染、肾静脉血栓、蛋白营养不良等并发症都可能影响激素疗效,应尽力纠正。

3.治疗无效病例的处置

尽管已采取上述各种措施,仍然有部分难治性肾病综合征患者病情不能缓解,尤其是肾脏病理类型差(如膜增生性肾炎和部分 MN 及 FSGS)和存在某些基因突变者。这些患者应该停止激素及免疫抑制剂治疗,而采取 ACEI 或 ARB 治疗及中药治疗,以期减少尿蛋白排泄及延缓肾损害进展。大量蛋白尿本身就是肾病进展的危险因素,因此,对这些患者而言,能适量减少尿蛋白就是成功,就可能对延缓肾损害进展有利。而盲目地继续应用激素及免疫抑制剂,不但不能获得疗效,反而可能诱发严重感染等并发症,危及生命。

五、对现有治疗的评价及展望

综上所述,实施有区别的个体化治疗是治疗原发性肾病综合征的重要原则及灵魂所在。首先应根据肾病综合征患者的病理类型及病变程度,其次要考虑患者年龄、体重、有无用药禁忌证、有无生育需求及个人用药意愿,来有区别地个体化地制订治疗方案。现在国内肾穿刺病理检查已逐渐推广,这就为实施有区别的个体化的治疗,提高治疗效果奠定了良好基础。

激素及免疫抑制剂用于原发性肾病综合征治疗已经 60 余年,积累了丰富经验。新的药物及制剂不断涌现,尤其环磷酰胺、环孢素 A、他克莫司、吗替麦可酚酯等免疫抑制剂的先后问世,也为有区别地进行个体化治疗提供了更多有效手段。

尽管原发性肾病综合征的治疗取得了很大进展,但是,治疗药物至今仍主要局限于激素及某些免疫抑制剂。用这样的治疗措施,不少病理类型和病变程度较重的患者仍不能获得良好的治疗效果,一些治疗有效的患者也不能克服停药后的疾病复发,而且激素及免疫抑制剂都有着各种不良反应,有些不良反应甚至可以致残或导致死亡。所以开发新的治疗措施及药物,提高治疗疗效,减少治疗不良反应仍是亟待进行的工作,且任重而道远。

继续深入研究阐明不同类型肾小球疾病的发病机制,进而针对机制的不同环节寻求相应干预措施,是开发新药的重要途径。例如,近年已发现肾小球足细胞上的 PLA2R 能参与特发性 MN 发病,而 suPAR 作为血清中的一种通透因子也能参与 FSGS 致病,如果今后针对它们能够发掘出有效的干预方法及治疗药物,即可能显著提高这些疾病的治疗疗效。最近已有使用利妥昔单抗(抗 CD20 分子的单克隆抗体)治疗特发性 MN 成功的报道,经过利妥昔单抗治疗后,患者血清抗 PLA2R 抗体消失,MN 获得缓解,而且不良反应少。

治疗措施和药物的疗效及安全性需要高质量的临床 RCT 试验进行验证。但是在治疗原发性肾病综合征上我国的 RCT 试验很少，所以我国肾病学界应该联手改变这一状态，以自己国家的多中心 RCT 试验资料，来指导医疗实践。

六、原发性肾病综合征的常见并发症

原发性肾病综合征的常见并发症包括感染、血栓和栓塞、急性肾损伤、高脂血症及蛋白质代谢紊乱等。所有这些并发症的发生都与肾病综合征的核心病变——大量蛋白尿和低清蛋白血症具有内在联系。由于这些并发症常使患者的病情复杂化，影响治疗效果，甚至危及生命，因此，对它们的诊断及防治也是原发性肾病综合征治疗中非常重要的一部分。

(一)感染

感染是原发性肾病综合征的常见并发症，也是导致患者死亡的重要原因之一。随着医学的进展，现在感染导致患者死亡已显著减少，但在临床实践中它仍是我们需要警惕和面对的重要问题。特别是对应用激素及免疫抑制剂治疗的患者，感染常会影响治疗效果和整体预后，处理不好仍会危及生命。

原发性肾病综合征患者感染的发生主要与以下因素有关：①大量蛋白尿导致免疫球蛋白及部分补体成分从尿液丢失，如出现非选择性蛋白尿时大量 IgG 及补体 B 因子丢失，导致患者免疫功能受损。②使用激素和/或免疫抑制剂治疗导致患者免疫功能低下。③长期大量蛋白尿导致机体营养不良，抵抗力降低。④严重皮下水肿乃至破溃，细菌容易侵入引起局部软组织感染；大量腹水容易发生自发性腹膜炎。它们严重时都能诱发败血症。

常见的感染为呼吸道感染、皮肤感染、肠道感染、尿路感染和自发性腹膜炎，病原微生物有细菌(包括结核菌)、真菌、病毒、支原体和卡氏肺孢子虫等。

有关预测原发性肾病综合征患者发生感染的临床研究还很缺乏。一项儿科临床观察显示，若患儿血清蛋白＜15 g/L，其发生感染的相对危险度(relative risk，RR)是高于此值患儿的 9.8 倍，因此尽快使肾病综合征缓解是预防感染发生的关键。一项日本的临床研究表明，成人肾病综合征患者感染发生率为 19%，其危险因素是血清 IgG＜6 g/L(RR＝6.7)，SCr＞176.8 μmol/L(RR＝5.3)。对于血清 IgG＜6 g/L 的患者，每 4 周静脉输注丙种球蛋白 10～15 g，可以明显地预防感染发生。

需要注意，正在用激素及免疫抑制剂治疗的患者，其发生感染时临床表现可能不典型，患者可无明显发热，若出现白细胞计数升高及轻度核左移也容易被误认为是激素引起，因此对这些患者更应提高警惕，应定期主动排查感染，包括一些少见部位的感染如肛周脓肿。

感染的预防措施包括：①注意口腔护理，可以使用抑制细菌及真菌的漱口液定时含漱，这对使用强化免疫抑制治疗(如甲泼尼龙冲击治疗)的患者尤为重要。对于严重皮下水肿致皮褶破溃渗液的患者，需要加强皮肤护理，防治细菌侵入。②使用激素及免疫抑制剂时，要严格规范适应证、药量及疗程，并注意监测外周血淋巴细胞及 CD4$^+$ 淋巴细胞总数的变化，当淋巴细胞计数＜600/μL 和/或 CD4$^+$ 淋巴细胞计数＜200/μL 时，可以给予复方磺胺甲唑(即复方新诺明)预防卡氏肺孢子虫感染，具体用法为每周两次，每次两片(每片含磺胺甲唑 400 mg 和甲氧苄啶 80 mg)。③对于血清 IgG＜6 g/L 或反复发生感染的患者，可以静脉输注丙种球蛋白来增强体液免疫；对于淋巴细胞计数＜600/μL 和/或 CD4$^+$ 淋巴细胞计数＜200/μL 的患者，可以肌内注射或静脉输注胸腺素来改善细胞免疫。④对于反复发生感染者，还可请中医辨证施治，予中药调理预防感染。虽然在临床实践中，我们发现中药调理能够发挥预防感染的作用，但是，目前还缺乏循证医学证据支持。

需要指出的是,若使用激素及免疫抑制剂患者发生了严重感染,可以将这些药物尽快减量或者暂时停用,因为它们对控制感染不利,而且合并感染时它们治疗 NS 的疗效也不佳。但是,某些重症感染如卡氏肺包虫肺炎却不宜停用激素,因为激素能减轻间质性肺炎,改善缺氧状态,降低病死率。

(二)血栓和栓塞

肾病综合征合并血栓、栓塞的发生率为 $10\%\sim42\%$,常见肾静脉血栓(RVT)、其他部位深静脉血栓和肺栓塞。动脉血栓较为少见。血栓和栓塞的发生率与肾病综合征的严重程度、肾小球疾病的种类有关,但检测手段的敏感性也影响本病的发现。

1.发病机制

肾病综合征易并发血栓、栓塞主要与血小板活化、凝血及纤溶异常、血液黏稠度增高相关。临床观察发现:①肾病综合征患者血小板功能常亢进,甚至数量增加,患者血清血栓素(TXA2)及血管假性血友病因子(vWF)增加,可促使血小板聚集、黏附功能增强并被激活。②低清蛋白血症刺激肝脏合成蛋白,导致血中大分子的凝血因子 I、II、V、VII、VIII、X 浓度升高;而内源性抗凝物质(凝血酶III及蛋白 C、S)因相对分子质量小随尿丢失至血浓度降低。③纤溶酶原相对分子质量较小随尿排出,血清浓度降低,而纤溶酶原激活物抑制物 PAI-1 及纤溶酶抑制物 α_2-巨球蛋白血浓度升高。上述变化导致血栓易于形成而不易被溶解。④肾病综合征患者有效血容量不足血液浓缩及出现高脂血症等,致使血液黏稠度增高,也是导致血栓发生的危险因素。此外,不适当地大量利尿,以及使用激素治疗也能增加血栓形成的风险。

肾小球疾病的病理类型也与血栓、栓塞并发症有关:MN 的发生率最高,为 $29\%\sim60\%$,明显高于 MCD 和 FSGS(分别为 24.1% 和 18.8%),MN 合并血栓的风险是 IgA 肾病的 10.8 倍,并易发生有临床症状的急性静脉主干血栓如肾静脉、肺血管主干血栓,原因至今未明。

研究认为,能预测肾病综合征患者血栓、栓塞并发症风险的指标为:①血清蛋白<20 g/L,新近发现 MN 患者血清蛋白<28 g/L 血栓栓塞风险即明显升高;②病理类型为 MN;③有效血容量明显不足。

2.临床表现与影像学检查

血栓、栓塞并发症的临床表现可能非常不明显,以肾静脉血栓为例,多数分支小血栓并没有临床症状。因此,要对肾病综合征患者进行认真细致地观察,必要时及时做影像学检查,以减少漏诊。患者双侧肢体水肿不对称,提示水肿较重的一侧肢体有深静脉血栓可能;腰痛、明显血尿、B 超发现一侧或双侧肾肿大,以及不明原因的 AKI,提示肾静脉血栓;胸闷、气短、咯血和胸痛提示肺栓塞。

在肾静脉血栓诊断方面,多普勒超声有助于发现肾静脉主干血栓,具有方便、经济和无损伤的优点,但是敏感性低,而且检查准确性较大程度地依赖操作者技术水平。CT 及磁共振肾静脉成像有较好的诊断价值,而选择性肾静脉造影仍是诊断的"金标准"。在肺栓塞诊断上,核素肺通气/灌注扫描是较为敏感、特异的无创性诊断手段。CT 及磁共振肺血管成像及超声心动图也可为诊断提供帮助,后者可发现肺动脉高压力、右心室和/或右心房扩大等征象。肺动脉造影是诊断肺栓塞的"金标准",发现栓塞后还可以局部溶栓。上述血管成像检查均需要使用对比剂(包括用于 X 线检查的碘对比剂及用于磁共振检查的钆对比剂),故应谨防对比剂肾损害,尤其是对已有肾损害的患者。

3.预防与治疗

原发性肾病综合征并发血栓、栓塞的防治至今没有严格的 RCT 临床研究报道,目前的防治方案主要来自小样本的临床观察。

(1)血栓、栓塞并发症的预防:比较公认的观点是,肾病综合征患者均应服用抗血小板药物,而当血清蛋白<20 g/L 时即开始抗凝治疗。对于 MN 患者抗凝指征应适当放宽一些。Lionaki S 等研究显示,MN 患者血清蛋白≤28 g/L 深静脉血栓形成的风险是>28 g/L 者的 2.5 倍,血清蛋白每降低 10 g/L,深静脉血栓的风险增加 2 倍,因此,目前有学者建议 MN 患者血清蛋白<28 g/L 即应予预防性抗凝治疗。抗凝药物常采用肝素或低分子肝素皮下注射或口服华法林。口服华法林时应将凝血酶原时间的国际标准化比率(INR)控制在 1.5～2.0,华法林与多种药物能起相互反应,影响(增强或减弱)抗凝效果,用药时需要注意。

(2)血栓、栓塞并发症的治疗:血栓及栓塞并发症一旦发生即应尽快采用如下治疗。

溶栓治疗:引起急性肾衰竭的急性肾静脉主干大血栓,或导致收缩压下降至<12.0 kPa(90 mmHg)的急性肺栓塞,均应考虑进行溶栓治疗。既往常用尿激酶进行溶栓,最适剂量并未确定,可考虑用 6 万～20 万单位稀释后缓慢静脉滴注,每天 1 次,10～14 天 1 个疗程;现在也可采用重组人组织型纤溶酶原激活剂治疗,它能选择性地与血栓表面的纤维蛋白结合,纤溶效力强,用量 50 mg 或 100 mg,开始时在 1～2 分钟内静脉推注 1/10 剂量,剩余的 9/10 剂量稀释后缓慢静脉滴注,2 小时滴完。使用重组人组织型纤溶酶原激活剂要监测血清纤维蛋白原浓度,避免过低引起出血。国内多中心研究结果显示,50 mg 和/或 100 mg 两种剂量的疗效相似,而前者出血风险明显降低。

抗凝治疗:一般而言,原发性肾病综合征患者出现血栓、栓塞并发症后要持续抗凝治疗半年,若肾病综合征不缓解且血清蛋白仍<20 g/L 时,还应延长抗凝时间,否则血栓、栓塞并发症容易复发。用口服华法林进行治疗时,由于华法林起效慢,故需在开始服用的头 3～5 天,与肝素或低分子肝素皮下注射重叠,直至 INR>2.0 后才停用肝素或低分子肝素。在整个服用华法林期间都一定要监测 INR,控制 INR 在 2.0～2.5 范围。若使用重组人组织型纤溶酶原激活进行溶栓治疗,则需等血清纤维蛋白原浓度回复正常后,才开始抗凝治疗。

(三)急性肾损伤

由原发性肾病综合征引起的 AKI 主要有如下 2 种:①有效血容量不足导致的肾前性 AKI,常只出现轻、中度氮质血症。②机制尚不清楚的特发性 AKI,常呈现急性肾衰竭(ARF)。至于肾小球疾病本身(如新月体性肾小球肾炎)引起的 AKI、治疗药物诱发的 AKI(如药物过敏所致急性间质性肾炎或肾毒性药物所致急性肾小管坏死),以及肾病综合征并发症(如急性肾静脉主干血栓)所致 AKI,均不在此讨论。

1.急性肾前性氮质血症

严重的低清蛋白血症导致血浆胶体渗透压下降,水分渗漏至皮下及体腔,致使有效循环容量不足,肾灌注减少,而诱发急性肾前性氮质血症。临床上出现血红蛋白增高、体位性心率及血压变化(体位迅速变动如从卧到坐或从坐到站时,患者心率加快、血压下降,重时出现直立性低血压,乃至虚脱)、化验血尿素氮(BUN)与 SCr 升高,但是 BUN 升高幅度更大(两者均以 mg/dL 作单位时,BUN 与 SCr 之比值>20∶1,这是由于肾脏灌注不足时,原尿少在肾小管中流速慢,其中尿素氮被较多地重吸收入血导致)。急性肾前性氮质血症者应该用胶体液扩容,然后利尿,扩容利尿后肾功能即能很快恢复正常。盲目增加襻利尿剂剂量,不但不能获得利尿效果,反而可能造成肾素-血管紧张素系统及交感神经系统兴奋,进一步损害肾功能。而且,这类患者不能用 ACEI 或 ARB 类药物,它们也会加重肾前性氮质血症。

2.特发性急性肾衰竭

特发性 ARF 最常见于复发性 MCD,也可有时见于其他病理类型,机制不清,某些病例可能与大量尿蛋白形成管型堵塞肾小管和/或肾间质水肿压迫肾小管相关。患者的临床特点是年龄较大(有文献报道平均 58 岁),尿蛋白量大(常 >10 g/d),血清蛋白低(常 <20 g/L),常在肾病综合征复发时出现 AKI(经常为少尿性急性肾衰竭)。特发性 ARF 要用除外法进行诊断,即必须一一排除各种病因所致 ARF 后才能诊断。对特发性 ARF 的治疗措施包括:①积极治疗基础肾脏病。由于绝大多数患者的基础肾脏病是 MCD,故应选用甲泼尼龙冲击治疗(每次 0.5~1.0 g 稀释后静脉滴注,每天或隔天 1 次,3 次为 1 个疗程),以使 MCD 尽快缓解,患者尿液增多冲刷掉肾小管中管型,使肾功能恢复。②进行血液净化治疗。血液净化不但能清除尿毒素、纠正水电解质酸碱平衡紊乱,维持生命赢得治疗时间;而且还能通过超滤脱水,使患者达到干体重,减轻肾间质水肿,促肾功能恢复。③口服或输注碳酸氢钠。可碱化尿液,防止肾小管中蛋白凝固成管型,并可纠正肾衰竭时的代谢性酸中毒。大多数患者经上述有效治疗后肾功能可完全恢复正常,但往往需要较长恢复时间(4~8 周)。必须注意,此 AKI 并非有效血容量不足引起,盲目输注胶体液不但不能使 AKI 改善,反而可能引起急性肺水肿。

(四)脂肪代谢紊乱

高脂血症是肾病综合征的表现之一。统计表明约有 80% 的患者存在高胆固醇血症、高低密度脂蛋白血症及不同程度的高三酰甘油血症。高脂血症不仅可以进一步损伤肾脏,而且还可使心脑血管并发症增加,因此,合理有效地控制血脂,也是原发性肾病综合征治疗的重要组成部分。

肾病综合征合并高脂血症的机制尚未完全阐明,已有的研究资料提示:高胆固醇血症发生的主要原因是肾病综合征时肝脏脂蛋白合成增加(大量蛋白尿致使肝脏合成蛋白增加,合成入血的脂蛋白因相对分子质量大不能从肾滤过排除,导致血浓度增高),而高三酰甘油血症发生的主要原因是体内降解减少(肾病综合征时脂蛋白脂酶从尿中丢失,使其在活性下降,导致三酰甘油的降解减少)。

对于激素治疗反应良好的肾病综合征病理类型(如 MCD),不要急于应用降脂药,肾病综合征缓解后数月内血脂往往即能自行恢复正常,这样可使患者避免发生不必要的药物不良反应及增加医疗花费。若应用激素及免疫抑制剂治疗,肾病综合征不能在短期内缓解甚至无效时(如某些 MN 患者),则应予降脂药物治疗。以高胆固醇血症为主要表现者,应选用羟甲基戊二酰辅酶 A(HMG-CoA)还原酶抑制剂,即他汀类药物,每晚睡前服用,服药期间要注意肝及肌肉损害(严重者可出现横纹肌溶解)不良反应。以高三酰甘油血症为主要表现者,应选用纤维酸衍生物类药,即贝特类药物,用药期间注意监测肝功能。另外,所有高脂血症患者均应限制脂肪类食物摄入,高三酰甘油血症患者还应避免糖类摄入过多。

(五)甲状腺功能减退

相当一部分原发性肾病综合征患者血清甲状腺素水平低下,这是由于与甲状腺素结合的甲状腺结合球蛋白(相对分子质量 60 kDa)从尿液中大量丢失而导致。观察表明,约 50% 的患者血中的总 T_3 及总 T_4 下降,但是游离 T_3(FT_3)、游离 T_4(FT_4)及促甲状腺素(TSH)正常。患者处于轻度的低代谢状态,这可能有利于肾病综合征患者的良性调整,避免过度能量消耗,因此不需要干预。

不过个别患者可出现甲状腺功能减退症的表现,以致使本来激素敏感的病理类型使用激素治疗不能获得预期效果。这时需要仔细监测患者的甲状腺功能,若 FT_3、FT_4 下降,特别是 TSH 升高时,在认真排除其他病因导致的甲状腺功能减退症后,可给予小剂量甲状腺素治疗(左甲状腺素 $25\sim50\ \mu g/d$),常能改善患者的一般状况及对激素的敏感性。虽然这种治疗方法尚缺乏 RCT 证据,但在临床实践中具有一定效果。这一经验治疗方法还有待于今后进一步的临床试验验证。

（刘振明）

第三节　急性肾小球肾炎

急性肾小球肾炎简称"急性肾炎",是一种常见的原发性肾小球疾病。本病大多呈急性起病,临床表现为血尿、蛋白尿、高血压、水肿、少尿及氮质血症。因其表现为一组临床综合征,为此又称为"急性肾炎综合征"。急性肾小球肾炎常见于多种致病微生物感染之后发病,尤其是链球菌感染,但也有部分患者由其他微生物感染所致,如葡萄球菌、肺炎链球菌、伤寒杆菌、梅毒、病毒、原虫及真菌等引起。通常临床所指急性肾小球肾炎即指链球菌感染后肾小球肾炎,本节也以此为重点阐述。

一、发病机制与临床表现

(一)发病因素机制

本病发病与抗原抗体介导的免疫损伤密切相关。当机体被链球菌感染后,其菌体内某些有关抗原与相应的特异抗体于循环中形成抗原-抗体复合物,随血流抵达肾脏,沉积于肾小球而致病。但也可能是链球菌抗原中某些带有阳电荷的成分通过与肾小球基底膜(GBM)上带有阴电荷的硫酸类肝素残基作用,先植于 GBM,然后通过原位复合物方式而致病。当补体被激活后,炎症细胞浸润,导致肾小球免疫病理损伤而致疾病。肾小球毛细血管的免疫性炎症使毛细血管腔变窄,甚至闭塞,并损害肾小球滤过膜。可出现血尿、蛋白尿及管型尿等,并使肾小球滤过率下降。因而对水钠各种溶质(包括含氮代谢物,无机盐)的排泄减少,而发生水钠潴留,继而引起细胞外液容量增加。因此,临床上有水肿,尿少,全身循环充血状态和呼吸困难、肝大、静脉压增高等表现。本病引发的高血压目前认为是由于血容量增加所致,同时,也可能与肾素-血管紧张素-醛固酮系统活力增强有关。

本病急性期表现为弥漫性毛细血管内增生性肾小球肾炎、肾小球增大,并含有细胞成分,内皮细胞肿胀,系膜细胞浸润。电镜下可见上皮下沉淀物呈驼峰状。免疫荧光检查可见弥漫的呈颗粒状的毛细血管襻或系膜区的 IgG、C3 和备解素的免疫沉着,偶有少量 IgM 和 C4。

(二)临床表现

急性肾小球肾炎可发生于各年龄组,但以儿童及青少年多见。本证起病较急,病情轻重不一,多数病例病前有链球菌感染史。感染灶以上呼吸道及皮肤为主,如扁桃体炎、咽炎、气管炎、鼻窦炎等。在上述前驱感染后,有 $1\sim3$ 周无症状的间歇期而发病。间歇期后,即急性起病,首发症状多为水肿和血尿,是典型性急性肾炎综合征。重症者可发生急性肾衰竭。

1.全身症状

发病时症状轻重不一,患者常有头痛、食欲减退、恶心呕吐、腰困、疲乏无力,部分患者先驱感染没有控制,可有发热、咽喉疼痛、咳嗽、体温一般在 38 ℃上下,发热以儿童多见。

2.水肿少尿

水肿少尿常为本病的首发症状,占患者的 80%～90%,在发生水肿之前,患者都有少尿水肿。轻者仅晨起眼睑水肿,或伴有双下肢轻度可凹性水肿,面色较苍白。重者可延及全身,体重增加。水肿出现的部位主要取决于两个因素,即重力作用和局部组织张力。儿童皮肤及皮下组织较紧密,则水肿的凹陷性不十分明显。另外,水肿的程度还与钠盐的食入量有密切关系。钠盐入量多则水肿加重,严重者可有胸腔积液、腹水。

3.血尿

几乎全部患者均有肾小球源性血尿,是本病常见的初起症状。尿是浑浊棕红色,洗肉水样色。一般数天内消失,也可持续 1～2 周转为镜下血尿。经治疗后一般镜下血尿多在 6 个月内完全消失。也可因劳累、紧张、感染后反复出现镜下血尿,也有持续 1～2 年才完全消失。

4.蛋白尿

多数患者有不同程度的蛋白尿,以清蛋白为主。极少数患者表现为肾病综合征。蛋白尿持续存在提示病情迁延或有转为慢性肾炎的可能。

5.高血压

大部分患者可出现一过性轻、中度高血压。收缩压舒张压均增高,往往与血尿、水肿同时存在。一般持续 2～3 周,多随水肿消退而降至正常。产生原因主要与水钠潴留、血容量扩张有关。经利尿消肿后血压随之下降,少数患者可出现重度高血压,并可并发高血压脑病,心力衰竭或视网膜病变,出现充血性心力衰竭,肺水肿等。

6.肾功能异常

少数患者可出现少尿(＜400 mL/24 h),肾功能一过性受损,表现为轻度氮质血症。于 1～2 周后尿量增加,肾功能于利尿后数日内可逐渐恢复,仅有极少数患者可表现为急性肾衰竭。

二、诊断与鉴别诊断

(一)诊断

1.前驱感染史

一般起病前有呼吸道或皮肤感染,也可能有其他部位感染。

2.尿常规及沉渣检查

(1)血尿:为急性肾炎重要表现,肉眼血尿或镜下血尿,尿中红细胞多为严重变形红细胞。此系红细胞通过病变毛细血管壁和流经肾小管过程中,因渗透压改变而变形。此外,还可见红细胞管型,表示肾小球有出血渗出性炎症,是急性肾炎重要特点。

(2)管型尿:尿沉渣中常见有肾小管上皮细胞、白细胞,偶有白细胞管型及大量透明和颗粒管型,一般无蜡样管型及宽大管型,如果出现此类管型,提示原肾炎急性加重,或全身系统性疾病,如红斑狼疮或血管炎。

(3)尿蛋白:通常为＋～＋＋,24 小时蛋白总量＜3.0 g,尿蛋白多属非选择性。

(4)尿少与水肿:本病急性发作期 24 小时尿量一般在 1 000 mL 以下,并伴有面部及下肢轻度水肿。

3.血常规检查

白细胞计数可正常或增加,此与原感染性是否仍继续存在有关。急性期血沉常增快,一般在30~60 mm/h,常见轻度贫血,此与血容量增大、血液稀释有关,于利尿消肿后即可恢复,但也有少数患者有微血管溶血性贫血。

4.肾功能及血生化检查

急性期肾小球滤过率(GFR)呈不同程度下降,但肾血浆流量常可正常。因此滤过分数常下降。与肾小球功能受累相比,肾小管功能相对良好,肾浓缩功能仍多保持正常。临床常见一过性氮质血症,血中尿素氮、肌酐轻度增高,尿钠和尿钙排出减少,不限进水的患者可有轻度稀释性低钠血症。此外,还可出现高血钾和代谢性酸中毒症。

5.有关链球菌感染的细胞学和血清学检查

链球菌感染后,机体对菌体成分及其产物相应的抗体,如抗链球菌溶血素 O 抗体(ASO),其阳性率可达 50%~80%,常借助检测此抗体以证实前期的链球菌感染。通常在链球菌感染后2~3 周出现,3~5 周滴度达高峰,半年内可恢复正常,75%患者 1 年内转阴。在判断所测结果时应注意,ASO 滴度升高仅表示近期内曾有链球菌感染,与急性肾炎发病之可能性及病情严重性不直接相关。经有效抗生素治疗者其阳性率降低,皮肤感染灶患者阳性率也低。另外,部分患者起病早期循环免疫复合物及血清冷球蛋白可呈阳性,但应注意病毒所致急性肾炎者可能前驱期短,一般为 3~5 天,以血尿为主要表现,C3 不降低,ASO 不增高,预后好。

血浆补体测定除个别病例外,肾炎病程早期,血总补体及 C3 均明显下降,6~8 周后可恢复正常,此规律性变化为急性肾炎的典型表现。血清补体下降程度与急性肾炎病情轻重无明显相关,但低补体血症持续 8 周以上者,应考虑有其他类型肾炎之可能,如膜增生性肾炎,冷球蛋白血症,或狼疮性肾炎等。

6.血浆蛋白和脂质测定

本证患者有少数血清蛋白常轻度降低,此系水钠潴留的血容量增加和血液稀释造成,并不是由尿蛋白丢失而致,经利尿消肿后可恢复正常。有少数患者,伴有 α_2、β-脂蛋白增高。

7.其他检查

如少尿一周以上,或进行性尿量减少伴肾功能恶化者,病程超过两个月而无好转趋势者、急性肾炎综合征伴肾病综合征者,应考虑进行肾活检以明确诊断,指导治疗。

8.非典型病例的临床诊断

最轻的亚临床病例可全无水肿、高血压和肉眼血尿,仅于链球菌感染后或急性肾炎紧密相接触者,行尿常规检查而发现镜下血尿,甚或尿检也正常,仅血中 C3 呈典型的规律性改变,即急性期明显降低,而 6~8 周恢复正常。此类患者如行肾活检可呈典型的毛细血管内增生及特征性驼峰病变。

(二)鉴别诊断

1.发热性尿蛋白

急性感染发热患者,可出现蛋白尿、管型及镜下血尿,极易与不典型或轻度急性肾炎患者相混淆,但前者无潜伏期,无水肿和高血压,热退后尿常规迅速恢复正常。

2.急进性肾炎

起病初与急性肾炎很难鉴别,本病在数日或数周内出现进行性肾功能不全,少尿无尿,可帮助鉴别,必要时需采用肾穿刺病理检查,如表现为新月体肾炎可资鉴别诊断。

3.慢性肾炎急性发作

大多数慢性肾炎往往隐匿起病,急性发作常继发感然后,前驱期往往较短,1～2天即出现水肿,少尿,氮质血症等,严重者伴有贫血、高血压,肾功能持续损害,常常可伴有夜尿增多,尿比重常低。

4.IgA 肾病

主要以反复发作性血尿为主要表现,ASO、C3往往正常,肾活检可以明确诊断。

5.膜性肾炎

常以急性肾炎样起病,但常常蛋白尿明显,血清补体持续下降>8周,本病恢复不及急性肾炎明显,必要时于肾穿活检明确诊断。

6.急性肾盂肾炎或尿路感染

尿常规检查,常有白细胞和脓细胞、红细胞,患者并有明显的尿路刺激症状和畏寒发热,补体正常,中段尿培养可确诊。

7.继发性肾炎

如过敏性紫癜性肾炎,狼疮性肾炎,乙型肝炎病毒相关性肾炎等。本类肾炎原发病症状明显,不难诊断。

8.并发症

(1)循环充血状态:因水钠潴留,血容量扩大,循环负荷过重,乃至表现循环充血性心力衰竭甚至肺水肿,此与病情轻重和治疗情况相关,临床表现为气急,不能平卧,胸闷,咳嗽,肺底湿性啰音,肝大压痛,心率快,奔马律等左右心衰竭症状。系因血容量扩大所致,而与真正心肌泵衰竭不同,且强心剂效果不佳,而利尿剂的应用常助其缓解。

(2)高血压脑病:是指血压急剧增高时(尤其是舒张压)伴发的中枢神经系统症状而言,一般儿童较成年人多见。一般认为此证是在高血压的基础上,脑部小血管痉挛,导致脑缺氧、脑水肿而致。但也有人认为当血压急剧升高时,脑血管原具备的自动舒缩功能失调或失控,脑血管高度充血脑水肿而致。此外,急性肾炎时,水钠潴留也在发病中起一定作用。此并发症多发生在急性肾炎起病后1～2周内。起病较急,临床表现为剧烈头痛,频繁恶心呕吐,继之视力障碍,眼花,复视,暂时性黑蒙,并有嗜睡或烦躁。如不及时治疗则发生惊厥、昏迷,少数暂时偏瘫失语,严重时发生脑疝。神经系统多无局限性体征,浅反射及腱反射可减弱或消失,眼底检查常见视网膜小动脉痉挛,有时可见视盘水肿,脑脊液清亮,压力和蛋白正常或略高。当高血压伴视力障碍、惊厥、昏迷之一项,即可诊断。

(3)急性肾衰竭:急性肾炎患者中,有相当一部分病例有程度不一的氮质血症,但真正进展为急性肾衰竭者仅为极少数。由于防治及时,前两类并发症已大为减少,但合并急性肾衰竭尚无有效防止措施,已成为急性肾炎死亡的主要原因。临床表现为少尿或无尿,血尿素氮、肌酐升高,高血钾,代谢性酸中毒等尿毒症改变。在此情况下应及时血液透析,肾替代疗法(按急性肾衰竭治疗)。如经治疗少尿或无尿3～5天或1周者,此后尿量逐渐增加,症状消失,肾功能可逐渐恢复。

(三)诊断标准

(1)起病较急,病情轻重不一,青少年儿童发病多见。

(2)前驱有上呼吸道及皮肤等感染史,多在感染后1～4周发病。

(3)多见血尿(肉眼或镜下血尿),蛋白尿,管型(颗粒管型和细胞管型)。

(4)水肿,轻者晨起双眼睑水肿,重者可有双下肢及全身水肿。

(5)时有短暂氮质血症,轻中度高血压,B超双肾形态大小正常。

三、治疗

本病的治疗以休息及对症治疗为主,纠正水钠潴留,纠正血循环容量负荷重,抗高血压,防治急性期并发症,保护肾功能,如急性肾衰竭可行透析治疗。因本病属自限性疾病,一般不适宜应用糖皮质激素及细胞毒类药物。

(一)一般治疗

急性期应卧床休息2~3周,待肉眼血尿消失,水肿消退及血压恢复正常,然后逐渐增加室内活动量,3~6个月内应避免较重的体力活动。如活动后尿改变加重者应再次卧床休息。急性期低钠饮食,每天摄入食盐3 g以下,保证充足热量。肾功能正常者不需限制蛋白质入量,适当补充优质蛋白质饮食,对有氮质血症者,应限制蛋白质入量,以减轻肾脏负担。水肿重尿少者,除限盐外还应限制水的入量。

(二)感染灶的治疗

对有咽部、牙周、鼻窦、气管、皮肤感染灶者应给予青霉素1~2周治疗。对青霉素过敏者可用大环内酯类抗生素。对于反复发作的慢性扁桃体炎,病证迁延6个月以上者,尿中仍有异常且考虑与扁桃体病灶有关时,待病情稳定后(尿蛋白少于+),尿沉渣计数少于10个/HP者,可考虑做扁桃体切除术,术前术后需用2~3周青霉素。

(三)抗凝治疗

根据发病机制,且有肾小球内凝血的主要病理改变,主要为纤维素沉积及血小板聚集,因此,在临床治疗时并用抗凝降纤疗法,有助于肾炎的缓解和恢复,具体方法如下。

1.肝素

按成人每天总量5 000~10 000 U加入5%葡萄糖注射液250 mL静脉滴注,每天1次,10~14天为1个疗程,间隔3~5天,再行下1个疗程,共用2~3个疗程。

2.丹红注射液

成人用量20~40 mL,加入5%葡萄糖注射液中,用法疗程同肝素,小儿酌减。或选择其他活血化瘀中成药注射剂,如血塞通、舒血通、川芎、丹参注射剂等。

3.尿激酶

成人5~10万单位/天,加入5%葡萄糖250 mL中,用法疗程如丹红注射液,小儿酌减。注意肝素与尿激酶不要同时应用。

4.双嘧达莫

成人50~100 mg,每天3次口服,可连服8~12周,小儿酌情服用。

(四)利尿消肿

急性肾炎的主要生理病理变化为钠潴留,细胞外液量增加导致临床上水肿,高血压,循环负荷过重及致心肾功能不全等并发症。应用利尿药不仅能达到消肿利尿作用,且有助于防治并发症。

1.轻度水肿

颜面部及双下肢轻度水肿(无胸腔积液、腹水者),常用噻嗪类利尿药。如氢氯噻嗪,成人25~50 mg,1~2次/天,口服,此类利尿药作用于远端肾小管。当GFR为25 mL/min时,常不能产生利尿效果,此时可用襻利尿剂。

2.中度水肿

伴有肾功能损害及少量胸腔积液或腹水者,先用噻嗪类利尿药,氢氯噻嗪 25～50 mg,1～2 次/天。但当 GFR 为 25 mL/min 时,可加用襻利尿剂,如呋塞米每次 20～40 mg,1～3 次/天,如口服效差,可肌内注射或静脉给药,30 分钟起效,但作用短暂,仅 4～6 小时,可重复应用。此两种药在肾小球滤过功能严重受损,肌酐清除率 5～10 mL/min 时,仍有利尿作用,应注意大剂量时可致听力及肾脏严重损害。急性肾炎一般不用汞利尿剂、保钾利尿剂及渗透性利尿剂。

3.重度水肿

当每天尿量＜400 mL 时,并有大量胸腔积液,腹水,伴肾功能不全,甚至急性肾衰竭、高血压、心力衰竭并发症时,立即应用大剂量强利尿剂,如呋塞米 60～120 mg,缓慢静脉推注,但剂量不能＞1 000 mg/d。因剂量过大,并不能增强利尿效果,反而使不良反应明显增加,导致不可逆性耳聋。应用后如利尿效果仍不理想,则应考虑血液净化疗法,如血液透析,腹膜透析等,而不应冒风险应用过大剂量的利尿药。此外,还可应用血管解痉药,如多巴胺以达利尿目的。

注意:其他利尿药不宜应用,如汞利尿药对肾实质有损害,渗透性利尿药如甘露醇可增加血容量,加重心脑血管负荷而发生意外。还有诱发急性肾衰竭的潜在危险。保钾利尿剂可致血钾升高,尿少时不宜使用。对高尿酸血症患者,应慎用利尿药。

(五)降压治疗

血压不超过 18.7/12.0 kPa(140/90 mmHg)者可暂缓治疗,严密观察。若经休息、限水盐、利尿治疗,血压仍高者,应给予降压药,可根据高血压的程度,起病缓急,首选一种品种和小剂量使用。

1.钙通道阻滞剂

如硝苯地平、尼群地平类。此类药品可通过阻断钙离子进入细胞内而干扰血管平滑肌的兴奋-收缩偶联,降低外阻血管阻力而使血压下降,并能较好地维持心、脑、肾血流量。口服或舌下含服均吸收良好,每次 10 mg,2～3 次/天,用药后 20 分钟血压下降,1～2 小时作用达高峰,持续 4～6 小时。控释片、缓释片按说明服用,与 β 受体阻滞剂合用可提高疗效,并可减轻硝苯地平引起的心率加快。

2.血管紧张素转化酶抑制剂

通过抑制血管紧张素转换酶的活性,而抑制血管紧张素扩张小动脉,适用于肾素-血管紧张素-醛固酮介导的高血压,也可应用于合并心力衰竭的患者,常用药物如卡托普利口服 25 mg,15 分钟起效,服用盐酸贝那普利 5～10 mg,每天 1 次服用,对肾素依赖性高血压效果更好。

3.α_1受体阻滞剂

如哌唑嗪,具有血管扩张作用,能减轻心脏前后负荷,宜从小剂量开始逐渐加量,不良反应有直立性低血压、眩晕或乏力等。

4.硝普钠

硝普钠用于严重高血压者,用量为 1～3 μg/(kg·min),速度持续静脉滴注,数秒内即起作用。其常溶于 200～500 mL 的 5% 葡萄糖注射液中静脉滴注,先从小剂量开始,依血压调整滴数。此药物的优点是作用快,疗效高,且毒性小,既作用于小动脉阻力血管,又作用于静脉的血容量血管,能降低外周阻力,而不引起静脉回流增加,故尤适应于心力衰竭患者。

（六）严重并发症的治疗

1.急性循环充血性状态和急性充血性心力衰竭的治疗

当急性肾炎出现胸闷,心悸,肺底啰音,心界扩大等症状时,心排血量并不降低,射血指数并不减少,与心力衰竭的病理生理基础不同,而是水钠潴留,血容量增加所致淤血状态。此时首先要绝对卧床休息,严格限制钠、水入量,同时应用强利尿药。硝普钠或酚妥拉明药物多能使症状缓解,发生心力衰竭时,可适当应用地高辛或毒毛花苷 K。危重患者可采用轮流束缚上下肢或静脉放血,每次 $150\sim300$ mL,以减轻心脏负荷和肺淤血。当保守治疗无效时,可采用血透脱水治疗。

2.高血压脑病治疗

出现高血压脑病时,应首选硝普钠,剂量为 5 mg 加入 10％葡萄糖注射液 100 mL 中静脉滴注,4 滴/分开始。用药时应监测血压,每 $5\sim10$ 分钟测血压 1 次。根据血压变化情况调节滴数,最大 15 滴/分,为 $1\sim2$ $\mu g/(kg \cdot min)$,每天总剂量＜100 $\mu g/kg$。用药后如患者高血压脑病缓解,神志好转,停止抽搐,则应改用其他降压药维持血压。因高血压脑病可致生命危险,故应快速降压,争分夺秒。硝普钠起效快,半衰期短,$1\sim2$ 分钟可显效,停药 $1\sim10$ 分钟作用可消失,无药物依赖性。但应注意硝普钠可产生硫氰酸盐代谢产物,故静脉用药浓度应低,滴速应慢,应用时间要短(＜48 小时),并应严密监测血压,如降压过度,可使有效循环血容量过低,而致肾血流量降低,灌注不足引起肾功能损害。应用硝普钠抢救急性肾炎高血压危象,疗效可靠安全,而且不良反应小。

当高血压伴有脑水肿时,宜采用强利尿药及脱水药以降低颅脑压力。降颅压和脱水治疗可应用 20％甘露醇,每次 5 mL/kg,静脉注射或静脉快速滴注,视病情 $4\sim8$ 小时 1 次。呋塞米每次 1 mg/kg 静脉滴注,每 $6\sim8$ 小时 1 次。地塞米松 $0.3\sim0.5$ mg/kg(或每次 $5\sim10$ mg,每 $6\sim8$ 小时 1 次)。如有惊厥注意对症止痉。持续抽搐者,成人可用地西泮每次 0.3 mg/kg,总量不超过 15 mg 静脉给药,并可辅助吸氧等。

3.透析治疗

本病有以下两种情况时可采用透析治疗。

(1)少尿性急性肾衰竭,特别是有高血钾存在时。

(2)严重水钠潴留引起急性左心衰竭者,应及时给予透析治疗,以帮助患者度过急性期。由于本病具有自愈倾向,肾功能多可逐渐恢复,一般不需要长期维持透析。

临床应注意在治疗本病时,不宜应用糖皮质激素及非甾体抗炎药和山莨菪碱类药物治疗。本病大多预后良好,部分病例可在数月内自愈。老年患者有持续性高血压,大量蛋白尿,或肾功能损害者预后较差,肾组织增生病变重,伴有较多新月体形成者预后较差。

（李文明）

第四节 慢性肾小球肾炎

慢性肾小球肾炎简称慢性肾炎(CGN),是指尿蛋白、血尿、高血压、水肿为基本临床特点的一组肾小球疾病。起病方式各有不同,病理类型及病程不一,临床表现多样化。大部分患者病情隐匿迁延,病变缓慢进展,可有不同程度的肾功能损害,最终将发展为慢性肾衰竭。部分患者病变可呈急性加重和进展。由于本组疾病的病理类型及病期不同,主要临床表现各不相同,疾病表现呈多样化,治疗较困难,预后也相对较差。

一、病因病机与临床表现

(一)病因病机

1.发病原因

慢性肾炎是一组多病因的慢性肾小球病变为主的肾小球疾病,大多数患者的病因不十分明确。但经临床免疫病理和实验室的资料说明,慢性肾炎的发病原因与免疫机制关系密切,与链球菌感染无明确关系,15%~20%是从急性肾小球肾炎转变而来,大部分慢性肾炎患者无急性肾炎病史,可能是由于各种细菌、病毒、原虫、感染等因素通过诱导自身抗原耐受的丧失,炎症介质因子及非免疫机制等引起本病,而并非直接的免疫反应病因。感染因素,以及其后的刺激导致免疫复合物在肾小球内沉积,提示体液免疫反应是慢性肾小球肾炎损伤的主要原因。然而,在肾小球内及肾小球外引起针对靶抗原的、有细胞参与的、免疫反应;单核巨噬细胞在诱发疾病中具有重要作用。

2.病理机制

(1)免疫机制的反应:主要发生在肾小球内,有较多的组织损伤介质被激活,有生长因子及补体产生趋化因子,引起白细胞募集。C_{5b-9}对肾小球细胞的攻击,纤维素沉积,甚至形成新月体。炎症介质的刺激使肾炎进入慢性期,随着许多氧化物及蛋白酶的产生,发生细胞增殖,表型转化,细胞外基质积聚,引起肾小球硬化和永久性肾功能损害。

(2)非免疫机制的参与:主要参与肾小球肾炎的慢性进展,如有效过滤面积减少,残余肾小球滤过率升高,肾缺血,各种因子细胞释放,以及肾小管中蛋白质成分增高造成的毒性作用,均可加重肾小球硬化和慢性肾间质纤维化。

(3)慢性肾炎的病理特点:是由两侧肾脏弥漫性肾小球病变和多种病理类型引起的,因长期的反复发作,呈慢性肾炎过程,肾小球毛细血管逐渐破坏,纤维组织增生,肾小球纤维化,淋巴细胞浸润,玻璃样变,随之可导致肾小管肾间质继发性病变。后期肾皮质变薄,肾脏体积缩小,形成终末期固缩肾。在肾硬化的肾小球间有时可见肥大的肾小球。病理类型可见几种:系膜增生性肾炎,膜性肾病,系膜毛细血管性肾炎,局灶性节段性肾小球硬化,增生硬化型肾小球肾炎。

(二)临床表现

慢性肾炎可发生于任何年龄和性别,多数起病缓慢隐匿,临床以蛋白尿,血尿,高血压,水肿为基本特征,常有不同程度的肾功能损害。由于各种因素影响,病情时轻时重,反复发作,逐渐地发展为慢性肾衰竭。

发病初、早期,患者可表现乏力,劳倦,腰部隐痛,刺痛,或困重,食欲减退,水肿可有可无,有水肿也不严重,部分患者可无明显的临床症状。尿检验蛋白尿持续存在,通常在非肾病综合征范围,并有不同程度的肾小球源性血尿及管型,多呈镜下血尿,肉眼血尿少见。血压可正常或轻度升高。肾功能正常或轻度损伤,肌酐清除率下降,或轻度氮质血症表现,可持续数年或数十年。肾功能逐渐恶化并出现相应的临床表现,如贫血,血压升高,酸中毒等,最终进展为尿毒症。

有部分慢性肾炎患者,可以高血压为突出或首先发现,特别是舒张压持续性中等以上的程度上升,可有眼底出血,渗血,甚则视盘水肿。如果未有控制使血压持续稳定,肾功能恶化较快。未经治疗,多数患者肾功能呈慢性渐进性损害,预后较差。当患者因感染,过度疲劳,精神压力过大,或使用肾毒性药物等因素,常可使病情呈急性发作或急骤恶化,经及时治疗或驱除病因后病情可有一定程度的缓解,但也可能因此而进入不可逆的肾衰竭。肾功能损害程度和发展快慢主要与病理类型相关,同时也与合理治疗和认真的调护等因素关系密切。

二、分类与辅助检查

(一)分类

慢性肾炎临床表现多样,个体差异较大,中青年发病率高,易误诊。蛋白尿(一般在1~3 g/24 h),血尿,管型尿,水肿及高血压;病史1年以上者,无论有无肾损害,均应考虑此病。在除外继发性肾小球肾炎及遗传性肾小球肾病后,临床上可诊断为慢性肾炎。根据临床表现,分为以下5型。

1.普通型

该类型较为常见,病程迁延,病情相对稳定,多表现为轻度至中度水肿,高血压和肾功能损害。尿蛋白定性+~+++,镜下呈肾小球源性血尿和管型尿等。病理改变以IgA肾病、非IgA系膜增生性肾炎即局灶系膜增生性较常见,也可见于局灶性节段性肾小球硬化早期和膜增生性肾炎等。

2.肾病性大量蛋白尿型

除具有普通型的表现外,部分患者可表现肾病性大量蛋白尿,病理分型以微小病变型肾病、膜增生性肾炎、局灶性肾小球硬化等多见。

3.高血压型

除上述表现外,以持续性中度血压增高为主,特别是舒张压持续增高,常伴有眼底视网膜动脉细窄、迂曲和动静脉交叉压迫现象,少数可有絮状物或出血,病理常以局灶节段性肾小球硬化和弥漫性增生为多见,或晚期多有肾小球硬化表现。

4.混合型

临床上既有肾病型表现,同时又有高血压型表现,多伴有不同程度肾功能减退征象,病理改变可为局灶性节段性肾小球硬化和晚期弥漫性增生性肾小球肾炎等。

5.急性发作型

在病情相对稳定或持续进展过程中,由于各种微生物感染,过度疲劳或精神打击等因素较短的潜伏期(一般2~7天)后,而出现类似急性肾炎的临床表现,经治疗和休息等调治后,可恢复原先水平,或病情恶化逐渐发展至尿毒症,或者是反复发作多次后,肾功能急剧减退而出现尿毒症一系列临床表现。病理改变为弥漫性增生,肾小球硬化基础上出现新月体和/或明显间质性肾炎。

(二)辅助检查

1.尿液检查

尿异常是慢性肾炎的基本特点和标志,蛋白尿是诊断慢性肾炎的主要依据。尿蛋白一般在1~3 g/24 h,尿沉渣可见颗粒管型和透明管型,多数可有肾小球源性镜下血尿,少数患者可有间发性肉眼血尿。

2.肾功能检查

多数慢性肾炎患者可有不同程度的肾小球滤过率(GFR)下降,早期表现为肌酐清除率下降,其后血肌酐、尿素氮升高,可伴不同程度的肾小管功能减退,如近端肾小管尿浓缩功能减退和/或近端小管重吸收功能下降。

3.影像学检查

B超检查早期可显肾实质回声粗乱,晚期可有肾体积缩小等改变。

4.病理检查

肾活检有助于明确诊断,如无特殊禁忌证和有条件的医院,应强调所有慢性肾炎患者进行肾活检,肾活检有助于与继发性肾小球疾病的鉴别诊断。另外,可以明确肾小球病变的组织学类型和病理损害程度及活动性,从而指导合理的治疗,延缓慢性肾损害的进展。

三、鉴别诊断与诊断标准

(一)鉴别诊断

1.继发性肾小球疾病

如狼疮性肾炎,过敏性紫癜性肾炎,乙型肝炎相关性肾损害,以上可依据相应的系统表现及特异性实验室检查可资鉴别。

2.遗传性肾病

Alport综合征常起病于青少年儿童,多在10岁之前起病,患者有眼(圆锥形或球形晶状体),耳(神经性耳聋),肾形态异常,并有阳性家族史(多为性连锁显性遗传、常染色体显性遗传及常染色体隐性遗传)。

3.其他原发性肾小球疾病

(1)隐匿性肾小球肾炎:主要表现为无症状性血尿和/或蛋白尿,无水肿,高血压和肾功能减退。

(2)感染后急性肾炎:有前驱感染,并以急性发作起病的慢性肾炎需与此病鉴别,二者的潜伏期不同,血清C3的动态变化有助于鉴别。另外,疾病的转归不同,慢性肾炎无自愈倾向,呈慢性进展,可资鉴别。

4.原发性高血压肾损害

先有较长期的高血压,然后出现肾损害,临床上近端肾小管功能损伤较肾小球功能损伤早,尿改变轻微,仅少量蛋白尿,常有高血压的其他靶器官并发症。

(二)诊断标准

参照中华内科杂志编委会肾脏病专业组1992年安徽太平会议拟定的标准。

(1)起病缓慢,病情迁延,临床表现可轻可重,或时轻时重,随着病情发展,可有肾功能减退,贫血,电解质紊乱等情况出现。

(2)可有水肿,高血压,蛋白尿,血尿及管型尿等表现中的一种或数种,临床表现多种多样,有时伴有肾病综合征或重度高血压。

(3)病程中可有急性发作,常因呼吸道及其他感染诱发,发作时有时类似急性肾炎之表现,有些病例可自动缓解,有些病例则出现病情加重。

四、治疗

慢性肾小球肾炎早期应该针对病理类型给予治疗,抑制免疫介导炎症,抑制细胞增生,减轻肾脏硬化;并应以防止或延缓肾功能进行性损害及恶化;改善临床症状及防治合并症为主要目的。强调综合整体调治,可采取下列综合措施。

（一）一般治疗

1.动静结合,以静和休息为主

避免劳累及精神压力过大。因上列因素可加重肾功能负荷及加重高血压、水肿和尿检异常,这在治疗恢复过程中非常重要。

2.饮食调节

(1)蛋白质的摄入:慢性肾炎患者应根据肾功能减退程度决定蛋白质的入量。轻度肾功能减退者,蛋白食入量应 0.6 g/(kg·d),以优质蛋白为主,适当辅以 α-酮酸或必需氨基酸,可适当增加碳水化合物的摄入,以满足机体能量需要,防止负氮平衡。如患者肾功能正常,可适当放宽蛋白入量,一般不易超过 1.0 g/(kg·d),以免加重肾小球高滤过等所致的肾小球硬化。慢性肾炎、肾功能损害患者,如长期限制蛋白质入量,势必导致必需氨基酸的缺乏。因此,补充 α-酮酸是必要的。α-酮酸含有多种必需氨基酸,摄入后经过转氨基作用形成相应的氨基酸,可使机体既获取必需氨基酸,又减少了不必要的氨基,还提供了一定量的钙。对肾性高磷酸盐血症和继发性甲状旁腺功能亢进起到良好的作用。

(2)盐的摄入:有高血压和水肿的慢性肾炎,盐的摄入一般控制在 3 g/d 以下。

(3)脂肪的摄入:高脂血症是促进肾脏病变加重的独立的危险因素,尤其是慢性肾炎大量蛋白尿的患者脂质代谢紊乱而出现的高脂血症。应限制脂肪摄入,限制含有大量饱和酸和脂肪酸的动物脂肪更为重要。

（二）药物治疗

1.积极控制高血压

高血压是加速肾小球硬化,促进肾功能恶化的重要危险因素,为此积极控制高血压是十分重要的环节。控制高血压可防止肾功能减退,或使已经受损的肾功能有所改善,并可防止心血管的合并症,改善近期预后,具体治疗原则如下。

(1)力争达到目标值,如尿蛋白<1 g/d 的患者,血压控制在 17.3/10.7 kPa(130/80 mmHg)左右;如尿蛋白≥1.0 g/d 的患者,血压应控制在 16.7/10.0 kPa(125/75 mmHg)以下水平。

(2)降压速度不能过低过快,使血压平稳下降。

(3)先以一种药物小剂量开始,必要时联合用药,直至血压控制满意。

(4)优选具有肾保护作用、能减缓肾功能恶化的降压药物。

(5)降压药物的选择:首选血管紧张素转换酶抑制剂(ACEI)、血管紧张素 Ⅱ 受体拮抗剂(ARB);其次是长效钙通道阻滞剂(CCB)、β 受体阻滞剂、血管扩张剂、利尿剂等。由于 ACEI 与 ARB 除具有降压作用外,还有减少尿蛋白和延缓肾功能恶化,保护肾的功能效应,应优先选用。

在肾功能不全患者应用 ACEI 或 ARB 时,应注意防止高血钾和血肌酐升高发生。但血肌酐>264 μmol/L 时,务必在严密检测下谨慎应用,尤其注意监测肾功能和血钾。

2.严密控制蛋白尿

蛋白尿是慢性肾损害进程中独立危险因素,是肾功能渐进性恶化不利条件,控制蛋白尿可延缓疾病的进展。尿蛋白导致肾损害的机制有以下几点。

(1)导致肾小管上皮细胞重吸收蛋白过多而致细胞溶酶体破裂,释放溶酶体酶和补体引起组织损伤。

(2)肾小管上皮细胞摄取过多的清蛋白和脂肪酸,导致脂质合成和释放,引起细胞浸润,并释放组织因子造成组织损伤。

（3）肾小管本身产生的 Tamm-Horsfall 蛋白与滤液中蛋白相互作用阻塞肾小管。

（4）尿中补体成分增加，特别是 C_{5b-9} 膜攻击复合物激活近曲小管上皮的补体替代途径。

（5）肾小管蛋白质产氨增多，以及活化的氨基化 C3 的相应产生。

（6）尿中转铁蛋白释放铁离子，产生游离-OH 损伤肾小管。

以上因素导致小管分泌内皮素引起间质缺氧，产生致纤维因子。

控制蛋白尿药物的选择：ACEI 与 ARB 具有降低尿蛋白的作用，这种减少尿蛋白的作用并不依赖其降压的作用。因此，对于非肾病综合征范围内的蛋白尿可使用 ACEI 和/或 ARB 控制蛋白尿治疗。因用这类药物减少蛋白尿与剂量相关，所以其用药剂量，常需要高于降压所需剂量，但应预防低血压的发生。如依那普利 20～30 mg/d 和/或氯沙坦 100～150 mg/d，才可发挥较好的降低蛋白尿和肾脏保护作用。

3.糖皮质激素和细胞毒类药物的应用

由于慢性肾炎是因多种因素引起的综合征表现，其病因、病理类型、病情变化和临床表现、肾功能损害程度等差异很大，故是否应用皮质激素、细胞毒类药物，应根据临床表现和病理类型不同，综合分析，予以确立是否应用。

（1）有大量蛋白尿伴或不伴肾功能轻度损害者，可考虑应用糖皮质激素，一般应用泼尼松 1 mg/(kg·d)，治疗过程中严密观察血压和肾功能，一旦有肾功能损害应酌情撤减。

（2）肾功能进行性减退者，不宜继续使用常规的口服糖皮质激素治疗。

（3）根据病理检查结果应用：如为活动性病变为主，细胞增生，炎症细胞浸润等，伴有大量蛋白尿则应用激素及细胞毒类积极治疗。泼尼松 1 mg/(kg·d)，环磷酰胺 2 mg/(kg·d)。若病理检查结果为慢性病变为主（肾小管萎缩，间质纤维化），则不考虑皮质激素等免疫抑制剂治疗。如果病理检查结果表现为活动性病变和慢性病变并存，肾功能已有轻度损害（Scr＜256 μmol/L），伴有大量蛋白尿，这类患者也可考虑皮质激素与细胞毒类药物的治疗（剂量同上），并可加用雷公藤总苷 60 mg/d，分 3 次服用。需密切观察肾功能的变化。

4.抗凝和血小板解聚药物治疗

抗凝药和血小板解聚药有一定的稳定肾功能和减轻肾脏病理损伤，延缓肾病的进展作用。即使无高凝状态和各种病理类型表现者，也可常规较长时间的配合激素及细胞毒类，或单独应用此类药物。常用药物如下。

（1）低分子肝素：该药的抗凝活性在于与抗凝血酶Ⅲ的结合后肝素链上的五聚糖抑制剂凝血酶和凝血因子Ⅹa，结果抗栓效果优于抗凝作用，生物利用度高，出血倾向少，半衰期比普通肝素长 2～4 倍，常用剂量为 5 000 U/d，腹壁皮下注射或静脉滴注，一般 7～10 天为 1 个疗程。根据临床表现和检验凝血系列，无出血倾向者，可连续应用 2～3 个疗程。

（2）双嘧达莫：此为血小板解聚药，用量 200～300 mg/d，分 3 次口服，每月为 1 个疗程，可连续服用 3～6 个月。

（3）阿司匹林：50～150 mg/d，每天 1 次，无出血倾向者可连续服用 6 个月以上。

（4）盐酸噻氯匹定 250～500 mg/d。西洛他唑 50～200 mg/d。

（5）华法林：4～20 mg/d，分 2 次服用，根据凝血酶原时间以 1 mg 为阶梯调整剂量。药物使用期间应定期检验凝血酶原时间（至少 4 周 1 次），防止出血，应严密观察。

以上的抗凝、溶栓、解聚血小板、扩张血管的中药、西药制剂，在应用时可选择 1～4 种，应注意有出血倾向者，或有过敏等不良反应者忌用或慎用，并要随时观察凝血酶时间。

5.降脂药物治疗

肾病并发脂质代谢紊乱,可加重肾功能的损害,并引起细胞凋亡,导致组织损伤。因此,当肾病并发脂质异常时,特别是低密度脂蛋白异常,应引起重视进而调节。他汀类药物不仅可以降血脂,更重要的是可以与肾脏纤维化有关分子的活性可逆性抑制系膜细胞,平滑肌细胞和小管上皮细胞对胰岛素样生长因子(PDGF)的增生反应。抑制单核细胞化学趋化蛋白和黏附因子的产生,减轻肾组织的损伤和纤维化。

6.避免加重肾损害的因素

在慢性肾炎的治疗恢复过程中,应积极预防感染、低血容量、腹水、水电解质和酸碱平衡紊乱。避免过度劳累、妊娠和应用肾毒性药物,解除心理压力,如有血尿酸升高应积极治疗等。

(李文明)

第六章 内分泌科疾病

第一节 甲状腺功能亢进症

甲状腺功能亢进症(简称甲亢)是指由于甲状腺本身或甲状腺以外的多种原因引起的甲状腺激素增多,进入循环血中,作用于全身的组织和器官,造成机体的神经、循环、消化等各系统的兴奋性增高和代谢亢进为主要表现的疾病的总称。甲亢是内分泌系统的常见病和多发病。本病可发生于任何年龄,从新生儿到老年人均可能患甲亢,但最多见于中青年女性。

甲亢的病因较复杂,其中以 Graves 病(GD)最多见,又称毒性弥漫性甲状腺肿,是一种伴甲状腺激素分泌增多的器官特异性自身免疫性疾病,约占所有甲亢患者的 85%;其次为亚急性甲状腺炎伴甲亢和结节性甲状腺肿伴甲亢;其他少见的病因有垂体性甲亢、碘甲亢等。本节主要讨论 Graves 病。

一、病因及发病机制

GD 的发病机制和病因未明,一般认为它是以遗传易患性为背景,在精神创伤、感染等应激因素作用下,诱发体内的免疫系统功能紊乱,"禁忌株"细胞失控,Ts 细胞减弱了对 Th 细胞的抑制,特异 B 细胞在特异 Th 细胞辅助下产生异质性免疫球蛋白(自身抗体)而致病。可作为这些自身抗体的组织抗原或抗原成分很多,主要有 TSH、TSH 受体、Tg、甲状腺 TPO 等。

二、病理

(一)甲状腺

甲状腺多呈不同程度的弥漫性、对称性肿大,或伴峡部肿大。质软至韧,包膜表面光滑、透亮,也可不平或呈分叶状。甲状腺内血管增生、充血,使其外观呈鲜牛肉色或猪肝色。滤泡增生明显,呈立方形或高柱状,并可形成乳头状皱褶突入滤泡腔内,腔内胶质常减少或消失。细胞核位于底部,可有分裂象。高尔基器肥大,内质网发育良好,有较多核糖体,线粒体常增多。凡此均提示滤泡上皮功能活跃,处于 TH 合成和分泌功能亢进状态。

(二)眼

浸润性突眼者的球后组织中常有脂肪浸润,纤维组织增生,黏多糖和糖胺聚糖沉积,透明质酸增多,淋巴细胞及浆细胞浸润。眼肌纤维增粗、纹理模糊,肌纤维透明变性、断裂及破坏,肌细胞内黏多糖亦增多。

(三)双下肢对称性胫前黏液性水肿

双下肢对称性胫前黏液性水肿少见。病变皮肤切片在光镜下可见黏蛋白样透明质酸沉积,伴多数带颗粒的肥大细胞、吞噬细胞和内质网粗大的成纤维细胞浸润;电镜下可见大量微纤维伴糖蛋白及酸性糖胺聚糖沉积。

(四)其他

骨骼肌、心肌有类似上述眼肌的改变,但较轻。久病者或重度甲亢患者肝内可有脂肪浸润、灶状或弥漫性坏死、萎缩,门静脉周围纤维化乃至肝硬化。颈部、支气管及纵隔淋巴结增大较常见,脾亦可增大。少数病例可有骨质疏松。

三、临床表现

女性多见,男女之比为 1:(4~6),各年龄组均可发病,以 20~40 岁为多。临床表现不一,老年和儿童患者的临床表现常不典型,典型病例表现三联症。

(一)甲状腺激素分泌过多综合征

1.高代谢综合征

由于 T_3、T_4 分泌过多和交感神经兴奋性增高,促进物质代谢,氧化加速使产热、散热明显增多,患者常有疲乏无力、怕热多汗,皮肤温暖潮湿、体重锐减、低热(危象时可有高热)等。

2.心血管系统

患者可有心悸、胸闷、气短、心动过速,严重者可导致甲亢性心脏病。查体时可见:①心动过速,常为窦性,休息及熟睡时心率仍快。②心尖区第一心音亢进,常有收缩期杂音,偶在心尖部可听到舒张期杂音。③心律失常以期前收缩、房颤多见,房扑及房室传导阻滞少见。④可有心脏肥大、扩大及心力衰竭。⑤由于收缩压上升、舒张压下降、脉压增大,有时出现水冲脉、毛细血管搏动等周围血管征。

3.精神、神经系统

患者易激动、烦躁、失眠、多言多动、记忆力减退。有时出现幻觉,甚而表现为亚躁狂症或精神分裂症。偶尔表现为寡言、抑郁者,以老年人多见。可有双手及舌平伸细震颤,腱反射亢进。

4.消化系统

患者常有食欲亢进、多食消瘦、大便频繁。老年患者可有食欲缺乏、厌食。重者可有肝大及肝功能异常,偶有黄疸。

5.肌肉骨骼系统

部分患者可有甲亢性肌病、肌无力及肌萎缩,多见于肩胛与骨盆带肌群。周期性瘫痪多见于青年男性患者,原因不明。

6.内分泌系统

早期血 ACTH、皮质醇及 24 小时尿 17-羟皮质类固醇(17-羟)升高,继而受过多 T_3、T_4 抑制而下降,皮质醇半衰期缩短。

7.生殖系统

女性常有月经减少或闭经,男性有阳痿,偶有乳腺发育。

8.血液和造血系统

周围血液中,淋巴细胞绝对值和百分比及单核细胞增多,但白细胞总数偏低。血小板寿命缩短。有时可出现皮肤紫癜或贫血。

(二)甲状腺肿

绝大多数患者有程度不等的弥漫性、对称性甲状腺肿大,随吞咽动作上下运动;质软、无压痛、久病者较韧;肿大程度与甲亢轻重无明显关系;左、右叶上下极可扪及细震颤,可闻及收缩期吹风样或连续性收缩期增强的血管杂音,为诊断本病的重要体征。极少数无甲状腺肿大或甲状腺位于胸骨后纵隔内。甲状腺肿大压迫气管、食管及喉返神经时,出现气短、进食哽噎及声音嘶哑。

(三)眼征

GD 患者中,有 25%~50% 伴有眼征,其中突眼为重要而较特异的体征之一。突眼多与甲亢同时发生,但亦可在甲亢症状出现前或甲亢经药物治疗后出现,少数仅有突眼而缺少其他临床表现。按病变程度可分为单纯性(干性、良性、非浸润性)和浸润性(水肿性、恶性)突眼两类。

1.非浸润性突眼

非浸润性突眼占大多数,无症状,主要因交感神经兴奋和 TH 的 β 肾上腺素能样作用致眼外肌群和提上睑肌张力增高有关,球后及眶内软组织改变不大,突眼度<18 mm,经治疗常可恢复,预后良好。眼征有以下几种。①Dalrymple 征:眼裂增大。②Stellwag 征:瞬目减少。③Mobius征:双眼聚合能力欠佳。④Von Graefe 征:眼向下看时巩膜外露。⑤Joffroy 征:眼向上看时前额皮肤不能皱起。

2.非浸润性突眼

非浸润性突眼较少见,症状明显,多发生于成年患者,由于眼球后软组织水肿和浸润所致,预后较差。除上述眼征更明显外,往往伴有眼睑肿胀肥厚,结膜充血水肿。患者畏光、复视、视力减退,阅读时易疲劳、异物感,眼胀痛或刺痛、流泪,眼球肌麻痹而视野缩小、斜视,眼球活动度减少甚至固定。突眼度一般>19 mm,左右突眼度常不等。由于突眼明显,不能闭合,结膜及角膜经常暴露,尤其是睡眠时易受外界刺激而引起充血、水肿,继而感染。

四、实验室检查

(一)血清甲状腺激素测定

1.血清总三碘甲状腺原氨酸(TT_3)

TT_3 浓度常与 TT_4 的改变平行,但在甲亢初期与复发早期,TT_3 上升往往很快,约 4 倍于正常;而 TT_4 上升较缓,仅为正常的 2.5 倍,故测定 TT_3 为早期 GD、治疗中疗效观察及停药后复发的敏感指标,亦是诊断 T_3 型甲亢的特异指标。但应注意老年淡漠型甲亢或久病者 TT_3 可不高。

2.血总甲状腺素(TT_4)

TT_4 是判定甲状腺功能最基本的筛选指标,在估计患者甲状腺激素结合球蛋白 TBG 正常情况下,TT_4 的增高提示甲亢。甲亢患者 TT_4 升高受 TBG 影响,而 TBG 又受雌激素、妊娠、病毒性肝炎等影响而升高,受雄激素、低蛋白血症(严重肝病、肾病综合征)、泼尼松等的影响而下降,分析时必须注意。

3.血清游离甲状腺素(FT_4)及游离 T_3(FT_3)

不受血 TBG 影响,能直接反映甲状腺功能。其敏感性和特异性均明显高于 TT_4 和 TT_3,含量极微,正常值因检查机构而有不同。

4.血清反 $T_3(rT_3)$

rT_3 无生物活性,是 T_4 在外周组织的降解产物,其血浓度的变化与 T_3、T_4 维持一定比例,尤其是与 T_4 的变化一致,可作为了解甲状腺功能的指标。

(二)促甲状腺激素(TSH)

甲状腺功能改变时,TSH 的波动较 T_3、T_4 更迅速而显著,故血中 TSH 是反映下丘脑-垂体-甲状腺轴功能的敏感指标。尤其是对亚临床型甲亢和亚临床型甲减的诊断有重要意义。垂体性甲亢升高,甲状腺性甲亢正常或降低。

(三)甲状腺摄^{131}I率

本法诊断甲亢的符合率达 90%。正常值为 3 小时,5%～25%;24 小时,20%～45%,高峰出现在24 小时。甲亢患者摄^{131}I率增强,3 小时＞25%,24 小时＞45%,且高峰前移。缺碘性甲状腺肿摄^{131}I率也可增高,但一般无高峰前移,可做 T_3 抑制试验鉴别。影响摄^{131}I率的因素如下。①使摄^{131}I率升高的因素:长期服用女性避孕药。②使摄^{131}I率降低的因素:多种食物及含碘药物(包括中药)、抗甲状腺药物、溴剂、利血平、保泰松、对氨基水杨酸、甲苯磺丁脲等。做本测定前应停用上述药物、食物 2 个月以上。孕妇和哺乳期妇女禁用。

(四)促甲状腺激素释放激素(TRH)兴奋试验

GD 时血 T_3、T_4 增高,反馈抑制 TSH,故 TSH 细胞不被 TRH 兴奋。如静脉注射 TRH $200\,\mu g$ 后 TSH 有升高反应,可排除甲亢;如 TSH 不增高(无反应)则支持甲亢的诊断。本试验因在体外进行测定 TSH,无须将核素引入人体,故不良反应少,对年老有冠心病或甲亢性心脏病者较 T_3 抑制试验安全。

(五)T_3抑制试验

T_3 抑制试验主要用于鉴别甲状腺肿伴摄^{131}I率增高系由甲亢或是单纯性甲状腺肿所致;也曾用于长期抗甲状腺药物治疗后,预测停药后复发可能性的参考。方法:先测定基础摄^{131}I率后,口服 T_3 $20\,\mu g$,每天 3 次,连续6 天(或甲状腺片 60 mg,每天 3 次,连服 8 天),然后再测摄^{131}I率。对比两次结果,正常人及单纯性甲状腺肿患者摄^{131}I率下降 50% 以上;甲亢患者不被抑制,故摄^{131}I的下降＜50%。伴有冠心病、甲亢性心脏病或严重甲亢者禁用本项试验,以免诱发心律失常、心绞痛或甲状腺危象。

(六)甲状腺自身抗体测定

未经治疗的 GD 患者血 TSAb 阳性检出率可达 80%～100%,有早期诊断意义,对判断病情活动、是否复发也有价值;还可以作为治疗后停药的重要指标。50%～90% 的 GD 患者血中可检出 TGAb 和/或 TPOAb,但滴度较低。如长期持续阳性且滴度较高,提示患者有进展为自身免疫性甲减的可能。

(七)影像学检查

超声、放射性核素扫描、CT、MRI 等可根据需要选用。

五、诊断及鉴别诊断

(一)诊断

根据临床表现三联征及实验室检查,诊断并不困难。但早期轻型、老年人、小儿表现不典型,尤其是淡漠型甲亢应特别注意。

(二)鉴别诊断

1.单纯性甲状腺肿

无甲亢症状。摄^{131}I率虽也增高但高峰不前移。T_3抑制试验可被抑制。T_3正常或偏高，T_4正常或偏低，TSH正常或偏高。TRH兴奋试验正常。血TSAb、TGAb和TPOAb阴性。

2.神经官能症

神经、精神症状相似，但无高代谢症状群、突眼及甲状腺肿，甲状腺功能正常。

3.其他疾病

以消瘦、低热为主要表现者，应与结核、恶性肿瘤鉴别；腹泻者应与慢性结肠炎鉴别；心律失常应与冠心病、风湿性心脏病鉴别；淡漠型甲亢应与恶性肿瘤、消耗病鉴别；突眼应与眶内肿瘤、慢性肺心病等相鉴别。

六、治疗

一般治疗是解除精神紧张和负担、避免情绪波动。确诊后应适当卧床休息并给予对症、支持疗法。忌碘饮食，补充足够热量和营养如蛋白、糖类及各种维生素。有交感神经兴奋、心动过速者可用普萘洛尔、利舍平等；如失眠可给地西泮、氯氮䓬。

甲亢的治疗，常用方法如下。

(一)控制甲亢的基本方法

（1）抗甲状腺药物治疗。

（2）放射性碘治疗。

（3）手术治疗。

(二)抗甲状腺药物治疗

疗效较肯定；一般不引起永久性甲减；方便、安全、应用最广。

1.常用药物

（1）硫脲类：甲硫氧嘧啶和丙硫氧嘧啶（PTU）。

（2）咪唑类：甲巯咪唑（MMI）和卡比马唑。

2.作用机制

通过抑制过氧化物酶活性，使无机碘氧化为活性碘而作用于碘化酪氨酸减少，阻止甲状腺激素合成，丙硫氧嘧啶还可以抑制T_4在周围组织中转化为T_3，故首选用于严重病例或甲状腺危象。

3.适应证

病情轻、甲状腺呈轻至中度肿大者；年龄在20岁以下，或孕妇、年迈体弱或合并严重心、肝、肾疾病等而不宜手术者；术前准备；作为放射性^{131}I治疗前后的辅助治疗；甲状腺次全切除后复发而不宜用^{131}I治疗者。

4.剂量用法与疗程

长程治疗分为初治期、减量期及维持期，按病情轻重决定剂量。

（1）初治期：丙硫氧嘧啶或甲硫氧嘧啶：300～450 mg/d，甲巯咪唑或卡比马唑：30～40 mg/d，分2～3次口服。至症状缓解或T_3、T_4恢复正常时即可减量。

（2）减量期：每2～4周减量1次，丙硫氧嘧啶或甲硫氧嘧啶每次减50～100 mg/d，甲巯咪唑或卡比马唑每次减5～10 mg/d，待症状完全消除，体征明显好转后再减至最小维持量。

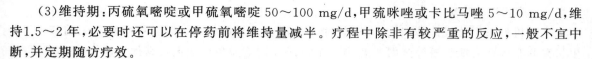

（3）维持期：丙硫氧嘧啶或甲硫氧嘧啶 50～100 mg/d,甲巯咪唑或卡比马唑 5～10 mg/d,维持1.5～2年,必要时还可以在停药前将维持量减半。疗程中除非有较严重的反应,一般不宜中断,并定期随访疗效。

5.治疗中注意事项

（1）如经治疗症状缓解但甲状腺肿大及突眼却加重时,抗甲状腺药物应酌情减量,并加用甲状腺片,每天 30～60 mg。可能由于抗甲状腺药物过量,T_3、T_4 减少后对 TSH 反馈抑制减弱,故 TSH 分泌增多促使甲状腺增生、肥大。

（2）注意抗甲状腺药物不良反应:粒细胞计数减少与药疹甲巯咪唑较丙硫氧嘧啶常见,初治时每周化验白细胞总数、白细胞分类,以后每 2～4 周 1 次。常见于开始服药 2～3 个月。当白细胞计数低于 $4×10^9$/L 时应注意观察,试用升白细胞药物如维生素 B_4、利血生、鲨肝醇、脱氧核糖核酸,必要时可采用泼尼松。如出现突发的粒细胞缺乏症（对药物的变态反应）,常表现咽痛、发热、乏力、关节酸痛等时,应紧急处理并停药。有些患者用抗甲状腺药物后单有药疹,一般不必停药,可给抗组胺药物,必要时可更换抗甲状腺药物种类,目前临床用药中丙硫氧嘧啶出现药疹者较少,但应该特别警惕出现剥脱性皮炎、中毒性肝炎等,一旦出现应停药抢救。

（3）停药问题:近年认为完成疗程后尚须观察,TRAb 或 TSI 免疫抗体明显下降者方可停药以免复发。

（三）放射性碘治疗

1.放射性碘治疗甲亢作用机制

利用甲状腺高度摄取和浓集碘的能力及 ^{131}I 释放出 β 射线对甲状腺的毁损效应（β 射线在组织内的射程约 2 mm,电离辐射仅限于甲状腺局部而不累及毗邻组织）,破坏滤泡上皮而减少 TH 分泌。另外,也抑制甲状腺内淋巴细胞的抗体生成,加强了治疗效果。

2.适应证

（1）中度甲亢、年龄在 25 岁以上者。

（2）对抗甲状腺药有过敏等反应而不能继用,或长期治疗无效,或治疗后复发者。

（3）合并心、肝、肾等疾病不宜手术,或术后复发,或不愿手术者。

（4）非自身免疫性家族性毒性甲状腺肿者。

（5）某些高功能结节者。

3.禁忌证

（1）妊娠、哺乳期妇女（^{131}I 可透过胎盘和进入乳汁）。

（2）年龄在 25 岁以下者。

（3）严重心、肝、肾衰竭或活动性肺结核者。

（4）外周血白细胞计数在 $3×10^9$/L 以下或中性粒细胞计数低于 $1.5×10^9$/L 者。

（5）重症浸润性突眼症。

（6）甲状腺不能摄碘者。

（7）甲状腺危象。

4.方法与剂量

根据甲状腺估计重量和最高摄 ^{131}I 率推算剂量。一般主张每克甲状腺组织一次给予 ^{131}I 70～100 μCi（1 Ci＝$3.7×10^{10}$ Bq）放射量。甲状腺重量的估计有 3 种方法:①触诊法。②X 线检查。③甲状腺显像。

5.治疗前注意事项

不能机械采用公式计算剂量,应根据病情轻重、过去治疗情况、年龄、甲状腺有无结节、^{131}I在甲状腺的有效半衰期长短等全面考虑;服^{131}I前2～4周应避免用碘剂及其他含碘食物或药物;服^{131}I前如病情严重,心率超过120次/分,血清T_3、T_4明显升高者宜先用抗甲状腺药物及普萘洛尔治疗,待症状减轻方可用放射性^{131}I治疗。最好服抗甲状腺药物直到服^{131}I前2～3天再停,然后做摄^{131}I率测定,接着采用^{131}I治疗。

6.疗效

一般治疗后2～4周症状减轻,甲状腺缩小,体重增加,3～4个月60%以上的患者可治愈。如半年后仍未缓解,可进行第二次治疗,且于治前先用抗甲状腺药物控制甲亢症状。

7.并发症

(1)甲状腺功能减退:分暂时性和永久性甲减两种,早期由于腺体破坏,后期由于自身免疫反应所致。一旦发生均需用TH替代治疗。

(2)突眼的变化不一:多数患者的突眼有改善,部分患者无明显变化,极少数患者的突眼恶化。

(3)放射性甲状腺炎:见于治疗后7～10天,个别可诱发危象,故必须在^{131}I治疗前先用抗甲状腺药物治疗。

(4)致癌问题:^{131}I治疗后癌发生率并不高于一般居民的自然发生率,但由于年轻患者对电离辐射敏感,有报道婴儿和儿童时期颈都接受过X线治疗者甲状腺癌的发生率高,故年龄在25岁以下者应选择其他治疗方法。

(5)遗传效应:经^{131}I治疗后有报道可引起染色体变异,但仍在探讨中,并须长期随访观察方能得出结论。为保证下一代及隔代子女的健康,将妊娠期列为^{131}I治疗的禁忌证是合理的。

(四)手术治疗

甲状腺次全切除术的治愈率可达70%以上,但可引起多种并发症,有的病例于术后多年仍可复发,或出现甲状腺功能减退症。

1.适应证

(1)中、重度甲亢,长期服药无效,停药后复发,或不愿长期服药者。

(2)甲状腺巨大,有压迫症状者。

(3)胸骨后甲状腺肿伴甲亢者。

(4)结节性甲状腺肿伴甲亢者。

2.禁忌证

(1)较重或发展较快的浸润性突眼者。

(2)合并较重的心、肝、肾、肺疾病,不能耐受手术者。

(3)妊娠早期(第3个月前)及晚期(第6个月后)。

(4)轻症可用药物治疗者。

3.术前准备

先抗甲状腺药物治疗达下列指标者方可进行术前服药:①症状减轻或消失。②心率恢复到80～90次/分。③T_3、T_4恢复正常。④BMR<+20%。达到上述指标者开始进行术前服用复方碘溶液。服法:3～5滴/次,每天服3次,逐日增加1滴直至10滴/次,维持2周。作用:减轻甲状腺充血、水肿,使甲状腺质地变韧,方便手术并减少出血。近年来,使用普萘洛尔或普萘洛尔与

碘化物联合使用做术前准备,疗效迅速,一般于术前及术后各服 1 周。

4.手术并发症

(1)出血:须警惕引起窒息,严重时须气管切开。

(2)局部伤口感染。

(3)喉上与喉返神经损伤,引起声音嘶哑。

(4)甲状旁腺损伤或切除,引起暂时性或永久性手足抽搐。

(5)突眼加重。

(6)甲状腺功能减退症。

(7)甲状腺危象。

(五)高压氧治疗

1.治疗机制

(1)高压氧治疗可以迅速增加各组织供氧,甲亢患者因甲状腺素增多,机体各组织代谢旺盛、耗氧量增加,要求心脏收缩力增强、心率加快,增加心排血量为组织运送更多氧气和营养物质。心率加快、血压升高结果增加心肌的耗氧量。患者进行高压氧治疗可以迅速增加各组织的氧气供应,减轻心脏负担;高压氧治疗可以减慢心率,降低心肌耗氧量。

(2)高压氧治疗可以降低机体的免疫能力,减少抗体的产生、减少淋巴细胞的数量。

(3)高压氧治疗可以改善大脑皮质的神经活动,改善自主神经功能,稳定患者情绪。调整机体免疫功能。

(4)有实验证明,高压氧治疗可以调整甲状腺素水平,不论甲状腺素水平高或低,经高压氧治疗均有恢复正常水平的趋势。

2.治疗方法

(1)治疗压力不宜过高,1.8～2 ATA、每次吸氧 60 分钟、每天 1 次、连续 1～2 个疗程。

(2)配合药物治疗。

(3)甲状腺危象患者可在舱内进行高压氧治疗同时配合药物治疗。

(4)甲状腺手术前准备,行高压氧治疗可减少甲状腺血流量。

七、应急措施

(1)当患者出现明显呼吸困难、发绀、抽搐、昏迷、血压下降、心律失常等情况时,提示有急性呼吸衰竭的可能,立即建立人工气道,行气管插管或气管切开,保持呼吸道通畅,加压给氧,监测生命体征的变化,同时保持静脉液路通畅。

(2)一旦呼吸停止应立即行人工呼吸、气管插管,调用呼吸机进行合理的机械通气。

八、健康教育

(1)给患者讲述疾病的有关知识,如药物、输血治疗的目的、氧气吸入的重要性,使患者主动配合治疗。

(2)保持良好的情绪,保证充足的休息和睡眠,以促进身体恢复。

(3)康复期注意营养,适当户外活动,提高机体抵抗力。

(4)对恶性肿瘤坚持化疗者和病理产科患者再次怀孕者,应特别注意监测 DIC 常规、血小板计数,注意出血倾向,及时就诊。

(杨胜楠)

第二节 甲状腺功能减退症

甲状腺功能减退症,简称甲减,是组织的甲状腺激素作用不足或缺如的一种病理状态,即甲状腺激素合成、分泌或生物效应不足所致的一组内分泌疾病。甲减的发病率有地区及种族的差异。碘缺乏地区的发病率明显较碘供给充分地区高。女性甲减较男性多见,且随年龄增加,其患病率上升。新生儿甲减发生率约为 1/4 000,青春期甲减发病率降低,其患病率随着年龄上升,在年龄 ＞65 岁的人群中,显性甲减的患病率为 2%～5%。甲减为较常见的内分泌疾病,且常首先求治于非专科医师。

一、病因

99% 以上的甲减为原发性甲减,仅不足 1% 的病例为 TSH 缺乏引起。原发性甲减绝大多数系由自身免疫性(桥本)甲状腺炎、甲状腺放射性碘治疗或甲状腺手术导致。

二、分类

临床上,按甲减起病时年龄分类可分下列三型。
(1)功能减退始于胎儿期或出生不久的新生儿者,称呆小病(又称克汀病)。
(2)功能减退始于发育前儿童期者,称幼年甲状腺功能减退症,严重时称幼年黏液性水肿。
(3)功能减退始于成人期者,称甲状腺功能减退症,严重者称黏液性水肿。

三、发病机制

(一)呆小病(克汀病)

呆小病有地方性及散发性两种。

1.地方性呆小病

地方性呆小病多见于地方性甲状腺肿流行区,因母体缺碘,供应胎儿的碘不足,以致甲状腺发育不全和激素合成不足。此型甲减对迅速生长中胎儿的神经系统特别是大脑发育危害极大,造成不可逆性的神经系统损害。

2.散发性呆小病

散发性呆小病见于各地,病因不明。母亲既无缺碘又无甲状腺肿等异常,推测其原因有以下几方面。

(1)甲状腺发育不全或缺如:①患儿甲状腺本身生长发育缺陷;②母体在妊娠期患某种自身免疫性甲状腺病,血清中存在抗甲状腺抗体,经血行通过胎盘而入胎儿破坏胎儿部分或全部甲状腺;③母体妊娠期服用抗甲状腺药物或其他致甲状腺肿物质,阻碍了胎儿甲状腺发育和激素合成。

(2)甲状腺激素合成障碍:常有家族史,激素合成障碍主要有五型。①甲状腺摄碘功能障碍:可能由于参与碘进入细胞的"碘泵"发生障碍影响碘的浓集。②碘的有机化过程障碍,又可包括过氧化物酶缺陷,此型甲状腺摄碘力强,但碘化物不能被氧化为活性碘,致不能碘化酪氨酸和碘化酶缺陷。③碘化的酪氨酸不能形成单碘及双碘酪氨酸。碘化酪氨酸耦联缺陷:甲状腺已生成的单碘及双碘酪氨酸发生耦联障碍,以致甲状腺素(T_4)及三碘甲状腺原氨酸(T_3)合成减少。④碘化酪氨酸脱碘缺陷:由于脱碘酶缺乏,游离的单碘及双碘酪氨酸不能脱碘而大量存在于血中不能再被腺体利用,并从尿中大量排出,间接引起碘的丢失过多。甲状腺球蛋白合成与分解异常:酪氨酸残基的碘化及由碘化酪氨酸残基形成 T_3、T_4 的过程,都是在完整的甲状腺球蛋白分子中进行。⑤甲状腺球蛋白异常,可致 T_3、T_4 合成减少。并可产生不溶于丁醇的球蛋白,影响 T_3、T_4 的生物效能。甲状腺球蛋白的分解异常可使周围血液中无活性的碘蛋白含量增高。

未经治疗的呆小病造成儿童期和青春期的生长迟滞、智力受损和代谢异常,显然,早期诊断和治疗是极为重要的。

(二)幼年甲状腺功能减退症

病因与成人患者相同。

(三)成年甲状腺功能减退症

病因可分为甲状腺激素缺乏、促甲状腺激素缺乏和末梢组织对甲状腺激素不应症三大类。

1.由于甲状腺本身病变致甲状腺激素缺乏

由于甲状腺本身病变致甲状腺激素缺乏即原发性甲减。其中部分病例病因不明,又称"特发性",较多发生甲状腺萎缩,约为甲减发病率的 5%。大部分病例有以下比较明确的原因:①甲状腺的手术切除,或放射性碘或放射线治疗后。②甲状腺炎:与自身免疫有关的慢性淋巴细胞性甲状腺炎后期为多,亚急性甲状腺炎引起者罕见。③伴甲状腺肿或结节的功能减退:慢性淋巴细胞性甲状腺炎多见,偶见于侵袭性纤维性甲状腺炎,可伴有缺碘所致的结节性地方性甲状腺肿和散在性甲状腺肿。④腺内广泛病变:多见于晚期甲状腺癌和转移性肿瘤,较少见于甲状腺结核、淀粉样变、甲状腺淋巴瘤等。⑤药物:抗甲状腺药物治疗过量;摄入碘化物(有机碘或无机碘)过多;使用阻碍碘化物进入甲状腺的药物如过氯酸钾、硫氰酸盐、间苯二酚、对氨基水杨酸钠(PAS)、保泰松、碘胺类药物、硝酸钴、碳酸锂等,甲亢患者经外科手术或^{131}I治疗后对碘化物的抑制甲状腺激素合成及释放作用常较敏感,故再服用含碘药物则易发生甲减。

2.由于促甲状腺激素不足

由于促甲状腺激素不足可分为垂体性与下丘脑性两种。

(1)由于腺垂体功能减退使促甲状腺激素(TSH)分泌不足所致,又称为垂体性(或继发性)甲减。

(2)由于下丘脑疾病使促甲状腺激素释放激素(TRH)分泌不足所致。又称为下丘脑性(或三发性)甲减。

3.末梢性(周围性)甲减

末梢性甲减是指末梢组织甲状腺激素不应症,即甲状腺激素抵抗。临床上常可见一些有明显的甲减的症状,但甲状腺功能检查结果则与之相矛盾。病因有二:①由于血中存在甲状腺激素结合抗体,从而导致甲状腺激素不能发挥正常的生物效应。②由于周围组织中的甲状腺激素受体数目减少,受体对甲状腺激素的敏感性减退导致周围组织对甲状腺激素的效应减少。

甲状腺激素抵抗的主要原因是外周组织对甲状腺激素的敏感性降低。正常情况下,T_3 和 T_4 可抑制性地反馈作用于垂体,具有活性的 T_3 抵达外周组织与甲状腺激素受体结合产生生物效应。甲状腺激素抵抗时由于垂体对甲状腺激素的敏感性降低,其负反馈受抑,导致 TSH 升高,结果甲状腺激素分泌增加,作用于外周不敏感的组织出现甲减症状,而抵抗不明显的组织则出现甲亢表现。

四、病理

(一)呆小病

散发性者除激素合成障碍一类甲状腺呈增生肿大外,多数在甲状腺部位或舌根仅有少许滤泡组织,甚至完全缺如。地方性甲状腺肿呈萎缩或肿大,腺体内呈局限性上皮增生及退行性变。腺垂体常较大,部分病例示蝶鞍扩大,切片中 TSH 细胞肥大。此外,可有大脑发育不全、脑萎缩、骨成熟障碍等。

(二)黏液性水肿

原发性者甲状腺呈显著萎缩,腺泡大部分被纤维组织所替代,兼有淋巴细胞浸润,残余腺泡上皮细胞矮小,泡内胶质含量极少。放射线治疗后甲状腺的改变与原发性者相似。慢性甲状腺炎者腺体大多有淋巴细胞、浆细胞浸润且增大,后期可纤维化而萎缩,服硫脲类药物者腺体增生肥大,胶质减少而充血。继发于垂体功能减退者垂体有囊性变或纤维化,甲状腺腺体缩小,腺泡上皮扁平,腔内充满胶质。

甲状腺外组织的病理变化包括皮肤角化,真皮层有黏液性水肿,细胞间液中积聚多量透明质酸、黏多糖、硫酸软骨素和水分,引起非凹陷性水肿。内脏细胞间液中有相似情况,称内脏黏液性水肿。浆膜腔内有黏液性积液。全身肌肉不论骨骼肌、平滑肌或心肌都可有肌细胞肿大、苍白,肌浆纤维断裂且有空泡变性和退行性病灶,心脏常扩大,间质水泡伴心包积液。肾脏可有基底膜增厚从而出现蛋白尿。

五、临床表现

甲减可影响全身各系统,其临床表现并不取决于甲减的病因而是与甲状腺激素缺乏的程度有关。

(一)呆小病

病因繁多,于出生时常无特异表现,出生后数周内出现症状。共同的表现有皮肤苍白,增厚,多皱褶,多鳞屑。口唇厚,舌大且常外伸,口常张开多流涎,外貌丑陋,面色苍白或呈蜡黄,鼻短且上翘,鼻梁塌陷,前额多皱纹,身材矮小,四肢粗短,手常呈铲形,脐疝多见,心率缓慢,体温偏低,其生长发育均低于同年龄者,当成年后常身材矮小。各型呆小病可有的特殊表现如下。

1.先天性甲状腺发育不全

腺体发育异常的程度决定其症状出现的早晚及轻重。腺体完全缺如者,症状可出现于出生后 1～3 个月且较重,无甲状腺肿。如尚有残留或异位腺体时,多数在 6 个月～2 岁内出现典型症状,且可伴代偿性甲状腺肿大。

2.先天性甲状腺激素合成障碍

病情因各种酶缺乏的程度而异。一般在新生儿期症状不显,后逐渐出现代偿性甲状腺肿,且多为显著肿大。典型的甲状腺功能低下可出现较晚,可称为甲状腺肿性呆小病,可能为常染色体隐性遗传。在碘有机化障碍过程中除有甲状腺肿和甲状腺功能低下症状外,常伴有先天性神经性聋哑,称 Pendred 综合征。这两型多见于散发性呆小病者,其母体不缺碘且甲状腺功能正常,胎儿自身虽不能合成甲状腺激素但能从母体得到补偿。故不致造成神经系统严重损害,出生 3 个月以上,母体赋予的甲状腺激素已耗竭殆尽,由于本身甲状腺发育不全或缺如或由于激素合成障碍,使体内甲状腺激素缺乏处于很低水平,出现显著的甲状腺功能低下症状,但智力影响却较轻。

3.先天性缺碘

先天性缺碘多见于地方性呆小病。因母体患地方性甲状腺肿,造成胎儿期缺碘,在胎儿及母体的甲状腺激素合成均不足的情况下,胎儿神经系统发育所必需的酶[如尿嘧啶核苷二磷酸(UDP)等]生成受阻或活性降低,造成胎儿神经系统严重且不可逆的损害、出生后永久性的智力缺陷及听力、语言障碍,但出生后患者的甲状腺在供碘好转的情况下,能加强甲状腺激素合成,故甲状腺功能低下症状不明显,这种类型又称为"神经型"呆小病。

4.母体怀孕期服用致甲状腺肿制剂或食物

母体怀孕期服用致甲状腺肿制剂或食物如卷心菜、大豆、对氨基水杨酸、硫脲类、间苯二酚、保泰松及碘等,这些食物中致甲状腺肿物质或药物能通过胎盘,影响甲状腺功能,出生后引起一过性甲状腺肿大,甚至伴有甲状腺功能低下。此型临床表现轻微、短暂,常不被发现,如妊娠期口服大量碘剂且历时较长,碘化物通过胎盘可导致新生儿甲状腺肿,巨大者可产生初生儿窒息死亡,故妊娠妇女不可用大剂量碘化物。哺乳期中碘亦可通过乳汁进入婴儿体内引起甲状腺肿伴甲减。

(二)幼年黏液性水肿

临床表现随起病年龄而异,幼儿发病者除体格发育迟缓和面容改变不如呆小病显著外,余均和呆小病相似。较大儿童及青春期发病者,大多似成人黏液性水肿,但伴有不同程度的生长阻滞,青春期延迟。

(三)成人甲状腺功能减退及黏液性水肿

临床表现取决于起病的缓急、激素缺乏的速度及程度,且与个体对甲状腺激素减少的反应差异性有一定关系,故严重的甲状腺激素缺乏有时临床症状也可轻微。轻型者症状较轻或不典型;重型者累及的系统广泛,称黏液性水肿。现今严重甲减患者较以往少见,该术语常用以描述甲减表现的皮肤和皮下组织黏液性水肿这一体征。临床型甲减的诊断标准应具备不同程度的临床表现及血清 T_3、T_4 的降低,尤其是血清 T_4 和 FT_4 的降低为临床型甲减的一项客观实验室指标。临床上无或仅有少许甲减症状,血清 FT_3 及 FT_4 正常而 TSH 水平升高,此种情况称为"亚临床甲减",需根据 TSH 测定和/或 TRH 试验确诊,可进展至临床型甲减,伴有甲状腺抗体阳性和/或甲状腺肿者进展机会较大。

成人甲状腺功能减退最早症状是出汗减少、怕冷、动作缓慢、精神萎靡、疲乏、嗜睡、智力减退、胃口欠佳、体重增加、大便秘结等。当典型症状出现时有下列表现。

1.低基础代谢率症状群

疲乏、行动迟缓、嗜睡、记忆力明显减退且注意力不集中,因周围血液循环差和能量产生降低以致异常怕冷、无汗及体温低于正常。

2.黏液性水肿面容

面部表情可描写为"淡漠""愚蠢""假面具样""呆板",甚至"白痴"。面颊及眼睑虚肿,垂体性黏液性水肿有时颜面胖圆,犹如满月。面色苍白,贫血或带黄色或陈旧性象牙色。有时可有颜面皮肤发绀。由于交感神经张力下降对 Müller 肌的作用减弱,故眼睑常下垂形或眼裂狭窄。部分患者有轻度突眼,可能和眼眶内球后组织有黏液性水肿有关,但对视力无威胁。鼻、唇增厚,舌大而发声不清,言语缓慢,音调低嗄,头发干燥、稀疏、脆弱,睫毛和眉毛脱落(尤以眉梢为甚),男性胡须生长缓慢。

3.皮肤

皮肤苍白或因轻度贫血及甲状腺激素缺乏使皮下胡萝卜素变为维生素 A 及维生素 A 生成视黄醛的功能减弱,以致高胡萝卜素血症,加以贫血肤色苍白,因而常使皮肤呈现特殊的蜡黄色,且粗糙少光泽,干而厚、冷、多鳞屑和角化,尤以手、臂、大腿为明显,且可有角化过度的皮肤表现。有非凹陷性黏液性水肿,有时下肢可出现凹陷性水肿。皮下脂肪因水分的积聚而增厚,致体重增加,指甲生长缓慢、厚脆,表面常有裂纹。腋毛和阴毛脱落。

4.精神神经系统

精神迟钝,嗜睡,理解力和记忆力减退。目力、听觉、触觉、嗅觉均迟钝,伴有耳鸣、头晕。有时可呈神经质或可发生妄想、幻觉、抑郁或偏狂。严重者可有精神失常,呈木僵、痴呆、昏睡状。偶有小脑性共济失调,还可有手足麻木、痛觉异常、腱反射异常。脑电图可异常。脑脊液中蛋白质可增加。

5.肌肉和骨骼

肌肉松弛无力,主要累及肩、背部肌肉,也可有肌肉暂时性强直、痉挛、疼痛或出现齿轮样动作,腹背肌及腓肠肌可因痉挛而疼痛,关节也常疼痛,骨质密度可增高。少数病例可有肌肉肥大。发育期间骨龄常延迟。

6.心血管系统

心率降低,心音低弱,心排血量降低,由于组织耗氧量和心排血量的降低相平行,故心肌耗氧量减少,很少发生心绞痛和心力衰竭。一旦发生心力衰竭,因洋地黄在体内的半衰期延长,且由于心肌纤维延长伴有黏液性水肿故疗效常不佳且易中毒。心电图可见 ST-T 改变等表现。严重甲减者全心扩大,常伴有心包积液。久病者易并发动脉粥样硬化及冠心病,发生心绞痛和心律不齐。如没有合并器质性心脏病,甲减本身的心脏表现可以在甲状腺激素治疗后得到纠正。

7.消化系统

食欲不振、厌食、腹胀、便秘、鼓肠,甚至发生巨结肠症及麻痹性肠梗阻。因有抗胃泌素抗体存在,患者可伴胃酸缺乏。

8.呼吸系统

由于肥胖、黏液性水肿、胸腔积液、贫血及循环系统功能差等综合因素可导致肺泡通气量不足及二氧化碳麻醉现象。阻塞性睡眠呼吸暂停常见,可以在甲状腺激素治疗后得到纠正。

9.内分泌系统

血皮质醇常正常,尿皮质醇可降低,ACTH 分泌正常或降低,ACTH 兴奋反应延迟,但无肾上腺皮质功能减退的临床表现。长期患本病且病情严重者,可能发生垂体和肾上腺功能降低,在应激或快速甲状腺激素替代治疗时加速产生。长期患原发性甲减者垂体常常增大,可同时出现催乳素增高及溢乳。交感神经的活性降低,可能与血浆环腺苷酸对肾上腺素反应降低有关,肾上腺素的分泌率及血浆浓度正常,而去甲肾上腺素的相应功能增加,β-肾上腺素能的受体在甲减时可能会减少。胰岛素降解率下降且患者对胰岛素敏感性增强。LH 分泌量及频率峰值均可下降,血浆睾酮和雌二醇水平下降。严重时可致性欲减退和无排卵。

10.泌尿系统及水电解质代谢

肾血流量降低,肾小球基底膜增厚可出现少量蛋白尿,水利尿试验差,水利尿作用不能被可的松而能被甲状腺激素所纠正。由于肾脏排水功能受损,导致组织水潴留。Na^+ 交换增加,可出现低血钠,但 K^+ 的交换常属正常。血清 Mg^{2+} 可增高,但交换的 Mg^{2+} 和尿 Mg^{2+} 的排出率降低。血清钙、磷正常,尿钙排泄下降,粪钙排泄正常,粪、尿磷排泄正常。

11.血液系统

甲状腺激素缺乏使造血功能遭到抑制,红细胞生成素减少,胃酸缺乏使铁及维生素 B_{12} 吸收障碍,加之月经过多以致患者中 2/3 可有轻、中度正常色素或低色素小红细胞型贫血,少数有恶性贫血(大红细胞型)。血沉可增快。Ⅷ和Ⅸ因子的缺乏导致机体凝血机制减弱,故易有出血倾向。

12.昏迷

昏迷为黏液性水肿最严重的表现,多见于年老长期未获治疗者。大多在冬季寒冷时发病,受寒及感染是最常见的诱因,其他如创伤、手术、麻醉、使用镇静剂等均可促发。昏迷前常有嗜睡病史,昏迷时四肢松弛,反射消失,体温很低(可在 33 ℃ 以下),呼吸浅慢,心动过缓,心音微弱,血压降低,休克,并可伴发心、肾衰竭,常威胁生命。

六、辅助检查

(一)间接依据

1.基础代谢率降低

基础代谢率常在 45%～35%,有时可达 70%。

2.血脂

常伴高胆固醇血症和高 LDL 血症。三酰甘油也可增高。

3.心电图检查

心电图检查示低电压、窦性心动过缓、T 波低平或倒置,偶有 PR 间期延长及 QRS 波时限增加。

4.X 线检查

骨龄的检查有助于呆小病的早期诊断。X 线片上骨骼的特征有成骨中心出现和成长迟缓(骨龄延迟);骨骺与骨干的愈合延迟;成骨中心骨化不均匀呈斑点状(多发性骨化灶)。95%呆小病患者蝶鞍的形态异常。7 岁以上患儿蝶鞍常呈圆形增大,经治疗后蝶鞍可缩小;7 岁以下患儿蝶鞍表现为成熟延迟,呈半圆形,后床突变尖,鞍结节扁平。心影于胸片上常弥漫性为双侧增大,超声波检查示心包积液,治后可完全恢复。

5.脑电图检查

某些呆小病者脑电图有弥漫性异常,频率偏低,节律不齐,有阵发性双侧 Q 波,无 α 波,表现为脑中枢功能障碍。

(二)直接依据

1.血清 TSH 和 T_3、T_4

血清 TSH 和 T_3、T_4 是最有用的检测项目,测定 TSH 对甲减有极重要意义,较 T_4、T_3 为大。甲状腺性甲减,TSH 可升高;而垂体性或下丘脑性甲减常偏低,也可在正常范围或轻度升高,可伴有其他腺垂体激素分泌低下。除消耗性甲减及甲状腺激素抵抗外,不管何种类型甲减,血清总 T_4 和 FT_4 均低下。轻症患者血清 T_3 可在正常范围,重症患者可以降低。部分患者血清 T_3 正常而 T_4 降低,这可能是甲状腺在 TSH 刺激下或碘不足情况下合成生物活性较强的 T_3 相对增多,或周围组织中的 T_4 较多地转化为 T_3 的缘故。因此 T_4 降低而 T_3 正常可视为较早期诊断甲减的指标之一。亚临床型甲减患者血清 T_3、T_4 可均正常。此外,在患严重疾病且甲状腺功能正常的患者及老年正常人中,血清 T_3 可降低故 T_4 浓度在诊断上比 T_3 浓度更为重要。由于总 T_3、T_4 可受 TBG 的影响,故可测定 FT_3、FT_4 协助诊断。

2.甲状腺摄 ^{131}I 率

甲状腺摄 ^{131}I 率明显低于正常,常为低平曲线,而尿中 ^{131}I 排泄量增加。

3.反 T_3(rT_3)

在甲状腺性及中枢性甲减中降低,在周围性甲减中可能增高。

4.促甲状腺激素(TSH)兴奋试验

进行 TSH 兴奋试验以了解甲状腺对 TSH 刺激的反应。如用 TSH 后摄碘率不升高,提示病变原发于甲状腺,故对 TSH 刺激不发生反应。

5.促甲状腺激素释放激素试验(TRH 兴奋试验)

如 TSH 原来正常或偏低者,在 TRH 刺激后引起升高,并呈延迟反应,表明病变在下丘脑。如 TSH 为正常低值至降低,正常或略高而 TRH 刺激后血中 TSH 不升高或呈低(弱)反应,表明病变在垂体或为垂体 TSH 贮备功能降低。如 TSH 原属偏高,TSH 刺激后更明显,表示病变在甲状腺。

6.抗体测定

怀疑甲减由自身免疫性甲状腺炎所引起时,可测定甲状腺球蛋白抗体(TGA)、甲状腺微粒体抗体(MCA)和甲状腺过氧化酶抗体(TPOAb),其中,以 TPOAb 的敏感性和特异性较高。

七、诊断

甲减的诊断包括确定功能减退、病变定位及查明病因 3 个步骤。

呆小病的早期诊断和治疗可避免或尽可能减轻永久性智力发育缺陷。婴儿期诊断本病较困难,应细微观察其生长、发育、面貌、皮肤、饮食、睡眠、大便等各方面情况,及时做有关实验室检查。尽可能行新生儿甲状腺功能筛查。黏液性水肿典型病例诊断不难,但早期轻症及不典型者常与贫血、肥胖、水肿、肾病综合征、月经紊乱等混淆,需做测定甲状腺功能以鉴别。一般来说,TSH 增高伴 FT_4 低于正常即可诊断原发性甲减,T_3 价值不大。下丘脑性和垂体性甲减则靠 FT_4 降低诊断。TRH 兴奋试验有助于定位病变在下丘脑还是垂体。中枢性甲减的患者常可合并垂体其他激素分泌缺乏,如促性腺激素及促肾上腺皮质激素缺乏。明确 ACTH 缺乏继发的肾上腺皮质功能低下症尤其重要,甲状腺激素替代治疗不可先于可的松替代治疗。

对于末梢性甲减的诊断有时不易,患者有临床甲减征象而血清 T_4 浓度增高为主要实验室特点,甲状腺摄 ^{131}I 率可增高,用 T_4、T_3 治疗疗效不显著,提示受体不敏感。部分患者可伴有特征性面容、聋哑、点彩样骨骺,不伴有甲状腺肿大。

八、治疗

(一)呆小病

及时诊断,治疗愈早,疗效愈好。初生期呆小病最初口服三碘甲状腺原氨酸 $5~\mu g$ 每 8 小时 1 次及左甲状腺素钠(LT_4)$25~\mu g/d$,3 天后,LT_4 增加至 $37.5~\mu g/d$,6 天后 T_3 改至 $2.5~\mu g$,每 8 小时 1 次。在治疗进程中 LT_4 逐渐增至每天 $50~\mu g$,而 T_3 逐渐减量至停用。或单用 LT_4 治疗,首量 $25~\mu g/d$ 以后每周增加 $25~\mu g/d$,3～4 周后至 $100~\mu g/d$,以后进增缓慢,使血清 T_4 保持 9～

12 $\mu g/dL$，如临床疗效不满意，可剂量略加大。年龄为 9 月至 2 岁的婴幼儿每天需要 50～150 μg LT_4，如果其骨骼生长和成熟没有加快，甲状腺激素应增加。TSH 值有助于了解治疗是否适当，从临床症状改善来了解甲减治疗的情况比测定血清 T_4 更为有效。治疗应持续终身。儿童甲减完全替代 LT_4 剂量可达 4 $\mu g/(kg \cdot d)$。

(二)幼年黏液性水肿

幼年黏液性水肿治疗与较大的呆小病患儿相同。

(三)成人黏液性水肿

成人黏液性水肿用甲状腺激素替代治疗效果显著，并需终身服用。使用的药物制剂有合成甲状腺激素及从动物甲状腺中获得的含甲状腺激素的粗制剂。

1.左甲状腺素钠(LT_4)

LT_4 替代治疗的起始剂量及随访间期可因患者的年龄、体重、心脏情况以及甲减的病程及程度而不同。一般应从小剂量开始，常用的起始剂量为 LT_4 每天 1～2 次，每次口服 25 μg，之后逐步增加，每次剂量调整后一般应在 6～8 周后检查甲状腺功能以评价剂量是否适当，原发性甲减患者在 TSH 降至正常范围后 6 个月复查一次，之后随访间期可延长至每年一次。一般每天维持量为 100～150 μg LT_4，成人甲减完全替代 LT_4 剂量为 1.6～1.8 $\mu g/(kg \cdot d)$。甲状腺激素替补尽可能应用 LT_4，LT_4 在外周脱碘持续产生 T_3，更接近生理状态。

2.干甲状腺片

从每天 20～40 mg 开始，根据症状缓解情况和甲状腺功能检查结果逐渐增加。因其起效较 LT_4 快，调整剂量的间隔时间可为数天。已用至 240 mg 而不见效者，应考虑诊断是否正确或为周围型甲减。干甲状腺片由于含量不甚稳定，故一般不首先推荐。

3.三碘甲状腺原氨酸(T_3)

T_3 20～25 μg 相当于干甲状腺片 60 mg。T_3 每天剂量为 60～100 μg。T_3 的作用比 LT_4 和甲状腺片制剂快而强，但作用时间较短。不宜作为甲减的长期治疗，且易发生医源性甲亢，老年患者对 T_3 的有害作用较为敏感。

4.T_4 和 T_3 的混合制剂

T_4 和 T_3 按 4∶1 的比例配成合剂或片剂，其优点是有近似内生性甲状腺激素的作用。年龄较轻不伴有心脏疾病者，初次剂量可略偏大，剂量递增也可较快。

由于血清 T_3、T_4 浓度的正常范围较大，甲减患者病情轻重不一，对甲状腺激素的需求及敏感性也不一致，故治疗应个体化。甲状腺激素替补疗法的原则要强调"早""适量起始""正确维持""注意调整"等。

甲减应早期使用甲状腺激素治疗，包括绝大多数的亚临床期患者。甲状腺功能的纠正有助于改善血脂。对甲减伴有甲状腺肿大者还有助于抑制其肿大。甲状腺激素替补要力求做到"正确"维持剂量。轻度不足不利于症状完全消除和生化指标的改善；轻度过量可致心、肝、肾、骨骼等靶器官的功能改变。随着甲减病程的延长，甲状腺激素的替补量会有所变化，应及时评估，酌情调整剂量。

腺垂体功能减退且病情较重者，为防止发生肾上腺皮质功能不全，甲状腺激素的治疗应在皮质激素替代治疗后开始。

老年患者剂量应酌情减少。伴有冠心病或其他心脏病史以及有精神症状者，甲状腺激素更应从小剂量开始，并应更缓慢递增。如导致心绞痛发作，心律不齐或精神症状，应及时减量。周围型甲减治疗较困难可试用较大剂量 T_3。

甲减导致心脏症状者除非有充血性心力衰竭一般不必使用洋地黄,在应用甲状腺制剂后心脏体征及心电图改变等均可逐渐消失。

黏液性水肿患者对胰岛素、镇静剂、麻醉剂甚敏感,可诱发昏迷,故使用宜慎。

对于治疗效果不佳的患者以及 18 岁以下、妊娠、伴其他内分泌疾病、伴心血管疾病、伴甲状腺肿大或结节等情况的患者建议转至内分泌专科治疗。

(四)黏液性水肿昏迷的治疗

(1)甲状腺制剂:由于甲状腺片及 T_4 作用太慢,故必须选用快速作用的三碘甲状腺原氨酸(T_3)。开始阶段,最好用静脉注射制剂,首次 $40\sim120\ \mu g$,以 T_3 每 6 小时静脉注射 $5\sim15\ \mu g$,直至患者清醒改为口服。如无此剂型,可将 T_3 片剂研细加水鼻饲,每 $4\sim6$ 小时 1 次,每次 $20\sim30\ \mu g$。无快作用制剂时可采用 T_4,首次剂量 $200\sim500\ \mu g$ 静脉注射,以后静脉注射 $25\ \mu g$,每 6 小时 1 次或每天口服 $100\ \mu g$。也有人主张首次剂量 T_4 $200\ \mu g$ 及 T_3 $50\ \mu g$ 静脉注射,以后每天静脉注射 T_4 $100\ \mu g$ 及 T_3 $25\ \mu g$。也可采用干甲状腺片,每 $4\sim6$ 小时 1 次,每次 $40\sim60\ mg$,初生儿剂量可稍大,以后视病情好转递减,有心脏病者,起始宜用较小量,为一般用量的 $1/5\sim1/4$。

(2)给氧保持气道通畅:必要时可气管切开或插管,保证充分的气体交换。

(3)保暖:用增加被褥及提高室温等办法保暖,室内气温调节要逐渐递增,以免耗氧骤增对患者不利。

(4)肾上腺皮质激素:每 $4\sim6$ 小时给氢化可的松 $50\sim100\ mg$,清醒后递减或撤去。

(5)积极控制感染。

(6)升压药:经上述处理血压不升者,可用少量升压药,但升压药和甲状腺激素合用易发生心律失常。

(7)补给葡萄糖液及复合维生素 B,但补液量不能过多,以免诱发心力衰竭。

经以上治疗,24 小时左右病情有好转,则 1 周后可逐渐恢复。如 24 小时后不能逆转,多数不能挽救。

(五)特殊情况处理

1.老年患者

老年甲减患者可无特异性的症状和体征,且症状极轻微或不典型,包括声音嘶哑、耳聋、精神错乱、痴呆、运动失调、抑郁、皮肤干燥或脱发等。60 岁以上女性甲减发生率甚高,建议对可疑者常规测定 TSH。

2.妊娠

多数甲减患者在妊娠期需增加 LT_4 剂量。孕期应密切监测以确保 TSH 浓度适当,并根据 TSH 浓度调整 LT_4 用量。分娩后 LT_4 即应恢复妊娠前水平,并应对其血清 TSH 浓度进行随访。

3.亚临床甲减

对于 $TSH>10\ \mu IU/mL$ 的患者宜使用小剂量 LT_4 使 TSH 控制在 $0.3\sim3.0\ \mu IU/mL$,TSH 升高但不超过 $10\ \mu IU/mL$ 患者的替代治疗尚存在不同意见,但一般认为对甲状腺自身抗体阳性和/或甲状腺肿大者也应当治疗。若不应用 LT_4,则应定期随访。

九、预防

预防极其重要。地方性甲状腺肿流行区,孕妇应供应足够碘化物。妊娠合并 Graves 病用硫脲类药物治疗者,应尽量避免剂量过大。妊娠合并甲亢禁用放射性[131]I治疗,诊断用的示踪剂避免口服,但可做体外试验。目前在国内地方性甲状腺肿流行区,由于大力开展了碘化食盐及碘油等防治工作,呆小病已非常少见。

(杨胜楠)

第三节 腺垂体功能减退症

腺垂体功能减退症指由不同病因引起腺垂体全部或大部分受损,导致一种或多种腺垂体激素分泌不足或绝对缺乏所致的临床综合征。腺垂体功能减退症是临床上较常见的内分泌疾病,其病因和临床表现多种多样。发生在成年人的腺垂体功能减退症又称为西蒙病。妇女因产后大出血引起腺垂体缺血性坏死所致的腺垂体功能减退症由英国医师 Sheehan 在 1953 年最先报道,称为希恩综合征,其临床表现最为典型。严重的病例可在某些诱因促发下,或因治疗不当而诱发垂体危象。该病发病年龄以 21~40 岁最为多见,也可发生于儿童期。本节主要介绍成人腺垂体功能减退症。

一、病因与发病机制

腺垂体功能减退症是一种多病因的疾病。按照发病部位不同,一般将由腺垂体本身病变引起者称为原发性,由下丘脑、中枢神经系统病变及垂体门脉系统受损等导致的各种释放激素分泌不足引起者称为继发性。常见的病因为垂体瘤及产后垂体缺血性坏死。在发达国家,Sheehan 综合征发生率较低,仅占垂体功能低下患者的 5%。在发展中国家,过去 Sheehan 综合征较为多见,近年来由于医疗水平的提高,在城市中该病因所引起者已减少,但在农村和偏远地区仍非少见。目前,垂体瘤是造成腺垂体功能减退症的最常见病因,约占该病的 50%。

(一)垂体、下丘脑等附近肿瘤

体积较大的腺瘤常压迫正常垂体组织,或压迫到垂体柄而妨碍垂体正常组织的血液供应,或影响下丘脑释放或抑制激素的分泌而造成腺垂体功能减退。如巨大的垂体瘤、颅咽管瘤、脑膜瘤、松果体瘤、下丘脑、视交叉附近的胶质瘤和错钩瘤等。转移癌、白血病、淋巴瘤和组织细胞增多症引起的本症少见。部分患者的垂体肿瘤切除后,其腺垂体功能减退症状可以恢复,但如病程较长,正常垂体组织已发生不可逆变化,则不可恢复。由垂体肿瘤发生急性出血导致垂体卒中而引起的功能减退也不少见。成人最常见者为垂体腺瘤,其造成的腺垂体功能减退症常同时伴有肿瘤分泌的激素水平升高及其相应靶腺器官功能亢进的表现。

(二)产后腺垂体萎缩及坏死

常由于与分娩相关的产后大出血(胎盘滞留、前置胎盘)、产褥感染、羊水栓塞或感染性休克等病因所引起,垂体血管痉挛或发生弥散性血管内凝血(DIC),继而垂体门脉系统缺血而导致垂体坏死。病变发生的病理基础目前认为仍然与妊娠时的生理改变相关。在妊娠时,雌激素刺激垂体分泌催乳素增加,垂体明显增生肥大,较孕前增长 2~3 倍。增生肥大的垂体受蝶鞍骨性限制,在急性缺血肿胀时极易损伤,加以垂体门脉血管无交叉重叠,缺血时不易建立侧支循环,因此当发生分娩大出血,供应垂体前叶及垂体柄的动脉发生痉挛而闭塞,使垂体门脉系统缺血而导致垂体坏死萎缩。另一种观点认为，垂体坏死的发生与 DIC 有关，子痫、羊水栓塞、胎盘早期剥离和产褥热等都可以引起弥散性血管内凝血。由于神经垂体的血流供应不依赖门脉系统，故产后出血所引起者一般不伴有神经垂体坏死。腺垂体缺血性坏死也可发生于有血管病变的糖尿病或妊娠期糖尿病患者，其他血管病变如结缔组织病、镰形细胞性贫血、颞动脉炎、海绵窦栓塞、颈动脉瘤等亦可引起本病。

(三)手术、创伤或放射性损伤

严重颅脑外伤可直接损伤到垂体组织或造成垂体柄断裂，引起腺垂体功能减退，可同时累及神经垂体而并发尿崩症。手术切除，如垂体瘤术后等发生的急性垂体前叶功能减退往往由于垂体或垂体柄损伤所致。垂体瘤放疗或鼻咽癌等颅底及颈部放疗后均可引起本症。在放疗若干年后，部分患者可出现垂体功能减退。文献报道垂体手术加放疗 5 年内垂体功能减退的发生率高达 67.55%。本病也可见于电离辐射 10 年后，可能由门脉血管炎所致。近年来随着显微外科，立体定向外科技术的发展，放疗中垂体正常组织受损的机会明显降低，从而垂体功能减退症的发生率以及严重性也有明显改善。

(四)感染和浸润性疾病

各种病毒性、结核性、化脓性脑膜炎、脑膜脑炎、流行性出血热、病毒、真菌和梅毒等均可直接破坏腺垂体或影响下丘脑引起下丘脑-垂体损伤而导致功能减退。结节病、组织细胞增多症、嗜酸性肉芽肿病、白血病、血色病以及各种脂质累积病，甚至转移性肿瘤(较常见的有乳癌和肺癌)侵犯到下丘脑和脑垂体前叶也可引起腺垂体功能减退。

(五)自身免疫性疾病

自 1962 年首次报道淋巴细胞性垂体炎以来，已有近百例此类病例，好发于女性，男女比例约为 1：7，多发生于妊娠期或产后，是一种自身免疫性疾病，也可伴有其他内分泌腺体的自身免疫性损伤(如甲状腺炎、肾上腺炎、卵巢炎、睾丸炎、萎缩性胃炎和淋巴细胞性甲状旁腺炎等)。病变垂体有大量淋巴细胞和浆细胞浸润，偶见淋巴滤泡形成，初有垂体肿大，继而纤维化和萎缩等。其临床表现类似垂体肿瘤。

(六)遗传性(先天性)腺垂体功能减退

临床报道较罕见，主要有两种。一种是由于调节垂体发育的基因突变或缺失导致垂体先天性发育不良。在腺垂体的胚胎发育中，由于同源框转录因子突变导致一种或多种垂体分泌的激素异常。*PIT1* 基因显性突变引起生长激素(GH)、催乳素(PRL)和促甲状腺激素(TSH)缺乏，*POUF1* 的突变可致严重的腺垂体功能减退。另一种是由于先天性下丘脑、垂体或其附近的脑组织畸形累及垂体所致，其特点是有新生儿低血糖，出生时矮小，鞍鼻，外生殖器小，伴多种垂体前叶激素缺失，完全性 GH 缺如，可伴视神经发育不全，下丘脑垂体发育异常等。

(七)特发性腺垂体功能减退症

确切病因尚不明确，可能是由于某种自身免疫现象引起，有些患者具有遗传背景。发病多与营养、心理、精神和环境因素有关。

(八)其他

一些血管病变亦可累及垂体前叶，如广泛性动脉硬化，糖尿病性血管病变可引起垂体缺血坏死，颞动脉炎、海绵窦血栓常导致垂体缺血，引起垂体梗死。

二、临床表现

本病的临床症状可分为与病因有关的表现和腺垂体功能减退的表现。本病患者如未获得及

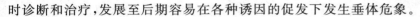

时诊断和治疗,发展至后期容易在各种诱因的促发下发生垂体危象。

(一)与病因有关的临床表现

因原发疾病不同临床表现多变。Sheehan 综合征病例有难产而产后大出血、休克或其他感染等并发症。产后患者极度虚弱,无乳汁分泌,可有低血糖症状,产后全身状态恢复差,无月经来潮。

垂体内或其附近肿瘤引起者可出现压迫症状,症状随被压迫的组织功能损伤情况而定。最常见为头痛和视神经交叉受压引起的视野缺损。X 射线示蝶鞍扩大,床突被侵蚀与钙化点等病变,有时可出现颅内压增高的症状。病变累及下丘脑时可出现下丘脑综合征,如厌食或多食,睡眠节律改变,体温异常等。垂体瘤或垂体柄受损,门脉阻断时,由于多巴胺作用减弱,PRL 分泌增多,女性呈乳溢、闭经与不育,男性诉阳痿。

其他由手术、感染和创伤等引起者各有其相关病史及表现。

(二)腺垂体功能减退的表现

腺垂体功能减退的临床表现取决于患者的发病年龄、性别、腺垂体组织的毁坏程度、各种垂体激素减退的速度及相应靶腺萎缩的程度。一般认为,腺垂体组织毁坏 50% 以下时,可无任何临床表现;破坏 75% 时,症状明显;达 95% 以上时,则出现完全性、持续性严重的腺垂体功能减退表现。但上述关系并非绝对。

腺垂体激素分泌不足的表现大多是逐步出现,催乳素(PRL)和生长激素(GH)是最易累及的激素,其次为促性腺激素(LH 和 FSH)及促甲状腺激素(TSH)。促肾上腺皮质激素(ACTH)缺乏较少见。以 Sheehan 综合征为例,最早是 PRL 分泌不足而出现产后无乳、乳房萎缩,以及 GH 分泌不足出现乏力、低血糖。这是因为 PRL 和 GH 不经过靶腺,而是直接作用于器官组织的缘故。继之,LH 和 FSH 分泌不足,出现闭经、不育、性欲减退、乳房及生殖器官萎缩等。最后,往往于若干年后才出现 TSH 和 ACTH 的分泌不足的症状。ACTH 明显不足时可危及生命,而促性腺激素不足不易引起人们的注意。因此,相当一部分轻症患者仅表现为疲乏无力、体力衰退、胃纳减退、月经少和产后无乳等不易引人注意的症状,若干年后因应激诱发危象而就诊。

1.促性腺激素和催乳素分泌不足综合征

女性患者产后无乳,乳腺萎缩,长期闭经与不育为本症的特征。毛发常脱落,尤以腋毛、阴毛为明显,眉毛稀少或脱落。女性生殖器萎缩,宫体缩小,会阴部和阴部黏膜萎缩,常伴阴道炎。男性胡须稀少,伴阳痿,睾丸松软缩小,体力衰弱,易于疲乏,精神不振等症状。性欲减退或消失,如发生在青春期前可有第二性征发育不全。雌激素不足还会导致骨质疏松,并增加冠状动脉疾病的危险性。雄激素不足使肌肉萎缩、无力。

2.促甲状腺激素分泌不足综合征

促甲状腺激素分泌不足综合征属继发性甲状腺功能减退,临床表现常较原发性甲状腺功能减退症轻,患者常诉畏寒、乏力,皮肤干燥而粗糙、苍黄、弹性差、少光泽和少汗等,但出现典型的黏液性水肿者较少。较重病例可有食欲减退、便秘、反应迟钝、表情淡漠和记忆力减退等。部分患者可出现精神异常,表现为幻觉、妄想、木僵或躁狂,严重者可发生精神分裂症等。

3.促肾上腺皮质激素分泌不足综合征

促肾上腺皮质激素分泌不足主要影响糖皮质激素,表现为继发性皮质醇分泌不足,而盐皮质激素醛固酮所受影响较小。早期或轻症患者的症状往往不明显。患者常见症状有极度疲乏,体力软弱。有时,食欲缺乏、恶心、呕吐、体重减轻、脉搏细弱、血压低和体质孱弱。患者的机体免疫力、防御和监护系统功能较差,故易发生感染。重症病例有低血糖症发作,对外源性胰岛素的敏感性增加。肤色变浅,面容及乳晕等处苍白,这是由于促肾上腺皮质激素-促脂素(ACTH-βLPH)中黑色素细胞刺激素(MSH)分泌减少所致,与原发性肾上腺皮质功能减退症的皮肤色素沉着迥然不同。

4.生长激素(GH)不足综合征

本病患者生长激素缺乏在儿童可引起生长障碍,表现为矮小症。但是成人生长激素不足,由于没有特征性临床表现,过去一直未受到应有的重视。垂体腺瘤及其手术和放疗,及其他原因所导致垂体功能减退,生长激素是最易累及的激素,许多患者甚至在垂体其他激素分泌减少不是很明显时,实际上已伴有垂体 GH 的缺乏。生长激素不足表现为身体组分的改变,包括肌肉组织异常减少,肌肉张力和运动能力常常减弱,以及腹部脂肪组织增加,引起腰围/臀围比率增加;骨密度尤其是小梁骨减少;血总胆固醇,低密度脂蛋白胆固醇水平升高;心理和行为异常;同时可使成年人纤溶酶原活性抑制剂(PAI-1)的活性增加和血纤维蛋白原升高,从而增加动脉血栓形成的概率。患者心血管疾病的发生率增高,寿命缩短。

(三)垂体危象

腺垂体功能减退危象多发生在较严重的病例。由于机体对各种刺激的应激能力下降,各种应激,如感染、劳累、腹泻、呕吐、失水、饥饿、受寒、停药、创伤、手术、麻醉及服用镇静安眠类药物、降血糖药物等常可诱发垂体危象及昏迷。

临床上可分以下几种类型。①低血糖性昏迷:最常见,在糖皮质激素和生长激素同时缺乏的患者更易发生。其原因可能是自发性的,即由于进食过少引起,或由于胰岛素所诱发。②感染性昏迷:患者由于机体抵抗力低下,易于发生感染,且感染后易于发生休克、昏迷。体温可高达40 ℃以上,脉搏往往不相应地增加,血压降低。③低体温性昏迷:此类危象常发生于冬季,起病缓慢,逐渐进入昏迷,体温很低,可在 26～30 ℃。④水中毒性昏迷:由于患者缺乏皮质醇,利尿功能减退,常因摄入水过多发生,细胞外液呈低渗状态,引起细胞内水分过多,细胞代谢和功能发生障碍。患者表现为淡漠、嗜睡、恶心、呕吐、精神紊乱和抽搐,最后陷入昏迷。⑤低钠性昏迷:因胃肠紊乱、手术、感染等所致钠丢失而机体无法代偿,患者可出现周围循环衰竭,昏迷等。⑥镇静、麻醉药物性昏迷:患者对镇静、麻醉剂甚为敏感,一般常用剂量即可使患者陷入昏睡,甚至昏迷。⑦垂体卒中:由垂体肿瘤急性出血所致,起病急,患者突发严重头痛、颈项强直、眩晕和呕吐,很快陷入昏迷。临床上往往呈混合型,表现为精神失常、谵妄、高热或低温、恶心、呕吐、低血糖症状、低体温、低血压、昏厥、昏迷和惊厥等一系列症状。

三、实验室检查

下丘脑、垂体与靶腺激素测定有助于了解内分泌功能,兴奋试验进一步明确相应靶腺激素的储备及反应性,可帮助判断病变部位在下丘脑或垂体。

(一)下丘脑-垂体-性腺轴功能检查

女性需测定血促卵泡激素(FSH)、黄体生成激素(LH)及雌二醇(E_2);男性测定血 FSH、LH 和睾酮(T)。由于 FSH 和 LH 都是脉冲式分泌的,所以单次测定并不能反映垂体的功能状态。临床上性腺功能低下的患者,如女性检测其 E_2 水平低下,男性 T 水平降低,但 FSH 和 LH 水平在正常范围或偏低,则提示垂体储备能力降低。黄体生成激素释放激素(LHRH)兴奋试验有助于定位诊断,方法为静脉注射 LHRH 100～200 μg 后于 0 分钟、30 分钟、45 分钟和 60 分钟分别抽血测 FSH、LH，在 30～45 分钟时出现分泌高峰为正常。如反应较弱或高峰延迟出现提示病变位于下丘脑，如对 LHRH 无反应，则提示病变部位在腺垂体。

（二）下丘脑-垂体-甲状腺轴功能检查

激素测定包括 TSH、T_3、T_4、FT_3 和 FT_4，此病由于是垂体 TSH 减少引起 T_3、T_4、FT_3、FT_4 水平低下，可与原发性甲状腺功能减退相区别，后者 TSH 增高。疑为下丘脑病变所致时，需做促甲状腺释放激素（TRH）兴奋试验进行鉴别。

（三）下丘脑-垂体-肾上腺皮质轴功能检查

24 小时尿游离皮质醇及血皮质醇均低于正常时血 ACTH 仍在正常范围或降低。24 小时尿游离皮质醇测定优于单次血清皮质醇测定。CRH 兴奋试验有助于判断病变部位，静脉注射 CRH 1 μg/kg 后，垂体分泌 ACTH 功能正常者，15 分钟 ACTH 可达高峰，ACTH 分泌功能减退患者则反应减退或无反应。

（四）生长激素测定

80% 以上的腺垂体功能减退患者 GH 储备降低。由于正常人 GH 的分泌呈脉冲式，有昼夜节律，且受年龄、饥饿和运动等因素的影响，故一次性测定血清 GH 水平并不能反映 GH 的储备能力。血清 IGF-1 浓度亦是反映生长激素水平的有价值指标。胰岛素、精氨酸、L-多巴等兴奋试验有助于评估垂体的储备能力。为确诊有无成人生长激素缺乏，应行 2 项 GH 兴奋试验，其中胰岛素低血糖试验虽最为可靠，但需谨慎进行，尤其对于严重腺垂体功能减退症患者、60 岁以上且存在心、脑血管潜在疾病的患者不宜采用。进一步行生长激素释放激素（GHRH）兴奋试验可有助于明确病变部位。

（五）催乳素测定

垂体组织破坏性病变时血清催乳素水平降低，而下丘脑疾病由于丧失多巴胺对 PRL 的抑制，催乳素很少降低，反而是升高的，因而催乳素的测定往往对病变的定位有帮助。TRH 及甲氧氯普胺兴奋试验可判断垂体分泌催乳素储备能力。

此外，本病患者生化检查常可发现低血糖，血钠、血氯常偏低，血钾大多正常。血常规检查多呈正常细胞正常色素型贫血，少数患者为巨幼红细胞型，一般为每立方毫米 300 万～400 万，白细胞总数偏低，分类计数中淋巴细胞及嗜酸粒细胞常偏高。

四、影像学检查

高分辨率 CT 或 MRI（必要时进行增强）是首选方法。蝶鞍的头颅 X 射线和视野测定提示有无肿瘤存在。无高分辨率 CT 或 MRI 时，可采用蝶鞍多分层摄片。怀疑鞍旁血管异常或血管瘤时可行脑血管造影。

五、诊断与鉴别诊断

本病诊断包括病因确定和对内分泌功能状态的评价，主要根据临床表现结合实验室功能检测和影像学检查，但须与以下疾病鉴别。

（一）神经性厌食

好发于年轻女性，表现为厌食，对体形观念异常，患者消瘦、乏力和畏寒，常伴有抑郁、固执，并出现性功能减退，闭经或月经稀少，第二性征发育差，乳腺萎缩，阴毛、腋毛稀少等症状。实验室检查除性腺功能减退（促性腺激素和性激素下降）较明显外，其余的垂体功能基本正常。

(二)多靶腺功能减退

患者由于多个垂体激素的靶腺出现功能低下易与本症混淆。如 Schmidt 综合征患者,常有皮肤色素加深及黏液性水肿。但本症患者往往皮肤苍白,黏液性水肿罕见。实验室检查可发现垂体激素水平升高有助于鉴别。

此外,本病在临床上还需注意与原发性甲状腺功能减退症、慢性肾上腺皮质功能减退症以及一些慢性消耗性疾病相鉴别。本病误诊的原因往往是只注意到本病的某一较突出的症状,而忽略了整体病情的全面考虑。尤其部分患者因应激发生垂体危象昏迷而首次就诊,易误诊为脑血管意外、脑膜炎和心源性疾病等。当临床上遇到原因不明的昏迷患者,应考虑到腺垂体功能减退的可能,进行详细的病史询问和全面的体检。

六、治疗

首先积极行病因治疗,如颅内肿瘤,可行手术切除或放疗,因感染引起者,选用有效安全的抗生素治疗。防治产后大出血及产褥热等均可防止本病的发生。近年来,在积极推广妇幼卫生和围生期保健的基础上,发病率已显著下降。垂体瘤手术、放疗中也须注意预防此症。

(一)营养及护理

患者以高热量、高蛋白质及富含维生素的膳食为宜,饮食中适量注意钠、钾和氯的补充。尽量预防感染、劳累等应激刺激。若严重贫血,则可给予输血,加强支持治疗。

(二)激素替代治疗

本病一经诊断,需马上开始进行激素替代治疗。理论上以选择腺垂体激素最为合理,但此类激素属肽类,不易补充,且价格昂贵,长期应用易产生相应抗体而失效,故目前本病仍以靶腺激素替代治疗为主。根据检查结果,在了解患者肾上腺皮质、甲状腺和性腺激素水平减退情况的基础上,选择相应的激素替代治疗。由于替代激素的药代动力学与自身分泌的激素特性之间存在差异,以及各种病因的病理生理情况不同,要求替代激素的选择和给药方法必须个体化。临床上多为混合型,因此大多应用多种靶腺激素生理性剂量联合替代治疗。

1.补充糖皮质激素

糖皮质激素是需要首先补充的激素,尤其应优先于甲状腺激素,以免诱发肾上腺危象。首选氢化可的松,也可选用可的松、泼尼松等(需经肝脏转化为氢化可的松)。剂量应个体化,一般所需剂量为氢化可的松每天 12.5～37.5 mg,或泼尼松每天 2.5～7.5 mg,服用方法应模仿生理分泌的时间,以每天上午 8:00 服全日量 2/3、下午 14:00 服 1/3 较为合理。应注意,剂量需随病情而调节,当有感染、创伤等应激时,应加大剂量。根据应激刺激的大小,临时增加剂量,轻度应激(如感冒、轻度外伤等)原口服剂量加倍;中度应激(如中等手术、较重创伤等)增用氢化可的松 100 mg/d,静脉滴注,分 2～3 次给药;重度应激(大手术、严重感染和重度外伤等)增用氢化可的松 200～400 mg/d,静脉滴注,分 3～4 次静脉滴注。应激消除后在数天内逐渐递减至平时剂量。

在皮质激素替代治疗过程中,需要定期监测患者的体质指数、腰围、血压、血糖、血电解质及血脂水平,警惕皮质激素过量引起代谢紊乱。疗效的判定主要根据临床表现评估。测定血浆ACTH、皮质醇和尿游离皮质醇对疗效评估无意义。

2.补充甲状腺激素

该激素的补充须从小剂量开始逐渐增加剂量,以免起始剂量过大而加重肾上腺皮质负担,诱发危象。可用干甲状腺片,从每天 10～20 mg 开始,数周内逐渐增加到 60～120 mg,分次口服。

如用左甲状腺素(LT$_4$),开始每天 25 μg,每 1～2 周增加 25 μg 直至每天用量 75～100 μg。对老年、心脏功能欠佳者,如初始应用大量甲状腺激素,可诱发心绞痛。对同时伴有肾上腺皮质功能减退者,应用甲状腺激素宜慎重,最好同时补充小量糖皮质激素及甲状腺激素。应强调的是,本病与原发性甲状腺功能减退治疗有所不同,应先补充肾上腺皮质激素,然后再用甲状腺激素或两种药物同时使用,这对于低体温的患者尤为重要。若单用甲状腺激素,可加重肾上腺皮质功能不全,甚至诱发垂体危象。当遇有严寒或病情加重时,应适当增加甲状腺激素用量,但同时也要相应调整皮质激素用量,以免导致肾上腺皮质功能不全。监测血清 FT$_3$、FT$_4$ 水平来调节剂量,使FT$_4$ 水平在正常值范围的上半部分,TSH 水平对继发性甲状腺功能减退判断替代治疗剂量是否合适没有帮助。

3.补充性激素

育龄期妇女可采用人工月经周期治疗,己烯雌酚 0.5～1 mg 或炔雌醇每天口服 0.02～0.05 mg,连续服用 25 天,在最后 5 天(21～25 天),同时每天加用甲羟孕酮(甲羟孕酮)4～8 mg口服,或每天加黄体酮 10 mg 肌内注射,共 5 天。停药 1 周。在停用黄体酮后,患者可出现撤退性子宫出血。现亦有多种固定配方的雌孕激素制剂便于患者使用。雌孕激素周期使用可维持第二性征和性功能。如患者有生育要求,可用人绝经期促性素(HMG)或绒毛膜促性素(HCG)以促进生育。如下丘脑疾病引起者还可用 LHRH(以微泵做脉冲式给药),以促进排卵。男性患者可用雄性激素补充,有益于促进第二性征发育,改善性欲,增强体力。常用十一酸睾酮胶囊(如安特尔)口服,通常起始剂量每天 120～160 mg 连续服用 2～3 周,然后服用维持剂量,每天 40～120 mg,应根据个体反应适当调整剂量。亦有针剂十一酸睾酮注射液(如思特珑)每月 1 次,肌内注射 250 mg。

4.补充生长激素

补充生长激素过去一直未受到应有的重视,近十余年来,对于腺垂体功能减退症患者进行生长激素治疗有相当多的文献报道。1996 年,美国 FDA 已正式批准基因重组人生长激素(rHGH)用于治疗成人生长激素缺乏症(AGHD)。但至今 GH 替代治疗剂量尚无统一的标准,具有高度个体化的特点。rHGH 能提高患者的生活质量、显著改善骨密度及降低心血管疾病的危险,但是否会导致肿瘤的复发及恶性肿瘤的发生目前尚存争议。

(三)病因治疗

病因治疗包括垂体瘤手术切除或放疗等。

(四)垂体危象处理

去除诱因,适当加强营养,注意保暖,避免应激刺激,纠正水和电解质紊乱。对于可疑病例慎用或禁用巴比妥类安眠药、氯丙嗪等中枢神经抑制药、吗啡等麻醉剂,尽可能限制胰岛素和口服降糖药的使用。

1.补液

周围循环衰竭患者需及时补充生理盐水,对于低血糖患者需快速静脉注射 50％葡萄糖溶液40～60 mL,继以 10％葡萄糖生理盐水静脉滴注。液体中加入氢化可的松,每天 100～200 mg,或用地塞米松注射液做静脉或肌内注射,亦可加入液体内滴入。

2.低温或高热

低温者须注意保暖,可用热水浴疗法,或用电热毯等使患者体温逐渐回升至 35 ℃以上,并给予小剂量甲状腺激素(需注意与糖皮质激素同用)。高热者用物理降温,并及时去除诱因,药物降温需慎用。

3.水中毒

水中毒可口服泼尼松 10～25 mg,或可的松 50～100 mg,或氢化可的松 40～80 mg,每 6 小时 1 次。不能口服者可补充氢化可的松 50～200 mg(或地塞米松 1～5 mg)缓慢静脉注射。

七、预后

极重症患者可因产后大出血休克或重度感染而死亡;轻症患者可带病生活数十年,但体质虚弱,体力明显下降,由于表现不明显,易延误诊断。经确诊并予以适当治疗者可维持较好的生活质量。

（杨胜楠）

第四节 尿 崩 症

尿崩症是由于抗利尿激素(ADH)分泌和释放不足,或肾远曲小管、集合管上皮细胞对 ADH 失去反应所导致的以多尿、低比重尿和低渗尿为特征的临床综合征。由于下丘脑-神经垂体病变导致 ADH 分泌不足者称为中枢性尿崩症(CDI),肾脏病变导致 ADH 受体不敏感或受体后信息传导障碍者称为肾性尿崩症(NDI)。

一、发病机制

抗利尿激素也称为精氨酸升压素(AVP),是自由水排泄的主要决定因素。抗利尿激素由下丘脑的视上核及室旁核合成,然后经由核神经元的轴突向下延伸进入垂体后叶,并以囊泡形式存储到神经垂体束末梢中,在血浆渗透压升高等刺激下,神经冲动下传至神经垂体的神经末梢,囊泡以胞吐方式将 AVP 释放到血循环中发挥抗利尿作用。

研究表明,视上核与室旁核合成的最初产物为 AVP 的前体分子(AVP-NPⅡ),包括信号肽、AVP 序列、神经垂体后叶素转运蛋白Ⅱ(NPⅡ)序列及一个由 39 个氨基酸残基组成的多肽。信号肽在信号肽酶作用下从前体裂解下来后,AVP 和 NPⅡ结合形成分泌颗粒沿着轴突向垂体后叶运输。AVP 和 NPⅡ基因异常可导致产生变异型 AVP-NPⅡ蛋白,变异型 AVP-NPⅡ蛋白生物活性下降,而且不被正常降解而具有毒性,可导致细胞死亡。AVP 和 NPⅡ基因异常为常染色体显性遗传,其引起的尿崩症属中枢性尿崩症之一。

AVP 的受体是一类 G 蛋白偶联受体,根据其结构和功能情况,分为 V1、V2 受体,V1 受体主要分布于血管和垂体 ACTH 细胞,介导血管收缩,促进 ACTH 释放;V2 受体主要分布于肾小管,参与调节体内水代谢。抗利尿激素与肾脏远曲小管和集合管细胞膜上的 V2 受体结合后,使 Gs 蛋白与腺苷酸环化酶耦联,导致细胞内的 cAMP 增加,从而激活蛋白激酶 A。蛋白激酶 A 活化水通道蛋白 2(AQP-2),使其附着在管腔膜上,形成水通道,使水分顺着渗透压差从管腔进入渗透压较高的肾间质中,从而保留水分,浓缩尿液。当抗利尿激素缺乏时,管腔膜上的水通道蛋白可在细胞膜的衣被凹陷处集中,后者形成吞饮小泡进入胞质,导致管腔膜上的水通道消失,对水再吸收作用消失。近年来发现肾小管上皮细胞膜上至少存在 5 种水通道蛋白,其中水通道蛋白2(AQP-2)基因突变导致 AQP-2 生成减少或活性下降是肾性尿崩症的主要原因之一,其他水通道蛋白突变也可能导致肾性尿崩症。

AVP 分泌的调节。①血浆渗透压感受性调节:动物研究显示下丘脑前部的终板血管器(OVLT)和穹隆下器细胞是主要的渗透压感受器。渗透压感受器以阈值或调定点形式控制 AVP 分泌。当禁水或失水时,血浆渗透压在调定点以上时,渗透压感受器细胞内水分外移,细胞脱水,导致神经冲动传导至视上核和室旁核,引起 AVP 释放及血浆 AVP 上升,使肾脏重吸收水增多,尿量减少,体液平衡得以维持或恢复。②容量或血压感受性调节:冠状动脉、主动脉、颈动脉窦和心房中存在压力感受器,血容量或血压发生剧烈变化时,压力感受器受刺激,发出神经冲动经由迷走神经和舌咽神经投射到下丘脑,从而促进 AVP 合成和释放,使血管收缩,产生升压作用。妊娠期,血压或血容量大幅度降低时,容量感受器调定点可下降。③化学感受性调节:颈动脉体存在化学感受器,当血氧分压低于 8.0 kPa(60 mmHg)或二氧化碳分压升高时,化学感受器兴奋,神经冲动传入下丘脑,促进 AVP 释放增加。④神经介质和药物调节:下丘脑乙酰胆碱、组胺、缓激肽、去甲肾上腺素、前列腺素、血管紧张素 II 等神经介质和神经肽调节 AVP 合成分泌,同时尼古丁、吗啡、长春新碱、环磷酰胺、氯贝丁酯、氯磺丙脲、氯丙嗪、苯妥英钠及一些三环类抗惊厥药和抗抑郁药也可影响 AVP 释放。⑤糖皮质激素:具有拮抗 AVP 的作用,其增高 AVP 释放渗透压阈值。此外,糖皮质激素也能直接作用于肾小管,降低水的通透性,促进水的排泄。因此,尿崩症患者若合并糖皮质激素缺乏,则尿量减少,在糖皮质激素替代治疗后,尿量增多,症状加重。

综上所述,当某种原因导致下丘脑视上核、室旁核合成分泌 AVP 和 NPII 减少或异常,或视上核、室旁核的神经元到垂体后叶的轴突通路受损以及垂体后叶受损时便引起中枢性尿崩症。而肾脏 AVP 受体或水通道蛋白作用减少引起肾性尿崩症。

二、病因

(一)中枢性尿崩症

中枢性尿崩症是指各种病因导致的下丘脑视上核和室旁核 AVP 合成、分泌与释放受损,具体病因如下。

1.特发性中枢性尿崩症

无明确病因的中枢性尿崩症定义为特发性尿崩症。现研究发现,特发性尿崩症患者血循环中存在针对下丘脑神经核团的自身抗体,导致下丘脑视上核及室旁核细胞功能损伤,Nissil 颗粒耗尽,AVP 合成释放减少。采用针对 AVP 分泌细胞的抗体进行免疫组化染色和成像技术研究发现,特发性尿崩症发病率占中枢性尿崩症的 30% 左右。淋巴细胞性垂体炎患者存在针对 AVP 分泌细胞的抗体,可归为特发性尿崩症。

2.继发性中枢性尿崩症

肿瘤、手术和外伤是导致下丘脑垂体后叶损害的常见原因。其中,肿瘤所致的中枢性尿崩症约占 25%,常见肿瘤包括颅咽管瘤、生殖细胞瘤、松果体瘤和垂体瘤等。手术导致的尿崩症占中枢性尿崩症发病率的 20% 左右,经蝶手术腺瘤切除术术后发生中枢性尿崩症概率为 10%~20%,而传统开颅手术切除大腺瘤术后中枢性尿崩症发病概率为 60%~80%,但其中大部分为一过性中枢性尿崩症。如手术造成正中隆突以上的垂体柄受损,则可导致永久性中枢性尿崩症。头部外伤或蛛网膜下腔出血导致的尿崩症占中枢性尿崩症的 15% 左右,其他引起中枢性尿崩症的原因包括肉芽肿、结节病、组织细胞增多症、脑炎、结核、梅毒、动脉瘤和淋巴瘤等。

3.遗传性中枢性尿崩症

约 10％的中枢性尿崩症为家族遗传性尿崩症,可为 X 连锁隐性、常染色体显性或常染色体隐性遗传。研究表明,染色体 20p13 上的 *AVP-NPⅡ* 基因突变可导致 *AVP-NPⅡ* 变异蛋白产生,其对 AVP 神经元细胞具有毒性并破坏神经元。此外,编码 wolframin 四聚体蛋白的 *WFS1* 基因突变也可引起中枢性尿崩症。wolframin 作为一种新型的内质网钙通道蛋白存在于胰岛 β 细胞和下丘脑视上核和室旁核神经元中。*WFS1* 基因突变导致的尿崩症可以是 Wolfram 综合征或称 DIDMOAD 综合征的一部分,其临床综合征包括尿崩症、糖尿病、视神经萎缩和耳聋,极为罕见。*AVP* 前体基因突变,*AVP* 载体蛋白基因突变可产生无活性 *AVP*,也可导致中枢性尿崩症。

(二)肾性尿崩症

肾性尿崩症病因有遗传性和获得性两种。

1.遗传性肾性尿崩症

约 90％遗传性肾性尿崩症与 X 染色体 *q28V2* 受体基因突变有关,由于为 X 性连锁隐性遗传,大多患者为男性。女性携带者通常无症状,少数携带者尿渗透压下降。迄今为止,超过 200 个 V2 受体突变位点被报道。另外,10％遗传性肾性尿崩症是由于染色体 12q13 编码 *AQP-2* 的基因突变所致,可为常染色体隐性或显性遗传。

2.继发性肾性尿崩症

多种疾病导致的肾小管损害可导致肾性尿崩症,如多囊肾、阻塞性尿路疾病、镰状细胞性贫血、肾淀粉样变、慢性肾盂肾炎、干燥综合征、骨髓瘤等。代谢紊乱如低钾血症、高钙血症也可致肾性尿崩症。多种药物可导致肾性尿崩症,如锂盐、地美环素、两性霉素 B、西多福韦、庆大霉素、诺氟沙星、奥利司他等。其中用于治疗精神性疾病的锂盐可导致尿素转运蛋白和 AQP-2 减少,是最多见的引起肾性尿崩症的药物。

(三)妊娠性尿崩症

妇女妊娠时,血容量增加 1.4 倍,血浆渗透压降低 8～10 mmol/L,妊娠期分泌更多抗利尿激素,但胎盘会产生氨肽酶,这种酶水平第 10 周可增高,第 22～24 周达高峰。氨肽酶可降解 AVP 和催产素,由于 AVP 降解增多,患者出现尿崩症症状,在妊娠中晚期开始有多尿、口渴,直至妊娠终止。有人认为此类患者未妊娠时即有很轻的中枢性尿崩症,每天尿量为 2.0～2.5 L,妊娠时尿量可增加至 5～6 L/d。

三、临床表现

尿崩症的主要症状是多尿,同时伴有烦渴与多饮。一般起病缓慢,也有突然起病者。患者每天尿量多为 2.5～20 L,超过 20 L 的较少,同时夜尿显著增多。患者尿比重多在 1.001～1.005,不超过 1.010。多数患者因口渴中枢完整,除了因饮水、小便次数多、夜尿增多影响生活质量外,可正常生活。长期多尿可导致膀胱容量增大,因此排尿次数有所减少。若患者因呕吐、意识丧失、短期内断绝饮水供应或口渴障碍不能充分补充水分,可导致脱水和严重高钠血症,进一步损伤中枢神经系统,引发昏迷、癫痫、颅内出血等严重后果。

不同病因所致的尿崩症有不同的临床特点。遗传性中枢及肾性尿崩症常幼年起病,表现为尿布更换频繁,喝奶增加,若治疗不及时,饮水量不充分,可出现脱水及高钠血症,严重者可出现高渗性脑病,表现为呕吐、发热、呼吸困难、抽搐,重者昏迷死亡。如能幸存,多存在智力和体格发育迟缓,成年后多尿症状可减轻。

肿瘤导致的中枢性尿崩症有头痛、视野缺损等占位效应,若影响到下丘脑可产生睡眠障碍、体温改变、进食增加等下丘脑综合征表现。生殖细胞瘤可有性早熟。若压迫腺垂体可出现激素分泌低下表现,如畏寒、食欲缺乏、乏力等。若合并糖皮质激素或甲状腺激素缺乏则多尿症状减轻,使用上述激素替代后,多尿症状可加重。

下丘脑或垂体部位的手术、肿瘤及炎症等,导致中枢性尿崩症同时可能损伤下丘脑渴感中枢。由于渴感障碍,中枢性尿崩症患者不能及时摄入足够水分,极易导致严重脱水和高钠血症。慢性高钠血症可出现为淡漠、嗜睡、抽搐等。肿瘤还可能同时破坏下丘脑渗透压感受器,若强制摄入大量水分,可导致水中毒和低钠血症,出现头痛、恶心、呕吐、精神错乱、惊厥、昏迷以至死亡。

颅脑手术或外伤性中枢性尿崩症可为一过性尿崩症、永久性尿崩症或典型三相变化:多尿-抗利尿-多尿。第一期多尿是由于垂体柄阻断,AVP 运输障碍,可在术后头 2 天发生,维持 1 天至数天。第二期抗利尿期是由于储存在神经垂体中的 AVP 释放入血,患者尿量减少,可维持 1~2 天。由于储存神经垂体的 AVP 分泌不受渗透压感受器调控,若此期大量输液可能会导致水中毒。第三期多尿期在储存 AVP 释放完毕后出现。多数三相性尿崩症在手术损伤导致的下丘脑垂体柄出血控制、炎性水肿消退后可恢复正常。少数患者由于手术导致视上核-神经束损毁,AVP 分泌细胞坏死、萎缩,转为永久性尿崩症。

尿崩症患者合并妊娠时,由于糖皮质激素分泌增加,拮抗 AVP 作用,可使尿崩症的病情加重,分娩后尿崩症病情减轻。妊娠尿崩症多在妊娠中晚期出现多尿、低比重尿、烦渴、多饮、恶心、乏力等症状,主要由于氨肽酶分泌在中晚期更明显。

部分患者症状较轻,每天尿量在 2.5 L 左右,如限制水分致严重脱水时,尿比重可达 1.010~1.016,尿渗透压可超过血浆渗透压,达 290~600 mOsm/(kg·H_2O),称为部分性尿崩症。

甲状腺功能低下时,尿溶质的排泄减少,也可使多尿症状减轻。

四、实验室和辅助检查

(一)实验室检查

1.尿液检查

尿量超过 2.5 L,可达 10 L 以上,中枢性尿崩症比重常在 1.005 以下,肾性尿崩症尿比重在 1.010以下。部分性尿崩症患者尿比重有时可达 1.016。

2.血、尿渗透压测定

患者血渗透压正常或稍高[血渗透压正常值为 290~310 mOsm/(kg·H_2O)],中枢性尿崩症尿渗透压多低于 200 mOsm/(kg·H_2O),尿渗透压/血渗透压比值<1.5。肾性尿崩症尿渗透压多低于300 mOsm/(kg·H_2O),尿渗透压/血渗透压比值<1.0,但严重脱水或部分性尿崩症患者可正常。

3.血生化检查

中枢性尿崩症患者严重脱水可导致血钠增高,尿素氮、肌酐升高。继发于肾脏疾病的肾性尿崩症也可出现尿素氮、肌酐、胱抑素升高或酸碱平衡障碍。

4.血浆 AVP 测定(放射免疫法)

正常人血浆 AVP(随意饮水)为 2.3~7.4 pmol/L,禁水后可明显升高。中枢性尿崩症患者 AVP 水平下降,禁水后无明显变化。肾性尿崩症患者 AVP 水平增高,禁水时可进一步升高。由于血浆 AVP 不稳定,且大多与血小板结合,致测定准确度不高。现推荐测定 Copeptin 反映 AVP 水平。Copeptin 来源于 AVP 前体,前血管升压素原。由于血浆 Copeptin 稳定,故测定准确度高、敏感性好。

5.AVP 抗体和抗 AVP 细胞抗体测定

其有助于特发性尿崩症的诊断。

(二)禁水加压素试验

禁水加压素试验是尿崩症的确诊试验。试验原理为禁饮时血容量下降,血浆渗透压升高,刺激下丘脑 AVP 合成及垂体后叶释放 AVP 增加,使肾脏水重吸收增加,尿量减少,尿渗透压、尿比重升高,而血浆渗透压和血容量保持稳定。尿崩症患者因 AVP 缺乏或受体后通道障碍导致禁饮时远端肾小管对水分的重吸收障碍,尿量不减少,尿渗透压、尿比重没有明显升高。禁水试验可鉴别尿崩症与精神性烦渴多饮;阴性者,皮下注射血管升压素,可鉴别中枢性或肾性尿崩症。

试验方法:试验前先测体重、血压、心率、血尿渗透压。试验后不能喝水和进食,禁饮时间视患者多尿程度而定,一般试验前晚 8～10 pm 开始禁水,尿量大于 10 000 mL/24 h 者,可于清晨 0 点或 2 点开始禁饮。禁饮开始后每小时留尿,测尿量、比重、和尿渗透压,同时测体重和血压,当尿渗透压(或尿比重)达到平顶,即继续禁饮不再增加尿量时,此时再抽血测血渗透压、尿渗透压,然后皮下注射血管升压素 5 U,注射后仍继续每小时留尿,测尿量、尿比重、尿渗透压共2次,停止试验。禁水总时间 8～18 小时,但如患者排尿量甚多,虽禁饮不到 18 小时,体重已较原来下降 3%～5% 或血压明显下降,也应停止试验。

临床意义:正常人不出现明显的脱水症状,禁饮以后尿量明显减少,尿比重＞1.020,尿渗透压一般＞800 mOsm/L。精神性烦渴,禁饮前尿比重低,尿渗透压小于血渗透压,但禁饮-升压素反应如正常人。完全性中枢性尿崩症患者禁水后尿量仍多,尿比重多数＜1.010,尿渗透压小于血渗透压,部分性中枢性尿崩症患者尿比重有时可＞1.010,但＜1.016,尿渗透压大于血渗透压。注射血管升压素后,部分性尿崩症患者尿渗透压增加达注射前的 10%～50%,完全性尿崩症增加 50% 以上。肾性尿崩症患者注射血管升压素后尿量不减少,尿比重、渗透压不增加。

(三)高渗盐水试验

正常人静脉滴注高渗盐水(2.5%～3.0%氯化钠注射液)后,血浆渗透压升高,AVP 分泌增多,尿量减少,尿比重增加。中枢性尿崩症患者滴注高渗盐水后尿量不减少,尿比重不增加,注射升压素后,尿量明显减少,尿比重明显升高。肾性尿崩症则尿量减少。试验过程中注意血压监测,高血压和心脏病患者慎行此项检查。

(四)其他检查

继发性尿崩症需确立病因或原发病。考虑继发性中枢性尿崩症需要进行颅脑和垂体 MRI、CT 或 X 射线检查。MRI 对颅内肿瘤、感染、血管性病变都有很好的鉴别能力,而且可以发现垂体容积、垂体柄状态、垂体后叶高信号区变化。垂体后叶高信号区消失是中枢性尿崩症的特征性变化,有助于中枢性尿崩症诊断。继发性肾性尿崩症需要进行肾脏 B 超、CT,肾脏 ECT,血气分析等检查。考虑肾淀粉变时可行肾脏病理检查。

针对 *AVP*(包括*AVP-NP Ⅱ*)基因、*AVP* 受体基因、*AQP-2* 基因等突变分析可明确部分遗传性尿崩症的分子机制。对 X 连锁的隐性遗传携带者胎儿进行基因检测有助于早期发现患儿,及时治疗,避免夭折。

五、诊断和鉴别诊断

(一)诊断

典型的尿崩症诊断不难,根据临床表现和禁水升压素试验及血尿渗透压测定多可明确诊断。尿崩症诊断成立后,应进一步确立中枢性或肾性,确立尿崩症的病因或原发疾病,确立为部分性尿崩症或完全性尿崩症。其中禁水加压素试验是确定诊断、鉴别中枢性尿崩症和肾性尿崩症,区分部分性或完全性的关键。

(二)鉴别诊断

尿崩症应与下列以多尿为主要表现的疾病相鉴别。

1.精神性烦渴

精神性烦渴可出现类似尿崩症症状,如烦渴、多饮、多尿与低比重尿等,但 AVP 并不缺乏,禁水加压素试验正常。如果发现患者上述症状与精神因素相关,并伴有其他神经官能症状,可排除尿崩症。

2.糖尿病

糖尿病有多尿、烦渴症状,但血糖升高,尿糖阳性,容易鉴别。

3.慢性肾脏疾病

慢性肾脏疾病可影响肾脏浓缩功能而引起多尿、口渴等症状,同时也可引起 $AVP V2$ 受体和 $AQP-2$ 合成障碍导致肾性尿崩症,主要鉴别有赖于禁水加压素试验。

4.干燥综合征

除明显口干、多饮、多尿外,同时合并眼干和其他外分泌腺及腺体外其他器官的受累而出现多系统损害的症状,其血清中有多种自身抗体和高免疫球蛋白血症,免疫学检查有助于诊断。

5.高尿钙症

高尿钙症见于甲状旁腺功能亢进症、结节病、维生素 D 中毒、多发性骨髓瘤、癌肿骨转移等病,有原发病症状和禁水加压素试验有助鉴别。

6.高尿钾症

高尿钾症见于原发性醛固酮增多症、失钾性肾病、肾小管性酸中毒、范科尼综合征、Liddle 综合征、Bartter 综合征等,测定血尿电解质和禁水加压素试验有助于诊断。

7.颅脑手术后液体滞留性多尿

颅脑手术时,患者因应激而分泌大量 AVP,当手术应激解除后,AVP 分泌减少,滞留于体内的液体自肾排出,如此时为平衡尿量而输入大量液体,即可导致持续性多尿而误认为尿崩症。限制液体入量,如尿量减少血钠仍正常,提示为液体滞留性多尿;如尿量不减少且血钠升高,给予 AVP 后尿量减少,血钠转为正常,尿渗透压增高,则符合损伤性尿崩症的诊断。此外,尿崩症患者因血液浓缩和 AVP V1 受体功能障碍而致尿酸清除减少,血尿酸升高,而液体滞留性多尿以及精神性多饮患者血液被稀释,尿酸清除正常,所以尿酸无升高。据报道,血尿酸 $>50 \mu g/L$ 有助于两者的鉴别,并强烈提示为损伤性尿崩症。

六、治疗

(一)一般治疗

患者应摄入足够水分,并根据季节和气候进行调整,在可能导致水源供应障碍的场合应携带水。若患者同时存在渴感中枢障碍或渗透压感受器受损,应合并使用 AVP 替代治疗的同时通过血钠、血浆渗透压、尿量确定饮水量。若要经历手术及麻醉,应告知手术和麻醉医师尿崩症病史,以保证手术和麻醉期间足够液体输入,同时术中密切观察生命体征、血浆渗透压、血钠水平和尿量以调节液体输入量。宜低盐饮食,避免使用溶质性利尿剂,限制咖啡、茶和高渗饮料的摄入。

(二)去除诱因

部分获得性中枢性尿崩症和肾性尿崩症在原发病因解除后,多饮、多尿症状可缓解或减轻。如合并脑炎、脑膜炎、结核、真菌感染等,抗感染、抗病毒等,相应治疗可改善症状。下丘脑-垂体肿瘤通过手术治疗后,多尿症状缓解。淋巴性垂体炎采用激素治疗后,多数患者多尿症状减轻。肾盂肾炎、尿路梗阻疾病、药物导致的肾性尿崩症,通过控制感染、解除梗阻、停用药物可缓解多尿症状。因此,应积极治疗获得性尿崩症的原发疾病。

(三)中枢性尿崩症可使用 AVP 替代疗法

1.1-脱氨-8-右旋-精氨酸血管升压素

1-脱氨-8-右旋-精氨酸血管升压素(DDAVP)是目前最常用的抗利尿剂替代方案。DDAVP 为天然精氨盐升压素的结构类似物,系对天然激素的化学结构进行两处改动而得,即 1-半胱氨酸脱去氨基和以 8-D-精氨酸取代 8-L-精氨酸。通过上述结构改变,DDAVP 的血管加压作用只有天然 AVP 的 1/400,而抗利尿增强 3 倍,抗利尿/升压作用比从天然 AVP 的 1∶1 变为 2 400∶1,抗利尿作用强,升压作用弱,是目前最理想的抗利尿剂。DDAVP 有口服、肌内注射、鼻喷 3 种给药方式。常用为口服制剂,用法为每天 1～3 次,每次 0.1～0.4 mg。剂量应个体化,具体剂量可根据尿量确定,调整药物剂量使尿量控制在 1～2.5 L。过量使用可导致水中毒,因此对于婴幼儿、渴感中枢障碍、渗透压感受器受损的患者还需要通过血钠、血浆渗透压、每天液体出入量精确调整药物剂量和饮水量,维持渗透压平衡。由于价格昂贵,也可采取睡前口服以减少夜尿,改善睡眠,白天通过饮水维持血浆渗透压。

2.垂体后叶素

作用仅维持 3～6 小时,皮下注射,每次 5～10 U,每天需要多次注射,主要用于脑损伤或神经外科术后尿崩症的治疗,长期应用不便。

3.加压素(鞣酸升压素油剂)

每毫升油剂含 AVP 5 U,深部肌内注射,从 0.1 mL 开始,可根据每天尿量情况逐步增加到每次 0.5～0.7 mL,注射一次可维持 3～5 天。长期应用可产生抗体而减轻疗效,过量可引起水中毒。

(四)中枢性尿崩症可选用的其他药物

1.氢氯噻嗪

每次 25 mg,每天 2～3 次,可使尿量减少约一半。其作用机制可能是由于尿中排钠增加,体内缺钠,肾近曲小管水重吸收增加,到达远曲小管的原尿减少,因而尿量减少。长期服用可引起缺钾、高尿酸血症等,应适当补充钾盐。

2.卡马西平

其治疗机制可能为增加肾远曲小管 cAMP 的形成,也可能增加 AVP 释放。用量为每次 0.125～0.25 g,每天 1～2 次,服药后 24 小时起作用,尿量减少。不良反应为低血糖、白细胞计数减少或肝功能损害,与氢氯噻嗪合用可减少低血糖反应。

3.氯磺丙脲

其治疗机制可能为刺激 AVP 合成和释放,同时有改善渴感中枢的功能,可用于合并有渴感障碍的中枢性尿崩症患者。用法为每次 0.125～0.25 g,每天 1～2 次,250 mg/d。不良反应为低血糖、白细胞计数减少、肝功能损害等。

4.氯贝丁酯

其治疗机制可能是增加 AVP 释放,与 DDAVP 合用可减少 DDAVP 耐药发生。用量为每次 0.2～0.5 g,每天 3 次。长期应用有肝损害、肌炎及胃肠道反应等不良反应。

由于 AVP 制剂的广泛使用,上述药物已经较少用于中枢性尿崩症的治疗。

(五)肾性尿崩症治疗

肾性尿崩症治疗困难,主要依赖充分水分摄入来预防脱水。少数患者对大剂量 AVP 有反应。低钠饮食和氢氯噻嗪对肾性尿崩症有帮助。在肾性尿崩症中,氢氯噻嗪抗利尿作用可能由于细胞外液容量体积减小,GFR 下降,肾近曲小管钠和水重吸收增加,到达远曲小管的原尿减少,从而降低尿量。此外,还发现氢氯噻嗪可增加 AQP2 表达。长期服用可引起缺钾、高尿酸血症等,应适当补充钾盐或合用保钾利尿剂。具体用法为每次 25 mg,每天 2～3 次,可使肾性尿崩症尿量减少约一半。同时使用非甾体抗炎药,如吲哚美辛、布洛芬等可增加氢氯噻嗪疗效,这类药物可能是通过抑制肾脏中前列腺素合成,从而使腺苷环化酶活性增强,cAMP 生成增多而使AVP 作用增强,但应注意长期使用的胃肠道不良反应。

吲达帕胺作用机制类似于氢氯噻嗪,每次 2.5～5 mg,每天 1～2 次。阿米洛利,氨苯蝶啶也可用于肾性尿崩症的治疗,机制不完全清楚,作用类似于氢氯噻嗪,可和氢氯噻嗪联用,防治低钾血症出现。

遗传性肾性尿崩症根据 V2 受体变异程度分为 5 种类型,其中二型变异 V2 受体仅有 1 个氨基酸错配,错误折叠的 V2 受体蛋白被陷于内质网中,使用 V2 受体拮抗剂可作为分子伴侣和错误折叠的受体结合,从而改变受体构象并稳定其结构,然后该受体可以通过内质网运输到质膜,被抗利尿激素激活发挥抗利尿作用。

(六)颅脑外伤或术后尿崩症治疗

未使用利尿剂情况下,颅脑外伤或手术后出现严重多尿(＞250 mL/h)提示尿崩症可能。在第一期多尿期,需防止脱水和高钠血症,除适当补充液体,可根据病情注射垂体后叶素,每次 5～10 U,第二次升压素注射应在第一次升压素作用消失后使用。在第二期多尿期,则要控制补液量,以免引起水中毒。第三期多尿期,可用垂体后叶素或 DDAVP 治疗。外伤或手术后尿崩症多为一过性,可由于神经轴突末梢与毛细血管联系重建而自行缓解恢复。转为永久性尿崩症者需要长期服用 DDAVP。

(七)妊娠伴尿崩症治疗

妊娠中晚期出现多尿、多饮时应考虑尿崩症诊断。由于妊娠妇女不适合行禁水加压素试验,诊断依赖临床表现、实验室检查和试验性治疗。若尿比重为 1.001～1.005,尿渗透压低于200 nmol/L,并低于血浆渗透压,尿崩症可能性大。首选药物为 DDAVP,因其不被血浆中的氨肽酶降解。DDAVP 具有 5％～25％ 的缩宫素活性,需注意子宫收缩状况。分娩后,血浆中的氨肽酶活性迅速下降,患者的多尿症状可明显减轻或消失,应及时减量或停药。若肾性尿崩症合并妊娠,可谨慎使用氢氯噻嗪,并注意补钾,维持电解质平衡。

（杨胜楠）

第七章 风湿免疫科疾病

第一节 成人斯蒂尔病

成人斯蒂尔病(adult onset still's disease,AOSD)是一组病因和发病机制不明,临床以高热、一过性皮疹、关节炎(痛)和白细胞计数升高为主要表现的综合征。其名称的来源可追溯到一个世纪前。1896 年 Bannatyne 首先描述了幼年类风湿关节炎全身型的症状和体征,第 2 年英国的医师 GeorgerStill 报道在 22 例儿童 RA 中有 12 例为全身型,1924 年以全身型起病的幼年 RA 被称为斯蒂尔病,1971 年 Bywater 等系统报道了 14 例成人斯蒂尔病的临床特征与儿童斯蒂尔病相同,1973 年才正式命名为成人斯蒂尔病。但当时同时并用的名称有成人变应性亚败血症、超敏性亚败血症、Willer-Fanconi 综合征或 Wissler 综合征、成人发病的幼年类风湿关节炎及成人急性发热性幼年风湿病性关节炎等,直到 1987 年国际上统一采用成人斯蒂尔病命名后,本病作为一种独立性疾病,已得到广泛的承认。

一、流行病学

成人斯蒂尔病也包括在儿童期发病、到成年期才出现全身症状的病例(儿童型成人斯蒂尔病)或在儿童期发生的斯蒂尔病至成年期复发的连续性病例,这些病例约占总病例数的 12%。成人斯蒂尔病的发病年龄为 14~83 岁,尤以 16~35 岁的青壮年多发,男女患病率基本相等或以女性为多[女男比例为(1.1~2.0):1],病程 2 个月到 14 年。本病呈世界性分布,无种族差异及地区聚集性。发病情况各家报道不一,如发病率在法国约为 0.16/10 万,在日本男性和女性分别为 0.22/10 万和 0.34/10 万,而日本男性和女性的患病率则分别为 0.73/10 万和 1.47/10 万,国内尚无这方面的报道。

二、病因及发病机制

本病的病因和发病机制未明,一般认为与感染、遗传和免疫异常有关。妊娠和使用雌激素可能具有诱导疾病发生的作用。

(一)感染

由于本病的临床征象类似于感染性疾病,因而推测其病因可能与感染因素相关。有学者发现,多数患者(约占 63%)发病前有上呼吸道感染病史,发病时有咽炎或牙龈炎,血清抗"O"滴度升高,咽拭子培养有链球菌生长,Fanconi 还从患者感染齿槽中培养出链球菌,并将其制备成疫苗做自身注射后而获痊愈,提示成人斯蒂尔病与链球菌感染有关。另外,有人在部分患者血清中检测到抗肠耶尔森菌、流产布鲁杆菌、风疹病毒、腮腺炎病毒、柯萨奇病毒、埃可病毒、副流感病毒、EB 病毒、巨细胞病毒、乙型肝炎病毒、丙型肝炎病毒、细小病毒、肺炎支原体或鼠弓形虫的抗体,部分患者血清中存在葡萄球菌 A 免疫复合物,故认为成人斯蒂尔病的发病与这些微生物的感染有一定关系。但除咽拭子培养外,在其他病变组织中从未分离出细菌和病毒,且至今不能确认特定的感染因子,也未见集体发病及家族性发病的报道,故尚不能确定感染在发病中的作用。

(二)遗传

据报道成人斯蒂尔病与人类白细胞抗原 Ⅰ 类抗原和 Ⅱ 类抗原有关,包括 HLA-B8、Bw 35、B44、DR4、DR5 和 DR7 等,提示本病与遗传有关,但上述 HLA 阳性位点与临床表现及诊断的相关性均缺乏资料。

(三)免疫异常

有研究认为,成人斯蒂尔病患者存在细胞免疫和体液免疫异常。

(1)病变滑膜中有淋巴细胞和浆细胞浸润伴滤泡形成,滑膜内层有 IgG、IgM、RF 和补体的存在,滑液中有可溶性抗原抗体复合物存在并伴有补体减少。滑液中白细胞计数增高而无细菌存在,高度提示免疫反应。

(2)活动期患者血清 TNF-α、IL-1、IL-2、sIL-2R 及 IL-6 水平升高,缓解期 sIL-2R 和 IL-6 水平仍高于正常,说明缓解期仍有 T、B 细胞的活化。

(3)T 辅助细胞减少,T 抑制细胞增高,T 淋巴细胞总数减少,淋巴细胞转化率、E-玫瑰花结试验和 OT 试验反应下降。疾病活动时,T 细胞受体-γδ 表型阳性的 T 淋巴细胞(TCR-gamma delta T cells)升高,并与血清铁蛋白和 C-反应蛋白密切相关。T 细胞受体-γδ 表型阳性的 T 淋巴细胞是一种新发现的 T 细胞亚群,具有分泌多种细胞因子的功能和细胞毒活性。

(4)疾病活动时部分患者存在一些自身抗体,如抗组蛋白抗体和抗心磷脂抗体等,还有部分患者存在抗红细胞抗体和抗血小板抗体等。

(5)血清总补体、C3 和 C4 可降低。

(6)血清循环免疫复合物可升高。在疾病活动时,血清中免疫球蛋白 IgG、IgA、IgM 和/或 IgE 升高,并出现高球蛋白血症。

以上研究提示成人斯蒂尔病可能是由于易感个体对某些外来抗原如病毒或细菌感染的过度免疫反应,造成机体细胞和体液免疫调节异常,从而引发发热、皮疹和关节炎等一系列临床表现。

三、病理

本病无特异性病理改变,诊断价值不大。滑膜表现为非特异性滑膜炎,滑膜细胞轻度到中度增生,血管充血,淋巴细胞和浆细胞浸润伴滤泡形成,滑膜内层细胞 IgG、IgM 和类风湿因子染色阳性。淋巴结为非特异性炎症,部分淋巴结显示 T 淋巴细胞瘤样免疫原性增生,有时有淋巴结坏死。皮肤表现为真皮出现轻度或中度的毛细血管周围多形核白细胞或单核细胞浸润,胶原纤维水肿,极个别为非特异性脂膜炎。肌肉呈水肿及非特异性炎症,肝活检多为门脉区的炎性浸润,主要由淋巴细胞和浆细胞组成,少数病例显示为轻度间质性肝炎、局灶性肝炎样坏死或淀粉样变。心脏表现为间质性心肌炎、纤维素渗出性心包炎和心瓣膜的炎性病变。肾脏活检显示肾小球基膜增厚,肾小管萎缩和间质炎细胞浸润,少数有淀粉样变性。

四、临床表现

本病临床表现复杂多样,常有多系统受累,主要表现为发热、皮疹和关节炎(痛),次要表现有咽痛、淋巴结肿大、肝脾大及浆膜炎等。

(一)发热

发热为本病的重要表现之一,几乎见于所有的患者。通常是突然高热,一天一个高峰,偶尔一天两个高峰。以高热为主,体温多超过 40 ℃,一般在午后或傍晚时达到高峰,体温持续3~4 小时后无须处理自行出汗,在早晨体温降至正常。也有患者开始为中低热,在 2~4 周后出现高热,部分患者体温不规则,在全天任何时候都可出现高热。热型以弛张热多见,其他有不规则热和稽留热等。发热前约半数患者出现畏寒,但寒战少见。热程可持续数天至数年,反复发作。发热时皮疹和关节症状加重,热退后皮疹可隐退,关节症状减轻。多数患者虽然长期发热,但一般情况良好,无明显中毒症状。

(二)皮疹

皮疹是本病的另一主要表现,85%以上的患者在病程中出现皮疹,其表现为弥漫性充血性红色斑丘疹,有时有轻度瘙痒感,一般分布于颈部、躯干和四肢伸侧,也可出现于手掌和足跖,皮疹形态多变,有的患者还可呈荨麻疹、结节性红斑或出血点。皮疹出现时间无规律性,多随傍晚发热时出现,并随清晨热退后而消失,即昼隐夜现之特点。呈一过性,皮疹消退后不留痕迹,但少数可遗有大片色素沉着。部分患者在搔抓、摩擦等机械刺激后皮疹可加重或表现明显,称为Koebner征。皮疹活检为皮肤胶原纤维肿胀和毛细血管周围炎细胞浸润,极个别为非特异性脂膜炎。

(三)关节和肌肉症状

关节痛和关节炎为本病的主要临床表现之一,但可以很轻,以致容易被忽略。一般起病较为隐匿,多为关节及关节周围软组织疼痛、肿胀和压痛。任何关节均可受累,最常侵犯的关节是膝关节,约占 85%;其次是腕关节,约占 74%;另外,有半数患者出现肘、踝、髋、肩、近端指间关节和跖趾关节受累,约 1/3 的患者有掌指关节受累及约 1/5 的患者影响远端指间关节。最初仅影响少数几个关节,随后可发展为多个关节。受累关节的外观和分布与类风湿关节炎相似,但本病患者的滑膜炎多轻微且短暂。关节液是炎性的,中性粒细胞计数升高,一般为$(2.0～75.0)\times 10^9/L$。关节症状和体征往往随体温下降而缓解。部分患者在发热多日或数月后才出现关节表现。一般而言,关节周围骨质侵蚀和半脱位现象少见,大多数患者热退后不遗留关节畸形。少数多关节和近端指间关节受累者亦可发生慢性关节损害,腕掌和腕关节受累可在多年以后出现强直。少数颈椎、颞颌关节和跖趾关节受累者也可发生关节强直。多数患者发热时出现不同程度的肌肉酸痛,少数患者出现肌无力及肌酶轻度升高。

(四)咽痛

咽痛见于 50%的患者,常在疾病的早期出现,有时存在于整个病程中。发热时咽痛出现或加重,热退后缓解。咽部检查可见咽部充血,咽后壁淋巴滤泡增生,扁桃体肿大。咽拭子培养阴性,抗生素治疗对这种咽痛无效。

(五)淋巴结肿大

本病早期往往有全身浅表淋巴结肿大,尤以腋下及腹股沟处显著,呈对称性分布,质软,有轻压痛,无粘连,大小不一。部分患者出现肺门及肠系膜淋巴结肿大,可造成腹部非固定性疼痛。肠系膜淋巴结坏死,可出现剧烈腹痛。体温正常后肿大的淋巴结缩小或消失。

（六）肝脾大

约半数患者肝大,一般为轻至中度肿大,质软。约 3/4 的患者有肝功能异常,丙氨酸转移酶升高。部分患者有黄疸,但碱性磷酸酶、γ-谷氨酰转肽酶、肌酸磷酸激酶一般正常。症状缓解后,肝脏可恢复正常,少数患者出现酶-胆分离现象、亚急性重型肝炎、急性肝功能衰竭,以致死亡。脾轻至中度大、质软、边缘光滑,疾病缓解后可恢复正常。

（七）心脏损害

本病的心脏损害表现以心包病变多见,其次为心肌炎,心内膜炎少见。临床表现为心悸、胸闷、心律失常和充血性心力衰竭等。心包炎一般起病隐匿,仔细听诊可闻及心包摩擦音,超声心动图可见积液,罕见心脏压塞。部分患者出现心包缩窄。心肌病变一般不影响心脏功能。

（八）肺和胸膜病变

本病可出现咳嗽、咳痰、胸闷和呼吸困难等症状。肺部损害表现为浸润性炎症、肺不张、肺出血、间质性肺炎及淀粉样变性等,或出现成人呼吸窘迫综合征。胸膜病变为纤维素性胸膜炎、胸腔积液和胸膜肥厚等。痰培养及胸腔积液培养阴性。部分患者由于长期应用激素及免疫抑制药,可出现肺部细菌感染或结核感染等。

（九）腹痛

约 1/4 的患者出现腹痛或全腹不适、恶心、呕吐和腹泻等。腹痛往往由肠系膜淋巴结炎、功能性肠梗阻或腹膜炎所致,少数患者因剧烈腹痛被误为外科急腹症而行剖腹探查术,个别患者合并消化性溃疡、阑尾炎或胰腺炎等。

（十）神经系统病变

本病神经系统病变少见,可累及中枢和周围神经系统,出现脑膜刺激征及脑病,包括头痛、呕吐、癫痫、脑膜脑炎、颅内高压等。脑脊液检查多数正常,偶有蛋白含量轻度升高,脑脊液培养阴性。

（十一）其他

肾脏损害较少见,一般为轻度蛋白尿,以发热时明显。少数出现急性肾小球肾炎、肾病综合征、间质性肾炎及肾衰竭等。其他损害包括乏力、脱发、口腔溃疡、虹膜睫状体炎、视网膜炎、角膜炎、结膜炎、全眼炎、停经、贫血和弥散性血管内凝血等。少数患者病情反复发作多年后发生淀粉样变性。另外,本病患者可对多种药物和食物过敏。

五、实验室检查及辅助检查

（一）血常规和骨髓检查

90% 以上的患者外周血白细胞总数增高,一般为 $(10\sim20)\times10^9/L$,也有报道高达 $50\times10^9/L$,呈类白血病反应。白细胞计数升高以中性粒细胞增高为主,分类一般在 0.9 以上,中性粒细胞核左移而嗜酸性粒细胞不消失。在无胃肠道失血的情况下出现持续性和进行性贫血,多为正细胞正色素性贫血,也可为小细胞低色素性贫血或大细胞正色素性贫血,个别患者表现为溶血性贫血。半数以上的患者血小板计数高达 300×10^9 以上,疾病稳定后恢复正常。

骨髓象易见到中毒性粒细胞,易被报告为"感染性骨髓象",与败血症有相似之处,但不同之处在于与败血症相比,本病的颗粒缺乏粒细胞,核浆发育不平衡,粒细胞和巨幼变粒细胞比例较高,而核分叶过多粒细胞少见,巨核细胞数量较少且易见病态巨核细胞,骨髓细菌培养阴性。

(二)血清铁蛋白

血清铁蛋白是一种多亚基的立体形蛋白,具有强大的铁结合和储备能力。在正常人,血清铁蛋白的高低可表明铁的过多或缺乏,而某些其他因素如炎症和恶性疾病等可使其合成增加,肝细胞损害可使其释放入血增多,铁蛋白受体数量的下降可导致铁蛋白的清除下降。自从 20 世纪 80 年代以来,人们就已发现血清铁蛋白升高是成人斯蒂尔病的特征之一,可作为本病诊断的参考点,其敏感性和特异性分别为 74.8% 和 83.2%。有 80% 以上的成人斯蒂尔病患者血清铁蛋白水平升高,常高出正常上限 5 倍或更高,尤其在急性期更为明显,并常与疾病的活动度相关,可作为观察疾病活动和监测治疗效果的指标。成人斯蒂尔病出现铁蛋白升高的具体机制尚不清楚,可能与铁蛋白受体数量的下降相关。值得注意的是,有多种疾病也可出现血清铁蛋白水平的明显升高(高于正常上限 5 倍),如 Lee 等经检测 1 826 例患者后发现的肝脏疾病(尤其是血色素沉着症和戈谢病)、肾脏疾病、癌症和多种感染(尤其是获得性免疫缺陷综合征)等,因而血清铁蛋白的阳性预告值较低。

最近有报道认为,血清铁蛋白的升高如结合血清糖基化铁蛋白(glycosylated ferritin,GF)的持续低下(<20%)更有利于成人斯蒂尔病与其他疾病(如感染和肿瘤)的鉴别。GF 在成人斯蒂尔病的活动期和非活动期均保持在低的水平。

(三)其他实验室检查

血沉明显增快,多在 100 mm/h 以上。C-反应蛋白轻度或中度升高。90% 以上患者的抗核抗体和类风湿因子阴性,少数患者可出现低滴度的抗核抗体和类风湿因子,类风湿因子阳性往往提示患者可能发展为类风湿关节炎。免疫球蛋白和 γ-球蛋白可以升高,血清谷丙转氨酶、直接胆红素和间接胆红素均可升高,清蛋白降低,球蛋白升高,甚至血氨升高。在合并肌炎的患者中肌酸激酶和乳酸脱氢酶等升高。血液和体液的病原学检查(血培养、OT 试验、肥达试验、抗"O"、乙型及丙型肝炎病毒表面标志物、结核菌素纯蛋白衍生物试验和抗 HIV 抗体等)阴性。CEA、AFP、体液找癌细胞等均为阴性。可有病毒抗体水平的升高,其中有抗风疹病毒抗体、EB 病毒抗体,但以副流感病毒抗体升高最常见。如有关节积液,通常为炎性的,中性粒细胞计数升高,一般为 $(2.0 \sim 75.0) \times 10^9/L$。

(四)影像学检查

各项影像学检查包括 X 线片、CT 或 MRI 等均无感染或肿瘤迹象,而可发现肝脾大和淋巴结肿大。关节炎患者在疾病早期可见软组织肿胀和关节附近骨质疏松,少数反复或持续存在的关节炎则可见关节软骨破坏及骨糜烂,在受累的关节附近骨膜下常见线状新生骨。晚期亦可出现关节间隙狭窄、关节强直及关节半脱位。常累及腕关节、膝关节和踝关节。少数患者有颈椎受累的报道。比较特征性的放射学改变是腕掌和腕间关节非糜烂性狭窄,可导致骨性强直,与类风湿关节炎比较,其发生率分别高出 6 倍及 11 倍。

六、诊断

本病目前尚无统一的诊断标准,比较一致的认识是对出现高热、一过性皮疹、关节炎和白细胞及中性粒细胞计数升高的患者,在排除感染、风湿、恶性肿瘤及其他各种发热原因之后可考虑诊断成人斯蒂尔病。现将临床常用的成人斯蒂尔病的几种诊断标准列举如下。

（一）美国风湿病学会制订的诊断标准

1.主要条件

（1）持续性或间断性发热。

（2）易消失的橙红色皮疹或斑丘疹。

（3）关节炎。

（4）白细胞或中性粒细胞计数增加。

2.次要条件

咽痛、肝功能异常、淋巴结肿大、脾大及其他器官受累。具有上述四项主要条件者可确诊。具有发热和皮疹中一项主要条件，再加上一项以上次要条件可怀疑本病。

（二）日本成人斯蒂尔病研究委员会制订的标准

1.主要条件

（1）发热不低于 39 ℃，并持续 1 周以上。

（2）关节痛持续 2 周以上。

（3）典型皮疹。

（4）白细胞计数增高不低于 $10 \times 10^9/L$，包括中性粒细胞不低于 0.80。

2.次要条件

（1）咽痛。

（2）淋巴结肿大和/或脾大。

（3）肝功能异常。

（4）类风湿因子和抗核抗体阴性。

3.排除

（1）感染性疾病（尤其是败血症和传染性单核细胞增多症）。

（2）恶性肿瘤（尤其是恶性淋巴瘤、白血病）。

（3）风湿病（尤其是多动脉炎，伴发关节外征象的风湿性血管炎）。

具有以上主要和次要条件的五项或五项以上标准，其中应有至少两项主要标准，并排除上述所列疾病者，可确立诊断。

（三）Calabro 标准

（1）无其他原因的高峰热（39 ℃或更高），每天 1～2 个高峰。

（2）关节炎或关节痛或肌痛。

（3）抗核抗体和类风湿因子阴性。

（4）本条中至少具有以下两项：类风湿皮疹，全身性淋巴结病，肝大，脾大，一种心肺表现（胸膜炎、肺炎、心包炎、心肌炎）及中性粒细胞增加。

（5）排除其他原因的高热、皮疹、关节炎或关节痛。

具有以上全部五条可确诊。有学者认为，上述日本诊断标准和 Calabro 标准特异性强，可用于确诊、鉴别诊断及指导临床工作。而美国风湿病学会的标准简单、易记、应用较广，可作为初步诊断用。

七、鉴别诊断

由于本病主要是临床诊断，无特异性诊断指标，故在诊断时必须排除其他与发热、皮疹和关节炎有关的疾病。①感染性疾病：病毒感染（乙型肝炎病毒、风疹病毒、微小病毒、柯萨奇病毒、EB 病毒、巨细胞病毒、人类免疫缺陷病毒等），亚急性细菌性心内膜炎，脑膜炎双球菌菌血症，淋球菌菌血症及其他细菌引起的菌血症或败血症，结核病，莱姆病，梅毒和风湿热等。②恶性肿瘤：白血病，淋巴瘤等。③结缔组织病：系统性红斑狼疮、原发性干燥综合征、混合性结缔组织病等。④血管炎：结节性多动脉炎、韦格纳肉芽肿病、血栓性血小板减少性紫癜、大动脉炎等。⑤其他疾病：血清病、结节病、原发性肉芽肿性肝炎、克罗恩病等。

(一)败血症

本病多呈弛张热,体温高峰时多在 39 ℃以上,发热前有明显寒战及其他中毒症状,皮疹常为出血点,经血行播散的关节炎多为单发及大关节,且局部红、肿、热、痛明显。血、骨髓及关节液培养获阳性结果,抗生素治疗有效。可与成人斯蒂尔病鉴别。

(二)淋巴瘤

本病的发热、贫血、淋巴结肿大、肝脾大、皮肤改变易与成人斯蒂尔病相混淆。其特点是进行性淋巴结肿大,质韧,部分粘连,热程可呈持续性发热或周期性,热型不定;皮肤改变常为浸润性斑块、结节等;多部位淋巴结或皮肤活检及骨髓穿刺为鉴别二者的重要依据。

(三)系统性红斑狼疮

本病虽亦以多系统损害为主要表现,如发热、皮疹、关节炎、肌痛、肝脾大及淋巴结肿大、心包炎等。但患者白细胞计数减少,血小板计数降低,尿蛋白、抗核抗体、抗双链 DNA 抗体、抗 Sm抗体等阳性有助于和成人斯蒂尔病鉴别。

(四)类风湿关节炎

本病以手、足小关节对称性疼痛、肿胀及晨僵为主要表现,关节损害持续时间超过 6 周,类风湿因子阳性,较少出现高热、皮疹等全身表现,可相鉴别。

八、西医治疗

目前本病仍无统一的治疗方案。本病的治疗目标是抑制全身的炎症反应,减轻受累脏器病变,防止复发及保持关节功能。根据炎症反应的程度、有无内脏病变及持续性关节炎等,而单独给予非甾体抗炎药或与糖皮质激素并用,或加用细胞毒药物或慢作用药物等。炎症反应的程度可参考热型、血沉、C-反应蛋白、白细胞数和血清铁蛋白等,其具体的治疗原则如下:关节症状轻微,无脏器病变时可单独给予足够量的非甾体抗炎药或阿司匹林(3～6 g/d)。全身症状明显,并有关节炎,但无脏器病变的患者,可应用非甾体抗炎药或中等剂量的糖皮质激素。全身症状重且伴有脏器病变时,必须使用中至大剂量的糖皮质激素。对持续进行性关节炎可加用慢作用药物,必要时进行关节外科手术。对糖皮质激素耐受或复发或必须持续中等剂量以上糖皮质激素而不能减量时可加用免疫抑制药。有内脏受累者尽早加用免疫抑制药。

(一)非甾体抗炎药

单用非甾体抗炎药对部分患者(占 10％～30％)能取得良好疗效,如控制发热,减轻全身症状和关节炎症,这组患者一般病情较轻,预后较好。但对多数患者来说,不能完全控制其高热和皮疹且应用剂量较大,如吲哚美辛 150 mg/d、双氯芬酸钠 150 mg/d 或布洛芬 2.4 g/d 等,常引起严重的不良反应,包括胃肠道出血、溃疡和肝脏损害等,甚至还有弥散性血管内凝血的报道。国外推崇应用肠溶阿司匹林 100 mg/(kg·d),分 3～4 次口服,剂量较大,易引起胃肠道损害及弥散性血管内凝血等,国内较少使用。但作为临时退热药物,吲哚美辛、阿西美辛、双氯芬酸钠或阿司匹林常被选用。

(二)糖皮质激素

糖皮质激素是治疗本病的主要药物,它可抑制巨噬细胞产生 IL-1 和 TNF-α,抑制巨噬细胞向 T 淋巴细胞递呈抗原并抑制花生四烯酸系列产物的生成,具有抗炎和抑制免疫反应的功能。其有效率为76%～95%。当出现下列情况时,应及时应用糖皮质激素:非甾体抗炎药疗效不佳或引起严重不良反应、肝功能异常、大量心包积液、心脏压塞、心肌炎、严重肺炎、血管内凝血或其他脏器损害等。对于多数患者来说,一般开始剂量为泼尼松 0.5～1.0 mg/(kg·d),有些患者需 1～2 mg/(kg·d)方能有效,足量的糖皮质激素可在第 2 天或 1 周内控制发热、皮疹和关节痛等症状,肿大的肝脾和淋巴结也日渐缩小,但白细胞计数和血沉恢复正常往往需 2 周到 1 个月甚至更长时间。应待症状消失及实验室指标正常后再开始缓慢减少泼尼松剂量,每 1～2 周减药 2.5～5.0 mg,后期减药更要谨慎,最后用最小有效剂量维持较长一段时间,总疗程不宜少于 6 个月。一般认为早期应足量,必要时治疗初期可以应用甲泼尼龙或氢化可的松等静脉冲击治疗急重症患者,待病情平稳后再换成口服制剂,维持较长时间。减量过早过快易出现病情反复。在减量过程中,如出现发热且持续时间达 1 周并能除外其他原因时,应考虑复发,此时可加大泼尼松剂量直到病情缓解。在激素治疗期或减量期偶尔出现的发热,可临时加用不良反应小的非甾体抗炎药。应用激素过程中应警惕可能发生的严重不良反应如撤药危象、加重感染、骨质疏松、无菌性骨坏死及诱发和加重消化道溃疡等。

(三)免疫抑制药及慢作用药物

对有突出的全身症状或非药物性的脏器损害,需长期大剂量应用糖皮质激素才能控制者,或易出现激素的严重不良反应或有应用激素的禁忌证(如糖尿病和高血压等)需尽早减量者,宜不失时机地加用免疫抑制药如环磷酰胺、硫唑嘌呤、甲氨蝶呤和雷公藤总苷等,环磷酰胺 50 mg 每天 1～3 次,硫唑嘌呤 50 mg 每天 1～3 次,甲氨蝶呤 5～15 mg 每周一次,雷公藤总苷 10～20 mg 每天 3 次,应用 8～10 周,注意药物的不良反应。应用激素加免疫抑制药治疗时,感染机会明显增加需引起重视。对关节炎有慢性化倾向者宜加用改善病情药物,如金诺芬、青霉胺、甲氨蝶呤、氯喹和柳氮磺吡啶等。其应用剂量和方法与治疗成人类风湿关节炎相似。多数学者认为,每周小剂量的甲氨蝶呤对成人斯蒂尔病的慢性关节炎和慢性全身性病变有良好的疗效,一般开始使用 5 mg,每周 1 次,以后根据患者有无不良反应酌情加大剂量,最大剂量不超过每周 15 mg。尽管甲氨蝶呤可能存在潜在的口腔炎、肝毒性和血液系统毒性等,但只要在一定剂量范围内并注意定期观察和检查(开始 3 个月每 2 周查 1 次血、尿常规和肝、肾功能,以后每 1～3 个月查1 次),本药应用是安全的,为预防可能发生的口腔炎和肝损害,可同时补充叶酸。另外,氯喹对轻微的全身性病变,如乏力、发热、皮疹等疗效较好。

(四)其他

由于本病发病急而病情重,酷似严重细菌感染,在未排除严重细菌感染的,需在发病初期经验性应用抗生素,同时积极寻找感染灶和进行感染方面的实验室检查。一般用足量抗生素 5～7 天,仍无疗效又未找到感染灶者,宜及时停用抗生素。长期应用大剂量抗生素易引起严重不良反应,或反易引起药物热。对于严重的成人斯蒂尔病患者可试用大剂量免疫球蛋白静脉注射或环孢素治疗。用免疫球蛋白 200～400 mg/(kg·d)静脉注射,连续 3～5 天,必要时 4 周后重复 1 次。有学者曾应用霉酚酸酯治疗数例患者,也取得了良好的疗效。也可联合中医中药治疗。近来,国外有报道对常规治疗无效的患者应用 TNF-α 抑制药如 infliximab(嵌合性人/鼠单克隆抗体)等取得了良好疗效,如 Cavagna 等应用 infliximab 治疗 3 例经皮质激素和 MTX 疗效不佳的慢性和活动性成人斯蒂尔病,第 0、2、6 周分别静脉注射 3 mg/kg,以后每周 15 mg,随访 50 周,所有 3 例患者的病情很快得到控制,但有 1 例患者在第 5 次注射时出现荨麻疹而退出试验。

总之,对成人斯蒂尔病的治疗,须注意临床效果和药物不良反应之间的矛盾,既要控制病情,又不致引起严重的药物不良反应,以求得最佳疗效。

(史然然)

第二节 混合性结缔组织病

1972 年 Sharp 等人提出混合性结缔组织病(MCTD)概念,描述了具有系统性红斑狼疮(SLE)、系统性硬化(SSc)、多发性肌炎和/或皮肌炎(PM/DM)、类风湿关节炎(RA)等疾病的某些症状,血清中有高滴度的斑点型抗核抗体(ANA)和高滴度抗 U1-RNP(nRNP)抗体的一组患者的临床特征,其中包括雷诺现象、关节痛或关节炎、手肿胀、食管功能障碍、淋巴结病变、肌炎和血管炎,其肾损害较轻,预后相对良好。30 年来,此概念不断被更新,并发现该病器官受累广泛,有逐渐演化为某一特定结缔组织病(CTD),尤其是 SSc 的趋势,因此许多学者认为 MCTD 是 CTD 的中间状态或亚型,识别该病将有助于患者的治疗和预后的评价。

MCTD 的提出是以抗 U1-RNP(nRNP)抗体为前提和核心。已知 U1-RNP 抗原是剪接体复合物的组成部分。剪接体是核小体复合物,参与处理的 Pre-mRNA 转化为成熟的剪接 RNA。剪接体的两种主要亚基,即小核糖核蛋白体(snRNPs)和不均一核糖核蛋白体(hnRNPs),他们是 CTD 中自身免疫的靶抗原。不同 CTD 的抗原靶位点不同,其中 SLE 的抗原最广泛,其次是 MCTD,RA 的抗原相对局限于 hnRNP-A2,而 SSc 抗原相对局限于 hnRNP-1。

一、流行病学

CTD 的患病率尚未明确,被认为处于 SSc 和 SLE 之间。MCTD 中女/男比为 16∶1。我国未见 MCTD 患病率的报道。MCTD 在诸如印度等国家的人群中少见。MCTD 发病年龄和其他 CTD 大致相同,大多数患者在 20~30 岁起病。MCTD 多为个例出现,但有家族性发病的报道。

二、病因及发病机制

(一)MCTD 中的免疫功能异常

MCTD 患者的体液免疫和细胞免疫均出现异常。研究表明,MCTD 中 Th 接受 Ts 细胞的抑制信号减少,或抗 U1-RNP 抗体通过 Fc 受体穿透单核细胞,造成 Ts 细胞缺陷。MCTD 患者的循环 Ts 细胞数目减少和抑制功能降低,而 NK 细胞功能正常,IL-1、IL-2、B 细胞生长因子和分化因子升高或正常。与 SLE 相比,多数 MCTD 患者的单核吞噬细胞系统的清除免疫复合物功能正常。滑膜、小肠、心脏、肝、肌肉、唾液腺、肺等组织均有淋巴细胞和浆细胞浸润。缺陷性细胞凋亡导致的自身反应性淋巴细胞的延期存活是免疫活化和产生抗体(包括 snRNP 抗体)的原因,但目前并无证据提示 MCTD 有缺陷性细胞凋亡。MCTD 患者存在高丙球蛋白血症,高滴度的抗 U1-RNP 抗体,可检测出循环及肾脏免疫复合物,有抗淋巴细胞毒抗体,组织活检可发现血管壁、肌纤维内、肾小球基膜和表皮真皮交接处有 IgG 和补体沉积。

(二)环境因素和分子模拟

环境诱发因子是产生免疫反应的起始因子，这些环境诱发因子不一定持续存在，但是分子模拟使得免疫反应得以继续。感染是最常见的环境诱发因子。例如，如果一种病毒具有类似于自体蛋白的氨基酸序列，就可能诱发自身免疫反应。已有报道，许多感染相关的表位可以模拟不同剪接体颗粒的多肽域。小鼠的反转录 P30gag 抗原、人类流感 B 病毒和 U1-snRNP 的 68 ku 多肽具有同源性；EB 病毒抗体(抗 EBNA-1)、Ⅱ型腺病毒的 72 ku 表位抗体和 hn-RNP 有交叉反应；Ⅰ型人类免疫缺陷病毒(HIV-1)的 P35gag、P24gag 蛋白刺激产生的抗体和 U-RNP 有交叉反应；HIV 糖蛋白 p120/41 的 B3 环和 68 ku 的表位有 33% 的同源性。由于分子模拟的作用，一旦针对某种感染因子的免疫反应产生，蛋白上其他的表位即可以因为表位播散而产生抗原性，从而使诱发的免疫反应得以持续。

(三)遗传背景

遗传背景主要是和结缔组织病相关的 HLA 抗原存在于 6 号染色体上的部分基因。这些基因分别是 *HLA-DR4*、*HLA-DR3*、*HLA-DR5*、*HLA-DR2*，它们分别同 RA、PM/DM、SSc 和 SLE 相关。理论上，如果 MCTD 进展为某一特定的疾病，那么这种疾病相关的 *HLA* 表型就会占优势，而如果 MCTD 均等地演变为各种不同的 CTD，那么在 MCTD 患者的总体水平上就不会存在特定的 *HLA* 相关性。但是当某些患者演变为某种 CTD 之后，与之相关的 *HLA* 等位基因相关性应在此类患者中愈加明显，然而 MCTD 患者的 *HLA* 基因型并非如此。多数研究提示 MCTD 中 *HLA-DR4* 占优势。据报道，*HLA-DR5* 的 MCTD 患者容易进展为 SSc，而 MCTD 患者的肺纤维化和 *DR3* 有关。十余年来，人们认为 *HLA-DR* 基因可能与自身抗体反应的特异性相关，而不是与疾病的分类相关。换言之，尽管目前还不清楚 MHC 以何种形式与疾病的进展相关，MHC 相关性似乎代表的是抗原的选择，而不是疾病的选择。

据推测，T 细胞受体和 HLA 分子同抗体的生成相关。有一种假说认为具有抗原性的多肽能呈递给同源 T 细胞受体，这体现了 HLA 亚型在发病机制中是一种特异性基因。许多研究指出 68 ku 的抗 U1-RNP 生成与 *HLA-DR4*、*HLA-DR2* 表型相关。MCTD 患者中 HLA 类型为 *DRB1*0401*、*DRB4*0101*、*DQA1*0103*、*DQB1*0301* 而 SLE 患者为 *DRB1*1501*、*DRB5*0101*、*DQA1*0102*、*DRB1*0602*。基因的 DNA 序列提示 DR2 和 DR4 阳性的患者在氨基酸 β 链上 26、28、30、31、32、70、73 位点上有共同序列，因此可形成一个抗原结合位点的"口袋"。U1-RNA 本身也是一自身抗原，68 ku 的多肽有几个不同的表位，最常见的序列是 KDK、DRD、RKR 及 RSSRSR，这一区域优先针对 MCTD 而不是 SLE。另一个针对 MCTD 的自身抗原是剪接体颗粒 33 kDhnRNP-A2，针对这一蛋白的抗体是抗 RA_{33} 抗体。

三、临床表现

(一)发热

MCTD 患者中，不明原因的发热可以很突出，且往往是 MCTD 的最初表现。发热常同时伴有肌炎、无菌性脑膜炎、浆膜炎等。

(二)关节病变

几乎每个患者早期都会出现关节痛和关节僵硬，且较 SLE 中更常见、更严重。60% 的患者最终发展为明显的关节炎，类似 RA 中常见的关节畸形：尺侧偏斜、天鹅颈、纽扣花改变等，影像学检查存在严重的特征性关节骨边缘性侵蚀,边界清楚。一些患者发生屈肌腱鞘炎,是手畸形的另一个原因。关节受累,还常表现为 Jaccoud 关节病变。脊椎受累可导致死亡。肋骨侵蚀少见。50%~70%的 MCTD 患者类风湿因子(RF)阳性,实际上,许多 MCTD 患者符合美国风湿学会(ACR)的 RA 标准可能被诊断为 RA。关节的组织学检查可发现增生的滑膜表面有类纤维蛋白坏死组织,毛细血管数目增多,间质水肿,巨噬细胞和少量淋巴细胞、多核白细胞、多核巨细胞浸润,滑膜深处的小动脉堵塞或严重狭窄。

(三)皮肤黏膜

许多 MCTD 患者出现皮肤黏膜的损害。以雷诺现象最常见和最早出现,并常伴随指(趾)肿胀,严重者可以出现指端坏死。2/3 的患者有手肿胀及腊肠指。可见皮肤绷紧增厚,皮肤组织学检查可见胶原增生,真皮层水肿明显。此现象在儿童 MCTD 患者中并不突出。有些患者出现类 SLE 的皮损,尤其是颧部红斑和盘状红斑。有些患者表现为类似皮肌炎的指节处的红斑(Gottron 丘疹)和眼睑处紫罗兰色的向阳疹,其他皮损包括颊部溃疡、口干燥症、口腔溃疡、鼻中隔穿孔等。44%的 MCTD 患者前臂屈肌、手足伸肌和跟腱等处可见皮下结节。其组织学表现为非特异炎症反应,而与典型的类风湿结节不同。MCTD 患者很少有局限性硬皮病表现。据报道手纹可以发生有趣的改变,同 SSc、雷诺现象和指端硬化患者一样,96%的 MCTD 患者的尖纹可以被半球形指纹所取代。

(四)肌肉

肌痛是最常见的表现之一。这往往与 PM 或纤维肌痛综合征难于鉴别。MCTD 炎性肌病的临床和组织学表现和特发性的 PM 类似。但多数 MCTD 患者无明显肌无力、肌电图和肌酶谱改变,且其肌炎常在慢性基础上呈急性发作,并对短程大剂量的激素治疗反应良好。另一种情况是在 MCTD 发病初期其隐匿的炎性肌病,对糖皮质激素反应差。

(五)心脏

心脏的三层结构均可受累。最常见的临床表现是心包炎,见于 10%~30%的患者,但心脏压塞罕见。心肌受累的报道日渐增多,有的患者心肌受累继发于肺动脉高压,这往往在初期无表现。MCTD 患者的二尖瓣瓣膜前叶可呈疣状增厚,这类似于 SLE 患者的 Libman-Sacks 心内膜炎,可有包括束支传导阻滞的传导异常。20%的患者超声心电图异常,最常见的超声改变是右心室肥厚,右心房增大和心室间传导障碍,超声对右心室收缩压的评价有助于诊断亚临床型肺动脉高压。对 555 例日本 MCTD 患者的研究发现,其中 83 例确诊肺动脉高压。下列 6 条标准中符合 4 条以上:其诊断肺动脉高压的敏感性为 92%,特异性为 100%。6 条标准如下:①活动后憋气。②左侧胸骨边缘的收缩期搏动。③肺动脉第二音亢进。④胸片示肺动脉增宽。⑤超声提示右心室肥厚。⑥超声提示右心室增大。

(六)肺脏

一项前瞻性研究报道 85%的 MCTD 患者有肺脏受累,其中 73%的患者无症状。肺部受累的症状包括呼吸困难 16%、胸痛 7%、干咳 5%。胸部影像学提示间质改变 19%、胸腔积液 6%、肺浸润 4%、胸膜增厚 2%。间质性改变常常是进展性的,有时出现急性间质性肺炎,也有肺出血的报道。最明显的肺功能指标改变是单次一氧化碳呼吸弥散能力。一项为期 6 年的随访提示,35%的患者有潮气量受损,一氧化碳弥散能力(DLCO)下降了 43%。肺动脉高压常常是 MCTD 死亡的主要原因之一。肺动脉高压和心磷脂抗体相关。SSc 的肺动脉高压常常继发肺间质纤维化,而 MCTD 与此不同,其肺动脉高压常起因于轻度的内皮增殖和中度的肺小动脉增生,并可有

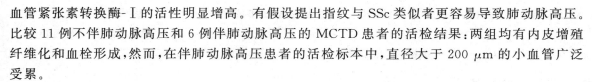

血管紧张素转换酶-Ⅰ的活性明显增高。有假设提出指纹与 SSc 类似者更容易导致肺动脉高压。比较 11 例不伴肺动脉高压和 6 例伴肺动脉高压的 MCTD 患者的活检结果:两组均有内皮增殖纤维化和血栓形成,然而,在伴肺动脉高压患者的活检标本中,直径大于 200 μm 的小血管广泛受累。

(七)肾脏

在早期有关 MCTD 的文献中,肾受累很少被提及,而 20 年后的随访研究发现,25% 的 MCTD 患者肾脏明确受累。无论是在 SLE 还是 MCTD,高滴度的抗 U1-RNP 抗体对弥漫增殖性肾小球肾炎是保护性抗体。MCTD 患者出现肾损害常表现为膜性肾病,多无症状,有的表现为肾病综合征,而弥漫增殖性肾小球肾炎或实质间质性肾病者罕见。MCTD 患者可以出现和硬皮病肾危象类似的肾血管性高血压危象。病程较长的患者可出现淀粉样变和氮质血症。

(八)胃肠道

胃肠道受累是 SSc 和 MCTD 的重叠综合征的主要表现,发病率为 60%~80%,一项 MCTD 患者的综合性研究发现:66% 有食管受累,71% 有流体压力测量学改变,食管远端 2/3 的蠕动波振幅降低,有时上括约肌压力亦降低,通常无临床症状,但有些患者出现消化性食管炎导致的胃灼热和吞咽困难。SSc 的皮肤受累和食管受累的严重性相关,这点 MCTD 与之不同。有关于 MCTD 患者出现腹腔积血、胆管出血、十二指肠出血、巨结肠、腹水、蛋白松解性肠病、门脉高压、肠道积气症和自身免疫性肝炎等并发症的报道。MCTD 患者出现腹痛的原因是肠道动力障碍、浆膜炎、肠系膜血管炎、结肠穿孔和胰腺炎。有些患者因肠系膜血管炎引起小肠、大肠出血而死亡。小肠细菌增生过度可导致小肠肠管扩张,并继发营养不良综合征。肝损害可以表现为慢性活动性肝炎和 Budd-Chiari 综合征。偶有报道分泌性腹泻和胰腺炎。在结肠肠系膜可以发现类似于 SSc 的假性憩室。

(九)神经系统

根据 Sharp 关于 MCTD 的定义,中枢神经系统的损害并不是 MCTD 的显著临床特征,最常见的受损是三叉神经病变。这同时也是 SSc 最常见中枢神经系统病变,而在典型的 SLE 中,三叉神经病变罕见。和 SLE 的中枢神经系统受累相比,MCTD 的精神病和惊厥少见。MCTD 中头痛常见,在多数患者中,多为血管源性,并有偏头痛因素。有些头痛伴有发热和肌痛,与病毒综合征的后遗症反应有些类似,其中有的可以出现脑膜刺激征,脑脊液检查提示无菌性脑膜炎。MCTD 患者的无菌性脑膜炎也被认为是对非甾体抗炎药(尤其是舒林酸和布洛芬)的变态反应。和抗 U1-RNP 抗体有关的少见表现是脑出血,这在抗 U1-RNP 抗体相关性 SSc 和两例幼年型 MCTD 患者中曾有报道。另外,也有可逆性脊髓炎、舌萎缩、视网膜血管炎、进展性多灶性脑白质病、重症肌无力、脱髓鞘病变和周围神经病变的报道。

(十)血管

中小血管的轻度内膜、中膜增生是 MCTD 特征性血管损害,这与 SSc 的血管损害相似,而与 SLE 不同。SLE 常见的特征性改变是血管周围炎性细胞浸润和类纤维蛋白坏死。据报道 45% 的 MCTD 患者抗内皮细胞抗体阳性,抗内皮细胞抗体被认为和自发性流产及肺受累有关。

(十一)血液

75% 的 MCTD 患者有贫血,多为慢性感染性贫血。60% 的患者 Coomb's 试验阳性,但明确的溶血性贫血少见。与 SLE 相似,75% 的 MCTD 患者有白细胞计数减少,主要影响淋巴细胞系,与疾病的活动度有关。而血小板计数减少,血栓性血小板减少性紫癜、红细胞发育不良和疾病活动度的关系不明显。100％的 MCTD 患者 ANA 和抗 U1-RNP 抗体均阳性,多数患者有高丙种球蛋白血症。MCTD 的抗 U1-RNP 抗体主要为 IgG 型,而 SLE 主要为 IgM。MCTD 患者存在低补体血症,但并不普遍,且和临床关系不大。

四、实验室检查

大多数患者的抗 U1-RNP 抗体在早期出现,并贯穿病程始终。有时抗体出现较晚,其抗体滴度可以波动,但和病情活动无关。另外还可有抗单链 DNA 抗体、抗组蛋白抗体、抗心磷脂抗体、抗内皮细胞抗体等,大约 30％的患者 RF 和抗 RA_{33} 抗体阳性。15％MCTD 患者的抗心磷脂抗体和狼疮抗凝物阳性,但与 SLE 不同,其抗心磷脂抗体是非 β_2GP1 依赖性的,这或许可解释为何 MCTD 患者很少有高凝现象。

五、诊断

在早期,难以将 MCTD 患者和其他 CTD 的患者区分,多数患者的主诉是容易疲劳,难以言述的肌痛、关节痛、雷诺现象及红斑等。此时诊断未分化结缔组织病是最恰当的。高滴度的抗 U1-RNP 抗体高度提示有可能演变为 MCTD。抗 U1-RNP 抗体甚至可被看作 MCTD 的血清学标志物。手指肿胀、前臂和手的肌腱周围的多发皮下结节、关节旁的钙化和肺动脉高压,常提示MCTD。少数 MCTD 可以急性起病,无任何线索。但多数常表现为多肌炎、急性关节炎、无菌性脑膜炎、指(趾)坏疽、高热、急性腹痛和三叉神经病变等。至今 MCTD 无统一诊断标准,下列三种标准较常用,其诊断的敏感性和特异性大致相同。

(一)Sharp 诊断标准

1.主要指标

(1)严重肌炎。

(2)肺受累,CO 弥散能力低于正常的 70％,肺动脉高压,肺活检提示血管增殖性损害。

(3)雷诺现象或食管功能障碍。

(4)手肿胀或指端硬化。

(5)高滴度的抗 ENA 抗体滴度大于 1：10 000 和抗 U1-RNP 抗体阳性,而抗 Sm 抗体阴性。

2.次要指标

(1)脱发。

(2)白细胞计数减少。

(3)贫血。

(4)胸膜炎。

(5)心包炎。

(6)关节炎。

(7)三叉神经病变。

(8)颊部红斑。

(9)血小板计数减少。

(10)轻度肌炎。

(11)手肿胀。

明确诊断:符合 4 条主要指标,同时抗 U1-RNP 抗体滴度大于 1：4 000,而抗 Sm 抗体阴性。

可能的诊断指标:符合三条主要指标;或1、2、3主要指标的任何两条,或具有两条次要指标,并伴有抗 U1-RNP 抗体滴度大于1∶1 000。可疑的诊断指标:符合三条主要指标,但抗 U1-RNP 抗体阴性;或两条主要指标,或一条主要指标和三条次要指标,伴有抗 U1-RNP 抗体滴度大于1∶100。

(二)Alarcon-Segovia 诊断标准

1.血清学检查

阳性抗 U1-RNP 抗体滴度大于1∶1 600。

2.临床表现

手肿胀、雷诺现象、肌炎、滑膜炎、肢端硬化病。

明确诊断:血清学阳性并至少3条临床表现,如手肿胀、雷诺现象和肢端硬化病存在,至少还有另一条症状(肌炎或滑膜炎)。

(三)Kasukawa 诊断标准

1.一般症状

雷诺现象、手指和手肿胀。

2.抗体

抗 U1-RNP 抗体阳性。

3.混合表现

(1)类 SLE 表现:多关节炎、淋巴结病、面部红斑、心包炎或胸膜炎、白细胞或淋巴细胞计数减少。

(2)类 SSc 表现:指端硬化、肺纤维化、限制性改变或弥散功能受限、食管运动功能降低或食管扩张。

(3)类 PM 样表现:肌无力、肌酶升高、肌电图提示肌源性损害。

明确诊断:一般症状中1～2条阳性;抗 nRNP 抗体阳性;3条混合表现中,任何2种内各具有1条以上的症状。

六、鉴别诊断

MCTD 诊断的关键线索是雷诺现象、手肿胀、多关节炎、炎性肌病、斑点型 ANA 和高滴度的抗U1-RNP抗体。在诊断 MCTD 之前,尚应与其他风湿病鉴别。与 SSc 相比,MCTD 的多发性关节炎、肌炎、淋巴结病、白细胞计数减少和高球蛋白血症发生率高;与 SLE 相比,MCTD 的双手肿胀、肌炎、食管运动障碍和肺受累更多见,而严重的肾脏和中枢神经系统受累较 SLE 少见,抗 dsDNA 抗体、抗 Sm 抗体和 LE 细胞通常阴性,血清补体水平不低。MCTD 与 PM/DM 相比,雷诺现象、关节炎、双手指肿胀、食管运动障碍、肺受累明显增高,且有高滴度的抗 U1-RNP 抗体,而缺乏在 PM 中特有的抗 Jo-1 抗体和抗 PM-1 抗体。

七、西医治疗

本病的治疗以 SLE、PM/DM、RA 和 SSc 的治疗原则为基础。有雷诺现象首先应注意保暖,避免手指外伤,避免使用振动性工具工作,戒烟等。应用抗血小板聚集药物如阿司匹林,扩血管药物如钙通道阻滞剂硝苯地平,每天 30 mg,血管紧张素转化酶抑制药如卡托普利每天 6.25～25.00 mg。局部可试用前列环素软膏。如出现指端溃疡或坏死,可使用静脉扩血管药物(如前列环素）。以关节炎为主要表现者,轻者可应用非甾体抗炎药,重者加用甲氨蝶呤或抗疟药。以肌炎为主要表现者,选用糖皮质激素和免疫抑制药治疗。轻症和慢性病程应用小至中等量激素如泼尼松每天 10～30 mg,急性起病和重症患者应用泼尼松每天 60～100 mg,同时加用甲氨蝶呤。必要时静脉用免疫球蛋白。肺动脉高压是 MCTD 患者致死的主要原因,所以应该早期、积极治疗。除了阿司匹林、钙通道阻滞剂如硝苯地平 10 mg,每天 3～4 次,血管紧张素转化酶抑制药如卡托普利 12.5～25.0 mg,每天 2～3 次外,还可应用中至大量糖皮质激素和免疫抑制药(首选环磷酰胺和甲氨蝶呤)。肾脏病变:膜性肾小球肾炎可选用糖皮质激素如泼尼松每天 15～60 mg。肾病综合征对激素反应差,可加用环磷酰胺或苯丁酸氮芥等免疫抑制药。有肾衰竭患者应进行透析治疗。食管功能障碍:轻度吞咽困难应用泼尼松每天 15～30 mg。

在治疗过程中,无菌性脑膜炎、肌炎、浆膜炎、心包炎和心肌炎对糖皮质激素反应好,而肾病综合征、雷诺现象、毁损型关节病变、指端硬化和外周神经病变对激素反应差。胃、食管病变治疗方案参考 SSc。为减少激素的不良反应,应加用免疫抑制药如抗疟药、甲氨蝶呤和环磷酰胺等。在使用上述药物时应定期查血、尿常规,肝、肾功能,避免不良反应。

八、预后和转归

MCTD 预后相对良好,但并非所有的患者都如此,如肺动脉高压有时进展迅速,患者可在几周内死亡。进展性肺动脉高压和心脏并发症是 MCTD 患者死亡的主要原因。此外,心肌炎是少见的致死原因。与 SLE 相比,继发感染和院内感染在 MCTD 患者中相对少见。日本报道表明,MCTD 患者 5 年生存率为 90.5%,10 年生存率为 82.1%,以 SSc-PM 重叠的患者预后差,10 年生存率为 33%。总之 MCTD 的病程难以预测,大多数患者预后相对良好,但主要与早期诊断、早期治疗有关。如果已有主要脏器受累则预后差。

国内随诊 50 例 MCTD 患者,5 年生存率为 80%。其中 13 例(26%)发展为其他结缔组织病,包括 7 例 SLE,6 例 SSc。23 例符合 Sharp 标准的 MCTD 患者中 1 例(4%)发展为 SSc。23 例符合 Kasukawa 标准的患者中 7 例(30%)发展为其他结缔组织病。27 例符合 Alarcon-Segovia标准的患者中 12 例(44%)发展为其他结缔组织病。

(史然然)

第三节 大 动 脉 炎

大动脉炎又称高安病,是指主动脉及其分支的慢性进行性炎症引起血管不同部位的狭窄或闭塞,少数患者可出现动脉扩张或动脉瘤。大动脉炎主要累及主动脉、主动脉弓及其分支,升主动脉、腹主动脉、锁骨下动脉、肾动脉、肺动脉等,其中以头臂动脉、肾动脉、胸腹主动脉,以及肠系膜上动脉为好发部位。腹主动脉伴肾动脉受累者占绝大多数。本病好发于青年女性,以 10～30 岁起病较多,平均年龄 22 岁。

一、病因和发病机理

本病病因未明,一般认为与自身免疫有关,虽在某些患者可查到抗大动脉基质抗体,但迄今仍未能获得此类抗体可直接导致大动脉炎的证据。另外,本病可能与内分泌异常,以及遗传等因素有相关性。

二、病理和免疫病理

病变血管早期表现为血管外膜和外层的肉芽肿性炎症,逐渐发展至血管全层。可见淋巴细胞、浆细胞、巨噬细胞、组织细胞等浸润,使内外弹力层等正常血管结构破坏,最终使内膜增厚、纤维组织增生,管腔有不同程度狭窄,并常常导致血栓形成。由于中层弹力纤维及平滑肌断裂、坏死,内膜增厚纤维化,中外膜缩窄,引致动脉管腔狭窄和闭塞,在局部血流动力学的影响下病变处可形成动脉扩张,以致形成动脉瘤。

三、临床表现

本病可急性发作,表现为发热、肌痛、关节肿痛、食欲减退、厌食、体重减轻等,部分患者呈隐匿性起病,直至血管狭窄、闭塞才出现症状。临床上根据血管累及的不同部位,分为 4 种类型。

(一)头臂动脉型(主动脉弓综合征)

颈动脉和椎动脉狭窄和闭塞引起头部缺血,出现头痛、眩晕、记忆力减退、咀嚼无力或疼痛,严重者可有反复晕厥、抽搐、失语、偏瘫或昏迷。锁骨下动脉受累导致上肢缺血,可出现单侧或双侧上肢无力、酸痛、麻木、发凉,甚至肌肉萎缩。少数患者可出现锁骨下动脉窃血综合征,可于上肢活动时出现一过性头晕或者晕厥。查体时可以发现颈动脉、肱动脉、桡动脉搏动减弱或消失,约半数患者于颈部或锁骨上窝可听到Ⅱ级以上收缩期血管杂音,少数伴有震颤。

(二)主动脉型或肾动脉型

病变主要在腹主动脉和肾动脉,出现肾性高血压,有头痛、头晕、心悸,下肢出现乏力、发凉、酸痛和间歇性跛行等症状,少数患者可以发生心绞痛或者心肌梗死。高血压为本病最重要的临床表现,尤以舒张压升高为主,舒张压升高与肾动脉狭窄程度呈正相关。约 80% 的患者于脐上部可闻及高调的收缩期血管杂音,单侧或双侧肾动脉狭窄可在脐一侧或两侧闻及杂音,但腹部血管杂音并非肾动脉狭窄的特异性体征,未闻及血管杂音,不能除外肾动脉狭窄的可能。上下肢收缩压差:用血压计测压时,正常的下肢动脉收缩压水平较上肢高 2.7～5.3 kPa(20～40 mmHg),如果上下肢收缩压差小于 2.7 kPa(20 mmHg),则主动脉系统可能有狭窄存在。

(三)广泛型

具有上述两种类型的特征,病变广泛,部位多发,本型病情一般较重。

(四)肺动脉型

上述 4 种类型均可合并肺动脉受累,尚未发现单纯肺动脉受累者,患者常有肺动脉高压的表现,如心悸,气短,肺动脉办区可闻及收缩期杂音和肺动脉办第二音亢进。

四、实验室及辅助检查

(一)化验室检查

急性期约有 1/3 患者出现轻度贫血、白细胞计数增高。CRP 增快,ESR 增快。血清抗主动脉抗体阳性,其阳性率可高达 90%,丙种球蛋白升高。ESR 和 CRP 是反映病情活动的重要指标。

（二）胸部 X 线检查

（1）心脏改变：约 1/3 的患者有不同程度的心脏扩大，多为轻度左心室扩大，原因是高血压引起的后负荷增加，以及主动脉瓣关闭不全或冠状动脉病变引起的心肌损害所致。

（2）胸主动脉改变：常为升主动脉或主动脉弓降部的膨隆、扩张，甚至瘤样扩张，降主动脉尤以中下段变细及搏动减弱，是胸降主动脉广泛狭窄的重要指征。

（三）心电图检查

约半数患者为左心室肥厚，高电压。少数患者有 S-T 段改变，重者有心肌梗死改变。极少数患者出现右心室肥厚。

（四）眼底检查

可发现本病眼底特征性改变。这种特征性改变分为 3 期。

（1）血管扩张期，视盘发红，动静脉扩张，血管增生，但虹膜玻璃体正常。

（2）吻合期，瞳孔散大，反应消失，虹膜萎缩，视网膜动静脉吻合形成，周边血管消失。

（3）并发症期，表现为白内障、视网膜出血、剥离等。

（五）血管造影

血管造影为明确诊断的最重要检查。可见主动脉及其分支受累部位的血管管腔狭窄或狭窄后扩张，动脉瘤形成，甚至闭塞。

（六）其他

本病还可以出现肺功能异常，动脉超声示主动脉及其分支狭窄、闭塞等，结合临床，均可提示本病存在之可能。

五、诊断要点

（一）诊断线索

对于 10～40 岁的女性若是出现以下症状，应怀疑本病。

（1）单侧或双侧肢体出现缺血症状，伴有动脉搏动减弱或者消失，血压降低或者测不到。双上肢血压差大于 1.3 kPa（10 mmHg）时应注意本病之可能。

（2）脑动脉缺血症状，单侧或者双侧颈动脉搏动减弱或者消失，以及颈部血管杂音者。

（3）近期发生的原因不明的高血压或顽固性高血压。伴有上腹部 2 级以上的无其他病因的高调血管性杂音。

（4）不明原因发热，以低热为主，伴有血管杂音，四肢脉搏有异常改变者。

（5）无脉和眼底血管改变者。

对于出现以上症状患者，应行动脉造影检查，结合临床，以明确诊断。

（二）诊断标准

采用 1990 年美国风湿病学会的分类标准。

（1）发病年龄不超过 40 岁，出现症状或体征时的年龄不足 40 岁。

（2）肢体间歇性跛行，活动时一个或更多肢体出现乏力、不适或症状加重，尤以上肢明显。

（3）肱动脉搏动减弱，一侧或双侧肱动脉搏动减弱。

（4）血压差大于 1.3 kPa（10 mmHg），双侧上臂收缩压差大于 1.3 kPa（10 mmHg）。

（5）锁骨下动脉或主动脉杂音，一侧或双侧锁骨下动脉或腹主动脉闻及杂音。

（6）动脉造影异常，主动脉一级分支或大动脉狭窄或闭塞，病变常为局灶或节段性，且不是由

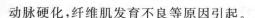

动脉硬化,纤维肌发育不良等原因引起。

符合上述 6 项中的 3 项者可诊断本病。

(三)鉴别诊断

本病主要与先天性主动脉狭窄、动脉粥样硬化、血栓闭塞性脉管炎、白塞病、结节性多动脉炎等疾病鉴别。

1.肾动脉纤维肌性结构不良

本病好发于女性,病变多累及肾动脉远端及其分支,可呈串珠样改变,以右肾动脉受累多见,但主动脉受累少见。上腹部很少听到血管杂音。没有大动脉炎的典型临床表现。

2.动脉粥样硬化

本病见于年龄较大的患者,以男性好发,无大动脉炎的临床表现,但是血管造影可出现髂、股动脉,以及腹主动脉的粥样硬化的病变,可有管腔狭窄,但本病很少累及腹主动脉的分支。

3.先天性主动脉办狭窄

本病与大动脉炎累及胸降主动脉狭窄所致的高血压易混淆,前者多见于男性,血管杂音位置较高,限于心前区及背部,腹部听不到杂音,全身无炎症活动表现,造影可以显示病变部位狭窄。

4.血栓性闭塞性脉管炎

血栓性闭塞性脉管炎为周围血管慢性闭塞性病变,主要累及四肢中小动脉及静脉,下肢常见,年轻男性多见,多伴有吸烟史,临床表现为肢体缺血,剧烈疼痛及间歇性跛行,足背动脉搏动减弱或者消失,游走性表浅动脉炎,重症患者可出现下肢溃疡和坏死。本病可形成血栓造成腹主动脉及肾动脉受累而导致高血压,故需要与大动脉炎所出现的高血压鉴别,必要时可行血管造影,两者可鉴别。

5.结节性多动脉炎

病变以累及内脏中小动静脉为主,如累及肾动脉可致高血压,两者需鉴别。结节性多动脉炎为系统性、坏死性血管炎,很少累及大血管,结节性多动脉炎常与乙肝病毒感染有关,肾功能损伤明显,血管造影常发现肾脏、肝脏、肠系膜及其他脏器的中小动脉有微小动脉瘤样扩张和节段性狭窄。而大动脉炎与乙肝病毒感染无明确关系,血管造影可见主动脉及其分支受累部位的血管管腔狭窄或狭窄后扩张,动脉瘤形成,甚至管腔闭塞。

六、治疗

(一)一般治疗

注意休息,对于出现血压增高的患者应注意饮食,限盐。

(二)药物治疗

1.糖皮质激素

急性活动期可用泼尼松 0.5～1.0 mg/(kg·d),1 次或分次口服,病情缓解后,维持 3～4 周后逐渐减量。病情较重者静脉滴注甲泼尼松龙 1 g/d,应用 3～5 天,当症状减轻,ESR 及 CRP 下降,再改为泼尼松0.5～1.0 mg/(kg·d),症状控制后,逐渐减量至最低有效维持量。

2.免疫抑制剂

可选用甲氨蝶呤(MTX)每周 10～20 mg,或环磷酰胺(CTX)每周 200～400 mg 治疗,适合于糖皮质激素疗效差,病情反复活动,激素减量的患者,或伴有明显脏器损伤的患者。也可与糖皮质激素合用,提高疗效,减少激素的剂量及不良反应。但长期应用注意白细胞计数减少、肝肾功能异常等不良反应。雷公藤多苷具有明确的抗炎、免疫抑制作用,其抗炎及免疫抑制作用与糖皮质激素作用相似,但是不良反应比糖皮质激素少,对于应用糖皮质激素效果差的患者可选用,如与糖皮质激素合用,则会提高疗效,而且有助于减少激素的不良反应及用量。一般 30～60 mg/d,每天 3 次,长期应用注意其不良反应如白细胞计数减少,肝肾功能的异常,由于该药可以影响生殖系统,育龄期尤其是尚未生育的青年患者应谨慎,避免长期应用,一般不超过 3 个月。另外硫唑嘌呤、环孢素 A(CsA)等亦可选用。

3.降压药物治疗

出现高血压的患者,对于单侧肾动脉狭窄,无手术或者扩张术指征的患者可选用 ACEI 类降压药物治疗。但要注意尿蛋白及肾功能变化。

4.扩张血管及改善微循环

应用 706 羟甲淀粉,每天 1 次,2～3 周为 1 个疗程,可使血液黏稠度下降,降低红细胞聚集,延长凝血时间。另外亦选用川芎嗪等药物治疗。

5.抗凝治疗

本病可出现血栓形成,故可应用阿司匹林或双嘧达莫等药物以防止血栓形成。

七、预后

主要取决于并发症及高血压的程度,本病属于慢性、进行性血管病变,由于受累动脉的侧支循环非常丰富,大多数患者预后较好,可参加一般工作。据文献报道,无并发症的患者 95% 生存 15 年以上。死亡原因主要是脑出血、肾衰竭、心力衰竭、急性心肌梗死、主动脉夹层和假性动脉瘤破裂。

(杨胜楠)

第八章 精神科疾病

第一节 惊恐障碍

惊恐障碍于 1980 年首次作为独立诊断出现在 DSM-Ⅲ之中,是一种以反复出现的突如其来的惊恐体验为特征的急性焦虑障碍。惊恐障碍的起始症状往往是患者自我感受到的表现,患者在某些情况下突然感到惊恐、失控感、发疯感、崩溃感、好像死亡将要来临,同时伴有严重的自主功能失调。该障碍起病快,终止也快,表现为持续数分钟到几十分钟的急性症状,发作呈自限性。其核心特点是惊恐发作的出现,即突然发作以躯体症状为主的焦虑,同时伴有将要发生严重后果的强烈担心。

一、流行病学

根据 DSM-Ⅲ中诊断统计惊恐障碍的人群发病率发现:惊恐障碍 1 个月、6 个月和终身患病率分别为 0.5%、0.8%和 1.6%。女性的惊恐障碍发病率要高于男性,约是男性患者的两倍;最近的流行病学调查显示惊恐障碍的一年和终身患病率分别为 2.1%和 5.1%。惊恐障碍常发生于年轻成年人,30 岁年龄段尤其多见,少数可以在老年期发病。

二、临床表现

(一)惊恐发作

典型惊恐发作往往发生在日常活动时(例如吃饭、看电视、逛街等),患者体验到突然发作的、不可抗拒的害怕、恐惧、忧虑和一种厄运将至的感觉。其主要症状包括气促和窒息感、哽噎感、心悸和心率增加、胸部不适或疼痛、出汗、眩晕、失去平衡感或要昏厥、恶心或腹部不适、人格解体或现实解体、麻木或针刺感、潮热或发冷、震颤或发抖、害怕即将死亡、害怕发疯或失去控制。临床上患者不会同时出现上述所有症状,而是仅出现其中的某一种或某几种。每次发作通常持续 5~20 分钟,很少长至 1 小时。惊恐发作的突出特点为突然产生的焦虑,反应严重且担心会有灾难性的后果,有些患者有惊恐障碍性的过度换气,这可使症状进一步加重。

(二)预期焦虑与回避行为

多数患者在首次惊恐发作后和两次发作的间歇期,常表现为反复担心再次出现相似发作,因而惶惶不可终日,有时出现自主神经功能亢进。因担忧再次发作时会发生危险,常寻求他人陪伴,或回避一些自认为可能再次出现惊恐发作的活动和场合,如不愿独自外出,不愿去人多拥挤的场所;或者外出必须有人陪伴。

三、诊断与鉴别诊断

(一)诊断

当患者反复出现意外的惊恐发作,且伴有持续的预期性焦虑或与发作相关的显著行为变化达 1 个月以上,且此类障碍并非由物质或躯体疾病所导致,也不能由其他精神类疾病所解释,则可诊断为惊恐障碍(诊断标准如下)。

(1)反复出现不可预期的惊恐发作:一次惊恐发作是突然发生强烈的害怕或强烈的不适感,并在几分钟内达到高峰,发作期间出现下列 4 项及以上症状(这种突然发生的惊恐可以出现在平静状态或焦虑状态):①心悸、心慌或心率加速。②出汗。③震颤或发抖。④气短或窒息感。⑤哽咽感。⑥胸痛或胸部不适。⑦恶心或腹部不适。⑧感到头昏、脚步不稳、头重脚轻或昏厥。⑨发冷或发热感。⑩感觉异常(麻木或针刺感)。⑪实解体(感觉不真实)或人格解体(感觉脱离了自己)。⑫害怕失去控制或"发疯"。⑬濒死感。

可能观察到与特定文化有关的症状(例如,耳鸣、颈部酸痛、头疼、无法控制的尖叫或哭喊),此类症状不可作为诊断所需的 4 个症状之一。

(2)至少在 1 次发作之后,出现下列症状中的 1~2 种,且持续 1 个月(或更长)时间。①持续地担忧或担心再次的惊恐发作或其结果(例如,失去控制、心肌梗死、"发疯")。②在与惊恐发作相关的行为方面出现显著的不良变化(例如,设计某些行为以回避惊恐发作,如回避锻炼或回避不熟悉的情况)。

(3)这种障碍不能归因于某种物质(例如,滥用毒品、药物)的生理效应,或其他躯体疾病(例如,甲状腺功能亢进、心肺疾病)。

(4)这种障碍不能用其他精神障碍来更好地解释(例如,像未特定的焦虑障碍中,惊恐发作不仅仅出现于对害怕的社交情况的反应;像特定恐怖症中,惊恐发作不仅仅出现于对有限的恐惧对象或情况的反应;像强迫症中,惊恐发作不仅仅出现于对强迫思维的反应;像创伤后应激障碍中,惊恐发作不仅仅出现于对创伤事件的提示物的反应;或像分离焦虑障碍中,惊恐发作不仅仅出现于对与依恋对象分离的反应)。

(二)鉴别诊断

惊恐障碍的核心症状是惊恐发作,但惊恐发作并非该病所特有的症状,可出现于任一种焦虑障碍的背景下,也可出现于其他精神障碍(例如,抑郁障碍、创伤后应激障碍、物质使用障碍)中以及某些躯体疾病(例如,心脏的、呼吸系统的、前庭的、胃肠的)之中。当惊恐发作被确认后,应该被记录为标注(例如,"创伤后应激障碍伴惊恐发作")而不单独诊断惊恐障碍。

临床上在做出惊恐障碍的诊断前,应首先排除前述的精神障碍和躯体疾病。在与其他精神障碍的鉴别中需要特别注意与广泛性焦虑障碍伴惊恐发作、抑郁症伴惊恐发作、躯体形式障碍的鉴别。惊恐障碍患者随着病程的延长可以出现继发的慢性广泛性的焦虑情绪和典型抑郁症状,此时应仔细询问症状发生发展的时间顺序。躯体形式障碍的患者可表现出显著的自主神经亢进症状或类似于急性焦虑症状,但往往症状是持续存在,而非发作性。躯体疾病需要鉴别的有甲状腺功能亢进、甲状腺功能减退、心律失常、冠状动脉供血不足、二尖瓣脱垂、低血糖等。其中特别容易混淆的是二尖瓣脱垂,该病也可突然发生心悸、胸痛、气急、头昏及濒死感、失控感等症状,借助超声心动图可鉴别。

四、病程和预后

(一)自然病程

一般而言,惊恐障碍若不做治疗,病程是非常多变的。目前没有可靠的方法了解病程的发展。病程中可能出现自发的痊愈,但是几个月或几年之后却又再度爆发,甚至有患者几年或几十年不能离家的情况存在。惊恐障碍长期频繁发作后也可能发展成真正的心血管疾病。有结果显示,惊恐障碍患者大约 33% 痊愈,50% 伴有限的功能损害,20% 或更少的患者有较重的功能损害。

(二)预后

由于惊恐障碍发展不稳定,因此预后也较不稳定。研究发现大多数社会功能良好,而伴焦虑或抑郁的患者则不稳定。预后较差的危险因子包括更严重的初始惊恐发作、更严重的初始广场恐惧、疾病持续时间较长、共病抑郁、曾经与父母分离、人际敏感性高、单身等。

五、病因和发病机制研究

(一)生物学因素

惊恐障碍的生物学病因假说包括蓝斑过度反应、5-羟色胺系统功能紊乱、γ-氨基丁酸(GABA)-苯二氮䓬受体复合体结合力下降、脑干二氧化碳(CO_2)化学受体敏感性增高、乳酸钠水平的异常、下丘脑-垂体-肾上腺轴系统异常等。神经影像学研究认为惊恐障碍与以杏仁核为基础的恐惧网络有关;研究显示与健康对照相比,惊恐障碍者静止状态下双侧杏仁核、海马、丘脑、中脑、脑桥、延髓和小脑的葡萄糖吸收明显增高。目前的临床药物研究结果也支持 5-羟色胺系统在惊恐障治疗中的重要作用。

(二)心理因素

行为理论及学习理论的学者认为焦虑是以对某些环境刺激的恐惧为条件的。因此惊恐障碍的形成与条件反射密不可分。认知理论则认为惊恐发作的患者更为担心严重的躯体或精神疾病的出现。当代精神分析理论中依然以焦虑的内在冲突模型作为主要原则,但是缺乏证据以及无法解释器质性因素的作用使得精神分析理论在解释惊恐障碍存在很多不确定因素。也有研究发现儿童时期严重的创伤事件和父母的不良态度与惊恐障碍有关。

六、治疗

惊恐障碍的治疗目标为控制急性发作,减轻发作间歇期的焦虑症状,减少回避行为,预防再次发作。

(一)药物治疗

1.抗抑郁剂

选择性 5-羟色胺再摄取抑制剂(SSRIs)、5-羟色胺-去甲肾上腺素再摄取抑制剂(SNRIs)等抗抑郁剂是目前治疗惊恐障碍的首选药物。但需要注意此类药物起效较慢,在用药初期,可能需要合并使用苯二氮䓬类药物。

2.苯二氮䓬类

尽管抗抑郁剂成为惊恐障碍的一线治疗,苯二氮䓬类的高效能在急性期治疗中非常有效,并且不良反应较小、容易耐受。首选为阿普唑仑、氯硝西泮。

3.其他药物

目前临床上使用并证明有效的药物还包括丁螺环酮、可乐定、吲哚洛尔、丙戊酸钠以及非典型抗精神病药物等。

(二)心理治疗

1.认知行为治疗

可减轻对焦虑的躯体反应的害怕,而这种害怕被认为是此病的基础。并且能帮助个体面对恐惧性场景,并成功减少回避行为。当前较为主流的方法包括内观暴露、情景暴露、认知重构、呼吸控制、应用放松训练。

2.支持性心理治疗

向患者解释疾病的性质及预后,以减轻患者的心理负担和发作间歇期的焦虑情绪,同时可鼓励患者坚持治疗计划。

3.精神动力学治疗

传统精神动力学治疗可能对那些缺乏独立和自信的患者有所帮助,对某些患者来说是一种有用的辅助治疗,但不适合急性期使用。

七、预防和康复

(一)预防

惊恐障碍的影响因素较多,因此需要从以下多方面进行预防。平时注意锻炼身体,因为惊恐障碍主要与担心躯体状况有关;关注儿童的幼年早期发育,有研究发现惊恐障碍与童年创伤有关;降低不确定性,更多了解各种可能发生的情况,以降低焦虑。

(二)康复

惊恐障碍的康复不仅需要适当的药物和心理治疗,也需要社会系统的支持,比如亲人的关心、支持以及陪伴。

(何　丽)

第二节　持久妄想性障碍

一、概述

持久妄想性障碍又称为偏执性精神障碍,是一组以长期持续性妄想为唯一或最突出的临床特征的精神障碍。持久妄想性障碍的妄想内容常为被害、夸大、嫉妒、疑病等。妄想的内容及出现的时间与患者的生活处境密切相关,具有逻辑性、系统性的特点。患者人格保持完整,除了与妄想或妄想系统直接相关的行为和态度外,情感、言语和行为均正常。本病起病隐袭,病程演进缓慢,甚至可持续终身。

持久妄想性障碍不能归类于器质性障碍、精神分裂症、心境(情感)性障碍等疾病中。

二、病因与发病机制

持久妄想性障碍的病因迄今为止尚未明了。家族流行病学调查显示,持久妄想性障碍患者家族成员的精神分裂症患病率(0.6%)要明显低于精神分裂症患者家族成员(3.8%)。而持久妄想性障碍患者一级亲属的偏执型人格障碍患病率(4.8%)要明显高于内科疾病以及精神分裂症患者的一级亲属,但其精神分裂症、分裂样人格障碍、情感疾病的患病率并无增加。基因连锁分析研究发现,*HLA-A* * 03基因与妄想性障碍和偏执型精神分裂症存在明显关联。生化研究提示,持久妄想性障碍与多巴胺能活动亢进有关。认知和实验心理学认为,持久妄想性障碍患者倾向于选择性地提取现实中可获得的信息,在信息不充分的前提下作出结论和难以设身处地地理解别人的意图和动机。与正常人比较,尽管作出可能性结论所需的资料明显缺乏,但这丝毫不影响持久妄想性障碍患者对自己所作结论的确信程度。从精神动力学的观点看,偏执被认为是对可能威胁到患者自尊或自我的应激或挫折的一种保护性防御反应。

三、临床表现与分类

根据临床表现的不同,可将持久妄想性障碍分为偏执狂、偏执性精神病,偏执状态,其他持久妄想性障碍3种。

(一)偏执狂

偏执狂的病程发展缓慢,以存在持久、不可动摇和极为系统化的妄想为突出症状,思维保持逻辑性和条理性,行为和情感反应与妄想保持一致,无幻觉。妄想内容常为被害、夸大、疑病,也可能与诉讼有关。

1.临床表现与分类

偏执狂患者以被害妄想开始,继而逐渐出现夸大妄想。两种妄想交织在一起,相互影响,互为因果。妄想系统性强,出现的内容与时间常与患者所处的生活环境有关。患者常表现为好诉讼和夸大自己的才智,或狂热地追求某种"理想",内容有一定的现实性,他人常难辨是非。疑病妄想与钟情妄想少见。

虽然患者的妄想一旦形成极难完全消失,但在进入老年期后可因体力或精力逐渐衰弱而趋缓和。在冗长的病程中,患者的精神症状可因环境的影响而加重或减轻,但不会全部消失,也不会出现精神衰退。除了与妄想直接相关的态度与行为外,患者的情感反应和言行均可正常。如隐瞒妄想内容,患者的表现可与常人无异。在整个病程中,患者始终没有幻觉。患者以男性(约70%)、脑力劳动者和中年居多。

根据临床表现,可将偏执狂分为以下4种类型。

(1)诉讼狂:为临床上最为常见的类型,患者存在以遭受人身迫害、权利被侵犯、名誉被玷污等内容为主的被害妄想,为得到所谓公平合理的解决而反复诉讼。在法庭调查判决中"不屈不挠",毫不退让,甚至自己将材料公布于众。患者的诉讼理由或证据虽然繁多,但仍具有逻辑性、层次分明、叙述详尽的特点。

(2)夸大狂:患者自命不凡,认为自己精力充沛、智力超常、才华出众、思维敏捷、洞察力敏锐和具有了不起的发明与创造。

(3)嫉妒狂:患者坚信配偶对己不忠,有第三者,并伴有强烈的情绪反应及相应的行为。患者常采取跟踪、监视或偷偷检查配偶的办公室、提包、信件等方法,甚至限制配偶的日常活动,对配偶的内衣裤和隐私部位进行检查,以获取所谓的证据。

(4)钟情妄想:常见于女性。患者坚信某一男性对自己充满了爱慕之情,但对方因种种原因(如年龄较大、已婚、社会地位较高等)不敢公开表达,而只能以暗递秋波或眉目传情的方式将所谓真挚的感情流露出来。在患者大胆地表露遭到拒绝后,却认为对方是在考验自己,而非真正拒绝,并坚信自己的推理与判断是绝对正确的。

2.诊断与鉴别诊断

(1)诊断要点:①妄想为唯一症状,持续至少3个月。②妄想内容固定、系统。③始终不出现幻觉。④不发生精神衰退,社会功能良好。⑤妄想具有现实性,不经了解,难辨真假。

在世界卫生组织的 ICD-10、我国的 CCMD-3 中诊断偏执狂的标准基本一致。在美国的DSM-V 中,并无偏执狂这一术语,其中的妄想性障碍与 ICD-10 中的持久妄想性障碍相当,但其病程标准只需 1 个月即可,且没有进一步的亚型划分。

(2)鉴别诊断:需与精神分裂症偏执型、偏执型人格障碍等进行鉴别。①精神分裂症偏执型:精神分裂症偏执型的临床症状多以妄想为主,但其内容荒谬、离奇、泛化,且不具有现实性的特点,常伴有幻觉,晚期常有精神衰退。②偏执型人格障碍:以猜疑和偏执为主要特征,但其并未达到妄想的程度,开始于童年、少年或成年早期。其只是人格的偏离正常,而非真正的精神病。③中毒或躯体疾病所致精神障碍:患者可出现偏执,但均为继发于中毒或躯体疾病之后,详细的病史询问、体格检查、神经系统检查和实验室检查可有阳性发现。④心因性妄想症:因剧烈或长期不良的心理社会因素所致,妄想的内容与不良的心理社会因素密切相关,具有现实性和易暴露的特点。在不良的心理社会因素消除后,症状可很快消失。

3.治疗

由于偏执狂的发病率比较低,而且患者发病后通常很少主动求医,即使被迫就医,其对治疗的依从性也往往比较差。因此,迄今为止,尚未有关于偏执狂治疗的系统性研究。目前对偏执狂治疗的认识,大部分源于个案报道。Manschreck 等认为,药物治疗对将近 50% 的妄想性障碍患者有效,所使用的药物主要是抗精神病药,包括匹莫齐特、氟哌啶醇等传统抗精神病药以及利培酮、奥氮平、氯氮平等非典型抗精神病药。也有人认为氯丙咪嗪、SSRI 类抗抑郁药以及 ECT 等对某些类型的偏执狂有效。

心理治疗也有一定的作用,其内容包括支持性心理治疗、疾病健康教育、社会技能训练、防范风险因素、现实指导和协助、认知疗法等。

(二)偏执性精神病

偏执性精神病与偏执状态为同义词。临床表现与偏执狂有极为相似之处,也以妄想为主要症状,但妄想的结构不如偏执狂那样系统、顽固和持久,常伴有幻觉,多起病于不良的社会-心理因素之后,预后相对较好。

1.临床表现

起病隐匿,发展缓慢,临床症状以妄想为主,多为对现实生活中的某一事物的曲解发展而起病,经病态的推理逐渐发展而形成妄想。妄想较为系统,但结构不严密,一般不泛化。妄想内容往往接近现实,妄想对象多涉及家庭成员、邻居或同事。妄想内容多为被害、夸大、嫉妒、诉讼和钟情等。除妄想外,并无其他思维障碍,可不伴有幻觉。如不涉及妄想内容,患者的情感反应是适切的,人格保持可相对完整,工作、学习和社会适应能力保持良好,无智力缺损。随着时间的推

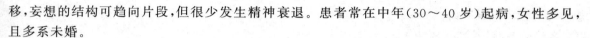

移,妄想的结构可趋向片段,但很少发生精神衰退。患者常在中年(30～40岁)起病,女性多见,且多系未婚。

2.诊断与鉴别诊断

(1)诊断要点:①以妄想为主要症状,持续至少3个月。②妄想内容具有现实性,相对系统,固定。③可伴有幻觉。④社会功能保持良好,很少发生精神衰退。⑤多见于中年女性。

ICD-10、CCMD-3已将偏执性精神病纳入偏执狂中。DSM-Ⅴ则将偏执性精神病纳入妄想性障碍中,且其诊断标准略有不同:①病程只需要1个月;②如出现幻觉,要求幻觉在整个病程中不占优势,且其内容要与妄想的主题有关。

(2)鉴别诊断:需与偏执性精神病进行鉴别的疾病有精神分裂症偏执型、偏执狂、心因性妄想症等疾病。①精神分裂症偏执型:临床症状以妄想为主,但妄想内容荒谬、离奇、泛化,常伴有幻觉,且有精神分裂症独特的分裂症状。②偏执狂:偏执狂的妄想与偏执性精神病的妄想比较,不但更为系统,而且顽固、持久。偏执狂患者以男性多见,预后相对较差。患者的人格背景和生活处境在作鉴别时也有一定的参考价值。③心因性妄想症:部分心因性妄想症的患者可有明显的妄想,其发生与内容和不良的社会-心理因素影响有直接关系,预后良好。偏执性精神病与其不同的是,在不良的社会-心理因素消除后,妄想仍持续存在并可能进一步发展。④躁狂发作:偏执性精神病在出现夸大妄想时,需与躁狂发作鉴别。前者虽有夸大妄想,但缺乏类似躁狂发作那样典型的情感高涨、思维奔逸等症状,也缺乏感染力。⑤器质性精神障碍:患者可出现偏执,但其发生与器质性病变的关系极其密切,且多发生于疾病高峰期,仔细询问病史、体格检查、神经系统检查和实验室检查可有阳性发现。

3.治疗

使用抗精神病药物和心理治疗相结合的方法,可使病情得到改善。抗精神病药物可减轻或消除患者妄想、焦虑、易激惹等症状。具体使用方法可参阅精神分裂症的治疗。心理治疗是十分重要的,实施时以启发、说服教育为主,且应反复进行。调整工作、协调好人际关系(含家庭成员关系)和改变生活环境,也有利于妄想的改善。

(三)其他持久的妄想性障碍

其他持久的妄想性障碍指临床上以可伴有或不伴有持久幻觉的持久性妄想为主要表现,病程超过3个月,但又不符合上述两类妄想性障碍诊断标准的一类妄想性障碍,包括更年期偏执状态、妄想性畸形恐怖、好争辩的偏执狂3类。此处仅介绍更年期偏执状态。

更年期偏执状态是一种发生于更年期的以妄想为主要临床表现的精神病,常见于女性。

1.临床表现

该病临床上并不多见,主要的症状为妄想。妄想的内容以嫉妒、被害、罪恶、疑病等较为常见。妄想的系统性不强,结构简单,涉及的对象常为患者周围的人。被害妄想的产生常有一定诱因,但随着病情加重而完全偏离,内容也不断泛化。被害妄想的对象常是患者日常接触较多,但关系并不融洽且有一定矛盾的同事、亲友等。罪恶妄想往往是对曾经历过的某些事情进行局部加工、放大而成,但内容并不荒谬。嫉妒妄想可能与长期夫妻关系不和睦有关。疑病妄想则在躯体不适感的基础上发展而成。由于更年期偏执状态的妄想的产生与不良的社会-心理因素有关,故在社会环境等发生改变后,妄想常可缓解或消失。患者除妄想外,常伴有内分泌功能失调(如月经紊乱、停经等)和自主神经系统症状(如心慌、面红、出汗等)。患者的人格保持较为完整,病程冗长,但不发生精神衰退。幻觉是常见的伴随症状,常见的幻觉为真性幻听或幻嗅。患者除妄想外无其他的思维障碍。

2.诊断与鉴别诊断

(1)诊断要点:①在更年期首次发病,女性多见。②以妄想为主要临床症状,妄想内容不荒谬,结构简单,系统性不强。③除妄想外无其他思维障碍。④人格保持完整,病程冗长,不会出现精神衰退。⑤常伴有内分泌紊乱和自主神经系统症状。⑥无脑器质性病变基础。

在世界卫生组织的 ICD-10 中,将更年期偏执状态纳入其他持久性妄想性障碍中,我国的 CCMD-3 和美国的 DSM-V 中未列入。

(2)鉴别诊断。①精神分裂症偏执型:精神分裂症的妄想内容荒谬离奇,结构松散,与现实环境联系不紧密,且有特征性的思维、情感、行为互不协调的症状,发病年龄较早;而更年期偏执状态发病年龄较晚,不具备精神分裂症的特征性症状,妄想内容不荒谬。②心因性妄想症:妄想的产生和内容与不良的社会-心理因素有直接的联系,妄想内容不泛化,预后良好,且一般不存在内分泌功能紊乱或自主神经系统症状。③广泛性焦虑:可有明显的紧张、焦虑、失眠等症状,并可伴有自主神经系统功能紊乱的症状,但无思维内容障碍,情感反应适切,求治心切,自知力完整,且无内分泌功能紊乱的症状。④血管性痴呆:因脑血管病变所致。其主要的临床症状是记忆缺损、人格改变,病程中、晚期则有明显的智力缺损,虽可有妄想存在,但不成为主要临床症状,病程呈阶梯性进展。

3.治疗

更年期偏执状态的治疗应是综合性治疗。

(1)药物治疗:使用抗精神病药物对控制病情是十分必要的。在选用抗精神病药物时应充分虑及患者的躯体状况、药物的毒副作用等。根据患者的具体情况,可考虑选用适量的利培酮、喹硫平、奥氮平或奋乃静、三氟拉嗪等药物。如患者有明显的焦虑、紧张,可考虑合并使用苯二氮䓬类抗焦虑药。

(2)心理治疗:可作为重要的辅助治疗手段进行。采用支持、安慰、鼓励等方法,可减轻患者的疑虑,提高治疗依从性。

(3)一般治疗。①减少诱发因素:由于进入更年期后,身心两方面的功能已开始衰退,抵抗力下降。因此,要鼓励患者积极进行体育锻炼,增强体质,延缓功能的衰退,并积极治疗躯体疾病。②合理安排家庭生活、学习与工作,避免过劳。③注意饮食:尽量改变不良的饮食习惯,注意饮食中的蛋白质、脂肪、维生素和微量元素等的合理搭配。④中医中药治疗:可作为辅助治疗,达到调理身体的目的。

(何 丽)

第三节　对立违抗性障碍

一、概述

对立违抗性障碍(oppositional defiant disorder,ODD)是儿童期常见的心理行为障碍,主要表现为与发育水平不相符合的明显的对权威的消极抵抗、挑衅、不服从、敌意等行为特征。对立违抗性障碍的患病率在 1%～11%,平均为 3.3%。对立违抗性障碍在不同年龄段、不同性别中的分布不同,一般说来,男性多于女性。在儿童期男女的比例约为 1.4∶1,而在随后的青少年期、成年期都表现为男性占多。对立违抗性障碍儿童的亲子关系、师生关系、同伴关系受到了显著的破坏,这些行为特征决定了患者对家庭、学校和社会的影响远较其本人的感受为重。一般对立违抗性障碍没有严重的违法或侵犯他人权利的社会性紊乱或攻击行为。

二、病因与发病机制

关于对立违抗性障碍的病因,总体上认为没有一个单一的因素会导致对立违抗性障碍,是遗传因素与环境因素相互作用的结果,即一个具有生物学易感性的个体,同时在环境中遭受到有害因素及保护性因素,在这些因素的交互作用下决定了这个个体逐步发展为对立违抗性障碍。

(一)生物学因素

虽然对立违抗性障碍有明显的家族聚集性,但是目前的遗传学研究还没有一致性的发现。与情绪调节相关的气质因素被认为与对立违抗性障碍相关,如高水平的情绪反应和挫折耐受性差等。研究也发现一些生物学标记与对立违抗性障碍有关,如低的心率和皮肤电导反应性、基础皮质醇水平以及 HPA 轴的反应性异常、前额叶和杏仁核功能异常等,但是这些生物学标记是否具有特异性还不清楚。

(二)环境因素

父母养育方式的过于严厉、不一致、忽视等现象在对立违抗性障碍的儿童青少年家庭中比较常见。

目前的对立违抗性障碍的心理病理模型认为,对立违抗性障碍是由于这些儿童存在某种技能的缺陷而逐渐发展形成的,即一个存在明显的不服从行为的儿童可能原本就存在完成成人要求所必备的认知或情绪能力的缺陷,如有的儿童的情绪调节能力没有发展好,可能会造成他的反应过度;有的儿童则存在工作记忆、任务转换、问题解决等执行功能的异常,这些缺陷会削弱他们完成成人指令的能力。这个心理病理假设强调了儿童和家长之间的交互作用,同时也强调了行为产生的背景。

三、临床表现

对立违抗性障碍的基本特征是频繁且持续的愤怒或易激惹情绪、好争辩或挑衅的行为模式以及怨恨。有对立违抗的儿童在出现这些行为特征的时候常常伴有负性的情绪,因此,这些行为特征与愤怒或易激惹情绪通常同时出现。对立违抗性障碍的症状可能起初时仅仅在一个场景下出现,通常是在家庭内。然而那些严重的患者,症状可以在多种场景下出现。症状的广度可以作为对立违抗性障碍严重程度的一个指标。

(一)对立、违抗性行为与愤怒、敌意的情绪

对立违抗性障碍的儿童在童年早期其父母或主要抚养人就经常会抱怨难带、不好哄,特别容易出现不听话、烦躁不安、脾气大等行为。学龄前期的儿童往往在稍不如意时就出现强烈的愤怒情绪和不服从行为。学龄期的儿童则常以故意的、被动的、令人厌烦的行为频繁地表达对父母、兄弟姐妹及老师的反抗和挑衅,并时时对他人怀恨在心。经常与父母或老师对着干,不服从权威与规则,常因一点小事而发脾气,与成人争辩,强调客观理由,往往为了逃避批评和惩罚而把因自己的错误造成的不良后果归咎于旁人,甚至责备他人。有时对立违抗性障碍的儿童会用隐蔽的、

被动的方式表达对权威的挑战和敌对的情绪,如进食障碍、睡眠障碍、遗尿或遗粪等。

(二)学业及社会功能受损

当对立违抗性行为出现在家庭内的时候,会严重干扰正常的家庭生活秩序,给家长带来痛苦。而当对立违抗性行为出现在学校时,往往出现对学习无兴趣,经常故意拖延和浪费时间,找借口不做作业、遗漏作业或晚交作业,最终影响学业。同时由于患者常烦扰、怨恨、敌视他人,造成他们与家长、教师交流困难、与同伴相处困难,社会适应能力明显受损。

(三)伴发问题

对立违抗性障碍的患者常常伴有其他的精神心理疾患,如注意缺陷多动障碍、心境障碍、品行障碍等。在一项社区调查中显示,对立违抗性障碍的儿童中有 14% 共病注意缺陷多动障碍、14% 共病焦虑障碍、9% 共病抑郁障碍。

四、诊断与鉴别诊断

(一)诊断标准

ICD-10 和 DSM-Ⅴ 关于对立违抗性障碍的诊断标准基本一致,以下为 DSM-Ⅴ 关于对立违抗性障碍的诊断标准。

一种包括愤怒/易激惹的心境,好争论/违抗的行为,或者怨恨的模式,持续至少 6 个月,并且符合以下分类中的至少 4 个症状,并且在与至少一个非同胞的个体的相互关系中表现出来。

(1)愤怒/易激惹的心境:①常常发脾气。②常常易怒或容易烦躁。③常常生气和怨恨。

(2)好争论/违抗的行为:①常常与权威人物争论,或者,对儿童和青少年来讲是与成人争论。②常常反抗或拒绝服从权威人物的要求或规则。③常常故意地使别人生气。④常常为自己的错误或不当行为责备别人。

(3)怨恨:在过去的 6 个月里至少有两次是怀恨的或怨恨的。

行为的干扰与其直接接触的社会情境(例如,家庭、同伴、同事)中,给其个体或他人带来的痛苦有关,或者对社交、教育、职业,或其他重要的功能领域带来负面影响。

这些行为并不是在精神疾病,物质依赖,抑郁或双相障碍中出现。也不符合破坏性情绪失调障碍的标准。

标明目前严重程度。①轻度:症状仅出现在一种情境中(例如,家庭、学校、工作,或与同伴相处时)。②中度:一些症状出现在至少两种情境中。③重度:一些症状出现在三种或更多的情境中。

(二)鉴别诊断

1.注意缺陷多动障碍

虽然约 40% 的注意缺陷多动障碍的儿童共病对立违抗性障碍,但两者更多单独地存在。注意缺陷多动障碍的患者的核心问题是注意缺陷与多动—冲动,由此而带来的学习相关的问题更多,而对立违抗性障碍儿童的学习问题是由于其故意的、不服从行为所致。

2.品行障碍

一般说来品行障碍的症状要比对立违抗性障碍严重得多,如存在说谎、偷窃、攻击他人、破坏等严重违反规则的行为,可以鉴别。但这两个疾病存在着一定的发展性关系,人们往往认为对立违抗性障碍是品行障碍的前身或一部分,大部分品行障碍的患者有对立违抗性障碍的病史,约1/3 的对立违抗性障碍会发展成品行障碍,对立违抗性障碍合并注意缺陷多动障碍的儿童更容易发展为品行障碍。

3.正常的青春期"逆反"

正常的青少年也会出现不服从等对抗性行为,与对立违抗性障碍的区别首先在于频率与持续性,第二在于严重程度。诊断对立违抗性障碍时需严格把握诊断标准中的频率、强度标准以及行为对他人的干扰程度。

五、治疗与干预

(一)非药物治疗

心理干预对对立违抗性障碍有效。家长们经常由于感到孩子的行为是故意的、有害的,且自己被孩子所控制而带孩子来就诊。对立违抗性障碍孩子的问题行为确实会影响家长的情绪和心理健康。家长培训是有效地减少儿童破坏性行为的方法之一,重点包括增加家长的正向性行为、减少过度严厉的家庭管理方法。研究表明使用基于媒体的家长培训的方法,如观看录像等,会使得干预结束后的疗效仍能持续一年。同时针对家长和孩子行为的培训疗效要好于单独培训家长。一种以社区为基地,尝试在真实的日常生活情景下进行的多元系统干预(如在学校、在家庭)对对立违抗性障碍有效。合作性问题解决干预的方法则侧重教会孩子共同解决问题而不是仅仅服从家长的指令,这种干预方法鼓励家长和孩子共同澄清问题、运用认识的方法解决冲突,最终使得双方都满意。辩证行为治疗也可用于对立违抗性障碍的治疗。

(二)药物治疗

研究表明治疗注意缺陷多动障碍的药物,如盐酸哌甲酯、托莫西汀以及安非他命可用于注意缺陷多动障碍共病对立违抗性障碍的治疗,药物可以同时减少注意缺陷、多动-冲动诊断以及对立违抗性症状。有少量的研究表明,可乐定也可以用于注意缺陷多动障碍共病的对立违抗性障碍。

(何　丽)

第四节　间歇性暴怒障碍

一、概述

间歇性暴怒障碍(Intermittent Explosive Disorder,IED)是一种以与情景不相符合的、突发的、无法控制的、极端的暴怒为特征的行为障碍。这种冲动与攻击性往往是不能预知的、反应过度的,与现实本身或与其所受到的挑衅不成比例。

间歇性暴怒障碍作为一个正式的诊断名称,最早出现在1980年的美国精神疾病诊断与统计手册-第3版(DSM-Ⅲ)中。而在1952年的DSM-Ⅰ中,被称为"被动-攻击性人格,攻击型"放在人格障碍之中,当时描述的临床特征是"对挫折的持续反应,易激惹,对环境中一般的压力反应过度,表现出与其平时行为不一致的暴怒,口头上或身体上的攻击性行为"。

间歇性暴怒障碍大多数始于儿童晚期或青少年期,很少始发于40岁之后。以往认为间歇性暴怒障碍很少见,但是近期的一些基于社区的流行病学研究发现间歇性暴怒障碍的患病率并不低。在美国间歇性暴怒障碍的年患病率约为2.7%,终身患病率约为5.4%,男性多于女性,为

1.4：1～2.3：1。间歇性暴怒障碍在年龄低于30～40岁人群中的发生率要高于年龄大于50岁的人群,且在受教育程度低于高中文化的人群中多见。一般说来,间歇性暴怒障碍的发作呈间歇性,但其核心特征会持续很多年,表现出慢性、持续性病程。

二、病因与发病机制

(一)遗传因素

家族性研究显示间歇性暴怒障碍具有家族聚集性。双生子的研究表明,"冲动、攻击性"相当程度上受到遗传的影响。McElory等报道间歇性暴怒障碍的一级亲属中有32%也患有间歇性暴怒障碍。近期的一份对照研究显示:有间歇性暴怒障碍家族史的人群中间歇性暴怒障碍的患病率要显著高于没有家族史的人群,如果去除掉家族中反社会、边缘性人格障碍的因素后,这种差异仍然存在。进一步分析认为,间歇性暴怒障碍家族中间歇性暴怒障碍患病率的增加不是由于共病自杀、重性抑郁、物质滥用所致,也不是因为共病精神病性障碍所致。

(二)神经生物学因素

神经生物学研究已经清楚地揭示攻击性行为与5-羟色胺系统的关系。间歇性暴怒障碍的研究中,也显示存在5-HT功能的异常,如血小板中5-HT转运蛋白降低。两项PET研究显示间歇性暴怒障碍患者在盐酸芬氟拉明激发试验中前额叶的葡萄糖利用率较正常对照组降低。另一项PET研究显示在实验室攻击性范式激发的情景下间歇性暴怒障碍和边缘型人格障碍患者眶额叶皮层和杏仁核的葡萄糖利用率较正常对照组升高,而正常对照组除了这些区域的葡萄糖利用率降低之外还存在着前、内侧和背外侧前额叶区域葡萄糖利用率的升高。配体结合研究则报告了间歇性暴怒障碍患者存在5-HT转运体和5-HT$_{2A}$受体的配体结合异常,研究发现间歇性暴怒障碍患者相对于正常对照组来说前扣带回的5-HT转运体活性下降,另一项研究发现有身体攻击性行为发作的间歇性暴怒障碍患者与无身体攻击性行为发作的正常对照相比眶前额叶皮层的5-HT$_{2A}$受体的活性增加。功能磁共振成像研究显示,在愤怒面孔图片的刺激下间歇性暴怒障碍患者与正常对照组相比杏仁核的激活增加而眶前额叶皮层的激活降低。总体来说,目前的神经生物学研究认为间歇性暴怒障碍患者的5-HT系统异常,尤其是边缘系统(前扣带回)和眶前额叶皮层等区域。

(三)相关的心理特征

间歇性暴怒障碍患者与正常人群相比其心理学特征具有敌意归因偏向性高、负性情绪反应大、情绪不稳定性高、情绪强度大等特点,人们认为间歇性暴怒障碍患者的心理学特征可能是情感爆发的"触发器"。同时间歇性暴怒障碍患者具有更多的不成熟的心理防御机制,如表演、解离、投射和合理化。

(四)社会-心理因素

虽然人们普遍认为童年的创伤史与成年后的攻击性行为相关,但是关于创伤与间歇性暴怒障碍关系的研究很少。有一项南美人群的社区调查显示,童年创伤性经历与间歇性暴怒障碍的发生密切相关。

三、临床表现

间歇性暴怒障碍的发作最常见于受到一个很小的挑衅之后,发作形式为快速发作,没有或者有很短前驱,发作持续时间一般少于30分钟。部分患者情绪爆发之前可能会有紧张等情绪上的变化。主要表现为语言攻击、有破坏性的或无破坏性的财产攻击、有伤害的或无伤害的身体攻击。间歇性暴怒障碍的患者在发作间隙、平时的行为并没有严重的语言或财产上的攻击性行为。发作造成了患者精神上的痛苦,同时也损害了患者的社会功能、影响其人际关系、工作关系,甚至造成了法律上或经济上的麻烦。

间歇性暴怒障碍的患者往往有很高比例的共病,如其伴发抑郁障碍或焦虑障碍的比例是普通人群的 4 倍,共病物质滥用的比例是普通人群的 3 倍。间歇性暴怒障碍与双相障碍也存在着密切的关系,有临床观察报告两者共病的比例接近 60%。从发作年龄来看,间歇性暴怒障碍的发作年龄平均要比双相障碍早 5 年。临床研究还发现,约有 44% 的间歇性暴怒障碍患者有其他冲动控制障碍的病史,两者同时共病的比例约为 7.3%。

四、诊断与鉴别诊断

(一)诊断标准

以下为 DSM-V 关于间歇性暴怒障碍的诊断标准。

(1)反复的行为爆发表现为控制以下任一种攻击性冲动的失败:①言语的攻击(例如发脾气、长篇大论、言语的争论或对抗)或对财产、动物或其他个体的身体攻击,在 3 个月的时间里,平均每周发生两次。身体的攻击并没有引起财产的损害或破坏,也没有导致动物或他人受伤。②12 个月内,有 3 次行为爆发,包括财产的损害或破坏,以及包括对动物或他人身体伤害的身体攻击。

(2)反复爆发所表现出来的攻击强度,远远超出了激惹或突如其来的社会-心理压力引起的强度。

(3)反复的攻击爆发不能被预测(例如,他们基于冲动和/或愤怒),并且不是为了达到一些具体的目标(例如金钱、权利、恐吓)。

(4)反复攻击爆发给个人带来显著的痛苦,或者引起职业或人际关系功能的损害,或者带来经济或法律后果。

(5)实足年龄至少 6 岁(或相当于该发育水平)。

(6)反复发作的攻击爆发不能用其他的精神疾病(例如重度抑郁发作、双相障碍、破坏性心境失调障碍、精神病性障碍、反社会型人格障碍、边缘型人格障碍)解释,也不是由其他医学问题(例如颅脑损伤、阿尔茨海默病)或物质(例如滥用的毒品、药物)引起的生理作用所引起。对于 6~18 岁儿童,作为适应障碍一部分的攻击行为症状不应该考虑该诊断。

注:该疾病可以在注意缺陷多动障碍、品行障碍、对立违抗障碍、孤独谱系障碍的基础上诊断。当反复冲动攻击爆发明显超过其在这些疾病的常见表现时,即可作出诊断,并且应该引起临床的高度重视。

(二)鉴别诊断

在间歇性暴怒障碍的鉴别诊断中,最值得讨论的是当症状学与其他精神疾病的症状重叠时怎么处理。DSM-V 系统中明确建议当患者的症状能够用其他障碍更好地解释时,应该不做间歇性暴怒障碍的诊断。如符合抑郁障碍、双相障碍、精神病性障碍的患者同时也符合的间歇性暴怒障碍的症状学标准 A 时,不应该做间歇性暴怒障碍的诊断。当然,如果情感的爆发是由于躯体疾病、药物或毒品的影响时也不应该做间歇性暴怒障碍的诊断。而在 6~18 岁的儿童青少年中要特别注意,如果冲动的情感爆发是发生在某种适应障碍的背景下时,也不应该做间歇性暴怒障碍的诊断。

1.破坏性情绪失调障碍

破坏性情绪失调障碍与间歇性暴怒障碍不同之处在于破坏性情绪失调障碍的患者在情感爆发的间歇期仍处于持续的负性情绪状态之中,几乎整天都有易激惹、愤怒的情绪。破坏性情绪失调障碍的首次发作年龄应该在 6 岁之后、10 岁之前,18 岁之后首次发作的不应该诊断为破坏性情绪失调障碍。

2.反社会性或边缘性人格障碍

这两类人格障碍除了具备各自的行为特征之外,也会表现出反复的、冲动攻击性行为,但是其冲动攻击性行为爆发时的强度要低于间歇性暴怒障碍的患者。

五、治疗与干预

(一)药物治疗

随机双盲对照研究显示,氟西汀治疗间歇性暴怒障碍有效,约 65% 的患者可以降低攻击的程度,29% 达到临床缓解。研究发现丙戊酸钠、奥卡西平可以减低患者的冲动性。

(二)非药物治疗

有研究表明约 70% 的间歇性暴怒障碍患者使用 CBT 治疗有效,33% 可以达到临床缓解。CBT 可以显著减轻患者的冲动和攻击性、愤怒情绪以及自动化的敌意思维。间歇性暴怒障碍的认知行为治疗常常包括放松性训练、认知重建和应对技巧训练。研究还认为 CBT 治疗间歇性暴怒障碍的机制与药物治疗并不相同,如果联合使用效果更佳。

（何　丽）

第五节　其他障碍

一、纵火癖

纵火癖是一种冲动控制障碍,是指个体反复地、故意地、无法控制地纵火,且纵火并没有目的,纵火后往往会有快感,对着火现场及消防相关的东西着迷。而对于那些因为各种原因放火的人,一般称之为纵火者,需要注意两者之间的区别。

(一)概述

目前还缺乏充足的资料说明纵火癖常见的发病年龄在哪个年龄段。因为纵火是违法行为很多人不愿承认,所以很难有基于全部人口的纵火癖的流行病学资料。报道较多的是儿童青少年期的放火行为与成年纵火癖的关系。为数不多的流行病学调查大多来自西方儿童青少年人群的报道,其发生率为 2.4%~3.4%,男孩多于女孩,高峰年龄段为 12~14 岁。据统计美国大城市中发生的火灾有 60% 是由 11~18 岁的青少年所点着的。美国的一项调查显示,普通人群一生中有纵火行为的比例为 1.13%,但是大多合并反社会性人格障碍、物质滥用、双相障碍和病理性赌博,纵火癖作为主要诊断的很少。纵火癖的纵火行为常常是间歇性的、波动的,但是其长期的病程规律尚不清楚。

（二）病因

纵火癖的病因通常分为个体因素与环境因素两大类。

1.个体因素

如个体的气质类型、可能的神经生物学倾向。纵火癖的青少年往往有犯罪的历史,有反社会的特质,有逃学、离家出走等行为。童年和青少年个体通常与注意缺陷多动障碍和适应障碍有关。患者可能是希望寻求权威或家长的注意,也可能是潜意识中对过去发生的事情进行报复。

2.环境因素

纵火癖的环境因素中包括父母忽视、童年期虐待,有报道发现纵火癖家庭中父亲的角色是缺失的。环境因素中也包括患者有看其他人用放火等不当行为作为一种缓解压力的方式的早期经历。

（三）临床特征

纵火癖的人往往是为了缓解紧张或即时的满足,反复地、故意地、无法控制自身冲动地放火,且纵火并没有目的,如不是为了赚钱、报仇或达到某种政治目的等,纵火癖纵火后往往会有快感,对着火的现场及消防相关的东西着迷,经常会在旁边悄悄注视现场,看消防车、消防员等救火的场景。纵火癖与物质滥用、病理性赌博、抑郁障碍、双相障碍以及其他冲动控制性及品行障碍有很高的共病率。

（四）诊断与鉴别诊断

DSM-Ⅴ中关于纵火癖的诊断标准为:①不止一次故意地、有目的地放火。②行动前感到紧张或情绪激动。③对纵火或它的情况背景(例如,纵火工具及用法、结果)感到迷恋、有兴趣,好奇或有吸引力;当纵火时,或目睹燃烧或参与处理后果时,有愉悦、满足感或紧张得到解脱感。④纵火并不是为了得到经济利益,表达社会政治观点,掩盖犯罪活动,发泄愤怒或报仇,改善生活环境,也不是幻觉、妄想引起,或者由于判断力受损(例如,严重神经认知障碍、智力残疾或中毒)。⑤纵火不能用品行障碍,躁狂发作或反社会人格障碍来解释。

鉴别诊断上,首先要鉴别故意纵火,这是在做出纵火癖诊断之前一定要充分排除的,故意纵火是为了某种利益、搞破坏、为了隐藏罪证,或者是为了某种政治目的,或者为了获得某种关注。还有一些处于发展阶段的儿童的纵火是因为好玩。诊断纵火癖还需要排除其他躯体、心理的疾患,当纵火行为属于品行障碍、反社会人格障碍、躁狂发作、精神分裂症、智能残疾、癫痫等疾病的一部分时,不做纵火癖的诊断。

（五）治疗与干预

纵火癖患者的年龄不同、严重程度不同治疗上也有所不同。对于儿童青少年来说,治疗上最常用的是认知行为治疗,帮助患者找到在哪些情景下、哪些因素会导致冲动行为,然后给予持续的治疗会有助于康复,此外,CBT的治疗中加入冲动行为的预防也很重要。其他的治疗包括:消防安全和预防教育、养育技巧培训、行为矫正、厌恶疗法、行为契约、代币制、问题解决、放松训练、内隐致敏法、家庭治疗等。药物治疗的相关报道很少,有应用丙戊酸钠、奥氮平、西酞普兰治疗的个案报道。

二、偷窃狂

偷窃癖是一种反复发作的冲动性偷窃行为,偷窃的行为常常是入店偷窃,所偷的东西往往是微不足道的,患者并不需要的东西,这种偷窃的冲动令患者自身十分矛盾和痛苦。

（一）概述

偷窃癖"kleptomania"这个术语是由 19 世纪初法国的精神病学 Esquirol 和 Marc 最早使用的。1878 年在美国正式记载了最早的个案报告。因为难为情或担心承担法律责任等原因,很少有患者会主动寻求帮助,因此,很少有整体人群患病率的报道。在美国估计为 0.3%～0.6%,女性多于男性约为 3 : 1。偷窃癖在因盗窃被捕的人群中占 4%～24%。偷窃癖通常起病于青少年晚期和成年早期。很少有关于偷窃癖病程的系统描述,目前认为偷窃癖的病程可能有 3 种模式:零散的偷窃发作伴有很长的缓解期、持久的偷窃发作伴有间歇性缓解、慢性地不同程度地波动。尽管因为盗窃患者可能被多次判罪,但是偷窃癖还是可能持续很多年。

（二）病因

偷窃癖的病理机制尚不清楚。目前尚没有严格对照的家族研究,但是偷窃癖的一级亲属中患有强迫—冲动性障碍的比例要远高于普通人群。同时,偷窃癖的亲属中物质滥用的比例也很高。精神分析理论认为这种强迫性的偷窃与童年的忽视、虐待和创伤性经历有关,偷窃行为可能象征着收回童年的损失。偷窃癖也可能与性心理的压抑有关。神经生物学因素,在偷窃癖中的作用也在被人们所重视,因为偷窃癖与心境障碍、焦虑障碍高度共病,且使用 SSRIs 类药物治疗有效。同时偷窃癖的病理机制,被认为与成瘾行为的病理机制有类似之处。

（三）临床特征

偷窃癖的核心症状包括侵入性的偷窃思维,无效地抵制偷窃冲动后的行为,以及行动后的压力释放。偷窃癖的患者也会有很大的压力,感到内疚和自责,或担心自己的行为暴露。因此,偷窃癖在某种层面上具有强迫性障碍的特征。偷窃癖的行为显著地损害了他们的社会功能和职业生涯。偷窃癖与其他精神疾患有很高的共病率,如其他冲动控制障碍（20%～46%）、物质滥用（23%～50%）、心境障碍（45%～100%）。也可能与进食障碍共病,尤其是神经性贪食。偷窃症状可以触发或加剧伴发的疾病。

（四）诊断与鉴别诊断

DSM-V 中关于偷窃癖的诊断标准为:①反复有不能控制偷窃物品的冲动,所偷的物品并非个人要用的或值钱的;②在偷窃前紧张的感觉逐渐增加;③偷窃时有愉快、满足感,或紧张得到解脱感;④偷窃不是为了发泄愤怒或报仇,也不是幻觉或妄想引起;⑤偷窃不能用品行障碍,躁狂发作或反社会人格障碍来解释。

临床上做鉴别诊断时,首先要与普通偷窃相鉴别,普通的偷窃不论是有计划的还是冲动性的,都是故意的、因为想得到钱财或物品而为的偷窃行为。当然,有些人尤其青少年偷窃可能是因为挑战或逆反而偷窃。只有符合偷窃癖所有的临床特征,才能诊断为偷窃癖,否则还应该被视作为普通的偷窃行为。事实上,偷窃癖的比例很少,而普通偷窃是很常见的行为。偷窃癖还需要与品行障碍和反社会人格障碍相鉴别,品行障碍和反社会人格障碍存在整体行为模式上的反社会性,而不会仅仅只有偷窃行为。与诊断纵火癖的诊断类似,当诊断偷窃癖时还需要排除其他躯体、心理的疾患,当偷窃行为属于躁狂发作、精神病性症状、智能残疾等疾病的一部分时,不应做偷窃癖的诊断。

（五）治疗与干预

各种心理治疗单独或联合药物治疗使用被认为可以改善偷窃行为。药物治疗上可考虑心境稳定剂、阿片受体拮抗剂和 SSRIs 类药物。有一份使用有纳曲酮治疗偷窃癖的 8 周的随机双盲对照研究,剂量为 50～150 mg/d,平均剂量为（116.7±44.4）mg/d,结果认为纳曲酮与安慰剂对比可以显著减少偷窃行为。但是药物治疗的长期疗效还需要进一步探索,如 Koran LM 等对开放性使用西酞普兰治疗 7 周有效的患者,给予随机双盲对照的维持治疗,结果发现治疗组和安慰剂组复发的比例分别为 43％和 50％,并无差异。还有一些小样本的开放性研究或个案报道可以减少偷窃癖的偷窃和冲动行为,如美金刚(10～30 mg/d)、托卡朋。当然,因为偷窃癖有很高的共病,治疗上需要充分考虑,曾有哌甲酯,以及辩证行为治疗(DBT)合并度洛西汀治疗偷窃癖合并注意缺陷多动障碍有效的个案报道。

（何　丽）

第九章 急危重症

第一节 过敏性休克

过敏性休克是指某些抗原物质(特异性变应原)再次进入已经致敏的机体后,迅速发生的以急性循环衰竭为主的全身性免疫反应。过敏性休克是过敏性疾病中最严重的状况。

一、病因和发病机制

引起过敏性休克的抗原物质主要有以下几类。

(一)药物

主要涉及抗生素(如青霉素及其半合成制品)、麻醉药、解热镇痛消炎药、诊断性试剂(如磺化性 X 线造影剂)等。

(二)生物制品

异体蛋白,包括激素、酶、血液制品如清蛋白、丙种球蛋白等、异种血清、疫苗等。

(三)食物

某些异体蛋白含量高的食物,如蛋清、牛奶、虾、蟹等。

(四)其他

昆虫蜇咬、毒蛇咬伤、天然橡胶、乳胶等。

过敏性休克的发生是由于机体对于再次进入的抗原免疫反应过强所致,其发病的轻重缓急与抗原物质的进入量、进入途径及机体免疫反应能力有关。

二、病理生理

抗原初次进入机体时,刺激 B 淋巴细胞产生 IgE 抗体,结合于肥大细胞和嗜碱性粒细胞表面(致敏细胞);当抗原再次进入机体时,迅速与体内已经存在于致敏细胞上的 IgE 结合并激活受体,使致敏细胞快速释放大量组织胺、5-羟色胺、激肽与缓激肽、白三烯、血小板活化因子等生物活性物质,导致全身毛细血管扩张、通透性增加,多器官充血水肿;同时,由于液体的大量渗出使有效循环血量急剧减少,回心血量减少导致心排量下降,血压骤降,迅速进入休克状态。

三、临床表现

大多数患者在接触变应原后 30 分钟内，甚至几十秒内突然发病，可在极短时间内进入休克状态。表现为大汗、心悸、面色苍白、四肢湿冷、血压下降、脉细速等循环衰竭症状。多数患者在休克之前或同时出现一些过敏相关症状，如荨麻疹、红斑或瘙痒；眼痒、打喷嚏、鼻涕、声嘶等黏膜水肿症状；刺激性咳嗽、喉头水肿、哮喘和呼吸窘迫等呼吸道症状；恶心、呕吐、腹痛、腹泻等消化道症状；烦躁不安、头晕、抽搐等神经系统症状。严重者可死于呼吸、循环衰竭。

四、诊断

过敏性休克的诊断依据：有过敏史和变应原接触史；休克前或同时有过敏的特有表现；有休克的表现。当患者在做过敏试验、用药或注射生物制剂时突然出现过敏和休克表现时，应立即想到过敏性休克的发生。

五、治疗

一旦出现过敏性休克，应立即就地抢救。患者平卧、立即吸氧、建立静脉通路。

（一）立即脱离变应原

停用或清除可疑引起变态反应的物质。结扎或封闭虫蜇或蛇咬部位以上的肢体，减少过敏毒素的吸收，应注意 15 分钟放松一次，以免组织坏死。

（二）应用肾上腺素

肾上腺素是抢救的首选用药。立即皮下或肌内注射 0.1％肾上腺素 0.5～1 mL，如果效果不满意，可间隔 5～10 分钟重复注射 0.2～0.3 mL。严重者可将肾上腺素稀释于 5％葡萄糖液中静脉注射。

（三）糖皮质激素的应用

常在应用肾上腺素后静脉注射地塞米松，随后酌情静脉滴注，休克纠正后可停用。

（四）保持呼吸道通畅

喉头水肿者，如应用肾上腺素后不缓解，可行气管切开；支气管痉挛者，可用氨茶碱稀释后静脉滴注或缓慢静脉注射。

（五）补充血容量

迅速静脉滴注右旋糖酐-40 或晶体液（林格液或生理盐水），随后酌情调整。注意输液速度，有肺水肿者，补液速度应减慢。

（六）血管活性药的使用

上述处理后血压仍较低者，可给予去甲肾上腺素、间羟胺、多巴胺等缩血管药，以维持血压。

（七）抗过敏药及钙剂的补充

常用异丙嗪或氯苯那敏肌内注射，10％葡萄糖酸钙 10～20 mL 稀释后静脉注射。

六、预后

由于发病突然，如抢救不及时，病情可迅速进展，最终可导致呼吸和循环衰竭而致死、危及生命。如得到及时救治，则预后良好。

（陈　玲）

第二节 低血容量性休克

低血容量性休克是指各种原因引起的急性循环容量丢失,从而导致有效循环血量与心排血量减少、组织灌注不足、细胞代谢紊乱和功能受损的病理生理过程。临床上创伤失血仍是发生低血容量休克最为常见的原因,而与低血容量性休克相关的内科系统疾病则以上消化道出血(如消化性溃疡、肝硬化、胃炎、急性胃黏膜病变、胆管出血、胃肠道肿瘤)、大咯血(如支气管扩张、结核、肺癌、心脏病)和凝血机制障碍(血友病等)较为多见,过去常称为失(出)血性休克。呕吐、腹泻、脱水、利尿等原因也可引起循环容量在短时间内大量丢失,从而导致低血容量性休克的发生。

低血容量休克的主要病理生理改变是有效循环血容量急剧减少、组织低灌注、无氧代谢增加、乳酸性酸中毒、再灌注损伤,以及内毒素易位,最终导致多器官功能障碍综合征(MODS)。低血容量休克的最终结局自始至终与组织灌注相关,因此,提高其救治成功率的关键在于尽早去除休克病因的同时,尽快恢复有效的组织灌注,以改善组织细胞的氧供,重建氧的供需平衡和恢复正常的细胞功能。

一、诊断

(一)临床表现特点

(1)有原发病的相应病史和体征。

(2)有出血征象。根据不同病因可表现为咯血、呕血或便血等。一般而言,呼吸系统疾病如支气管扩张、空洞型肺结核、肺癌等,多表现为咯血,同时可伴有咳嗽、气促、呼吸困难、发绀等征象。此外,心脏病也是咯血常见原因之一,可由左侧心力衰竭所致肺水肿引起,也可由肺静脉、肺动脉破裂出血所致,临床上以二尖瓣病变狭窄和/或关闭不全、原发性和继发性肺动脉高压、肺动脉栓塞和左侧心力衰竭多见。上消化道出血可表现为呕血和/或黑便,大量出血时大便也可呈暗红色,而下消化道出血多表现为便血。

(3)有休克征象和急性贫血的临床表现,且与出血量成正比。一般而言,成人短期内失血达750~1 000 mL 时,可出现面色苍白、口干、烦躁、出汗,心率约 100 次/分,收缩压降至 10.7~12.0 kPa(80~90 mmHg);失血量达 1 500 mL 左右时,则上述症状加剧,表情淡漠、四肢厥冷,收缩压降至 8.0~9.3 kPa(60~70 mmHg),脉压明显缩小,心率 100~120 次/分,尿量明显减少;失血量达 1 500~2 000 mL 时,则面色灰白、发绀、呼吸急促、四肢冰冷、表情极度淡漠,收缩压降至 5.3~8.0 kPa(40~60 mmHg),心率超过 120 次/分,脉细弱无力;失血量超过 2 000 mL,收缩压降至 5.3 kPa(40 mmHg)以下或测不到,脉搏微弱或不能扪及,意识不清或昏迷,无尿。此外,休克的严重程度不仅同出血量多少有密切关系,且与出血速度有关。在同等量出血的情况下,出血速度越快,则休克越严重。2007 年中华医学会重症医学分会有关《低血容量休克复苏指南》中,以失血性休克为例估计血容量的丢失,根据失血量等指标将失血分成 4 级(表 9-1)。

表 9-1 失血的分级

分级	失血量 (mL)	失血量占血 容量比例(%)	心率 (次/分)	血压	呼吸频率 (次/分)	尿量 (mL/h)	神经系统 症状
Ⅰ	<750	<15	≤100	正常	14~20	>30	轻度焦虑
Ⅱ	750~1 500	15~30	>100	下降	20~30	20~30	中度焦虑
Ⅲ	15 000~2 000	30~40	>120	下降	30~40	5~20	萎靡
Ⅳ	>2 000	>40	>140	下降	>40	无尿	昏睡

注:成人平均血容量约占体重的 7%(或 70 mL/kg),上表按体重 70 kg 估计。

(二)实验室和其他辅助检查特点

(1)血红细胞、血红蛋白和血细胞比容短期内急剧降低。但必须指出,出血早期(10 小时内)由于血管及脾代偿性收缩,组织间液尚未进入循环以扩张血容量,可造成血细胞比容和血红蛋白无明显变化的假象,在分析血常规时必须加以考虑。

(2)对于一开始就陷入休克状态,还未发生呕血及黑便的消化道出血者,此时应插管抽取胃液及进行直肠指检,有可能发现尚未排出的血液。

(3)某些内出血患者如宫外孕、内脏破裂等可无明显血液排出(流出)体外迹象,血液可淤积在体腔内,对这一类患者除详细询问病史、体检外,必要时应做体腔穿刺,以明确诊断。

(4)根据出血部位和来源,待病情稳定后可做相应检查,以明确病因和诊断。如咯血患者视病情可做胸部 X 线检查、支气管镜检、支气管造影等;心源性咯血可做超声心动图、多普勒血流显像、X 线和心电图等检查;消化道出血者可做胃肠钡餐检查、胃镜、结肠镜、血管造影等检查;肝胆疾病可做肝功能和胆管镜检查,以及腹部二维超声检查,必要时做计算机 X 线断层摄影(CT)或磁共振成像检查;疑为血液病患者可做出凝血机制等有关检查。

(三)低血容量性休克的监测和临床意义

《低血容量休克复苏指南》指出,以往主要依据病史、症状、体征,如精神状态改变、皮肤湿冷、收缩压下降或脉压减小、尿量减少、心率增快、中心静脉压降低等指标来诊断低血容量性休克,但这些传统的诊断标准有其局限性。近年发现,氧代谢与组织灌注指标对低血容量休克早期诊断有更重要的参考价值。有研究证实血乳酸和碱缺失在低血容量休克的监测和预后判断中具有重要意义。

1.一般监测

其包括皮温与色泽、心率、血压、尿量和精神状态等监测指标。这些指标虽然不是低血容量休克的特异性监测指标,但仍是目前临床工作中用来观察休克程度和治疗效果的常用指标。

(1)低体温有害,可引起心肌功能障碍和心律失常,当中心体温<34 ℃时,可导致严重的凝血功能障碍。

(2)心率加快通常是休克的早期诊断指标之一,但心率不是判断失血量多少的可靠指标,比如年轻患者就可以通过血管收缩来代偿中等量的失血,仅表现为轻度心率增快。

(3)至于血压,将平均动脉压(MAP)维持在 8.0~10.7 kPa(60~80 mmHg)是比较恰当的。

(4)尿量间接反映循环状态,是反映肾灌注较好的指标,当尿量<0.5 mL/(kg·h)时,应继续进行液体复苏。临床工作中还应注意到患者出现休克而无少尿的情况,例如高血糖和造影剂等有渗透活性的物质可以造成渗透性利尿。

2.其他常用临床指标的监测

(1)动态观察红细胞计数、血红蛋白(Hb)及血细胞比容的数值变化,可了解血液有无浓缩或稀释,对低血容量休克的诊断、判断是否存在继续失血有参考价值。有研究表明,血细胞比容在4小时内下降10%提示有活动性出血。

(2)动态监测电解质和肾脏功能,对了解病情变化和指导治疗十分重要。

(3)在休克早期即进行凝血功能的监测,对选择适当的容量及液体种类有重要的临床意义。常规凝血功能监测包括血小板计数、凝血酶原时间(PT)、活化部分凝血活酶时间(APTT)、国际标准化比值(INR)和D-二聚体等。

3.动脉血压监测

临床上无创动脉血压(NIBP)监测比较容易实施。对于有低血压状态和休克的患者,有条件的单位可以动脉置管和静脉置入漂浮导管,实行有创动脉血压(IBP)、中心静脉压(CVP)和肺毛细血管楔压(PAWP)、每搏量(SV)和心排血量(CO)的监测。这样可以综合评估,调整液体用量,并根据监测结果必要时使用增强心肌收缩力的药物或利尿剂。

4.氧代谢监测

休克的氧代谢障碍概念是对休克认识的重大进展,氧代谢的监测进展改变了对休克的评估方式,同时使休克的治疗由以往狭义的血流动力学指标调整转向氧代谢状态的调控。传统临床监测指标往往不能对组织氧合的改变具有敏感反应。此外,经过治疗干预后的心率、血压等临床指标的变化也可在组织灌注与氧合未改善前趋于稳定。

(1)指脉氧饱和度(SpO_2):主要反映氧合状态,在一定程度上反映组织灌注状态。需要注意的是,低血压、四肢远端灌注不足、氧输送能力下降或者给予血管活性药物等情况均可影响SpO_2的准确性。

(2)动脉血气分析:对及时纠正酸碱平衡,调节呼吸机参数有重要意义。碱缺失间接反映血乳酸水平,两指标结合分析是判断休克时组织灌注状态较好的方法。

(3)动脉血乳酸监测:是反映组织缺氧的高度敏感的指标之一,该指标增高常较其他休克征象先出现。持续动态的动脉血乳酸,以及乳酸清除率监测对休克的早期诊断、判定组织缺氧情况、指导液体复苏及预后评估具有重要意义。肝功能不全时则不能充分反映组织的氧合状态。

(4)其他:每搏量(SV)、心排血量(CO)、氧输送(DO_2)、氧消耗(VO_2)、胃黏膜内 pH 和胃黏膜 CO_2 张力($PgCO_2$)、混合静脉血氧饱和度(SVO_2)等指标在休克复苏中也具有一定程度的临床意义,不过仍需要进一步的循证医学证据支持。

二、治疗

(一)止血

按照不同病因,采取不同止血方法,必要时紧急手术治疗,以期达到有效止血之目的。

(1)对肺源性大咯血者可用垂体后叶素 5~10 U,加入 5%葡萄糖液 20~40 mL 中静脉注射;或 10~20 U,加入 5%葡萄糖液 500 mL 中静脉滴注。也可采用纤维支气管镜局部注药、局部气囊导管止血,以及激光-纤维支气管镜止血。对于未能明确咯血原因和部位的患者,必要时作选择性支气管动脉造影,然后向病变血管内注入可吸收的明胶海绵做栓塞治疗。反复大咯血经内科治疗无效,在确诊和确定病变位置后,可施行肺叶或肺段切除术。

(2)心源性大咯血一般不宜使用垂体后叶素,可应用血管扩张剂治疗,通过降低肺循环压力,减轻心脏前、后负荷,以达到有效控制出血之目的。①对于二尖瓣狭窄或左侧心力衰竭引起的肺静脉高压所致咯血,宜首选静脉扩张剂,如硝酸甘油或硝酸异山梨醇的注射制剂;②因肺动脉高压所致咯血,则可应用动脉扩张剂和钙通道阻滞剂,如肼屈嗪 25～50 mg,卡托普利 25～50 mg、硝苯地平 10～15 mg,均每天 3 次。也可试用西地那非 25～100 mg,每天 3 次;③若肺动静脉压力均升高时可联用动静脉扩张剂,如硝酸甘油 10～25 mg,加于 5%葡萄糖液 500 mL 中缓慢静脉滴注;加用肼屈嗪或卡托普利,甚至静脉滴注硝普钠;④对于血管扩张剂不能耐受或有不良反应者,可用普鲁卡因 50 mg,加于 5%葡萄糖液 40 mL 中缓慢静脉注射,亦具有扩张血管和降低肺循环压力的作用,从而达到控制咯血之目的;⑤急性左侧心力衰竭所致咯血尚需按心力衰竭治疗,如应用吗啡、洋地黄、利尿剂及四肢轮流结扎止血带以减少回心血量等。

(3)对于肺栓塞所致咯血,治疗针对肺栓塞。主要采用以下治疗。①抗凝治疗:普通肝素首剂 5 000 U 静脉注射,随后第 1 个 24 小时之内持续滴注 30 000 U,或者按 80 U/kg 静脉注射后继以 18 U(kg·h)维持,以迅速达到和维持合适的 APTT 为宜,根据 APTT 调整剂量,保持APTT 不超过正常参考值 2 倍为宜。也可使用低分子肝素,此种情形下无须监测出凝血指标。肝素或低分子肝素通常用药 5 天即可。其他的抗凝剂还包括华法林等,需要做 INR 监测。肝素不能与链激酶(SK)或尿激酶(UK)同时滴注,重组组织型纤溶酶原激动剂(rt-PA)则可以与肝素同时滴注;②溶栓治疗:SK 负荷量 250 000 U 静脉注射,继以 100 000 U/h 静脉滴注 24 小时;或者 UK,负荷量 4 400 U/kg 静脉注射,继以 2 200 U/kg 静脉滴注 12 小时;或者 rt-PA 100 mg,静脉滴注 2 小时。国内"急性肺栓塞尿激酶溶栓、栓复欣抗凝多中心临床试验"规定的溶栓方案中 UK 剂量是 20 000 U/kg,外周静脉滴注 2 小时。

(4)上消化道出血的处理如下。①消化性溃疡及急性胃黏膜病变所致的上消化道出血可用西咪替丁(甲氰咪胍)600～1 200 mg,加入 5%葡萄糖液 500 mL 中静脉滴注;或雷尼替丁50 mg,或法莫替丁 20～40 mg,加于 5%葡萄糖液 20～40 mL 中静脉注射;或奥美拉唑 40 mg 稀释后静脉滴注,滴注时间不得少于 20 分钟,每天 1～2 次。必要时可在内镜下直接向病灶喷洒止血药物(如孟氏溶液、去甲肾上腺素)、高频电凝止血、激光光凝止血或注射硬化剂(5%鱼肝油酸钠、5%乙醇胺油酸酯、1%乙氧硬化醇)等;②肝硬化食管或胃底静脉曲张破裂出血可用垂体后叶素;对于老年肝硬化所致的上消化道大出血,有人建议垂体后叶素与硝酸甘油合用,即垂体后叶素加入生理盐水中,以 0.2～0.4 mg/min 的速度静脉滴注,同时静脉滴注硝酸甘油 0.2～0.4 mg/min。垂体后叶素对"前向血流"途径减少门静脉血流,降低门静脉高压而止血,硝酸甘油则针对"后向血流"而加强垂体后叶素的作用。近年来多采用生长抑素(施他宁)治疗胃底-食管静脉曲张破裂出血,250 μg 静脉注射后,继以 250 μg/h 静脉滴注,维持 1～3 天,或者使用奥曲肽 100 μg 静脉注射后,随后以 25～50 μg/h 静脉滴注,维持 3～5 天,对肝硬化等原因所致的上消化道出血,甚至下消化道出血也有效。亦可应用三腔二囊管压迫食管下段和胃底静脉止血;③对于急性上消化道大出血,若出血部位不明,必要时可施行紧急内镜下止血。方法是在适当补液后,使收缩压不低于 10.7 kPa(80 mmHg)。此时可经内镜向胃腔喷洒止血药,0.8%去甲肾上腺素盐水 50～100 mL,凝血酶 1 000～8 000 U(稀释成 20～50 mL 液体),5%孟氏溶液 20～40 mL。也可局部注射硬化剂;5%鱼肝油酸钠 0.5～1.0 mL,血管旁(内)注射后喷洒凝血酶 4 000 U(稀释成 5 mL 液体)。对于各种原因所致的大出血,除非患者并有凝血机制障碍,否则通常情况下目前临床上并不主张常规使用止血剂。中药三七粉、云南白药等可考虑试用。

(二)补充血容量

根据休克严重程度、失血情况,可以粗略估计需输入的全血量与扩容量。低血容量休克时补充液体刻不容缓,输液速度应快到足以迅速补充丢失的液体量,以求尽快改善组织灌注。临床工作中,常做深静脉置管,如颈内静脉或锁骨下静脉置管,甚至肺动脉置管,这些有效静脉通路的建立对保障液体的输入是相当重要的。

1.输血及输注血制品

对失血性休克者立即验血型配同型血备用。输血及输注血制品广泛应用于低血容量休克的治疗中。应引起注意的是,输血本身可以带来的一些不良反应,甚至严重并发症。失血性休克所丧失的主要成分是血液,但在补充血液、容量的同时,并非需要全部补充血细胞成分,也应考虑到凝血因子的补充。

(1)目前,临床上大家共识的输血指征为血红蛋白≤70 g/L。对于有活动性出血的患者、老年人,以及有心肌梗死风险者,血红蛋白保持在较高水平更为合理。无活动性出血的患者每输注1 U(200 mL 全血)的红细胞其血红蛋白升高约 10 g/L,血细胞比容升高约 3%。

(2)若血小板计数<50×10^9/L,或确定血小板功能低下,可考虑输注血小板。对大量输血后并发凝血异常的患者联合输注血小板和冷沉淀可显著改善和达到止血效果。

(3)对于酸中毒和低体温纠正后凝血功能仍难以纠正的失血性休克患者,应积极改善其凝血功能,在输注红细胞的同时应注意使用新鲜冰冻血浆以补充纤维蛋白原和凝血因子的不足。

(4)冷沉淀内含凝血因子Ⅴ、Ⅷ、Ⅻ、纤维蛋白原等物质,对肝硬化食管静脉曲张、特定凝血因子缺乏所致的出血性疾病尤其适用。对大量输血后并发凝血异常的患者及时输注冷沉淀可提高血循环中凝血因子,以及纤维蛋白原等凝血物质的含量,缩短凝血时间、纠正凝血异常。

(5)极重度出血性休克,必要时应动脉输血,其优点是避免快速静脉输血所致的右心前负荷过重和肺循环负荷过重;直接增加体循环有效血容量,提升主动脉弓血压,并能迅速改善心脏冠状动脉、脑和延髓生命中枢的供血;通过动脉逆行加压灌注,兴奋动脉内压力和化学感受器,能反射性调整血液循环。由于动脉内输血操作较复杂,且需严格无菌操作,故仅适用于重度和极重度休克患者。

2.输注晶体溶液

(1)常用的是生理盐水和乳酸林格液等张平衡盐溶液。①生理盐水的特点是等渗但含氯高,大量输注可引起高氯性代谢性酸中毒。②乳酸林格液的特点在于电解质组成接近生理,含有少量的乳酸。一般情况下,其所含乳酸可在肝脏迅速代谢,大量输注乳酸林格液应该考虑到其对血乳酸水平的影响。③输注的晶体溶液中,约有 1/4 存留在血管内,其余 3/4 则分布于血管外间隙。晶体溶液这种再分布现象可以引起血浆蛋白的稀释,以及胶体渗透压的下降,同时出现组织水肿。因此,若以大量晶体溶液纠正低血容量休克患者时,这方面的不良反应应引起注意。

(2)高张盐溶液的钠含量通常为 400～2 400 mmol/L。制剂包括有高渗盐右旋糖酐注射液(HSD 7.5%氯化钠+6%右旋糖酐-70)、高渗盐注射液(HS 7.5%、5%或 3.5%氯化钠)及 11.2%乳酸钠高张溶液等,以前两者多见。迄今为止,仍没有足够循证医学证据证明输注高张盐溶液更有利于低血容量休克的纠正。而且,高张盐溶液可以引起医源性高渗状态及高钠血症,严重时可导致脱髓鞘病变。

3.输注胶体溶液

在纠正低血容量休克中常用的胶体液主要有羟乙基淀粉和清蛋白。①羟乙基淀粉(HES)

是人工合成的胶体溶液,常用6%的HES氯化钠溶液,其渗透压约为773.4 kPa(300 mmol/L),输注1 L HES能够使循环容量增加700~1 000 mL。使用时应注意对肾功能、凝血机制的影响,以及可能发生的变态反应,这些不良反应与剂量有一定的相关性。②清蛋白作为天然胶体,构成正常血浆胶体渗透压的75%~80%,是维持正常容量与胶体渗透压的主要成分,因此人血清蛋白制剂常被选择用于休克的治疗。③右旋糖酐也用于低血容量休克的扩容治疗。

4.容量负荷试验

临床工作中,常遇到血压低、心率快、周围组织灌注不足的患者,分不清到底是心功能不全抑或血容量不足或休克状态,此时可进行容量负荷试验。经典的容量负荷试验的具体做法有以下几种:①在10分钟之内快速输注50~200 mL生理盐水,观察患者心率、血压、周围灌注和尿量的改变,注意肺部湿啰音、哮鸣音的变化;②如果有条件测量CVP和/或肺毛细血管楔压(PAWP),则可在快速输注生理盐水前后测量其变化值,也有助于鉴别;③快速输液后若病情改善则为容量不足,反之则为心功能不全,前者应继续补液,后者则应控制输液速度。对低血容量休克的患者,若其血流动力学状态不稳定时也应实施该项试验,以达到既可以快速纠正已存在的容量缺失,又尽量减少容量过度负荷的风险和可能的心血管不良反应的目的。

(三)血管活性药物的应用

若血容量基本纠正,又无继续出血,收缩压仍<10.7 kPa(80 mmHg),或者输液尚未开始却已有严重低血压的患者,可酌情使用血管收缩剂与正性肌力药物,使血压维持在12.0~13.3 kPa(90~100 mmHg)为好。多巴胺剂量用至5 μg/(kg·min)时可增强心肌收缩力,低于该剂量时有扩血管和利尿作用,剂量>10 μg/(kg·min)时有升血压作用。去甲肾上腺素剂量0.2~2.0 μg/(kg·min)、肾上腺素或去氧肾上腺素仅用于难治性休克。如果有心功能不全或纠正低血容量休克后仍有低心排血量,可使用多巴酚丁胺,剂量2~5 μg/(kg·min)。此外,保温,防治酸中毒、氧自由基对细胞和亚细胞的损伤作用,保护胃肠黏膜减少细菌和毒素易位,防治急性肾衰竭,保护其他重要脏器功能,以及对症治疗均不容忽视。

(陈 玲)

第三节 心源性休克

心源性休克是指由于心排血功能衰竭,心排血量锐减,而导致血压下降、周围组织供血严重不足,以及器官功能进行性衰竭的临床综合征。心源性休克是心脏病最危重的并发症之一,病死率极高。

一、病因

(一)急性心肌梗死

大面积心肌丧失(如大块前壁心肌梗死);急性机械性损害(如心室间隔破裂、急性严重二尖瓣反流);急性右心室梗死;左心室游离壁破裂;左心室壁瘤。

(二)瓣膜性心脏病

严重瓣膜狭窄;急性主动脉瓣或二尖瓣关闭不全。

（三）非瓣膜性梗阻性疾病

心房黏液瘤或球瓣样血栓；心脏压塞；限制型心肌病（如淀粉样变性）；缩窄性心包疾病。

（四）非缺血性心肌病变

暴发型心肌炎；生理性抑制剂（如酸中毒、缺氧）；药理性抑制剂（如钙通道阻滞剂）；病理性抑制剂（如心肌抑制因子）。

（五）心律失常

（1）严重缓慢型心律失常（如高度房室传导阻滞）。

（2）快速型心律失常：①室性（如室性心动过速）；②室上性（如心房颤动）或心房扑动伴快速心室反应。

二、发病机制和分类

临床上常根据产生休克的机制和血流动力学特点，把心源性休克概括为以下几类。

（一）心肌收缩力极度降低

其包括大面积心肌梗死、急性暴发性心肌炎和各种原因引起的心肌严重病变。

（二）心室射血障碍

其包括严重乳头肌功能不全或腱索、乳头肌断裂引起的急性二尖瓣反流、瓣膜穿孔所致的急性严重的主动脉瓣或二尖瓣关闭不全、室间隔穿孔等。

（三）心室充盈障碍

其包括急性心脏压塞、严重二尖瓣狭窄、左心房黏液瘤或球瓣样血栓堵塞二尖瓣口、严重的快速性心律失常等。

以上病因中以急性心肌大面积坏死引起的心源性休克最为重要，是本章讨论的重点。急性心肌梗死住院患者中心源性休克的发生率过去在10%以上，近年由于早期血管再通及其他治疗的进步，发生率已明显降低。急性心肌梗死并发心源性休克极少即刻发生，而通常发生在几小时或几日后，约半数患者发生在起病24小时内。采用常规治疗，急性心肌梗死并发心源性休克的病死率在80%以上。

三、病理生理和血流动力学改变

急性心肌梗死发生后立即出现梗死区心肌收缩功能障碍。按其程度可分为收缩减弱、不收缩和收缩期反常膨出3类，使心肌收缩力减退，心肌收缩不协调，心排血量降低。当梗死累及40%以上的左心室心肌时，即导致心排血量锐减，血压下降，发生心源性休克。由于左前降支的供血范围最广，因此心源性休克最常发生于前壁心肌梗死的患者。有陈旧性心肌梗死和3支冠状动脉病变的患者也较易发生心源性休克。

每搏量降低使左心室收缩末期容量增加，左心室舒张末期容量也跟着增加，引起左室充盈压（左室舒张末压）增高。左室充盈压增高的另一原因是梗死区心室壁由于水肿、浸润等改变致左心室舒张期顺应性降低，左心室容积-压力曲线向左上偏移，与正常相比，需要较高的充盈压才能获得同等量的舒张期充盈。因此，急性心肌梗死心源性休克的血流动力学改变以血压下降、心排血量显著降低和左室充盈压显著增高为特征。

左室充盈压增高使左心室室壁张力增加，因而增加了心肌耗氧量；血压下降使冠状动脉灌注压不足，因而降低了心肌的供氧量，两者均加重梗死区的缺血坏死。此外，血压下降产生代偿性交感兴奋,去甲肾上腺素和肾上腺素分泌增加,其结果是心率增快,非梗死区心肌收缩力增强,心、脑以外的小动脉收缩使周围血管总阻力增加。代偿机制的启动最初可能使血压得到暂时维持,但周围血管阻力增加使心排血量进一步减少,也使左心室的做功量和耗氧量增加,因而使心肌缺血坏死的范围进一步扩大,左心室功能进一步恶化。这又加重了心排血量的降低和血压的下降,进一步刺激交感神经系统,使去甲肾上腺素和肾上腺素的分泌进一步增加,形成恶性循环,并最终导致不可逆性休克。

心源性休克时组织的严重缺氧导致严重的代谢障碍,出现代谢性酸中毒,血中乳酸和丙酮酸浓度增高。

除丧失大片有活力的心肌外,以下并发症可促发休克的发生:①严重的心动过速或过缓,伴或不伴心房功能的丧失;②范围较大的收缩期膨出节段于心室收缩时成为贮留血液的腔,心排血量因而显著降低;③并发心脏射血机械障碍如室间隔破裂、严重乳头肌功能障碍、乳头肌或腱索断裂。

心源性休克时患者收缩压<10.7 kPa(80 mmHg),心脏指数通常<1.8 L/(min·m²),肺毛细血管楔压>2.4 kPa(18 mmHg)。

四、诊断

急性心肌梗死并发心源性休克的基本原因是心肌大面积的梗死(>40%左心室心肌),又称原发性休克,属于真正的心源性休克。其诊断需符合以下几点。①收缩压<10.7 kPa(80 mmHg)持续30分钟以上。②有器官和组织灌注不足表现,如神志混乱或呆滞、四肢厥冷、发绀、出汗,一般尿量<20 mL/h,高乳酸血症。③排除了由其他因素引起的低血压,如剧烈疼痛、低血容量、严重心律失常、抑制心脏和扩张血管药物的影响。

广义的心源性休克则包括严重右心室梗死、梗死后机械性并发症如室间隔破裂、乳头肌-腱索断裂等引起的休克。而低血容量和严重心律失常引起的低血压于补充血容量和纠正心律失常后血压即可回升,在急性心肌梗死中不认为是心源性休克。

五、急性心肌梗死并发心源性休克的监测

(一)临床监测

其包括体温、呼吸、心率、神志改变、皮肤温度、出汗情况、有无发绀、颈静脉充盈情况、尿量(多数患者需留置导尿管)等。以上指标每30分钟或更短时间记录1次。

(二)心电图监测

观察心率和心律变化,随时发现心律失常并做出相应的治疗。

(三)电解质

酸碱平衡和血气监测。

(四)血流动力学监测

急性心肌梗死并发心源性休克时需作血流动力学监测,随时了解血流动力学的变化以指导治疗。

动脉血压是最重要的血流动力学指标。休克时外周小血管强烈收缩,袖带血压计测量血压

有时不准确,甚至测不到,因此心源性休克时需动脉插管直接测压。

应用顶端带有气囊的血流导向气囊导管可获得重要的血流动力学参数。导管顶端嵌入肺动脉分支后测得的是肺毛细血管楔压(PCWP),其值与左房压及左室充盈压接近,可间接反映左室充盈压。气囊放气后测得的是肺动脉压。在无肺小动脉广泛病变时,肺动脉舒张末压比 PCWP 仅高 0.1~0.3 kPa(1~2 mmHg)。测肺动脉舒张末压的优点是可以持续监测,用以代替测量 PCWP。漂浮导管的近端孔位于右心房内,可以监测右房压。漂浮导管远端有热敏电阻,利用热稀释法可以测定心排血量,心排血量与体表面积之比为心排血指数。心源性休克时主张留置漂浮导管。

PCWP 是一项有重要价值的血流动力学指标如下。①反映左室充盈压,因而反映左心室受损程度。②反映肺充血程度:PCWP 正常为 1.1~1.6 kPa(8~12 mmHg),在 2.4~2.7 kPa(18~20 mmHg)时开始出现肺充血,2.7~3.3 kPa(20~25 mmHg)时为轻至中度肺充血,3.3~4.0 kPa(25~30 mmHg)时为中至重度肺充血,>4.0 kPa(30 mmHg)时出现肺水肿。急性心肌梗死并发心源性休克的患者常伴有不同程度的肺充血。这些患者在临床表现和 X 线肺部改变出现之前已有 PCWP 增高,治疗中 PCWP 的降低又先于肺部湿啰音和肺部 X 线改变的消失,因此监测 PCWP 变化有利于早期发现和指导治疗肺充血和肺水肿。③在治疗中为左心室选择最适宜的前负荷,其值在 2.0~2.7 kPa(15~20 mmHg)。这一压力范围能使左心室心肌充分利用 Frank-Starling 原理以提高心排血量,又不会因 PCWP 过高导致肺充血。④鉴别心源性休克与低血容量引起的低血压。这是两种发病机制、治疗方法及预后完全不同的情况,鉴别极为重要。心源性休克时 PCWP 常>2.4 kPa(18 mmHg),而低血容量引起的低血压时 PCWP 常<2.0 kPa(15 mmHg)。

血流动力学监测还能明确休克发生过程中不同因素的参与。下壁梗死合并严重右心室梗死所致的休克右房压(反映右室充盈压)显著增高,可达 2.1~3.7 kPa(16~28 mmHg),而 PCWP 则正常或稍增高。乳头肌-腱索断裂时,PCWP 显著增高,PCWP 曲线出现大 V 波。室间隔破裂时由于左向右分流,右心室和肺动脉的血氧饱和度增高。这些改变可帮助临床医师对上述并发症做出诊断并指导治疗。

需要指出的是,心肌梗死时累及的是左心室心肌,表现为左心室功能受损,而右心室功能较正常,因而不应当依靠 CVP 指导输液或应用血管扩张剂,以免判断错误,因为 CVP 反映的是右心室功能。当单纯左心室梗死并发肺充血时,PCWP 已升高而 CVP 可正常,如果根据 CVP 值输液将会加重肺充血。对于少数下壁心肌梗死合并右心室梗死的患者,CVP 可作为输液的参考指标。

漂浮导管及桡动脉测压管的留置时间一般不应超过 72 小时。

(五)超声心动图的应用

床边多普勒二维超声心动图用于急性心肌梗死休克患者的检查,既安全,又能提供极有价值的资料。可用于测定左室射血分数和观察心室壁活动情况;可帮助发现有无右心室受累及其严重程度,并与心包压塞相鉴别;对于手术可修补的机械缺损,如室间隔破裂、心室壁破裂、乳头肌-腱索断裂等可做出明确的诊断。

六、治疗

急性心肌梗死并发心源性休克的病死率非常高,长期以来在 80% 以上。近年治疗上的进步已使病死率有较明显降低。

急性心肌梗死并发心源性休克的治疗目的是：①纠正低血压，提高心排血量以增加冠状动脉及周围组织器官的灌注；②降低过高的 PCWP 以治疗肺充血；③治疗措施应能达到以上目的而又有利于心肌氧的供耗平衡，有利于减轻心肌缺血损伤和防止梗死范围扩大。治疗原则是尽早发现、尽早治疗。治疗方法包括药物、辅助循环，以及紧急血运重建术。

（一）供氧

急性心肌梗死并发心源性休克时常有严重的低氧血症。低氧血症可加重梗死边缘缺血组织的损害，使梗死范围扩大，心功能进一步受损。而且，低氧血症使心绞痛不易缓解，并易诱发心律失常，因此需常规给氧。可用鼻导管或面罩给氧。如一般供氧措施不能使动脉血氧分压维持在 8.0 kPa（60 mmHg）以上时，应考虑经鼻气管内插管，做辅助通气和正压供氧。PEEP 除可有效地纠正低氧血症外，还可减少体静脉回流而有效降低左室充盈压。当患者情况好转而撤除呼吸机时，在恢复自发呼吸过程中可发生心肌缺血，因此需小心进行。撤机过程中做间歇强制性通气可能有利。

应用人工呼吸机治疗时，需密切观察临床病情和血气变化，以调整呼吸机各项参数。

（二）镇痛

急性心肌梗死心前区剧痛可加重患者的焦虑，刺激儿茶酚胺分泌，引起冠状动脉痉挛和心律失常，诱发或加重低血压，因此需积极治疗。除应用硝酸甘油等抗心肌缺血药物外，最常用的镇痛药是吗啡 5～10 mg，皮下注射；或 2～5 mg，加于葡萄糖液中，缓慢静脉注射。吗啡可能使迷走神经张力增加引起呕吐，可用阿托品 0.5～1.0 mg 静脉注射对抗。下壁心肌梗死并心动过缓者，可改用哌替啶 50～100 mg 肌内注射；或 25 mg，加于葡萄糖液中缓慢静脉注射。

（三）补充血容量

急性心肌梗死并发心源性休克时，输液需在 PCWP 指导下进行。PCWP 在 2.4 kPa（18 mmHg）以上时不应做扩容治疗，以免加重肺充血甚至造成肺水肿，这时 24 小时的输液量可控制在 2 000 mL 左右。如 PCWP＜2.4 kPa（18 mmHg），应试行扩容治疗，并密切观察 PCWP 的变化。因心源性休克和血容量不足可以并存，补充血容量可获得最佳左室充盈压，从而提高心排血量。可用右旋糖酐-40 50 mL 静脉注射，每 15 分钟注射 1 次。如 PCWP 无明显升高而血压和心排血量改善，提示患者有血容量不足，应继续按上法扩容治疗。如 PCWP 升高＞2.4 kPa（18 mmHg），而血压和心排血量改善不明显，应停止扩容治疗，以免诱发左心衰竭。

（四）肾上腺素能受体激动剂

心源性休克治疗中应用肾上腺素能受体激动剂的目的有两方面：①兴奋 α 受体使周围小动脉收缩以提升血压，使至关重要的冠状动脉灌注压提高，改善心肌灌流；②兴奋 β 受体使心肌收缩力增强以增加心排血量。去甲肾上腺素和多巴胺均具有这两方面作用。此外，多巴胺剂量在 10 μg/（min·kg）以下时还具有兴奋多巴胺受体的作用，这一作用使肾和肠系膜小动脉舒张，可增加尿量并缓和外周血管总阻力的增高。去甲肾上腺素的升压作用强于多巴胺，增快心率的程度则较轻。当患者收缩压＜9.3 kPa（70 mmHg）时，首选去肾上腺素，剂量为 0.5～30.0 μg/min，以达到迅速提高动脉压、增加冠状动脉灌注的目的。收缩压提高至 12.0 kPa（90 mmHg）后可试改用多巴胺滴注，剂量为 5～15 μg/（min·kg）。对收缩压＞9.3 kPa（70 mmHg）有休克症状和体征的患者，可首选多巴胺治疗。在应用多巴胺的过程中，假如剂量需＞20 μg/（min·kg）才能维持血压，则需改用或加用去甲肾上腺素。该药仍然是心源性休克治疗中的重要药物。对收缩压＞9.3 kPa(70 mmHg)，但无明显休克症状和体征的休克患者，可选用多巴酚丁胺。该药具有强大的 β_1 受体兴奋作用而无 α 受体兴奋作用，能显著提高心排血量，但升压作用较弱，剂量为 2～20 $\mu g/(min\cdot kg)$。多巴酚丁胺可与多巴胺合用。多巴酚丁胺无明显升压作用，在低血压时不能单用。使用以上药物时需密切监测心电图、动脉压和肺动脉舒张末压，并定期测定心排血量。治疗有效时动脉压上升，心排血量增加，肺动脉压可轻度降低，心率则常增加。以后随休克改善，心率反可较用药前减慢。监测过程中如发现收缩压已超过 17.3 kPa(130 mmHg)，心率较用药前明显增快，出现室性心律失常，或 ST 段改变程度加重，均需减小剂量。

心源性休克时周围小动脉已处于强烈收缩状态，兴奋 α 受体的药物虽可提高血压，但也使周围小动脉更强烈收缩，使衰竭的心脏做功进一步增加，并可能形成恶性循环。因此，在血压提升后需加血管扩张剂治疗。

(五)血管扩张剂

急性心肌梗死并发心源性休克低血压时不宜单用血管扩张剂，以免加重血压下降，损害最为重要的冠状循环。当应用肾上腺素能受体兴奋剂把血压提高至 13.3 kPa(100 mmHg)以上时，即应加用血管扩张剂，可起到以下作用：①减少静脉回流使肺充血或肺水肿减轻，左室充盈压下降；②周围血管阻力降低使心排血量增加，心脏做功减轻；③上述作用使心肌耗氧量降低，使心肌缺血改善。换言之，加用血管扩张剂可进一步改善左心室功能，并有利于限制梗死范围的扩大。

最常用的血管扩张剂依然是硝酸甘油和硝普钠。两药比较，硝酸甘油有扩张心外膜冠状动脉改善心肌缺血的优点，而硝普钠舒张外周血管的作用更为强大。两药的剂量接近，开始剂量通常为 5～10 $\mu g/min$，然后每 5 分钟左右增加 5～10 $\mu g/min$，直到出现良好的效应。其指标是：①心排血量增加，体循环血管阻力减小；②PCWP 降低，但应避免过度降低以致左心室前负荷不足，影响心排血量，PCWP 以降至 2.0～2.7 kPa(15～20 mmHg)最为适宜；③收缩压通常降低 1.3 kPa(10 mmHg)，心率增加 10 次/分。血管扩张剂显著提高心排血量的有益效应可抵消收缩压轻度下降带来的不利效应；④胸痛缓解，肺部啰音减少，末梢循环改善，尿量增多。

急性心肌梗死并发严重乳头肌功能不全、乳头肌-腱索断裂或室间隔破裂时，血管扩张剂治疗特别适用，可有效地减轻二尖瓣反流或左心室向右心室分流，增加前向血流量，是外科手术前的重要治疗措施。

血管扩张剂应用时必须密切监测血压，收缩压下降过多会影响至关重要的冠状动脉灌注。血管扩张剂一般需与肾上腺素能兴奋剂或机械辅助循环合用，使血流动力学得到更大的改善并避免对血压的不利影响。经以上治疗后，部分患者血流动力学趋于稳定，能度过危险而得以生存。但更多的患者应用血管扩张剂后或血压难以维持，或病情暂时好转后又再度恶化，最终死于不可逆性休克。单纯应用药物治疗，心源性休克的病死率仍在 80% 以上。其中 50% 患者的死亡发生于休克后 10 小时内，2/3 患者的死亡发生于休克后 24 小时内。

(六)机械辅助循环

1.主动脉内气囊反搏术(IABP)

IABP 是心源性休克治疗中的重要措施。其作用原理是将附有可充气的气囊导管插至胸主动脉，用患者心电图的 QRS 波触发反搏。气囊在舒张期充气能显著提高主动脉舒张压，因而增加冠状动脉舒张期灌注，增加心肌供氧。气囊在收缩期排气可降低主动脉收缩压和左心室后负荷，因而增加心排血量和降低左室充盈压，减少心肌耗氧量。IABP 有药物不能比拟的优点：肾上腺素能受体激动剂在增加心肌收缩力的同时也增加心肌耗氧量，血管扩张剂在降低心脏负荷的同时也降低心脏的灌注压。IABP 治疗能使血压在短期内纠正,这时应继续反搏 2～4 天或更长时间,使病情保持稳定,然后将反搏次数减为 2：1、3：1、4：1,直到完全中断。气囊留置1天再撤离,以保证再次出现休克时能重复反搏。IABP 能改善休克患者的血流动力学,但多数患者随着反搏中断,病情也跟着恶化,使 IABP 难以撤离。这种"反搏依赖"现象的产生是由于梗死面积过大,剩余心肌不足以维持有效循环。IABP 的疗效与心源性休克发生后应用是否足够早有密切关系,因此应尽早应用。IABP 疗效与心源性休克发生的早晚亦有密切关系。心源性休克发生于梗死后 30 小时内,特别是 12 小时内的患者,治疗效果明显优于心源性休克发生于发病30 小时后的患者。IABP 的最重要用途是用于紧急经皮冠状动脉介入术(PCI)或紧急冠状动脉旁路术(CABG)前的辅助。

急性心肌梗死并发室间隔破裂或乳头肌-腱索断裂时应立即做 IABP,在 IABP 支持下尽早手术治疗。

2.其他辅助循环

其他辅助循环包括静-动脉转流术和左心室辅助装置,但在临床应用的广泛性上远不如IABP。IABP 加药物治疗心源性休克的病死率报道不一,但仍然可高达 65%～80%。

(七)血管再通疗法

急性心肌梗死并发心源性休克治疗中最积极有效的方法是使梗死相关动脉再通,恢复梗死缺血区的血流,尽可能挽救仍然存活的心肌细胞,限制梗死区的不断扩大,可有效地改善患者的早期和远期预后。

1.溶栓疗法

大规模临床试验结果显示,急性心肌梗死合并心源性休克患者接受早期溶栓治疗,住院生存率在 20%～50%。由于这些患者需常规插管做血流动力学监测、IABP 辅助循环或做血管重建术,溶栓治疗会增加出血的危险,因此,不主张对升压药无反应的严重心源性休克患者单独进行静脉溶栓治疗。但如患者对升压药有反应,可行静脉溶栓治疗。

2.血运重建

其包括紧急 PCI 和紧急 CABG。心源性休克发生于心肌梗死后 36 小时内伴 ST 段抬高或左束支传导阻滞的 75 岁以下,能在休克发生后 18 小时内实施血运重建术的患者建议行 PCI 或CABG 术。非随机性研究显示,急性心肌梗死合并心源性休克应用 PCI 或 CABG 对闭塞的梗死相关冠状动脉作血运重建,可使患者住院生存率提高至 70%。随机多中心研究如 SHOCK 及瑞士 MASH 试验的结果与之相似。由于急性心肌梗死并发心源性休克患者紧急 CABG 死亡率明显高于无心源性休克的患者,手术复杂,技术要求高,而 PCI 较简便,再灌注快,因此 PCI 是急性心肌梗死并发心源性休克的首选血运重建方法。这时仅进行梗死相关动脉的扩张,其余血管的狭窄待患者恢复后择期进行。紧急 CABG 主要用于冠状动脉造影显示病变不适于 PTCA 而很适合旁路移植,或 PTCA 未能成功的患者。急性心肌梗死并发心源性休克血运重建成功的患者,住院存活率可提高至 50%～70%,而且有较好的远期预后。

少数情况下,心源性休克的主要原因为心脏结构破损,应分别做紧急室隔修补术、紧急二尖瓣修补术或置换术,兼做或不做冠状动脉旁路移植术,手术的住院存活率约 50%。

(八)严重右心室梗死或低血容量并发低血压的治疗

急性下壁心肌梗死因左心室充盈不足所致的低血压,除少数是由于应用血管扩张剂或利尿剂或其他原因引起的血容量不足外,多数是由于并发了严重右心室心肌梗死的缘故。这类患者有低血压、少尿和右心功能不全的表现。治疗原则为迅速补充血容量,直到血压稳定,左室充盈压(用 PCWP 表示)达到 2.7 kPa(20 mmHg)。可同时应用肾上腺素能激动剂。多巴酚丁胺优于多巴胺,因后者使肺血管阻力增加。

(九)并发肺充血、肺水肿的治疗

单纯肺充血或肺水肿而无休克的患者,首选血管扩张剂治疗。如单用血管扩张剂治疗左侧心力衰竭改善不满意,可加用多巴酚丁胺或多巴胺治疗。单用血管扩张剂后出现血压下降,亦需加用多巴胺治疗。肺水肿的患者还需应用吗啡 5~10 mg 皮下注射;或 2~5 mg,加于葡萄糖液中缓慢静脉注射。呋塞米 20~40 mg,加于葡萄糖液中静脉注射,以迅速降低 PCWP 和缓解症状。近年应用重组脑钠肽治疗急性左心衰竭和肺水肿疗效明显。对严重左侧心力衰竭的患者,应考虑使用 IABP 治疗。

心源性休克时左室充盈压常在 2.4 kPa(18 mmHg)以上,但左心衰竭的症状可明显或不明显。心源性休克合并左侧心力衰竭时的治疗原则和治疗方法与不合并明显左心衰竭时相同。正性肌力药物通常选用去甲肾上腺素、多巴胺或多巴酚丁胺或两者合用,视患者血压情况而定。心肌梗死合并心力衰竭不主张使用洋地黄,但若有心脏扩大,合并快速房颤或房扑,或有明显的窦性心动过速时,也可酌情应用毛花苷 C 0.2~0.4 mg,加于葡萄糖液中缓慢静脉注射。

双吡啶类药物也可以用于治疗左心衰竭。作用机制主要与抑制磷酸二酯酶Ⅲ有关。通过增加心肌细胞和血管平滑肌细胞内的 cAMP,使心肌收缩力增强和外周血管扩张,可增加心排血量,降低 PCWP 和外周血管阻力。制剂有氨力农和米力农。氨力农少用,常用米力农剂量为 25~75 μg/kg,稀释后静脉注射。由于米力农有舒张周围血管降低血压的作用,于心源性休克合并左心衰竭时应用需慎重。

心肌梗死后心功能不全时应用洋地黄和利尿剂可减轻症状,改善心功能,但尚无证据能改善患者的远期存活率。血管紧张素转换酶抑制剂是治疗这类患者的首选药物。现已有许多大规模、多中心、随机、双盲、设对照组的临床试验证明该类药物可改善心功能及改善生存率。这类药物种类很多,常用的有卡托普利、伊那普利、雷米普利、培哚普利和赖诺普利。从小剂量开始,逐次递增剂量。对心肌梗死伴左心衰竭的患者,在出院前应开始应用 β 受体阻滞剂作二级预防。是改善患者预后的重要药物。研究表明,醛固酮拮抗剂用于二级预防也能降低死亡和再入院的风险。临床试验表明,急性心肌梗死合并左心功能不全接受钙通道阻滞剂治疗的患者,病死率高于安慰剂组。因此,对这类患者不应该用钙通道阻滞剂治疗心肌缺血。

(陈 玲)

第四节 感染中毒性休克

感染中毒性休克是最常见的内科休克类型,任何年龄均可罹患,治疗较为困难。这是由于原发感染可能不易彻底清除,且由其引起的损害累及多个重要器官,致使病情往往极为复杂,给治疗带来一定的困难。

一、发病机制

关于感染性休克的发病机制,20 世纪 60 年代之前学者们认为血管扩张致血压下降是休克发病的主要环节。当时认为,治疗休克最好是用"升压药",但效果不佳。

1961 年钱潮发现中毒型菌痢休克患者眼底血管痉挛性改变。继而祝寿河创造性地提出微循环疾病的理论,并提出微循环小动脉痉挛是感染性休克的原因。

后反复证明微循环痉挛是休克发生和发展的主要因素。在重度感染时致病因子的作用下,体内儿茶酚胺浓度升高,通过兴奋受体的作用引起微循环痉挛,导致微循环灌注不足,组织缺血、缺氧,并有动-静脉短路形成,加以毛细血管通透性增加,液体渗出,致使微循环内血黏度增加、血流缓慢、血液淤滞,红细胞聚集于微循环内。最后导致回心血量减少,心排血量降低,血压下降。近年国外学者又认为,感染性休克主要是由于某一感染灶的微生物及其代谢产物进入血液循环所致。休克如进一步发展,则周围血管功能障碍连同心肌抑制,可造成 50%病死率。死亡原因为难治性低血压和/或多器官功能衰竭。

二、诊断

(一)病史

患者有局部化脓性感染灶(疖、痈、脓皮症、脓肿等)或胆管、泌尿道、肠道感染史。

(二)临床表现特点

1.症状

急性起病,以恶寒或寒战、高热起病,伴急性病容、消化障碍、神经精神症状等。年老体弱者发热可不高。

2.体征

呼吸急促,脉搏细弱,血压下降甚至测不出等。

(三)实验室检查特点

外周血白细胞高度增多(革兰阴性杆菌感染可正常或减少),伴分类中性粒细胞增多且核左移,中毒颗粒出现。血、痰、尿、粪、脑脊液,化脓性病灶等检出病原菌。

(四)诊断要点

(1)临床上有明确的感染灶。

(2)有全身炎症反应综合征(SIRS)的存在。

(3)收缩压低于 12.0 kPa(90 mmHg)或较原基础血压下降的幅度超过 5.3 kPa(40 mmHg)至少 1 小时,或血压需依赖输液或药物维持。

(4)有组织灌注不足的表现,如少尿(<30 mL/h)超过 1 小时,或有急性神志障碍。

(5)血培养常发现有致病性微生物生长。

三、治疗

(一)一般治疗

控制感染,进行病因治疗。

(二)补充血容量

如患者无心功能不全,快速输入有效血容量是首要的措施。首批输入 1 000 mL,于 1 小时内输完最理想。有学者主张开始时应用 2 条静脉,双管齐下。一条快速输入右旋糖酐-40 500 mL,这是一种胶体液,又有疏通微循环的作用。一条输入平衡盐液 500 mL,继后输注 5％碳酸氢钠 250～300 mL。可用 pH 试纸检测尿液 pH,如 pH 小于 6 示有代谢性酸中毒存在。

首批输液后至休克恢复与稳定,在合理治疗下需 6～10 小时。此时可用 1∶1 的平衡盐液与 10％葡萄糖液输注。普通病例有中度发热时,每天输液 1 500 mL(如 5％葡萄糖氯化钠液、10％葡萄糖液、右旋糖酐-40 各 500 mL),另加 5％碳酸氢钠 250～300 mL、钾盐 1 g(酌情应用)、50％葡萄糖液 50 mL 作为基数,每天实际剂量可按病情适当调整。如患者有心功能不全或亚临床型心功能不全,则宜作 CVP 测定,甚至 PCWP 测定指导补液,并同时注射速效洋地黄制剂,方策安全。

补液疗程中注意观察和纪录每天(甚至每小时)尿量,定时复测血浆 CO_2 结合力、血清电解质等以指导用药。

(三)血管扩张药的应用

血管扩张药必须在扩容、纠酸的基础上应用。

在休克早期,如患者血压不太低,皮肤尚温暖、无明显苍白(此即高排低阻型或称温暖型休克),静脉滴注低浓度血管收缩药,如间羟胺,往往取得较好疗效。当患者处于明显的微血管痉挛状态时(即低排高阻型或寒冷型休克),则必须应用血管扩张药。

当输液和静脉滴注血管扩张剂,患者血压回升、面色转红、口渴感解除、尿量超过40 mL/h 时,可认为已达到理想的疗效。

血管扩张药品种很多。应用于感染性休克的血管扩张药有肾上腺能阻滞剂与莨菪类药物两类。前者以酚妥拉明最有代表性,后者以山莨菪碱最有代表性,得到国内专家的推荐。

1.酚妥拉明

制剂为无色透明液体,水溶性好,无臭,味苦,为 α 受体阻滞剂,药理作用以扩张小动脉为主,也能轻度扩张小静脉。近年研究认为,此药对 β 受体也有轻度兴奋作用,可增加心肌收缩力,加强扩血管作用,明显降低心脏后负荷,而不增加心肌耗氧量,并具有一定的抗心律失常作用。但缺点是能增加心率。

此药排泄迅速,给药后 2 分钟起效,维持时间短暂。停药 30 分钟后作用消失,由肾脏排出。

用法:抗感染性休克时酚妥拉明通常采用静脉滴注法给药。以 10 mg 稀释于 5％葡萄糖液 100 mL 的比例,开始时用 0.1 mg/min(即 1 mL/min)的速度静脉滴注,逐渐增加剂量,最高可达 2 mg/min,同时严密监测血压、心率,调整静脉滴注速度,务求取得满意的疗效。不良反应:鼻塞、眩晕、虚弱、恶心、呕吐、腹泻、血压下降、心动过速等。需按情况在扩容基础上调整静脉滴注给药速度。肾功能减退者慎用。

2.山莨菪碱

根据休克时微循环痉挛的理论,救治中毒性休克需用血管扩张药。莨菪类药物是最常用的一族。其中,山莨菪碱近年又特别受到重视,国内临床实践经验屡有介绍,业已成为常用的微循环疏通剂和细胞膜保护剂。

山莨菪碱是胆碱能受体阻滞剂,有报道其抗休克机制是抗介质,如抗乙酰胆碱、儿茶酚胺、5-羟色胺。山莨菪碱又能直接松弛血管痉挛,兴奋中枢神经,抑制腺体分泌,且其散瞳作用较阿托品弱,无蓄积作用,半减期为 40 分钟,毒性低,故为相当适用的血管扩张剂。近年国内还有学

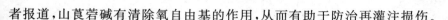

者报道,山莨菪碱有清除氧自由基的作用,从而有助于防治再灌注损伤。

山莨菪碱的一般用量,因休克程度不同、并发症不同、病程早晚、个体情况而有差异。早期休克用量小,中、晚期休克用量大。一般由 10～20 mg 静脉注射开始,每隔 5～30 分钟逐渐加大,可达每次 40 mg 左右,直至血压回升、面色潮红、四肢转暖,可减量维持。学者又提到感染性休克时应用山莨菪碱治疗 6 小时仍未显效,宜联用其他血管活性药物。

山莨菪碱治疗的禁忌证:①过高热(39 ℃以上),但在降温后仍可应用;②烦躁不安或抽搐,用镇静剂控制后仍可应用;③血容量不足,需在补足有效血容量的基础上使用;④青光眼,前列腺肥大。

(四)抗生素的应用

感染中毒性休克是严重的临床情况,必须及时应用足量的有效抗生素治疗,务求一矢中的。抗生素的选择,原则上以细菌培养和药敏试验结果为依据。但在未取得这些检查的阳性结果之前,可根据患者原发感染灶与其临床表现来估计。例如患者有化脓性感染灶如疖、痈、脓皮症、脓肿时,金黄色葡萄球菌(简称"金葡菌")感染值得首先考虑,特别是曾有挤压疖疮的病史者。又如患者原先有胆管、泌尿道或肠道感染,则革兰阴性细菌感染应首先考虑。一旦有了药敏结果,重新调整有效的抗生素。

抗生素的应用必须尽早、足量和足够的疗程,最少用至 7 天,或用至退热后 3～5 天才考虑停药,以免死灰复燃,或产生耐药菌株,致抗休克治疗失败。有时需商请外科协助清除感染灶。抗生素治疗如用至4～5 天仍未显效,需调整或与其他抗生素联合治疗。抗生素疗程长而未见预期疗效或病情再度恶化者,需考虑并发真菌感染。

目前常用于抗感染性休克的抗生素有如下几类。

1.青霉素类

(1)青霉素:青霉素对大多数革兰阳性球菌、杆菌,革兰阴性球菌,均有强大的杀菌作用,但对革兰阴性杆菌作用弱。目前,青霉素主要大剂量用于敏感的革兰阳性球菌感染,在感染性休克时超大剂量静脉滴注。金葡菌感染时应作药敏监测。大剂量青霉素静脉滴注,由于它是钠盐或钾盐,疗程中需定时检测血清钾、钠。感染性休克时最少用至 320 mg/d,分次静脉滴注。应用青霉素类抗生素前必须做皮内药敏试验。

(2)半合成青霉素。①苯唑西林(苯唑青霉素、新青霉素Ⅱ):本品对耐药性金葡菌疗效好。感染性休克时静脉滴注(4～6 g/d)。有医院应用苯唑西林与卡那霉素联合治疗耐药金葡菌败血症,取得佳良疗效。②萘夫西林(新青霉素Ⅲ):对耐药性金葡菌疗效好,对肺炎双球菌与溶血性链球菌作用较苯唑西林佳。对革兰阴性菌的抗菌力弱。感染性休克时用 4～6 g/d,分次静脉滴注。③氨苄西林:主要用于伤寒、副伤寒、革兰阴性杆菌败血症等。感染性休克由革兰阴性杆菌引起者,常与卡那霉素(或庆大霉素)联合应用,起增强疗效的作用。成人用量为 3～6 g/d,分次静脉滴注或肌内注射。④羧苄西林:治疗铜绿假单胞菌(又称绿脓杆菌)败血症,成人 10～20 g/d,静脉滴注或静脉注射。或与庆大霉素联合治疗铜绿假单胞菌败血症。

(3)青霉素类与 β-内酰胺酶抑制剂的复合制剂:①阿莫西林-克拉维酸:用于耐药菌引起的上呼吸道、下呼吸道感染,皮肤软组织感染,术后感染和泌尿道感染等。成人每次 1 片(375 mg),每天 3 次;严重感染时每次 2 片,每天 3 次;②氨苄西林-舒巴坦:对大部分革兰阳性菌、革兰阴性菌及厌氧菌有抗菌作用。成人每天 1.5～12.0 g,分 3 次静脉注射,或每天 2～4 次,口服。

2.头孢菌素类

本类抗生素具有抗菌谱广、杀菌力强、对胃酸及 β-内酰胺酶稳定、变态反应少(与青霉素仅有部分交叉过敏现象)等优点。现已应用至第四代产品,各有优点。本类抗生素已广泛用于抗感染性休克的治疗。疗程中需反复监测肾功能。

(1)第一代头孢菌素。本组抗生素特点为:①对革兰阳性菌的抗菌力较第二、三代强,故主要用于耐药金葡菌感染,而对革兰阴性菌作用差;②对肾脏有一定毒性,且较第二、三代严重。

具体如下:①头孢噻吩(头孢菌素 I),严重感染时 2~4 g/d,分次静脉滴注。②头孢噻啶(头孢菌素 II),成人每次 0.5~1.0 g,每天 2~3 次,肌内注射。每天量不超过 4 g。③头孢唑啉(头孢菌素 V),成人 2~4 g/d,肌内注射或静脉滴注。④头孢拉定(头孢菌素 VI):成人 2~4 g/d,感染性休克时静脉滴注,每天用量不超过 8 g。

(2)第二代头孢菌素。本组抗生素的特点有:①对革兰阳性菌作用与第一代相仿或略差,对多数革兰阴性菌作用明显增强,常主要用于大肠埃希菌属感染,部分对厌氧菌有高效;②肾毒性较小。

头孢孟多:治疗重症感染,成人用至 8~12 g/d,静脉注射或静脉滴注;头孢呋辛:治疗重症感染,成人用4.5~8 g/d,分次静脉注射或静脉滴注。

(3)第三代头孢菌素。本组抗生素特点有:①对革兰阳性菌有相当抗菌作用,但不及第一、二代;②对革兰阴性菌包括肠杆菌、铜绿假单胞菌及厌氧菌如脆弱类杆菌有较强的作用;③其血浆半减期较长,有一定量渗入脑脊液中;④对肾脏基本无毒性。

目前较常用于重度感染的品种有以下几种:①头孢他啶(头孢噻甲羧肟)。临床用于单种的敏感细菌感染,以及 2 种或 2 种以上的混合细菌感染。成人用量 1.5~6 g/d,分次肌内注射(加1%利多卡因0.5 mL)。重症感染时分次静脉注射或快速静脉滴注。不良反应:可有静脉炎或血栓性静脉炎,偶见一过性白细胞减少、中性粒细胞减少、血小板减少。不宜与肾毒性药物联用。慎用于肾功能较差者。②头孢噻肟。对肠杆菌活性甚强,流感嗜血杆菌、淋病奈瑟菌对本品高度敏感。成人 4~6 g/d,分 2 次肌内注射或静脉滴注。③头孢曲松。抗菌谱与头孢噻肟相似或稍优。成人 1 g/d,每天 1 次,深部肌内注射或静脉滴注。

3.氨基糖苷类

本类抗生素对革兰阴性菌有强大的抗菌作用,且在碱性环境中作用增强。其中卡那霉素、庆大霉素、妥布霉素、阿米卡星等对各种需氧革兰阴性杆菌如大肠埃希菌、克雷菌属、肠杆菌属、变形杆菌等具有高度抗菌作用。此外,它对沙门菌、产碱杆菌属、痢疾杆菌等也有抗菌作用。但铜绿假单胞菌只对庆大霉素、阿米卡星、妥布霉素敏感。金葡菌包括耐药菌株对卡那霉素甚敏感。厌氧菌对本类抗生素不敏感。

应用本类抗生素时需注意:①老年人革兰阴性菌感染,宜首先应用头孢菌素或广谱青霉素(如氨苄西林);②休克时肾血流量减少,剂量不要过大,还要注意定期复查肾功能;③尿路感染时应碱化尿液;④与呋塞米、依他尼酸、甘露醇等联用时能增强其耳毒性。

感染性休克时常用的本类抗生素有以下几种。

(1)硫酸庆大霉素:成人每天 16 万~24 万单位,分次肌内注射或静脉滴注。忌与青霉素类混合静脉滴注。本品与半合成青霉素联用可提高抗菌疗效(如对大肠埃希菌、肺炎杆菌、铜绿假单胞菌)。

(2)硫酸卡那霉素:成人 1.0~1.5 g/d,分 2~3 次肌内注射或静脉滴注。疗程一般不超过

14天。

(3)硫酸妥布霉素:成人每天1.5 mg/kg,每8小时1次,分3次肌内注射或静脉注射。总量每天不超过5 mg/kg。疗程一般不超过14天。

(4)阿米卡星:目前主要用于治疗对其他氨基糖苷类耐药的尿路、肺部感染,以及铜绿假单胞菌、变形杆菌败血症。成人1.0～1.5 g/d,分2～3次肌内注射。

4.大环内酯类

红霉素:本品主要用于治疗耐青霉素的金葡菌感染和青霉素过敏者的金葡菌感染。优点是无变态反应,又无肾毒性。但金葡菌对红霉素易产生耐药性,静脉滴注又可引起静脉炎或血栓性静脉炎。故自从头孢菌素问世以来,红霉素已大为减色,目前较少应用。红霉素常规剂量为1.2～2.4 g/d,稀释于5%葡萄糖液中静脉滴注。

红霉素与庆大霉素联用时,尚未见有变态反应,故对药物有高度变态反应者,罹患病原待查的细菌感染时,联用两者可认为是相当安全的。

5.万古霉素

仅用于严重革兰阳性菌感染。成人每天1～2 g,分2～3次静脉滴注。

6.抗生素应用的一些问题

抗生素种类虽多,但正如上述,其应用原则应根据培养菌株的药敏性。在未取得药敏试验结果时,一般暂按个人临床经验而选用。临床上,肺部感染、化脓性感染常为革兰阳性菌引起,泌尿道、胆管、肠道感染常为革兰阴性菌引起,据此有利于抗生素的选择。

感染中毒性休克的主要元凶是细菌性败血症,故必须有的放矢以控制之,表9-2可供参考。

表 9-2　各类型败血症的抗生素应用

感染原	首选抗生素	替换的抗生素
金葡菌(敏感株)	青霉素	头孢菌素类
金葡菌(耐青霉素 G 株)	苯唑西林	头孢菌素类、红霉素、利福平
溶血性链球菌	青霉素	头孢菌素类、红霉素
肠球菌	青霉素＋庆大霉素	氨苄西林＋氨基糖苷类
脑膜炎双球菌	青霉素	氯霉素、红霉素
大肠埃希菌	庆大霉素或卡那霉素	头孢菌素类、氨苄西林
变形杆菌	庆大霉素或卡那霉素	羧苄西林、氨苄西林
产气杆菌	庆大霉素或卡那霉素	同上
铜绿假单胞菌	庆大霉素或妥布霉素	羧苄西林、阿米卡星

抗生素治疗一般用至热退后3～5天,此时剂量可以酌减,可期待满意的疗效。

感染性休克患者由于细菌及其代谢产物的作用,常伴有不同程度的肾功能损害。当肾功能减退时,经肾排出的抗生素半减期延长,致血中浓度增高。故合理应用抗生素(特别是氨基糖苷类)抗感染性休克时,必须定期检测肾功能,并据此以调节或停用这些抗生素。表9-3可供参考。

联合应用抗生素有利有弊。其弊端为不良反应增多,较易发生双重感染,且耐药菌株也更为增多,因此只在重症感染时才考虑应用。甚至如耐药金葡菌败血症时,可单独应用第一代头孢菌素。铜绿假单胞菌败血症时可以单独应用羧苄西林。可是,青霉素类、头孢菌素类是繁殖期杀菌药,而氨基糖苷类是静止期杀菌药,两者联用效果增强,故对严重感染时联合应用也是合理的。

例如,对耐药金葡菌败血症,常以苯唑西林与卡那霉素联合应用;对严重肠道革兰阴性杆菌败血症,也有用氨苄西林与卡那霉素(或庆大霉素)联合应用。此外,对原因未明的重症细菌感染与混合性细菌感染,也常联合应用两种抗生素。

表 9-3　一些抗生素半减期及肾功能不全患者用药间隔时间

抗生素	半减期(h)		用药间隔时间(h)			
	正常人	严重肾功能不全者	>80*	50~80*	10~50*	<10*
青霉素 G	0.65	7~10	6	8	8	12
苯唑西林	0.4	2	4~6	6	6	8
氟氯苯唑西林	0.75	8	6	8	8	12
氨苄西林	1.0	8.5	6	8	12	24
羧苄西林	1.0	15	6	8	12	24
头孢噻吩	0.65	3~18	4~6	6	6	8
头孢唑啉	1.5	5~20	6	8	12	24~48
头孢氨苄	1	30	6	6	8	24~48
庆大霉素	2	60	8	12	18~24	48
卡那霉素	2~3	72~96	24	24	24~72	72~96
阿米卡星	2.3	72~96	8	24	24~72	72~96
多黏菌素	2	24~36	8	24	36~60	60~92
万古霉素	6	216	12	72	240	240
红霉素	2	5~8	6	6	6	6

注:* 指肌酐廓清率(mL/min)。

(五)并发症的防治

感染性休克的并发症往往相当危险,且常为死亡的原因,对其必须防治。一般有代谢性酸中毒、ARDS、急性心力衰竭、急性肾衰竭、DIC、多器官衰竭等。至于有外科情况者,还应商请外科协助解决。

(陈　玲)

第五节　细菌性食物中毒

细菌性食物中毒是由于食用致病菌或其毒素污染的食物后引起的急性中毒性疾病。根据临床表现分为胃肠型与神经型两大类。分别予以阐述。

一、胃肠型细菌性食物中毒

本型食物中毒临床上较为常见,其特点为常集体发病,呈突然爆发,潜伏期短,临床多以恶心、呕吐、腹痛、腹泻等急性胃肠炎表现为特征,多发生于夏秋季。

（一）病因

引起此型食物中毒的细菌种类较多，常见的有沙门菌属、副溶血性弧菌、大肠埃希菌、金黄色葡萄球菌四大类。

（二）诊断要点

（1）发病常有明显的季节性，一般以夏秋季发病较多。

（2）发病常呈爆发和集体发病的形式。发病者多为同一伙食单位的就餐者，患者数量多与食用污染食物的人数有关，停止进食污染食物后，疫情迅速得到控制。

（3）潜伏期和病程一般均较短。潜伏期多为2～24小时，很少超过1天。病程多在1～3天内结束。

（4）临床表现为起病急，有典型的恶心、呕吐、腹痛、腹泻症状，也可有发热、头痛、肌肉痛等。呕吐物多为进食的食物，腹泻为稀便、水样便或黏液样便居多。

（5）对污染的食物、呕吐物及粪便培养，可分离出相同的病原菌。

本病须与非细菌性食物中毒、菌痢、霍乱、病毒性肠炎等鉴别。

（三）病情判断

胃肠型食物中毒病程均较短，病死率很低。以下几种情况属于危重患者。

（1）吐、泻严重的老年患者。

（2）因吐、泻严重出现脱水、酸中毒和休克。

（3）有严重心、肾疾病患者。

（四）治疗

治疗原则以对症治疗为主，纠正脱水和酸中毒，病原治疗。

1.一般治疗

卧床休息，呕吐停止后给予易消化流质或半流质饮食，渐改普食。疑沙门菌食物中毒者进行床边隔离。

2.对症治疗

（1）腹痛、呕吐症状严重者：可给予阿托品0.5 mg或盐酸山莨菪碱10 mg皮下注射；亦可口服溴丙胺太林15 mg或颠茄片8 mg，每天3次。

（2）有发热及全身中毒症状或频繁呕吐、腹泻者：可静脉滴注5％～10％葡萄糖和复方氯化钠溶液1 000～1 500 mL。有高热及明显中毒症状者，可在静脉补液中加氢化可的松100～200 mg或地塞米松10 mg，以降温及减轻中毒症状。

（3）脱水：根据脱水程度进行补液。轻度脱水可给口服补液，全日液量3 000～4 000 mL。重度脱水者，可在最初1小时内，静脉快速滴入生理盐水500～1 000 mL，以补充血容量，待血压上升，再减慢滴入速度，前6小时可补液2 000 mL，可用2∶1液体（生理盐水2份，1.4％碳酸氢钠1份），待脱水纠正后，改口服补液维持，全日总液量4 000～6 000 mL。有酸中毒者，按二氧化碳测定结果，补充适量5％碳酸氢钠。

（4）过敏型变形杆菌食物中毒：可用抗组胺类药物，如氯本那敏4～8 mg，每天3次或赛庚啶2～4 mg口服。

3.病原治疗

一般病例可不用抗生素。若有高热、中毒症状及吐泻严重者，可根据可能的病原菌，选用以下抗生素。

（1）SMZ-TMP：成人每天 2 g，分 2 次口服。

（2）吡哌酸：成人每天 1.5 g，分 3 次口服。

（3）诺氟沙星：成人每天 0.8 g，分 2 次口服。

二、神经型细菌性食物中毒（肉毒中毒）

神经型细菌性食物中毒又称肉毒中毒，是进食被肉毒杆菌外毒素污染的食物而引起的中毒性疾病。临床主要表现为眼肌及咽肌瘫痪等神经麻痹症状。抢救不及时病死率较高。

（一）病因

肉毒杆菌是严格厌氧菌的革兰阳性梭状芽孢杆菌，其芽孢对热及化学消毒剂抵抗力强。本菌主要存于土壤及家禽（牛、羊、猪）中，亦可附着于水果、蔬菜或谷物上。火腿、香肠、罐头或瓶装食物被肉毒杆菌污染后，在缺氧的情况下，细菌大量繁殖，并产生外毒素。人摄入含有外毒素的食物后即可发病。

（二）诊断要点

（1）有进食可疑污染食物史，同食者可集体发病。

（2）出现典型神经瘫痪表现，有眼肌瘫痪、吞咽、发音和呼吸困难等。

（3）可疑污染食物做厌氧菌培养，可分离出肉毒杆菌。并可做动物试验辅助诊断。

（三）病情判断

肉毒中毒属于重型中毒性疾病，其潜伏期越短、病情越重，病重或抢救不及时，病死率较高。病情危重的指标如下。

（1）有吞咽、发音、呼吸困难等颅神经麻痹症状者。

（2）有呼吸衰竭表现者。

（3）伴有心力衰竭者。

（4）有肺炎等并发症者。

（四）治疗

1.一般治疗

安静卧床休息。加强监护。尽早（在进食可疑食物 4 小时内）用 5％碳酸氢钠或 1∶4 000 高锰酸钾溶液洗胃，因外毒素易在碱性溶液中破坏，在氧化剂作用下毒力减弱。洗胃后注入 50％硫酸镁 60 mL 导泻，以排出毒素。

2.对症治疗

有吞咽困难者，应鼻饲饮食或静脉内补充营养及液体。咽喉部有分泌物积聚时应及时用吸痰器吸除，若分泌物不易吸尽而影响呼吸时，应尽早行气管切开。有呼吸困难及缺氧表现者，应予氧气吸入，可用人工辅助呼吸。继发肺炎者加用抗生素。

3.抗毒素治疗

治疗原则：选用多价抗毒素（A、B 及 E 型），早期、一次足量治疗。在发病后 24 小时内或发生肌肉瘫痪前治疗效果最佳。注射剂量为 5 万～10 万单位，可静脉、肌内各半量注射，必要时 6 小时后同剂量重复注射 1 次。用药前应做皮肤敏感试验。

（陈　玲）

第六节 急性有机磷杀虫剂中毒

急性有机磷杀虫剂中毒是短时间内接触较大量有机磷杀虫剂后,引起以神经系统损害为主的全身性疾病。临床表现包括胆碱能兴奋或危象及其后可能发生的中间期肌无力和迟发性多发性神经病三类综合征。

有机磷杀虫药属有机磷酸酯类化合物,是目前使用最广泛的杀虫剂,包括甲拌磷(3911)、内吸磷(1059)、对硫磷(1605)、敌敌畏、氧化乐果、乐果、久效磷、敌百虫等。多数品种为油状液体,具有类似大蒜样特殊臭味,遇碱性物质能迅速分解、破坏。较易通过皮肤进入机体,也可经呼吸道及消化道吸收。其中毒机理是抑制体内胆碱酯酶(CHE)活性,从而失去分解乙酰胆碱的功能,使组织中乙酰胆碱过量蓄积,发生胆碱能神经过度兴奋的临床表现。

一、病因

(一)职业性中毒

在有机磷中毒的生产、运输、保管、使用过程中,若不遵守安全操作规程和劳动保护措施即可引起中毒。

(二)生活性中毒

在日常生活中,误将有机磷农药当调料,食用被其毒死的家禽、家畜或拌毒种子及喷洒农药后的果蔬等;也有因自服或投毒谋害,或用其杀灭蚊、蝇、虱、蚤、臭虫及治疗皮肤病和内服驱虫等。

二、诊断要点

(一)有接触有机磷农药史

患者衣物、呕吐物带有浓烈的有机磷气味(多为大蒜味)。

(二)临床表现

发病时间:与毒物种类、剂量和侵入途径有关。口服较快,皮肤吸收较慢。

按 GBZ8-2002 诊断标准,主要有三大症候群:①胆碱能神经危象;②中间期肌无力综合征;③迟发性多发性神经病。

1.胆碱能危象

(1)毒蕈碱样症状:主要为副交感神经兴奋所致,表现为平滑肌痉挛和腺体分泌增加,如恶心、呕吐、腹痛、多汗、心率减慢、瞳孔缩小、支气管痉挛、分泌物增加及肺水肿等。

(2)烟碱样症状:主要表现为横纹肌兴奋,出现全身肌纤维颤动,最后出现肌力减退和瘫痪。呼吸肌麻痹可以出现周围性呼吸衰竭。

(3)中枢神经系统症状:主要表现为头晕、疲乏无力、共济失调、烦躁不安、谵妄、抽搐及昏迷。

2.中间期肌无力综合征(IMS)

少数患者在急性中毒后 1~4 天,胆碱能危象基本消失且意识清晰,出现肌无力为主的临床表现者。

轻型:具有下列肌无力表现之一者:①曲颈肌和四肢近端肌肉无力,腱反射可减弱;②部分脑神经支配的肌肉无力。

重型:在轻型基础上或直接出现下列表现之一者:①呼吸肌麻痹;②双侧第Ⅸ对、第Ⅹ对脑神经支配的肌肉麻痹造成上气道通气障碍者。

3.迟发性多发性神经病

在急性中毒后 2～4 周,胆碱能症状消失,出现感觉、运动型多发性神经病。神经肌电图检查显示神经源性损害。CHE 可以正常。中毒的分级如下。

(1)轻度:以毒蕈碱样和中枢神经系统症状为主,头晕、恶心、呕吐、多汗、瞳孔缩小。CHE:50％～70％。

(2)中度:伴有烟碱样症状,肌束颤动(胸大肌、腓肠肌)、呼吸困难、流涎、腹痛、步态不稳,意识清楚。CHE:30％～50％。

(3)重度:出现昏迷、肺水肿、呼吸肌麻痹、脑水肿其中之一者。CHE<30％。

(三)实验室检查

1.血胆碱酯酶测定

为特异性指标。试纸法正常值为 100％,70％～50％为轻度,50％～30％为中度,<30％为重度。另外还有全血胆碱酯酶测定和红细胞胆碱酯酶测定等检测方法。

2.尿中有机磷杀虫药分解产物测定

有助于诊断。

3.肌电图检查

有助于中间期肌无力综合征及迟发性多发性神经病的诊断。

三、治疗

有机磷农药中毒往往病情重,变化快,抢救工作必须分秒必争。在正确诊断的前提下,应迅速清除毒物,以解毒、预防控制呼吸衰竭、脑水肿为重点。在综合治疗措施的基础上,抓住关键,突出重点,制订有效的可行性方案。

(一)清除毒物

1.由皮肤吸收引起的中毒者

应立即祛除被污染的衣物,用 4％碳酸氢钠或温肥皂水彻底清洗被污染部位。眼部污染者,应迅速用清水、生理盐水或 2％碳酸氢钠溶液冲洗,洗后滴入 1％阿托品。

2.口服中毒者

立即用清水、2％～5％碳酸氢钠或 1∶5 000 高锰酸钾溶液反复洗胃,直至洗出液无农药味为止。对服毒超过 6 小时并有下列情况者仍应坚持洗胃。①6 小时前未曾洗胃者。②洗胃后在抢救过程中胆碱酯酶活性继续下降者。③虽经洗胃但抽出的洗胃液仍有大蒜臭味者。④经足量用药各种症状及并发症未见好转者。⑤经抢救病情一度好转或神志清醒,但短时间内再昏迷或肺水肿再度出现者。

目前认为,无论中毒时间长短,病情轻重,均应洗胃。由于有机磷农药导致胃潴留等原因,部分患者在中毒后 24 小时甚至 48 小时胃内仍有毒物。由于重度有机磷农药中毒时,摄毒量大,时间久,故首次洗胃后应保留洗胃管 12～24 小时,每隔 2～4 小时吸出胃内容物后,再用上述洗胃液 2 000 mL 反复冲洗。另外洗胃后可从胃管中灌入活性炭混悬液,并给硫酸镁或硫酸钠 30～

60 g 导泻。

(二)特效解毒剂的应用

1.胆碱酯酶复活剂

肟类化合物的肟基能与磷原子结合,使胆碱酯酶恢复活性。

常用的有解磷定、氯解磷定、双复磷、双解磷等。

主要作用:对解除烟碱样症状作用明显,对内吸磷、对硫磷、甲胺磷、甲拌磷效好,对敌百虫、敌敌畏效差、对乐果、马拉硫磷可疑,对老化的胆碱酯酶无效。对复能剂有效的有机磷杀虫剂中毒,除要尽早应用外,应根据中毒程度,给予合理的剂量和应用时间。

不良反应:①神经系统症状:头晕、视物模糊、癫痫样发作等;②消化系统症状;③心血管系统症状:期前收缩、传导阻滞等。

解磷定:每次 0.4~1.2 mg,静脉推注,必要时可重复给药。

氯解磷定:作用快、强,相当于解磷定 1.5 倍。每次 0.25~0.75 g,静脉推注或肌内注射,可根据病情重复给药。每天用量不超过 12 g。

解磷定注射液:每支 2 mL(含氯解磷定 400 mg,苯那辛 3 mg,阿托品 3 mg),可以每次 0.5~2 支,2~4 小时重复一次。

2.抗胆碱药

与乙酰胆碱竞争胆碱受体,阻断乙酰胆碱对副交感神经和中枢神经毒蕈碱样受体的作用。对烟碱样症状无效。

常用的有阿托品、山莨菪碱、东莨菪碱。

阿托品:①轻度:每次 1~2 mg,静脉推注,1~2 小时一次;②中度:每次 2~4 mg,静脉推注,30~60 分钟一次;③重度:每次 5~10 mg,静脉推注,10~30 分钟一次。根据阿托品化调节用量及用法。

东莨菪碱:0.6~2.0 mg+5%葡萄糖 500 mL,持续静脉滴注,可以减少阿托品用量及用药次数,减少呼吸衰竭的发生。

阿托品化:有机磷杀虫药治疗中的观察指标,指应用阿托品后出现瞳孔散大、皮肤干燥、颜面潮红、肺部啰音消失及心率加快。

有机磷杀虫药中毒的治疗应该迅速达到阿托品化,阿托品化以后,减少阿托品用量,维持阿托品化,一旦出现高热、神志模糊、躁动不安、抽搐、昏迷及尿潴留,应考虑到阿托品过量,减量应用或停用阿托品。

(三)对症治疗

1.机械通气

呼吸衰竭时,立即施行气管插管或气管切开,使用呼吸机进行机械通气。

2.维持循环功能

重度有机磷中毒患者循环障碍主要表现在三个方面,即心律失常、休克和心跳停止。因此应针对不同病因采用有效的治疗方法。

3.输新鲜血或换血疗法

可补充有活性的胆碱酯酶,用于重度中毒及血胆碱酯酶活性恢复缓慢者。输血每次 200~400 mL,换血量以每次 1 500 mL 为宜。

4.血液灌流

是将患者血液引入装有固态吸附剂的灌流器中,以清除血液中有机磷农药。常用于重度中毒,将大大减少解毒剂用量与防止反跳的发生。

5.甘露醇、糖皮质激素

出现脑水肿、肺水肿患者应用甘露醇、糖皮质激素。

6.对症支持疗法

注意水电解质与酸碱平衡,防治感染等。

(陈 玲)

第七节 垂 体 危 象

垂体危象是指垂体功能减退症的应激危象,又称为垂体卒中。遇到应激状态(感染、创伤、手术等)而未经正规治疗或治疗不当,则可能诱发代谢紊乱和器官功能障碍。

临床表现多样。垂体分为腺垂体、神经垂体或前叶后叶,分泌多种激素,调节神经内分泌网络,故影响是全身性的,因受损部位和程度不同而产生多种类型。腺垂体分泌多种促激素,如促甲状腺素(TSH)、促肾上腺皮质激素(ACTH)、促性腺激素(GnH),及生长激素(GH)。神经垂体贮存和释放神经内分泌激素如抗利尿激素(ADH)、催产素(OXT)。以上激素的减少则影响应激反应、生长生殖、身心发育、物质与能量代谢。

一、病因

主要病因依次为垂体肿瘤、席汉综合征、颅咽管肿瘤、松果体瘤,以及脑瘤手术或放疗以后。

(一)垂体肿瘤

垂体肿瘤占颅内肿瘤的10%以上,多为良性,但瘤体生长、浸润损伤正常脑组织。垂体瘤多位于腺垂体部分,可分为功能性、非功能性两大类,功能性者如嗜酸细胞瘤,因生长激素增多而引起巨人症、肢端肥大症,催乳素腺瘤引起闭经泌乳症或男性阳痿,促肾上腺皮质激素腺瘤引起库欣综合征,促甲状腺激素腺瘤引起垂体性甲亢。当垂体腺瘤破坏、挤压正常垂体腺或手术、出血、坏死时则致垂体危象或垂体卒中。无功能垂体瘤压迫正常脑组织产生多种功能低下症,如垂体性侏儒症、尿崩症、视交叉损害的偏盲、癫痫、脑积水等。

(二)颅咽管瘤

颅咽管瘤为较常见的先天性肿瘤,好发于蝶鞍之上,囊性,压迫视神经交叉而发生偏盲,压迫下丘脑或第三脑室引起脑积水、尿崩症或其他垂体功能障碍,是儿童期垂体危象的常见原因。

(三)席汉综合征

席汉综合征见于产科大出血、DIC。产科大出血常因胎盘前置、胎盘残留、羊水栓塞、产后宫缩无力、产褥热(感染)所致,此时继发垂体门脉系统缺血、血管痉挛,从而使得孕期增大的垂体梗死,功能减退,表现为乏力、怕冷、低血压、性器官和乳房萎缩等,若遇诱因则可能出现急性垂体卒中(垂体危象)或典型席汉综合征。本症常有基础病或伴发病如糖尿病、系统性红斑狼疮、某些贫血、高凝状态、下丘脑-垂体发育异常,也见于甲状腺炎,萎缩性胃炎等自身免疫疾病。

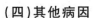

（四）其他病因

如中枢神经系统感染,颅脑外伤、脑卒中等疾病引起垂体功能减退或衰竭。

二、临床表现

患者在发病前多已有性腺、甲状腺、肾上腺皮质功能减退的症状与体征,如面色苍白,皮肤色素减少,消瘦。产后缺乳,头发及阴毛、腋毛脱落,闭经,性欲减退,生殖器及乳房萎缩,怕冷,反应迟钝,虚弱乏力,厌食、恶心,血压降低等。本病起病急骤,大多数患者则在应激或服用安眠镇静药情况下发病,少数患者则可由于使用甲状腺激素治疗先于肾上腺皮质激素,代谢率增加使肾上腺皮质功能减退进一步加重。在诱发因素作用下,患者易于发生意识不清和昏迷。临床表现有多种类型,其中以低血糖型为多见,患者每于清晨空腹时发病,感头晕、出汗、心慌,精神失常,癫痫样发作,最后进入昏迷。感染引起者,患者高热,瞬即显现神志不清、昏迷,多伴有血压降低甚至休克。低体温型,多发生于冬季,严重者体温可低于 30 ℃,系由于甲状腺功能减退所致。患者皮质醇不足,对水负荷后的利尿反应较差,因此在饮水过多或进行水试验时容易引起水中毒,表现恶心、呕吐、烦躁不安、抽搐、昏迷等。垂体卒中起病突然,患者感剧烈头痛,恶心、呕吐,视力减退以至失明,继而意识障碍以至昏迷,多有脑膜刺激征,脑脊液检查可发现红细胞、含铁血黄素、蛋白质增高等;患者在起病前已有肢端肥大症、库欣综合征、纳尔逊综合征等临床表现与体征,但在无功能的垂体肿瘤则可缺如。垂体肿瘤或糖尿病视网膜病变等需做垂体切除治疗的患者,术后可因局部损伤、出血和垂体前叶功能急剧减退以致昏迷不醒,患者可有大小便失禁,对疼痛刺激仍可有反应,血压可以正常或偏低,如术前已有垂体前叶功能不全和/或手术前后有水、电解质平衡紊乱者则更易发生。

三、实验室检查

本病涉及多种内分泌功能改变,个体临床表现不同,故实验室检查也因人因病而异,但总以血液检验和影像检查为主。颅脑 CT、MRI 可见垂直肿瘤或其他占位性病变,席汉综合征者可见垂体坏死、萎缩,以蝶鞍部明显(表 9-4)。

表 9-4　垂体危象综合征鉴别简表

激素缺乏类型	临床特点	实验室检查
促甲状腺激素 TSH	怕冷、呆滞、黏液水肿	血 TSH↓,CRH 负荷试验无反应
促肾上腺皮质激素 ACTH	低血糖、低血压、乏力	血 ACTH、皮质醇、尿 17-OH、17-KS
促性腺激素 GnH	性器官萎缩、性功能低下	血酮、雌二醇、孕酮↓、PRL↓、FSH、LH↓、PRL↓
生长激素 GH	低血糖、发育迟滞	血 GH↓
抗利尿激素 ADH	烦渴、多饮、多尿、低比重尿,继发脱水、电解质紊乱	血 ADH↓,血、尿的渗透压↓

注:17-OH:17-羟皮质醇;17-KS 酮皮质醇;PRL:催乳素;LH:黄体生成素;FSH:卵泡刺激素;CRH:促肾上腺皮质素释放激素。

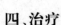

四、治疗

（一）一般治疗

防治感染、创伤，心理调节，劳逸适度，饮食平衡、二便通畅，防治并发症，处理相关疾病。

（二）垂体功能不足的替代疗法

酌情补充靶组织激素，尤其注意防止肾上腺皮质功能减退或肾上腺危象。①肾上腺皮质激素替代：常用氢化可的松，5 mg/d，一般于早晨 8 时口服，并注意昼夜曲线，应激状态时加量，严重低血压者可加用醋酸去氧皮质酮（DOCA）1 mg/d；②甲状腺激素替代：选用干甲状腺片，小量开始，首日 4～10 mg，逐渐增至最佳量 60～120 mg/d；③性激素替代，育龄妇女可用雌激素-孕激素人工周期疗法，男性用丙睾酮 25 mg 每周 1～2 次，或 11 酸睾酮（长效）250 mg，每月肌内注射一次，促性腺释放激素戈那瑞林（促黄体生成素释放激素 LRH），每次 0.1～0.2 mg，静脉滴注或喷鼻；④其他激素替代，儿童生长激素缺乏，可用基因重组生长素 0.10 U/kg 皮下注射，治疗持续 1 年左右。尿崩症则要补充抗利尿激素，加压素 0.2～0.5 mL，每周肌内注射一次。

（三）垂体危象的抢救

常用肾上腺皮质激素和甲状腺素，经 1 周病情稳定，继续激素维持治疗，同时治疗原发病（如脑瘤）、诱因（如感染）、相关病（贫血、风湿性疾病、甲状腺炎、糖尿病、下丘脑-垂体发育异常）。垂体危象一般勿用加重病情的药物如中枢神经抑制药、胰岛素、降糖药。因感染诱发者，于抗感染同时加大肾上腺皮质激素用量。具体措施：①静脉注射高渗葡萄糖，以纠正低血糖。50％葡萄糖溶液 40～60 mL 静脉注射，继以 10％葡萄糖盐水静脉滴注维持，并依病情调整滴速；②静脉滴注氢化可的松或其他肾上腺皮质激素，氢化可的松用量可达 300 mg 以上，适用于肾上腺皮质功能不足、水中毒、体温过低等多种类型；③甲状腺素口服、鼻饲或保留灌肠，尤适于水中毒型、低温型、低钠型或混合型。常用甲状腺干片每天 3～5 片。左甲状腺素（$L\text{-}T_4$）为人工合成品，可供口服或静脉滴注，首剂 200～500 mg；④维持水与电解质平衡，失钠型常用生理盐水纠正脱水、补充钠盐；水中毒型补充甲状腺素、利尿、脱水，同时酌情补充糖和多种激素；⑤高热型，常有感染、创伤等诱因，或在激素替代时发生，应紧急处理，包括物理降温，正确补充多种激素等综合措施。

（陈　玲）

第十章 老 年 病

第一节 老年病的定义及干预要点

中老年年龄的划分。①按照新年龄分段划分:45 岁以前为青年,45～59 岁为中年,60～74 岁为年轻的老年人或老年前期,75～89 岁为老年,90 岁以上为长寿老年人。②按照国际规定,65 周岁以上的确定为老年。③在中国,60 周岁以上的公民为老年人。

一、老年病的定义

慢病是指至少持续 1 年以上的疾病或医学情况,需要持续治疗和/或影响日常生活能力。多数非传染性慢病均与增龄相关。目前更倾向于用 chronic conditions 来表达慢病,强调慢病既包括躯体疾病,也包括精神疾病,痴呆、物质滥用等老年综合征或老年问题,都需要长期治疗,都有可能导致失能。

老年病(ARD)或称为年龄相关性疾病,指随增龄而发病率增加的慢病;年龄本身就是显著的疾病风险因素。同时,其他因素如炎症、环境污染、辐射、不良生活方式均可促发老年病。

老年病包括以下几种。

(1)心血管疾病。

(2)脑血管疾病(卒中)。

(3)高血压病:约 90% 老年人有高血压病。

(4)肿瘤:增龄是多数肿瘤的最大风险因素,根据美国肿瘤协会调查,77% 的肿瘤患者都是在 55 岁以上诊断的。

(5)2 型糖尿病:还与肥胖、不良生活方式与营养不良相关。

(6)帕金森病:75% 的患者在 60 岁以后发病,男性和有家族史者易患。

(7)痴呆:阿尔茨海默病最常见,其他还包括血管性痴呆、额颞叶痴呆和帕金森痴呆。

(8)慢性阻塞性肺病:无法治愈,吸烟为最主要的危险因素。

(9)骨关节炎:是最常见的关节炎,女性多见,肥胖和关节损伤者易患,是影响活动、引起疼痛的主要慢性病(简称慢病)之一。

(10)骨质疏松。

（11）白内障：与紫外线，吸烟及糖尿病有关。

（12）老年黄斑变性：是主要的致盲性疾病。

（13）听力障碍：与耳纤毛退化有关，70岁以上老人中超过半数有听力下降。

另外，肾脏疾病、良性前列腺增生等也属于老年病。

二、老年病的特点与干预要点

（一）单病因与多病同因

一种老年病常有多种病因，如心脑血管病与肥胖、糖尿病、不良生活方式（少运动、摄盐多、吸烟、睡眠不足）均有关，也与家族遗传有关。因此，需要多维度的干预，包括行为、基因和积极的药物一级或二级预防。许多老年病均与慢性炎症、氧化应激有关，慢性炎症反应可以使血管内皮破坏、加速血管硬化，也会造成肌少症和骨质疏松；少运动、高脂高热量饮食可引起肥胖症，造成糖尿病、动脉硬化、高血压病，也与痴呆、骨关节病的发病密切相关，所以健康生活方式和药物一级或二级预防对于许多老年病预防和干预都是适用的。

（二）可以避免的时间段

慢病是不可治愈的，但常常是逐渐进展的，晚期发展为器官功能衰竭、失能，因此最好的干预就是预防。重视生命早期的营养，受精卵形成后的1 000天对于个体一生的健康状况和预期寿命起了决定性作用。习惯于健康生活方式，强调终生的健康管理，学龄期有牙齿和视力保健，工作期有定期体检和专门的健康管理师，对于预防慢病发生有重要作用。

（三）早发现、早干预，预后好

建议老年人进行年度体检，疾病筛查主要指标有体质指数、血糖、血脂、血压，以及并发症和器官功能，肿瘤等；老年人还要评估视力、听力、抑郁等老年综合征以及躯体和认知功能状况。及早发现并纠正风险因素可以降低发病率、延缓慢病发展，降低并发症和所带来的社会问题。在临床医学的上游已经发展出抗衰老医学、功能医学和健康管理等分支。

（四）避免功能下降

慢病缺乏有效的治愈手段，在慢病管理中始终要注意预防和治疗并发症、保护靶器官功能，如糖尿病治疗不单是控制血糖，而是包括对血压、血脂和血管壁完整性的综合管理，同时监测重要脏器的功能。慢病管理不单是控制疾病，同时需要有康复和营养治疗来维护躯体功能，避免失能和社会隔离。

（孙晓晓）

第二节　老年患者的特点

仅了解老年病的特点是不够的，还需要了解老年患者的特点。老年患者与成人患者有很大的不同，成人患者多数患单个疾病，可以采用目前的专科模式针对疾病诊疗，而老年人个体健康状况的异质性很大，难以采取同一种治疗方式。老年患者有以下四大特点。

一、老化

老化与老年病容易混淆。疾病会加速老化过程，需要及时鉴别生理衰退与疾病的病理变化，以决定是否需要处理。例如,良性健忘是老化的表现,而痴呆则是脑器质性病变;虽然都突出表现为近期记忆力下降,但是健忘不影响老人的日常生活,也缺乏进行性进展的病程;而痴呆老人与自己以前对比,与同龄、同等受教育水平者比较,会有超过两种认知功能明显下降,并影响日常生活能力。不能认为"人老了就会糊涂"。

二、慢病与共病

共病(multiple chronic conditions,MCC)是指一个人同时患有两种或两种以上慢病,即为多病共存,简称共病。共病表现形式既可以是躯体-躯体疾病共存,也可以是躯体-精神心理疾病共存、精神心理疾病叠加、疾病-老年综合征共存。老年人的共病发生率很高,特别是在高龄女性老人中。在美国约90%老年人患有1种慢病,约半数老年人患有3种或3种以上慢病,而超过80岁的老年人中有70%女性及53%男性存在共病。国内的小样本统计数字也显示社区老年人中91.7%患有1种慢病,共病率达76.5%。共同的风险因素可以引起多种慢病,同一脏器也可发生多种疾病,如冠心病与肺心病共患;各种慢病在老年期发展到顶峰,引发次生疾病,并可能出现器官功能不全(如糖尿病肾功能不全)。慢病数量与老年综合征密切相关,产生协同作用引起失能。

共病使得医疗决策变得复杂和困难。症状可以是由多种疾病因素造成而非单一因素。在制定医疗方案时就要考虑共病的影响。我国目前的医疗模式仍以专病诊治为主,共病的老年人不得不去多个专科就诊,各专科之间多缺乏有效的沟通,所以常会造成重复用药、治疗不衔接、不连续、过度医疗等医源性问题。共病还会造成医疗资源的消耗增加,发生不良事件的风险也显著增加,从而增加老年患者的失能率和死亡率。

三、老年问题/老年综合征

老年问题/老年综合征是指发生在老年期,由多种因素造成的一种临床表现(老年问题)或一组症候群(老年综合征),是躯体疾病、心理、社会及环境等多种因素累加的结果,即"多因一果"。

老年综合征与疾病之间有重叠,例如,一位头晕的老人就诊,集合各科给出的诊断有颈椎病、高血压病(合并直立性低血压)、动脉硬化和抑郁,在纠正直立性低血压和抗抑郁治疗后,头晕症状得到改善,患者满意;找出主要"犯罪"因素和可纠正因素,是老年科医师在鉴别诊断和治疗上区别于其他专科的特点。老年综合征也给按照疾病诊断来付费的医疗保险体系带来挑战。

社区常见的老年综合征/问题:步态异常、跌倒、视力障碍、听力障碍、抑郁、尿失禁、疼痛、睡眠障碍、营养不良、肌少症、头晕、晕厥、痴呆、便秘、多重用药、物质滥用、受虐/受忽视;住院患者常见的老年综合征/问题:谵妄、压疮、进食障碍、医疗不连续;高龄、共病的老人出现衰弱症,生命终末期患者发生照护不足等。

老年综合征会造成严重不良后果,如跌倒引起髋部骨折,1年内死亡率约20%,致残率50%。老年综合征发病率高,跨越了器官和专科的界限,专科诊治不能解决,严重影响老年患者的生活质量。

四、失能

功能是指人的生活能力,是健康状况与环境因素和个人因素相互作用的结果。功能包括躯体功能和认知功能。维持功能是医疗决策最重要的出发点。

失能是指一个人在日常生活中基本活动能力或生活能力的丧失或受限。可从病损、失能和残障三个层次反映身体、个体及社会水平的功能损害程度。

衰老、慢病、老年综合征和医源性问题均可导致老年人部分失能或失能，最终丧失在社区独立生活的能力，增加照护需求。在高龄老人中，功能正常者不足 10%。在老年综合征中，步态异常、跌倒、视力障碍、听力障碍、抑郁、疼痛、痴呆和睡眠障碍对功能的影响最突出，衰弱症被认为是失能前的窗口期，需要引起高度重视。

（孙晓晓）

第三节　老年患者的心理学特征

一、老年人的记忆

记忆是一种重要的心理活动过程，是人们对感知、体验或操作过的事物的印象经过加工保存在大脑中，并在需要时提取出来。所以说大脑是记忆的载体。老年人随着年龄的增加，感觉器官逐渐不能正常有效地接受信息，同时因记忆细胞的萎缩，影响各种记忆信息的储存。某些疾病对记忆也会产生影响，但两者的性质和程度均不相同。

（一）记忆的生理性老化

在老化过程中，记忆的变化是易于发现和比较敏感的指标，也是老年心理学研究中较多受到关注的领域。成人的记忆随年龄增长而发生变化，这是一种自然规律，属于生理性变化。这些变化往往会给老年人带来诸多不便，但一般不会影响其工作和生活。

1.初级记忆和次级记忆

初级记忆是指老年人对于刚听过或看过、当时在脑子里还留有印象的事物记忆较好，记忆减退较慢的一类记忆。初级记忆随增龄基本上没有变化，或者变化很少。次级记忆是指对已听过或看过一段时间的事物，经过编码储存在记忆仓库，以后需要加以提取的记忆，其减退程度大于初级记忆。由于大多数老年人在对信息进行加工处理方面不如年轻人主动，组织加工的效率也较差，所以记忆活动的年龄差异主要表现在次级记忆方面。

2.再认和回忆

再认是指当人们看过、听过或学过的事物再次出现在眼前时能辨认出曾经感知过。如果刺激物不在眼前，而要求将此再现出来时，即为回忆。由于再认时，原始材料仍在眼前，是有线索的提取，难度小些，所以，老年人再认能力的保持远比回忆好。

3.机械记忆和逻辑记忆

老年人对于过去与生活有关的事物或有逻辑联系的内容记忆较好，而对生疏的或需要机械记忆或需要死记硬背的内容，则记忆较差。

另外，老年记忆减退与记忆材料的性质和难度有关。研究结果显示老年记忆的减退可能是由于信息编码、储存和提取困难相互作用而造成的。

（二）记忆的病理性老化

记忆的病理性老化是由于疾病的影响而引起的记忆障碍，属于异常老化，往往是某些疾病的常见症状，多见于老年痴呆患者。其程度也比生理性老化严重，会给患者的生活带来很大影响。但在疾病早期两者界限不易划分，难以鉴别，必须通过日常的仔细观察和定期检查，才能早期发现，早期给予治疗。

（三）记忆策略与可塑性

对所要识记的材料进行组织加工、运用策略予以识记，是对记忆信息编码的加工过程。而老年人很少主动运用策略，因而影响记忆成绩。如果老年人能正确运用已有经验，扬长避短，节奏适宜，同时主动学习和训练记忆方法如联想法、归类复述法和位置法等，就能提高记忆成绩。研究表明，经过记忆训练后，老年人的记忆成绩可达到青年人训练前的平均水平。说明老年记忆具有一定的可塑性，其记忆减退是因为储备能量有限。表现在作业难度增加时，与青年人相比，老年人记忆提高幅度较小，年龄差异也较大。

此外，老年记忆减退出现有早有晚，速度有快有慢，程度有轻有重，说明其个体差异很大。因此，如能指导老年人注意自我保健，坚持适当的脑力锻炼和记忆训练，并主动利用记忆方法，保持情绪稳定，心情愉快，有信心，就可延缓记忆衰退。

二、老年人的智力

智力的构成非常复杂，主要包括注意、记忆、想象、思维、观察、实践操作和环境适应等方面的能力，是一种整体的、综合的能力。智力也会随年老而发生变化，但并非全面减退。

（一）智力的生理性老化

Horn 和 Cattell 将智力的不同方面归纳成两类，即"液态智力"和"晶态智力"。随着增龄两者的表现有所不同。

1.液态智力

液态智力主要与人的神经系统的生理结构和功能有关。液态智力指获得新观念，洞察复杂关系的能力，如知觉整合能力、近事记忆力、思维敏捷度及与注意力和反应速度等有关的能力。成年后，液态智力随年龄增长而减退较早，老年期下降更为明显。

2.晶态智力

晶态智力与后天的知识、文化及经验的积累有关，如词汇、理解力和常识等。健康成年人晶态智力并不随增龄而减退，有的甚至还有所提高。直到 70 岁或 80 岁以后才出现减退，且减退速度较缓慢。

总之，智力发展存在不平衡趋势，为老年人智力的发掘提供了理论依据。

（二）智力的病理性老化

如果五六十岁的人智力突然明显减退，意味着病态，临床上最常见的是痴呆症。这类患者如应用韦氏成人智力量表进行检测，其作业量表（包括数字符号、填图、木块图、图片排列和拼图五项）分显著下降，语言量表（包括知识、词汇、领悟、算术、相似性、数字广度六项）分也有明显变化，必须引起重视，及早就医，查明原因，尽快治疗。

（三）智力的可塑性

20 世纪 70 年代，国外学者 Baltes 和 Schaie 从毕生发展的观点出发，认为老年期智力减退并非是一成不变和不可逆转的；相反，随着年龄的增长，知识和经验不断积累，理解、推理能力的不断提高，老年智力结构的发展具有多维性和多向性特点，在个体内和个体间具有可塑性和可变性。如果采取适当的干预措施，就可延缓智力减退。

20世纪80年代,Gardner的复合智力理论,从整体的、系统的观点出发,认为人的智力由语言、音乐、数字逻辑、空间、身体动觉和人格等六种形式交织而成。启发人们对老年人的智力应作全面考察,充分重视非智力因素在智力结构中所起的作用。

三、老年人的思维

思维是人的一种最复杂的心理活动,是人以已有的知识经验为中介,对客观现实概括的和间接的反映。人类通过思维能认识事物的本质和内部联系,是高级的、理性的认识过程。主要包括概括、类比、推理和问题解决方面的能力。

(一)思维的生理性老化

思维随着增龄出现衰退较晚,特别是与自己熟悉的专业有关的思维能力在年老时仍能保持。但是,老年人由于在感知和记忆方面的衰退,在概念、逻辑推理和问题解决方面的能力有所减退,尤其是思维的敏捷度、流畅性、灵活性、独特性以及创造性比中青年时期要差。

(二)老年人思维弱化及障碍的表现形式

1.思维迟钝、贫乏

对有些事情联想困难,反应迟钝,语言缓慢;有些老年人不愿学习,不想思考问题,导致语汇短缺,联想也易间断,说话常突然中止。

2.思维奔逸

如对青壮年时期的事情联想迅速,说话漫无边际,滔滔不绝。

3.强制性思维

不自主地偶发毫无意义的联想,或者反复出现而又难以排除的思维联想。

4.逻辑障碍

逻辑障碍主要表现为对推理及概念的紊乱,思维过程繁杂曲折,内容缺乏逻辑联系。

人在老年期思维能力的弱化在各个老年人的身上表现程度不同,有些高龄的人思维仍很清晰,而有些年龄不大的人却有严重的思维障碍。因此,要重视对老年人的全面身心保健,鼓励老年人以积极的态度对待生活,培养其思维品质,以恢复和提高其良好的思维能力。

四、老年人的人格

人格是指个体与所处环境交互作用下,在生长发展的适应过程中所形成的独特的身心结构与组织。人格是以人的性格为核心,包括先天素质,受家庭、学校教育、社会环境等心理的、社会的影响,并逐步形成的气质、能力、兴趣、爱好、习惯和性格等心理特征的总和。人格以统一整合的自我为核心,决定一个人在适应社会生活中如何看待自己,看待自己与周围人和事物之间的关系,以及表达出与之相应的态度和行为方式。

老年人的人格与增龄无关,在进入老年期的过程中,常见的三种人格维度:开放-封闭;内向-外向;适应-焦虑已基本趋于稳定。

(一)影响因素

影响老年人人格适应的因素有生物学因素和社会-心理因素两种。

1.生物学因素

生物学因素即个体各组织器官的老年性变化,如大脑皮质萎缩,神经细胞数量减少,脑内蛋白质、磷、氮等含量减低,神经递质的平衡变化等。

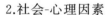

2.社会-心理因素

社会-心理因素包括上述变化影响感知觉、思维、记忆、智力和行为等方面的变化。这些因素均会影响老年人对新的社会生活的再适应。

(二)人格模式理论

人格模式理论认为老年人会依照其不同的人格模式,有不同的社会适应型态。

1.整合良好型

大多数老年人属于这一类型。其特点为:以高度的生活满意感、成熟度,正视新的生活。有良好的认知能力、自我评价能力。根据个体角色活动特点又分为三个亚型。

(1)重组型:该人格型态的老年人退而不休,继续广泛参加各种社会活动,是最成熟的人格特征。

(2)集中型:属于不希望完全退休的人格型态,他们会选择和分配其资源,在一定范围内选择参加比较适合的社会活动。

(3)离退型:此类型老人人格整合良好,会自愿从工作岗位离退下来,生活满意,但表现出活动低水平,满足于逍遥自在。

2.防御型

这类老人雄心不减当年,刻意追求目标,对衰老完全否认。又分为两个亚型。

(1)坚持型:表现为继续努力工作和保持高水平的活动,活到老,干到老,乐在其中。

(2)收缩型:热衷于维持饮食保养和身体锻炼,以保持自己的躯体外观。

3.被动依赖型

(1)寻求援助型:此类型人格模式的老年人需要从外界寻求援助以帮助其适应老化过程,他们能成功地从他人处得到心理的支持,维持其生活的满足感。

(2)冷漠型:此型的老人与他人没有相互作用的关系,对任何事物都不关心,通常对生活无目标,几乎不从事任何社会活动。

4.整合不良型

患者有明显的心理障碍,需在家庭照料和社会组织帮助下才能生活,是适应老年期生活最差的一种人格模式。

(孙晓晓)

第四节　老年患者的常见心理与精神问题

一、常见心理与精神问题

(一)脑衰弱综合征

引起脑衰弱综合征的常见原因:长期烦恼、焦虑;离退休后,生活太闲,居住环境太静,与周围人群交往甚少,信息不灵,自觉筋疲力尽,睡意频频;脑动脉硬化,脑损伤后遗症,慢性酒精中毒,及各种疾病引起的脑缺氧等。

脑衰弱综合征表现:疲乏、整日精疲力竭,脑力和体力活动均极易疲劳,头晕、记忆力下降、注意力不集中、睡眠不稳、不易入睡、多梦易醒、早醒、醒后不解乏。有时出现晨起头痛、眩晕感。情绪不稳、易激惹、焦虑。

有些老年人及其亲属认为脑衰弱是人体衰老的自然规律，不引起重视。而另一些老人则过度重视，产生焦虑、疑病症，四处就医，补药不离身，二者均会影响老人的晚年幸福。

(二)焦虑症

焦虑是个体由于达不到目标或不能克服障碍的威胁，导致自尊心或自信心受挫，或使失败感、内疚感增加，所形成的一种紧张不安带有恐惧性的情绪状态。经常处于明显的焦虑状态，对心身健康有很大影响。

造成老年人焦虑的因素有体弱多病，行动不便，力不从心；疑病症；退休后经济收入减少，生活水平下降；儿孙上班上学时的交通安全；社会治安问题等。焦虑可分为急性焦虑和慢性焦虑两大类。急性焦虑主要表现为急性惊恐发作。老人常突然感到内心紧张、心烦意乱、坐卧不安、睡眠不稳、口干、心悸、脉搏加快、多汗、血压升高、潮热感、呼吸加快、大小便意增加。严重时，可以阵发性出现气喘、胸闷，有一种濒死感。并由此而产生妄想和幻觉，有时有轻度意识迷惘。急性焦虑发作一般可以持续几分钟或几小时。发作后，又复平静，交感神经功能亢进引起的躯体变化也恢复平稳。

慢性焦虑，其焦虑情绪可以持续较长时间，其焦虑程度也时有波动。老年慢性焦虑一般表现为平时比较敏感、易激怒，生活中稍有不如意的事就心烦意乱，注意力不集中，有时会生闷气、发脾气等。

容易焦虑的老人衰老过程可加快，助长高血压、冠心病的发生；当急性焦虑发作时，可引起脑卒中、心肌梗死、青光眼眼压骤升而头痛、失明；或发生跌伤等意外事故。

对老年人焦虑的防治，首先要教育老人保持良好的心态，学会自我疏导，自我放松。如果焦虑过于严重时，应用抗焦虑药物，如氯氮、多塞平等。

(三)抑郁症

老年抑郁症是老年期最常见的功能性精神障碍，以持久的抑郁心境为主要临床特征，其临床表现以情绪低落、焦虑、迟滞和躯体不适为主，且不能归同于躯体疾病和脑器质性病变。高发年龄大部分在 50～60 岁，80 岁以后者少见。一般病程较长，老年人自杀通常都与抑郁障碍有关。

引起老人抑郁的原因，目前较为一致的观点是，老年人在生理和心理老化过程中的变化的共同作用构成易感因素。认为老年人遭受各种各样心理、生理和社会的应激事件的发生较多，及老年人生活的艰辛、孤独等，老年人对缓冲精神压力和精神创伤的能力下降是一个重要的促发因素。

抑郁障碍的发生是渐进而隐伏的，早期可表现为神经衰弱的症状，头痛、头昏、食欲缺乏等。后期表现如下。

1.情感障碍

忧郁心境长期存在，大部分患者表现为忧郁寡欢、内心沉重，对生活没有信心，对一切事物兴趣下降，有孤独感、失落感、自觉悲观失望，有突出的焦虑烦躁症状。有时也表现为激越。

2.思维活动障碍

思维迟钝，反应缓慢，思考问题困难和主动性言语减少，痛苦的联想增多，常出现自责自罪和厌世及疑病。

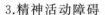

3.精神活动障碍

出现比较明显的认知功能损害的症状,如记忆力显著减退,计算力、理解和判断力下降,动作迟缓,反应迟钝,缺乏积极性及主动性。严重时可不语,不动,生活需人照顾。

4.意志行为障碍

轻者依赖性强,遇事犹豫不决,稍重时活动减少,不愿社交,严重者可处于无欲状态,日常生活均不能自理。最危险的病理意向活动是有自杀企图和行为。老年患者一旦决心自杀往往比其他成年人更坚决,行为也更隐蔽,应引起高度重视。

5.躯体症状

伴有突出的躯体性焦虑,经常感疲乏,精力不足,失眠或睡眠过多,头痛,四肢痛,胸闷心悸,食欲差,消化不良,口干,便秘,体重减轻等,有时这些症状可能比较突出,冲淡或掩盖了抑郁心境,称之为隐匿性抑郁。

老年期抑郁症的治疗:首先应注意饮食起居,严防自杀;避免促发因素,采用心理治疗;药物治疗首选三环类抗抑郁药(如多塞平、阿米替林、丙咪嗪);对药物治疗无效或对药物不良反应不能耐受者,有严重自杀企图和行为及伴有顽固的妄想症状者,有明确的躯体疾病不能用药物治疗者,可采用电休克治疗。

(四)离退休综合征

离退休综合征是指职工在离退休以后出现的适应性障碍。离退休后由于职业生活和个人兴趣发生了很大变化,从长期紧张而规律的职业生活,突然转到无规律、懒惰的离退休生活,加之随着离退休后社交范围的缩小,人际关系发生了改变,这种应激因素对生理、心理方面的干扰,使一些老年人在一个时期内难以适应现实生活,并且出现一些偏离常态的行为,甚至由此而引起其他疾病的发生或发作,严重地影响了健康。

心理测验的结果表明,老年人离退休综合征主要表现有坐卧不安、行为重复、犹豫不决、不知所措,偶尔出现强迫性定向行走;由于注意力不集中而容易做错事;由于情绪的改变而易急躁和发脾气,对任何事情都不满或不快;易回忆或叙述以往的经历;每听到别人议论工作时,常觉烦躁不安,敏感,怀疑是影射或有意批评自己;有的老人因不能客观地评价事物甚至发生偏见;有的老人情绪忧郁,以致引起失眠、多梦、心悸、阵发性全身燥热感等。这些现象对于平时工作繁忙、事业心强、争强好胜的老人发生率高,对于无心理准备而突然离退休的人发生率高且症状也重;而对于平时活动范围大且爱好广泛的老人则很少患病。女性适应较快,发生率较低。统计结果表明,绝大多数人在一年内能基本恢复,对性情急躁而较固执的老年人则所需时间较长。应警惕转化为抑郁症,因而有自杀倾向。

社会对离退休老年人应给予更多的关注,家庭要关心和尊重离退休的老年人的生活权益,应在精神和物质两方面给予关怀,使他们感到精神愉快、心情舒畅。当然,也应引导老年人做力所能及的事情,为儿孙分忧解愁,使家庭关系更加亲密、融洽。

(五)空巢综合征

"空巢"是指无子女或子女成人后相继离开家庭,形成中老年人独守老巢的特点,特别是老人单身家庭,西方国家称之为"空巢"。传统的中国文化重视天伦之乐,认为有儿孙跟随左右,是人生莫大的幸福,可是随着中国的社会文化变迁,大家庭解体,社会结构以核心家庭为基础,人们的家庭观念淡薄及工作调动,人口流动,住房紧张,年轻人追求自己的自由与生活方式等原因,都造成不能或不愿与父母住在一起。老人晚年盼望的理想落空,孤独、空虚、寂寞、伤感,精神萎靡,常偷偷哭泣,顾影自怜,如体弱多病,行动不便时,上述消极感会更加重。久之,会减低身体免疫功能,为疾病敞开大门。有些老人为了克服空巢综合征的痛苦,在垂暮之年,仍自告奋勇,代管一个未成年的小孙子,确能克服孤独之感,但应量力而行。作为子女,应尽量与老人一起生活或经常回家探视,使老人精神愉快,心理上获得安慰。

(六)高楼住宅综合征

高楼住宅综合征是指一种因长期居住于城市的高层闭合式住宅里,与外界很少接触,也很少到户外活动,从而引起一系列生理和心理上的异常反应的一组症候群。多发生于离退休后久住高楼而深居简出的老年人。其主要表现为体质虚弱,四肢无力,面色苍白,不易适应气候变化,不爱活动,性情孤僻、急躁,难以与人相处等。它是导致老年肥胖症、糖尿病、骨质疏松症、高血压病及冠心病的常见原因。也有的老人因孤独、压抑、丧失生活的意义而自杀者。

因此,应尽可能让居住高楼的老人多参加社会活动,增加人际交往。平时,左邻右舍应经常走动,以增加互相了解,增进友谊,开阔胸怀。这样,有利于老人调适心理,消除孤寂感。此外,应适当重视加强运动,每天下楼到户外活动1~2次。还应根据自身的健康状况和爱好,选择适宜的运动项目,如散步、练太极拳、跳舞等,但运动量要适当,要循序渐进、持之以恒,否则不仅无益,反而有害。特别是高龄老人,体质衰弱、慢性疾病者,需在医师指导下进行,以免发生意外。

(七)老年期谵妄

老年期谵妄是指发生在老年期的谵妄状态或意识模糊状态。伴有注意力、认知能力、精神运动和睡眠周期障碍。由于老年人常伴有脑或躯体的各种疾病,遇有突发因素,甚至是很轻微的感冒,或不引人注意的低热、便秘、脱水等即可导致谵妄,对生命构成威胁,如不及时治疗,死亡率很高。

谵妄的发生和脑组织代谢障碍有关。常见原因有感染、电解质不平衡、心血管疾病、脑血管疾病、中枢神经系统疾病、新陈代谢疾病、营养不良、外伤、高温、外因性的毒素(如乙醇或药物)等。其中又以不当的药物使用引起的谵妄最常见。

老年期谵妄起病急,病程短速。临床特征以意识障碍为主,可能出现复杂多变的精神症状和各种异常行为,如定向力障碍,记忆障碍,对周围事物理解判断障碍,思维混乱,不连贯,有视听幻觉及被害妄想等,时有兴奋、不安、激惹等,或嗜睡、缄默,对时间、地点障碍最突出,持续时间长短不等,大多数可很快缓解。谵妄状态一般是夜间加重,待意识恢复后,对出现的这些症状大部分遗忘。其临床表现与脑功能受损程度有关。

治疗原则首先是治疗潜在的疾病,预防和控制有关的促发因素,给予支持性的环境。应用抗精神病药物可缓解某些症状。

(八)老年期痴呆

痴呆是以后天获得的持续时间较长的精神神经功能多方面障碍为特点的临床综合征。其基本特征是近远期记忆损害,伴有抽象思维、判断力以及其他高级皮质功能障碍或人格改变。痴呆主要发生于老年人,是老年人中危害甚大的疾病之一。老年期痴呆主要包括阿尔茨海默(Alzheimer)病(简称老年性痴呆)、血管性痴呆(亦称为多梗死性痴呆)、混合性痴呆(即老年性痴呆和血管性痴呆同时存在),及其他类型痴呆如外伤、颅内血肿等四种。但其中以老年性痴呆和血管性痴呆为主,占全部痴呆的 70%~80%。

随着人类平均寿命的增长和人群的老龄化,处于痴呆危险的人群数量增加。老年痴呆的发生主要与年龄、性别、文化程度、遗传、免疫功能降低、过多应用铝制品、脑外伤、丧偶、独居、情绪抑郁、脑器质性疾病及高脂血症、高血压病、糖尿病、心脏病等因素有关。其病理变化主要有弥散性大脑皮质萎缩,神经细胞丧失,出现大量的老年斑、神经纤维缠结和颗粒空泡变性等。

老年性痴呆起病缓慢,病程一般在 5~10 年。根据其表现特征,大致可分为三期。①第 1 期(遗忘期):主要表现为记忆力及认知力减退,空间定向不良。主动性减少,但日常生活能力尚能保持。②第 2 期(混乱期):认知能力进一步减退,痴呆加重,出现失语、失认和失用及一些神经系统定位症状和体征。部分患者生活需人照顾。③第 3 期(极度痴呆期):无自主运动,缄默不语,生活完全不能自理,显示躯体变老,成为植物人状态。

老年性痴呆的治疗至今尚缺乏理想的药物,通常在疾病的早期应用一些药物可使智能有所改善,但在疾病的中、晚期应用任何药物均不见病情好转。亦无任何药物能肯定控制疾病的发展。

本病的治疗以应用神经代谢赋活剂为主(主要包括神经生长因子、胞磷胆碱、吡拉西坦、ATP、细胞色素 C、辅酶 A 及 γ-氨酪酸等),同时加用如胆碱能药物、神经肽类药物及改善脑循环的药物。如伴随有精神症状者,控制精神症状药物用量以小量为原则。

二、护理评估

(一)健康史

(1)了解老年人肢体感觉和运动情况。

(2)有无感知觉障碍,包括视觉、听觉、嗅觉、触觉、味觉等,是否使用助听器。

(3)老年人的记忆力、思维能力、注意力、应答力、理解力、阅读和书写能力、分析综合能力以及心智的敏捷度如何。

(4)对高难度的快速学习作业及紧张状态下的智力反应如何;个体对环境的适应能力,动作协调能力和综合认知能力如何。

(5)评估老年人情绪的强度和紧张度,有无焦虑、抑郁、神志淡漠或烦躁不安,心神不宁,情绪低落或波动,伤感流泪,气愤发怒等表现。

(6)了解老年人的人格变化如何,有无爱静、孤僻、固执、离群、主观、自私、多疑、妒忌与懒散、焦躁、过度紧张、烦躁不安等现象。

(7)评估脑功能衰退情况及程度,平时的睡眠,有无易醒多梦现象,自控能力等。

(8)评估老年人对离退休的态度和适应能力。

(9)评估支持系统是否独居;有无朋友、邻居、家人、亲戚或帮助;有无利用社会资源的能力。

(二)护理体检

1.一般护理体检

(1)生命体征:体温过低、过高或骤降,脉搏细速或过缓,呼吸急促、过慢或暂停,高血压或低血压,均会使老年人流露出紧张、忧郁、焦虑、恐惧或痛苦的表情和情感。

(2)面容与表情:注意观察老年人由于疾病或情绪改变所引起的面容和表情的变化,如快乐或忧伤貌、轻松或紧张貌、焦虑貌、痛苦貌、愤怒貌、惧怕貌等。

(3)姿势与步态:注意观察老年人是否有因情绪和情感活动所引起的身体姿势与步态的改变。如激动或发怒时是否出现手足发抖或步态不稳;焦虑、恐惧、悲伤、悔恨或自豪时是否会出现不经意的手势、坐姿等身段表情的变化等。

(4)行为与动作:注意观察老年人的动作行为,有无举止不端,不爱清洁,不修边幅,衣衫褴褛现象,有无动作不灵活、不协调,动作缓慢或笨拙。

(5)情绪与情感:注意观察老年人内在的情感反应,如自责自愧、内疚、悔恨、忧郁、失望、自豪、激动、骄傲、愤怒、恐惧、悲伤等,同时注意观察老年人对自己内心世界的描述与反应是否一致,描述时语调是否低沉或高昂,是否有主动性语言过少的现象。

(6)精神与睡眠:注意观察老年人的精神面貌与睡眠情况。有无精神萎靡不振,情绪低落,唉声叹气,悲观厌世,入睡困难,多梦易醒,失眠等现象。

2.与心理活动有关的能力检查

(1)一般能力的检查:一般能力是指从事任何活动都需要具备的能力,如观察、想象、思维、语言、判断、记忆、计算等能力。通常一般能力是指智力。①对观察能力的检查:采用播放日常生活中的某些情景录像的方式,让老年人仔细观察并说出所观察的内容,判断是否正确。②对想象能力的检查:给老年人出一个与己有关的题目,并根据题意的要求,设想出符合现实生活中的梦境。③对思维能力的检查:采用将某些日常生活常识、某些概念,让老年人进行思维、逻辑推理、应答的方式,观察其综合分析能力。④对语言能力的检查:采用和老年人交谈的方式,评估其用词是否恰当、自然、诚恳,富有表达性。⑤对判断能力的检查:出一些较简单的有关政治、历史、地理、社会等方面的问题,请老年人回答,观察其概括能力与判断能力。⑥对记忆力的检查:采用和老年人交谈的方式,了解其对过去和近期内一些事情的记忆情况。⑦对计算能力的检查:依据老年人原来从事工作的性质,针对性地进行简单与复杂的计算。

(2)特殊能力的检查:特殊能力是指为某项专门活动所具备的能力。只在特殊活动领域内发生作用,如动作、机械、核对、美术、音乐、体育、数学和写作等能力。护士可以采用实地测试来进行特殊能力的观察,以评估老年人对文娱、美术、体育的兴趣爱好是否转变,音乐情感能力如何,对曲调、节奏的感知程度,对社会环境的适应能力如何,能否独立生活,是否失去精神生活支柱,是否还会像过去一样顺利、杰出和创造性地完成某项复杂的活动。

(三)心理测验

正确评估老年人的心理卫生状况,为老年人提供良好的社会环境,使老年人心境发展保持最佳状态,以保障老人晚年的身心健康,提高其生命质量。

三、常见心理、精神方面的护理诊断和护理措施

(一)语言沟通障碍

患者有孤独感、淡漠感;有时有多疑、抑郁等心理反应,甚至无故发怒等。

1.相关因素

(1)大脑语言中枢受损。

(2)知觉障碍。

(3)听力和视力障碍。

(4)社会环境的各种变迁。

2.预期目标

(1)老人能有效地表达自己的需要或用替代方式充分表达自己的需要。

(2)老人能最大限度地保持沟通能力。

3.护理措施

(1)主动关心老人,与其交谈,稳定情绪,热情地介绍有关知识,对失语患者应使用易于理解

的语言,且说话要缓慢、清晰。

(2)采用非语言交流的方式加强与老人沟通,如触摸、手势、眼神、面部表情等,以期正确理解和帮助表达老人的需求。

(3)采用由简单到复杂的方式反复进行语言训练,注意其发音、节奏及语言的清晰度。必要时咨询语言治疗专家。

(4)正确选用助听器和眼镜,以改善老年人的沟通。

(二)记忆受损

记忆受损表现为不能继续学习,有遗忘经历,尤其是近期记忆力减退。

1.相关因素

(1)老年人神经系统的衰老变化。

(2)老年人离退休后远离社会生活群体,活动范围缩小,信息不灵,甚至产生与世隔绝感。

2.预期目标

(1)老年人能认识到脑的保健及脑锻炼的重要性。

(2)老人能最大限度地保持记忆能力。

3.护理措施

(1)教育老人注意脑的保健,保证有充足的睡眠,有利于脑的代谢和脑功能的恢复。

(2)指导老人合理用脑,注意学习与运动相结合,促使智力发挥,加强记忆。

(3)注意智力活动或感知活动的合理锻炼,延缓神经系统的衰老。

(4)指导老人适当扩大社交范围,提供社交机会,以增强社交能力。

(三)社交障碍

社交障碍表现为恐惧或被遗弃感、被拒绝感、无安全感、表情悲伤和目光呆滞等。

1.相关因素

(1)老年人机体功能衰退,投入社会交往的精力减弱。

(2)年老体弱多病的限制。

(3)缺乏可依靠的亲属或朋友。

(4)缺乏老人参与社交活动的环境。

(5)社会-文化的不协调。

(6)社会地位、社会角色、身份、性别与兴趣爱好的差异。

(7)思维过程改变。

2.预期目标

老年人能够参与社会交往,表现为与周围人群有良好的关系。

3.护理措施

(1)鼓励老年人以积极的态度对待生活,保持良好的心境。

(2)从老年人的角度着想。充分理解他们的情感,抚慰其病痛,满足其需求。

(3)加强与老人接触频度,增加信任感。

(4)在老年人身体条件许可的情况下,扩大其社交范围。

(四)角色紊乱

角色紊乱表现为角色变换,角色否认,角色冲突及缺乏角色的相关知识。

1.相关因素

(1)老年退行性改变与疾病困扰。

(2)丧偶与再婚。

(3)对离、退休的不适应。

2.预期目标

(1)老人能说出有关角色的相关知识。

(2)老人能适应角色转变过程,并接受新角色。

3.护理措施

(1)指导老年人进行适当的活动和保持良好的心态,延缓退行性改变,定期进行体格检查,做到无病早防,有病早治。

(2)帮助丧偶老人克服社会、家庭、经济等多方面的阻力与干扰,协调多方关系,教育子女理解老人,并积极寻觅新伴侣,建立新家庭,享受晚年幸福。

(3)向老年人耐心介绍角色过渡与转换的必然性,培养老人新的兴趣,建立新的生活方式,并逐步适应离退休后的新角色。

(4)多与老人进行心理沟通,遇事主动与其商量,尊重其成就感和权威感。

(5)鼓励老人多参与社会活动,合理安排晚年生活,使老年人得到尊重需求的满足。

(五)精神困扰

精神困扰表现为精神活动不协调,反常或异常。

1.相关因素

(1)老年人机体各组织、器官的结构与功能的老化。

(2)躯体疾病增多。

(3)对各种角色变换的不适应。

(4)终日受精神折磨,诱发各类老年期精神病(老年期抑郁症,老年期谵妄、老年性痴呆等)。

2.护理措施

(1)为老年人创造一个安静、整洁、舒适的休养环境。

(2)评估老年人对离退休的态度和适应能力,帮助老人成功地进行角色转换,并指导老人重新建立离退休后有规律的生活作息制度,科学的安排好家庭生活,戒烟、酒,养成良好的起居、饮食等生活习惯。

(3)组织老年人参加一些有益的娱乐活动和适当的社会活动,以丰富老人的精神生活,减少孤独、空虚和消沉感。如适合老年人的体育活动、音乐欣赏、文学赏析的讲座、书法、棋类、养花、养鱼、钓鱼等。

(4)帮助老年人采用宣泄、自我安慰、转移注意力、遗忘等方式自我调节情绪,以积极乐观的心理状态克服消极悲观的不良情绪,防止"病从心生"。

(5)提高老年人对各种精神障碍性疾病的认识,用安慰、解释、启发、诱导等方法,使老年人正确对待疾病,主动配合治疗,战胜疾病。

(6)开展老年期精神心理卫生教育,树立老有所学、老有所为、老有所用的新观念。

(六)思维过程改变

思维过程改变表现为智力功能和认知技能衰退,日常生活能力的减退。

1.相关因素

(1)老年期大脑、神经系统、感觉器官和运动器官的生理结构和功能的衰老性变化。

(2)性格内向,长期独居,不参与社交,处于封闭式的心理状态。

(3)人格心理偏差——过度依存人格的自主障碍。

(4)睡眠剥夺、失眠。

(5)与不同程度、不同形式的认知功能障碍及丧失有关。如老年期痴呆、老年谵妄、老年抑郁等。

2.预期目标

(1)老人能认识到长期独居的危害性,能根据自身情况,主动、适当扩大社交范围。

(2)老人日常生活能部分或全部自理。

(3)老人主诉幻觉、错觉及妄想次数减少,思维过程有进步。

3.护理措施

(1)积极开展老年教育,采用多种方式,向老年人介绍卫生保健知识,必需的营养常识,运动的原则、种类、时间、强度,老年期疾病的防治等知识,并根据老年人的兴趣、爱好,建议有关方面开办各种类型的学习班,以保持老年人原有的思维能力与创造力。

(2)改变独居现状,扩大生活圈。可与家人或他人同居,以积极的态度对待生活,这是提高或维持智能的有效途径。

(3)对于日常生活能力减退的老人,要建立稳定、简单、明了及固定的生活日程,如个人的生活用品、桌、椅等要固定放置,并采取适当的安全保护措施。

(4)加强与老人的沟通,谈话时,语调要温和,慢而清楚,语句要简短,不要一次给予太多的指示,必要时可多次重复。

(5)鼓励老人运用尚存的感觉,并尽量强调其完好的知觉,帮助患者减少挫折感。

(6)鼓励并帮助老人保持适当的活动,如游览故乡、故居,参加怀旧性的社会集体活动,参加音乐治疗等,同时教育家属也参与此类活动。

(7)由于老年性痴呆症等疾病具有慢性进展和认知衰退的不可逆性等特点,对老年人和家属的影响均很大。因此,应给家属以心理情绪支持,帮助家属认识到虽然痴呆是进行性的,但某种状态引起的认知减退是可治的,建立支持性的治疗方法,会使促发因素得到控制。同时指导家属合理应对因长期照顾这类患者所带来的紧张情绪和压力,将老人作合适的安排,如将病情严重的老人送到养老院照顾,支持家庭以增加对老人的全面关心。

(七)自尊紊乱

自尊紊乱表现为老人认为已失去活着的价值,一旦受到困难或挫折,缺乏承受力;或认为随着人老各种权力、地位与待遇已失去,不会再受到社会与他人的认可与尊重。

1.相关因素

(1)机体各器官功能的老年性变化,生活能力下降。

(2)受疾病影响,部分或完全丧失生活自理能力与适应环境的能力。

(3)离退休后,角色转换障碍。

(4)文化素质、价值观、信仰等不同的影响。

(5)沟通障碍,人际关系不协调,失去家庭的帮助。

2.预期目标

(1)老人能充分认识到生活的价值继续存在。

(2)老人主诉尊重的需要得到满足。

3.护理措施

(1)为老年人创造一个良好、健康的社会心理环境。如经常与老人沟通,耐心听取并尊重老人意见;礼貌待人,主动和老人打招呼,积极想办法解决老人提出的问题。

(2)鼓励老年人参与社会活动,做力所能及的事。挖掘其潜能,使某些需要能自我实现,体现生活价值的继续存在。

(3)对生活不能完全自理的老人,要注意保护,在不影响健康的前提下,尽量尊重他们原来的生活习惯,使老年人尊重的需求得到满足。

(八)家庭作用改变

患者常有失落感、孤独感;自感生活单调乏味、孤寂、悲凉、空虚和忧伤。

1.相关因素

(1)离退休后,收入减少,使原一家之长地位与作用发生改变。

(2)老年人在情感沟通上缺乏满足,对家庭的精神寄托与心理依赖受到影响。

(3)老年人自身功能和认知功能的进行性退化。

(4)受疾病影响,失去独立生活的能力。

2.预期目标

(1)老人与家庭成员间改进了沟通方法。

(2)老人与家庭成员间能够确定有助于解决问题的方法。

(3)老年人能合理安排家庭生活。

3.护理措施

(1)为老人提供机会表达关心、恐惧、期望,促进老人与家庭成员间的沟通。

(2)鼓励老人及家庭成员寻找增加应对技巧的信息和资源。

(3)帮助老人制订家庭收支计划,合理安排经济生活。

(4)在提高老年人的自我保健与自我护理意识的同时,提供良好的社会服务条件,以多层次、多形式为老年人服务。

(5)鼓励丧偶老人再婚,达到共同生活、互相照顾、安享晚年的目的,同时解决子女由于工作、学习繁忙不能全日照顾的问题。

(6)充分调动社会支持系统的作用,为老年人提供医疗服务、社会福利、医疗及养老保险等,解决老人生活问题。

(九)焦虑

焦虑常表现为:失眠、眩晕、疲劳、软弱无力、坐立不安、疼痛、口干和感觉异常;抑郁、惧怕、无助、压抑、神经质、失控、紧张和预感不幸,有时出现易怒、激动、哭泣、退缩、缺乏自信心和主动性;健忘、注意力不集中,对周围事物漠不关心,表情淡漠、思维中断或不愿面对现实。

1.相关因素

(1)对老年期衰老性改变的不适应,如耳聋、眼花、躯体不适、手脚不灵活、力不从心、疼痛、性功能障碍、社交障碍、沟通能力下降等。

(2)社会-心理因素,如离退休问题,社会经济状况的威胁,环境改变,人际关系冲突,尊重和自尊的需要未得到满足等,常引起老年人心理上的不适应。

(3)健康状况改变,老年期疾病的困扰。

2.预期目标

(1)老人能描述出焦虑的症状。

(2)老人能说出应对焦虑的正确方法。

(3)老人能描述减轻焦虑程度的方法。

3.护理措施

(1)评估老人的焦虑程度,控制焦虑的应对技巧,并观察记录焦虑的行为和语言表现。

(2)承认老年人的感受,充分理解老年人的焦虑心态,并协助老人认识存在的焦虑,以便主动采取调整行为。

(3)应用各种方法,分散老年人的注意力,减轻其紧张度。如缓慢的深呼吸,全身肌肉的放松,练气功、听音乐、书法、养花、养鱼等。

(4)帮助老年人尽快适应新生活、新角色,开展心理疏导,协助家属解决具体问题。

(5)针对不同的生理性老化,开展健康知识教育,普及预防保健,让老年人有充分的思想准备,解除心理压力。

(6)指导老年人正确运用对策,合理使用应对技巧,采取自我护理行为,主动寻求帮助,对自己有正确的认识和评价,树立信心,培养新的兴趣,提高自我调节能力,使其心态保持稳定。

(孙晓晓)

第五节 老年患者的诊疗要点

临床决策包括诊断、治疗和预期结果。医师将根据临床情况做出医疗决策,目标可以是治愈,改善(但无法治愈),对症处理,观察和随诊,或者是这些目标的综合应用。对于年轻患者,通常是依据症状、体征及检查异常对疾病作出诊断,多数疾病可以用病理生理机制解释其临床表现,并进行相应治疗。由于老年患者具有上述四大特点,他们对于医疗的需求是独特而复杂的。

一、诊断方面

(一)老年患者临床表现的特点

(1)起病隐匿:病理变化与生理性老化难以区分,往往延误诊断。

(2)临床表现不典型:由于慢病之间的相互影响,造成病理机制和临床表现不一致,难以靠临床表现来诊断单一疾病和估测疾病的严重程度。如衰弱高龄老人肺部感染时,并不表现为发热、咳痰,而是出现食欲缺乏和谵妄。

(3)诱因不同:如急性冠状动脉事件可以在情绪激动、粪嵌塞及进食不当时发生;肺部感染常常与吸入有关。

(4)检验与检查的参数不同于成年人:如前提到的血肌酐值不能反映实际肾功能情况。

(5)易发生并发症或多脏器功能衰竭。

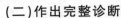

(二)作出完整诊断

应包括疾病、老年综合征和功能状态。不同的疾病有不同的临床结果,目前采用《国际疾病分类 10》(International Classification of Diseases 10,ICD-10)描述疾病诊断和转归(治愈、好转、无变化、恶化、死亡)。对于老年患者则需要加上功能诊断,例如,骨关节炎患者出院时,尽管关节炎没有好转,但是日常生活能力和行走能力提高则说明治疗有效。对于老年人而言,功能情况与其生活质量密切相关,在治疗疾病时,更应关注其功能状况。

采用《国际功能、残疾和健康分类》(International Classification of Functioning,Disability and Health,ICF)指导康复;或采用日常生活能力(activities of daily living,ADL)和工具性日常生活能力(instrumental activities of daily living,IADL)作为残障的评价指标,反映个体生活能力受限及需要外界帮助的程度。ADL 和 IADL 比较简单、省时,多用于老年医学科。

(三)转变诊断思维模式

由于共病和老年综合征的叠加,在诊断分析上由"一元论"(从一组症状找出对应的疾病的病理生理改变)转为"多元论",在病历书写中应体现这个特点。除了分析本次就诊的目的,还要分析缩短寿命、损害功能或干扰本次就医目的的主要疾病和问题,以及分析主要疾病或老年综合征的诱因及风险因素,这些因素通常是多个且跨多个专科。

综合上述特点,为了全面了解老年人的症状、疾病、老年综合征、功能等情况,有必要采用老年综合评估(comprehensive geriatric assessment,CGA)对患者进行全面评估;仔细询问病史,并与家属核对;做全面查体,必要的检查,才能保证诊断的全面性和完整性。

二、治疗方面

(一)"全人"个体化治疗

由于老年患者的复杂性和异质性,治疗模式由针对单个疾病的对因治疗转变为"全人"管理。例如,COPD 患者的管理除了药物治疗,还需要营养支持和康复训练增加活动耐力。急性病以治愈为目标,慢病是不可治愈的,以控制或缓解症状,维持器官功能为目标;总体目标是维持患者的功能状态。"全人管理"决定了老年医学要采取跨学科团队合作模式。

(二)共病老人的处理原则

对于共病的处理,不是简单的疾病治疗的叠加,而是需要根据老年人的具体情况来综合考虑。可遵循以下流程。

1.考虑患者的意愿

虽然医师会根据患者情况决定哪些问题需要优先处理,但是在同时有很多问题可以选择,或者不同的治疗方案之间有矛盾、又或不同的治疗方案会导致不同的结果的情况下,考虑患者的意愿就变得非常必要。只有符合患者意愿的医疗方案才会得到患者的认可,例如高血压病患者更迫切的愿望是改善头晕症状,则降压的目标值会适当提高。在和缓医疗中更多地采用"以患者意愿为目标的医疗"。

2.采用老年综合评估

CGA 是老年医学的核心技术之一,不只是对躯体疾病的评估,还包括对治疗的评估、对老年综合征的评估、对心理认知状态的评估、对功能状态的评估,以及对社会支持的评估和询问有无生前预嘱等。只有了解患者的全部情况、目前治疗方案实施的情况、患者的依从性如何、依从性好不好的原因等,才有可能保证所制定的诊疗方案不会出现偏差和遗漏。

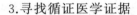

3.寻找循证医学证据

在考虑治疗方案的循证医学证据时,应寻找那些针对老年人所做的研究、最好是涵盖了有相似共病的老年人的研究。对于慢病或某些特殊问题,也有一些相关的专科协会或者老年医学会所发布的专门针对老年人的建议可以参考。要注意在多个权重相当、互无关联的慢病共存时,单病的指南的指导作用是很有限的,甚至是不清楚的。

4.考虑预后

慢病从开始干预到能够让患者获益,需要相当一段时间才能看出效果。对于共病的老年人,考虑其预期寿命非常重要,从而估判干预方案能否最终让老年患者获益。如果老人的预期寿命不长,不足以从干预措施中获益,则失去了干预的意义。

患者的预期寿命参考当地的平均预期寿命,经年龄和性别校正得到预期寿命表,根据患者年龄和性别将健康状态分类为高于平均水平(75%)、平均水平(50%)、低于平均水平(25%)。在临床决策和肿瘤筛查时应用。我国目前还没有类似的制表。对于房颤合并栓塞、慢性心力衰竭等严重慢病终末期患者的生存率可以参考文献报告。也有根据住院患者的综合情况来判断出院后1年生存率。

5.考虑治疗方案的影响,权衡利弊,合理取舍

在决定了干预目标、明确了哪些问题需要干预、是否值得干预之后,还需要在众多干预内容中进行合理的取舍。必须从症状、健康、寿命、风险增加和生活质量的角度,对比获益与风险,对每种可能的治疗方案(包括不处理)进行权衡。共病的老年人往往难以在一次就诊或一次住院中解决所有问题,因此,需要优先解决患者所关注的、和对其健康与生活有很大影响的问题,把次要问题放在后边,分次、分步予以处理。这种"以目标为导向的治疗"常用于老年患者的急性或亚急性医疗中。

6.与患者沟通,调整方案,确保实施

确定了最终干预方案后,需要与患方进行有效的沟通,确保干预方案能够被接受、确实得到实施。不应该只是简单地开方,告诉患者做什么;只有让患者了解治疗目的和意义,才会有较好的依从性。基本问题包括以下几点。

(1)如果不治疗,可能会发生什么后果。

(2)治疗方案将对症状、健康和寿命造成什么影响。

(3)治疗带来哪些风险和不良反应。

(4)治疗会在多大程度上影响到正常生活或带来不适感。

对于认知能力下降的老人,还要考虑其执行力、是否需要监督及帮助等。还要考虑方案的可行性,例如,糖尿病合并骨关节炎的患者,运动处方要考虑其关节炎对运动功能的限制,可以请康复医师参与,给予更适合的运动指导。

7.定期随访,调整方案

对于共病患者的治疗是一个长期、连续的过程。实施干预方案后,需要定期对干预效果进行评估,并根据评估结果调整治疗方案。

(三)急性病患者的处理

1.急性感染

在遵循一般抗菌药物使用原则之外,对老年人急性感染要及时,对于体弱高龄者更积极,采用"下台阶"方案。例如居家卧床老人急性感染,在难以分辨是"社区获得性肺炎"还是"吸入性肺炎""泌尿系统感染"时,需要在收集病原菌样本后,立即应用广谱抗菌药物。对于可预见、高发的感染要预防为主,如提高流感疫苗接种率,口腔、尿路有创操作前应预防性使用抗菌药物。

2.卒中

对于缺血性卒中,在发病 3 小时内完成脑部影像学检查、确诊后溶栓,可以大大降低致残率。社区教育非常重要,包括卒中的发病征象,直接打急救电话不要先联系家人或社区卫生站造成延误,事先找好在半小时车程内具备条件的医院。

3.衰弱症

急性医疗主要是针对急症所做的积极治疗,遗憾的是,经过住院治疗后许多衰弱的老年患者,急性病症虽然得到治愈,但会出现功能减退(约 30％的老年住院患者 ADL 下降),以及医院获得性问题。衰弱症是机体脆弱性(或易损性)增加和维持自体稳态能力降低的一种临床状态。衰弱症往往在高龄、共病、慢病终末期出现,是失能前的窗口期。对于衰弱老人的医疗决策是不同的,因为他们的疾病更难以控制,更容易发生并发症和医院获得性问题(如输液、插尿管等使患者制动,可引起谵妄、压疮、深静脉血栓形成及肺栓塞、营养不足、尿路感染、吸入性肺炎和多重用药等),使失能率增加,住院日延长,甚至增加入住护理院的机会。所以,甄别出衰弱老人,归类老年医学科处理,更为恰当和安全。对于衰弱老年患者宜采取以下措施。

(1)手术前、肿瘤治疗决策之前,衰弱症是最重要的评估内容。

(2)美国部分医院设立了老年人急性医疗单元或评估单元,这些单元的环境友善,以团队模式进行评估、分诊、诊疗和康复,可以有效地避免并发症发生。

(3)对住院老年患者要尽快安排其出院,回到熟悉的生活环境中。住院老年患者明天能够出院就不要留到后天,避免住院获得性问题的发生。出院后在 1 周内有随访,帮助老年人顺利度过过渡期,减少 30 天再入院率。

(4)美国在健康管理模式上采取个案管理,无论老人在家还是住院,始终有一位熟悉其全面情况的个案管理员来帮助合理安排医护照料和医患之间的沟通。

4.多器官功能衰竭

老年人容易发生多个器官功能衰竭,如肺部感染引起心力衰竭,利尿后引起肾衰竭,稍多补充水分后再次心力衰竭,调整出入量平衡很重要。在治疗前有预见性,细致微调,在两极之间"走平衡木",避免只着眼于针对单器官疾病的处理。

对于疾病终末期的各脏器衰竭,进入重症监护单元抢救并不能改变结局,反而降低了生命终末期的质量,增加大量医疗资源的消费。家属的陪伴和周到适当的临终护理可以做到让患者的死亡过程安宁而自然。

(四)康复与照护

对于慢病晚期、失能、衰弱、高龄老人,急性病住院及出院后需要康复的老人,康复与照护的权重超过医疗,对于功能的维持和提高医护质量至关重要。对于数量不断增加的神经精神退行性病变的老年患者(如帕金森病、痴呆),主要的处理就是护理与照料。切记,应该使每一位老年患者在每一个时间点上得到恰当的医疗,而不是昂贵的和过度的医疗。

(五)对症治疗

临床医师可能不愿意在没有确诊情况下对年轻人施治,而对于复杂的老年患者却是可行的,因为舒适和维持功能状态是老年人卫生保健的首要目标。在慢病晚期对症治疗权重很大,要重视非药物治疗,处方时一定要告知患者用药时限,避免常年服用对症药物。

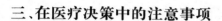

三、在医疗决策中的注意事项

(一)老年患者的文化背景、宗教信仰、价值观和世界观

在医疗决策中,这些因素会影响患者意愿,也增加了告知沟通难度。

(二)患者的决定能力

构成决定能力包括理解能力、判断能力、分析能力和表达能力。尊重老年患者的自主权,首先需要评估患者是否有决定能力,MMSE可以作为参考依据。与患者面谈,同时把患者无法理解和决定的内容用书面形式表达,通常就可以达到尊重老人自主权的目的。

(三)知情同意书

对于一些高风险的老年患者,在住院时就要了解有无生前预嘱(living wills,书面的,或曾经表达过相关的想法与愿望),然后与患方签署知情同意书(包括抢救、特殊治疗),不要等到患者病情恶化后再做。如果患者处于受"胁迫"状态,或有听力、言语功能障碍时,应尽一切努力帮助患者克服困难。可求助患者家属和朋友、语言翻译、图片来说明相关程序,安静的房间可以增加患者注意力,面对面讲话、使用助听器和请患者复述告知内容均有助于增强患者对知情同意书的理解。如果患者不具备签署知情同意的行为能力,但是有可能重新获得这个能力,在情况允许下,最好能将治疗和知情同意程序均延后。

从伦理学角度,患者本人的意愿优先,但是在我国,往往患者本人不知情,家属代替老人做出医疗决定,而这个决定有可能违背老人本身的意愿,需要与家属沟通,告知患者应有的权益。

(四)家庭支持、社会支持、保险政策

我国空巢老人占半数,各地发展不平衡,习俗不同;保险类别多、差异大,变化快;这些都增加方案的制订与执行难度,需要了解这些内容。社会工作者及个案管理员有非常重要的作用。对于疾病终末期患者、特别是对晚期痴呆症患者,在治疗同时,要关注对患者家属和照料者的支持和帮助。

(五)患方教育

(1)对于慢病的管控,在社区以家庭为单位的相互督促更为重要。

(2)缺陷教育:老年人体检会发现许多问题,如脂肪肝、肾囊肿、胆囊息肉、甲状腺结节等,通常而言随诊观察即可,不需要处理。要告诉老人,不是所有问题都需要干预的。对于病情稳定的慢病,不要过度诊疗。

(3)用药记录单:告知患者每次就医时要携带用药记录单。对于有多重用药的老人应:①每次入院都要核查调整用药;②定期核查(每半年或1年核查1次);③对于进入和缓医疗的患者,应考虑减药方案。

总之,由于老年患者疾病的复杂性和异质性,决定了在医疗决策上需要将现有的"以疾病为中心"的专科化、片段性的诊疗模式转变为"以患者为中心"的个体化、连续性、集医护照料为一体的医疗模式。目的是维持老年患者的功能、改善生活质量、提高满意度,同时要降低医疗负担。由于老年患者的易损性,在医疗决策和诊疗行为中,始终牢记"病人安全"避免医源性伤害。

(孙晓晓)

第六节　老年期低血压

老年期低血压指收缩压≤12 kPa,舒张压≤5.3 kPa而言。>10.7 kPa才出现临床症状。老年期低血压有如下三种类型,本节重点叙述老年直立性低血压。

一、无症状性低血压

无症状性低血压即血压虽低,但因为老年人工作、活动量较小,在一般安静状态下可无症状。但是在应激状态如情绪刺激、感染等情况下,则因老年人的血压调节能力减退、脑部血液不能得到及时充分供应而出现症状。老年无症状性低血压,血压多在12/8 kPa(90/60 mmHg)左右,因无症状,常在健康体检及临床查体测血压时发现。一般发生于体质较瘦弱的老年人或身体多病虚弱的老年人。此类老年人常有循环功能减退、心肌张力降低,血管弹性减弱或血容量减少等。

二、症状性低血压

当收缩压<10.7 kPa(80.3 mmHg),特别是<9.3 kPa(69.8 mmHg)时,则因不能保证脑部正常活动所需要的最低血流灌注而出现头昏、眼花、耳鸣、周身乏力等症状。

三、直立性低血压

老年直立性低血压亦称直立性低血压,在老年病门诊及住院患者中,老年直立性低血压是较为常见的。正常人站立时,为保持脑血管的压力和血液流量,可通过交感神经反射性收缩下肢血管以"托住"随重力作用向下的血液流动,使血压保持在一定水平上,不会发生直立性低血压。而老年人由于动脉硬化、血管弹性降低和压力感受器对血压波动的调节功能下降,即压力感受器的反射功能减退,则不能立即有效地收缩下肢血管,所以在平卧位转为直立后血液往下肢流动,血压也就往下降,主要是收缩压降低较大(舒张压也相应有下降)。特别是有脑血管病、心功能不全、心律失常、爱迪森病、甲状腺功能低下、下肢静脉曲张、贫血、低血容量和使用血管扩张剂、利尿剂、降压药、镇静安眠药等情况下,则更易发生直立性低血压。

(一)临床表现

(1)临床上约有1/3的老年人会发生直立性低血压,而且随年龄增加而更多。主要表现为平卧坐起、直立或蹲位突然起立时,感到头晕、眩晕、眼花、耳鸣等,上述症状卧位后可立即减轻或消失,重症者可出现步态不稳、行走偏斜、视力模糊、语言不清、出汗、突然昏倒、大小便失禁,甚至心跳呼吸停止而危及生命。

(2)在卧位直立或蹲位直立1分钟或更长时间后收缩压下降2.7 kPa(20 mmHg),舒张压也可相应下降。

(二)诊断标准

受检者安静仰卧10分钟,然后每分钟测血压、脉率1次,直至两次血压值近似时取其作为体位变化前的血压值。然后嘱其站立,将上臂置于与心脏相同水平,再测血压、脉率,记录即时及其后每分钟血压共7次,与站立前相比较。立位血压至少下降2.7/1.3 kPa(20/10 mmHg)且持续

2 分钟以上者,可确定为直立性低血压。

(三)防治

1.早期发现

早期发现老年期低血压特别是直立性低血压时,对老年人应定期测量血压,并且注意观察卧位、立位的血压变化,特别是对卧位、蹲位立起后有头昏、眼花的老年人更要注意测量卧、立位血压,及早确定有无直立性低血压,并及早采取措施早期治疗,避免发生意外。

2.已确诊

以确诊的直立性低血压的老年患者,嘱其在日常生活中注意以下几点。

(1)以卧位、蹲位立起时动作宜缓慢,切不可过猛过急,站立时间不要过长,行走时要当心以免发生意外。

(2)根据身体情况循序渐进地进行一些体育锻炼,以增强下肢肌肉对血管的支持和挤压作用,维持和调节血压。

(3)睡眠时头位抬高 15～20 cm,以有助于保持脑血流量及神经调节反应。也可将床头与地面调成 20°以上斜度,这样可降低肾动脉压,有利于肾素的释放和有效血循环量的增加。

(4)避免使用镇静药、安眠药、血管扩张药、利尿药及降压药等,因为这些药物均能使血压下降。

(5)避免大量进食,应多次分餐进食,餐后不要多活动,还要避免饮酒。

3.治疗措施

(1)对症状较重患者行物理疗法,穿紧身腹带、紧身裤及长弹力袜,以减少周围血管内血液淤积,增加静脉回流。

(2)放宽对饮水及摄钠的限制,增加饮食中的含盐量,晨起喝茶或咖啡以增加血容量,有升高立位血压之功效,但要防止心力衰竭及电解质紊乱。

(3)及时治疗容易导致低血压的心力衰竭,心律失常,水、电解质、平衡紊乱,贫血和神经系统疾病等。

(4)升高血压,如血管加压药和拟交感神经药麻黄素、间羟胺等,临床从小剂量试用,有一定升压效果,但对心、脑血管有不良反应。比较安全的有益气、升压、生津作用的人参、麦冬、五味子(升脉饮)等中药治疗更为适宜。

4.无症状低血压

对无症状低血压不需特殊处理,可通过适当循序渐进地参加一些体育活动增强体质,如慢步、太极拳等,以提高血压变化的调节能力,也可服用八珍汤等补益气血的中药。对有症状的低血压处理同直立性低血压。

(鲁 娜)

第七节　老年扩张型心肌病

一、分类

心肌病可分为两类:一类病因不明的原发性心肌病,有三种类型,即扩张型心肌病、肥厚型心肌病及限制型心肌病。克山病及围生期心肌病的表现类似扩张型心肌病,以往曾划入原发性扩张型心肌病,后因其有独特的发病特点而从原发性心肌病中划分出来;另一类为病因明确的或与全身性疾病有关的继发性心肌病,如酒精性心肌病、糖尿病性心肌病、尿毒症性心肌病等。在此仅就老年人中常见的扩张型心肌病加以叙述。

二、病因

至目前病因尚不明确,可能与下列因素有关。

(一)病毒感染

临床上部分扩张型心肌病,是由病毒性心肌炎延续而来,尤其是苛萨奇 B 病毒感染,故有人称之为"心肌炎后心肌病"。

(二)家族遗传

扩张型心肌病中 10%～20% 有家族史,并能检测出一些遗传学异常,故有"家族性心肌病"的提法。

(三)营养不良

肝硬化患者并发本病的较多,还有一些营养不良的中老年人的发病率也较高,这提示本病可能与营养因素有关,在营养不良的情况下,体内必需的氨基酸或一些微量元素缺乏可能会导致患病。

三、诊断

(一)临床表现

(1)扩张型心肌病是最常见的心肌病,尤以中老年人居多,50～70 岁集中,男性多于女性。

(2)主要症状为疲乏无力,心悸气短,劳力性呼吸困难,进而出现夜间阵发性呼吸困难,高枕位或端坐性呼吸困难。

(3)主要体征为不明原因的心脏扩大(呈普大型)、心力衰竭(左心衰竭或全心衰竭)、心律失常(各种心律失常,以期前收缩、房颤多见)。此外,心尖区可闻及收缩期杂音,为左心室扩大造成二尖瓣关闭不全所致,少数患者可闻及短促的舒张期杂音,为二尖瓣相对狭窄引起,上述杂音随心力衰竭加重而减弱或消失,心力衰竭控制又可闻及,肺动脉第二音可因肺动脉高压而增强。早期由于心排血量增加血压可升高,到中晚期心排血量减少,血压下降,脉压缩小。疾病晚期可出现胸腔积液、腹水、肝大、黄疸等。

(二)实验室及特殊检查

1.血、尿、便常规检查

多为正常,病程长者可有贫血、低蛋白血症,肝、肾功能异常,心肌酶谱多为正常或轻度升高。

2.心电图

可有心室肥厚,ST 段及 T 波改变,偶见异常 Q 波,但缺乏特异性,而多种心律失常并存是扩张型心肌病心律失常的特点。

3.超声心动图

扩张型心肌病超声心动图检查有特征性改变,腔大,各房室腔扩大,早期可仅有左心室腔扩大;壁薄,心室壁变薄;口小,指二尖瓣开放幅度减小,亦有主动脉根部内径缩小;广泛性运动减弱,早期亦可呈节段性运动异常;心功能不全,部分患者可见附壁血栓。

4.X 线检查

早期多为左心室扩大,逐渐全心扩大呈普大型,晚期全心显著扩大,透视下呈静而少动的心影,有时很难与大量心包积液区别。

(三)鉴别诊断

扩张型心肌病的高发年龄,同样也是高血压心脏病、冠心病的高发年龄,而且临床表现又有许多相似之处。因此,对其鉴别具有重要的临床意义。

1.冠心病

扩张型心肌病与冠心病都可有 ST-T 改变及异常 Q 波,心律失常、心功能不全及胸痛,因此,必须加以鉴别。

鉴别要点为以下几点。

(1)冠心病多有反复心绞痛发作病史,有的曾发生过心肌梗死。

(2)冠心病的心力衰竭是发生在中晚期后或发生在急性梗死之后,而扩张型心肌病一开始就有心力衰竭表现。

(3)冠心病以左心室扩大为主,室壁活动为节段性运动异常;而扩张型心肌病是全心扩大,室壁运动普遍减弱。

(4)冠状动脉造影,冠心病有冠状动脉狭窄,而扩张型心肌病则无此改变。

2.高血压心脏病

(1)扩张型心肌病亦可有血压升高,应与高血压心脏病相鉴别,但扩张型心肌病的血压升高是在心力衰竭初期血压轻度升高,随心力衰竭加重而血压下降,高血压导致高血压心脏病往往有较严重的高血压,且在多年高血压之后发生心脏改变,最后发生心力衰竭,这些容易与扩张型心肌病相鉴别。

(2)高血压心脏病以左心室肥厚伴有主动脉增宽、延长、迂曲为特征;而扩张型心肌病则以心脏普大、心腔扩大、室壁变薄为特征,二者不难鉴别。

3.心包积液

(1)心包积液患者有奇脉,心尖冲动点在心浊音界内侧,卧床时心底部浊音界增宽,扩张型心肌病无此征象。

(2)超声心动图检查,心包积液时心包内有液性暗区,而心脏大小、室腔及室壁厚度多正常,因此可明确与扩张型心肌病鉴别。

四、治疗

扩张型心肌病到目前尚无特效治疗方法,一般采取如下措施。

(一)一般治疗

避免劳累,戒酒,禁用对心脏有害的药物,防治合并感染,改善营养状况。

(二)纠正心力衰竭

扩张型心肌病心力衰竭常为初发表现,心力衰竭的治疗,与其他疾病所致的心力衰竭基本相同。

1.正性肌力药物

首选洋地黄制剂,但应注意此类患者由于心脏特大,易发生洋地黄中毒,用量宜偏小。

2.血管扩张剂

硝酸甘油、异山梨酯扩张静脉,减轻前负荷,对改善心功能有益。

3.转换酶抑制剂

卡托普利、依那普利等,可通过减轻心脏前后负荷改善心功能,并可使β受体上调,恢复心脏储备功能。

4.β受体阻滞剂

心力衰竭患者常伴有心肌β受体密度下调,心肌储备能力下降,致使药物疗效降低或无效,为提高心肌β受体密度,改善心肌反应性,在收缩压不低于 12 kPa(90 mmHg)、心率不低于 60 次/分情况下,可试用β受体阻滞剂,如美托洛尔或阿替洛尔 6.25 mg 每天 2～3 次,连用 3～6 个月,可使心功能改善,并可预防恶性心律失常发生。

(三)抗心律失常

多种心律失常合并发生是扩张型心肌病的特征,故有效地抗心律失常对改善心功能、预防猝死是有益的。

(四)心脏移植

因目前对扩张型心肌病常无特效的药物,对晚期患者心脏移植可以说是改善预后的唯一有效手段。术后 1 年存活率 80％,5 年存活率 60％～70％。

(鲁　娜)

第八节　老年睡眠呼吸障碍

睡眠呼吸障碍(sleep disordered breathing,SDB)或呼吸暂停是指一组发生在睡眠状态下的呼吸疾病,表现为在睡眠过程中反复间断出现呼吸停顿或低通气。呼吸停顿指口和鼻腔气流停止至少持续 10 秒以上;低通气指当呼吸气流降低至正常 50％以下,并伴有 4％氧饱和度下降。呼吸紊乱指数(respiratory disturbance index,RDI)是指睡眠过程中每小时出现呼吸暂停或低通气的次数,代表睡眠呼吸障碍的程度。SDB 可分为阻塞性和中枢性两种类型,前者主要是由上气道局部解剖因素,加上睡眠时气道肌肉过度松弛,气道发生塌陷甚至完全闭塞,吸气流量受限,尽管患者呼吸努力增加,但气流并不增加,气流通过狭小塌陷的管腔发生震荡,形成鼾声,严重者管腔完全闭塞,呼吸停顿。根据疾病的严重程度,阻塞性 SDB 可分为睡眠单纯性鼾症、上气道阻力综合征和阻塞性睡眠呼吸暂停综合征(obstructive sleep apnea syndrome,OSAS)。中枢性 SDB 是由呼吸中枢功能衰退所致,呼吸神经元不能有效刺激运动神经激活呼吸过程,导致呼吸动力缺乏,常见于心力衰竭和中风患者。许多患者可同时合并有中枢性和阻塞性睡眠呼吸暂停,称为混合性 SDB。

国外报道 SDB 以 RDI 大于 10 为标准,老年男性发病率为 70％,老年女性为 56％,而年轻人的发病率分别为 15％和 5％。SDB 随年龄增大,发病率增加,因而,在老年人中十分常见。

一、病因和发病机制

大多数患者可以找到导致睡眠时反复发生呼吸停顿和/或低通气的因素,包括睡眠时呼吸控制异常、睡眠姿势和体位、循环时间和心排血量、上气道形态学改变及遗传因素等。

(一)中枢性 SDB 的发病机制

如表 10-1 所示。

表 10-1　中枢性睡眠呼吸暂停的发病机制

呼吸调节或肌肉功能的缺陷
中枢性肺泡低通气综合征(原发、继发)、呼吸神经肌肉疾病、呼吸驱动短暂的波动、睡眠开始时的不稳定性
继发于高通气引起的低碳酸血症、低氧血症、如心肺疾病、心血管疾病、肺充血、中枢神经系统疾病、循环时间的延长
中枢呼吸驱动反射性抑制
食管反流
吸入
上气道塌陷

(二)阻塞性 SDB 的发病机制

阻塞性 SDB 发病的三个基本特征已阐明,即:①上气道的阻塞,常见咽部。如肥胖患者上气道周围脂肪增多,气道外压增高,导致管腔狭窄,肢端肥大症、甲状腺功能减退症,可能由于上气道组织增生或黏液水肿,导致管腔狭窄且易于塌陷;咽部、舌和下颌解剖结构异常,如下颌后缩或下颌过小,颈子过粗过短等到也可导致管腔狭窄。②咽腔的大小受上气道肌肉张力影响,醒觉时气道肌张力较高,睡眠时上气道肌张相应降低,快动眼睡眠期(REM)肌张力最低,此期呼吸暂停的次数往往最多。OSAS 患者上气道肌纤维断裂、神经脱髓鞘,导致肌张力下降,也是气道管腔易于塌陷的重要原因。③咽腔的大小取决于咽腔关闭压和开放压的平衡,吸气时胸膜腔内压降低,管壁倾向于塌陷;呼气时胸膜腔内压增高,管壁倾向于开放,因此气流限制和呼吸停顿仅发生在吸气相。

(三)遗传因素

SDB 有家族聚集倾向。长相的遗传,使得家族中许多人有易患 SDB 的颌面测量学特征。研究发现对高碳酸血症和低氧的敏感也有家族性,睡眠中易于发生周期性呼吸。肥胖亦有遗传倾向。

二、病理生理改变与临床表现

SDB 的主要病理生理变化是睡眠期间反复出现呼吸暂停或低通气所导致的低氧血症和/或高碳酸血症,以及睡眠结构的改变,引起一系列的临床表现和多器官功能的损害(见图 10-1)。包括睡眠期间的症状,白天的症状和器官功能的损害与并发症。

(一)睡眠期间的症状

打鼾是 OSAS 的主要症状,由于气流通过狭窄的咽部时咽腔软组织发生颤动所致,老年患者即使病情较重,鼾声可能较小;夜间憋醒与窒息,个别严重者可因窒息而死亡;其他症状还有失眠、遗尿、惊叫、夜游等。

(二)白天的症状

白天过度困倦(excessive daytime sleepiness,EDS)往往是 OSAS 最突出的症状,因夜间反复睡眠中断,睡眠质量下降所致。轻者仅有注意力不集中,间歇打瞌睡。严重患者在与人谈话,甚至驾车、骑自行车时也会打瞌睡。晨起头痛,多见于女性。可出现神经精神症状,如记忆力减退、性格改变、焦虑、抑郁等，老年患者尤其明显。老年患者嗜睡程度低于非老年患者，即 EDS 与 AHI 并不呈正相关。

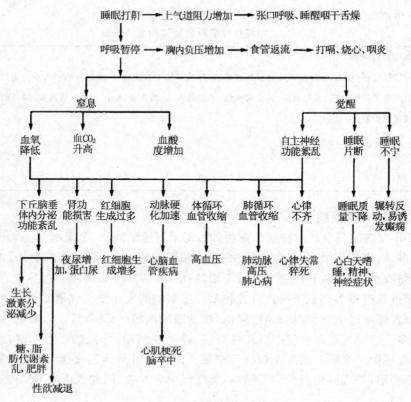

图 10-1　OSAS 病理生理改变

(三)器官功能损害和并发症的表现

患者可能出现性功能障碍、易疲劳等症状，病情持久可引起或加重多个系统的疾病，如高血压、心脑血管疾病、肺心病和呼吸衰竭、糖尿病等，有时这些疾病可能是就诊的主要症状，而没有注意 SDB 的存在。

三、诊断与鉴别诊断

SDB 的诊断并不难，根据病史、体征和对睡后 15 分钟以上的观察，则可做出推测性诊断。注意 SDB 的易患因素：①40～60 岁的男性患者。②肥胖。③上气道或颌面的异常如扁桃体肥大、腭垂肥大粗短或下颌后缩畸形、小颌等。④甲状腺功能减退。⑤经常服用镇静药物。⑥饮酒。但确诊分型，了解疾病轻重程度和治疗效果的观察，则须进行多导睡眠图(PSG)的监测检查，观察患者睡眠时整夜脑电图、眼动图、肌电图、心电图、脉搏、血氧饱和度(SaO_2)的记录，用热敏电阻测定鼻和口腔气流、阻抗以及胸腹式呼吸测定。根据呼吸紊乱指数(RDI)将 SDB 分为轻、中重度三级。轻度 RDI 5～10 次/小时，最低 $SaO_2 \geqslant 86\%$；中度 RDI 20～50 次/小时，最低 SaO_2 80%～85%；重度 RDI＞50 次/小时，最低 $SaO_2 \geqslant 79\%$。多次睡眠潜伏时间试验(mutiple sleep latency test，MSLT)，可评估患者嗜睡的程度，对 SDB 的诊断有一定价值。方法是让患者白天在无灯光、无任何刺激的睡眠实验室内每隔 2 小时检查一次，共进行 5 次睡眠检查，观察患者 5 次的平均入睡时间。正常成人平均 12 分钟,严重患者往往小于 5 分钟,发作性睡病小于 8 分钟,同时有两次或以上可记录到 REM 睡眠(表 10-2)。

表 10-2　鼾症患者诊断和处理示意图

临床表现	检查	诊断	处理
无症状,无呼吸暂停证明	不需睡眠检查		预防性劝告
无症状,无呼吸暂停证明	初筛检查	正常	预防性劝告
		异常	OSAS 治疗
轻至中度白天嗜睡	初筛检查	明显异常	OSAS 治疗
	AutoCPAP 系统诊断	轻度异常或正常	预防性劝告
	全夜多导睡眠监测	OSAS	OSAS 治疗
		无 OSAS	其他治疗或进一步检查
严重白天嗜睡,右心衰竭,高碳酸血症	全夜多导睡眠检测	不能诊断 OSAS	其他治疗或进一步检查
		诊断 OSAS	积极治疗 OSAS

影像学检查包括 X 线摄片、CT、MPI 以及纤维支气管镜检查等,主要用于判断下颌形态,阻塞部位,对手术的指征和手术方法有指导意义。

有些睡眠疾病也有 EDS 症状,须与 SDB 相鉴别,如发作性睡病、不宁腿症和周期性肢体运动症,这些疾病有的可能与 SDB 并发。

四、治疗

(一)内科治疗

1.一般治疗

建议患者戒烟酒,睡觉取右侧卧位,睡前勿饱食,避免服用安眠药及停止注射睾酮,治疗与发病有联系的疾病。肥胖者须控制体重,逐渐减肥,使体重下降 5%～10%,对改善症状及睡眠呼吸暂停,提高 SaO_2,有肯定疗效。对合并甲状腺功能减退症患者,逐渐补充甲状腺素的治疗,可使睡眠呼吸暂停完全消失或显著改善。对肢端肥大症患者,手术切除垂体肿瘤或服用控制生长激素分泌的药物,亦可减轻症状,避免病情发展。

2.药物治疗

使用增加上气道开放,减低上气道阻力的药物,如麻黄碱滴鼻或非特异性抗炎药喷鼻(如丁地曲安西龙等)。服用呼吸兴奋剂,如甲羟孕酮。服用普罗替林和氯丙嗪,可抑制快眼动睡眠,减轻由此引起的低通气和呼吸暂停。

3.经鼻面罩持续气道正压通气(CPAP)治疗

CPAP 对 OSAS 患者尤以中重度及中枢性 SDB 患者是一个常用的最有效的首选取治疗。CPAP 治疗后患者的呼吸暂停次数减少或消失,SaO_2 上升,睡眠结构改善,生活质量提高。坚持应用,可改善远期预后。目前双水平正压通气,(BiPAP)具有吸气、呼气正压可分别调节及呼吸同步等到功能,增加了患者 CPAP 治疗的适应性,扩大了临床应用范围(表 10-3)。

表 10-3　鼻 CPAP 和鼻通气治疗指征

鼻 CPAP 指征	鼻通气指征
阻塞性呼吸睡眠暂停	伴有神经肌肉疾病的呼吸衰竭
中枢性呼吸睡眠暂停	脊柱侧突
睡眠呼吸暂停伴慢性肺病	中枢性呼吸睡眠暂停
夜间间哮喘	
严重打鼾	

4.口腔正畸及矫治器治疗

根据作用方式和部位的不同,大致分为三类:①鼾声治疗装置,仅用于治疗鼾声的矫治,不适用于治疗 OSAS。其作用部位大多在较腭。如由 Paskow 发明的可调节性软腭上托器,其原理是通过矫治器的塑料扣,轻轻地上托软腭,并限制软腭在睡眠期间颤动,来降低或消除鼾声。②舌治疗装置,引舌向前以防止上气道阻塞的治疗方法。由 Samelson 发明的舌治疗装置,其作用原理是在睡眠期间戴用时,其前端的囊腔内产生负压,通过该负压吸引舌体向前,但患者的耐受差,影响推广使用。③改变下颌姿势的矫治器,用于治疗轻、中度的 OSAS。其原理可能是通过前移和/或向下移动下颌位,使颏舌肌等肌肉张力增大,从而使舌根部及舌骨向前移,最终扩大上气道,并促进儿童下颌生长发育。适宜于不能耐受 CPAP、行外科手术危险性较大的、阻塞部位在下咽部及时治疗又不积极配合者。

(二)外科治疗

治疗的目的解决 OSAS 患者上气道狭窄和梗阻。由于手术为有创性手段,应严格掌握手术适应证,手术疗法更多地用于对 CPAP 治疗不适应的患者。气管切开或气管造口术,对 OSAS 伴严重夜间睡眠时低氧导致的昏迷、肺心病、心力衰竭或心律失常的患者,是解除上气道阻塞引起的致命性窒息最有效的救命措施。由于 CPAP 治疗的应用,需要此种手术治疗者已减少。鼻阻塞性疾病的治疗,该治疗须根据不同的原因及鼻塞的严重程度,而采用鼻翼的修复术、鼻中隔矫正术、鼻息肉摘除术、肥大下鼻甲切除术,及腺样体摘除术等。腭垂腭咽成形术(Uppp)是目前较常用的手术治疗方法,其手术指征为长软腭、过多的侧咽壁及扁桃体组织肥大。颌面外科手术,适合于下颌异常的患者。

五、预后

国内外均有资料显示,严重 OSAS(RDI>30 次/小时),如不治疗,远期死亡率增加。

(鲁　娜)

第九节　老年肺炎

肺炎是老年人的临床常见病,也是导致老年人死亡的主要原因。与一般人群所患肺炎相比,老年人肺炎具有不同的特点,若能针对其特点,采取必要的措施,进行积极预防、早期诊断、合理治疗,对于提高对老年人肺炎诊治水平、改善预后、降低死亡率、减低医疗费用等都具有重要意义。

一、流行病学

在老年人中,肺炎是发病率高、死亡率高、危害大的疾病。尽管有越来越多强效、广谱的抗生素可以应用,但肺炎仍是导致老年人死亡的最常见感染性疾病,给社会、家庭造成的损失不可估量。在抗生素广泛运用于临床之前,老年肺炎的发生率大约是青年人的10倍,50%以上的肺炎患者是65岁以上的老人。北京某医院死因分析显示,肺炎死亡中,89%在65岁以上,肺炎已经成为80岁以上老人死亡的第一病因。调查发现,<45岁人群中肺炎患病率为每10万人口中91人,<65岁的老年人肺炎患病率可达每10万人口中10 123人,而老年人肺炎病死率是非老年人的3～5倍。国外老年人肺部感染病死率为24%～35%,年轻人仅为5.75%～8.00%,而国内老年人肺部感染病死率高达42.9%～50.0%。目前,老年肺炎的患病率和死亡率仍是严重问题,肺炎也是导致老年人死亡中最常见的感染性疾病。据统计,1996－2001年全国呼吸系统疾病死亡人数,占总死亡人数的18%,仅次于心脑血管病和癌症,位居第三。在众多的呼吸道疾病中,肺炎是主要死因。70岁以上肺炎患者病死率大于25%;在死亡老年人中,约有半数以上伴有程度不同的肺炎。肺炎在老年患者尸检中的发现率为25%～60%。北京医院资料显示,60岁以上尸检中存在肺炎者45%。解放军总医院统计146例老年肺炎尸检病例,占同期老年尸检的31.1%。美国1995年的统计结果表明,肺炎列死亡顺位的第6位,而在老年人升至第四位,在感染性疾病中位列第一。在因肺炎死亡的患者中,85%为65岁以上的老年人。70岁以上者肺炎病死率成百倍地增加。美国估计每年有100万老年肺炎需住院治疗,估计在美国仅老年肺炎每年医疗费就超过10亿美元。

另外,由于在老年人中,吸入性因素很常见,所以吸入性肺炎在老年患者中占重要地位。据统计,社区获得性肺炎中5%～15%为吸入性肺炎,吸入性肺炎占住院老年性肺炎的15%～23%,其病死率占所有因老年肺炎死亡病例的近1/3。需要注意的是,不是所有吸入性肺炎都有明确吸入病史。研究显示,约40%的老年肺炎患者并无明显的吸入病史,此类病例被称为隐性吸入,如急性脑卒中的患者中,有2%～25%的患者存在隐性吸入。吸入性肺炎在老年人中尤其是存在中枢神经系统疾病的老年人中很常见,这也是老年人吸入性肺炎难以治疗、死亡率高的主要原因。老年人吸入性肺炎患者中,发病原因多为脑血管病,如脑卒中,患者10%死于肺炎,最主要的就是吸入性肺炎。中枢神经系统大脑基底核脑血管病变,可导致黑质、纹状体产生的多巴胺减少,迷走神经释放到咽部和气道的神经肽,即P物质减少。而P物质被认为是吞咽和咳嗽反射的原动力,因此造成咽喉功能减退或受到抑制,表现为咳嗽和吞咽反射障碍。吸入过程多发生在进食和睡眠中,吸入时若将咽喉部寄植菌带入下气道,便可导致肺部感染。ACEI类药物引起血清和/或气道中P物质增加,可能是其减少吸入性肺炎的机制之一。现在已经开始将ACEI类药物作为老年人吸入性肺炎的防治手段之一。

除吸入性因素外,老年人肺炎的发生还有其他危险因素:①呼吸道组织结构退行性变。老年人由于鼻、喉黏膜具有不同程度的萎缩变质,加温及湿化气体功能,喉头反射与咳嗽反射减弱等,导致上呼吸道保护性反射减弱,病原体容易进入下呼吸道;老人鼻部软骨弹性降低,吸入阻力增加,用口呼吸增多,易于产生口咽干燥,加之口腔卫生不良或原有咽喉、口腔内的慢性病灶,病原体易在上呼吸道定植,并且繁殖,发生支气管-肺部吸入性感染;喉、咽腔黏膜萎缩,感觉减退所引起的吞咽障碍,使食物容易呛入下呼吸道。骨质疏松、脊柱后凸和肋软骨钙化,肋间肌和辅助呼吸肌萎缩,胸廓活动受限,并由扁平胸变为桶状胸,使肺通气功能下降;气管支气管黏液纤毛功能下降，咳嗽反射差，肺组织弹性减退等导致排痰功能降低。②合并多种慢性基础疾病伴随老龄出现的多种慢性疾病，易于导致老人的肺部感染率和病死率增加。临床观察发现，99%的老年肺炎患者至少患有一种或多种基础疾病。刘慧等报道老年人肺炎合并基础疾病者达 67.1%，孙勇等报道老年人肺炎合并基础疾病者达 76.1%，合并 2 种基础疾病者 35.3%，Riquelme 等对 101 例老年肺炎分析发现，30%患有慢性阻塞性肺疾病，38%有心脏疾病，26%有神经系统疾病，17%有糖尿病，5%有恶性肿瘤，4%患有肾衰竭和 4%有肝脏疾病。易于诱发老人发生肺炎的疾病常见于糖尿病、COPD、充血性心力衰竭、脑血管病、肿瘤、营养不良、痴呆、帕金森病、水肿、失动等。③免疫力减弱老龄化带来的免疫老化也促进了老年人呼吸道感染的发生。越来越多的最新数据表明，中性粒细胞的功能受损，即吞噬和杀灭病原微生物的能力下降，是老年呼吸道感染防御降低的原因之一。老年人最常见的免疫缺陷是适应性的免疫反应下降，表现为幼稚 T 细胞亚群减少，细胞因子产物（尤其是 IL-2）和重要的细胞表面受体（IL-2 受体、CD28）显著下降，以及由抑制 T 细胞免疫的炎症因子（如 IL-10、前列腺素 E2 等）引起的 T 细胞反应受抑制。④流行性感冒。已证实流感是导致老年人肺炎发生率和病死率增加的一个重要原因。⑤其他因素如长期吸烟，各器官功能下降，御寒能力降低，容易受凉感染，营养不良，集体居住，近期住院，气管插管或留置胃管，健康状态较差，近期手术，加之行动障碍，长时间卧床，睡眠障碍而长期使用安眠药等均可增加老年人肺炎的易感性。

另外，老年肺炎中以中毒型肺炎，即休克性肺炎多见。据有关资料报道，老年肺炎中 2/3 为中毒型，这可能与老年人机体抵抗力低下有关，感染后容易波及全身，从而引发感染中毒性休克反应。它可以是原发的，也可以继发于慢性呼吸道感染基础上，或继发于其他系统疾病，特别是脑血管病、心血管病、糖尿病及肝、肾等疾病。

老年性肺炎病死率高，主要包括以下原因：①病原体变迁；②不合理使用抗生素；③病原学检查困难；④临床表现不典型；⑤医院获得性肺炎；⑥免疫功能低下；⑦呼吸道防御机制下降；⑧基础病多。

二、定义和分类

肺炎按照发病地点过去传统分为 3 种。① 社区获得性肺炎（community-acquired pneumonia，CAP）：是指在社区环境中罹患的感染性肺实质炎症，包括在社区感染而在住院后（通常限定为入院 48 小时内或在潜伏期内）发病者；②护理院获得性肺炎（nursing home acquired pneumonia，NHAP）：其发生率、严重程度和预后等方面介于 CAP 和 HAP 之间；③医院获得性肺炎（hospital-acquired pneumonia，HAP）：指患者入院≥48 小时后发生的肺炎，且入院时未处于潜伏期。HAP 又可再分为早发 HAP（住院 5 天）和晚发 HAP（住院＞5 天）。其中，NHAP 的发病率为（69～115）/1 000 居住者，介于 CAP 和 HAP 之间，是 CAP 的 2～3 倍。近10 余年来，发现肺炎住院患者通常是由于多种耐药（multidrug-resistant，MDR）病原菌引起。其原因包括在院外广泛使用广谱口服抗生素、门诊输注抗生素增加、过早让患者从急诊室出院、老年人增加及过度使用免疫调节治疗。目前 ATS 根据是否存在 MDR 病原菌所导致的感染将肺炎分为社区获得性肺炎（CAP）和医疗保健相关性肺炎（health care-associated，HCAP），HCAP 包括医院获得性肺炎（HAP）和呼吸机相关性肺炎（ventilation-associated，VAP）。新的分类方法主要是指导经验性使用抗生素，但亦存在缺陷，如不是所有的 MDR 病原菌都与危险因素相关，诊断过程中，应进行个体化考虑，如存在 MDR 感染的危险因素也不能排除存在引起 CAP 的常见病原菌。HCAP 临床情况与可能的致病菌关系见表 10-4。

表 10-4　HCAP 临床情况与可能的致病菌关系

临床情况	病原菌			
	MRSA	铜绿假单胞菌	不动杆菌属	MDR 肠球菌
住院＞48 小时	＋	＋	＋	＋
3 个月前住院＞2 天	＋	＋	＋	＋
家庭护理或医疗保健机构	＋	＋	＋	＋
前 3 个月使用过抗生素		＋		＋
慢性透析	＋			
家庭输液治疗	＋			
家庭创伤护理	＋			
家人有 MDR 感染	＋			

注：MDR：多重耐药；MRSA：耐甲氧西林金黄色葡萄球菌。

三、临床特点

老年社区获得性肺炎（CAP）大多数起病缓慢，于冬春季节变化时多发。由于老年人各系统、器官的储备功能丧失，以及应激反应受损，某器官系统的疾病会导致另一器官系统的失代偿，导致疾病的不典型表现，即临床表现各异。但老年人在突然发生疾病或疾病加重时，又会出现一些共有的表现，这些共有的表现被归纳为四个"I"：即活动受限，稳定能力下降，便失禁，意识障碍。这些表现非常常见，几乎任何疾病都可以有上述 4 种症状。

(一)基础疾病多

老年人肺炎往往伴有基础疾病，如慢性支气管炎、慢性阻塞性肺气肿及肺心病、高血压、冠状动脉粥样硬化性心脏病、糖尿病、脑血管疾病、肺癌等。王新梅的结果提示慢性阻塞性肺病占 36.3％，脑血管病 26.5％，心血管疾病 24.5％，糖尿病 19.6％，肿瘤 10.8％，其他 6.9％，部分患者同时有两种或多种疾病。

(二)发热等全身症状

老年性肺炎患者体温正常或不升高者达 40％～50％，而且即使发热也大多数都是轻、中度的发热。Moreira 等采用回顾性研究以比较 257 例住院的≥65 岁老年人和＜65 岁非老年人 CAP 患者的临床特征。老年人组 54.1％的患者发热，非老年人组 81.5％的患者发热。与非老年组相比，老年肺炎临床表现不典型，常缺乏发热、胸痛、咳嗽、咳痰等。往往表现为意识状态下降、不适、嗜睡、食欲缺乏、恶心、呕吐、腹泻、低热，甚至精神错乱，大小便失禁或原有基础疾病恶化。有研究提示呼吸频率增快（超过 26 次/分）可能是个很好的预示下呼吸道感染的指标，通常呼吸困难较其他临床表现早出现 3～4 天。老年性肺炎患者更多地表现为乏力、食欲缺乏。部分老年患者可表现为其他系统为主的临床表现，如消化系统症状。孙勇等回顾性分析 113 例老年肺炎患者的临床资料消化道症状 49 例（43.3％），意识障碍 46 例（40.7％），口唇周疱疹 27 例（23.8％）。

(三)呼吸道症状

只有半数的患者有咳嗽和咳痰。老年人咳嗽无力、痰多为白色黏痰或黄脓痰、少数患者表现为咳铁锈色痰及痰中少量带鲜红色血。呼吸困难较常见。胸痛表现也相对少见,Moreira 等比较老年人组胸痛 27.0%,非老年人组为 50.0%。

(四)肺部体征

老年肺炎肺部体征可因脱水、浅快呼吸、上呼吸道传导音干扰等因素而改变,所以常不具备诊断意义。通常也缺乏肺实变体征。典型肺实变少见,主要多表现为干湿性啰音及呼吸音减低。并发胸腔炎时,可听到胸膜摩擦音,并发感染中毒性休克可有血压下降及其他脏器衰竭的相应体征。

(五)并发症多

老年性肺炎并发症较多,最常见并发呼吸衰竭和心力衰竭,尤其已经有缺血性或高血压性心脏病的患者,心律失常颇常见。约 1/3 老年肺炎患者特别是年龄＞85 岁的患者易于并发急性意识障碍和精神障碍,如谵妄等。其他如酸碱失衡、水及电解质紊乱、消化道大出血、急性心肌梗死及多器官衰竭常见。

(六)血常规检查

老年人发生肺炎时可无白细胞升高,并且多不升高,白细胞升高仅占半数或更低,90%有核左移,50%有贫血。

(七)血生化及炎症指标检查

血 C-反应蛋白增加(CRP)、前降钙素原(PCT)增高提示细菌感染并依此可以判断感染程度及对治疗反应的依据,D-二聚体水平增高,提示感染严重度、凝血受累及是否合并肺动脉栓塞,其动态变化对判断老年重症肺炎的预后具有重要的意义。重症肺炎伴有肝、肾功能及心肌细胞累及时可有 ALT、AST、BIL、LDH、CK、CK-MB、BNP、BUN、CRE 增高,合并横纹肌溶解可有血肌红蛋白明显增高伴有 LDH、CK 的明显增高,常伴低钠血症、偶伴高钠血症。

(八)影像学检查

X 线检查是肺炎最可靠的诊断手段,但对老年肺炎的诊断则欠缺可靠性。日本学者村上元孝对 51 例老年肺炎部位的 X 线诊断与病理解剖结果对比观察,结果只有 37 例 X 线照片上考虑有肺炎。考虑原因是老年肺炎患者呼吸次数增加,有的老年肺炎患者则不能在拍片时做呼吸暂停动作,而拍出的 X 线片效果降低,不易做出诊断;另外的原因是部分老年肺炎患者不易搬运,只能用床旁机拍片,效果不佳,从而影响 X 线诊断。

X 线胸片或(和)胸部 CT 检查多呈小片状或斑片状影,少数呈大片状、网状影。可发生于单侧或者双侧,肺炎类型可以表现不一致,以支气管炎、小叶性肺炎多见,王新梅等统计支气管肺炎样表现约 51.2%,间质性肺炎样表现约 24%,大叶性肺炎样约 15.2%,肺脓肿约 8%,球形肺炎约 15.2%,同时伴有胸腔积液者 17.6%,伴肺不张者 10.4%。老年吸入性肺炎好发于右肺下叶,多为支气管肺炎、间质性肺炎和肺部实变表现,并有肺不张、肺脓肿、肺气肿及肺纤维化等并发症。特别要指出的是老年肺炎在感染早期、脱水状态和白细胞减少症的患者中,X 线可表现为相对正常。COPD 和肺大疱的患者也常无肺炎的典型表现。合并肺间质纤维化、ARDS 或充血性心力衰竭时,肺炎难以与基础病鉴别。

(九)细菌学检查

老年人 CAP 和 HAP 留取标本相对困难,即使能够获取标本,也有被寄植菌污染的可能,因此明确病原菌更加不易。VAP 可经过气管镜采集痰标本,对明确病原菌有意义。我国采取痰培养和血培养方法检测老年性肺炎的病原菌。痰检查是发现老年肺炎肺部异常最有效辅助诊断方法。

1.痰细菌学检查

人体喉以上呼吸道黏膜表面及其分泌物含有众多的微生物,"正常菌群"包括21属、200种以上,而且细菌浓度可以非常高。老年、重症或住院患者上呼吸道细菌定植明显增加。正常菌群中某些污染菌营养要求低、生长迅速影响痰液中致病菌的分离普通痰培养易受定植菌污染,加上老年人咳痰往往困难,所以直接留痰检查特异性较差。经纤维支气管镜吸引痰液的侵袭性检查能提高检查的特异性,但是会增加检查的困难性、风险性及检查费用。由于这些原因,所以在老年肺炎诊断中的作用存在许多争议。现在的观点是,单纯痰菌检查阳性不能确立肺炎的诊断,只能提供一些辅助信息;在应用抗菌药前的痰菌检查有利于经验性用药的选择。重症肺炎可因痰菌检查而受益。对重症病例、疑难病例或抗感染治疗失败的病例以及免疫抑制宿主肺部感染,需要有准确的病原学诊断,应积极采用可避免口咽部定植污染的下呼吸道标本直接采样技术。现有方法主要包括环甲膜穿刺经气管吸引、经胸壁穿刺肺吸引、经纤维支气管镜或人工气道吸引或防污染标本毛刷采样、经纤维支气管镜防污染支气管肺泡灌洗等,各有优缺点,由于均系创伤性检查,选用时应注意掌握指征。但不推荐为老年肺炎的临床常规检查方法。

除痰培养外,尚需做痰直接涂片,若鳞状上皮细胞<10/HP,白细胞>25/HP,使痰培养结果可信度较高。

2.血细菌学检查

老年人菌血症较青年人多见。一项研究对192例24小时内无发热的老年肺炎患者进行血培养,25例阳性,说明发热并非血培养的绝对指征。

3.其他检查

可采用血清学或PCR方法检测军团菌、支原体、衣原体及病毒等病原体。当其滴度呈4倍以上增长时更具有临床诊断意义,但有时滴度增高时需要一定的时间,往往作为回顾性的诊断。目前PCR技术临床仅用于分枝杆菌及肺孢子菌的检测,对其他病原体检测还仅限于实验室研究。

(十)病原学

大多研究都提示老年肺炎在致病菌方面有自己的特点。国外许多学者对社区获得性肺炎(CAP)的病原体做了相关研究,感染的病原体包括细菌、病毒、真菌和原虫,门诊和住院患者的病原菌具有区别(表10-5),新的肺炎致病菌包括偏肺病毒、引起急性严重呼吸综合征的冠状病毒及社区获得性耐甲氧西林金黄色葡萄球菌(community-acquired strains of methicillin-resistant staphylococcus,CA-MRSA),CAP主要是细菌感染所致,其中最重要的是肺炎链球菌和流感嗜血杆菌,且多数研究显示肺炎链球菌是最常见的病原体。老年患者由于基础疾病多、免疫力低下易致反复感染,其革兰阴性杆菌感染的概率明显增加。在考虑常见病原菌以外,也要结合危险因素和患者的严重程度来判断是否存在非典型病原菌(如病毒、支原体、衣原体、嗜肺军团菌等),病毒常见的有流感病毒、腺病毒、呼吸道合胞病毒及副流感病毒等,非典型病原体对B-内酰类抗生素治疗无效,选用抗病毒药物或大环内酯类药物治疗,此外,有10%~15%的CAP为典型与非典型病原体混合感染。有吸入危险因素时,要考虑存在厌氧菌的感染,厌氧菌肺炎往往合并有肺脓肿、肺内小脓肿和肺炎旁胸腔积液。金黄色葡萄球菌肺炎通常与伴发流感病毒感染,但近年来发现MRSA是CAP的原发病原菌,尽管很少见,但临床医师必须意识到MRSA感染可引起严重的后果,目前还不清楚是医院的MRSA带到社区,还是社区本身就存在MRSA。但

CA-MRSA 可引起健康人的感染,与患者的健康情况无关。国内统计资料显示,在社区获得性肺炎(CAP)中,链球菌肺炎是老年肺炎的最常见病原体,嗜血流感杆菌占第 2 位,革兰阴性杆菌较少见。但是在 CAP 的病原菌检测中,有 50% 以上的患者不能检测出病原菌,只能根据流行病资料结合危险因素判断可能的病原菌(表 10-6)。

表 10-5 CAP 门诊和住院患者的病原菌

门诊患者	未住 ICU 患者	住 ICU 患者
肺炎链球菌	肺炎链球菌	肺炎链球菌
肺炎支原体	肺炎支原体	金黄色葡萄球菌
流感嗜血杆菌	肺炎衣原体	军团属菌
肺炎衣原体	流感嗜血杆菌	G⁻ 杆菌
C.pneumoniae	军团属菌	流感嗜血杆菌
呼吸道病毒 *	呼吸道病毒 *	

注:病原菌按发生顺序排列。ICU:重症监护病房;* 流感病毒 A 和 B、腺病毒、呼吸道合胞病毒。

表 10-6 CAP 根据流行病资料结合危险因素判断可能的病原菌

危险因素	可能病原菌
醉酒	肺炎链球菌,口腔厌氧菌,肺炎克雷伯杆菌,不动杆菌属,分枝杆菌,结核杆菌
COPD 或吸烟	流感嗜血杆菌,铜绿假单胞菌,军团菌,肺炎链球菌,卡他莫拉菌,肺炎衣原体
结构性肺疾病(如支气管扩张)	铜绿假单胞菌,金黄色葡萄球菌,Burkholderia cepacia
痴呆,脑卒中	口腔厌氧菌
意识状态下降	G⁻ 肠杆菌
肺脓肿	CA-MRSA,口腔厌氧菌,真菌,结核杆菌,非结核分枝杆菌
到 Ohio 或 St.Lawrence 河谷旅游	组织胞浆菌
到美国西南旅游	Hantvirus,Coccidioides spp.
到东南亚旅游	禽流感病毒,Burkholderia pseudomallei
2 周前住旅馆或乘船旅游	军团菌
当地流感流行	流感病毒,金黄色葡萄球菌,肺炎链球菌
接触鸟或蝙蝠	组织胞浆菌
暴露鸟	鹦鹉衣原体
暴露兔	Francisella tularensis
暴露绵羊、山羊、parturient 猫	Coxiella burnetii

注:CA-MRSA:社区获得性耐甲氧西林金黄色葡萄球菌;COPD:慢性阻塞性肺病。

医疗保健相关性肺炎(health care-associated,HCAP),以前多数研究集中在呼吸机相关性肺炎(VAP),但从引起肺炎的病原菌及治疗策略角度看,治疗 VAP 与治疗 HAP 和 HCAP 的策略相似,不同于 CAP 的治疗策略。其共同点是治疗策略都依赖于痰培养作为微生物的诊断。其感染的病原菌均为在医院或医疗保健相关场所的定植菌。所以美国胸科学会(ATS)最新的分类为 HCAP,其中包括 VAP 和 HAP,但这一分类仍存在缺陷。

在呼吸机相关性肺炎(VAP)中,病原菌分为多重耐药菌(MDR)和非多重耐药(non-MDR)

菌（表 10-7），非多重耐药肺炎中常见的病原菌与重症 CAP 相同，为肺炎链球菌、其他链球菌、流感嗜血杆菌、MSSA、抗生素敏感的肠球菌、肺炎克雷伯杆菌、肠杆菌属、变形杆菌和其他革兰阴性杆菌则常见，占 50％～70％，发生于机械通气 5 天内。多重耐药菌（MDR）常见的病原菌有铜绿假单杆菌、MRSA、不动杆菌属、抗生素耐药的肠球菌、产超广谱酶（ESBL）的克雷伯杆菌及肺炎军团菌等。铜绿假单杆菌、MRSA、不动杆菌属可以从一个医院传到另一个医院，也可以从一个病房传到另一个病房，因此尽管是早发 VAP，如具有 MDR 菌危险因素，在治疗中也要考虑到其为致病菌的可能。真菌和病毒很少引起 VAP，也很少引起病毒的暴发流行。VAP 的危险因素包括机械通气时间延长、口腔和咽喉部及气囊上方的定植菌的吸入，细菌可以在气管插管表面形成生物膜阻止抗生素和机体对其杀菌作用，最主要的危险因素是抗生素选择压力及院内或病房内的交叉感染。

表 10-7 VAP 的常见病原菌

非 MDR 病原菌	MDR 病原菌
肺炎链球菌，其他链球菌	铜绿假单胞菌
流感嗜血杆菌	MRSA
MSSA	不动杆菌属
抗生素敏感的肠球菌	耐药肠球菌
大肠埃希菌	大肠埃希菌
肺炎克雷柏杆菌	产 ESBL 克雷伯杆菌属
Proteus spp	军团菌属
肠杆菌属	Burkholderiacepacia
Serratia marcesens	Aspergillus spp

注：MDR：多重耐药；ESBL：产超广谱酶；MSSA：甲氧西林敏感金黄色葡萄球菌；耐 MRSA：耐甲氧西林金黄色葡萄球菌。

下呼吸道的防御机制目前还不清楚，因为所有插管的患者均有微量吸入，但只有约 1/3 的患者并发 VAP。有研究表明因脓毒血症和创伤入 ICU 的重症患者，免疫功能处于麻痹状态，可持续几天，这可以引起 VAP 的发生，但其免疫麻痹的机制还不清楚，有研究表明高血糖可影响中性粒细胞的功能，因此，VAP 患者可输注胰岛素将血糖控制在正常水平，但一定要注意低血糖的发生。VAP 的发病机制和预防策略见表 10-8。

表 10-8 VAP 的致病机制与相应的预防策略

致病机制	预防策略
口咽部细菌寄植	避免长时间使用抗生素
气管插管期间大量口咽部的吸入	昏迷患者短期预防使用抗生素[a]
胃食管反流	幽门后肠内营养[b] 避免过多胃内残留物
使用胃动力药物	
胃内细菌过快生长	避免应用为预防消化道内出血抑制胃酸的药物，增加胃液 pH
使用非消化道吸收抗生素进行选择性消化道去污染（SDD）[b]	
其他寄植细菌患者的交叉感染	洗手，特别是用酒精擦洗，加强感染控制教育[a]
隔离，重新使用设备的清洗	

续表

致病机制	预防策略
大量吸入	气管插管,避免使用镇静剂,小肠减压
沿着气管插管周围微量吸入	
气管插管	无创机械通气[a]
上有创呼吸机时间过长	进行每天唤醒[a],撤机试验[a]
吞咽功能异常	早期行气管切开[a]
气管插管囊上分泌物	抬高床头[a],使用特殊气管插管持续囊上滞留物吸引[a]
避免插管,减少镇静剂及转运	
免疫功能下降	控制血糖[a],降低输血指征,特殊成分肠内营养

注:a.预防策略至少有一项循证医学证实有效;b.预防策路循证医学结果阴性或存在争议。

医院获得性肺炎(HAP)和 VAP 病原菌相似,主要区别在于 HAP 有气管插管,其免疫功能好及感染的病原菌多为非多耐药菌,因此在治疗中多考虑单一抗生素治疗。吸入是 HAP 的常见危险因素,未插管的患者易引起大量的吸入及因呼吸道感染导致低氧血症均是引起厌氧菌感染的可能,但临床上没有明确的大量的吸入的患者,也不必选用厌氧菌抗生素的治疗。HAP 和 VAP 不同的是 HAP 很难获得病原学结果,因未插管,痰留取很困难,而且很难留到合格的痰,血培养阳性结果低于 15%,因此在治疗过程中,没有细菌结果来指导抗生素的选择。在 MDR 菌高危因素中,治疗过程中很少可能进行降阶梯治疗,但在非 ICU 的患者,患者具有好的抵抗力,抗生素治疗的失败率及患者的死亡率明显低于 VAP。

国内目前仍用过去的分类方法进行研究,陆慰萱报道 20 世纪 80 年代 31 例老年肺炎,革兰阴性杆菌占 77%,其中铜绿假单胞菌占 48.39%,克雷伯杆菌 17.35%,大肠埃希菌占 9.68%;金黄色葡萄球菌占 16.1%。王新梅等报道调查 125 例老年性肺炎的致病菌中,革兰阴性杆菌占主要地位,肺炎克雷伯杆菌、大肠埃希菌及铜绿假单胞菌是常见的致病菌。混合性感染常见。近年一些资料显示,社区获得性肺炎中,革兰阴性杆菌所占比例也增大。在一项 315 例社区获得性肺炎的患者痰培养资料中,与非老年患者相比,老年患者的痰培养阳性率高,以革兰阴性杆菌为主,主要为铜绿假单胞菌、肺炎克雷伯杆菌、阴沟肠杆菌、不动杆菌属、真菌。口咽部革兰阴性杆菌的寄植是 HAP 重要的危险因素,寄植率与住院时间和疾病的严重程度相关。有研究显示中度病情的患者寄植率为 16%,而危重患者达到 57%,在 ICU 中,75% 发生呼吸机相关性肺炎(VAP)的患者肺炎发生前存在口咽部细菌寄植。而院外和院内肺炎病原分布的差异可能反映了老年住院患者口咽部革兰阴性寄殖菌增多,及严重相关疾病导致免疫力下降和对致病菌易感。

无论院外或院内老年肺炎,厌氧菌感染均可能是主要病原,但是,不能以咳出的痰液作厌氧菌培养来判断是否存在厌氧菌感染,这是没有意义的。厌氧菌感染多发生于有神经系统疾病,如急性脑卒中、意识障碍、吞咽障碍或应用镇静剂等情况下的老年性患者,因为这部分人中大多存在有误吸倾向。

军团菌肺炎在老年人中也较年轻人多见。高龄本身就是军团菌感染的高危因素,60 岁以上感染军团菌的危险性是年轻人的 2 倍。所以在感染老年人的肺炎病原中,军团菌占有重要地位。军团菌肺炎大多呈散发性,偶有暴发性流行,可能与水污染有关,流行多发生于人群聚集的地方,如旅馆或医院。由于一般病原学检查难以兼顾军团菌,所以军团菌感染也常常被疏漏。分离军团菌,需要采用特殊检查技术,如采取呼吸道分泌物进行直接荧光抗体染色和采用特殊培养基进行细菌培养。应用通过血清军团菌抗体的检测可以诊断军团菌肺炎。若滴度呈4倍以上的增加,可以作为诊断。

条件致病菌、真菌及耐药性细菌的感染近年来也逐渐增多,这可能与免疫抑制剂及大量广谱抗生素的应用有关,在老年人肺炎中,如果一般抗菌治疗效果不佳时,需要警惕这些特殊病原体的感染。

病毒性肺炎也在老年人中占有一定比例。可引起老年肺炎的病毒有流感病毒、副流感病毒、呼吸道合胞病毒和腺病毒。最主要的是流感病毒,发生率与年龄相关,70岁以上老年人的发生率是40岁以下者的4倍。在美国,曾持续多年,65岁以上老人占流感相关死亡率的90%,病毒性肺炎多发生于冬春季节交替时,且常呈现流行性或者暴发性。

四、老年肺炎诊断

老年人由于临床表现较年轻人不典型或与基础疾病的表现相混淆,因此极易漏诊和误断,而这种延误常常会带来老年人肺炎的高死亡率。但是,只要能透过现象看本质,多方兼顾,提高对疾病的认识,仍然能够在早期作出诊断,降低死亡率。诊断中,关键是充分了解老年人基础病史,重视老年人易患肺炎的危险因素,掌握老年肺炎的隐匿性和不典型表现,对其保持足够的警惕,对一些非呼吸系统症状,如一般健康状况的恶化,心力衰竭的发生和加重,神志和意识的改变,突然休克等,当一般原因不能解释时,应想到肺炎的可能,及时进行各种检查,包括临床体检、胸部X线检查、各种实验室检查及细菌学检查。

(一)临床诊断

确定肺炎的诊断是否成立,老年人肺炎的诊断同"指南"中的标准。但应注意,胸部X线检查虽然传统上被认为是肺炎诊断的金标准,但在老年肺炎感染的早期、脱水状态和白细胞减少症的患者,X线可表现为相对正常;COPD和肺大疱的患者常无肺炎的典型表现;合并肺间质纤维化、ARDS或充血性心力衰竭时,肺炎难以与基础疾病相鉴别;肺癌、过敏性肺炎、肺动脉栓塞、风湿免疫病肺部表现、肺结核、胸膜疾病、炎性假瘤等均要进行细致鉴别。同时详细的病史询问也很重要。痰液检查在老年肺炎诊断中的作用存争议,因痰涂片和培养易受定植菌污染,特异性较差。经纤维支气管镜的侵袭性检查虽然提高了检查的特异性,但存在安全性、操作困难和价格等问题。血培养对于住院患者应作为常规检查。血常规、生化检查和血气分析等有利于对疾病严重程度和预后进行判断。

(二)评价肺炎严重程度病情评估对老年肺部感染十分重要

目前评价严重程度有肺炎严重指数(PSI)评分和CURB-65(包括意识障碍、血尿素氮水平、呼吸频率、血压),但因老年人临床表现不典型是否适用于老年人还有待循证医学的研究,VAP采取的临床肺部感染评分(CPIS)(表10-9),CPIS可以作为治疗效果的评价。目前我国重症肺炎的诊断标准是:①意识障碍;②呼吸频率$>$30次/分;③$PaO_2<8.0$ kPa(60 mmHg)、$PaO_2/FiO_2<300$,需行机械通气治疗;④血压$<12.0/8.0$ kPa(90/60 mmHg);⑤X线胸片显示双侧或多肺叶受累,或入院48小时内病变扩大$\geqslant50\%$;⑥尿量<20 mL/h,或<80 mL/4 h,或急性肾衰竭需透析治疗。另外,年龄>65岁,基础疾病较重或相关因素较多,白细胞数$>20\times10^9$/L或$<4\times10^9$/L,或中性粒细胞计数$<1\times10^9$/L;$PaCO_2>6.7$ kPa(50 mmHg);血肌酐>10 μmol/L或血尿素氮>7.1 mmol/L;血红蛋白<90 g/L或血细胞比容<0.30;血浆清蛋白<25 g/L,也可作为重症肺炎的诊断依据。

表 10-9　临床肺部感染评分(CPIS)

判断标准	评价分数
发热(℃)	
≥38.5 但<38.9	1
>39 或<36	2
白细胞	
<4 000/μL 或>11 000/μL	1
中性粒细胞>50%	1(增加)
氧合(mmHg)	
$PaO_2/FiO_2<250$ 和没有 ARDS	2
X线胸片	
局限渗出影	2
散在或弥散渗出影	1
进展的渗出影(不是急性呼吸窘迫综合征或慢性心力衰竭)	2
气管吸出痰	
中度或高度	1
革兰染色形态相同病原菌	1(增加)
最高分数	12

注:肺部阴影进展不清楚,气管吸引培养结果在诊断早期无法判断最高最初评分8~10分。

(三)病原菌诊断

判断致病菌和是否存在多重耐药菌(multi-drug resistence,MDR)。在初始治疗前分析最可能的致病菌,尤其 MDR 菌,对初期经验性治疗十分重要。可以根据全国或地区细菌监测数据,结合本单位的观察以及患者个体的情况(危险因素)判断致病菌。如 65 岁、3 个月内应用过 β-内酰胺类抗生素、酗酒者、免疫抑制性疾病及多种并发疾病是老年人感染耐甲氧西林的肺炎链球菌(PRSP)的危险因素;而养老院的老年人、患有心脏病、多种并发疾病及最近用过抗菌药者具有感染肠杆菌科细菌的风险;铜绿假单胞菌感染的危险因素包括结构性肺疾病(支气管扩张)、激素治疗(泼尼松>10 mg/d)、广谱抗菌药治疗>7 天及营养不良等;老年肺部感染多合并有吸入因素,60%以上存在误吸,特别是因中枢神经系统疾病导致吞咽功能障碍的患者。

HCAP 中 VAP 和 HAP 的病原菌如上所述。患者感染多重耐药的危险因素包括 3 个月内使用过抗菌药物、住院≥5 天、在社区或医院病房中存在高频率耐药菌、有免疫抑制性疾病和/或使用免疫抑制剂治疗以及具有以下各种基础疾病:昏迷、心力衰竭、糖尿病、肾功能不全、肿瘤、营养不良等、长期住院、使用了各种医疗器械,如插管和中心静脉置管等。

HAP 的病原菌与重症 CAP 及非 MDR 菌 VAP 相似。但注意吸入因素存在。

五、治疗

(一)抗菌治疗

针对老年人的抗生素选择,相比年轻人,须更加慎重。除了病原学的因素之外,还要根据老年人在感染和药代动力学方面的特点,所以在经验性选用抗菌药物时必须综合考虑三方面因素,即患者自身状态、致病菌和药物。只有综合考虑以上因素,才能选择正确的抗菌药物,并且避免可能发生的不良反应,而药物不良反应在老年人中非常多见,并且很可能是致命性的。

一般来讲,首先应确定患者发生感染的地点和时间,如院内还是院外,早发性还是晚发性,这将直接影响着病原菌的分布和患者的预后。其次应对患者免疫状态、基础疾病、临床表现等情况全面评估并进行严重程度分级。还应考虑到患者是否存在某些特殊病原菌感染的危险因素,如厌氧菌、军团菌、真菌等。最后在选择药物时要特别考虑老年人对药物的耐受性,要求所选药物有良好的抗菌活性、较低的细菌耐药性、最佳的药代学和药效学特征、较低的不良反应发生率和合理医疗费用。并据此选用恰当的药物并确定合适的剂量、给药途径和疗程。

具体关于何种情况下选择那一类抗菌药物,我国和许多其他国家都有指南详述。老年人与年轻人在抗菌药物选择具体方案上差别不大。CAP 和 HCAP(包括 VAP 和 HAP)的推荐经验抗生素治疗,但老年人用药剂量仅供参考,还需要个体化治疗。

抗菌治疗原则上遵守"早期""适当""足量""短程"原则。宜选用静脉给药途径。

1.早期适当治疗

老年肺炎以混合感染多见,常有耐药菌,治疗必须及时,任何延误都可能是致命的。有研究表明,就诊 8 小时内开始抗菌药物治疗可降低老年肺炎 30 天的病死率,8 小时后,每延长 1 小时都会增加病死率。大量研究表明,起始抗生素治疗是否适当是决定预后的关键因素。国内外已有多项研究显示,初始不适当的抗生素治疗会增加抗生素的耐药性、延长住院时间和住院费用,并增加患者的院内死亡率。

2.分析最可能的致病菌,重点考虑 MDR 菌

采取经验性治疗研究发现,既往使用过抗生素及其种类与细菌耐药性显著相关。长时间多种广谱抗生素应用可以改变患者正常微生物的寄生,杀死敏感的非致病菌,导致 ESBL 和/或 MRSA 的出现,而老年患者,免疫力低下,常常不能有效清除这些致病菌,致使 MDR 菌的感染率和病死率明显增加。老年 CAP 与青年患者在致病菌、病情特点、身体状况等方面存在很大差异。首先,应对患者的免疫状况、基础疾病及临床表现等进行全面评估,然后考虑患者是否存在误吸,选用抗生素应确保覆盖主要病原体如肺炎链球菌、大肠杆菌等。重症肺炎(CAP 或 HAP)还需考虑军团菌感染;同时还须充分考虑到药物的安全性问题,并注意对不良反应的监测。

HAP 的最初经验性治疗,分为两类:①无多重耐药已知危险因素的、早发的、任何严重程度的肺部感染,可能病原体为肺炎链球菌、嗜血流感杆菌、甲氧西林敏感金黄色葡萄球菌(MSSA)和敏感的肠道革兰阴性杆菌(大肠埃希菌、肺炎克雷伯杆菌、变形杆菌和沙质黏雷杆菌),ATS 推荐使用头孢曲松;或左氧氟沙星、莫西沙星、环丙沙星;或氨苄西林加舒巴坦;或厄他培南。②对晚发的、有多重耐药危险因素的所有重症肺炎(VAP):常为多重耐药的铜绿假单胞菌、产 ESBL 的肺炎克雷伯杆菌和不动杆菌感染,ATS 推荐采用抗铜绿假单胞菌头孢菌素(CEF、CTD)或抗铜绿假单胞菌碳青霉烯类或 β 内酰胺类加酶抑制剂(P/T)＋抗铜绿假单胞菌氟喹诺酮类(环丙沙星、左氧氟沙星)或氨基苷类(阿米卡星、庆大霉素或妥布霉素);MRSA 所致重症肺炎采用利奈唑烷或万古霉素;军团菌所致重症肺炎采用大环内酯类或氟喹诺酮类。如果分离到产 ESBL 肠杆菌科细菌,则应避免使用第 3 代头孢菌素,最有效的药物是碳青霉烯类;铜绿假单胞菌感染推荐联合用药,单药治疗易发生耐药;对不动杆菌最具抗菌活性的是碳青霉烯类、舒巴坦、黏菌素和多黏菌素;厌氧菌感染在老年肺部感染中常见和具有独特性,对有隐性吸入者,应考虑覆盖这类细菌。

3.足够合理的剂量和恰当的治疗疗程

老年肺部感染的抗生素治疗也需要使用合理剂量,以保证最大疗效,防止耐药菌产生。治疗剂量不足不但不能杀灭细菌,导致临床治疗失败,而且还诱导耐药菌的产生;目前全球已达成共识,除铜绿假单胞菌外,恰当的初始治疗应努力将疗程从传统的 14～21 天缩短至 7 天。

在老年人肺炎中,应注意区分是否存在吸入性因素。因为吸入性肺炎在老年人中是非常常见的。吸入性肺炎多为厌氧菌和需氧菌混合感染,致病菌主要为厌氧菌、革兰阴性杆菌,以厌氧菌、肺炎链球菌、金黄色葡萄球菌、革兰阴性杆菌为主。治疗时应选择覆盖厌氧菌的抗菌药物,并注意加强吸痰、吸氧和呼吸支持治疗。保持口腔清洁,防止食管、胃反流和营养支持治疗。

由于老年人免疫功能减退和经常使用广谱高效抗生素,或长期接受糖皮质激素治疗的慢性阻塞性肺病,很容易出现菌群失调,而继发二重感染,肺部真菌感染亦较常见。临床上对体质较弱又需要使用第 3 代头孢菌素、碳青霉烯类抗生素;第 4 代头孢菌素等抗生素时,可考虑联合使用氟康唑预防二重感染;如痰培养发现肺部真菌感染,应立即停用抗生素,给予氟康唑治疗。

(二)其他治疗

老年肺炎往往合并并发症,如呼吸衰竭、胸腔积液、心力衰竭、电解质紊乱、休克、消化道出血、多脏器衰竭等。在老年性肺炎的治疗过程中,应给予全身支持疗法,包括充足的营养、水和电解质的平衡及免疫调节剂的应用。①老年人脏器功能减弱,口渴中枢不敏感,平时喝水又不多,患肺炎时易出现水、电解质紊乱,治疗中应注意酌情补液以纠正水、电解质紊乱;②严密观察病情,注意血压、脉搏、体温、呼吸、神态等变化,一旦出现休克还应积极进行抗休克治疗;③老年肺炎患者应住院治疗,卧床休息,注意保暖,鼓励患者作深呼吸、咳嗽,或由别人叩击背部,促进排痰,也是很重要的治疗措施;④在控制感染的同时配合吸氧,给予必要的营养,警惕合并症的发生;⑤VAP 患者尽早拔除气管插管,加强吸痰和引流,防止意外拔管,进行再插管,尽早使用无创呼吸机治疗。

(三)治疗后的并发症

病情严重 CAP 除可并发呼吸衰竭、休克、多脏器衰竭、出血和原有基础疾病的急性发作。最重要的是迁徙感染、肺脓肿和胸腔积液。迁徙感染如脑脓肿或心内膜炎,往往被医师忽视。肺脓肿与吸入有关或者由单一细菌引起如 CA-MRSA,铜绿假单胞菌(少见)和肺炎链球菌,吸入性肺炎都是厌氧菌和需氧菌混合感染,治疗应建立有效的引流,抗生素应覆盖已知或可能的病原菌。明显的胸腔积液及时诊断并为处理做好准备。如果胸腔积液 pH<7.0,葡萄糖<2.2 mmol/L,乳酸脱氢酶(LDH)>1 000 U/L 或找到细菌或培养出细菌,就应该做充分的引流,必要时置入胸腔闭式引流管。

HAP 的并发症除了死亡以外,最主要的并发症是机械通气时间延长,从而导致住 ICU 时间和住院时间延长,导致住院费用增加。很少患者并发坏死性肺炎(通常铜绿假单胞菌引起),其可以引起肺出血。最常见的是坏死性感染导致支气管扩张和肺间质瘢痕形成。这种并发症医师往往未予重视。患者处于高代谢状态,引起营养不良,肌肉萎缩和全身衰弱,需要长时间才能恢复,甚至导致不能独立活动及需要长期家庭护理。

(四)对初始治疗失败的分析和处理

老年肺炎患者经过抗生素治疗 3 天后,对治疗效果反应慢、无效或恶化,就要想到:①患者是不是感染?②是感染的话,那么选用的抗生素治疗病原菌对吗?③是不是又出现新的院内病原菌的感染?首先因引起肺部阴影的疾病很多如 COPD 和肺大疱、肺间质纤维化、ARDS 或充血性心力衰竭、肺癌、过敏性肺炎、肺动脉栓塞、风湿免疫病肺部表现、肺结核、胸膜疾病、炎性假瘤等,均可误诊为肺炎,要进行鉴别;其次,尽管是 CAP,初始选择的药物是正确的,治疗无效的原因是否出现了选择性耐药菌或者因并发肺脓肿或肺内小脓肿阻止抗生素到达病原菌;另外要考虑是不是选择抗生素不正确或抗生素的用量不够或间隔时间过长;还有尽管是肺炎但引起肺炎的致病菌不是细菌而是其他的病原菌如结核或真菌等。还有是不是院内肺内或肺外超级感染持续存在。所以对所有引起治疗延迟反应、无效或恶化的情况,均要仔细分析和鉴别,必要时再复查胸部 CT 或行气管镜检查,以明确原因。

老年 VAP 的治疗的失败率很常见,特别是 MDR 菌感染。用万古霉素治疗 MRSA 肺炎失败率为 40%。无论采用哪种治疗方案,铜绿假单胞菌治疗失败率达 50%,目前还没有不动杆菌属感染失败率的统计数据。采用指南推荐的三药联合治疗方案可减少不恰当的治疗。在治疗过程中出现 β-内酰胺酶耐药是重要的失败原因,特别是铜绿假单胞菌、肠杆菌属和不动杆菌属。原有病原菌引起 VAP 复发的原因是气管插管表面形成生物被膜,其内的病原菌重复吸入造成的。但铜绿假单胞菌所致 VAP 的复发有 50% 是新的病原菌引起的。万古霉素局部药物浓度不够可能是万古霉素治疗失败的原因。

治疗失败后的病原菌诊断很困难,在鉴别诊断中,一定要考虑到是由新的病原菌感染或存在肺外感染引起肺炎,还是药物的毒性作用。动态 CPIS 评分可更准确地反映临床治疗效果,重复细菌的定量培养可证明微生物的治疗效果。治疗 3 天后,CPIS 值仍保持不变或增加预示治疗失败,氧合改善是 CPIS 中最敏感的指标。

(五)治疗效果随访

CAP 正常健康的肺炎患者经治疗 2～4 天,体温下降和血白细胞恢复正常,体征持续时间长,胸片变化较慢,需要 4～12 周完全吸收,这可能与老年人肺组织弹性减弱、支气管张力降低、肺通气不足及淋巴回流障碍及基础疾病多、多叶病变等因素有关。需要注意的是,部分老年人慢性肺炎发生机化,随诊影像学可无改变。如果病情好转或已出院,4～6 周再复查胸片。如果肺炎复发,特别是在同一部位,要警惕存在肿瘤的可能。

VAP 如果抗生素治疗有效,治疗 48～72 小时后患者病情好转,但胸片检查可能阴影加重,因此治疗早期通过胸片的变化来判断病情变化是无益的。如临床情况好转,无须复查 X 线胸片。但对于重症病例,几天进行复查胸片是合适的,但患者病情好转并且稳定,几周内没有必要复查胸片。

六、预防

老年 CAP 患者应戒烟,平时应坚持户外锻炼,呼吸新鲜空气,增强体质,提高耐寒和御寒能力;注意防寒保暖,一旦发生感冒要及时治疗。如出现发热、咳嗽、原因不明的精神不振,则必须警惕肺炎可能。

老年人体内分解代谢大于合成代谢,易出现负氮平衡,由此导致免疫力低下,故老年人应加强营养,注意蛋白质、维生素的补充,借以增强免疫功能。

老年性肺炎的预防主要手段是肺炎链球菌疫苗和流感疫苗的接种,以 23 价肺炎链球菌疫苗为例,对老年人肺炎链球菌肺炎的保护率可达 60%～70%。美国 CDC 建议>65 岁的老年人均应接种疫苗。经过多年的应用,疫苗接种已是阻止老年性肺炎的重要手段。

HCAP 包括 VAP 患者尽早拔出气管插管脱离呼吸机或早期应用无创呼吸机治疗,减少上机时间可有效地降低 VAP 的发生。但过早拔管或患者自行拔管,后再插管是 VAP 的危险因素,所以镇静剂的应用用到既不自行拔管又不影响脱机。早期应用抗生素可减少 VAP 的发生,因机械通气起初感染的病原菌为非 MDR 菌,但长时间应用抗生素反而增加 VAP 的发生,因在晚发 VAP 的病原菌多为 MDR 菌,而且均在应用抗生素时发生的,所以尽量减少抗生素的使用时间。VAP 和 HAP 的其他预防主要是两方面,一是减少交叉感染,包括医护人员洗手、医疗器械消毒、严格的感染控制操作规程、隔离耐药菌感染的患者等。另外一方面是针对减少口咽和胃部的细菌定植和防止吸入,包括半卧位 $30° \sim 45°$ 进食、空肠喂养、以硫糖铝代替制酸剂和 H_2 受体拮抗剂预防急性胃黏膜病变、连续转动体位治疗、持续声门下分泌物引流、选择性消化道去污染(SDD)、减少镇静剂的使用等。

七、预后

肺炎的预后与年龄相关。老年 CAP 病死率约 20%,如伴有菌血症死亡率更高,需入住 ICU 的重症肺炎则高达 40%。HAP 的死亡率约 30%,未行机械通气治疗的患者病死率相对低,VAP 则高达 50%～70%。肺炎严重程度分级对判断预后有意义。发生 VAP 的患者死亡率是未发生 VAP 的患者的 2 倍,MDR 菌感染患者的死亡率明显高于非 MDR 菌感染的患者,临床肺部感染评分(CPIS)越高,死亡率越高。但目前对于 CAP 的诊断评分标准如 CURB-65 或肺炎严重度指数(PSI)并不能特异性地适用于老年患者。

(孙晓晓)

第十节　老年慢性腹泻

老年慢性腹泻指腹泻每天 3 次以上呈持续或反复出现,腹泻多由慢性消化系统疾病所致;也有由消化系统以外的慢性疾病以及其他原因所引起,病因主要为器质性的,有时也有功能性的。

一、病因

(一)肠源性
(1)慢性细菌性痢疾。
(2)慢性阿米巴性痢疾。
(3)肠道寄生虫感染。
(4)肠道菌群失调症。
(5)非特异性溃疡性结肠炎。
(6)局限性肠炎。
(7)肠道肿瘤(小肠淋巴瘤、结肠癌)。
(8)肠功能紊乱。

(二)胃源性
如萎缩性低胃酸性胃炎、胃癌、胃切除术后造成胃酸及胃蛋白酶减少,以致食物消化障碍所致,胃内未消化的食物常大量倾入肠内,引起肠蠕动增加,而发生腐败性消化不良性腹泻。

（三）胰源性

如胰腺疾病，特别是慢性胰腺炎，胰淀粉酶、胰脂肪酶、胰蛋白酶分解障碍，导致消化不良、慢性腹泻，常表现为脂肪泻（脂肪从粪便中排出增加）。

（四）胆源性

如胆管疾病，胆盐不足造成食物（主要是脂肪）消化障碍，而导致慢性腹泻。

（五）肠功能紊乱

肠功能紊乱，造成食物消化、吸收障碍，而发生慢性肠泻，临床称吸收不良综合征。

（六）全身性疾病

甲状腺疾病、肾上腺疾病、糖尿病、尿毒症及免疫功能低下等均可发生慢性腹泻。

二、诊断

（一）病史询问

慢性腹泻如上所述可为许多疾病共同症状（共性），但每种疾病均有其特殊病史及症状（特性），病史询问可获其特殊病史及症状，是诊断的重要依据。如曾患有急性痢疾，而后遗留慢性腹泻，则很可能为慢性痢疾；患有慢性胰腺炎者其慢性腹泻则胰原性的可能性大等。

（二）大便检查

大便检查对慢性腹泻的诊断与鉴别诊断有特别重要的价值。

（1）细致多次观察新鲜排出的全部大便，脓血便可见于慢性结肠炎、结肠直肠癌、慢性痢疾、血吸虫病等；大便量多、颜色浅淡、外观无黏液，水样或粥样，见于原发性吸收不良综合征、小肠炎；腹泻间歇期间大便形如羊粪，上附大量黏液，可见于痉挛性结肠。

（2）大便镜检有无红、白细胞、溶组织阿米巴、寄生虫等，可明确慢性腹泻的病因学诊断。大便痢疾杆菌培养和肠菌谱鉴定，对诊断慢性痢疾及肠道菌群失调有重要意义。

（三）肠镜检查

通过肠镜可直接窥视肠黏膜的病变，并可在直视下采取黏膜或溃疡分泌物检查或做活体组织检查。近年来应用口式小肠黏膜活检装置，对诊断某些慢性小肠疾病有重要价值。

（四）胃肠钡餐检查

胃肠钡餐检查可发现小肠功能性与器质性病变。

（五）试验性治疗

试验性治疗即选用某种药物进行疗效观察，可作为诊断指标。例如抗生素、甲硝唑、胰酶、胃蛋白酶合剂、考来烯胺等，常能根据疗效对某些疾病做出肯定与否定的推断。

三、治疗

（一）一般治疗

老年慢性腹泻的治疗，关键在于明确病因，进行病因治疗，即根据不同病因采取各自的有效疗法。对有些病因不明的腹泻或某些基础病因目前尚无特效治疗者，则进行对症及支持疗法，如补充液体，维持水、电解质及酸碱平衡，也可考虑给阿片酊、可待因等以减少排便频度。

（二）特殊治疗

临床上难以治疗的又常遇到的溃疡性结肠炎的治疗原则有以下几点。

1.控制感染

用阿莫西林、甲硝唑、小檗碱及柳氮磺胺吡啶长时间(1~2年)、交替口服或肛门栓剂。

2.肾上腺皮质激素

地塞米松 2.5 mg 或泼尼松 20 mg 加生理盐水 100 mL,每晚灌肠 1 次,好转后改为每周 2~3 次,疗程 1~3 个月,内可加用小檗碱。

3.中药治疗

锡类散 1 支、生肌散 2 支加生理盐水 100 mL 灌肠,每晚 1 次。

4.免疫抑制剂

硫唑嘌呤可减轻结肠黏膜炎症,适合反复发作、特别对柳氮磺胺及肾上腺皮质激素无效的患者,1.5 mg/kg,分次口服,疗程 3~6 个月。注意此药常有胃肠道反应及白细胞数减少,老年人免疫功能低下者不宜应用。

5.对症治疗

如止痛、止泻、补充营养、纠正贫血等亦应根据患者的具体情况给予相应的治疗。

(孙晓晓)

第十一节 老年便秘

老年便秘是指排便次数减少,同时排便困难,粪便干结。正常人每天排便 1~2 次或 2~3 天排便1 次,便秘患者每周排便少于 2 次,并且排便费力,粪质硬结、量少。随着人口的老龄化趋势,便秘已成为老年病中一种高发性疾病,65 岁以上老年人便秘的发生率约为 30%,便秘由于能引起胃肠及心脑血管方面的并发症而危及老年人的健康,严重影响老年人的生活质量。

一、病因和发病机制

(一)与增龄有关

老年人便秘的患病率较青壮年明显增高,主要是由于随着增龄,老年人的食量和体力活动明显减少,胃肠道分泌消化液减少,肠管的张力和蠕动减弱,腹腔及盆底肌肉乏力,肛门内外括约肌减弱,胃结肠反射减弱,直肠敏感性下降,使食物在肠内停留过久,水分过度吸收引起便秘;此外,高龄老人常因老年性痴呆或精神抑郁症而失去排便反射,引起便秘。

(二)不良生活习惯

1.饮食因素

老年人牙齿脱落,喜吃低渣精细的食物或少数患者图方便省事,饮食简单,缺少粗纤维使粪便体积缩小,黏滞度增加,在肠内运动缓慢,水分过度吸收而致便秘。此外,老年人由于进食少,食物含热卡低,胃结肠通过时间减慢,亦可引起便秘。

2.排便习惯

有些老年人没有养成定时排便的习惯,常常忽视正常的便意,致使排便反射受到抑制而引起便秘。

3.活动减少

老年人由于某些疾病和体型肥胖等因素,致使活动减少,特别是因病卧床或乘坐轮椅的患者,因缺少运动性刺激以推动粪便的运动,往往易患便秘。

(三)精神心理因素

患抑郁、焦虑、强迫观念及行为等心理障碍者易出现便秘,据 Merkel 等研究表明,1/3 便秘患者抑郁、焦虑方面的评分明显增高。

(四)肠道病变

肠道的病变有炎症性肠病、肿瘤、疝、直肠脱垂等,此类病变导致功能性出口梗阻引起排便障碍。

(五)全身性病变

全身性疾病有糖尿病、尿毒症、脑血管意外、帕金森病等。

(六)医源性(滥用泻药)

由于长期使用泻剂,尤其是刺激性泻剂,可因损伤结、直肠肌而产生"导泻的结肠",造成肠道黏膜及神经的损害,降低肠道肌肉张力,反而导致严重便秘。此外,引起便秘的其他药物还有如鸦片类镇痛药、抗胆碱类药、抗抑郁药、钙通道阻滞剂、利尿剂等。

正常排便包括产生便意和排便动作两个过程。进餐后通过胃结肠反射,结肠运动增强,粪便向结肠远端推进。直肠被充盈时,肛门内括约肌松弛,同时肛门外括约肌收缩,使直肠腔内压升高,压力刺激超过阈值时即引起便意。这种便意的冲动沿盆神经、腹下神经传至腰骶部脊髓的排便中枢,再上行经丘脑到达大脑皮质。如条件允许,耻骨直肠肌和肛门内、外括约肌均松弛,两侧肛提肌收缩,腹肌和膈肌也协调收缩,腹压增高,促使粪便排出。老年人这组肌肉静息压普遍降低,黏膜弹性也减弱,甚至肛门周围的感受器的敏感性和反应性均有下降,使粪便易堆积于壶腹部而无力排出。老年人脑血管硬化容易产生大脑皮质抑制,胃结肠反射减慢,容易产生便秘。新近的研究表明,血胃肠激素参与控制结肠的动力,如血管活性肠肽、血浆胰多肽、胃动素、生长激素、缩胆囊素等,激素的改变可能在老年便秘发病中起重要的作用。

二、临床表现及并发症

便秘的主要表现是排便次数减少和排便困难。许多患者的排便次数每周少于 2 次,严重者长达 2～4 周才排便一次。然而,便次减少还不是便秘唯一或必备的表现,有的患者可突出地表现为排便困难,排便时间可长达 30 分钟以上,或每天排便多次,但排出困难,粪便硬结如羊粪状,且数量很少。此外,有腹胀、食纳减少,以及服用泻药不当引起排便前腹痛等。体检左下腹有存粪的肠襻,肛诊有粪块。

老年人过分用力排便时,可导致冠状动脉和脑血流的改变,由于脑血流量的降低,排便时可发生晕厥,冠状动脉供血不足者可能发生心绞痛、心肌梗死,高血压者可引起脑血管意外,还可引起动脉瘤或室壁瘤的破裂、心脏附壁血栓脱落、心律失常甚至发生猝死。由于结肠肌层张力低下,可发生巨结肠症,用力排便时腹腔内压升高可引起或加重痔疮,强行排便时损伤肛管,可引起肛裂等其他肛周疾病。粪便嵌塞后会产生肠梗阻、粪性溃疡、尿潴留及大便失禁,还有结肠自发性穿孔和乙状结肠扭转的报道。

三、诊断和鉴别诊断

便秘可能是唯一的临床表现,也可能是某种疾病的症状之一。对于便秘患者,应了解病史、体格检查,必要时做进一步的检查,以明确是否存在消化道机械性梗阻,有无动力障碍。

(一)询问病史

详细了解便秘的起病时间和治疗经过,近期排便时间的改变,问清排便次数,有无排便困难、费力及大便是否带血,是否伴有腹痛、腹胀、上胃肠道症状及能引起便秘的其他系统疾病,尤其要排除器质性疾病。如病程在几年以上病情无变化者,多提示功能性便秘。

(二)体格检查

体格检查能发现便秘存在的一些证据,如腹部有无扩张的肠型,是否可触及存粪的肠襻。进行肛门和直肠检查,可发现有无直肠脱垂、肛裂疼痛、肛管狭窄,有无嵌塞的粪便,还可估计静息时和用力排便时肛管张力的变化。

(三)特殊检查

1.腹部平片

腹部平片能显示肠腔扩张及粪便存留和气液平面,可确定器质性病变如结肠癌、狭窄引起的便秘。

2.钡灌肠

钡灌肠可了解结肠、直肠肠腔的结构。

3.结肠镜及纤维乙状结肠镜

结肠镜及纤维乙状结肠镜可观察肠腔黏膜以及腔内有无病变和狭窄,还可发现结肠黑变病。

4.肛管直肠压力测定

肛管直肠压力测定可以帮助判断有无直肠、盆底功能异常或直肠感觉阈值异常。

5.球囊逼出试验

球囊逼出试验有助于判断直肠及盆底肌的功能有无异常。

6.盆底肌电图检查

盆底肌电图检查可判断有无肌源性或神经源性病变。

7.结肠传输功能实验

结肠传输功能实验可帮助了解结肠传输功能。

8.排粪造影

排粪造影有助于盆底疝及直肠内套叠的诊断。

四、治疗

(一)非药物治疗

1.坚持参加锻炼

对 60 岁以上老年人的调查表明,因年老体弱极少行走者便秘的发生率占 15.4%,而坚持锻炼者便秘的发生率为 0.21%,因此,鼓励患者参加力所能及的运动,如散步、走路或每天双手按摩腹部肌肉数次,以增强胃肠蠕动能力。对长期卧床患者应勤翻身,并进行环形按摩腹部或热敷。

2.培养良好的排便习惯

进行健康教育,帮助患者建立正常的排便行为。可练习每晨排便一次,即使无便意,亦可稍等,以形成条件反射。同时,要营造安静、舒适的环境及选择坐式便器。

3.合理饮食

老年人应多吃含粗纤维的粮食和蔬菜、瓜果、豆类食物,多饮水,每天至少饮水 500 mL,尤其

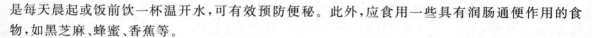

是每天晨起或饭前饮一杯温开水,可有效预防便秘。此外,应食用一些具有润肠通便作用的食物,如黑芝麻、蜂蜜、香蕉等。

4.其他

防止或避免使用引起便秘的药品,不滥用泻药;积极治疗全身性及肛周疾病;调整心理状态,良好的心理状态有助于建立正常排便反射。

（二）药物治疗

1.促动力药

西沙比利是新一代全胃肠促动力药,对老年便秘疗效较好。可缩短胃肠通过时间,增加排便次数。

2.泻药

（1）润滑性泻药:大多是无机矿物油,容易通过肠腔而软化粪便,可以口服或灌肠。此类制剂主要有甘油、液状石蜡,适宜于老年人心肌梗死后或肛周疾病手术后,避免用力排便,对药物性便秘无效。长期使用会影响脂溶性维生素 A、维生素 D、维生素 E、维生素 K 之吸收,还会引起肛门瘙痒和骨软化症。餐间服用较合适,避免睡前服用,以免吸入肺内引起脂性肺炎。

（2）容积性泻药:为含有较高成分的纤维素或纤维素衍生物,它有亲水性和吸水膨胀性的特点,可使粪便的水分及体积增加,促进肠蠕动而转运粪便。此类药有金谷纤维王、美特泻、康赐尔。适宜用于低渣饮食的老年人,不但通便,还能控制血脂、血糖,预防结肠癌的发生。在服用时必须同时饮 240 mL 水或果汁,以免膨胀后凝胶物堵塞肠腔而发生肠梗阻。

（3）刺激性泻药:此类药物含有蒽醌,可刺激结肠蠕动,6～12 小时即有排便作用,但会产生腹痛、水及电解质紊乱等不良反应。此类药物有果导、番泻叶、舒立通、大黄苏打等。长期使用可丧失蛋白质而软弱无力,因损害直肠肌间神经丛而形成导泻的结肠。此类制剂含有蒽醌,长期摄取后在结肠黏膜下会有黑色素沉积,形成所谓的结肠黑变病。

（4）高渗性泻剂:如山梨醇、乳果糖溶液是含不被吸收糖类的电解质混合液。乳果糖是一种合成的双糖,由一分子果糖与一分子半乳糖连接而成,人体内不含有能将它水解为单糖的酶,因此乳果糖口服后能完整地通过胃肠道到达结肠,并分解为单糖,随后分解为低相对分子质量的有机酸,增加肠腔的渗透压和酸度,从而易于排便。乳果糖口服 15～30 mL/d,24～48 小时即有排便功效。

（5）盐性轻泻药:如硫酸镁、磷酸钠,由于渗透压的作用会很快增加粪便中水分的含量,半小时后即可产生突发性水泻。此类泻剂可引起电解质紊乱,不宜长期使用,对有粪便嵌塞者可灌肠排出粪便。有肾功能不全者不宜使用含镁制剂。

（6）通便胶囊:系纯中药制剂,具有"健脾益肾、润肠通便"的功能。本品用量小,通便作用可靠,具有"通而不泻,补不滞塞"的特色。每次 2～4 粒,2～3 次/天,1～2 天即可通便,通便后改为每次 1～2 粒,1 次/天。

（三）综合序贯疗法

对于习惯性便秘,在训练定时排便前,宜先清肠,即用生理盐水灌肠清洁肠道,2 次/天,共3 天。清肠后检查腹部,并摄腹部平片,确定肠内已无粪便嵌塞。清肠后可给液状石蜡,5～15 mL/(kg·d),或乳果糖 15～30 mL/d,使便次至少达到 1 次/天。同时鼓励患者早餐后解便,如仍不排便,还可鼓励晚餐后再次解便,使患者渐渐恢复正常排便习惯。一旦餐后排便有规律地发生,且达到 3 个月以上,可逐渐停用液状石蜡或乳果糖。在以上过程中,如有 2～3 天不解便,仍要清肠,以免再次发生粪便嵌塞。文献报道,这种通过清肠、服用轻泻剂并训练排便习惯的方法,治疗习惯性便秘,其成功率可达到70%~80%,但不少会复发。

(四)生物反馈治疗

生物反馈治疗是一种以意念去控制机体功能的训练,以前被用来治疗大便失禁,近年已有较多文献报道用于治疗盆底肌肉痉挛性便秘,包括气囊生物反馈法和机电生物反馈法两种,其通便的成功率可达75%~90%。反馈治疗法是将特制的测压器插入肛门内,通过仪器的显示器,可获得许多信息,包括肛门括约肌的压力、直肠顺应性、肛直肠处的感觉敏感性,使患者自己感到何时可有排便反应,然后再次尝试这种反应,启发排便感觉,达到排除粪便的目的。

(五)中医药治疗

大量文献报道,中医药在治疗老年便秘方面颇有特效,如炒决明子60 g,压粉,每次服3 g,早晚各一次。加味增液汤、芍药甘草汤、加味硝菔通结汤、增液润肠丸等,从人的整体角度出发,合理运用气血津液、阴阳脏腑基本理论,从不同角度用药,既可治表又可治本。此外,尚有运用中医理论,采取足底推拿、自我按摩、肛前推按、穴位注射等方法治疗老年便秘,均可使气血通畅,大便自调。

五、预防

坚持参加适当的体育锻炼,有意培养良好的排便习惯,合理饮食,注意补充膳食纤维。膳食纤维对改变粪便性质和排便习惯性很重要,纤维本身不被吸收,能使粪便膨胀,刺激结肠运动。这对于膳食纤维摄取少的便秘患者,可能更有效。含膳食纤维最多的食物是麦麸,还有水果、蔬菜、燕麦、玉米、大豆、果胶等。此外,应积极治疗全身性及肛周疾病,防止或避免使用引起便秘的药品,培养良好的心理状态,均有利于便秘的防治。

(孙晓晓)

第十二节　老年前列腺癌

前列腺癌是男性泌尿生殖系统中最重要的肿瘤,也是人类特有的疾病。本病多发生在50岁以上,随年龄增长而增加,国外尸检资料显示,60岁组病例中的1/3、70岁组病例中的1/2、80岁组病例中的3/4存在着无临床症状的潜伏性前列腺癌。我国属于前列腺癌的低发区,但随着人类长寿、诊断技术的提高以及环境改变,我国的前列腺癌已较为多见,成为我国老年男性的常见肿瘤。

一、病因

前列腺癌的病因不明,大量临床资料提示,前列腺淋病、病毒及衣原体感染、性活动强度及激素的影响可能与发病有关。另外,高脂肪饮食、大量饮酒、环境污染及职业因素(过多接触镉)与发病也有一定关系。近年来的研究表明,细胞的遗传学损伤在前列腺癌的发病过程中起着重要作用。环境因素如放射、化学物质、物理损伤所致的 DNA 突变或其他类型异常,即原癌基因的激活和抑癌基因的丢失或突变,可在敏感细胞中产生致癌作用。

二、病理

前列腺癌最多发生于后叶,两侧叶偶有发病。前列腺癌一般分为三个类型。①潜伏型:小而无症状,不转移,常见于尸检。②临床型:有局部症状,侵犯明显,而转移较晚。③隐藏型:原发灶小、不易被发现,但常有早期广泛转移。

95%的前列腺癌为腺癌,少数为黏液癌、移行上皮癌和鳞状上皮癌。肿瘤多发生在前列腺外周带,约85%的前列腺腺体内有多个病灶。

前列腺癌可直接蔓延至尿道、膀胱颈、精囊及膀胱三角,但很少侵及直肠。淋巴转移最常累及闭孔及髂内淋巴结,髂外、髂总、主动脉旁和锁骨上淋巴结亦可累及。血行转移最常见的为骨转移,部位依次为骨盆、腰椎、股骨、胸椎、肋骨等。另外尚可转移至肺及肝脏。

三、临床表现

早期前列腺癌常无症状,当肿瘤增大,阻塞尿路时可出现与前列腺增生相似的症状,如尿流缓慢、尿频、尿急、排尿不尽、排尿困难等。血尿并不常见,晚期可出现腰痛、腿痛、大便困难等局部受侵、压迫的症状。一些患者以转移症状就医,而无前列腺原发症状。

四、诊断

早期前列腺癌临床不易诊断,血清酸性磷酸酶(PAP)及前列腺特异抗原(PSA)测定有时可提供线索。潜伏型的前列腺癌常在尸检中发现。对50岁以上患者,出现膀胱颈阻塞症状时经直肠指诊扪及前列腺硬结节,常提示前列腺癌。肿瘤晚期腺体增大坚硬、结节状、固定时诊断较易。常辅以下列检查以最后明确诊断。

(一)生化检查

血清酸性磷酸酶(PAP)、前列腺特异抗原(PSA)的检测对肿瘤的诊断、分期及预后的判断均有帮助。

(二)超声波检查

B型超声通过对前列腺异常回声的部位、包膜形态,对膀胱颈、直肠的侵犯情况等的探测,有助于诊断及分期,经直肠的腔内超声检查对前列腺癌的诊断更为准确。

(三)影像学检查

静脉尿路造影可发现肿瘤压迫所致的输尿管、肾盂积水。骨骼照片可发现骨转移灶,放射性核素骨扫描更早、更易发现骨转移灶。CT及MRI分辨率高,对肿瘤的诊断及分期更为准确,但对早期病变诊断仍困难。

(四)活体检查

前列腺活检可以明确前列腺结节的性质及肿瘤病理分级,是诊断前列腺癌最可靠的方法,常采用B超引导下经直肠细针穿刺抽吸活检,此法操作简便,穿刺准确可靠,创伤小,是可疑前列腺癌的首选诊断方法。

五、鉴别诊断

前列腺癌须与前列腺良性疾病如前列腺增生、慢性前列腺炎等相鉴别,PAP及PSA测定和血浆锌的测定均有助于良恶性的鉴别。

六、分期

(一)国际抗癌联盟(UICC)修订后的前列腺癌 TNM 分期

1.T——原发肿瘤

T_x:原发肿瘤无法估计。

T_0:未发现肿瘤。

T_{1a}:切除标本中偶然发现($<5\%$的切除标本)。

T_{1b}:切除标本中偶然发现($>5\%$的切除标本)。

T_{1c}:指检未发现,PSA 检出。

T_{2a}:肿瘤不到一叶的$1/2$。

T_{2b}:肿瘤超过一叶的$1/2$,但非两叶。

T_{2c}:肿瘤侵及两叶。

T_{3a}:单侧包膜外扩散。

T_{3b}:侵及一侧或两侧精囊;双侧包膜外扩散。

T_{4a}:侵犯膀胱颈、外括约肌或直肠。

T_{4b}:侵入肛提肌或盆壁固定。

2.N——区域淋巴结

N_0:无区域淋巴结转移。

N_1:有区域淋巴结转移。

3.M——远处转移

M_0:无远处转移。

M_{1a}:骨转移。

M_{1b}:其他部位转移,有或无骨转移。

(二)北美地区较多采用的分类法

A 期:在前列腺中有局灶的改变(直径<5 mm)或仅有镜下改变。

B 期:肿瘤结节直径不低于 5 mm 或多发性,但均局限在包膜内,局限于一叶为 B1 期。两叶均有累及为 B2 期。

C 期:肿瘤超出前列腺包膜,累及精囊、尿道及膀胱。

D 期:有远处转移。有淋巴转移,主要为盆腔、腹主动脉旁者为 D1 期;有骨及其他脏器转移者为 D2 期。

七、治疗

前列腺癌的治疗主要有内分泌疗法、化学疗法、放射疗法及手术疗法。

(一)内分泌疗法

内分泌治疗是晚期前列腺癌的主要治疗方法,常用的方法有雌激素治疗,抗雄性激素类药物治疗,促性腺释放激素类似物促进剂及肾上腺酶合成抑制剂治疗等。

(二)化学治疗

内分泌治疗失败后,可选用单药或联合化疗,常用药物有环磷酰胺(CTX)、阿霉素(ADM)、紫杉醇、长春新碱(VCR)、雌莫司汀(EMP)、顺铂(DDP)、氟尿嘧啶(5-Fu)等。

(三)调强放射治疗

1.靶体积的确定

前列腺腺癌的大体肿瘤靶区(GTV)较难分辨,因而无法单独勾画。有些研究者使用MR光谱或ProstaScint扫描等功能性影像检查区分需增加剂量的GTV,但这些还在研究探索中。

临床靶区(CTV)有前列腺,有或无精囊、前列腺旁淋巴结(表10-10),勾画范围取决于患者的危险指数(低、中、高)。

表10-10 前列腺癌IMRT各靶区及剂量详细说明

靶	低危病变(剂量)	中危病变(剂量)	高危病变(剂量)
CTV1	前列腺±相邻的精索(74 Gy)	前列腺和相邻的精索(76~78 Gy)	前列腺,肉眼所见包膜外病变和邻近精囊 *(76~78 Gy)
CTV2	无资料	远端精囊(56 Gy)	远端精囊和前列腺旁淋巴结(56 Gy)

* 对 T_3b 疾病:只要不是包括精囊全部,均可全量照射。

低危组的CTV包及前列腺±邻近的精囊。高危组,包及前列腺、精囊、前列腺旁淋巴结。根据最近美国放射治疗协作组(RTOG)94-13报告,高危患者前列腺旁淋巴结和精囊旁淋巴结区也该考虑包括在CTV中。高、中、低各组患者IMRT靶区的确定。

2.靶区的勾画

在Fox Chase癌症中心,前列腺、精囊、前列腺旁淋巴结区域在MRI上勾画,MRI与CT模拟同时记录勾画结果。这两种扫描互相在1小时内获取数据。如单用CT模拟扫描,前列腺体积会因为较难精确确定前列腺尖端、基底和放射状边缘而多估计了30%~40%。

3.计划靶区的确定

计划靶区(PTV)是一个另加边缘形成的区域,将所有的靶位置的不确定因素都考虑在内,包括患者每天摆位和治疗期间因直肠充盈、膀胱充盈和呼吸所致的体位变动的误差。

考虑每次治疗的移动,需再增加1.1 cm的边界以确保治疗时CTV位于PTV95%区域内。为了减少这种不确定性,必须对前列腺进行固定(如每天直肠内放置气球)或每天对其位置进行确定(如摄植入标记的照射野片,治疗室内每天经腹超声检查或每天CT扫描)。虽然俯卧位前列腺移动会增加,但放疗时移动范围很小。

在Fox Chase癌症中心使用绝对PTV边缘,即向后外放5 mm,其他方向外放8 mm。如果每天用Nomos BAT超声系统(Nomos Corporation,Sewickey,PA)做影像扫描来纠正每天位置移动,患者开始治疗时就可以使用这种较紧的边界。

4.剂量详细说明

在前列腺特异抗原时期就有一些剂量递增试验证实了三维适形放疗治疗患者对剂量的反应。似乎中度危险患者获益的呼声最高。

这些发现也在M.D.安德生肿瘤中心发表的前瞻性随机试验中得到了回应,其结果显示治疗前前列腺特异抗原大于10的患者放疗78 Gy比放疗70 Gy更不易复发(图10-2)。在这个实验里剂量规定为同中心剂量。

在Fox Chase癌症中心,前列腺癌IMRT的给量情况取决于患者的危险度。至少PTV的95%(D95)得到处方剂量。

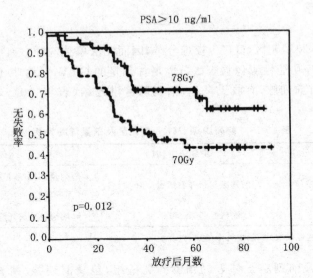

图 10-2　Kaplan-Meier 无失败生存期

包括生化和临床失败。曲线来自 M.D.安德生肿瘤中心的前瞻性随机研究。该研究
中患者治疗前 PSA＞10 ng/mL,治疗剂量为 70 Gy 或 78 Gy。

5.正常组织勾画

整个直肠周围线的勾画从坐骨结节到空虚状况下的乙状弯曲处。模拟定位前灌肠,这对计划制定和评估直肠的剂量体积直方图(DVH)会产生一定的不利影响。

在 Fox Chase 癌症中心,因为每天都借助腹部超声确定位置,患者在膀胱半充盈状况下进行治疗。半充盈的膀胱可以使其在放射治疗时受量显著降低。膀胱的全部轮廓线是勾画出来的。目前尚无对尿道、神经血管束或阴茎球部的勾画研究。

(四)手术治疗

手术治疗分根治性前列腺切除术和内分泌腺切除术。目前鉴于诊断的水平和手段有限,确诊时已多为晚期,手术治疗效果不佳。对 C 期或 D 期患者采用内分泌腺(如双侧睾丸)切除是较好的姑息疗法。

八、预后

前列腺癌的预后与其分级、分期的关系极大。A 期的患者,尤其是 A1(T_{1a})期。其治疗与否对生存率不产生影响,有淋巴结转移者预后差。细胞分化好的预后较好。A 期、B 期、C 期及 D 期患者的 5 年生存率分别为 70％、50％、25％。故对进展期前列腺癌,如予以积极治疗,则生存率可有很大提高。

(孙晓晓)

第十三节　老年性贫血

老年性贫血是老年人群的一种常见病。近年来,老年人贫血的患病率有上升趋势。据资料统计,老年人贫血患病率已达到 50%～55%。同时老年人出现贫血后,由于其各组织及器官代偿能力差,并可影响到其他疾病,因而防治老年贫血应引起人们的重视。

一、定义

任何原因或不明原因所致的老年人全血红细胞数(RBC)、血红蛋白含量(HGB)和红细胞比容(HCT)低于健康老年人的正常值的一种病理状态称为老年性贫血。

二、诊断标准

世界卫生组织(WHO)的标准是 HGB 低于 130 g/L(男性)和 120 g/L(女性)。国内目前尚无 60 岁以上老年人贫血的统一标准,鉴于老年人的红细胞计数和血红蛋白浓度在男、女之间差别不大,目前认为白仓提出的 $RBC < 3.5 \times 10^{12}/L$,$HGB < 110 \ g/L$,$HCT < 0.35$ 作为老年人贫血的标准较为合适。

三、病因

老年人贫血也和其他年龄者一样,有各种不同病因贫血;随着年龄不同,各种贫血的患病率也有所不同(表 10-11)。

表 10-11　不同年龄的各种贫血患病率

贫血类型	年龄(岁)		
	20～29	40～49	＞60
缺铁性贫血	20.26%	10.1%	12.3%
巨幼细胞性贫血	1.0%	0.7%	3.2%
溶血性贫血	1.3%	1.0%	1.0%
再生障碍性贫血	3.3%	4.0%	0.7%
血压恶性病	13.9%	5.3%	2.7%
慢性病贫血	63.3%	71.9%	81.2%

从表中可见,慢性病贫血是最多见的贫血,随着年龄增长,患病率也增多。缺铁性贫血在老年人中比年轻人明显减少,但仍位居老年性贫血原因第二位。巨幼细胞性贫血较为增多,老人恶性血液病患病率相对较低。

老年性贫血病因较多,可能是单一因素或多种因素共同引起的。常见的原因是营养不良或继发于其他全身性疾病。

(一)失血过多

如消化道肿瘤、消化性溃疡、上消化道出血、痔疮出血等。

(二)红细胞生成减少

1.骨髓造血功能不良

如感染、内分泌障碍、慢性肾功能不全、结缔组织病、骨髓病性贫血、再生障碍性贫血等使骨髓造血功能受损,导致血红蛋白浓度下降。

2.造血物质缺乏

人体内造血所需的原料主要是铁、铜、维生素 B_1、维生素 B_6、维生素 C、叶酸、蛋白质等,上述任何一种物质缺乏都可导致贫血。

(三)红细胞破坏过多

在正常情况下,红细胞的生成和破坏处于平衡状态。如果各种原因导致红细胞破坏加速,超过骨髓的代偿能力,则出现贫血。

1.红细胞内在缺陷所致的贫血

如遗传性球形细胞增多症、红细胞葡萄糖、磷酸脱氢酶(G-6-PD)缺乏、海洋性贫血等,上述情况在老年人中少见。

2.红细胞外因素所致的溶血

(1)感染,如疟原虫、溶血链球菌等感染。

(2)免疫性溶血性贫血。

(3)常继发于淋巴瘤、白血病等。

(4)药物,长期服用降糖药、利尿剂、抗癫痫药等。

(5)其他如脾功能亢进、血型不合的输血后溶血等。

四、临床特点

(1)老年人贫血以继发性贫血多见,约占 87.1%。此与老年人相伴随的某些疾病,如肿瘤、感染、肾功能不全、慢性失血、某些代谢性疾病等以及应用药物有关。如发生原因不明的进行性贫血,则一定要考虑恶性肿瘤的可能性。即使是轻度贫血也要仔细寻找原因。

(2)老年人由于各器官有不同程度衰老,且常有心、肺、肝、肾及脑等其他脏器疾病,造血组织应激能力差,因而对贫血的耐受能力低,即使轻度或中度贫血,也可以出现明显的症状,特别是在迅速发生的贫血。

(3)多表现为心脑血管病的症状,因而易忽略贫血的检诊。

(4)老年人贫血易出现中枢神经系统症状而导致误诊。一些老年患者往往以神经、精神等首发症状而就诊,如淡漠、忧郁、易激动、幻想、幻觉等,甚至出现精神错乱。

(5)老年人由于皮肤色素沉着,眼睑结合膜充血,使皮肤黏膜的表现与贫血程度不呈平行关系。

(6)老年人贫血多为综合因素所致,如有的患者既有胃肠道疾病,对叶酸、维生素 B_{12} 吸收障碍导致的营养不良性巨幼细胞性贫血,又同时有慢性失血所致的缺铁性小细胞性贫血。因而在临床表现和实验室检查方面均表现不典型,给诊断治疗带来困难。

(7)老年人免疫器官及其活性都趋向衰退,血清 IgM 水平下降,自身免疫活性细胞对机体正常组织失去自我识别能力,故易发生自身免疫性溶血性贫血。

五、老年人常见的贫血

(一)老年缺铁性贫血

缺铁性贫血是指体内可用来制造血红蛋白的贮存铁已用尽,红细胞生成受到障碍时发生的小细胞低色素性贫血。缺铁性贫血在老年人中较常见,仅次于慢性病性贫血,男、女患病率无明显差别。老年人由于肥胖、高脂血症、糖尿病,过分限制肉、肝、蛋类等含铁多的食物,使铁的摄入不足,消化功能的减退(胃肠道黏膜萎缩、胃酸缺乏)造成铁的吸收不良,以及慢性胃肠道疾病引起慢性失血是老年人缺铁性贫血最主要的三个原因。

1.临床特点

(1)老年女性因已不受月经妊娠和哺乳的影响,患病率与男性无差异。

(2)贫血症状和体征与中青年人的不同之处是老年人吞咽时疼痛、舌萎缩、口角皲裂的发生率较高。

(3)常可出现血液中红细胞、白细胞、血小板的数量减少。

2.诊断

(1)主要症状及体征:疲劳乏力,嗜睡,耳鸣,食欲减退,心慌气短(活动后加重),情绪不稳定,面色苍白,皮肤和毛发干燥,踝部水肿及下肢水肿,心率加速,心尖区收缩期杂音。

(2)实验室检查:表现为小细胞低色素性贫血,$MCV<80~\mu m^3$,$HGB<110~g/L$,$RBC<3.5\times10^{12}/L$;血清铁降至 $10.7~\mu mol/L$ 以下,血清铁蛋白低于 $12~\mu g/L$,血清铁饱和度低于16%。

(3)骨髓象示红细胞大小不等,中心浅染;铁染色含铁血黄素颗粒消失,铁粒幼细胞大多数消失。

(4)诊断要点:具有典型症候的诊断并不难,可据病因、红细胞形态、铁代谢检查、骨髓红色变化及铁染色做出诊断。铁剂治疗性试验是诊断缺铁性贫血一种简单可靠的方法。缺铁性贫血患者每天口服铁剂后,短期内网织红细胞计数明显升高,5～10天达高峰,以后又降至正常。这种反应仅出现于缺铁性贫血。

缺铁性贫血确诊后,必须进一步查明缺铁原因。必须进行全面系统的体格检查,特别注意消化道检查,如有无溃疡病、痔疮、肠道寄生虫等。女性患者特别注意月经情况及妇科检查。大便潜血试验应作为任何原因不明的缺铁性贫血的常规检查。再根据所发现的线索进一步作针对性的特殊检查,如影像学及生物化学、免疫学检查等。力求探明引起缺铁及缺铁性贫血的原因。

3.治疗

(1)病因治疗:老年人缺铁性贫血首先要查明病因。病因治疗对纠正贫血及防止其复发均有重要意义。单纯的铁剂治疗有可能使血象好转或恢复正常,但对原发疾病不做处理,将不能巩固疗效。

(2)铁剂治疗:口服铁剂。①硫酸亚铁 $0.15\sim0.3~g$,3/d。②琥珀酸亚铁 $0.1\sim0.2~g$,3/d,对胃肠道刺激较小。③多糖铁复合物胶囊150 mg,2/d,4～6周后改为150 mg,1/d,对胃肠道刺激较小。为了减少铁剂对胃的刺激,应在饭后口服。宜先行少量,渐达足量,2～3月为1个疗程。诊断确实,疗效明显,可在1～2周内显著改善,5～10天网织红细胞上升达高峰,2周后血红蛋白开始上升,平均2个月恢复。为了预防复发,必须补足贮备铁,即血红蛋白正常后,再延长用药1个月。6个月时还可复治3～4周。

若口服铁剂后无网织红细胞反应,血红蛋白亦无增加,应考虑如下因素:①患者未按医嘱服药。②患者无缺铁情况,应重新考虑诊断。③仍有出血灶存在,在老年人要注意胃肠肿瘤。④感染、炎症、肿瘤等慢性疾病,干扰了骨髓对铁的利用。⑤铁剂吸收障碍,应考虑改用注射铁剂。缺铁性贫血必要时可用铁注射剂治疗。但由于注射铁剂毒性反应较多,不如口服方便且价格昂贵,故必须严格掌握其适应证。

其适应证如下:①口服铁剂无效或因胃肠道等不良反应不能忍受者。②急需矫正贫血,如短期内须进行手术者。③不易控制的慢性失血,失铁量超过了肠道吸收量。④有胃肠道疾病及曾行胃切除者。⑤有慢性腹泻或吸收不良综合征的患者。

常用的铁剂注射有右旋糖酐铁和山梨醇铁。右旋糖酐铁含铁5%,首次给药剂量为50 mg,

深部肌内注射。如无不良反应,第2天起每天100 mg。每提高血红蛋白10 g/L,需右旋糖酐铁300 mg,总剂量(mg):300×[正常血红蛋白浓度(g/L)－患者血红蛋白浓度(g/L)]＋500 mg(补充储存铁)。右旋糖酐铁可供静脉注射,但不良反应多且严重,应谨慎使用。山梨醇铁不能静脉注射,每提高血红蛋白10 g/L,需山梨醇铁200~250 mg。所需总剂量可按照上述右旋糖酐铁所需总剂量的公式计算。约5%患者注射铁剂后发生局部疼痛、淋巴结炎、头痛、头晕、发热、荨麻疹、关节痛、肌肉痛、低血压,个别患者有过敏性休克,长期注射过量可发生铁中毒等不良反应。

(3)治疗要点:①积极进行病因和/或原发病的治疗。②口服铁剂治疗与中青年人相同,但老年人宜加服维生素C或稀盐酸,有利于铁的吸收。③对正规铁剂治疗后仅得到血液学暂时改善的老年人,应高度警惕肿瘤的存在。④用铁剂治疗3~4周无效者应想到是否缺铁原因未去除或诊断有误;部分缺铁性贫血患者合并缺铜,铁剂治疗反应差,加用铜剂可能有效。

(二)慢性病性贫血

慢性病性贫血通常是指继发于其他系统疾病,如慢性感染、恶性肿瘤、肝脏病、慢性肾功能不全及内分泌异常等,直接或间接影响造血组织而导致的一组慢性贫血。这一类贫血也是老年人最常见的贫血。本组贫血的症状和体征多种多样,除原发病的临床表现外,还有贫血和其他血液学异常。老年人由于慢性病较多,故慢性病所致贫血甚为多见,且常因起病缓慢而隐袭,症状多无特征性而易于漏诊、误诊。

慢性病性贫血发病机制复杂,主要与下列因素有关:红细胞寿命缩短;骨髓造血功能受损,从网状内皮细胞转移铁至骨髓的功能受损,导致血浆铜及游离原卟啉增高;肾衰竭者还与红细胞生成素缺乏有关(病因见表10-12)。

表 10-12　慢性病贫血病因表

结缔组织病:类风湿性关节炎、系统性红斑狼疮、多发性肌炎、甲状腺炎、结节性动脉周围炎
慢性肾衰竭
慢性肝功能衰竭
内分泌病:垂体、甲状腺或肾上腺皮质功能低下
非血液系统急性病
慢性感染:结核、真菌、骨髓炎、肾盂肾炎、亚急性细菌心内膜炎、支气管扩张、脓肿、压疮、结肠憩室炎等慢性炎症

1.慢性感染所致贫血

凡持续2个月以上的感染、炎症常伴有轻至中度贫血。产生贫血的原因是铁利用障碍。正常肝脾中的单核-巨噬细胞可清除衰老红细胞内破坏后释放出的铁。可溶性铁转移蛋白、脱铁转铁蛋白进入单核-吞噬细胞系统的巨噬细胞后和吸收铁结合转变为转铁蛋白。巨噬细胞携带转铁蛋白经循环进入骨髓腔后释放出铁,铁进入红细胞前体形成血红蛋白。伴随铁的转移,脱铁转铁蛋白又被释放回血浆。在炎症时,炎性细胞释放白细胞介素-1,并刺激中性粒细胞释放一种能与铁结合的蛋白-脱铁传递蛋白,它可与脱铁-转铁蛋白竞争而与铁结合。铁与之结合后形成乳铁传递蛋白,但不能转运到红细胞前体,故铁不能被利用。其结果是铁沉积在巨噬细胞内,不能作为红细胞生成之用,导致低色素性贫血。另外,各种非特异性因素刺激单核-巨噬细胞系统,加强对红细胞的吞噬破坏作用,导致红细胞寿命缩短,当红细胞破坏加快时,其造血组织缺乏相应的代偿能力,这也是引起慢性疾病性贫血的重要原因。

贫血的临床表现常被原发性疾病的症状所掩盖。贫血一般并不严重,多为正细胞正色素型,但重度贫血时可变为小细胞低色素型。如无原发疾病的影响,骨髓象基本正常,骨髓涂片中铁粒不减少,血清铁降低,转铁蛋白或总铁结合力正常或降低,铁蛋白正常或增多,红细胞内游离原卟啉增多。以上特点可与缺铁性贫血鉴别。

2.恶性肿瘤所致的贫血

恶性肿瘤,特别是大多数的实体瘤,在老年的患病率较中青年高。因此,老年人有贫血要高度警惕有无恶性肿瘤。有时,贫血可以是恶性肿瘤的首现症状,如胃癌及肠癌。

恶性肿瘤引起贫血的机制与慢性感染引起贫血的机制相似,为铁利用障碍。其他影响还有以下几点。

(1)癌细胞转移至骨髓而影响正常造血机制,此称为骨髓病性贫血。

(2)肿瘤细胞生长过快或消化道肿瘤引起营养吸收障碍,导致造血原料不足的营养不良性贫血。

(3)肿瘤本身如消化道肿瘤所致胃肠道慢性失血。

(4)放疗、化疗对造血系统的影响,老年人因骨髓功能低下,对放疗、化疗的耐受性差,易出现骨髓抑制。

(5)老年肿瘤患者免疫功能低下,容易感染从而导致贫血加重。

(6)在因癌细胞侵犯而变狭窄的血管中,或由于肿瘤组织释放组织凝血因子,发生弥散性血管内凝血(DIC),可形成纤维蛋白网,使红细胞行进时受阻而破碎,发生微血管病性溶血性贫血。

除原发病所引起的症状外,常见的症状是进行性贫血,程度轻重不一。实验室检查与慢性感染所致的贫血特征相似。如骨髓受肿瘤浸润,骨髓中可见癌细胞,中性粒细胞、血小板可减少;发生 DIC 时可出现不能用原发病解释的栓塞、出血和休克;如伴有溶血性贫血,可出现黄疸。

3.肾性贫血

肾性贫血是肾脏疾病进展恶化导致肾衰竭或尿毒症所引起的一种贫血,为尿毒症比较早期出现的特征之一。当尿素氮大于 17.9 mmol/L,肌酐大于 354 μmol/L 时,贫血几乎必然发生。可见于慢性肾盂肾炎、慢性弥漫性肾小球肾炎,也可见于糖尿病肾病、肾囊肿、肾结核、肾动脉硬化、代谢异常及血流动力学障碍等引起的肾小球滤过率减低,有的患者在上述疾病检查中发现贫血,也有的因贫血就诊检查才发现肾衰竭。此种贫血在老年贫血中较常见。

其发病机制:①由于肾脏内分泌功能失常,致红细胞生成素(EPO)生成障碍而使红细胞生成减少,此为肾病性贫血的最主要原因。②代谢异常,潴留的代谢产物抑制红细胞生成及分化,并损害红细胞膜,使其寿命缩短。③骨髓增生不良。④尿毒症时,禁食、腹泻以及容易出血等会造成缺铁、叶酸缺乏和蛋白质不足,尿中蛋白的丢失,特别是运铁蛋白的丢失,也易造成贫血。⑤尿毒症患者常有各种出血而致慢性失血。

临床表现除一般贫血症状、体征外,有肾衰竭的症状、体征。实验室检查为正细胞正色素性贫血,网织红不高,白细胞和血小板一般正常。骨髓象正常。在肾功衰竭进展,尿素氮水平高度上升时,骨髓可呈低增生状态,幼红细胞成熟受到明显抑制。

肾病性贫血患者可用红细胞生成素(EPO)治疗,效果显著,疗效与剂量及用药时间相关。EPO 对其他慢性病贫血,如恶性肿瘤化疗后的贫血也有效。有资料表明,EPO 能有效纠正老年尿毒症患者贫血,但贫血纠正速率较非老年患者慢,维持剂量较大。不良反应主要为血压升高。起始剂量可按每次 100 U/kg,3 次/周,疗程不短于 8 周。治疗期间应根据疗效及不良反应及时调整剂量,密切观察血压并予以相应处理。由于老年人易发生缺铁,应及时防治铁缺乏,以保证疗效。有报道表明 EPO 尚具有免疫调节功能,能提高患者 IgG、IgA。EPO 治疗后的患者,生活质量改善,上呼吸道感染的发生率降低。

4.肝病性贫血

肝病所致贫血在 60 岁以上老年人中占全部老年人贫血的 3%。贫血在慢性肝病时是常见的临床表现,尤其是肝硬化患者多见。

引起贫血的主要因素:①肝病患者的红细胞因膜内胆固醇含量增多,使膜变得僵硬,易在脾脏内破坏,寿命缩短。②门脉高压、腹水时血浆容量增大,血液相对稀释。③肝硬化、门脉高压、食管胃底静脉出血及痔出血以及肝功能不良造成的凝血因子减少所致出血,加重了贫血程度。④肝硬化者,特别是长期嗜酒者,可有营养不良、叶酸缺乏,呈现巨幼红细胞贫血。⑤病毒性肝炎可导致肝炎后再生障碍性贫血,少数肝炎后患者可发生单纯红细胞再生障碍性贫血。

贫血类型主要为正常细胞或轻度大细胞性,多染性细胞和网织红细胞可轻度增多。骨髓细胞常呈现增生象,主要为大细胞-正幼红细胞性增生。

5.内分泌疾病性贫血

老年人内分泌功能一般均有减退,但引起贫血的主要因素为甲状腺、肾上腺和垂体功能减低。

甲状腺功能减退患者常呈现不同程度的贫血。发病原因是甲状腺激素缺乏,机体组织对氧的需求降低,红细胞生成素处于较低水平,红细胞生成相对不足。临床上呈轻度或中度贫血,多为正细胞正色素性贫血,伴细胞轻度大小不一,骨髓象可呈轻度增生低下表现。

肾上腺皮质功能减退时可出现贫血,其主要原因为:①肾上腺皮质功能减退引起脱水,经治疗后血浆容积增加,血液稀释引起贫血,使用皮质类固醇治疗 1~2 月后,贫血可消失。②肾上腺皮质功能减退引起糖皮质激素分泌不足,使机体功能下降,不能产生足够的红细胞生成素,因而影响了红细胞生成,导致贫血。

垂体功能减退所致贫血是继发于它所致的甲状腺、肾上腺皮质功能减退。

治疗上,主要治疗原发病,随着原发病的缓解,贫血可被纠正。对于内分泌腺功能减退,在补足缺少的激素之后,贫血即可纠正。若伴有叶酸或维生素 B_{12} 及铁剂缺乏,给予补充即有效。除了慢性肾衰并发贫血比较严重以外,大部分慢性病的贫血并不严重。

贫血较重者可输血,最好输浓缩红细胞,以暂时纠正贫血。

(三)老年巨幼细胞性贫血

巨幼细胞性贫血(简称巨幼贫)主要是叶酸、维生素 B_{12} 在机体内缺乏引起 DNA 合成障碍所致的大细胞贫血。可因食物中叶酸、维生素 B_{12} 来源减少,消化功能差,吸收障碍,机体有慢性疾病(如肿瘤、糖尿病等),需要增加或排泄过多等引起,占老年人贫血患病率的 3%~4%。

1.病因特点

(1)摄入不足:人体不能合成叶酸,必须从食物中获得。老年人由于食欲缺乏或限食,导致叶酸摄入减少,加之供老年人的食物常烹煮过度,使食物中叶酸破坏增加。Buxton 检测 40 例精神正常的老年人,血清叶酸水平低于 1.5 $\mu g/L$ 的有 47.5%,40 例精神异常的老年人,血清叶酸水平低于 1.5 $\mu g/L$ 的有67.5%。维生素 B_{12} 存在于动物组织中,植物中没有,老年人由于肥胖、高脂血症,过分限制肉类食物的摄入,导致维生素 B_{12} 的摄入不足。

(2)吸收障碍:有报告表明,36% 的营养不良老年患者有叶酸盐的吸收障碍;萎缩性胃炎时,内因子分泌减少,不能形成 B_{12} 内因子复合物,使回肠吸收减少。随着年龄增长,血清维生素 B_{12}

水平呈进行性下降。

（3）干扰叶酸代谢的药物：如甲氨喋呤、乙胺嘧啶能抑制三氢叶酸还原酶的作用，影响四氢叶酸的形成；苯妥英钠、苯巴比妥可影响叶酸在肠内的吸收；新霉素、秋水仙碱可影响维生素 B_{12} 的吸收。

大细胞贫血有营养巨幼贫血和恶性贫血两种。营养巨幼贫血是由上述原因造成叶酸、维生素 B_{12} 缺乏而引起的。恶性贫血原因尚不清楚，目前认为是由于内因子缺乏或分泌减少，70%～95%患者伴有神经系统症状。营养性巨幼贫血及恶性贫血老年人患病率均较高，而且症状严重。

2.临床特点

（1）老年巨幼细胞贫血患者除贫血外，常伴有白细胞和血小板数量减少。

（2）感染发生率较高。

（3）发病缓慢，常得不到及时诊断。

（4）消化系统病症如腹胀、腹泻或便秘常易被医师认为是消化道本身疾病所致，而忽略了是巨幼细胞贫血的非血液学表现。特别是神经、精神症状更易被认为是老年性改变，而放松了对巨幼细胞贫血的警惕性，典型的表现有四肢麻木，软弱无力，共济失调，下肢强直行走困难，深部感觉减退以至消失，腱反射减弱、消失或亢进，病理反射征阳性，还可有膀胱、直肠功能障碍，健忘，易激动以至精神失常等症。这些表现多出现于维生素 B_{12} 缺乏，尤其是恶性贫血的患者。单纯的叶酸缺乏极少引起这些表现，但可出现末梢神经炎的症状。

（5）舌炎，舌光滑、发亮、萎缩在老年人较常见。

3.诊断

（1）有贫血的一般症状，常有舌炎、典型的牛肉舌。

（2）大细胞贫血红细胞体积（MCV）在 $100~\mu m^3$ 以上，常伴红细胞、白细胞、血小板数量减少。

（3）生化测定：维生素 B_{12} 和叶酸低于正常。

（4）用维生素 B_{12} 或叶酸试验治疗 4～5 天，血中网织细胞上升表示有效，峰值 5～10 天。

（5）诊断要点：呈大细胞或正细胞正色素贫血，中性粒细胞核呈多分叶现象。骨髓红细胞系增生，出现正常和巨幼细胞并存现象。叶酸和维生素 B_{12} 测定是诊断本病的重要指标（叶酸低于 6.8 nmol/L，维生素 B_{12}＜103 pmol/L）。约 70%恶性贫血患者血清抗内因子抗体阳性。

4.治疗

（1）病因治疗，如有肿瘤、慢性感染、腹泻等应积极治疗。

（2）叶酸，适用于叶酸缺乏者。口服 5 mg，3 次/天，贫血纠正后一般不须维持治疗。胃肠道吸收不良者，可用四氢叶酸肌内注射 5～10 mg，1 次/天，到血象完全恢复正常为止。若治疗效果不好，应考虑到有无混合性贫血或肿瘤等疾病存在。

（3）对于维生素 B_{12} 缺乏者其原因大多与维生素 B_{12} 吸收不良有关，故给药的方式应该是肌内注射。50～100 μg，每天或隔天肌内注射 1 次，总量 1.8～2 mg，贫血纠正后，改为 100 μg，1 次/月。对于病因不能去除者和恶性贫血患者须终身维生素 B_{12} 维持治疗。有神经损害者须加大剂量，必要时可鞘内注射。

在应用维生素 B_{12} 治疗时，大量新生红细胞生成，细胞外钾转移到细胞内，血钾下降，故应预防性口服钾盐。另外，血清和尿中的尿酸水平可能升高，引起肾脏的损害，应密切观察肾功能变化。维生素 B_{12} 治疗后，血小板可骤然增加，应注意预防可能发生的血栓栓塞。

部分胃黏膜萎缩的恶性贫血对肾上腺皮质激素治疗有效。可能与胃黏膜再生、分泌内因子等有关。这类患者应长期应用皮质激素治疗。

叶酸和维生素 B_{12} 治疗 24 小时后,骨髓内巨幼红细胞即可显著减少,3～4 天可恢复正常。中性粒细胞分叶过多的恢复需 1～2 周。纠正贫血需 4～6 周。

(4)治疗要点:①治疗基础疾病。②纠正偏食及不良的烹调习惯。③补充叶酸或维生素 B_{12}。④叶酸和维生素 B_{12} 缺乏引起的巨幼细胞贫血由于两者难以区别,最好维生素 B_{12} 和叶酸同时应用。如患者有维生素 B_{12} 缺乏,仅用叶酸治疗会加重神经系统的损害。⑤严重贫血的患者经维生素 B_{12} 及叶酸治疗后,血钾大量进入新生成的细胞内,血清钾会突然下降,老年人应注意密切观察,必要时应予补钾。

(四)再生障碍性贫血(再障)

再生障碍性贫血(再障)是因骨髓造血组织显著减少,引起造血功能衰竭而发生的一类贫血。欧美国家再障社会人群患病率为 2.2/10 万～2.4/10 万,60 岁以上老年人高达 43.6/10 万,因此西方学者认为再障是一种"老年病"。在我国再障多发于 10～30 岁青少年,但近年来老年患者有增高趋势。

1.病因

病因不明者称为原发性再障,有病因可寻者称为继发性再障。部分原发性再障可能是因为某些病因尚未被认识或原因较为隐蔽而病因不明。

(1)物理因素:各种电离辐射如 X 线、放射性核素、核武器爆炸等均可造成骨髓造血干细胞及骨髓造血微环境的损害,影响造血细胞的增生和分化。

(2)化学因素:苯及其衍生物是引起再障的重要化学物质,其引起再障与剂量可能无关,长期接触比一次大剂量接触的危险性更大。其他化学物质如杀虫剂、重金属盐、染发剂等亦可导致再障。引起再障的药物有各种抗肿瘤药物,抗生素如氯霉素、四环素、磺胺药,抗风湿药如阿司匹林、保泰松,镇静药如氯丙嗪等。其中氯霉素所致的药物性再障最多见。

(3)生物因素:主要是一些病毒,如肝炎病毒、EB 病毒等。

2.发病机制

随着实验研究的进展,目前多数学者认为再障的发生与造血干细胞受损、骨髓微环境缺陷及免疫机制有关。

(1)造血干细胞受损:随着骨髓培养技术的发展,证实部分再障患者骨髓细胞体外培养,存在着干细胞缺陷。CFU-C、CFU-E、BFU-E 的产生率大多数都显著低于正常人。上述各种致病因素都可以损害干细胞,有缺陷的多能干细胞自身复制的速率低于分化率,最终导致干细胞的减少,而发生全血细胞减少。

(2)造血微环境缺陷:骨髓的微环境是指骨髓的微循环和基质。实验证明,造血微环境不仅为造血提供支持及营养,更主要的是提供一些造血所必需的因子。再障时骨髓活检标本可见到静脉窦壁细胞水肿,网状纤维增加,毛细血管明显坏死,说明造血微环境病理改变为再障重要发病机制之一。

(3)免疫机制:在部分患者中,再障的发生可能与免疫机制有关。无论再障患者或正常人骨髓体外培养时,再障患者的骨髓及外周血的淋巴细胞能抑制红细胞及粒细胞的生成。临床上用同种异基因骨髓移植治疗再障虽未成功,但由于应用了大量免疫抑制剂,患者自身的造血功能都获得恢复。有些患者经单独采用抗淋巴细胞球蛋白或大剂量肾上腺皮质激素后,临床症状得到

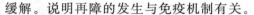

缓解。说明再障的发生与免疫机制有关。

3.临床表现

（1）急性再障：急性再障亦称重症再障Ⅰ型，而慢性再障病程突然加重达重症再障标准者称重症再障Ⅱ型。急性再障起病急，常以感染发热和出血为首发症状。贫血呈进行性加重。出血症状较重，皮肤及黏膜出血广泛，消化道出血和血尿常见，眼底出血可致视力障碍，严重者可因颅内出血死亡。常见感染部位为口咽部、呼吸系统、肛门周围，并易致败血症。病程短，死亡率高。

（2）慢性再障：起病缓慢，以贫血为主要表现。出血症状较轻，一般只限于皮肤黏膜。感染的发生率不高，且较易控制。病程长，如治疗适当，可获缓解以至痊愈，也有部分患者多年迁延不愈。

4.实验室检查

（1）血象：红细胞、白细胞和血小板数量减少。贫血为正细胞、正色素型。网织红细胞减少。急性再障外周血中性粒细胞低于 $0.5×10^9/L$，血小板低于 $20×10^9/L$。网织红细胞所占比例小于1％，绝对值低于 $15×10^9/L$。

（2）骨髓象：急性再障有核细胞明显减少，淋巴细胞、浆细胞、组织嗜碱性粒细胞、网状细胞等非造血细胞增多，巨核细胞极少见或消失。慢性再障可有局部增生灶，但至少有一个部位增生不良。如增生良好，则红系中常有晚幼红细胞脱核障碍。巨核细胞减少。

（3）骨髓活检：诊断困难时应做骨髓活检，在判断骨髓增生情况时优于骨髓涂片。再障时骨髓造血组织减少，非造血组织增多，巨核细胞数量减少并伴有骨髓间质水肿、出血，说明骨髓造血功能受损。

（4）其他检查：①成熟中性粒细胞碱性磷酸酶活性增高。②核素骨髓扫描，可估计骨髓造血量及其分布情况，以判断造血组织减少程度，有助于不典型再障的诊断。

5.诊断

1987年全国再生障碍性贫血学术会议制订我国再障诊断标准如下：①全血细胞减少，网织红细胞绝对值减少。②一般无脾大。③骨髓检查显示至少一个部位增生减低或重度减低。如增生活跃，须有巨核细胞减少，骨髓小粒成分中应见非造血细胞增多，有条件者应做骨髓活检等检查。④能排除引起全血细胞减少的其他疾病。

老年人再障特点：①老年人再障发病前多有致病因素接触史。天津血研所分析老年人再障76例中，有致病因素接触史者30例（44.1％），其中与服用氯霉素有关者6例，与服用安乃近、对位乙酰氨基酚、磺胺类药物、土霉素、灰黄霉素等有关者共12例，有长期与油漆及农药接触史共7例，病毒性肝炎相关性5例。②症状不典型，早期易误诊。老年人体力活动少，即使贫血，症状也不明显。老年人皮肤易着色，眼睑结膜充血，皮肤黏膜苍白常被掩盖。老年再障常与其他老年病并存，症状多不典型，易被误诊。③贫血、感染及出血症状多见且严重，易导致心力衰竭、感染性休克或脏器出血而死亡。老年人骨髓脂肪组织增多，造血组织减少，红细胞寿命缩短。老年再障患者骨髓脂肪化更明显，其骨髓基质细胞造血支持功能更为降低。老年人再障症状重，并发症多。④再障治疗效果差，病死率高。一组报道表明老年再障治疗有效率为17.9％，而青中年组为68.5％。

6.治疗

（1）一般治疗。①去除病因：详细调查可能的致病因素，及时去除病因。②输血：老年患者由于心血管代偿功能较差，以成分输血为好，以免发生心力衰竭。输注压积红细胞改善贫血，输注浓缩血小板控制出血。③防治感染：保护皮肤、口腔清洁。白细胞严重低下者，应给予保护性隔离。有感染征象时要及时给予有效的抗生素治疗。中性粒细胞数目低下可给予 G-CSF 或 GM-CSF 皮下注射。

（2）急性再障治疗：由于异基因骨髓移植不适宜治疗老年人再障，目前抗胸腺细胞球蛋白（ATG）或抗淋巴细胞球蛋白（ALG）、环孢素 A 及大剂量皮质激素三联治疗已成为老年人再障标准疗法。①ATG 或 ALG：ATG 和 ALG 属于免疫调节剂，可以杀伤抑制性 T 细胞，使辅助性 T 细胞增加，T_4/T_8 比值恢复正常，并有致有丝分裂原的作用。临床上常用马或猪的 ATG，剂量为 10～20 mg/(kg·d)，静脉滴注，连用 4～5 天。②环孢素 A(CSA)：为免疫抑制剂，可杀伤抑制性 T 细胞。临床所用的剂量为 5～12 mg/(kg·d)，分 2 次口服，应用时间不短于 3～6 月。③肾上腺皮质激素：大剂量泼尼松龙 20～30 mg/(kg·d)静脉滴注，连用 3 天，以后每隔 4～7 天剂量减半，至维持量 20～30 mg/d。老年人须谨防不良反应。再障或急性再障治疗有效率为 60%～75%。

（3）慢性再障治疗。①雄性激素：通过使红细胞生成素生成增加而发挥作用，对慢性再障疗效较肯定。常用的制剂有：丙酸睾酮 50～100 mg，肌内注射，每天或隔天 1 次；司坦唑醇 2.4 mg，口服，1 次/天，一般在 3～6 个月后见效，首先网织红细胞升高，然后血红蛋白上升。连用半年无效者应停药。不良反应有毛发增多，痤疮，女性停经及男性化，肝功能损害等。十一酸睾酮 50 mg/d，口服，每疗程宜在 3 个月以上。②皮质激素：可抑制自身免疫反应，增强毛细血管抵抗力，适用于免疫因素引起的再障或有出血症状的患者。常用剂量为泼尼龙 20～30 mg/d，顿服或分次口服。③免疫抑制剂：如左旋咪唑、环磷酰胺等，对因免疫因素所致有一定疗效。左旋咪唑每次 25 mg，2～3 次/天，长期使用。本药有不良反应少、价格低廉等优点，通常与雄性激素等联合应用。环磷酰胺 50～100 mg/d，顿服或分次口服。在 ATG 及环孢素 A 等出现后，本药已较少应用于再障的治疗。④中医中药治疗：如川芎嗪、复方皂矾丸等。辨证论治亦可获较好疗效。⑤其他：一叶萩碱有脊髓兴奋作用，16 mg/d，肌内注射，每疗程 160～180 天。硝酸士的宁有脊髓兴奋及扩张微血管、改善造血微环境等作用，可连续或间断给药，剂量 1.5 mg，肌内注射。慢性再障的治疗原则是联合用量、长疗程治疗。其有效率可达 60%左右。

（孙晓晓）

第十四节　老年视力障碍

随着人口老龄化的发展，老年人群的生活质量已日渐成为一个热点问题。老年人高水平的生活质量离不开良好的视觉功能，因此积极预防和治疗老年人的眼病对提高生活质量至关重要。

大多数眼病会导致视觉器官的损伤和功能丧失，导致盲和视力损伤。不同年龄的人群中盲和视力损伤的患病率明显不同，老年人群患病率明显增高。据世界卫生组织的资料显示，在全球范围内，致盲的前 5 位病因分别是白内障、未矫正屈光不正、青光眼、年龄相关性黄斑变性及角膜混浊，而在这其中，白内障、青光眼及年龄相关性黄斑变性是老年人视力损伤最重要的病因。

白内障是指由于晶状体混浊导致的视力下降，其所导致的盲为可避免盲，即可以通过现有的知识和恰当的措施就能得到预防或控制。随着医疗技术的发展，白内障的手术治疗已越来越安全及成熟,很多因白内障导致视力下降的老年人经白内障手术治疗后都恢复了光明。

青光眼和年龄相关性黄斑变性属于不可避免盲,即指应用现有的知识和治疗还不能预防和治疗的眼病。但这并不意味着上述两种疾病的患者只有束手就擒直到视力丧失,目前的治疗方法已经能够很好地帮助患者延缓因上述疾病导致视力下降的过程。青光眼是由于眼压超过眼内组,特别是视神经所能耐受的强度,而引起视神经损害和视野缺损的一种严重眼病,近年来青光眼的药物治疗和手术治疗进展迅速,通过合理用药和手术将眼压控制在"靶眼压"下就能显著延缓疾病进展。

年龄相关性黄斑变性是老年人黄斑区的退行性疾病,这其中的湿性黄斑变性会引起患者产生中心暗点和视物变形等严重症状,长期以来对于这种疾病没有有效的药物治疗。然而近10年来,年龄相关性黄斑变性的治疗因抗血管内皮生长因子的出现有了突飞猛进的发展,大部分患者经治疗后视功能有了明显改善。

白内障、青光眼和年龄相关性黄斑变性严重影响了老年人的视功能,进而影响了老年人的生活质量,正确的诊断、合理的治疗此类疾病将大大改善老年人的视觉功能,提高他们的生活质量。

一、白内障

(一)概述

1.定义

人眼正常的晶状体是透明的,光线通过它的聚焦到达视网膜,从而清晰地看到外界物体。晶状体由于某些原因发生变性、混浊、透光度下降,就会影响视网膜成像的清晰度,使人看不清东西。晶状体混浊导致视力下降就是白内障。晶状体初期混浊对视力影响不大,而后逐渐加重,明显影响视力甚至失明。世界卫生组织(WHO)将晶状体混浊且矫正视力<0.5称为临床意义的白内障。

2.流行病学

一般来说,随着年龄的增长,白内障的发病率逐渐提高。在世界范围内白内障是致盲的首要病因,现在世界上大约有2 000万人是由于白内障而致盲,另有1亿白内障患者需要手术恢复视力,在大多数的非洲和亚洲国家,白内障至少占盲人的一半。我国目前有白内障患者超过800万人,而且每年新增白内障患者80万左右。白内障手术率(CSR)是衡量不同地区眼保健水平的标准之一,它代表每年每百万人口中所做的白内障手术量。白内障手术率(CSR)受患者的医疗观念、手术费用和医疗服务质量以及患者离医疗部门的远近等因素影响。大部分发达地区CSR值可达4 000～6 000,中国幅员辽阔,地区发展不平衡,CSR值最高达1 500,最低不到1 000。

(二)病因和分类

1.病因

白内障的发病原因是多种多样的,而且有很多患者原因不明。凡是各种原因,如老化、遗传、局部营养障碍、免疫与代谢异常、外伤、中毒、辐射等,都能引起晶状体代谢紊乱,导致晶状体蛋白质变性而发生混浊,均可导致白内障。白内障发生的危险因素包括日光照射、严重腹泻、营养不良、糖尿病、吸烟、性别、青光眼、服用类固醇或阿司匹林药物,以及遗传等因素。

2.分类

目前,白内障无统一的分类,可按病因、发病时间、形态、部位等进行分类。

(1)病因:分为先天性、年龄相关性、并发性、代谢性、药物及中毒性、外伤性和后发性白内障等。

(2)发病时间:分为先天性白内障、后天性白内障。

(3)晶状体混浊形态:分为点状白内障、花冠状白内障、绕核性白内障、珊瑚状白内障等,这种分类多指先天性白内障。

(4)晶状体混浊部位:分为皮质性白内障、核性白内障、囊下性白内障。

(5)晶状体混浊程度:分为初发期、肿胀期、成熟期、过熟期。

老年人群中最常见的白内障类型是年龄相关性白内障,临床上常根据晶体混浊的部位不同分为以下 3 类。①皮质性白内障:以晶体皮质灰白色混浊为主要特征。其发展过程可分为 4 期:初发期、未成熟期、成熟期、过熟期。初发期晶体皮质表现为楔形,羽毛状混浊,视力受限不明显。发展到未成熟期,部分患者可因皮质吸水膨胀而诱发青光眼。发展到过熟期时,由于皮质液化释放,可导致晶状体过敏性葡萄膜炎或晶状体溶解性青光眼。②核性白内障:晶体混浊从晶状体中心部位,即胚胎核位置开始出现密度增加,逐渐加重并缓慢向周围扩展,早期呈淡黄色,随着混浊加重,色泽渐加深如深黄色、深棕黄色,核的密度增大,屈光指数增加,患者常诉说老视减轻或近视增加,早期周边部皮质仍为透明。因此,在黑暗处瞳孔散大视力增进,而在强光下瞳孔缩小视力反而减退,故一般不等待皮质完全混浊即行手术。③后囊下白内障:混浊位于晶状体的后囊膜下皮质,如果位于视轴区,早期即影响视力。若进一步发展,合并皮质和核混浊,最后成为完全性白内障。

(三)临床表现

1.症状

(1)视力下降:典型白内障的临床表现是无痛性渐进性视力下降,自觉有一层毛玻璃挡在眼前。单眼或双眼发生,两眼发病可有先后。

(2)屈光改变:随着晶状体核混浊加重,屈光指数增加,折射力增强,患眼近视度数增加。晶状体核混浊不均,也可产生晶状体性散光。

(3)眩光:光线通过混浊的晶状体产生散射所致。

(4)复视或多视:视力进行性减退,由于晶状体皮质混浊导致晶状体不同部位屈光力不同,可有单眼复视或多视。

(5)色觉改变:混浊的晶状体吸收和阻断了蓝光端的光线,使患眼对这些光线的色觉敏感度下降。

2.体征

晶状体混浊的形态和程度主要通过裂隙灯显微镜观察,可通过照相比对定量分析观察白内障进展情况。可在充分散瞳的条件下观察晶状体周边皮质混浊表现。

3.晶状体形态描述

临床上白内障分类是以形态学分类为主,形态学的分类则以活体裂隙灯下观察为标准。常用的分类和分级系统主要有 Oxford 分类法和 LOCS 分类法。临床上最常用的是 LOCS Ⅱ 分类法。

4.晶状体核硬度分级标准

临床常用的分级标准是 Emery 核硬度分级,共为 5 级。

Ⅰ级:透明、无核、软性。

Ⅱ级:核呈黄白色或黄色,软核。

Ⅲ级:核呈深黄色,中等硬度核。

Ⅳ级:核呈棕色或琥珀色,硬核。

Ⅴ级:核呈棕褐色或黑色,极硬核。

(四)诊断

世界卫生组织从群体防盲,治盲角度出发,对晶状体发生变性和混浊,变为不透明,以致影响视力,而且矫正视力在 0.5 或以下者,方可诊断为白内障。但从广义上讲,任何形式的晶状体混浊,即使中心视力正常,均可诊断为白内障。诊断主要依据以下 3 种方法:①裂隙灯显微镜检查法;②直接眼底镜检查法;③手电筒检查法。临床上最常用的是 LOCS Ⅱ 分类法,采用裂隙灯照相和后照法,区别晶状体混浊的类型和程度。

(五)治疗

1.药物治疗

白内障药物治疗没有确切的效果,目前国内外都处于探索研究阶段,一些早期白内障,用药以后病情可能会减慢发展,视力也稍有提高,但这不一定是药物治疗的结果,因为白内障的早期进展至成熟是一个较漫长的过程,它有可能自然停止在某一发展阶段而不致严重影响视力。一些中期白内障患者用药后视力和晶状体混浊程度未能改善。近成熟期的白内障,药物治疗更无实际意义。目前临床上常用的药物有眼药水或口服的中西药。

2.手术治疗

正常的晶状体具有一个囊袋,即晶状体囊,按照手术摘除时晶体核与囊袋的关系,分为囊内摘除和囊外摘除。在摘除混浊的晶体后,往往还要植入一个人工晶体,人工晶体的位置可以放置在前房或者后房,在后房又可以在囊内或者囊外。放置人工晶体除了可以恢复视力,还可以恢复眼内的解剖关系,防止前部玻璃体的脱出,如果前部玻璃体从玻璃体腔内脱出到前房和角膜或者虹膜组织相粘连,可能会对视网膜造成牵拉。

(1)白内障超声乳化术:为近年国内蓬勃发展起来的新型白内障手术方式。白内障超声乳化技术是显微手术的重大成果,自 1967 年美国的 KELMAN 医师发明了第一台超声乳化仪并用于临床,之后经过众多眼科专家 40 多年不断改进、完善,白内障超声乳化技术已成为世界公认的、先进而成熟的手术方式。超声乳化目前在发达国家已普及,我国自 1992 年开始引进并推广。使用超声波将晶状体核粉碎使其呈乳糜状,然后连同皮质一起吸出,术毕保留晶状体后囊膜,可同时植入后房型人工晶状体。老年性白内障发展到视力<0.3,或白内障的程度和位置显著影响或干扰视觉功能,患者希望有好的视觉质量,即可行超声乳化白内障摘除手术。其优点是切口小、组织损伤少、手术时间短、视力恢复快。

(2)白内障囊外摘除术(Extracapsular cataract extraction,ECCE):切口较囊内摘出术小,将混浊的晶状体核娩出,吸出皮质,但留下晶状体后囊。后囊膜被保留,可同时植入后房型人工晶状体,术后可立即恢复视功能。

(3)白内障囊内摘除术(intracapsular cataract extraction,ICCE):大切口切开角巩膜缘,将晶体整个取出,需佩戴矫正眼镜或者植入前房型人工晶体。目前此种手术方式已较少应用。

(4)飞秒激光辅助的白内障手术:目前流行的白内障超声乳化联合人工晶体植入手术虽然已经使患者术后视觉质量大大改善,但是其仍有术后散光、连续环形撕囊技术不佳致前囊不圆等问题。利用飞秒激光技术可以帮助解决这些问题,其优势主要表现在:①结构精密的切口,大小精确,自闭性好,居中正圆的 CCC 撕囊,减少术后屈光误差;②激光劈核,减少超声能量的使用,减少产热和机械损伤;③三维图像引导下的手术操作,降低了高质量白内障手术的技术门槛,能更好地提升患者术后的视觉质量。

(六)人工晶体的选择

自从英国医师 Harold Ridley 于 1949 年植入首例人工晶体起,植入人工晶体以矫正白内障患者术后无晶状体状态,实现生理性视功能恢复成为白内障手术的主要目标。人工晶体的发展相应经历了由后房型人工晶体至前房型人工晶体,再由前房型人工晶体发展为以聚甲基丙烯酸甲酯(polymethyl methacrylate,PMMA)为主导地位的后房型人工晶体的阶段。白内障超声乳化吸出术联合折叠人工晶体的植入已成为当今主要的白内障手术方式。

折叠人工晶体从材质区分主要有以下几种。

1.硅凝胶折叠人工晶体

折叠时容易叠起,张开时弹开迅速,但是不适合有眼底病变,特别是硅油眼植入。

2.疏水性丙烯酸酯人工晶体

目前应用最广泛的折叠人工晶体,黏性高,展开缓慢,与后囊黏附好,后发性白内障发生率低。

3.水凝胶人工晶体

Hydrogel IOL 水凝胶人工晶体可分为水凝胶人工晶体和亲水性丙烯酸酯人工晶体,含水量高、易折叠、展开缓慢。

目前,临床上常用的人工晶体根据光学性能不同可分为多种不同类型,传统的人工晶体为无色的单焦点晶体,而目前已发展出多环衍射的多焦点人工晶体、可变色晶体及可调节晶体,不同类型的人工晶体可以满足不同人群的视觉需要。

(七)预后

应了解玻璃体、视网膜、视盘黄斑区和视神经是否正常及脉络膜有无病变,对白内障术后视力恢复会有正确的评估,可借助 A 型及 B 型超声了解有无玻璃体病变、视网膜脱离或眼内肿物,亦可了解眼轴长度及脱位的晶体位置,视网膜电图(ERG)对评价视网膜功能有重要价值,单眼白内障患者为排除黄斑病变视路疾病所致的视力障碍,可进行诱发电位(VEP)检查,此外亦可应用视力干涉仪检查未成熟白内障的黄斑功能。光学相干生物测量仪(IOL master)以及人工晶体屈光度的计算公式的应用,使人工晶体度数计算的准确性逐步提高,为白内障手术复明提供了重要保证。

手术医师应严格掌握手术适应证、选择正确的手术方式、减少手术中和术后并发症,患者预后才能收获良好的效果,经抗感染治疗后很快恢复正常的视觉功能。患者手术后应避免剧烈运动,尤其注意避免眼部及眼周围头部的碰撞伤,按时点药,密切随访。术后 3 个月后有些患者需要做验光检查,有残留的屈光不正,需要配镜矫正。

二、青光眼

青光眼是一组威胁和损害视神经,从而导致视功能受损,主要与病理性眼压升高有关的临床综合征或眼病。最典型的表现为视神经的凹陷性萎缩和视野特征性缺损、缩小。如不及时采取有效的治疗,最终导致无法逆转的失明。

正常老年人随年龄增长眼组织会逐渐发生一系列改变:①房水生成逐渐减少;②房水流出阻力增加;③上巩膜静脉压增高。如因各种原因使 3 种因素发生变化导致病理性高眼压的发生,进而出现视功能损害则称为青光眼。

流行病学研究显示,青光眼已提升至全球致盲眼病的第二位,不可逆致盲眼病第一位。随年龄增长患病率明显升高,50岁以上人群中青光眼患病率高达2.07%,其中10%的患者最终失明。除原发性青光眼外,多种老年相关疾病可导致继发性青光眼。所以,青光眼的诊治强调早期诊断、及时治疗、长期随诊、防止青光眼盲目的发生。

根据引起青光眼的不同原因,可将其分为原发性和继发性青光眼两大类。原发性青光眼根据房角形态又可分为闭角型和开角型青光眼。闭角型青光眼按照病程分为急性和慢性两类。开角型青光眼则根据基线眼压分为高眼压性和正常眼压性青光眼。由于眼部或全身疾病导致的青光眼称为继发性青光眼,可为开角,也可为闭角。老年人常见的继发性青光眼有晶体膨胀性青光眼、晶体溶解性青光眼、新生血管性青光眼。

(一)原发性闭角型青光眼

90%以上的患者在40岁以后发病,女性常多于男性(4:1)。患眼多为远视,具有小眼球、小角膜、浅前房,房角狭窄的解剖基础。随年龄增长,老年人晶状体逐渐增厚、变硬、前移,悬韧带更加松弛。一旦受过度劳累、情绪波动、暗光线环境及寒冷季节等刺激发生急性瞳孔阻滞,使房水排出受阻,眼压升高,导致急性闭角型青光眼的发作。

慢性闭角型青光眼的发病机制除瞳孔阻滞外,还常常伴有高褶虹膜及睫状体位置异常等解剖特点,随房角关闭逐渐加重,眼压逐渐升高,没有急性大发作的过程。

1.临床表现

急性闭角型青光眼的临床过程分为6期:临床前期、前驱期、急性发作期、缓解期、慢性期、绝对期。临床前期多为一眼已发病患者的另一只眼。前驱期多表现为间断发作的眼胀头痛、视物模糊,休息后自然缓解,老年人多误认为是视疲劳。急性大发作期患眼混合充血明显、角膜水肿、前房极浅、瞳孔竖椭圆扩大、固定,眼压可到达10.7 kPa(80 mmHg)以上,患者剧烈眼痛、头痛,甚至伴有恶心、呕吐。急性发作期如及时治疗,眼压完全恢复正常,房角重新开放,则称为缓解期;如经治疗眼压仍控制不好,并出现青光眼特征性视神经损害时称为慢性期;如未得到及时治疗导致视力丧失,并伴有角膜大泡性病变,虹膜新生血管时,称为绝对期。急性发作后患眼常可见"三联征",即色素性角膜后沉着物、虹膜脱色素及节段性萎缩、晶状体前囊下皮质混浊(青光眼斑)。

慢性闭角型青光眼仅有眼部不适、视物模糊、虹视等轻度表现,随房角粘连、关闭逐渐加重,眼压也逐渐升高,晚期出现特征性视神经萎缩及视野缺损。

2.诊断

(1)急性闭角型青光眼:明显的周边虹膜膨隆、浅前房、窄房角、充血性急性发作和发作后"三联征"标志本病特点。老年患者青光眼急性发作时所引起的剧烈眼、头痛和严重的恶心、呕吐、血压升高、心率减慢等症状常被误诊为心脑血管意外、急性胃肠炎等内科疾病。应注意发作时是否有眼红、视力下降,及时到眼科就诊。患者于眼科经眼压测量及裂隙灯检查排除急性结膜炎、急性虹膜睫状体炎等其他可引起眼红的疾病即可确诊。临床前期及前驱期临床不易发现,可利用激发试验帮助诊断:①暗室俯卧试验,患者于暗室内俯卧位或头低位1~2小时,眼压升高≥1.1 kPa(8 mmHg)时为阳性;②扩瞳试验需应用短效散瞳药,可诱发急性青光眼大发作,临床需慎用。

(2)慢性闭角型青光眼:多由间断发作逐渐发展至持续性高眼压及青光眼性视神经损害,无急性发作表现。中等度窄角和浅前房及部分房角关闭粘连。中老年人如经常出现眼胀、头痛、雾视,需警惕此病。仔细询问病史,多次多时间点测量眼压,客观敏感的视神经纤维层分析仪以及自动静态视野计都可帮助早期诊断。

3.治疗

传统原发性闭角型青光眼治疗原则以手术治疗为主,药物治疗为辅。近年来随着检查、治疗手段的不断增加,治疗措施多根据患者眼压、房角关闭范围、年龄等多因素综合考虑。

(1)激光治疗:激光虹膜成形及打孔等治疗可以有效解除瞳孔阻滞,增加房角宽度,适用于急性闭角型青光眼的临床前期、前驱期、大发作后的缓解期、房角关闭<180°的慢性期以及慢性闭角型青光眼,再联合药物治疗往往可以稳定的控制眼压。绝对期眼压仍高、症状难耐者可行睫状体光凝术破坏部分睫状体功能以降低眼压。

(2)药物治疗。①缩瞳剂:可使虹膜拉平、变薄,增加房角宽度,促进房水外流,各期均可应用。长期使用会导致瞳孔缩小、视物模糊、瞳孔后粘连等并发症,临床已不再推荐长期、大量使用。②β受体阻滞剂、α受体激动剂、碳酸酐酶抑制剂:均可抑制房水生成而降低眼内压。但应该注意β受体阻滞剂有减慢心率、诱发哮喘等不良反应。③前列腺素类药物:通过增加房水葡萄膜巩膜通道引流降低眼内压,但依赖于房角的开放,通常应用于开角型青光眼。对于房角仍有开放或施行激光或手术后部分房角开放的慢性期患眼仍有效。④高渗剂(20％甘露醇、50％甘油盐水)和碳酸酐酶抑制剂:仅在急性大发作期或慢性闭角型青光眼眼压≥5.3 kPa(40 mmHg)需迅速降低眼内压时短期应用。但糖尿病患者、肾功能不全的老年患者应慎用高渗剂,磺胺过敏者禁忌应用碳酸酐酶抑制剂。

(3)手术治疗:急慢性闭角型青光眼房角粘连范围>180°时需要行外引流手术,如小梁切除术来控制眼压。伴有一定程度白内障的老年患者同时行白内障摘除＋人工晶体植入术,既可增加前房深度及房角宽度,还可大大降低小梁切除术后浅前房、白内障加重等并发症的发生。老年患者因晶体老化、膨胀,青光眼急性发作的危险性大大增高,及时行白内障摘除＋人工晶体植入术可达到完全治愈的效果。绝对期眼压仍高、症状难耐者可行睫状体冷凝术降低眼压,如不能控制可行眼球摘除术。

(二)原发性开角型青光眼

原发开角型青光眼(POAG)存在高眼压性原发开角型青光眼(HTG)和正常眼压性原发开角型青光眼(NTG)两个亚型,属多基因或多因素遗传病,双眼疾病。随年龄增长发病率不断增加,40岁以上为0.5％～1.0％,70～74岁可达到2％。HTG眼压升高原因主要由于小梁细胞异常丢失和功能下降、小梁融合及内皮小梁网细胞外基质异常堆积导致房水外流受阻所致。此外,可能存在神经系统对眼压调节失常的机制。NTG病因尚不清楚,一致公认视盘缺血在NTG性视神经损害的作用,最新的研究发现跨筛板压力差增大在NTG的发病中扮演了重要的角色。

1.临床表现

开角型青光眼发病隐蔽、进展缓慢,早期患者无症状或仅有视物模糊、眼胀、疲劳等现象,直至病程晚期视野显著缩小,出现夜盲甚至失明才有所发觉。HTG患眼早期眼压不稳定,随着病程发展眼压升高。NTG峰值眼压始终不超过2.8 kPa(21 mmHg),但日曲线波动度大[多>1.1 kPa(8 mmHg)]。开角型青光眼患眼视盘进行性盘沿丢失,视杯扩大变深,环形血管显露,筛孔显见。NTG视盘改变比HTG视盘更大、盘沿较薄,筛孔较大,多见颞下部视盘出血和切迹,常见"青光眼晕"。多数患眼早期出现颞上或颞下方弓形视神经纤维局限性萎缩,逐渐发展为楔形缺损。少数患眼表现为视神经纤维层弥漫性变薄,颜色变暗。随视神经纤维萎缩进展,患眼开始出现 5°～30°视野内的相对或绝对性旁中心暗点以及以水平线为界的上方或下方鼻侧阶梯。随病情发展,旁中心暗点与生理盲点相连成上方或下方的弓形暗点。病变晚期上、下弓形暗点在鼻侧水平线相连形成管状视野,或仅存颞侧小视岛。NTG 患眼早期即可出现侵犯注视区 5°范围内的致密旁中心暗点,较 HTG 更早累及中心视力,但视野损害进展相对缓慢。开角型青光眼患者前房正常或偏深。房角多为宽角、少数轻度窄角,但始终开放。NTG 患者常常存在血压、血管和血液方面的异常及眼后节血流异常。

2.诊断

(1)HTG 诊断要点:眼压升高＞2.8 kPa(21 mmHg),具有典型的青光眼进行性视盘改变和/或伴有局限性视神经纤维层缺损,与之相应的青光眼性视野改变。房角开放,并排除其他可引起眼压升高的眼部及全身异常,即可诊断。

(2)NTG 诊断要点:具有典型的进行性青光眼性视神经改变和视野损害,且 24 小时眼压曲线峰值≤2.8 kPa(21 mmHg)、波动度大时即可诊断正常眼压性青光眼。某些老年患者因颅内病变或颈动脉硬化或急性大失血等引起的"假性青光眼"与 NTG 有许多相似之处,如视盘苍白、凹陷扩大、神经纤维束性视野缺损、眼压正常,应注意区别,以免延误原发病的治疗。后者双眼发病,视盘凹陷多为局限性扩大、较深、眼压波动度常大于正常。前者有相关病变或病史。当原发病控制后,视神经损害停止发展。

3.治疗

(1)降低眼内压:循证医学研究显示,眼压是青光眼进展的独立危险因素。降低并维持稳定的靶眼压可以延缓或停止视野缺损的进展。靶眼压的确定具有个体化特点,需要考虑患者的基线眼压水平、视野缺损程度、预期寿命、其他危险因素(年龄、种族、家族史、高度近视、糖尿病等)。目前临床应用的降眼压手段包括药物、激光、手术。药物治疗仍然是开角型青光眼的首选治疗方法。各种作用机制的局部降眼压药均可选择,或单一或配合应用。前列腺素类药物具有降眼压幅度大、作用时间长、昼夜均有作用、全身不良反应小等优点,已由国外的一线用药逐渐成为我国POAG 的首选用药。选择性激光小梁成形术(SLT)具有无创伤、可反复进行的特点,通常作为滤过手术前的补充治疗方法,70%～80%的患者可使眼压下降 0.8～1.1 kPa(6～8 mmHg)。缺点是降压效果不持久,一段时间后眼压又会升高。当药物或激光治疗都不能有效降低眼压及视野进展的患者应及时采取手术治疗。传统小梁切除术和非穿透性手术均适合本病,术中联合使用抗瘢痕药物及调整缝线技术的应用大大提高了手术成功率。近两年一种新型的金属房水引流器应用到临床中,因无须切除小梁及虹膜组织、手术创伤小、术后并发症大大降低,取得了良好的治疗效果。尽管 NTG 患者基线眼压并不高,降低眼压仍是目前主要的治疗方向。应将原眼压水平降低 25%～30%,或早期患者降至 1.6 kPa(12 mmHg)以下,当视野损害到注视区内者,眼压最好降至 1.1～1.3 kPa(8～10 mmHg)。前列腺素类和局部碳酸酐酶抑制剂在夜间睡眠时仍起作用,被认为是最理想的药物。选择性激光小梁成术(SLT)治疗也同样有效。当药物无法达到目标眼压时,非穿透性或传统小梁切除术可能获得更低更稳定的眼压水平。

(2)改善供血,保护视神经:对于眼压控制较好而视野损害仍发展,并有眼后节血流不畅,同时患有高血压动脉粥样硬化、外周血管疾病、糖尿病、高黏血症等患者,适当地给予改善血液循环的药物是有益的。目前尚无明显有效的药物,有一些局部用药(贝特舒、阿法根)、口服 CCBS 类制剂(如尼莫地平、硝苯地平)以及银杏叶片能改善视盘供血,保护视野的报道。维生素 B_1、维生

素 B_{12}是传统的营养神经药物,也被用于青光眼视神经损害的辅助治疗。

(三)继发性青光眼

继发性青光眼是眼局部或全身其他疾病引起的青光眼。与老年相关性较高的继发性青光眼常见于以下几种。

1.晶体膨胀继发性青光眼

老年性白内障发展到膨胀期,因晶状体体积增大导致晶体瞳孔接触平面前移,接触面积增大,引起瞳孔阻滞发生的继发性闭角型青光眼。多见于眼轴较短、眼前节结构较拥挤的老年白内障患者。

(1)诊断:此病起病急,眼疼头痛等症状明显,眼球混合充血、角膜水肿、前房浅、瞳孔扩大、眼压升高,同时可见膨胀、混浊的晶体。与 PACG 亚急性或急性发作很相似。无间隙小发作史,对侧眼无 PACG 的特征和病史。

(2)治疗:应在发病及数小时内联合应用高渗剂,口服及局部抑制房水生成等多种药物迅速降低眼压,并尽可能恢复和维持在正常水平。摘除患眼的白内障是治疗本病的关键,应尽早实施。术前尽可能控制好眼压。患眼急性发作高眼压后炎症反应重,不必急于施行三联手术,除非发病持续时间过长,已造成不可逆转的房角粘连和小梁损害,手术中应做虹膜周边切除。术后应继续关注眼压,尤其对发病持续时间较长者,需随诊治疗 2~3 个月,直至眼压恢复并稳定在正常水平为止。

2.剥脱综合征青光眼

这是一种眼内,特别是以前节出现假性剥脱物质为特点伴白内障和青光眼的综合征。剥脱物质和色素颗粒沉淀于小梁网,使房水流出受阻。并引起小梁上皮细胞功能损害和数量减少,导致眼压升高。此病发病率随年龄增长而升高,开始发病多为单眼。此病患者中青光眼发生率为30%~93%,主要为开角型青光眼,眼压多高于 POAG,但是闭角型青光眼的发生率也远高于普通人群(约 20%)。

(1)临床表现:患眼常见灰白色无定形剥脱物质在晶体前囊表面沉淀,常形成一中央盘和一周边带,瞳孔缘常见发亮的蓝白色或灰白色头皮屑样剥脱物沉着。房角隐窝和小梁表面大量无定形剥脱物沉淀。晶体悬韧带受累严重,可被剥脱物完全覆盖或替代,因脆性增加可断裂导致晶体不全脱位或半脱位。瞳孔缘虹膜色素溶解明显,色素穗消失、蚀蚀样色素缺失,显露出一灰白边缘,少量色素不规则的沉着于中央部角膜内皮表面,大量沉淀于房角,不规则状,下部多。有时见 Sampaolesi 线或房水中色素云流。眼压升高和青光眼性视神经改变及视野缺损与 POAG 相似。

(2)诊断:患眼具有原发性开角型青光眼样临床表现,同时眼内前节可见特征性剥脱物质沉淀时即可明确诊断。

(3)治疗:药物治疗与原发性开角型青光眼相同,但疗效较差。缩瞳剂可以增加房水流出也可以抑制瞳孔运动,减少剥脱物的数量和色素播散是初始治疗的最好选择。可以联合应用 β 受体阻滞剂、α 受体激动剂及碳酸酐酶抑制剂。选择性激光小梁成形术(SLT)疗效尚佳,激光后继续缩瞳剂治疗可防止进一步的色素游离及阻塞小梁网。但有些患者治疗后会出现突发性眼压升高,可再次施行 SLT 治疗。药物治疗效果不如原发性开角型青光眼,建议及早 SLT 或滤过性手术。滤过性手术有效,白内障摘除能否减少剥脱物质和改善眼压尚无一致结论。

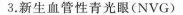

3.新生血管性青光眼(NVG)

NVG是眼内组织处在慢性缺血缺氧代谢过程中虹膜和房角表面大量新生血管(NVI)和纤维血管膜形成,导致房角损害引起的继发性青光眼。老年患者因糖尿病、高血压、高血脂等慢性病导致眼底发生严重的缺血性病变,如治疗不及时或病情无法控制常常会导致本病的发生。这些疾病因眼内组织慢性缺氧,产生大量新生血管生成因子刺激虹膜和房角生成新生血管。新生血管和周围纤维组织构成纤维血管膜,破坏小梁网的结构和功能,导致眼内房水外引流阻力增大。晚期新生血管膜收缩造成前房角粘连和关闭,房水引流受阻,眼压逐渐升高。

(1)临床特征:患眼具有原发病的临床表现,同时随病程发展新生血管性青光眼的临床表现分为3期。①青光眼前期:瞳孔及附近虹膜少数小的新生血管、房角或有轻微新生血管达小梁网,呈分支状,眼内压多为正常。②开角青光眼期:虹膜和房角新生血管增多、粗大,虹膜红变明显。眼压可突然升高,伴有明显高眼压症状、房角开放。房水闪光阳性,可伴前房积血。③闭角青光眼期:眼压持续增高可达8.0 kPa(60 mmHg)或更高,常有明显眼痛、头痛。结膜中度充血、角膜水肿混浊。房水闪光、虹膜表面新生血管多而粗大、瞳孔扩大、色素层外翻、房角粘连、虹膜变平。视力极差、常只有指数或手动。

(2)诊断:患眼存在导致新生血管形成的基础病变,无其他青光眼病史。眼压常突然升高、有明显症状,虹膜和房角可见新生血管和新生血管膜即可明确诊断。

(3)治疗:早期可选择药物控制眼压,高渗剂和各种房水生成抑制剂均可选用,缩瞳剂不宜用于新生血管性青光眼。同时局部应用非甾体抗炎药和睫状肌麻痹剂(阿托品)改善炎症和症状。治疗新生血管可直接激光光凝新生血管,如前房或玻璃体积血眼底不清无法施行视网膜光凝者传统行经巩膜外的全视网膜冷凝及睫状体冷凝,促使已有的虹膜和房角新生血管消退,再行常规小梁切除术,可获得较好的疗效。近年来临床应用抗VEGF药物行玻璃体腔注射可有效抑制网膜及虹膜新生血管的生成,并使已形成的新生血管膜短时间内萎缩,为进一步行青光眼滤过手术、玻璃体视网膜手术提供了手术时机。有一定视功能者可施行小梁切除术或房水引流物植入术,无有用视功能者可行睫状体光凝或冷冻术。该病属于难治性青光眼,药物疗效差,手术成功率低。

(孙晓晓)

第十五节 老年性耳聋

随着年龄的增长,人体的许多组织和器官都在缓慢的老化,如神经细胞减少、神经递质及神经活性物质异常、神经纤维传导速度减慢、自由基代谢障碍、酶的活性下降、结缔组织变性等,在临床上则表现为记忆力衰退、毛发变白、牙齿脱落、肌肉萎缩以及血管硬化等衰老现象。人的听觉系统在敏感性、感知度以及对微小刺激的辨别力上都比其他感觉系统优越,当衰老累及听觉系统时便会出现听力减退、言语分辨率下降,这便是老年性耳聋。老年性耳聋多先从高频开始发生,逐渐向低频音域扩展,当耳聋涉及主要言语频率后,便会引起听话困难。绝大多数老年性耳聋为感音神经性聋,混合性聋极少,其病程较长、发病隐匿,往往患者就诊时已出现明显的听功能障碍。

目前我国老年人口已经达到 1.3 亿,占总人口数的 11%,而在未来的近半个世纪,我国老年人口将呈现迅速增长的发展趋势,推测 2025-2040 年,老年人口将从 2.84 亿增长到 4 亿多。在老年人群中,老年性耳聋的发病率很高,据美国卫生中心统计(1975),65 岁以上的居民中听力减退者占 72%;中国分别为 65~69 岁 1.6%,70~74 岁 3.2%,75~79 岁 7.5%,≥80 岁 14.9%。尽管历次统计结果不尽相同,发病年龄和进展速度也因人而异,但老年性耳聋却有着以下共同规律:①城市高于农村;②工业从业人员高于农业;③心血管疾病患者高于一般居民;④有慢性病灶的人高于普通健康居民;⑤嗜烟酗酒者发病较一般老年人高。

老年性耳聋往往影响老年人的精神状态和生活质量,降低老年人的社交能力,使老年人产生"被抛弃感",严重时可导致老年孤独症甚至抑郁症的发生。因此,如何更好地认识、预防和治疗老年性耳聋,对改善老年耳聋患者的生活质量具有重要意义,也是老年医学研究的重点。

一、病因

目前认为,遗传因素、血液循环变化、骨质变化、代谢紊乱、环境噪声、饮食营养、生活条件、劳动强度、气候变化、慢性疾病、精神紧张等都会加速听觉系统的老化,引发老年性耳聋。

(一)遗传因素

据估计 40%~50% 的老年性耳聋与遗传有关。有人认为,身体的衰老是由于存在着衰老基因的缘故,它在生命的早期并未表达,直至生命后期才开始活化。近年来的研究发现,人类 $mtDNA4977$ 缺失、鼠 $mtDNA4834$ 缺失与部分老年性耳聋有关;在鼠的研究中还发现了 ahl、$ahl2$、$ahl3$ 等数个与老年性耳聋相关的基因。近年来发现的老年性耳聋相关基因还包括钙黏蛋白($Cdh23ahl$)等位基因、钾离子通道蛋白($KCNQ4$)基因、缝隙连接蛋白($GJB2$)基因、转录因子($GRHL2/TFCP2L3$)基因、抗氧化物酶及氧化磷酸化相关蛋白($NAT2$)基因,以及 N-乙酰转移酶 2 等。

(二)血液循环变化

Saxen 对 33 例老年性耳聋患者进行研究,发现除 13 例耳蜗神经节与 1 例听觉中枢神经退变外,其余 19 例都有内耳血管硬化。Fisch 等观察了 2~85 岁的 25 例颞骨切片和 PAS 染色标本,发现毛细血管管壁随年龄增加而逐渐增厚、血管纹逐渐变窄、内耳道血管外膜逐渐增厚,伴有胶原组织的增生和成纤维细胞的减少。上述血管壁及血管纹的病理改变,能影响耳蜗的营养与气体交换,妨碍内淋巴液的物质代谢及毒物清除,引起内耳供血不足、供氧下降,导致细胞缺血、缺氧,引起或加重听力下降。

(三)骨质变化

Krmpotic-Neumatic 等指出,随着年龄增长,内耳道底的筛孔状骨板出现钙质沉积和增生,使骨孔减少和缩小。从出生到成人,螺旋神经束的小骨孔骨膜层增厚约 10 倍,最终 100~140 个小孔缩减为 3 个,这些改变无疑会造成蜗神经的萎缩。前庭区筛板和筛骨筛板的小孔也有类似的变化,可分别引起老年人的平衡功能和嗅觉衰退。有研究表明,Peget 病、Down 综合征等患者在早年出现的老年性耳聋,与骨的病理变化或许有关。

(四)外源毒素、肌张力失调、代谢因素

Roseenhall 的研究认为,外源毒素,卡那霉素、链霉素、庆大霉素、奎宁、水杨酸对老年性耳聋的发生有一定促进关系。Huygen 等发现肌张力失调的患者可发生早老性聋。糖代谢异常亦是耳聋的诱因,Susan 等研究发现在老年人群中患有糖尿病的患者听功能明显下降,年龄增长可引

起血流缓慢或阻塞,以致灌注不足局部缺血,而毛细胞和血管纹极易受缺血的影响。

(五)环境噪声

研究提示噪声暴露会影响老年性耳聋的发病,并使其发病年龄提前。与老年性耳聋发病相关的基因也可能是通过增加人体对噪声的敏感性而起作用的,在导致听力损失时噪声和老化可能有相互累加作用。

总之,老年性耳聋病因复杂,是多环节、多因素共同作用的结果,涉及人体生理、病理、生化和分子等各个方面。不同病因或诱因作用的详细病理及分子生物学机制仍需不断探索研究,从而为老年性耳聋的对因治疗提供理论依据。

二、病理及其分类

老年性耳聋的病理改变主要在耳蜗及蜗后,其主要的病理变化可表现为:①血管纹老化引起能量传递减少;②基底膜增厚、钙化、透明变性;③内、外毛细胞萎缩,支持细胞减少;④螺旋韧带和血管纹萎缩;⑤螺旋神经节细胞退变,耳蜗神经纤维变性。临床表现为高频听力下降,言语识别功能不良,脑干诱发电位的潜伏期延长、波峰变低或消失。Growe 等发现高频听力陡降者系耳蜗底周螺旋器萎缩所致,而高频听力渐降者系耳蜗底周部分神经萎缩所造成。

Ficant 与 Saxen 观察了 33 个 50 岁以上的颞骨标本,提出听器老化有两类:①始于底周螺旋神经节的萎缩;②继发于动脉粥样硬化的耳蜗上皮的衰退。Martin 和 Ruckley 研究了 36 例双侧对称性老年性耳聋患者,证实了老年性耳聋的退行性改变除了发生于耳蜗的毛细胞与螺旋神经节外,还发生于耳蜗以外的外耳、中耳、蜗后的神经、脑干与听觉中枢。Nixon 进一步报道了老年性耳聋患者由于鼓膜、中耳的韧带与肌肉等的弹性减退,导致高频听力下降。Goodhill 报道了老年人的外侧听骨固定也可出现高频骨导听力下降。

Reske-Nielsen 报道,老年人听觉中枢径路中许多神经核(如腹核、上橄榄核、外侧丘系、下丘、内侧膝状体)和听皮质内的脑组织有萎缩和退变,这些病变可降低神经纤维的讯息传递能力,从而影响听觉器官的感音分析功能。随着年龄增加,内耳道底的神经血管孔洞变小变少,压迫听觉神经和血管,出现耳蜗功能减退,由于听神经传导高音的纤维在外周,故高音纤维首先受压,传导不畅,高频听力下降,随时间的推进,逐渐从高频音到低频音出现听力下降。正常情况下,传递高频讯息的神经纤维较少,传递低频讯息的较多,因此,神经纤维功能减退时,高频听力所受到的影响比低频者显著。切替一郎(1969)曾对纯音听力正常或基本正常的老年人进行多种听力检查,发现他们的言语识别率下降,纯音定向能力丧失。Ohtsuka 研究了 58 名老年性耳聋患者的脑干听觉反应,发现纯音电测听的 1 000 Hz、2 000 Hz、4 000 Hz 的阈值与脑干听觉反应的 Ⅰ、Ⅲ、Ⅴ 的潜伏期相关,纯音阈值上升,潜伏期则延长。总之,当老化累及听觉中枢与神经径路者,即出现复合音识别率显著下降和纯音定向能力丧失。

1993 年 Schuknecht Gacek 将老年性耳聋的外周病变按病理表现分为 4 个类型。

(一)感音性老年性耳聋

感音性老年性耳聋相当于耳蜗上皮萎缩型。此型主要表现为高频听力下降,纯音听力图示从 1 000 Hz 开始向高频区急剧下降,该类型的听力损失常常从中年开始出现,进展缓慢,言语识别率尚佳。病理表现为耳蜗底周末端数毫米(高频区)的螺旋器感觉上皮及其相关的神经萎缩。螺旋器退变为原发性,神经退变为继发性。

(二)神经性老年性耳聋

神经性老年性耳聋相当于神经萎缩型。此型主要表现为言语识别能力明显下降,与纯音听阈变化程度不一致。因此依靠传统助听设备的声音放大作用难以满足需求,往往表现为"听得见却听不懂"的困惑。病理表现以耳蜗螺旋神经节和神经纤维的退行性变为主要特征。神经元的退变虽开始较早,但症状出现多在晚年,常在短短几年内听力快速下降。

(三)血管性老年性耳聋

血管性老年性耳聋又称代谢性老年性耳聋。此型主要表现为全频程均等听力减退,纯音听力曲线程平坦型,言语识别率尚好,常在年迈时出现缓进性老年性耳聋。血管性老年性耳聋常有家族性的特点,其发生时间从 30 余岁到 60 余岁不等,进展缓慢。因此,患者佩戴助听设备后的效果好。早在 1964 年 Schuknecht 就描述了血管纹萎缩和功能下降是老年性听力损失的一个普遍的病理改变,当血管纹总的损害面积超过 30% 时,就可以出现平坦型听力曲线。血管纹的萎缩通常发生在耳蜗中周和顶周,但是也可以发生在底周,因为内淋巴液在蜗管内是连续的,这些变化引起了内淋巴的生化性质改变,钾钠不平衡,生物电位紊乱,引起耳鸣及听觉功能障碍。Gratton 进一步证明了微血管系统的变化与血管纹的萎缩有关系。Schuknecht 等认为基因因素是血管纹退化最主要的原因。

(四)耳蜗传导性老年性耳聋

耳蜗传导性老年性耳聋或称机械性老年性耳聋。此型听力图呈斜坡型下降。耳聋常始于中年,进展缓慢。耳蜗及听神经均无明显病变,但基底膜因增厚、透明变性、弹性纤维减少等而变得僵硬,特别是在底周末端基底膜最狭窄处尤为明显。Schuknecht 认为,这是一种以基底膜弹性减退为特征的机械性或耳蜗传导性聋。除此耳蜗的病理变化外,临床上尚与中枢型老年性耳聋不可分离,此型为听觉皮质及听神经径路萎缩,呈渐进性听力下降,言语清晰度受严重干扰,记忆力衰退,常在情感刺激、精神激动或全身麻醉后突然出现双耳全聋,脑干诱发电位的峰值降低或部分消失,言语识别率下降,纯音听力图呈进行性斜坡型或 2 000 Hz 后的陡降型下降。常伴步态不稳、步履蹒跚。

在人类和动物中(C57 大鼠除外)最常见的是血管性或代谢性老年性耳聋。除了年龄相关性因素,Na^+-K^+-ATP 酶的缺失,也会引起血管纹从耳蜗顶回和底回开始变性,并向耳蜗中部区域延伸。血管纹和螺旋韧带在电化学梯度的产生以及耳蜗内液体和离子平衡的调节中起到重要作用。血管纹因其表面富有丰富血管而得名,同时具有很高的代谢率。理论上血管纹中血管数量的改变会引起耳蜗血流的变化,最后导致血管纹的变性。组织病理学研究也证明老年性耳聋存在血管纹的变性。通过对耳蜗侧壁血管对比染色并进行形态学分析发现老龄动物血管纹的毛细血管面积的减少。血管性病变首先在顶回和底回下部出现小的局灶性损伤,随着年龄增长,损伤区域逐渐扩大。其余血管纹区域则保持正常的微血管结构及耳蜗内电位。毛细血管的完全缺失会引起血管纹的萎缩。超微结构下发现基底膜明显增厚,免疫组化结果显示为层粘连蛋白沉积量增多及免疫球蛋白异常聚集。因此,有足够的证据支持微血管结构改变在老年性耳聋的血管纹变性中起主要作用。

三、老年性耳聋的常见症状

(一)听力下降

不明原因的双侧感音神经性聋,起病隐匿,进行性加重,但进展速度通常甚为缓慢。一般双耳同时受累,亦可两耳先后起病,或一侧较重。听力损失大多以高频听力下降为主。患者常常对鸟鸣、电话铃声、门铃声等高频声响极不敏感。由于儿童的声音往往以高频为主并且说话速度快,因此患有老年性耳聋的患者常听不懂儿童的谈话。

(二)言语识别力降低

患者能听到声音,但分辨不清言语,重度及中重度老年性耳聋言语识别率与纯音听力改变不平衡。

(三)声音定向能力减弱

患者分辨不出声音来源,在嘈杂的环境下辨音困难,如当许多人同时谈话,或参加大型会议时,老年人常感听话困难。

(四)耳鸣

多数病例均有一定程度的耳鸣,开始为间歇性,仅于夜深人静时出现,以后逐渐加重,可持续多日。耳鸣多为高调性如蝉鸣、哨声、汽笛声等,有些为数种声音的混合;有些患者诉搏动性耳鸣,可能与合并的高血压、动脉硬化有关。对于不少老年患者来说,耳鸣的影响超过听力下降的影响,耳鸣严重困扰老年性耳聋患者的生活。

(五)眩晕

眩晕不是老年性耳聋的症状,但老年性耳聋病例可有眩晕,可能与前庭系老化或椎-基底动脉的老年性病变有关。一项研究表明,50%的老年病患者表现为头晕、眼花的症状,其中90%的患者注意到他们的症状是"位置性的",即随着头和身体的位置改变而出现症状,其中有1/3表现为真正的眩晕。

(六)其他

疾病晚期,由于听力下降,社交能力差,精神状态受到不同程度的影响,甚至出现孤独、压抑、反应迟钝等精神变化。

四、老年性耳聋的检查

(一)一般检查

老年人耳郭干瘪、皮肤粗糙,鼓膜混浊、内陷或钙化,鼓膜下缘的半月状白色脂肪弓,均不能视作老年性耳聋的特征。

(二)听力检查

(1)纯音听力:①听力图曲线可有平坦、陡降、渐降、马鞍形、拱形、上坡形等,其中以平坦、陡降、渐降3型最常见。气导与骨导同度减退,少有气骨导间距。②听力缓慢减退,无波动,并逐年加重,每经10年可有一次听力图的明显改变。③短增量敏感指数(SISI)测量的结果难以估计。④重振测验结果不定,阳性者表示耳蜗听毛细胞受损,阴性者表示蜗后病变,如两种病变同时存在则阳性机会较多。

(2)言语测听:言语听力的减退程度比纯音听力大,言语识别率下降明显。

(3)脑干诱发电位:随着检测技术的发展,可以通过对脑干诱发电位的检测来评估人类听觉神经系统的衰老程度。多数研究表明,随着年龄的增加,ABR的V波振幅出现减退,潜伏期延长,反映了外周性听力下降而不是脑干的变化。即使听力很好的老年人,ABR波形也会出现振幅减弱,提示耳蜗、听神经的病理改变及听觉活动同步化的减弱。年轻人群则无论听力是否正常,其行为测听阈值都比ABR听阈高10 dB左右。老年人的这一差异是20 dB,这说明老年人

ABR 波形的振幅更低。

（4）对声音的辨向与定位能力减退，对噪声的敏感性增强。

五、诊断和鉴别诊断

（一）诊断

老年性耳聋的诊断一般并不困难，凡 65 岁以上而无其他原因的双侧进行性感音性聋均可诊断为老年性耳聋。但单凭年龄来诊断是不够正确的，有人甚至认为即使 70～80 岁老年人耳聋，也只能在排除其他致聋原因后，才能确诊为老年性耳聋。诊断老年性耳聋常需分析其他同时存在的衰老体征。

（二）鉴别诊断

老年性耳聋应与下列听力障碍的疾病相鉴别。

1.噪声性聋

发生在噪声环境工作的人员，如纺织工人、冷作白铁工人、铆钉工人等，听力呈波动性下降，休息后听力改善，复工后再次出现听力下降。听力图呈感音性高频下降，有 4 kHz 听谷。

2.梅尼埃病

突发眩晕伴听力下降，听力有波动，发作时听力下降明显，间歇期听力改善，并有前庭功能障碍。

3.耳硬化症

声导抗测听法可助诊断，X 线体层摄片、CT、MRI 等可显示耳蜗骨囊内的硬化灶。

4.药物中毒性聋

有使用耳毒性药物史，如卡那霉素、链霉素、庆大霉素、奎宁、水杨酸等。

5.突发性聋

前庭膜或蜗窗膜破裂，内听动脉痉挛或栓塞等常致听力突然下降，听阈提高明显，多在50 dB左右或更高，常伴有严重眩晕、恶心、呕吐、冷汗、面色苍白、站立不稳等自主神经症状。

6.其他

如中耳炎、咽鼓管粘连、鼓室硬化、听骨链固定或脱位、梅毒等都各具临床特点，有助于鉴别。

六、预防与治疗

（一）预防

老年性耳聋是自然规律在人体衰老中的一种表现，目前尚无适当的预防方法。但是减少一些有关的激发因素，可以有效推迟老年性耳聋的发生。如改善生活或工作环境，降低或消除噪声；节制脂肪摄入，少食用含饱和脂肪酸较多的动物脂肪；多食用易消化的含纤维素的蔬菜、水果、鱼、牛羊肉等。胡桃肉、芝麻、花生、白果、松子肉、深海鱼油等有补肾健脑，开窍益聪的功能，可选择食用，有益于预防老年性耳聋。戒除不良习惯，忌烟戒酒，有助呼吸道健康和气体交换，延缓老化进程。此外，清除体内潜伏病灶，如龋牙、化脓性鼻窦炎、扁桃体炎、胆囊炎等，劳逸结合，清心寡欲，适当体育活动，避免精神紧张和情绪激动，不用或慎用耳毒性药物，对老年性耳聋具有一定的预防作用。

（二）治疗

1.药物治疗及保健

老年性耳聋是听觉器官的退行性改变,具有不可逆性,目前尚无有效的治疗药物。治疗的目的是延缓老年性耳聋的进程。主要的治疗原则是处理可能与老年性耳聋相关的内科疾病如,高血压、低血压、糖尿病、肥胖、高血脂、甲状腺功能减退、肾脏疾病等;适当使用能量合剂、血管扩张剂、维生素 E 和维生素 D、微量元素(如锌、铁)等。2000 年 Seidman 等应用抗氧化剂喂食老年大鼠,有效地延缓了老龄大鼠听力下降,个别试验组听力还得到改善。有研究发现,葡萄籽提取物低聚原花青素(OPC)对大鼠老年性耳聋的发生具有延缓作用,为临床应用 OPC 预防和治疗老年性耳聋提供了依据。另外,老年人应保持良好的生活方式,多吃新鲜蔬菜水果、绿茶以及适量红酒等;要注意戒烟、加强锻炼,避免噪声、耳毒性药物。

2.使用助听设备

根据不同的听力障碍程度及要求可选择不同的助听器。如根据便利性及美观要求,可选择耳背式、耳甲腔式和耳道式助听器;根据听力下降的程度及听力图的类型,可选择具有不同增益强度、调节能力以及对环境噪声的处理能力的模拟助听器、数码编程助听器或数字式助听器。可是助听器仅仅对部分老年性耳聋患者有效。

对于无法耐受传统助听器耳内声回啸,或有慢性外耳、中耳感染或单侧全聋的老年人,可以考虑手术安装骨导助听器。骨锚式助听器是 20 世纪 80 年代出现的一种高科技的助听设备,属于植入式骨导助听器,它是一种带有声音处理器的助听装置,适用于某些慢性中耳疾病、各种原因的外耳道闭锁和某些原因导致的单侧耳聋患者,应用骨锚式助听器必须要有正常的内耳功能,内耳功能越好,使用骨锚式助听器的效果越好。

振动声桥也被称作"人工中耳",它直接驱动中耳的植入部分,通过机械振动,直接把能量传递到传音结构(如听骨链或圆窗),对于有足够中耳空间的老年性耳聋患者是不错的选择,它对高频耳聋治疗效果明显。适用于无法佩戴助听器或者对助听器效果不满意的患者。它的"直接驱动、中耳植入"特性为助听领域定义了一个新类别。与传统助听器相比,振动声桥具有更好的音调清晰度、更佳的声音质量和更高的功能性增益,同时具有佩戴舒适、美观大方、没有堵耳效应等优势。

多导人工耳蜗植入是否适合于老年性耳聋的治疗目前还存在争议。争议的焦点在于耳蜗植入仅能替代耳蜗功能,而老年性耳聋患者听觉系统的病理改变不但涉及内耳,还累及听神经纤维和听觉中枢。近年来有限的临床经验表明,绝大多数老年性耳聋患者经人工耳蜗植入后获得了良好的听力和言语识别率。提示对使用助听器无效、能耐受全麻手术、有条件接受术后康复训练的老年性耳聋患者,可以考虑进行耳蜗植入手术。周其友等对 20 例老年性耳聋患者进行听力学资料统计,明确了老年性耳聋患者人工耳蜗植入手术的适应证和禁忌证,手术方案制订完善,已完成 10 例手术,术后效果良好。杨仕明等对 8 例老年及老年前期双侧极重度感音神经性听力损失患者行人工耳蜗植入,术后康复顺利,无任何并发症,开机 3 个月后声场内言语频率平均助听阈嗵音为 35～50 dB,但言语测听结果个体差异较大。

七、老年性耳聋的治疗展望

对于未来老年性耳聋的治疗,更多的应该依靠基础研究的进展,而不仅仅是改善症状。老年性耳聋致病基因的研究是耳科领域的热点之一。研究结果表明,多种不同功能基因参与了老年性耳聋的发病。分析并筛选关键的致病基因，对其功能及引起耳聋的病理生理学机制进行研究，并通过基因置换、基因修饰、新基因导入等基因治疗的方法对异常基因表达进行纠正，从而治疗老年性耳聋是病因治疗的研究方向。有研究表明，在小鼠模型中通过介入一种在耳蜗毛细胞生长过程中非常重要的果蝇 Atonal 鼠类同源基因 1(*Math1*)，能导致毛细胞的再生，促进听功能的恢复。同时对不同给药方式也进行了研究，比如通过渗透性的迷你泵灌注直接显微注射入耳蜗，或通过转基因载体注入圆窗。相似的方法也可以应用于一些药物的治疗，如抗氧化剂、生长因子等。

　　另一种可能的治疗策略就是干细胞移植。已有研究证明将神经干细胞移植入新生小鼠的耳蜗后可以继续存活，并且可以分化为具有毛细胞的形态学和位置特征的毛细胞样细胞。同时，移植入成年哺乳动物内耳的干细胞和胚胎神经元可以存活、分化并在听觉系统中产生神经反射。Rovolta 已经成功通过老鼠胚胎细胞产生出内耳祖细胞，将能分化出毛细胞及其他内耳细胞。所有这些基础研究成果意味着在不久的将来老年性耳聋的治疗方法将有全新的突破。

（孙晓晓）

第十六节　老年瘙痒症

　　老年瘙痒症是一种发生于老年人，由多种原因引起的以皮肤瘙痒为主要表现的疾病，年纪越大，发病率越高。目前有关瘙痒的病理生理学和分子学基础以及瘙痒的治疗已有研究报道，但老年瘙痒症因为没有明确的临床分型和诊断标准，病因难以确定，没有规范的治疗方案。近十多年来，人们对瘙痒的认识更加深入，对老年瘙痒症的诊断与治疗有了较明确的思路。

一、老年人皮肤的生理学和形态学改变

　　进入老年后，皮肤逐渐老化，主要是自然老化，在临床上表现为皮肤萎缩、干燥、脱屑。组织学的变化为皮肤厚度减少、萎缩、表皮-真皮连接变平、真皮乳头和表皮脚消失，单位面积皮肤内表皮-真皮间的接触面积从 30 多岁开始至 90 多岁时减小 50％以上，这使得相互间的物质交换减少，并且出现老年人皮肤受轻微挫伤后容易出现表皮-真皮分离，导致皮肤水疱。电镜下角质形成细胞之间的间隙增宽，基底膜带的致密板和锚状纤维复合物增厚，伸入真皮的基底细胞微绒毛大多消失。真皮层萎缩（体积缩小），大约减少 20％，血管减少、血管壁变厚、毛细血管襻缩短，汗腺、毛囊萎缩，汗腺约减少 15％，皮下脂肪减少。另外，老年人角质层含水量较低，即皮肤的水合作用低于其他各年龄。

　　老年瘙痒好发于小腿等皮肤角质薄、含水量少的部位。

二、瘙痒概述

（一）瘙痒的定义及老年瘙痒的历史

　　德国内科医师 Samuel Hafenreffer 早在 1660 年就对瘙痒下了这样一个定义：瘙痒是引起搔抓欲望的一种皮肤黏膜感觉。其实此前 Hippocrates of Cos(BC460-BC377)就描述过外阴瘙痒和痒疹，以及老年瘙痒症。老年瘙痒症的历史至今已有两千多年了。19 世纪中叶，当医学从哲

学和宗教模式转向科学模式后,瘙痒和瘙痒性疾病的描述急剧增加。然而,在1938年Muller出版的《人体生理学手册》中,人类5种基本躯体感觉(触觉、压觉、冷觉、热觉和痛觉)中没有痒觉。许多神经科医师至今还认为瘙痒是人体对痛觉的一种误觉。以往,人们对于瘙痒的了解大多来自对疼痛的研究,并认为强刺激引起痛,弱刺激引起痒。然而痒是皮肤黏膜特有的感觉,切除皮肤表皮后痒感消失,而疼痛仍然存在;瘙痒引起搔抓反应,而疼痛则引起肢体退缩反应;椎管内注射止痛的阿片类药物可以诱发瘙痒。这充分表明瘙痒与疼痛是两种截然不同的感觉。因此,在1990年斯德哥尔摩召开的世界皮肤科大会上,与会专家一致同意将瘙痒从疼痛中独立出来。这使得近十几年来对瘙痒的研究取得了飞速发展,并发现了传导痒觉的C神经纤维。

(二)瘙痒发生的神经机制

外周感觉神经的无髓细纤维(C纤维)的终末在表皮与真皮交界处形成游离神经末梢。这些游离神经末梢可能就是痒(痛)感受器。痒感受器呈点状分布,它接收各种刺激痒感觉信号沿C纤维通路至背根神经节进入脊髓,在胶质细胞轴突组成的Lissauers束上升1～6个节段,并在脊髓灰质后角的第二级神经元终止,再由后角细胞发出的轴突经灰质前联合交叉至对侧的腹外侧索,通过脊髓丘脑束上升至丘脑,再由丘脑传递到大脑皮质从而产生痒觉。

近十来年,分别在人和猫的研究中发现痒觉是由特异性的神经元和神经纤维专门负责传导。这些纤维属C类神经纤维,不同于疼痛传导中的多样性刺激性感受器,其特点是传导速度慢、有着广泛的末梢分支、对机械和热刺激不敏感。研究者们应用功能性正电子发射断层显像(PET)、组胺皮内注射和组胺皮肤刺入诱发瘙痒,发现大脑多部位兴奋,并且痛与痒有多处重合,还发现左侧大脑半球占优势者的皮质前带、补充运动区和顶叶下部之间发生协同运动,这可解释瘙痒与搔抓欲望的必然联系。

(三)瘙痒的介质

瘙痒是一个复杂的感觉过程,其产生、传导以及参与的相关介质不完全明了。瘙痒的主要介质有胺类(如组胺、5-羟色胺等)、脂类(如前列腺素、血小板激活因子)、蛋白质/多肽[如血管舒缓素、细胞因子(IL-2、IL-6、IL-31)]、蛋白水解酶(胰蛋白酶、番木瓜酶、黏液酶)、血管舒缓素-激肽(P物质)、降钙素相关基因肽、血管活性肠肽)、类鸦片肽(β-内啡肽、亮氨酸脑磷脂、蛋氨酸脑磷脂)等。

将炎性介质注入皮内,根据炎症介质的作用机制可分为直接刺激痒觉C纤维(组胺、木瓜酶、IL-2、乙酰胆碱、激肽释放酶)、通过组胺释放起作用(糜蛋白酶、胰蛋白酶、血管活性肠性肽、P物质、5-羟色胺)、致痒作用弱或没有致痒作用三类。

参与瘙痒的介质众多,它们在不同类型的瘙痒中各自发挥作用,且常常相互关联。

1.组胺(HA)

组胺化学名为咪唑乙胺,1910年被Dale和LaidLaw发现,并在不久后被认为是过敏性疾病,如荨麻疹、哮喘、过敏性鼻炎的主要介质。瘙痒的实验研究实际上是以组胺作为一个研究工具开始的。组胺由组氨酸经组氨酸脱羧酶作用脱羧而成,主要存在于肥大细胞和嗜碱性粒细胞的颗粒中,在血小板、内皮细胞、脑组织以及交感神经节后纤维中少量存在。组胺是一种很强的生物活性物质,主要通过组胺受体起作用。组胺受体至少有4个亚型(H1、H2、H3和H4),组胺与相应的组胺受体结合后可分别引起皮肤和黏膜毛细血管扩张(H1)、血管通透性增加(H1)、平滑肌收缩(H1)、腺体分泌增加(H2)等,导致皮肤红斑、风团及瘙痒。除H1受体外,在小鼠实验中证实H4受体也参与瘙痒介导,但究竟H4受体在人体是否介导瘙痒还不清楚。许多因素可引起组胺释放而导致瘙痒,常见的有 IgE 抗体介导的抗原抗体反应、蜂毒、蛇毒、糜蛋白酶、胆盐、C3a、C5a、吗啡、可待因、内毒素以及某些物理因素如创伤、紫外线等。

2.前列腺素

以前人们认为前列腺素是通过降低组胺的阈浓度导致瘙痒,但目前研究表明其也可在结膜中作为瘙痒因子直接起作用。搔抓在引起表皮屏障功能障碍的同时,使受搔抓部位的皮肤中前列腺素(PGD2 和 PGE2)增加,并通过特异的前列腺素类 DP1、EP3 和 EP4 受体加速被搔抓导致障碍的屏障功能恢复,这可能是瘙痒-搔抓-瘙痒加重-搔抓加剧恶性循环的原因之一。

3.5-羟色胺(5-HT)

150 多年前科学家发现在血清中有一种可引起平滑肌强烈收缩的物质,后来 Page 及其同事从血小板中分离出这种物质,取名为血清素,这与当时意大利研究人员发现在肠黏膜中存在的可引起胃肠道平滑肌收缩的物质——"肠胺"为同一物质。5-HT 由色氨酸羟化和脱羧而成。是尿毒症瘙痒的主要炎症介质。其作用于 5-羟色胺 3 型受体,经膜去极化而兴奋皮肤感觉神经纤维引发瘙痒。由于人的肥大细胞中不含 5-羟色胺,不会同组胺一起释放,因而尿毒症患者使用抗组胺药无效。

4.白介素 2(IL-2)

IL-2 是致炎因子,可引起轻微痒感。瘙痒可以发生在特应性皮炎的患者,也可发生在皮内注射 IL-2 的正常人,以及静脉滴注 IL-2 治疗的癌症患者。全身性使用环孢素可迅速有效地减轻特应性皮炎的瘙痒。还有 IL-6、IL-31 等也参与瘙痒过程。

5.肥大细胞递质(除组胺外)

如肥大细胞胃促胰酶或类胰蛋白酶可以引起瘙痒。肥大细胞被激活后释放类胰蛋白酶,后者可以激活 C 类神经纤维末梢的蛋白酶激活受体 2(PAR-2),将信号传导到中枢而引发痒感。另外,C 类神经纤维被激活会导致局部神经肽(如 P 物质)的释放。高浓度 P 物质可引起肥大细胞脱颗粒;低浓度 P 物质则激活肥大细胞上特异性受体 NK1,使肥大细胞致敏释放肿瘤坏死因子作用于神经末梢伤害性感受器引发瘙痒。

6.阿片样肽

小剂量吗啡硬膜外注射可引起瘙痒,其致痒作用不依赖前列腺素和肥大细胞脱颗粒。胆汁淤积症患者的瘙痒是由于内源性阿片样肽的累积而导致。

7.乙酰胆碱

乙酰胆碱可以刺激 C 纤维引起瘙痒,特应性皮炎患者皮内注射乙酰胆碱可导致瘙痒,但正常人则引起疼痛。

除上述外,还有许多关于瘙痒的介质,P 物质、白三烯 B4、血小板活化因子等。究竟哪些介质参与了老年瘙痒症的发病过程,与引起老年瘙痒症的原因密切相关。只有针对包括炎性介质在内的瘙痒特性进行治疗,才有可能达到最佳的止痒效果。

(四)C 神经纤维的神经受体及其在瘙痒中的作用

C 神经纤维的神经受体与其相应的配体结合,在瘙痒的发生机制中起着重要作用。

(五)慢性瘙痒分型

瘙痒是由很多原因所引起的一种症状,而不是一种疾病。以往将瘙痒患者分为两组,一组为体表原因和皮肤病引起,另一组为内部疾病引起。

根据发生瘙痒的原因不同以及瘙痒的外周和中枢可能机制,Twycross 等提出将瘙痒分为

4 个临床类型。

1.皮肤源性瘙痒

皮肤源性瘙痒是指由于炎症、感染、干燥或其他皮肤损伤导致的皮肤瘙痒,如荨麻疹及蚊虫叮咬引起的反应。

2.神经病理性瘙痒

在痒觉传入途径中任何疾病所引起的瘙痒称为神经性瘙痒,如带状疱疹后遗神经痛。

3.神经源性瘙痒

神经源性瘙痒是指神经通路未受累的中枢性瘙痒,如胆汁淤积引起的瘙痒就是由于阿片样神经肽作用于 μ-阿片样受体所致。

4.精神性瘙痒

由抑郁症、精神分裂症、寄生虫恐怖妄想症等引起的瘙痒。

这种分型一般是回顾性的,对临床医师在接诊瘙痒患者时帮助不大。为了指导临床医师对慢性瘙痒的诊治,Sonja Ständer 等学者在 2007 年将慢性瘙痒分为如下类型,首先分为三大类,再根据临床体检和实验室及影像学检查分为不同类型。

(1)瘙痒伴发皮疹:皮肤病引起的瘙痒。

(2)瘙痒不伴发皮疹:①系统性疾病引起的瘙痒;②神经损害性瘙痒;③药物性瘙痒;④精神性瘙痒。

(3)瘙痒伴搔抓性皮疹:上述不伴皮疹的瘙痒经搔抓后都可出现抓痕血痂、苔藓化等。

除上述类型外,还有上述 2 种以上同时存在时的混合型瘙痒,以及暂时查不出原因的不明原因的瘙痒。

三、临床表现

(一)老年瘙痒症定义

目前国内外还没有权威的老年瘙痒症定义。既往一般是指发生于 60 岁或 60 岁以上,无原发皮疹,仅有瘙痒,或伴有皮肤干燥、粗糙和鳞屑。但这种笼统的定义不利于对老年瘙痒症的临床诊治及研究。

在 *Dermatology In General Medicine* 中有一段详细的描述,认为老年瘙痒症与皮肤干燥、粗糙有关,热水浴、冬季湿度低室内温度高可加重瘙痒。即使没有任何体征,有时瘙痒可能难以忍受。

在 *Textbook of Dermatology* 中认为老年瘙痒症是衰老的一个症状,70 岁以上的老年人患病率在 50％以上,主要与皮肤干燥有关,也可能是某些潜在的皮肤病和系统性疾病的一种表现,在女性可能是更年期综合征的一种表现。

王光超对老年瘙痒症下的定义是:老年瘙痒症是特指高龄老年人无系统性疾病、皮肤干燥、萎缩所引起的皮肤瘙痒。

张开明将老年皮肤瘙痒症定义为:是因为皮肤老化萎缩、皮脂分泌减少,加上干燥、寒冷等刺激所引起的皮肤瘙痒。

几年前国际皮肤病学研究者一致认为,老年瘙痒症是指发生于老年人的任何原因引起的超过 6 周的慢性瘙痒。

(二)老年瘙痒症患病率

可能是由于没有明确的定义,也没有科学分型,难以进行老年瘙痒症的流行病学研究,目前缺乏大规模随机分层抽样的流行病学调查资料。许多教科书和文献报道关于老年瘙痒症患病率来源于特殊人群或门诊患者的统计分类。老年瘙痒症在老年人中很常见,许多老年人到皮肤科就诊时的主诉就是瘙痒,有时占就诊患者的29%。在 *Dermatology In General Medicine* 中,老年瘙痒症患病率70岁以上为50%。这表明老年瘙痒症确实是一个严重的老龄健康问题。

(三)老年瘙痒症临床表现及诊断

60岁或60岁以上的老年人出现全身或局部的瘙痒,伴原发皮疹,如皮肤干燥、脱屑、红斑、丘疹、水疱、糜烂、渗液等,或没有明显皮疹,或仅有抓痕、皮肤粗厚及色素沉着,病程持续6周以上,即可诊断为老年瘙痒症。瘙痒可为阵发性或持续性,可发生在白天,也可发生在夜间,但多数为夜间瘙痒明显。由于瘙痒原因不同,瘙痒可发生于不同部位。这对老年瘙痒症的诊治提供一定的帮助。

老年瘙痒症的诊断要详细询问病史,包括瘙痒发生的病程、部位、诱因或加重因素、瘙痒程度(VAS评分)、瘙痒的季节、全天还是晚上痒、是否搔抓、是否影响睡眠、是否有皮疹、患者以前的瘙痒诊断、患者自己认为的瘙痒原因、相关的症状和体征、用药史和既往史。

还应进行相应的体格检查和实验室检查,一般包括血沉、血尿常规、肝肾功能(肝酶、胆红素、肌酐、尿素氮)、血清铁、转铁蛋白、T_4、TSH、大便潜血、大便寄生虫及虫卵检查、皮肤活检(普通、组化)、胸片、B超等。

如有必要,可进一步进行检查,包括 IgE、IgM、ANA、AMA、BP180 抗体、甲状旁腺激素、卟啉、胰蛋白酶、肥大细胞代谢产物、肌酐清除率、细菌和真菌检查、疥螨虫检查、变应原检查、HIV排查、CT、MRI、内镜等。

(四)老年瘙痒症分类

临床上一般将老年瘙痒症分为全身性瘙痒症和局限性瘙痒症。全身性瘙痒症常由皮肤干燥、寒冷干燥的气候、过度洗浴、药物、尿毒症等原因引起,神经精神因素引起的老年瘙痒症并不少见,称精神性瘙痒症。局限性瘙痒症根据瘙痒部位不同分为肛门瘙痒症、阴囊瘙痒症、女阴瘙痒症、头部瘙痒症、小腿瘙痒症等,多由局部皮肤病引起。吴志华等将全身性瘙痒症分为老年瘙痒症、冬季瘙痒症、夏季瘙痒症和水源性瘙痒症。按照慢性瘙痒的最新分类,可将老年瘙痒症分为上述各类型。

最常见的老年瘙痒症为皮肤干燥引起的,发生部位多为下肢,尤其是小腿伸侧,还有大腿内侧、背部、腹部甚至全身。在我国北方,在湿度低的冬季,浴后尤其是热水浴、就寝时容易发病或加重。许多皮肤病可以引起老年人顽固持续的瘙痒,皮肤病性瘙痒可因不同的皮肤病具有其瘙痒特点。尿毒症性瘙痒患者多有皮肤干燥和色素沉着,瘙痒可发生在透析前或透析后。药物引起的瘙痒在临床上并不少见,约12%的药物性瘙痒不伴有皮疹,瘙痒可以发生在用药的第1天,也可发生在用药数周后。停用致痒药物后瘙痒可以迅速消退,也可持续数周才消退。因此在临床上,对那些无明显原因、瘙痒顽固的患者,必须详细询问病史,进行全面的体格检查和实验室检查,找出致痒原因。

(五)老年瘙痒症病因及发病机制

老年瘙痒症的发病机制不明。可能是老年皮肤退行性改变、皮脂腺及汗腺分泌减少、皮肤干燥等引起皮肤感觉神经末梢功能异常所致,也可能与食物药物或某些系统性疾病有关。

最常见的是皮肤干燥,许多人在洗澡后发生或加重瘙痒,这可能是因为不当或过度洗浴习惯、反复的水合作用和脱水作用使皮肤屏障功能受损。冬季环境湿度低也可能加重皮肤干燥。模拟特应性皮炎的小鼠动物模型研究显示,当小鼠处于干燥环境里,就会出现全身瘙痒,这是由于干燥的皮肤导致表皮神经纤维数目以及神经纤维传导活性显著增加。

其次是药物,尤其是利尿药。手术患者硬膜外应用吗啡止痛常常引起瘙痒。Bork 列出了已报道的 100 多种引起瘙痒而不出现皮疹的药物。

另外,精神紧张、抑郁、焦虑和器质性脑疾病也是老年瘙痒症的常见原因。这表明中枢神经系统或多或少参与老年瘙痒症的发病过程。

(六)引起老年瘙痒症的系统性疾病和相关疾病

大约 30% 的老年瘙痒症患者仅有瘙痒而无明显的皮肤病或系统性疾病。由系统性疾病引起的全身性瘙痒占 10%~50%,瘙痒可能是老年人潜在重大系统性疾病的一个重要线索,当老年人出现顽固性瘙痒,经润肤止痒等治疗无效时,应考虑系统性原因。研究较多的有以下几种。

1.胆汁淤积性瘙痒

虽然肝脏疾病引起的老年瘙痒症不多见,但慢性胆汁淤积的确可引起严重的瘙痒。全身瘙痒可能是原发性胆汁性肝硬化的早期表现。瘙痒也可以是药物所致的肝内胆汁淤积的早期症状。胆汁淤积引起瘙痒的机制还不清楚,早期认为与胆酸盐,特别是与胆盐沉积于神经末梢有关。抗组胺 H1 受体药物治疗慢性胆汁淤积引起的严重瘙痒症无明显效果,提示组胺可能不是胆汁淤积症瘙痒的主要介质。最近研究表明,内源性鸦片肽在胆汁淤积性瘙痒中起重要作用。慢性胆汁淤积患者血浆鸦片样肽水平常常增加,而且鸦片样肽拮抗剂可改善其瘙痒。

2.尿毒症瘙痒

全身瘙痒是老年尿毒症的一个最常见且难治的皮肤表现。有研究表明尿毒症患者的瘙痒程度与其 3 年生存率显著相关,瘙痒越严重,死亡率越高。全身瘙痒占尿毒症的 25%~30%,局部瘙痒以面部、颈部、胸背部、前臂常见。瘙痒多呈阵发性发作,可自行缓解。往往夏季加重。尿毒症瘙痒发生率在血透前约为 36%,血透后可达 60%~90%。慢性肾衰竭血透患者瘙痒发生率已由 20 世纪 80 年代的 60%~90% 下降到现在的 25%~30%,被认为与血透技术的改进、优质材料的应用有关。

尿毒症瘙痒发生机制尚不完全清楚。皮肤干燥可能是尿毒症瘙痒的主要原因之一,见于84.6% 的尿毒症患者。尿毒症血中阿片样物质增加与周围神经病变、皮肤中二价离子浓度增高(Ga^{2+}、Mg^{2+}、P^{2+})、表皮中维生素 A 水平升高、继发性甲状旁腺功能亢进、血浆组胺 5-羟色胺水平升高,以及透析过程中接触致敏物质(包括用于消毒的碘、高锰酸钾、消毒防腐药、环氧树脂、环氧乙烷及甲醛等)有关。

3.恶性肿瘤

霍奇金淋巴瘤瘙痒发生率达 30%,可以在任何其他临床症状出现前就长期存在。全身性瘙痒也常常发生于蕈样肉芽肿而不伴任何皮肤表现、慢性白血病和真性红细胞增多症的患者。恶性肿瘤瘙痒的发病机制仍不清楚。

4.水源性瘙痒

水源性瘙痒(aquagenic pruritus,AP)是一种罕见的瘙痒性疾病,在接触水后发生顽固的皮肤瘙痒,且无任何皮损,患者除有痒感外,还有刺痛或烧灼感。只有温水和热水才能诱发瘙痒,而痒感直接与皮肤的干燥程度成正比,冬季更严重。

AP 常发生于真性红细胞增多症的老年患者。水源性瘙痒的机制还不清楚。可能是与水接触后,经皮肤吸收的一种未知物,被吸收的物质或者皮肤内部的结构变化直接和间接的激活交感神经末梢释放乙酰胆碱,后者又引起组胺和其他肥大细胞介质释放。具有瘙痒而无皮肤体征是真性红细胞增多症患者常见的特征。该病的瘙痒实际上开始于热浴后,持续 15～60 分钟。瘙痒的原因还不清楚。真性红细胞增多症患者的在接触水之前,血清组胺水平正常,接触水后血清组胺水平升高,提示组胺水平增加可能与真性红细胞增多症的瘙痒发作有关。5-羟色胺拮抗剂和阿司匹林抑制真性红细胞增多症的瘙痒,提示 5-羟色胺和前列腺素可能是真性红细胞增多症的瘙痒介质。

5.内分泌疾病的瘙痒

甲状腺功能亢进可伴有瘙痒和荨麻疹样皮疹。甲状腺功能减退其皮肤干燥也可以出现瘙痒。糖尿病患者常出现局限性瘙痒,如肛门瘙痒、阴部瘙痒,但研究表明糖尿病患者瘙痒发生率并不比对照组高。

6.神经精神性疾病

因精神因素,如精神紧张、情绪激动、抑郁焦虑、条件反射等引起或加重瘙痒也较常见。但精神性瘙痒的诊断要在排除其他原因之后才能确立,并且要和神经科医师协作诊治。

四、治疗

目前没有特异的抗瘙痒药物,也没有某一种药物对所有瘙痒都有效。确定引起瘙痒的潜在疾病并进行治疗非常重要。

抗痒治疗包括一般治疗、局部外用治疗、系统用药、光疗、心理治疗。

(一)一般治疗

瘙痒患者应该有充足睡眠;不吃辛辣食物;不用或少用碱性洗涤用品,不过度洗浴;保持室温凉爽、湿度适宜;穿宽松柔软内衣;及时修剪指甲;避免摩擦、挤压、搔抓患处;外用保湿润肤霜保护皮肤屏障功能。

(二)外用治疗

根据不同类型瘙痒可以选择外用保湿润肤霜、糖皮质激素(短期)、抗组胺药物、薄荷、樟脑制剂、他克莫司软膏、辣椒素软膏(慢性单纯性苔藓、水源性瘙痒、钱币状湿疹、结节性痒疹)、炉甘石洗剂、3％硼酸溶液、中药制剂等。

(三)系统治疗

当一般治疗和局部外用治疗效果不佳时,可考虑选择系统治疗。包括抗炎及免疫抑制剂(糖皮质激素、环孢素、硫唑嘌呤)、抗组胺药物、复方甘草苷酸、葡萄糖酸钙、硫代硫酸钠、维生素 C、沙利度胺、抗抑郁药(多塞平)、抗惊厥药物(加巴喷丁、普瑞巴林)、阿片受体拮抗剂、中药等。

(四)光疗

有些炎性皮肤病,如银屑病、荨麻疹、结节性痒疹、皮肤 T 细胞淋巴瘤,以及一些非炎症性皮肤痒,如尿毒症性瘙痒、水源性瘙痒,HIV 瘙痒、真性红细胞增多症瘙痒、PUO、老年瘙痒症等,光疗有效。常用光疗仪器为窄波 UVB(NB-UVB),也可用 BB-UVB、UVA1、PUVA。光疗治疗瘙痒的机制可能与抗炎/免疫抑制作用、减少表皮与真皮神经纤维、增加痒阈值等有关。

(五)心理治疗

顽固的慢性瘙痒对患者的生活和工作甚至心理造成严重影响,医师、家人或朋友从感情上的支持与帮助极为重要。可以帮助患者改变不良习惯,避免搔抓,阻断因搔抓引起的恶性循环。

（六）几种慢性瘙痒治疗方案

1.尿毒症性瘙痒

要排除甲状旁腺功能亢进;优化透析方法光疗;外用润肤霜和辣椒碱乳膏;口服加巴喷丁(每次透析后 100～300 mg)、普瑞巴林(75 mg,每天 2 次);有条件者肾移植手术后瘙痒消失。

2.肝病/胆汁淤积性瘙痒

可以与肝胆病专家合作,考虑外科手术解决胆道梗阻;考来烯胺口服,4～16 g/d;利福平口服,300～600 mg/d;纳曲酮口服,25～50 mg/d;帕罗西汀 20 mg 或舍曲林 70～100 mg/d。

3.原因不明型瘙痒(PUO)

一般治疗(同前);润肤剂;局部外用抗炎剂(糖皮质激素、他克莫司);口服镇静药或抗组胺药物;UVB;米氮平睡前口服(夜间瘙痒、老年瘙痒),7.5～15 mg;加巴喷丁口服,1 800 mg/d 或普瑞巴林 75～150 mg,每天 2 次;纳曲酮,50 mg/d;要坚持不定期做进一步随访和检查,找出瘙痒原因。

（孙晓晓）

第十一章 内科疾病护理

第一节 偏 头 痛

偏头痛是一类发作性且常为单侧的搏动性头痛。发病率各家报告不一,Solomon 描述约 6％的男性,18％的女性患有偏头痛,男女之比为 1∶3;Wilkinson 的数字为约 10％的英国人口患有偏头痛;Saper 报告在美国约有 2 300 万人患有偏头痛,其中男性占 6％,女性占 17％。偏头痛多开始于青春期或成年早期,约 25％的患者于 10 岁以前发病,55％的患者发生在 20 岁以前,90％以上的患者发生于 40 岁以前。在美国,偏头痛造成的社会经济负担为 10 亿～17 亿美元。在我国也有大量患者因偏头痛而影响工作、学习和生活。多数患者有家庭史。

一、病因与发病机制

偏头痛的确切病因及发病机制仍处于讨论之中。很多因素可诱发、加重或缓解偏头痛的发作。通过物理或化学的方法,学者们也提出了一些学说。

(一)激发或加重因素

对于某些个体而言,很多外部或内部环境的变化可激发或加重偏头痛发作。

(1)激素变化:口服避孕药可增加偏头痛发作的频度;月经是偏头痛常见的触发或加重因素("周期性头痛");妊娠、性交可触发偏头痛发作("性交性头痛")。

(2)某些药物:某些易感个体服用硝苯地平、异山梨酯或硝酸甘油后可出现典型的偏头痛发作。

(3)天气变化:特别是天气转热、多云或天气潮湿。

(4)某些食物添加剂和饮料:最常见者是酒精性饮料,如某些红葡萄酒;奶制品,奶酪,特别是硬奶酪;咖啡;含亚硝酸盐的食物,如汤、热狗;某些水果,如柑橘类水果;巧克力("巧克力性头痛");某些蔬菜;酵母;人工甜食;发酵的腌制品如泡菜;味精。

(5)运动:头部的微小运动可诱发偏头痛发作或使之加重,有些患者因惧怕乘车引起偏头痛发作而不敢乘车;踢足球的人以头顶球可诱发头痛("足球运动员偏头痛");爬楼梯上楼可出现偏头痛。

(6)睡眠过多或过少。

（7）一顿饭漏吃或延后。

（8）抽烟或置身于烟中。

（9）闪光、灯光过强。

（10）紧张、生气、情绪低落、哭泣（"哭泣性头痛"）：很多女性逛商场或到人多的场合可致偏头痛发作；国外有人骑马时尽管拥挤不到一分钟，也可使偏头痛加重。

在激发因素中，剂量、联合作用及个体差异尚应考虑。如对于敏感个体，吃一片橘子可能不致引起头痛，而吃数枚橘子则可引起头痛。有些情况下，吃数枚橘子也不引起头痛发作，但如同时有月经的影响，这种联合作用就可引起偏头痛发作。有的个体在商场中待一会儿即出现发作，而有的个体仅于商场中久待才出现偏头痛发作。

偏头痛尚有很多改善因素。有人于偏头痛发作时静躺片刻，即可使头痛缓解。有人于光线较暗淡的房间闭目而使头痛缓解。有人于头痛发作时喜以双手压迫双颞侧，以期使头痛缓解，有人通过冷水洗头使头痛得以缓解。妇女绝经后及妊娠 3 个月后偏头痛趋于缓解。

（二）有关发病机制的几个学说

1.血管活性物质

在所有血管活性物质中，5-HT 学说是学者们提及最多的一个。人们发现偏头痛发作期血小板中5-HT浓度下降，而尿中 5-HT 代谢物 5-HT 羟吲哚乙酸增加。脑干中 5-HT 能神经元及去甲肾上腺素能神经元可调节颅内血管舒缩。很多 5-HT 受体拮抗剂治疗偏头痛有效。血压耗竭 5-HT 可加速偏头痛发生。

2.三叉神经血管脑膜反应

曾通过刺激啮齿动物的三叉神经，可使其脑膜产生炎性反应，而治疗偏头痛药物麦角胺，双氢麦角胺等可阻止这种神经源性炎症。在偏头痛患者体内可检测到由三叉神经所释放的降钙素基因相关肽（CGRP），而降钙素基因相关肽为强烈的血管扩张剂。双氢麦角胺、舒马普坦既能缓解头痛，又能降低降钙素基因相关肽含量。因此，偏头痛的疼痛是由神经血管性炎症产生的无菌性脑膜炎。Wilkinson 认为三叉神经分布于涉痛区域，偏头痛可能就是一种神经源性炎症。Solomon 在复习儿童偏头痛的研究文献后指出，儿童眼肌瘫痪型偏头痛的复视源于海绵窦内颈内动脉的肿胀伴第Ⅲ对脑神经的损害。另一种解释是小脑上动脉和大脑后动脉肿胀造成的第Ⅲ对脑神经的损害，也可能为神经的炎症。

3.内源性疼痛控制系统障碍

中脑水管周围及第四脑室室底灰质含有大量与镇痛有关的内源性阿片肽类物质，如脑啡肽、β-内啡呔等。正常情况下，这些物质通过对疼痛传入的调节而起镇痛作用。虽然报告的结果不一，但多数报告显示偏头痛患者脑脊液或血浆中 β-内啡肽或其类似物降低，提示偏头痛患者存在内源性疼痛控制系统障碍。这种障碍导致患者疼痛阈值降低，对疼痛感受性增强，易于发生疼痛。鲑钙紧张素治疗偏头痛的同时可引起患者血浆 β-内啡肽水平升高。

4.自主功能障碍

自主功能障碍很早即引起了学者们的重视。瞬时心率变异及心血管反射研究显示，偏头痛患者存在交感功能低下。24 小时动态心率变异研究提示，偏头痛患者存在交感、副交感功能平衡障碍。也有学者报道偏头痛患者存在瞳孔直径不均，提示这部分患者存在自主功能异常。有人认为在偏头痛患者中的猝死现象可能与自主功能障碍有关。

5.偏头痛的家族聚集性及基因研究

偏头痛患者具有肯定的家族聚集性倾向。遗传因素最明显,研究较多的是家族性偏瘫型偏头痛及基底型偏头痛。有先兆偏头痛比无先兆偏头痛具有更高的家族聚集性。有先兆偏头痛和偏瘫发作可在同一个体交替出现,并可同时出现于家族中,基于此,学者们认为家族性偏瘫型偏头痛和非复杂性偏头痛可能具有相同的病理生理和病因。Baloh 等报告了数个家族,其家族中多个成员出现偏头痛性质的头痛,并有眩晕发作或原发性眼震,有的晚年继发进行性周围性前庭功能丧失,有的家族成员发病年龄趋于一致,如均于 25 岁前出现症状发作。

有报告,偏瘫型偏头痛家族基因缺陷与 19 号染色体标志点有关,但也有发现提示有的偏瘫型偏头痛家族与 19 号染色体无关,提示家族性偏瘫型偏头痛存在基因的变异。与 19 号染色体有关的家族性偏瘫型偏头痛患者出现发作性意识障碍的频度较高,这提示在各种与 19 号染色体有关偏头痛发作的外部诱发阈值较低是由遗传决定的。Ophoff 报告 34 例与 19 号染色体有关的家族性偏瘫型偏头痛家族,在电压闸门性钙通道 α_1 亚单位基因代码功能区域存在 4 种不同的错义突变。

有一种伴有发作间期眼震的家族性发作性共济失调,其特征是共济失调。眩晕伴以发作间期眼震,为显性遗传性神经功能障碍,这类患者约有 50% 出现无先兆偏头痛,临床症状与家族性偏瘫型偏头痛有重叠,二者亦均与基底型偏头痛的典型状态有关,且均可有原发性眼震及进行性共济失调。Ophoff 报告了 2 例伴有发作间期眼震的家族性共济失调家族,存在 19 号染色体电压依赖性钙通道基因的突变,这与在家族性偏瘫型偏头痛所探测到的一样。所不同的是其阅读框架被打断,并产生一种截断的 α_1 亚单位,这导致正常情况下可在小脑内大量表达的钙通道密度的减少,由此可能解释其发作性及进行性加重的共济失调。同样的错义突变如何导致家族性偏瘫型偏头痛中的偏瘫发作尚不明。

Baloh 报告了 3 个伴有双侧前庭病变的家族性偏头痛家族。家族中多个成员经历偏头痛性头痛、眩晕发作(数分钟),晚年继发前庭功能丧失,晚期,当眩晕发作停止,由于双侧前庭功能丧失导致平衡障碍及走路摆动。

6.血管痉挛学说

颅外血管扩张可伴有典型的偏头痛性头痛发作。偏头痛患者是否存在颅内血管的痉挛尚有争议。以往认为偏头痛的视觉先兆是由血管痉挛引起的,现在有确切的证据表明,这种先兆是由于皮层神经元活动由枕叶向额叶的扩布抑制(3 mm/min)造成的。血管痉挛更像是视网膜性偏头痛的始动原因,一些患者经历短暂的单眼失明,于发作期检查,可发现视网膜动脉的痉挛。另外,这些患者对抗血管痉挛剂有反应。与偏头痛相关的听力丧失和/或眩晕可基于内听动脉耳蜗和/或前庭分支的血管痉挛来解释。血管痉挛可导致内淋巴管或囊的缺血性损害,引起淋巴液循环损害,并最终发展成为水肿。经颅多普勒(TCD)脑血流速度测定发现,不论是在偏头痛发作期还是发作间期,均存在血流速度的加快,提示这部分患者颅内血管紧张度升高。

7.离子通道障碍

很多偏头痛综合征所共有的临床特征与遗传性离子通道障碍有关。偏头痛患者内耳存在局部细胞外钾的积聚。当钙进入神经元时钾退出。因为内耳的离子通道在维持富含钾的内淋巴和神经元兴奋功能方面是至关重要的,脑和内耳离子通道的缺陷可导致可逆性毛细胞除极及听觉和前庭症状。偏头痛中的头痛则是继发现象,这是细胞外钾浓度增加的结果。偏头痛综合征的很多诱发因素,包括紧张、月经,可能是激素对有缺陷的钙通道影响的结果。

8.其他学说

有人发现偏头痛于发作期存在血小板自发聚集和黏度增加。另有人发现偏头痛患者存在TXA_2、PGI_2平衡障碍、P物质及神经激肽的改变。

二、临床表现

(一)偏头痛发作

Saper在描述偏头痛发作时将其分为5期来叙述。需要指出的是,这5期并非每次发作所必备的,有的患者可能只表现其中的数期,大多数患者的发作表现为两期或两期以上,有的仅表现其中的一期。另一方面,每期特征可以存在很大不同,同一个体的发作也可不同。

1.前驱期

60%的偏头痛患者在头痛开始前数小时至数天出现前驱症状。前驱症状并非先兆,不论是有先兆偏头痛还是无先兆偏头痛均可出现前驱症状。患者可表现为精神、心理改变,如精神抑郁、疲乏无力、懒散、昏昏欲睡,也可情绪激动。易激惹、焦虑、心烦或欣快感等。尚可表现为自主神经症状,如面色苍白、发冷、厌食或明显的饥饿感、口渴、尿少、尿频、排尿费力、打哈欠、颈项发硬、恶心、肠蠕动增加、腹痛、腹泻、心慌、气短、心率加快,对气味过度敏感等,不同患者前驱症状具有很大的差异,但每例患者每次发作的前驱症状具有相对稳定性。这些前驱症状可在前驱期出现,也可于头痛发作中、甚至持续到头痛发作后成为后续症状。

2.先兆

约有20%的偏头痛患者出现先兆症状。先兆多为局灶性神经症状,偶为全面性神经功能障碍。典型的先兆应符合下列4条特征中的3条,即重复出现,逐渐发展、持续时间不多于1小时,并跟随出现头痛。大多数病例先兆持续5~20分钟。极少数情况下先兆可突然发作,也有的患者于头痛期间出现先兆性症状,尚有伴迁延性先兆的偏头痛,其先兆不仅始于头痛之前,尚可持续到头痛后数小时至7天。

先兆可为视觉性的、运动性的、感觉性的,也可表现为脑干或小脑性功能障碍。最常见的先兆为视觉性先兆,约占先兆的90%。如闪电、暗点、单眼黑蒙、双眼黑蒙、视物变形、视野外空白等。闪光可为锯齿样或闪电样闪光、城垛样闪光。视网膜动脉型偏头痛患者眼底可见视网膜水肿,偶可见樱红色黄斑。仅次于视觉现象的常见先兆为麻痹。典型的是影响一侧手和面部,也可出现偏瘫。如果优势半球受累,可出现失语。数十分钟后出现对侧或同侧头痛,多在儿童期发病。这称为偏瘫型偏头痛。偏瘫型偏头痛患者的局灶性体征可持续7天以上,甚至在影像学上发现脑梗死。偏头痛伴迁延性先兆和偏头痛性偏瘫以前曾被划入"复杂性偏头痛"。偏头痛反复发作后出现眼球运动障碍称为眼肌瘫痪型偏头痛。多为动眼神经麻痹所致,其次为滑车神经和展神经麻痹。多有无先兆偏头痛病史,反复发作者麻痹可经久不愈。如果先兆涉及脑干或小脑,则这种状况被称为基底型偏头痛,又称基底动脉型偏头痛。可出现头昏、眩晕、耳鸣、听力障碍、共济失调、复视,视觉症状包括闪光、暗点、黑蒙、视野缺损、视物变形。双侧损害可出现意识抑制,后者尤见于儿童。尚可出现感觉迟钝,偏侧感觉障碍等。

偏头痛先兆可不伴头痛出现,称为偏头痛等位症。多见于儿童偏头痛。有时见于中年以后,先兆可为偏头痛发作的主要临床表现而头痛很轻或无头痛。也可与头痛发作交替出现,可表现为闪光、暗点、腹痛、腹泻、恶心、呕吐、复发性眩晕、偏瘫、偏身麻木及精神心理改变。如儿童良性发作性眩晕、前庭性美尼尔氏病、成人良性复发性眩晕。有跟踪研究显示,为数不少的以往诊断为美尼尔氏病的患者,其症状大多数与偏头痛有关。有报告描述了一组成人良性复发性眩晕患者,年龄在 7～55 岁,晨起发病症状表现为反复发作的头晕、恶心、呕吐及大汗,持续数分钟至 4 天不等。发作开始及末期表现为位置性眩晕,发作期间无听觉症状。发作间期几乎所有患者均无症状,这些患者眩晕发作与偏头痛有着几个共同的特征,包括可因酒精、睡眠不足、情绪紧张造成及加重,女性多发,常见于经期。

3.头痛

头痛可出现于围绕头或颈部的任何部位,可位颞侧、额部、眶部。多为单侧痛,也可为双侧痛,甚至发展为全头痛,其中单侧痛者约占 2/3。头痛性质往往为搏动性痛,但也有的患者描述为钻痛。疼痛程度往往为中、重度痛,甚至难以忍受。往往是晨起后发病,逐渐发展,达高峰后逐渐缓解。也有的患者于下午或晚上起病,成人头痛大多历时 4 小时至 3 天,而儿童头痛多历时 2 小时至 2 天。尚有持续时间更长者,可持续数周。有人将发作持续 3 天以上的偏头痛称为偏头痛持续状态。

头痛期间不少患者伴随出现恶心、呕吐、视物不清、畏光、畏声等,喜独居。恶心为最常见伴随症状,达一半以上,且常为中、重度恶心。恶心可先于头痛发作,也可于头痛发作中或发作后出现。近一半的患者出现呕吐,有些患者的经验是呕吐后发作即明显缓解。其他自主功能障碍也可出现,如尿频、排尿障碍、鼻塞、心慌、高血压、低血压、甚至可出现心律失常。发作累及脑干或小脑者可出现眩晕、共济失调、复视、听力下降、耳鸣、意识障碍。

4.头痛终末期

此期为头痛开始减轻至最终停止这一阶段。

5.后续症状期

为数不少的患者于头痛缓解后出现一系列后续症状。表现怠倦、困钝、昏昏欲睡。有的感到精疲力竭、饥饿感或厌食、多尿、头皮压痛、肌肉酸痛。也可出现精神心理改变,如烦躁、易怒、心境高涨或情绪低落、少语、少动等。

(二)儿童偏头痛

儿童偏头痛是儿童期头痛的常见类型。儿童偏头痛与成人偏头痛在一些方面有所不同。性别方面,发生于青春期以前的偏头痛,男女患者比例大致相等,而成人期偏头痛,女性比例大大增加,约为男性的 3 倍。

儿童偏头痛的诱发及加重因素有很多与成人偏头痛一致,如劳累和情绪紧张可诱发或加重头痛,为数不少的儿童可因运动而诱发头痛,儿童偏头痛患者可有睡眠障碍,而上呼吸道感染及其他发热性疾病在儿童比成人更易使头痛加重。

在症状方面,儿童偏头痛与成人偏头痛亦有区别。儿童偏头痛持续时间常较成人短。偏瘫型偏头痛多在儿童期发病,成年期停止,偏瘫发作可从一侧到另一侧,这种类型的偏头痛常较难控制。反复的偏瘫发作可造成永久性神经功能缺损,并可出现病理征,也可造成认知障碍。基底动脉型偏头痛,在儿童也比成人常见,表现闪光、暗点、视物模糊、视野缺损,也可出现脑干、小脑及耳症状,如眩晕、耳鸣、耳聋、眼球震颤。在儿童出现意识恍惚者比成人多,尚可出现跌倒发作。有些偏头痛儿童尚可仅出现反复发作性眩晕,而无头痛发作。一个平时表现完全正常的儿童可突然恐惧、大叫、面色苍白、大汗、步态蹒跚、眩晕、旋转感,并出现眼球震颤,数分钟后可完全缓解,恢复如常,称之为儿童良性发作性眩晕,属于一种偏头痛等位症。这种眩晕发作典型地始于 4 岁以前,可每天数次发作,其后发作次数逐渐减少,多数于 7～8 岁以后不再发作。与成人不同,儿童偏头痛的前驱症状常为腹痛,有时可无偏头痛发作而代之以腹痛、恶心、呕吐、腹泻,称为腹型偏头痛等位症。在偏头痛的伴随症状中,儿童偏头痛出现呕吐较成人更加常见。

儿童偏头痛的预后较成人偏头痛好。6 年后约有一半儿童不再经历偏头痛,约 1/3 的偏头痛得到改善。而始于青春期以后的成人偏头痛常持续几十年。

三、诊断与鉴别诊断

(一)诊断

偏头痛的诊断应根据详细的病史做出,特别是头痛的性质及相关的症状非常重要。如头痛的部位、性质、持续时间、疼痛严重程度、伴随症状及体征、既往发作的病史、诱发或加重因素等。

对于偏头痛患者应进行细致的一般内科查体及神经科检查,以除外症状与偏头痛有重叠、类似或同时存在的情况。诊断偏头痛虽然没有特异性的实验室指标,但有时给予患者必要的实验室检查非常重要,如血、尿、脑脊液及影像学检查,以排除器质性病变。特别是中年或老年期出现的头痛,更应排除器质性病变。当出现严重的先兆或先兆时间延长时,有学者建议行颅脑 CT 或 MRI 检查。也有学者提议当偏头痛发作每月超过 2 次时,应警惕偏头痛的原因。

国际头痛协会(IHS)头痛分类委员会于 1962 年制定了一套头痛分类和诊断标准,这个旧的分类与诊断标准在世界范围内应用了 20 余年,至今我国尚有部分学术专著仍在沿用或参考这个分类。1988 年国际头痛协会头痛分类委员会制定了新的关于头痛、脑神经痛及面部痛的分类和诊断标准。目前临床及科研多采用这个标准。本标准将头痛分为 13 个主要类型,包括了总数 129 个头痛亚型。其中常见的头痛类型为偏头痛、紧张型头痛、丛集性头痛和慢性发作性偏头痛,而偏头痛又被分为 7 个亚型(表 11-1~表 11-4)。这 7 个亚型中,最主要的两个亚型是无先兆偏头痛和有先兆偏头痛,其中最常见的是无先兆偏头痛。

表 11-1 偏头痛分类

无先兆偏头痛
有先兆偏头痛
偏头痛伴典型先兆
偏头痛伴迁延性先兆
家族性偏瘫型偏头痛
基底动脉型偏头痛
偏头痛伴急性先兆发作   眼肌瘫痪型偏头痛
视网膜型偏头痛
可能为偏头痛前驱或与偏头痛相关联的儿童期综合征
儿童良性发作性眩晕
儿童交替性偏瘫
偏头痛并发症
偏头痛持续状态
偏头痛性偏瘫
不符合上述标准的偏头痛性障碍

表 11-2　国际头痛协会(1988)关于无先兆偏头痛的定义

无先兆偏头痛

诊断标准:

　1.至少 5 次发作符合第 2~4 项标准

　2.头痛持续 4~72 小时(未治疗或没有成功治疗)

　3.头痛至少具备下列特征中的 2 条

　　(1)位于单侧

　　(2)搏动性质

　　(3)中度或重度(妨碍或不敢从事每天活动)

　　(4)因上楼梯或类似的日常体力活动而加重

　4.头痛期间至少具备下列 1 条

　　(1)恶心和/或呕吐

　　(2)畏光和畏声

　5.至少具备下列 1 条

　　(1)病史、体格检查和神经科检查不提示器质性障碍

　　(2)病史和/或体格检查和/或神经检查确实提示这种障碍(器质性障碍),但被适当的观察所排除

　　(3)这种障碍存在,但偏头痛发作并非在与这种障碍有密切的时间关系上首次出现

表 11-3　国际头痛协会(1988)关于有先兆偏头痛的定义

有先兆偏头痛

　先前用过的术语:经典型偏头痛,典型偏头痛;眼肌瘫痪型、偏身麻木型、偏瘫型、失语型偏头痛

　诊断标准:

　1.至少 2 次发作符合第 2 项标准

　2.至少符合下列 4 条特征中的 3 条

　　(1)一个或一个以上提示局灶大脑皮质或脑干功能障碍的完全可逆性先兆症状

　　(2)至少一个先兆症状逐渐发展超过 4 分钟,或 2 个或 2 个以上的症状接着发生

　　(3)先兆症状持续时间不超过 60 分钟,如果出现 1 个以上先兆症状,持续时间可相应增加

　　(4)继先兆出现的头痛间隔期在 60 分钟之内(头痛尚可在先兆前或与先兆同时开始)

　3.至少具备下列 1 条

　　(1)病史:体格检查及神经科检查不提示器质性障碍

　　(2)病史和/或体格检查和/或神经科检查确实提示这障碍,但通过适当的观察被排除

　　(3)这种障碍存在,但偏头痛发作并非在与这种障碍有密切的时间关系上首次出现

有典型先兆的偏头痛

诊断标准:

1.符合有先兆偏头痛诊断标准,包括第 2 项全部 4 条标准

2.有一条或一条以上下列类型的先兆症状

　(1)视觉障碍

　(2)单侧偏身感觉障碍和/或麻木

　(3)单侧力弱

　(4)失语或非典型言语困难

表 11-4　国际头痛协会(1988)关于儿童偏头痛的定义

1.至少 5 次发作符合第(1)、(2)项标准

　　(1)每次头痛发作持续 2～48 小时

　　(2)头痛至少具备下列特征中的 2 条

　　　　①位于单侧

　　　　②搏动性质

　　　　③中度或重度

　　　　④可因常规的体育活动而加重

2.头痛期间内至少具备下列 1 条

　　(1)恶心和/或呕吐

　　(2)畏光和畏声

　　国际头痛协会的诊断标准为偏头痛的诊断提供了一个可靠的、可量化的诊断标准,对于临床和科研的意义是显而易见的,有学者特别提到其对于临床试验及流行病学调查有重要意义。但临床上有时遇到患者并不能完全符合这个标准,对这种情况学者们建议随访及复查,以确定诊断。

　　由于国际头痛协会的诊断标准掌握起来比较复杂,为了便于临床应用,国际上一些知名的学者一直在探讨一种简单化的诊断标准。其中 Solomon 介绍了一套简单标准,符合这个标准的患者 99％符合国际头痛协会关于无先兆偏头痛的诊断标准。这套标准较易掌握,供参考。

　　(1)具备下列 4 条特征中的任何 2 条,即可诊断无先兆偏头痛:①疼痛位于单侧。②搏动性痛。③恶心。④畏光或畏声。

　　(2)另有 2 条符加说明:①首次发作者不应诊断。②应无器质性疾病的证据。

　　在临床工作中尚能遇到患者有时表现为紧张型头痛,有时表现为偏头痛性质的头痛,为此有学者查阅了国际上一些临床研究文献后得到的答案是紧张型头痛和偏头痛并非是截然分开的,其临床上确实存在着重叠,故有学者提出二者可能是一个连续的统一体。有时遇到有先兆偏头痛患者可表现为无先兆偏头痛,同样,学者们认为二型之间既可能有不同的病理生理,又可能是一个连续的统一体。

(二)鉴别诊断

偏头痛应与下列疼痛相鉴别。

1.紧张型头痛

紧张型头痛又称肌收缩型头痛。其临床特点是头痛部位较弥散,可位于前额、双颞、顶、枕及颈部。头痛性质常呈钝痛,头部压迫感、紧箍感,患者常述犹如戴着一个帽子。头痛常呈持续性,可时轻时重。多有头皮、颈部压痛点,按摩头颈部可使头痛缓解,多有额、颈部肌肉紧张。多少伴有恶心、呕吐。

2.丛集性头痛

丛集性头痛又称组胺性头痛,Horton 综合征。表现为一系列密集的、短暂的、严重的单侧钻痛。与偏头痛不同,头痛部位多局限并固定于一侧眶部、球后和额颞部。发病时间常在夜间,并使患者痛醒。发病时间固定,起病突然而无先兆,开始可为一侧鼻部烧灼感或球后压迫感,继之出现特定部位的疼痛,常疼痛难忍,并出现面部潮红,结膜充血、流泪、流涕、鼻塞。为数不少的患

者出现 Horner 征,可出现畏光,不伴恶心、呕吐。诱因可为发作群集期饮酒、兴奋或服用扩血管药引起。发病年龄常较偏头痛晚,平均 25 岁,男女之比约 4∶1。罕见家族史。治疗包括非甾体抗炎药;激素治疗;睾丸素治疗;吸氧疗法(国外介绍为 100%氧,8～10 L/min,共 10～15 分钟,仅供参考);麦角胺咖啡因或双氢麦角碱睡前应用,对夜间头痛特别有效;碳酸锂疗效尚有争议,但多数介绍其有效,但中毒剂量有时与治疗剂量很接近,曾有老年患者(精神患者)服一片致昏迷者,建议有条件者监测血锂水平,不良反应有胃肠道症状、肾功能改变、内分泌改变、震颤、眼球震颤、抽搐等;其他药物尚有钙通道阻滞剂、舒马普坦等。

3.痛性眼肌麻痹

痛性眼肌麻痹又称 Tolosa-Hunt 综合征。是一种以头痛和眼肌麻痹为特征,涉及特发性眼眶和海绵窦的炎性疾病。病因可为颅内颈内动脉的非特异性炎症,也可能涉及海绵窦。常表现为球后及眶周的顽固性胀痛、刺痛,数天或数周后出现复视,并可有第Ⅲ、Ⅳ、Ⅵ对脑神经受累表现,间隔数月数年后复发,需行血管造影以排除颈内动脉瘤。皮质类固醇治疗有效。

4.颅内占位所致头痛

占位早期,头痛可为间断性或晨起为重,但随着病情的发展,多成为持续性头痛,进行性加重,可出现颅内高压的症状与体征,如头痛、恶心、呕吐、视盘水肿,并可出现局灶症状与体征,如精神改变、偏瘫、失语、偏身感觉障碍、抽搐、偏盲、共济失调、眼球震颤等,典型者鉴别不难。但需注意,也有表现为十几年的偏头痛,最后被确诊为巨大血管瘤者。

四、防治

(一)一般原则

偏头痛的治疗策略包括两个方面:对症治疗及预防性治疗。对症治疗的目的在于消除、抑制或减轻疼痛及伴随症状。预防性治疗用来减少头痛发作的频度及减轻头痛严重性。对偏头痛患者是单用对症治疗还是同时采取对症治疗及预防性治疗,要具体分析。一般说来,如果头痛发作频度较小,疼痛程度较轻,持续时间较短,可考虑单纯选用对症治疗。如果头痛发作频度较大,疼痛程度较重,持续时间较长,对工作、学习、生活影响较明显,则在给予对症治疗的同时,给予适当的预防性治疗。总之,既要考虑到疼痛对患者的影响,又要考虑到药物不良反应对患者的影响,有时还要参考患者个人的意见。Saper 的建议是每周发作 2 次以下者单独给予药物性对症治疗,而发作频繁者应给予预防性治疗。

不论是对症治疗还是预防性治疗均包括两个方面,即药物干预及非药物干预。

非药物干预方面,强调患者自助。嘱患者详细记录前驱症状、头痛发作与持续时间及伴随症状,找出头痛诱发及缓解的因素,并尽可能避免。如避免某些食物,保持规律的作息时间、规律饮食。不论是在工作日,还是周末抑或假期,坚持这些方案对于减轻头痛发作非常重要,接受这些建议对 30%患者有帮助。另有人倡导有规律的锻炼,如长跑等,可能有效地减少头痛发作。认知和行为治疗,如生物反馈治疗等,已被证明有效,另有患者于头痛时进行痛点压迫,于凉爽、安静、暗淡的环境中独处,或以冰块冷敷均有一定效果。

(二)药物对症治疗

偏头痛对症治疗可选用非特异性药物治疗,包括简单的止痛药,非甾体抗炎药及麻醉剂。对于轻、中度头痛,简单的镇痛药及非甾体抗炎药常可缓解头痛的发作。常用的药物有脑清片、对乙酰氨基酚、阿司匹林、萘普生、吲哚美辛、布洛芬、罗通定等。麻醉药的应用是严格限制的,

Saper 提议主要用于严重发作,其他治疗不能缓解,或对偏头痛特异性治疗有禁忌或不能忍受的情况下应用。偏头痛特异性 5-HT 受体拮抗剂主要用于中、重度偏头痛。偏头痛特异性 5-HT 受体拮抗剂结合简单的止痛剂,大多数头痛可得到有效的治疗。

5-HT 受体拮抗剂治疗偏头痛的疗效是肯定的。麦角胺咖啡因既能抑制去甲肾上腺素的再摄取,又能拮抗其与 β-肾上腺素受体的结合,于先兆期或头痛开始后服用 1 片,常可使头痛发作终止或减轻。如效不显,于数小时后加服 1 片,每天不超过 4 片,每周用量不超过 10 片。该药缺点是不良反应较多,并且有成瘾性,有时剂量会越来越大。常见不良反应为消化道症状、心血管症状,如恶心、呕吐、胸闷、气短等。孕妇、心肌缺血、高血压、肝肾疾病等忌用。

麦角碱衍生物酒石酸麦角胺,舒马普坦和双氢麦角胺为偏头痛特异性药物,均为 5-HT 受体拮抗剂。这些药物作用于中枢神经系统和三叉神经中受体介导的神经通路,通过阻断神经源性炎症而起到抗偏头痛作用。

酒石酸麦角胺主要用于中、重度偏头痛,特别是当简单的镇痛治疗效果不足或不能耐受时。其有多项作用:既是 $5-HT_{1A}$、$5-HT_{1B}$、$5-HT_{1D}$ 和 $5-HT_{1F}$ 受体拮抗剂,又是 α-肾上腺素受体拮抗剂,通过刺激动脉平滑肌细胞 5-HT 受体而产生血管收缩作用;它可收缩静脉容量性血管、抑制交感神经末端去甲肾上腺素再摄取。作为 $5-HT_1$ 受体拮抗剂,它可抑制三叉神经血管系统神经源性炎症,其抗偏头痛活性中最基础的机制可能在此,而非其血管收缩作用。其对中枢神经递质的作用对缓解偏头痛发作亦是重要的。给药途径有口服、舌下及直肠给药。生物利用度与给药途径关系密切。口服及舌下含化吸收不稳定,直肠给药起效快,吸收可靠。为了减少过多应用导致麦角胺依赖性或反跳性头痛,一般每周应用不超过 2 次,应避免大剂量连续用药。

Saper 总结酒石酸麦角胺在下列情况下慎用或禁用:年龄 55~60 岁(相对禁忌);妊娠或哺乳;心动过缓(中至重度);心室疾病(中至重度);胶原-肌肉病;心肌炎;冠心病,包括血管痉挛性心绞痛;高血压(中至重度);肝、肾损害(中至重度);感染或高热/败血症;消化性溃疡性疾病;周围血管病;严重瘙痒。另外,该药可加重偏头痛造成的恶心、呕吐。

舒马普坦亦适用于中、重度偏头痛发作。作用于神经血管系统和中枢神经系统,通过抑制或减轻神经源性炎症而发挥作用。曾有人称舒马普坦为偏头痛治疗的里程碑。皮下用药 2 小时,约 80% 的急性偏头痛有效。尽管 24~48 小时内 40% 的患者重新出现头痛,这时给予第 2 剂仍可达到同样的有效率。口服制剂的疗效稍低于皮下给药,起效亦稍慢,通常在 4 小时内起效。皮下用药后 4 小时给予口吸制剂不能预防再出现头痛,但对皮下用药后 24 小时内出现的头痛有效。

舒马普坦具有良好的耐受性,其不良反应通常较轻和短暂,持续时间常在 45 分钟以内。包括注射部位的疼痛、耳鸣、面红、烧灼感、热感、头昏、体重增加、颈痛及发音困难。少数患者于首剂时出现非心源性胸部压迫感,仅有很少患者于后续用药时再出现这些症状。罕见引起与其相关的心肌缺血。

Saper 总结应用舒马普坦注意事项及禁忌证为年龄超过 60 岁(相对禁忌证);妊娠或哺乳;缺血性心肌病(心绞痛、心肌梗死病史、记录到的无症状性缺血);不稳定型心绞痛;高血压(未控制);基底型或偏瘫型偏头痛;未识别的冠心病(绝经期妇女,男性>40 岁,心脏病危险因素如高血压、高脂血症、肥胖、糖尿病、严重吸烟及强阳性家族史);肝肾功能损害(重度);同时应用单胺氧化酶抑制剂或单胺氧化酶抑制剂治疗终止后 2 周内;同时应用含麦角胺或麦角类制剂(24 小时内),首次剂量可能需要在医师监护下应用。

酒石酸双氢麦角胺的效果超过酒石酸麦角胺。大多数患者起效迅速,在中、重度发作特别有用,也可用于难治性偏头痛。与酒石酸麦角胺有共同的机制,但其动脉血管收缩作用较弱,有选择性收缩静脉血管的特性,可静脉注射、肌内注射及鼻腔吸入。静脉注射途径给药起效迅速。肌内注射生物利用度达 100%。鼻腔吸入的绝对生物利用度 40%,应用酒石酸双氢麦角胺后再出现头痛的频率较其他现有的抗偏头痛剂小,这可能与其半衰期长有关。

酒石酸双氢麦角胺较酒石酸麦角胺具有较好的耐受性、恶心和呕吐的发生率及程度非常低,静脉注射最高,肌内注射及鼻吸入给药低。极少成瘾和引起反跳性头痛。通常的不良反应包括胸痛、轻度肌痛、短暂的血压上升。不应给予有血管痉挛反应倾向的患者,包括已知的周围性动脉疾病,冠状动脉疾病(特别是不稳定性心绞痛或血管痉挛性心绞痛)或未控制的高血压。注意事项和禁忌证同酒石酸麦角胺。

(三)药物预防性治疗

偏头痛的预防性治疗应个体化,特别是剂量的个体化。可根据患者体重,一般身体情况、既往用药体验等选择初始剂量,逐渐加量,如无明显不良反应,可连续用药 2～3 天,无效时再接用其他药物。

1.抗组胺药物

苯噻啶为一有效的偏头痛预防性药物。可每天 2 次,每次 0.5 mg 起,逐渐加量,一般可增加至每天 3 次,每次 1.0 mg,最大量不超过 6 mg/d。不良反应为嗜睡、头昏、体重增加等。

2.钙通道拮抗剂

氟桂利嗪,每晚 1 次,每次 5～10 mg,不良反应有嗜睡、锥体外系反应、体重增加、抑郁等。

3.β-受体阻滞剂

普萘洛尔,开始剂量 3 次/天,每次 10 mg,逐渐增加至 60 mg/d,也有介绍 120 mg/d,心率 <60 次/分者停用。哮喘、严重房室传导阻滞者禁用。

4.抗抑郁剂

阿米替林每天 3 次,每次 25 mg,逐渐加量。可有嗜睡等不良反应,加量后不良反应明显。氟西汀(我国商品名百优解)每片 20 mg,每晨 1 片,饭后服,该药初始剂量及有效剂量相同,服用方便,不良反应有睡眠障碍、胃肠道症状等,常较轻。

5.其他

非甾体抗炎药,如萘普生;抗惊厥药,如卡马西平、丙戊酸钠等;硫必利、舒必利;中医中药(辨证施治、辨经施治、成方加减、中成药)等皆可试用。

(四)关于特殊类型偏头痛

与偏头痛相关的先兆是否需要治疗及如何治疗,目前尚无定论。通常先兆为自限性的、短暂的,大多数患者于治疗尚未发挥作用时可自行缓解。如果患者经历复发性、严重的、明显的先兆,考虑舌下含化尼非地平,但头痛有可能加重,且疗效亦不肯定。给予舒马普坦及酒石酸麦角胺的疗效亦尚处观察之中。

(五)关于难治性、严重偏头痛性头痛

这类头痛主要涉及偏头痛持续状态,头痛常不能为一般的门诊治疗所缓解。患者除持续的进展性头痛外尚有一系列生理及情感症状,如恶心、呕吐、腹泻、脱水、抑郁、绝望,甚至自杀倾向。用药过度及反跳性依赖、戒断症状常促发这些障碍。这类患者常需收入急症室观察或住院,以纠正患者存在的生理障碍,如脱水等;排除伴随偏头痛出现的严重的神经内科或内科疾病;治疗纠

正药物依赖;预防患者于家中自杀等。应注意患者的生命体征,可做心电图检查。药物可选用酒石酸双氢麦角胺、舒马普坦、鸦片类及止吐药,必要时亦可谨慎给予氯丙嗪等。可选用非肠道途径给药,如静脉或肌内注射给药。一旦发作控制,可逐渐加入预防性药物治疗。

(六)关于妊娠妇女的治疗

Schulman建议给予地美罗注射剂或片剂,并应限制剂量。还可应用泼尼松,其不易穿过胎盘,在妊娠早期不损害胎儿,但不宜应用太频。如欲怀孕,最好尽最大可能不用预防性药物并避免应用麦角类制剂。

(七)关于儿童偏头痛

儿童偏头痛用药的选择与成人有很多重叠,如止痛药物、钙离子通道拮抗剂、抗组胺药物等,但也有人质疑酒石酸麦角胺药物的疗效。如能确诊,重要的是对儿童及其家长进行安慰,使其对本病有一个全面的认识,以缓解由此带来的焦虑,对治疗当属有益。

五、护理

(一)护理评估

1.健康史

(1)了解头痛的部位、性质和程度:询问是全头疼还是局部头疼;是搏动性头疼还是胀痛、钻痛;是轻微痛、剧烈痛还是无法忍受的疼痛。偏头疼常描述为双侧颞部的搏动性疼痛。

(2)头疼的规律:询问头疼发病的急缓,是持续性还是发作性,起始与持续时间,发作频率,激发或缓解的因素,与季节、气候、体位、饮食、情绪、睡眠、疲劳等的关系。

(3)有无先兆及伴发症状:如头晕、恶心、呕吐、面色苍白、潮红、视物不清、闪光、畏光、复视、耳鸣、失语、偏瘫、嗜睡、发热、晕厥等。典型偏头疼发作常有视觉先兆和伴有恶心、呕吐、畏光。

(4)既往史与心理社会状况:询问患者的情绪、睡眠、职业情况以及服药史,了解头疼对日常生活、工作和社交的影响,患者是否因长期反复头疼而出现恐惧、忧郁或焦虑心理。大部分偏头疼患者有家族史。

2.身体状况

检查意识是否清楚,瞳孔是否等大等圆、对光反射是否灵敏;体温、脉搏、呼吸、血压是否正常;面部表情是否痛苦,精神状态怎样;眼睑是否下垂、有无脑膜刺激征。

3.主要护理问题及相关因素

(1)偏头疼:与发作性神经血管功能障碍有关。

(2)焦虑:与偏头疼长期、反复发作有关。

(3)睡眠形态紊乱:与头疼长期反复发作和/或焦虑等情绪改变有关。

(二)护理措施

1.避免诱因

告知患者可能诱发或加重头疼的因素,如情绪紧张、进食某些食物、饮酒、月经来潮、用力性动作等;保持环境安静、舒适、光线柔和。

2.指导减轻头疼的方法

如指导患者缓慢深呼吸,听音乐、练气功、生物反馈治疗,引导式想象,冷、热敷以及理疗、按摩、指压止痛法等。

3.用药护理

告知止痛药物的作用与不良反应,让患者了解药物依赖性或成瘾性的特点,如大量使用止痛剂,滥用麦角胺咖啡因可致药物依赖。指导患者遵医嘱正确服药。

(陈丽丽)

第二节　原发性高血压

原发性高血压是以血压升高为主要临床表现但原因不明的综合征,通常简称为高血压。高血压是导致充血性心力衰竭、卒中、冠心病、肾衰竭、夹层动脉瘤的发病率和病死率升高的主要危险性因素之一,严重影响人们的健康和生活质量,是最常见的疾病,防治高血压非常必要。

一、血压分类和定义

目前,我国采用国际上统一的血压分类和标准,将 18 岁以上成人的血压按不同水平分类(表 11-5),高血压定义为收缩压≥18.7 kPa(140 mmHg)和/或舒张压≥12.0 kPa(90 mmHg),根据血压升高水平,又进一步将高血压分为 1、2、3 级。

表 11-5　血压的定义和分类(WHO/ISH,1999 年)

类别	收缩压(mmHg)		舒张压(mmHg)
理想血压	<120	和	<80
正常血压	<130	和	<85
正常高值	130~139	或	85~89
高血压			
1 级(轻度)	140~159	或	90~99
亚组:临界高血压	140~149	或	90~94
2 级(中毒)	160~179	或	100~109
3 级(重度)	≥180	或	≥110
单纯收缩期高血压	≥140	和	<90
亚组:临界收缩期高血压	140~149	和	<90

注:当患者的收缩压和舒张压分属不同分类时,应当用较高的分类。

二、病因

(一)遗传

高血压具有明显的家族性,父母均为高血压者其子女患高血压的概率明显高于父母均无高血压者的概率。约 60% 高血压患者可询问到有高血压家族史。

(二)饮食

膳食中钠盐摄入量与人群血压水平和高血压病患病率呈正相关。摄盐越多,血压水平和患病率越高,钾摄入量与血压呈负相关,限制钠补充钾可使高血压患者血压降低。钾的降压作用可能是通过促进排钠而减少细胞外液容量。有研究表明膳食中钙不足可使血压升高。大量研究显示高蛋白质摄入、饮食中饱和脂肪酸或饱和脂肪酸/不饱和脂肪酸比值较高、饮酒量过多都属于升压因素。

（三）精神

城市脑力劳动者高血压患病率超过体力劳动者，从事精神紧张度高的职业者发生高血压的可能性较大，长期生活在噪声环境中听力敏感性减退者患高血压也较多。高血压患者经休息后往往症状和血压可获得一定改善。

（四）肥胖

超重或肥胖是血压升高的重要危险因素。一般采用体重指数（BMI），即体重（kg）/身高（m）²（以 20～24 为正常范围）。血压与 BMI 呈明显正相关。肥胖的类型与高血压发生关系密切，向心性肥胖者容易发生高血压，表现为腰围往往大于臀围。

（五）其他

服避孕药妇女容易出现血压升高。一般在终止服用避孕药后 3～6 个月血压常恢复正常。阻塞性睡眠呼吸暂停综合征（OSAS）是指睡眠期间反复发作性呼吸暂停。OSAS 常伴有重度打鼾，患此病的患者常有高血压。

三、发病机制

原发性高血压的发病机制至今还没有一个完整统一的认识。目前认为高血压的发病机制集中在以下几个方面。

（一）交感神经系统活性亢进

已知反复的精神刺激与过度紧张可以引起高血压。长期处于应激状态如从事驾驶员、飞行员等职业者高血压患病率明显增高。当大脑皮质兴奋与抑制过程失调时，交感神经和副交感神经之间的平衡失调，交感神经兴奋性增加，其末梢释放去甲肾上腺素、肾上腺素、多巴胺、血管升压素等儿茶酚胺类物质增多，从而引起阻力小动脉收缩增强使血压升高。

（二）肾素-血管紧张素-醛固酮系统（RAAS）激活

肾小球旁细胞分泌的肾素，激活从肝脏产生的血管紧张素原转化为血管紧张素Ⅰ，然后再经肺循环中的血管紧张素转换酶（ACE）的作用转化为血管紧张素Ⅱ。血管紧张素Ⅱ作用于血管紧张素Ⅱ受体，有如下作用：①直接使小动脉平滑肌收缩，外周阻力增加。②刺激肾上腺皮质球状带，使醛固酮分泌增加，致使肾小管远端集合管的钠重吸收加强，导致水钠潴留。③交感神经冲动发放增加使去甲肾上腺素分泌增加。以上作用均可使血压升高。近年来发现血管壁、心脏、脑、肾脏及肾上腺中也有 RAAS 的各种组成成分。局部 RAAS 各成分对心脏、血管平滑肌的作用，可能在高血压发生和发展中有更大影响，占有十分重要的地位。

（三）其他

细胞膜离子转运异常可使血管收缩反应性增强和平滑肌细胞增生与肥大，血管阻力增高；肾脏潴留过量摄入的钠盐，使体液容量增大，机体为避免心排血量增高使组织过度灌注，全身阻力小动脉收缩增强，导致外周血管阻力增高；胰岛素抵抗所致的高胰岛素血症可使电解质代谢发生障碍，还使血管对体内升压物质反应性增强，血液中儿茶酚胺水平增加，血管张力增高，从而使血压升高。

四、病理生理和病理解剖

高血压病的早期表现为全身细小动脉的间歇性痉挛,仅有主动脉壁轻度增厚,全身细小动脉和脏器无明显的器质性改变,患者多无明显症状。如病变持续,可导致许多脏器受累,最重要的是心、脑、肾组织的病变。

(一)心脏

心脏主要表现为左心室肥厚和扩大,病变晚期可导致心力衰竭。这种由高血压引起的心脏病称为高血压性心脏病。长期高血压还可引起冠状动脉粥样硬化。

(二)脑

由于脑细小动脉的长期硬化和痉挛,使动脉壁缺血、缺氧而通透性增高,容易形成微小动脉瘤,当血压突然升高时,微小动脉瘤破裂,从而发生脑出血。高血压可促使脑动脉发生粥样硬化,导致脑血栓形成。

(三)肾脏

细小动脉硬化引起的缺血使肾小球缺血、变性、坏死,继而纤维化及玻璃样变,并累及相应的肾小管,使之萎缩、消失,间质出现纤维化。因残存的肾单位越来越少,最终导致肾衰竭。

五、临床表现

(一)症状

大多数患者早期症状不明显,常见症状有头痛、头晕、耳鸣、眼花、乏力、心悸,还有的表现为失眠、健忘、注意力不集中、情绪易波动或发怒等。经常在体检或其他疾病就医检查时发现血压升高。血压升高常与情绪激动、精神紧张、体力活动有关,休息或去除诱因血压可下降。

(二)体征

血压受昼夜、气候、情绪、环境等因素影响波动较大。一般清晨起床活动后血压迅速升高,夜间血压较低;冬季血压较高,夏季血压较低;情绪不稳定时血压高;在医院或诊所血压明显增高,在家或医院外的环境中血压低。体检时可听到主动脉瓣区第二心音亢进、收缩期杂音,长期高血压时有心尖冲动明显增强,搏动范围扩大以及心尖冲动左移体征,提示左心室增大。

(三)恶性或急进性高血压

患者发病急骤,舒张压多持续在 17.3~18.7 kPa(130~140 mmHg)或更高。常有头痛、视力模糊或失明,视网膜可发生出血、渗出及视盘水肿,肾脏损害突出,持续蛋白尿、血尿及管型尿,病情进展迅速,如不及时治疗,易出现严重的脑、心、肾损害,发生脑血管意外、心力衰竭和尿毒症,最后多因尿毒症而死亡,但也可死于脑血管意外或心力衰竭。

六、并发症

(一)高血压危象

在情绪激动、精神紧张、过度劳累、寒冷等诱因作用下,小动脉发生强烈痉挛,血压突然急剧升高,收缩压可达 34.7 kPa(260 mmHg)、舒张压可达 16.0 kPa(120 mmHg)以上,影响重要脏器血液供应而出现危急症状。在高血压的早、中、晚期均可发生。患者出现头痛、恶心、呕吐、烦躁、心悸、出汗、视力模糊等征象,伴有椎-基底动脉、视网膜动脉、冠状动脉等累及的缺血表现。

（二）高血压脑病

高血压脑病发生在重症高血压患者,是指血压突然或短期内明显升高,由于过高的血压干扰了脑血管的自身调节机制,脑组织血流灌注过多造成脑水肿。出现中枢神经功能障碍征象。临床表现为弥漫性严重头痛、呕吐、烦躁、意识模糊、精神错乱、局灶性或全身抽搐,甚至昏迷。

（三）主动脉夹层

主动脉夹层指主动脉腔内的血液通过内膜的破口进入主动脉壁中层而形成的血肿,夹层分离突然发生时多数患者突感胸部疼痛,向胸前及背部放射,随夹层涉及范围而可以延至腹部、下肢及颈部。疼痛剧烈难以忍受,起病后即达高峰,呈刀割或撕裂样。突发剧烈的胸痛常误诊为急性心肌梗死。高血压是导致本病的重要因素。患者因剧痛而有休克外貌、焦虑不安、大汗淋漓、面色苍白、心率加速,从而使血压升高。

（四）其他

其他并发症可并发急性左心衰竭、急性冠脉综合征、脑出血、脑血栓形成、腔隙性脑梗死、慢性肾衰竭等。

七、辅助检查

（一）测量血压

定期测量血压是早期诊断高血压和评估严重程度的主要方法,采用经验证合格的水银柱或电子血压计,测量安静休息坐位时上臂肱动脉处血压,必要时还应测量平卧位和站立位血压。但须在未服用降压药物情况下的不同时间测量 3 次血压,才能确诊。对偶有血压超出正常值者,需定期重复测量后确诊。通常在医疗单位或家中随机测血压的方式不能可靠地反映血压的波动和在休息、日常活动状态下的情况。近年来,24 小时动态血压监测已逐渐应用于临床及高血压的防治工作上。一般监测的时间为 24 小时,测压时间间隔为 15～30 分钟,可较为客观和敏感地反映患者的实际血压水平,可了解血压的昼夜变化节律性和变异性,估计靶器官损害与预后,比随机测血压更为准确。动态血压监测的参考标准正常值为 24 小时低于 17.3/10.7 kPa(130/80 mmHg),白天低于 18.0/11.3 kPa(135/85 mmHg),夜间低于 16.7/10.0 kPa(125/75 mmHg)。正常血压波动夜间 2～3 时处于血压最低,清晨迅速上升,上午 6～10 时和下午 16～18 时出现两个高峰,尔后缓慢下降。高血压患者的动态血压曲线也类似,但波动幅度较正常血压时大。

（二）体格检查

除常规检查外还有身高,体重,双上肢血压,颈动脉及上下肢动脉搏动情况,颈、腹部血管有无杂音,腹主动脉搏动,肾增大,眼底等的情况。

（三）尿液检查

通过肉眼观察尿的颜色、透明度、有无血尿;测比重、pH、糖和蛋白含量,并做镜下检验。尿比重降低(<1.010)提示肾小管浓缩功能障碍。正常尿液 pH 为 5～7,原发性醛固酮增多症尿呈酸性。

（四）血生化检查

空腹血糖、血钾、肌酐、尿素氮、尿酸、胆固醇、甘油三酯、低密度脂蛋白、高密度脂蛋白等。

（五）超声心动图检查

超声心动图能更为可靠地诊断左心室肥厚,测定计算所得的左心室重量指数(LVMI),是一项反映左心室肥厚及其程度的较为准确的指标,与病理解剖的相关性和符合率好。超声心动图还可评价高血压患者的心功能,包括左心室射血分数、收缩功能、舒张功能。

(六)眼底检查

眼底检查可见血管迂曲,颜色苍白,反光增强,动脉变细,视网膜渗出、出血、视盘水肿等。眼底改变可反映高血压的严重程度,分为4级:①Ⅰ级,动脉出现轻度硬化、狭窄、痉挛、变细;②Ⅱ级,视网膜动脉中度硬化、狭窄,出现动脉交叉压迫,静脉阻塞;③Ⅲ级,动脉中度以上狭窄伴局部收缩,视网膜有棉絮状渗出、出血和水肿;④Ⅳ级,出血或渗出物伴视盘水肿。高血压眼底改变与病情的严重程度和预后密切相关。

(七)胸透或胸片、心电图检查

胸透或胸片、心电图检查对诊断高血压及评估预后都有帮助。

八、治疗

(一)目的

治疗目的是通过降压治疗使高血压患者的血压达标,以期最大限度地降低心脑血管发病和死亡的总危险。

(二)降压目标值

一般高血压人群降压目标值<18.7/12.0 kPa(140/90 mmHg);高血压高危患者(糖尿病及肾病)降压目标值<17.3/10.7 kPa(130/80 mmHg);老年收缩期性高血压的降压目标值为收缩压18.7～20.0 kPa(140～150 mmHg),舒张压<12.0 kPa(90 mmHg)但不低于8.7～9.3 kPa(65～70 mmHg),舒张压降得过低可能抵消收缩压下降得到的好处。

(三)非药物治疗

非药物治疗主要是改善生活方式,改善生活方式对降低血压和心脑血管危险的作用已得到广泛认可,所有患者都应采用,这些措施包括以下几点。

1.戒烟

吸烟所致的危害是使高血压并发症如心肌梗死、脑卒中和猝死的危险性明显增加,加重脂质代谢紊乱,降低胰岛素敏感性,降低内皮细胞依赖性血管扩张效应,并降低或抵消降压治疗的疗效。戒烟对心脑血管的良好益处,任何年龄组均可显示。

2.减轻体重

超重10%以上的高血压患者体重减少5 kg,血压便有明显降低,体重减轻亦可增加降压药物疗效,对改善糖尿病、胰岛素抵抗、高脂血症和左心室肥厚等均有益。

3.减少过多的乙醇摄入

戒酒和减少饮酒可使血压明显降低,适量饮酒仍有明显加压反应者应戒酒。

4.适当运动

适当运动有利于改善胰岛素抵抗和减轻体重,提高心血管调节能力,稳定血压水平。较好的运动方式是低或中等强度的运动,可根据年龄及身体状况选择,中老年高血压患者可选择步行、慢跑、上楼梯、骑车等,一般每周3～5次,每次30～60分钟。运动强度可采用心率监测法,运动时心率不应超过最大心率(180次/分或170次/分)的60%～85%。

5.减少钠盐的摄入量、补充钙和钾盐

膳食中约大部分钠盐来自烹调用盐和各种腌制品,所以应减少烹调用盐及腌制品的食用,每人每天食盐量摄入应少于2.4 g(相当于氯化钠6 g)。通过食用含钾丰富的水果如香蕉、橘子和

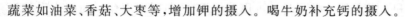

蔬菜如油菜、香菇、大枣等,增加钾的摄入。喝牛奶补充钙的摄入。

6.多食含维生素丰富的食物

多吃水果和蔬菜,减少食物中饱和脂肪酸的含量和脂肪总量。

7.减轻精神压力,保持心理平衡

长期精神压力和情绪忧郁是降压治疗效果欠佳的重要原因,亦可导致高血压。应对患者做耐心的劝导和心理疏导,鼓励其参加社交活动、户外活动等。

(四)降压药物治疗对象

高血压2级或以上患者≥21.3/13.3 kPa(160/100 mmHg);高血压合并糖尿病、心、脑、肾靶器官损害患者;血压持续升高6个月以上,改善生活方式后血压仍未获得有效控制者。从心血管危险分层的角度,高危和极高危患者应立即开始使用降压药物强化治疗。中危和低危患者则先继续监测血压和其他危险因素,之后再根据血压状况决定是否开始药物治疗。

(五)降压药物治疗

1.降压药物分类

现有的降压药种类很多,目前常用降压药物可归纳为以下几大类(表11-6):利尿剂、β受体阻滞剂、钙通道阻滞剂、血管紧张素转换酶抑制剂和血管紧张素Ⅱ受体阻滞剂、α受体阻滞剂。

表11-6 常用降压药物名称、剂量及用法

药物种类	药名	剂量	用法(每天)
利尿剂	氢氯噻嗪	12.5～25 mg	1～3次
	呋塞米	20 mg	1～2次
	螺内酯	20 mg	1～3次
β受体阻滞剂	美托洛尔	12.5～50 mg	2次
	阿替洛尔	12.5～25 mg	1～2次
钙通道阻滞剂	硝苯地平控释片	30 mg	1次
	地尔硫䓬缓释片	90～180 mg	1次
血管紧张素转换酶抑制剂	卡托普利	25～50 mg	2～3次
	依那普利	5～10 mg	1～2次
血管紧张素Ⅱ受体阻滞剂	缬沙坦	80～160 mg	1次
	伊贝沙坦	150 mg	1次
α受体阻滞剂	哌唑嗪	0.5～3 mg	2～3次
	特拉唑嗪	1～8 mg	1次

2.联合用药

临床实际使用降压药时,由于患者心血管危险因素状况、并发症、靶器官损害、降压疗效、药物费用以及不良反应等,都可能影响降压药的具体选择。任何药物在长期治疗中均难以完全避免其不良反应,联合用药可使不同的药物互相取长补短,有可能减轻或抵消某些不良反应。联合用药可减少单一药物剂量,提高患者的耐受性和依从性。现在认为,2级高血压≥21.3/13.3 kPa(160/100 mmHg)患者在开始时就可以采用两种降压药物联合治疗,有利于血压在相对较短的时间内达到目标值。比较合理的两种降压药联合治疗方案是利尿药与β受体阻滞剂;利尿药与ACEI或血管紧张素受体拮抗剂(ARB);二氢吡啶类钙通道阻滞剂与β受体阻滞剂;钙通道阻滞

剂与 ACEI 或 ARB,α 阻滞剂和 β 阻滞剂。必要时也可用其他组合,包括中枢作用药如α$_2$受体激动剂、咪哒唑啉受体调节剂,以及 ACEI 与 ARB;国内研制了多种复方制剂,如复方降压片、降压0 号等,以当时常用的利舍平、双肼屈嗪、氢氯噻嗪为主要成分,因其有一定降压效果,服药方便且价格低廉而广泛使用。

(六)高血压急症的治疗

高血压急症是指短时期内血压重度升高,收缩压>26.7 kPa(200 mmHg)和/或舒张压>17.3 kPa(130 mmHg),伴有重要器官组织如大动脉、心脏、脑、肾脏、眼底的严重功能障碍或不可逆性损害。需要做紧急处理。

1.迅速降压

(1)硝普钠:同时直接扩张动脉和静脉,降低前、后负荷。开始时以 50 mg/500 mL 浓度每分钟 10～25 μg 速率静脉滴注,即刻发挥降压作用。使用硝普钠必须密切观察血压,避光静脉滴注,根据血压水平仔细调节滴注速度,硝普钠可用于各种高血压急症。一般使用不超过 7 天,长期或大剂量使用应注意可能发生氰化物中毒。

(2)硝酸甘油:选择性扩张冠状动脉与大动脉和扩张静脉。开始时以每分钟 5～10 μg 速度静脉点滴,然后根据血压情况增加滴注速度至每分钟 20～50 μg。降压起效快,停药后作用消失亦快。硝酸甘油主要用于急性冠脉综合征或急性心力衰竭时的高血压急症。不良反应有头痛、心动过速、面部潮红等。

(3)地尔硫䓬:非二氢吡啶类钙通道阻滞剂,降压同时具有控制快速性室上性心律失常和改善冠状动脉血流量作用。配制成 50～60 mg/500 mL 浓度,以每小时 5～15 mg 速度静脉点滴,根据血压变化调整静脉输液速度。地尔硫䓬主要用于急性冠脉综合征、高血压危象。不良作用有面部潮红、头痛等。

(4)酚妥拉明:配制成 10～30 mg/500 mL 浓度缓慢静脉滴注,主要用于嗜铬细胞瘤高血压危象。

(5)其他药物:对血压明显增高,但症状不严重者,可舌下含用硝苯地平 10 mg,或口服卡托普利 12.5～25.0 mg,哌唑嗪 1～2 mg 等。降压不宜过快过低。血压控制后,需口服降压药物,或继续注射降压药物以维持疗效。

2.制止抽搐

可用地西泮 10～20 mg 静脉注射,苯巴比妥 0.1～0.2 g 肌内注射。亦可予 25%硫酸镁溶液10 mL 深部肌内注射,或以 5%葡萄糖溶液 20 mL 稀释后缓慢静脉注射。

3.脱水、排钠、降低颅内压

(1)呋塞米 20～40 mg 或依他尼酸钠 25～50 mg,加入 50%葡萄糖溶液 20～40 mL 中,静脉注射。

(2)20%甘露醇或 25%山梨醇静脉快速滴注,半小时内滴完。

4.其他并发症的治疗

对主动脉夹层分离,应采取积极的降压治疗,诊断确定后,宜施行外科手术治疗。

九、护理

(一)一般护理

1.休息

早期高血压患者可参加工作,但不要过度疲劳,坚持适当的锻炼,如骑自行车、跑步、做体操及打太极拳等。要有充足的睡眠,保持心情舒畅,避免精神紧张和情绪激动,消除恐惧、焦虑、悲观等不良情绪。晚期血压持续增高,伴有心、肾、脑病时应卧床休息。关心体贴患者,使其精神愉快,鼓励患者树立战胜疾病的信心。

2.饮食

饮食方面应给低盐、低脂肪、低热量饮食,以减轻体重。因为摄入总热量太大超过消耗量,多余的热量转化为脂肪,身体就会发胖,体重增加,提高血液循环的要求,必定提高血压。鼓励患者多食水果、蔬菜、戒烟、控制饮酒、咖啡、浓茶等刺激性饮料。少吃胆固醇含量多的食物,对服用排钾利尿剂的患者应注意补充含钾高的食物如蘑菇、香蕉、橘子等。肥胖者应限制热能摄入,控制体重在理想范围之内。

3.病房环境

病房环境应整洁、安静、舒适、安全。

(二)对症护理及病情观察护理

1.剧烈头痛

当出现剧烈头痛伴恶心、呕吐,常系血压突然升高、高血压脑病,应立即让患者卧床休息,并测量血压及脉搏、心率、心律,积极协助医师采取降压措施。

2.呼吸困难、发绀

呼吸困难、发绀系高血压引起的左心衰竭所致,应立即给予舒适的半卧位,及时给予氧气吸入。按医嘱应用洋地黄治疗。

3.心悸

严密观察脉搏、心率、心律变化并做好记录。安静休息,严禁下床,并安慰患者消除紧张情绪。

4.水肿

晚期高血压伴心肾衰竭时可出现水肿。护理中注意严格记录出入量,限制钠盐和水分摄入。严格卧床休息,注意皮肤护理,严防压疮发生。

5.昏迷、瘫痪

昏迷、瘫痪系晚期高血压引起脑血管意外所引起。应注意安全护理,防止患者坠床、窒息、肢体烫伤等。

6.病情观察护理

对血压持续增高的患者,应每天测量血压2～3次,并做好记录,必要时测立、坐、卧位血压,掌握血压变化规律。如血压波动过大,要警惕脑出血的发生。如在血压急剧增高的同时,出现头痛、视物模糊、恶心、呕吐、抽搐等症状,应考虑高血压脑病的发生。如出现端坐呼吸、喘憋、发绀、咳粉红色泡沫痰等,应考虑急性左心衰竭的发生。出现上述各种表现时均应立即送医院进行紧急救治。另外,在变换体位时也应动作缓慢,以免发生意外。有些降压药可引起水钠潴留。因此,需每天测体重,准确记录出入量,观察水肿情况,注意保持出入量的平衡。

(三)用药观察与护理

1.用药原则

终身用药,缓慢降压,从小剂量开始逐步增加剂量,即使血压降至理想水平后,也应服用维持量,老年患者服药期间改变体位要缓慢,以免发生意外,合理联合用药。

2.药物不良反应观察

使用噻嗪类和襻利尿剂时应注意血钾、血钠的变化；用β受体阻滞剂应注意其抑制心肌收缩力、心动过缓、房室传导时间延长、支气管痉挛、低血糖、血脂升高的不良反应；钙通道阻滞剂硝苯地平的不良反应有头痛、面红、下肢水肿、心动过速；血管紧张素转换酶抑制剂可有头晕、乏力、咳嗽、肾功能损害等不良反应。

（四）心理护理

患者多表现有易激动、焦虑及抑郁等心理特点，而精神紧张、情绪激动、不良刺激等因素均与高血压密切相关。因此，对待患者应耐心、亲切、和蔼、周到。根据患者特点，有针对性地进行心理疏导。同时，让患者了解控制血压的重要性，帮助患者训练自我控制的能力，参与自身治疗护理方案的制定和实施，指导患者坚持长期的饮食、药物、运动治疗，将血压控制在接近正常的水平，以减少对靶器官的进一步损害，定期复查。

十、出院指导

（一）饮食调节指导

强调高血压患者要以低盐、低脂肪、低热量、低胆固醇饮食为宜；少吃或不吃含饱和脂肪的动物脂肪，多食含维生素的食物，多摄入富含钾、钙的食物，食盐量应控制在 3～5 g/d，严重高血压病患者的食盐量控制在 1～2 g/d。饮食要定量、均衡、不暴饮暴食；同时适当地减轻体重，有利于降压。戒烟和控制酒量。

（二）休息和锻炼指导

高血压患者的休息和活动应根据患者的体质、病情适当调节，病重体弱者，应以休息为主。随着病情好转，血压稳定，每天适当从事一些工作、学习、劳动将有益身心健康；还可以增加一些适宜的体能锻炼，如散步、慢跑、打太极拳、体操等有氧活动。患者应在运动前了解自己的身体状况，以此来决定自己的运动种类、强度、频度和持续时间。注意规律生活，保证充足的休息和睡眠，对于睡眠差、易醒、早醒者，可在睡前饮热牛奶 200 mL，或用 40～50 ℃温水泡足 30 分钟，或选择自己喜爱的放松精神情绪的音乐协助入睡。总之，要注意劳逸结合，养成良好的生活习惯。

（三）心理健康指导

高血压病的发病机制是除躯体因素外，心理因素占主导地位，强烈的焦虑、紧张、愤怒以及压抑常为高血压病的诱发因素，因此教会患者自我调节和自我控制能力是关键。护士要鼓励患者保持豁达、开朗愉快的心境和稳定的情绪，培养广泛的爱好和兴趣。同时指导家属为患者创造良好的生活氛围，避免引起患者情绪紧张、激动和悲哀等不良刺激。

（四）血压监测指导

建议患者自行购买血压计，随时监测血压。指导患者和家属正确测量血压的方法，监测血压、做好记录，复诊时对医师加减药物剂量会有很好的参考依据。

（五）用药指导

由于高血压是一种慢性病，需要长期的、终身的服药治疗，而这种治疗要患者自己或家属配合进行，所以患者及家属要了解服用的药物种类及用药剂量、用药方法、药物的不良反应、服用药物的最佳时间，以便发挥药物的最佳效果和减少不良反应。出现不良反应，要及时报告主诊医师，以便调整药物及采取必要的处理措施。切不可血压降下来就停药，血压上升又服药，血压反复波动，对健康极为不利。由于这类患者大多是年纪较大，容易遗忘服药，可建议患者在家中醒目之处做标记,以起到提示作用。对血压明显升高多年的患者,血压不宜下降过快,因为患者往往不能适应,并可导致心、脑、肾血液的供应不足而引起脑血管意外,如使用可引起明显直立性低血压药物时,应向患者说明平卧起立或坐位起立时,动作要缓慢,以免血压突然下降,出现晕厥而发生意外。

(六)按时就医

服完药出现血压升高或过低;血压波动大;出现眼花、头晕、恶心呕吐、视物不清、偏瘫、失语、意识障碍、呼吸困难、肢体乏力等情况时立即到医院就医。如病情危重,可求助120急救中心。

(陈丽丽)

第三节　慢性阻塞性肺疾病

慢性阻塞性肺疾病(chronic obstructive pulmonary disease,COPD)是一种以不完全可逆性气流受限为特征,呈进行性发展的肺部疾病。COPD是呼吸系统疾病中的常见病和多发病,由于其患者数多,死亡率高,社会经济负担重,已成为一个重要的公共卫生问题。在世界范围内,COPD的死亡率居所有死因的第四位。根据世界银行/世界卫生组织发表的研究,至2020年COPD将成为世界疾病经济负担的第五位。在我国,COPD同样是严重危害人民群体健康的重要慢性呼吸系统疾病,1992年对我国北部及中部地区农村102 230名成人调查显示,COPD占15岁以上人群的3%,近年来对我国7个地区20 245名成年人进行调查,COPD的患病率占40岁以上人群的8.2%,患病率之高是十分惊人的。

COPD与慢性支气管炎及肺气肿密切相关。慢性支气管炎(简称慢支)是指气管、支气管黏膜及其周围组织的慢性、非特异性炎症。如患者每年咳嗽、咳痰达3个月以上,连续两年或以上,并排除其他已知原因的慢性咳嗽,即可诊断为慢性支气管炎。阻塞性肺气肿(简称肺气肿)是指肺部终末细支气管远端气腔出现异常持久的扩张,并伴有肺泡壁和细支气管的破坏而无明显肺纤维化。当慢性支气管炎和/或肺气肿患者肺功能检查出现气流受限并且不能完全可逆时,可视为COPD。如患者只有慢性支气管炎和/或肺气肿,而无气流受限,则不能视为COPD,而视为COPD的高危期。支气管哮喘也具有气流受限。但支气管哮喘是一种特殊的气道炎症性疾病,其气流受限具有可逆性,它不属于COPD。

一、护理评估

(一)病因及发病机制

确切的病因不清,可能与下列因素有关。

1.吸烟

吸烟是最危险的因素。国内外的研究均证明吸烟与慢支的发生有密切关系,吸烟者慢性支气管炎的患病率比不吸烟者高2~8倍,吸烟时间越长,量越大,COPD患病率越高。烟草中的多种有害化学成分,可损伤气道上皮细胞使巨噬细胞吞噬功能降低和纤毛运动减退;黏液分泌增加,使气道净化能力减弱;支气管黏膜充血水肿、黏液积聚,而易引起感染。慢性炎症及吸烟刺激黏膜下感受器,引起支气管平滑肌收缩,气流受限。烟草、烟雾还可使氧自由基增多,诱导中性粒细胞释放蛋白酶,抑制抗蛋白酶系统,使肺弹力纤维受到破坏,诱发肺气肿形成。

2.职业性粉尘和化学物质

职业性粉尘及化学物质,如烟雾、变应原、工业废气及室内污染空气等,浓度过大或接触时间过长,均可导致与吸烟无关的COPD。

3.空气污染

大气污染中的有害气体(如二氧化硫、二氧化氮、氯气等)可损伤气道黏膜,并有细胞毒作用,使纤毛清除功能下降,黏液分泌增多,为细菌感染创造条件。

4.感染

感染是COPD发生发展的重要因素之一。长期、反复感染可破坏气道正常的防御功能,损伤细支气管和肺泡。主要病毒为流感病毒、鼻病毒和呼吸道合胞病毒等;细菌感染以肺炎链球菌、流感嗜血杆菌、卡他莫拉菌及葡萄球菌为多见,支原体感染也是重要因素之一。

5.蛋白酶-抗蛋白酶失衡

蛋白酶对组织有损伤和破坏作用;抗蛋白酶对弹性蛋白酶等多种蛋白酶有抑制功能。在正常情况下,弹性蛋白酶与其抑制因子处于平衡状态。其中 α_1-抗胰蛋白酶(α_1-AT)是活性最强的一种。蛋白酶增多和抗蛋白酶不足均可导致组织结构破坏产生肺气肿。

6.其他

机体内在因素如呼吸道防御功能及免疫功能降低、自主神经功能失调、营养、气温的突变等都可能参与COPD的发生、发展。

(二)病理生理

COPD的病理改变主要为慢性支气管炎和肺气肿的病理改变。COPD对呼吸功能的影响,早期病变仅局限于细小气道,表现为闭合容积增大。病变侵入大气道时,肺通气功能明显障碍;随肺气肿的日益加重,大量肺泡周围的毛细血管受膨胀的肺泡挤压而退化,使毛细血管大量减少,肺泡间的血流量减少,导致通气与血流比例失调,使换气功能障碍。由通气和换气功能障碍引起缺氧和二氧化碳潴留,进而发展为呼吸衰竭。

(三)健康史

询问患者是否存在引起慢支的各种因素如感染、吸烟、大气污染、职业性粉尘和有害气体的长期吸入、过敏等;是否有呼吸道防御功能及免疫功能降低、自主神经功能失调等。

(四)身体状况

1.主要症状

(1)慢性咳嗽:晨间起床时咳嗽明显,白天较轻,睡眠时有阵咳或排痰。随病程发展可终生不愈。

(2)咳痰:一般为白色黏液或浆液性泡沫痰,偶可带血丝,清晨排痰较多。急性发作伴有细菌感染时,痰量增多,可有脓性痰。

(3)气短或呼吸困难:早期仅在体力劳动或上楼等活动时出现,随着病情发展逐渐加重,日常活动甚至休息时也感到气短,是COPD的标志性症状。

(4)喘息和胸闷:重度患者或急性加重时出现喘息,甚至静息状态下也感气促。

(5)其他:晚期患者有体重下降,食欲减退等全身症状。

2.护理体检

早期可无异常,随疾病进展慢性支气管炎病例可闻及干啰音或少量湿啰音。有喘息症状者可在小范围内出现轻度哮鸣音。肺气肿早期体征不明显,随疾病进展出现桶状胸,呼吸活动减弱,触觉语颤减弱或消失;叩诊呈过清音,心浊音界缩小或不易叩出,肺下界和肝浊音界下移,听诊心音遥远,两肺呼吸音普遍减弱,呼气延长,并发感染时,可闻及湿啰音。

3.COPD严重程度分级

根据第一秒用力呼气容积占用力肺活量的百分比(FEV$_1$/FVC%)、第一秒用力呼气容积占预计值百分比(FEV$_1$%预计值)和症状对COPD的严重程度做出分级。

(1)Ⅰ级:轻度,FEV$_1$/FVC<70%、FEV$_1$≥80%预计值,有或无慢性咳嗽、咳痰症状。

(2)Ⅱ级:中度,FEV$_1$/FVC<70%、50%预计值≤FEV$_1$<80%预计值,有或无慢性咳嗽、咳痰症状。

(3)Ⅲ级:重度,FEV$_1$/FVC<70%、30%预计值≤FEV$_1$<50%预计值,有或无慢性咳嗽、咳痰症状。

(4)Ⅳ级:极重度,FEV$_1$/FVC<70%、FEV$_1$<30%预计值或FEV$_1$<50%预计值且伴慢性呼吸衰竭。

4.COPD病程分期

COPD按病程可分为急性加重期和稳定期,前者指在短期内咳嗽、咳痰、气短和/或喘息加重、脓痰量增多,可伴发热等症状;稳定期指咳嗽、咳痰、气短症状稳定或轻微。

5.并发症

COPD可并发慢性呼吸衰竭、自发性气胸、慢性肺源性心脏病。

(五)实验室及其他检查

1.肺功能检查

肺功能检查是判断气流受限的主要客观指标,对COPD诊断、严重程度评价、疾病进展、预后及治疗反应等有重要意义。第一秒用力呼气容积(FEV$_1$)占用力肺活量(FVC)的百分比(FEV$_1$/FVC%)是评价气流受限的敏感指标。第一秒用力呼气容积(FEV$_1$)占预计值百分比(FEV$_1$%预计值),是评估COPD严重程度的良好指标。当FEV$_1$/FVC<70%及FEV$_1$<80%预计值者,可确定为不能完全可逆的气流受限。FEV$_1$的逐渐减少,大致提示肺部疾病的严重程度和疾病进展的阶段。

肺气肿呼吸功能检查示残气量增加,残气量占肺总量的百分比增大,最大通气量低于预计值的80%;第一秒时间肺活量常低于60%;残气量占肺总量的百分比增大,往往超过40%;对阻塞性肺气肿的诊断有重要意义。

2.胸部X线检查

早期胸片可无变化,可逐渐出现肺纹理增粗、紊乱等非特异性改变,肺气肿的典型X线表现为胸廓前后径增大,肋间隙增宽,肋骨平行,膈低平。两肺透亮度增加,肺血管纹理减少或有肺大泡征象。X线检查对COPD诊断特异性不高。

3.动脉血气分析

早期无异常,随病情进展可出现低氧血症、高碳酸血症、酸碱平衡失调等,用于判断呼吸衰竭的类型。

4.其他

COPD合并细菌感染时,血白细胞计数增高,核左移。痰培养可能检出病原菌。

（六）心理-社会评估

COPD 由于病程长、反复发作,每况愈下,给患者带来较重的精神和经济负担,出现焦虑、悲观、沮丧等心理反应,甚至对治疗丧失信心。病情一旦发展到影响工作和会导致患者心理压力增加,生活方式发生改变,也会影响到工作,甚至因无法工作孤独。

二、主要护理诊断及医护合作性问题

（一）气体交换受损

气体交换受损与气道阻塞、通气不足、呼吸肌疲劳、分泌物过多和肺泡呼吸有关。

（二）清理呼吸道无效

清理呼吸道无效与分泌物增多而黏稠、气道湿度降低和无效咳嗽有关。

（三）低效性呼吸型态

低效性呼吸型态与气道阻塞、膈肌变平以及能量不足有关。

（四）活动无耐力

活动无耐力与疲劳、呼吸困难、氧供与氧耗失衡有关。

（五）营养失调

低于机体需要量与食欲降低、摄入减少、腹胀、呼吸困难、痰液增多关。

（六）焦虑

焦虑与健康状况的改变、病情危重、经济状况有关。

三、护理目标

患者痰能咳出,喘息缓解;活动耐力增强;营养得到改善;焦虑减轻。

四、护理措施

（一）一般护理

1.休息和活动

患者采取舒适的体位,晚期患者宜采取身体前倾位,使辅助呼吸肌参与呼吸。发热、咳喘时应卧床休息,视病情安排适当的活动量,活动以不感到疲劳、不加重症状为宜。室内保持合适的温湿度,冬季注意保暖,避免直接吸入冷空气。

2.饮食护理

呼吸功率的增加可使热量和蛋白质消耗增多,导致营养不良。应制订出高热量、高蛋白、高维生素的饮食计划。正餐进食量不足时,应安排少量多餐,避免餐前和进餐时过多饮水。餐后避免平卧,有利于消化。为减少呼吸困难,保存能量,患者饭前至少休息 30 分钟。每天正餐应安排在患者最饥饿、休息最好的时间。指导患者采用缩唇呼吸和腹式呼吸减轻呼吸困难。为促进食欲,提供给患者舒适的就餐环境和喜爱的食物,餐前及咳痰后漱口,保持口腔清洁;腹胀的患者应进软食,细嚼慢咽。避免进食产气的食物,如汽水、啤酒、豆类、马铃薯和胡萝卜等;避免易引起便秘的食物,如油煎食物、干果、坚果等。如果患者通过进食不能吸收足够的营养,可应用管喂饮食或全胃肠外营养。

（二）病情观察

观察咳嗽、咳痰的情况,痰液的颜色、量及性状,咳痰是否顺畅;呼吸困难的程度,能否平卧,与活动的关系,有无进行性加重;患者的营养状况、肺部体征及有无慢性呼吸衰竭、自发性气胸、慢性肺源性心脏病等并发症产生。监测动脉血气分析和水、电解质、酸碱平衡情况。

(三)氧疗的护理

呼吸困难伴低氧血症者,遵医嘱给予氧疗。一般采用鼻导管持续低流量吸氧,氧流量 $1\sim2$ L/min。对 COPD 慢性呼吸衰竭者提倡进行长期家庭氧疗(LTOT)。LTOT 为持续低流量吸氧,它能改变疾病的自然病程,改善生活质量。LTOT 是指一昼夜吸入低浓度氧 15 小时以上,并持续较长时间,使 $PaO_2 \geqslant 8.0$ kPa(60 mmHg),或 SaO_2 升至 90% 的一种氧疗方法。

LTOT 指征:① $PaO_2 \leqslant 7.3$ kPa(55 mmHg)或 $SaO_2 \leqslant 88\%$,有或没有高碳酸血症。② PaO_2 $8.0\sim7.3$ kPa(55~60 mmHg)或 $SaO_2 < 88\%$,并有肺动脉高压、心力衰竭所致的水肿或红细胞增多症(血细胞比容 >0.55)。LTOT 对血流动力学、运动耐力、肺生理和精神状态均会产生有益的影响,从而提高 COPD 患者的生活质量和生存率。

COPD 患者因长期二氧化碳潴留,主要靠缺氧刺激呼吸中枢,如果吸入高浓度的氧,反而会导致呼吸频率和幅度降低,引起二氧化碳潴留。而持续低流量吸氧维持 $PaO_2 \geqslant 8.0$ kPa(60 mmHg),既能改善组织缺氧,也可防止因缺氧状态解除而抑制呼吸中枢。护理人员应密切注意患者吸氧后的变化,如观察患者的意识状态、呼吸的频率及幅度、有无窒息或呼吸停止和动脉血气复查结果。

氧疗有效指标:患者呼吸困难减轻、呼吸频率减慢、发绀减轻、心率减慢、活动耐力增加。

(四)用药护理

1.稳定期治疗用药

(1)支气管扩张剂:短期应用以缓解症状,长期规律应用预防和减轻症状。常选用 β_2 肾上腺素受体激动剂、抗胆碱药、氨茶碱或其缓(控)释片。

(2)祛痰药:对痰不易咳出者可选用盐酸氨溴索或羧甲司坦。

2.急性加重期的治疗用药

使用支气管扩张剂及对低氧血症者进行吸氧外,应根据病原菌类型及药物敏感情况合理选用抗生素治疗。如给予 β-内酰胺类/β-内酰胺酶抑制剂;第二代头孢菌素、大环内酯类或喹诺酮类。如出现持续气道阻塞,可使用糖皮质激素。

3.遵医嘱用药

遵医嘱应用抗生素,支气管扩张剂,祛痰药物,注意观察疗效及不良反应。

(五)呼吸功能锻炼

COPD 患者需要增加呼吸频率来代偿呼吸困难,这种代偿多数是依赖于辅助呼吸肌参与呼吸,即胸式呼吸,而非腹式呼吸。然而胸式呼吸的有效性要低于腹式呼吸,患者容易疲劳。因此,护理人员应指导患者进行缩唇呼气、腹式呼吸、膈肌起搏(体外膈神经电刺激)、吸气阻力器等呼吸锻炼,以加强胸、膈呼吸肌肌力和耐力,改善呼吸功能。

1.缩唇呼吸

缩唇呼吸的技巧是通过缩唇形成的微弱阻力来延长呼气时间,增加气道压力,延缓气道塌陷。患者闭嘴经鼻吸气,然后通过缩唇(吹口哨样)缓慢呼气,同时收缩腹部。吸气与呼气时间比为1:2或1:3。缩唇大小程度与呼气流量,以能使距口唇15~20 cm处,与口唇等高点水平的蜡烛火焰随气流倾斜而又不至于熄灭为宜。

2.膈式或腹式呼吸

患者可取立位、平卧位或半卧位,两手分别放于前胸部和上腹部。用鼻缓慢吸气时,膈肌最大程度下降,腹肌松弛,腹部凸出,手感到腹部向上抬起。呼气时用口呼出,腹肌收缩,膈肌松弛,膈肌随腹腔内压增加而上抬,推动肺部气体排出,手感到腹部下降。

另外,可以在腹部放置小枕头、杂志或书锻炼腹式呼吸。如果吸气时,物体上升,证明是腹式呼吸。缩唇呼吸和腹式呼吸每天训练 3～4 次,每次重复 8～10 次。腹式呼吸需要增加能量消耗,因此指导患者只能在疾病恢复期如出院前进行训练。

(六)心理护理

COPD 患者因长期患病,社会活动减少、经济收入降低等方面发生的变化,容易形成焦虑和压抑的心理状态,失去自信,躲避生活。也可由于经济原因,患者可能无法按医嘱常规使用某些药物,只能在病情加重时应用。医护人员应详细了解患者及其家庭对疾病的态度,关心体贴患者,了解患者心理、性格、生活方式等方面发生的变化,与患者和家属共同制订和实施康复计划,定期进行呼吸肌功能锻炼、合理用药等,减轻症状,增强患者战胜疾病的信心;对表现焦虑的患者,教会患者缓解焦虑的方法,如听轻音乐、下棋、做游戏等娱乐活动,以分散注意力,减轻焦虑。

(七)健康指导

1.疾病知识指导

使患者了解 COPD 的相关知识,识别和消除使疾病恶化的因素,戒烟是预防 COPD 的重要且简单易行的措施,应劝导患者戒烟;避免粉尘和刺激性气体的吸入;避免和呼吸道感染患者接触,在呼吸道传染病流行期间,尽量避免去人群密集的公共场所。指导患者要根据气候变化,及时增减衣物,避免受凉感冒。学会识别感染或病情加重的早期症状,尽早就医。

2.康复锻炼

使患者理解康复锻炼的意义,充分发挥患者进行康复的主观能动性,制订个体化的锻炼计划,选择空气新鲜、安静的环境,进行步行、慢跑、气功等体育锻炼。在潮湿、大风、严寒气候时,避免室外活动。教会患者和家属依据呼吸困难与活动之间的关系,判断呼吸困难的严重程度,以便合理地安排工作和生活。

3.家庭氧疗

对实施家庭氧疗的患者,护理人员应指导患者和家属做到以下几点。

(1)了解氧疗的目的、必要性及注意事项;注意安全,供氧装置周围严禁烟火,防止氧气燃烧爆炸;吸氧鼻导管需每天更换,以防堵塞、防止感染;氧疗装置定期更换、清洁、消毒。

(2)告诉患者和家属宜采取低流量(氧流量 1～2 L/min 或氧浓度 25%～29%)吸氧,且每天吸氧的时间不宜少于 15 小时,因夜间睡眠时,部分患者低氧血症更为明显,故夜间吸氧不宜间断;监测氧流量,防止随意调高氧流量。

4.心理指导

引导患者适应慢性病并以积极的心态对待疾病,培养生活乐趣,如听音乐、培养养花种草等爱好,以分散注意力,减少孤独感,缓解焦虑、紧张的精神状态。

五、护理评价

氧分压和二氧化碳分压维持在正常范围内;能坚持药物治疗;能演示缩唇呼吸和腹式呼吸技

术;呼吸困难发作时能采取正确体位,使用节能法;清除过多痰液,保持呼吸道通畅;使用控制咳嗽方法;增加体液摄入;减少症状恶化;根据身高和年龄维持正常体重;减少急诊就诊和入院的次数。

（陈丽丽）

第四节 肺 脓 肿

肺脓肿是由多种病原菌引起肺实质坏死的肺部化脓性感染。早期为肺组织的化脓性炎症,继而坏死、液化,由肉芽组织包绕形成脓肿。高热、咳嗽和咳大量脓臭痰为其临床特征。本病可见于任何年龄,青壮年男性及年老体弱有基础疾病者多见。自抗生素广泛应用以来,发病率有明显降低。

一、护理评估

(一)病因及发病机制

急性肺脓肿的主要病原体是细菌,常为上呼吸道、口腔的定植菌,包括需氧、厌氧和兼性厌氧菌。厌氧菌感染占主要地位,较重要的厌氧菌有核粒梭形杆菌、消化球菌等。常见的需氧和兼性厌氧菌为金黄色葡萄球菌、化脓链球菌（A 组溶血性链球菌）、肺炎克雷伯杆菌和铜绿假单胞菌等。免疫力低下者,如接受化疗、白血病或艾滋病患者其病原菌也可为真菌。根据不同病因和感染途径,肺脓肿可分为以下 3 种类型。

1.吸入性肺脓肿

吸入性肺脓肿是临床上最多见的类型,病原体经口、鼻、咽吸入致病,误吸为最主要的发病原因。正常情况下,吸入物可由呼吸道迅速清除,但当由于受凉、劳累等诱因导致全身或局部免疫力下降时;在有意识障碍,如全身麻醉或气管插管、醉酒、脑血管意外时,吸入的病原菌即可致病。此外,也可由上呼吸道的慢性化脓性病灶,如扁桃体炎、鼻窦炎、牙槽脓肿等脓性分泌物经气管被吸入肺内致病。吸入性肺脓肿发病部位与解剖结构有关,常为单发性,由于右主支气管较陡直,且管径较粗大,因而右侧多发。病原体多为厌氧菌。

2.继发性肺脓肿

继发性肺脓肿可继发于:①某些肺部疾病如细菌性肺炎、支气管扩张、空洞型肺结核、支气管肺癌、支气管囊肿等感染。②支气管异物堵塞也是肺脓肿尤其是小儿肺脓肿发生的重要因素。③邻近器官的化脓性病变蔓延至肺,如食管穿孔感染、膈下脓肿、肾周围脓肿及脊柱脓肿等波及肺组织引起肺脓肿。阿米巴肝脓肿可穿破膈肌至右肺下叶,形成阿米巴肺脓肿。

3.血源性肺脓肿

因皮肤外伤感染、痈、疖、骨髓炎、静脉吸毒、感染性心内膜炎等肺外感染病灶的细菌或脓毒性栓子经血行播散至肺部引起小血管栓塞,产生化脓性炎症、组织坏死导致肺脓肿。金黄色葡萄球菌、表皮葡萄球菌及链球菌为常见致病菌。

(二)病理

肺脓肿早期为含致病菌的污染物阻塞细支气管,继而形成小血管炎性栓塞,进而致病菌繁殖引起肺组织化脓性炎症、坏死,形成肺脓肿,继而肺坏死组织液化破溃经支气管部分排出,形成有气液平的脓腔。另因病变累及部位不同,可并发支气管扩张、局限性纤维蛋白性胸膜炎、脓胸、脓气胸、支气管胸膜瘘等。急性肺脓肿经积极治疗或充分引流,脓腔缩小甚至消失,或仅剩少量纤维瘢痕。如治疗不彻底或支气管引流不畅,炎症持续存在,超过 3 个月称为慢性肺脓肿。

(三)健康史

多数吸入性肺脓肿患者有齿、口咽部的感染灶,故要了解患者是否有口腔、上呼吸道慢性感染病灶如龋齿、化脓性扁桃体炎、鼻窦炎、牙周溢脓等;或手术、劳累、受凉等;是否应用了大量抗生素。

(四)身体状况

1.症状

急性肺脓肿患者,起病急,寒战、高热,体温高达 39～40 ℃,伴有咳嗽、咳少量黏液痰或黏液脓性痰,典型痰液呈黄绿色、脓性,有时带血。炎症累及胸膜可引起胸痛。伴精神不振、全身乏力、食欲减退等全身毒性症状。如感染未能及时控制,于发病后 10～14 天可突然咳出大量脓臭痰及坏死组织,痰量可达 300～500 mL/d,痰静置后分 3 层。厌氧菌感染时痰带腥臭味。一般在咳出大量脓痰后,体温明显下降,全身毒性症状随之减轻。约 1/3 患者有不同程度的咯血,偶有中、大量咯血而突然窒息死亡者。部分患者发病缓慢,仅有一般的呼吸道感染症状。血源性肺脓肿多先有原发病灶引起的畏寒、高热等全身脓毒血症的表现。经数天或数周后出现咳嗽、咳痰,痰量不多,极少咯血。慢性肺脓肿患者除咳嗽、咳脓痰、不规则发热、咯血外,还有贫血、消瘦等慢性消耗症状。

2.体征

肺部体征与肺脓肿的大小、部位有关。早期病变较小或位于肺深部,多无阳性体征;病变发展较大时可出现肺实变体征,有时可闻及异常支气管呼吸音;病变累及胸膜时,可闻及胸膜摩擦音或胸腔积液体征。慢性肺脓肿常有杵状指(趾)、消瘦、贫血等。血源性肺脓肿多无阳性体征。

(五)实验室及其他检查

1.实验室检查

急性肺脓肿患者血常规白细胞计数明显增高,中性粒细胞计数在 90％以上,多有核左移和中毒颗粒。慢性肺脓肿血白细胞计数可稍升高或正常,红细胞和血红蛋白含量减少。血源性肺脓肿患者的血培养可发现致病菌。并发脓胸时,可做胸腔脓液培养及药物敏感试验。

2.痰细菌学检查

气道深部痰标本细菌培养可有厌氧菌和/或需氧菌存在。血培养有助于确定病原体和选择有效的抗菌药物。

3.影像学检查

X 线胸片早期可见肺部炎性阴影,肺脓肿形成后,脓液排出,脓腔出现圆形透亮区和气液平面,四周有浓密炎症浸润。炎症吸收后遗留有纤维条索状阴影。慢性肺脓肿呈厚壁空洞,周围有纤维组织增生及邻近胸膜增厚。CT 能更准确定位及发现体积较小的脓肿。

4.纤维支气管镜检查

纤维支气管镜检查有助于明确病因、病原学诊断及治疗。

(六)心理-社会评估

部分肺脓肿患者起病多急骤,畏寒、高热伴全身中毒症状明显,厌氧菌感染时痰有腥臭味等,使患者及家属常深感不安。患者会表现出忧虑、悲观、抑郁和恐惧。

二、主要护理诊断及医护合作性问题

(一)体温过高
体温过高与肺组织炎症性坏死有关。

(二)清理呼吸道无效
清理呼吸道无效与脓痰聚积有关。

(三)营养失调
低于机体需要量与肺部感染导致机体消耗增加有关。

(四)气体交换受损
气体交换受损与气道内痰液积聚、肺部感染有关。

(五)潜在并发症
咯血、窒息、脓气胸、支气管胸膜瘘。

三、护理目标

体温降至正常,营养改善,呼吸系统症状减轻或消失,未发生并发症。

四、护理措施

(一)一般护理
保持室内空气流通、适宜温湿度、阳光充足。晨起、饭后、体位引流后及睡前协助患者漱口,做好口腔护理。鼓励患者多饮水,进食高热量、高蛋白、高维生素等营养丰富的食物。

(二)病情观察
观察痰的颜色、性状、气味和静置后是否分层。准确记录 24 小时排痰量。当大量痰液排出时,要注意观察患者咳痰是否顺畅,咳嗽是否有力,避免脓痰引起窒息;当痰液减少时,要观察患者中毒症状是否好转,若中毒症状严重,提示痰液引流不畅,做好脓液引流的护理,以保持呼吸道通畅。若发现血痰,应及时报告医师,咯血量较多时,应严密观察体温、脉搏、呼吸、血压以及神志的变化,准备好抢救药品和用品,嘱患者患侧卧位,头偏向一侧,警惕大咯血或窒息的突然发生。

(三)用药及体位引流护理
肺脓肿治疗原则是抗生素治疗和痰液引流。

1.抗生素治疗

吸入性肺脓肿一般选用青霉素,对青霉素过敏或不敏感者可用林可霉素、克林霉素或甲硝唑等药物。开始给药采用静脉滴注,体温通常在治疗后 3～10 天降至正常,然后改为肌内注射或口服。如抗生素有效,宜持续 8～12 周,直至胸片上空洞和炎症完全消失,或仅有少量稳定的残留纤维化。若疗效不佳,要注意根据细菌培养和药物敏感试验结果选用有效抗菌药物。遵医嘱使用抗生素、祛痰药、支气管扩张剂等药物,注意观察疗效及不良反应。

2.痰液引流

痰液引流可缩短病程,提高疗效。无大咯血、中毒症状轻者可进行体位引流排痰,每天 2～3 次,每次 10～15 分钟。痰黏稠者可用祛痰药、支气管扩张剂或生理盐水雾化吸入以利脓液引流。有条件应尽早应用纤维支气管镜冲洗及吸引治疗,脓腔内还可注入抗生素,加强局部治疗。

3.手术治疗

内科积极治疗 3 个月以上效果不好,或有并发症可考虑手术治疗。

(四)心理护理

向患者及家属及时介绍病情,解释各种症状和不适的原因,说明各项诊疗、护理操作目的、操作程序和配合要点。由于疾病带来口腔脓臭气味使患者害怕与人接近,在帮助患者口腔护理的同时消除患者的紧张心理。主动关心并询问患者的需要,使患者增加治疗的依从性和信心,指导患者正确对待本病,使其勇于说出内心感受,并积极进行疏导。教育患者家属配合医护人员做好患者的心理指导,使患者树立治愈疾病的信心,以促进疾病早日康复。

(五)健康指导

1.疾病知识指导

指导患者及家属了解肺脓肿发生、发展、治疗和有效预防方面的知识。积极治疗肺炎、皮肤疖、痈或肺外化脓性等原发病灶。教会患者练习深呼吸,鼓励患者咳嗽并采取有效的咳嗽方式进行排痰,保持呼吸道的通畅,促进病变的愈合。对重症患者做好监护,教育家属及时发现病情变化,并及时向医师报告。

2.生活指导

指导患者生活要有规律,注意休息,劳逸结合,应增加营养物质的摄入。提倡健康的生活方式,重视口腔护理,在晨起、饭后、体位引流后、晚睡前要漱口、刷牙,防止污染分泌物误吸入下呼吸道。鼓励平日多饮水,戒烟、酒。保持环境整洁、舒适,维持适宜的室温与湿度,注意保暖,避免受凉。

3.用药指导

抗生素治疗非常重要,但需要时间较长,为防止病情反复,应遵从治疗计划。指导患者及家属根据医嘱服药,向患者讲解抗生素等药物的用药疗程、方法、不良反应,发现异常及时向医师报告。

4.加强易感人群护理

对意识障碍、慢性病、长期卧床者,应注意指导家属协助患者经常变换体位、翻身、拍背促进痰液排出,疑有异物吸入时要及时清除。有感染征象时应及时就诊。

五、护理评价

患者体温平稳,呼吸系统症状消失,营养改善,无并发症发生或发生后及时得到处理。

(陈丽丽)

第五节 糖 尿 病

糖尿病是一常见的代谢内分泌疾病,可分为原发性和继发性两类。原发者简称糖尿病,其基本病理生理改变为胰岛素分泌绝对或相对不足,从而引起糖、脂肪和蛋白质代谢紊乱。临床以血糖升高、糖耐量降低和尿糖以及多尿、多饮、多食和消瘦为特点。长期血糖控制不良可并发血管、神经、眼和肾脏等慢性并发症,急性并发症中以酮症酸中毒和高渗非酮性昏迷最多见和最严重。

糖尿病的患病率在国内为 $2\%\sim3.6\%$。继发性糖尿病又称症状性糖尿病,大多继发于拮抗胰岛素的内分泌疾病。

一、病因

本病病因至今未明,目前认为与下列因素有关。

(一)遗传因素

遗传因素在糖尿病发病中的重要作用较为肯定,但遗传方式不清。糖尿病患者,尤其成年发病的糖尿病患者有明显的遗传因素已在家系调查中得到证实。同卵孪生子,一个发现糖尿病,另一个发病的机会就很大。

(二)病毒感染

尤以柯萨奇病毒 B、巨细胞病毒、心肌炎、脑膜炎病毒感染后,导致胰岛 β 细胞破坏致糖尿病。幼年型发病的糖尿病患者与病毒感染致胰岛功能减退关系更为密切。

(三)自身免疫紊乱

糖尿病患者常发现同时并发其他自身免疫性疾病,如甲亢、慢性淋巴细胞性甲状腺炎等。此外,在部分糖尿病患者血清中可发现抗胰岛细胞的抗体。

(四)胰高糖素过多

胰岛细胞分泌胰高血糖素,其分泌受胰岛素和生长激素抑制因子的抑制。糖尿病患者常发现胰高糖素水平增高,故认为糖尿病除有胰岛素相对或绝对不足外,还有胰高糖素的分泌增多。

(五)其他因素

现公认的现代生活方式、摄入的热卡过高而体力活动减少导致肥胖、紧张的生活工作节奏、社会、精神等应激增加等都与糖尿病的发病有密切的关系。

二、糖尿病的分类

(一)1 型糖尿病

1 型糖尿病其特征为起病较急,三多一少症状典型,有酮症倾向,体内胰岛素绝对缺乏,故必须用胰岛素治疗,多为幼年发病。多伴特异性免疫或自身免疫反应,血中抗胰岛细胞抗体阳性。

(二)2 型糖尿病

2 型糖尿病多为成年起病,症状不典型,病情进展缓慢。对口服降糖药反应好,但后期可因胰岛 β 细胞功能衰竭而需胰岛素治疗。本型中有部分糖尿病患者幼年起病、肥胖、有明显遗传倾向,无须胰岛素治疗,称为幼年起病的成年型糖尿病(MODY)。2 型糖尿病中体重超过理想体重的 20% 为肥胖型,余为非肥胖型。

(三)与营养失调有关的糖尿病(MROM,Ⅲ型)

近年来在热带、亚热带地区发现一些糖尿病患者表现为营养不良、消瘦;需要但不完全依赖胰岛素,对胰岛素的需要量大,且不敏感,但不易发生酮症。发病年龄在 $10\sim35$ 岁,有些病例常伴有胰腺炎,提示糖尿病为胰源性,已发现长期食用一种高碳水化合物、低蛋白的木薯与Ⅲ型糖尿病有关。该型中至少存在两种典型情况如下。

1.纤维结石性胰性糖尿病(FCPD)

小儿期有反复腹痛发作史,病理可见胰腺弥漫性纤维化及胰管的钙化。我国已有该型病例报道。

2.蛋白缺乏性胰性糖尿病(PDPD)

PDPD 该型无反复腹痛既往史,有胰岛素抵抗性但无胰管内钙化或胰管扩张。

(四)其他类型(继发性糖尿病)

(1)因胰腺损伤、胰腺炎、肿瘤、外伤、手术等损伤了胰岛,引起糖尿病。

(2)内分泌疾病引起的糖尿病:如继发于库欣综合征、肢端肥大症、嗜铬细胞瘤、甲状腺功能亢进症等,升糖激素分泌过多。

(3)药物或化学物质损伤了胰岛 β 细胞引起糖尿病。

(4)胰岛素受体异常。

(5)某些遗传性综合征伴发的糖尿病。

(6)葡萄糖耐量异常:一般无自觉症状,多见于肥胖者。葡萄糖耐量显示血糖水平高于正常人,但低于糖尿病的诊断标准。有报道,对这部分人跟踪观察,其中 50% 最终转化为糖尿病。部分经控制饮食减轻体重,可使糖耐量恢复正常。

(7)妊娠期糖尿病(GDM):指妊娠期发生的糖尿病或糖耐量异常。多数患者分娩后,糖耐量可恢复正常,约 1/3 患者以后可转化为真性糖尿病。

三、临床表现

(一)代谢紊乱综合征

1.1 型糖尿病

1 型糖尿病以青少年多见,起病急,症状有口渴、多饮、多尿、多食、善饥、乏力,组织修复力和抵抗力降低,生长发育障碍等,易发生酮症酸中毒。

2.2 型糖尿病

40 岁以上,体型肥胖的患者多发。症状较轻,有些患者空腹血糖正常,仅进食后出现高血糖,尿糖阳性。部分患者饭后胰岛素分泌持续增加,3～5 小时后甚至引起低血糖。在急性应激情况下,患者亦可能发生酮症酸中毒。

(二)糖尿病慢性病变

1.心血管病变

大、中动脉硬化主要侵犯主动脉、冠状动脉、大脑动脉、肾动脉和肢体外周动脉,引起冠心病(心肌梗死)、脑血栓形成、肾动脉硬化、肢体动脉硬化等。患病年龄较轻,病情进展也较快。冠心病和脑血管意外的患病率较非糖尿病者高 2～3 倍,是近代糖尿病的主要死因。肢体外周动脉硬化常以下肢动脉病变为主,表现为下肢疼痛、感觉异常和间歇性跛行等症状,严重者可导致肢端坏疽,糖尿病者肢端坏疽的发生率约为正常人的 70 倍,我国少见。心脏微血管病变及心肌代谢紊乱,可导致心肌广泛损害,称为糖尿病性心肌病。其主要表现为心律失常、心力衰竭、猝死。

2.糖尿病性肾病变

糖尿病史超过 10 年者合并肾脏病变较常见,主要表现在糖尿病性微血管病变,毛细血管间肾小球硬化症,肾动脉硬化和慢性肾盂肾炎。毛细血管间肾小球硬化症表现为蛋白尿、水肿、高血压,1 型糖尿病患者约 40% 死于肾衰竭。

3.眼部病变

糖尿病患者眼部表现较多,血糖增高可使晶体和眼液(房水和玻璃体)中葡萄糖浓度也相应增高,临床表现为视觉模糊、调节功能减低、近视、玻璃体混浊和白内障。最常见的是糖尿病视网膜病变。糖尿病病史超过 15 年,半数以上患者出现这些并发症,并可有小静脉扩张、水肿、渗出、微血管病变,严重者可导致失明。

4.神经病变

神经病变最常见的是周围神经病变,病程在 10 年以上者 90％以上均出现。临床表现为对称性长袜形感觉异常,轻者为对称性麻木、触觉过敏、蚁行感。典型症状是针刺样或烧灼样疼痛,卧床休息时明显,活动时可稍减轻,以致患者不能安宁,触觉和疼觉在晚期减退是患者肢端易受创伤的原因。亦可有运动神经受累,肌张力低下、肌力减弱、肌萎缩等晚期运动神经损害的表现。自主神经损害表现为直立性低血压、瞳孔小而不规则、光反射消失、泌汗异常、心动过速、胃肠功能失调、胃张力降低、胃内容物滞留、便秘与腹泻交替、排尿异常、尿潴留、尿失禁、性功能减退、阳痿等。

5.皮肤及其他病变

皮肤感染极为常见,如疖、痈、毛囊炎。真菌感染多见于足部感染,阴道炎、肛门周围脓肿。

四、实验室检查

(1)空腹尿糖、餐后 2 小时尿糖阳性。

(2)空腹血糖＞7 mmol/L,餐后 2 小时血糖＞11.1 mmol/L。

(3)血糖、尿糖检查不能确定糖尿病诊断时,可做口服葡萄糖耐量试验,如糖耐量减低,又能排除非糖尿病所致的糖耐量降低的因素,则有助于糖尿病的诊断。

(4)血浆胰岛素水平:胰岛素依赖型者,空腹胰岛素水平低于正常值。

五、护理观察要点

(一)病情判断

糖尿病患者入院后首先要明确患者是属于哪一型的,是 1 型还是 2 型。病情的轻重、有无并发症,包括急性和慢性并发症。对于合并急性并发症如糖尿病酮症酸中毒,高渗非酮性昏迷等应迅速抢救,做好给氧、输液、定时检测血糖、血气分析、血电解质及尿糖、尿酮体等检查准备。

(二)胰岛素相对或绝对不足所致代谢紊乱症群观察

(1)葡萄糖利用障碍:由于肝糖原合成降低,分解加速,糖异生增加,临床出现明显高血糖和尿糖,口渴、多饮、多尿,善饥多食症状加剧。

(2)蛋白质分解代谢加速,导致负氮平衡,患者表现为体重下降、乏力,组织修复和抵抗力降低,儿童则出现发育障碍、延迟。

(3)脂肪动用增加,血游离脂肪酸浓度增高,酮体的生成超过组织排泄速度,可发展为酮症及酮症酸中毒。脂肪代谢紊乱可导致动脉粥样硬化,影响眼底动脉、脑动脉、冠状动脉、肾动脉及下肢动脉,发生相应的病变如心肌梗死、脑血栓形成、肾动脉硬化、肢端坏死等。

(三)其他糖尿病慢性病变观察

神经系统症状、视力障碍、皮肤变化,有无创伤、感染等。

(四)生化检验

尿糖、血糖、糖化血红蛋白、血脂、肝功能、肾功能、血电解质、血气分析等。

(五)糖尿病酮症酸中毒观察

1.诱因

常见的诱因是感染、胰岛素中断或减量过多、饮食不当、外伤、手术、分娩、情绪压力、过度疲劳等,对胰岛素的需要量增加。

2.症状

症状有烦渴、多尿、消瘦、软弱加重,逐渐出现恶心、呕吐、脱水,甚至少尿、肌肉疼痛、痉挛。亦可有不明原因的腹部疼痛,中枢神经系统有头痛、嗜睡,甚至昏迷。

3.体征

(1)有脱水征:皮肤干燥,缺乏弹性、眼球下陷。

(2)库斯莫尔耳呼吸:呼吸深快和节律不整,呼气有酮味(烂苹果味)。

(3)循环衰竭表现:脉细速、四肢厥冷、血压下降甚至休克。

(4)各种反射迟钝、消失,嗜睡甚至昏迷。

4.实验室改变

血糖显著升高>16.7 mmol/L,血酮增高,二氧化碳结合力降低、尿糖及尿酮体呈强阳性反应,血白细胞计数增高。酸中毒失代偿期血 pH<7.35,动脉 HCO_3^- 低于 15 mmol/L,剩余碱负值增大,血 K^+、Na^+、Cl^- 降低。

(六)低血糖观察

1.常见原因

糖尿病患者过多使用胰岛素,口服降糖药物,进食减少,或活动量增加而未增加食物的摄入。

2.症状

头晕、眼花、饥饿感、软弱无力、颤抖、出冷汗、心悸、脉快、严重者出现精神、神经症状甚至昏迷。

3.体征

面色苍白、四肢湿冷、心率加快、初期血压上升后期下降,共济失调,定向障碍甚至昏迷。

4.实验室改变

血糖<2.78 mmol/L。

(七)高渗非酮性糖尿病昏迷的观察

1.诱因

最常见于老年糖尿病患者,常突然发作。感染、急性胃肠炎、胰腺炎、脑血管意外、严重肾脏疾患、血液透析治疗、手术及服用加重糖尿病的某些药物:如可的松、免疫抑制剂,噻嗪类利尿剂,在病程早期因误诊而输入葡萄糖液,口服大量糖水、牛奶,诱发或促使病情发展恶化,出现高渗非酮性糖尿病昏迷。

2.症状

多尿、多饮、发热、食欲减退、恶心、失水、嗜睡、幻觉、上肢震颤、最后陷入昏迷。

3.体征

失水及休克体征。

4.实验室改变

高血糖>33.0 mmol/L、高血浆渗透压>330 mmol/L、高钠血症>155 mmol/L和氮质血症,血酮、尿酮阴性或轻度增高。

六、检查护理

(一)血糖

关于血糖的监测目前国内大多地区一直用静脉抽取血浆(或离心取血清)测血糖,这对于病情轻,血糖控制满意者,只需数周观察一次血糖者仍是目前常用方法。但这种方法不可能自我监测。近年来袖珍式快速毛细血管血糖计的应用日渐趋普遍,用这种方法就可能由患者自己操作,进行监测。这种测定仪器体积较小,可随身携带,取手指血或耳垂血,只需一滴血,滴在血糖试纸条的有试剂部分,袖珍血糖计的种类很多,从操作来说大致可分两类:一类是要抹去血液的,另一类则不必抹去血液。约 1 分钟即可得到血糖结果。血糖监测的频度应该根据病情而定。袖珍血糖计只要操作正确,即可反映血糖水平,但操作不符合要求,如对于要抹去血液的血糖计,如血液抹得不干净、血量不足、计时不准确等可造成误差。国外医院内设有专门的 DM 教员,由高级护师担任,指导患者正确的使用方法、如何校正血糖计、更换电池等。

1.空腹血糖

一般指过夜空腹 8 小时以上,于晨 6~8 时采血测得的血糖。反映了无糖负荷时体内的基础血糖水平。测定结果可受到前 1 天晚餐进食量及成分、夜间睡眠情况、情绪变化等因素的影响。故于测试前晚应避免进食过量或含油脂过高的食物,在保证睡眠及情绪稳定时检测。一般从肘静脉取血,止血带压迫时间不宜过长,应在几秒内抽出血液,以免血糖数值不准确。采血后立即送检。正常人空腹血糖为 3.8~6.1 mmol/L,如空腹血糖>7 mmol/L,提示胰岛分泌能力减少 3/4。

2.餐后 2 小时血糖

指进餐后 2 小时所采取的血糖。有标准餐或随意餐 2 种进餐方式。标准餐是指按统一规定的碳水化合物含量所进的饮食,如 100 g 或 75 g 葡萄糖或 100 g 馒头等;随意餐多指患者平时常规早餐,包括早餐前、后常规服用的药物,为平常治疗效果的 1 个观察指标。均反映了定量糖负荷后机体的耐受情况。正常人餐后 2 小时血糖应<7 mmol/L。

3.即刻血糖

根据病情观察需要所选择的时间采血测定血糖,反映了所要观察时的血糖水平。

4.口服葡萄糖耐量试验(OGTT)

(1)观察空腹及葡萄糖负荷后各时点血糖的动态变化,了解机体对葡萄糖的利用和耐受情况,是诊断糖尿病和糖耐量低减的重要检查。①方法:空腹过夜 8 小时以上,于晨 6~8 时抽血测定空腹血糖,抽血后即饮用含 75 g 葡萄糖的溶液(75 g 葡萄糖溶于 250~300 mL,20~30 ℃的温开水中,3~5 分钟内饮完),于饮葡萄糖水后 1 小时、2 小时分别采血测定血糖。②判断标准:成人服 75 g 葡萄糖后 2 小时血糖≥11.1 mmol/L 可诊断为糖尿病。血糖在 7~11.1 mmol/L 为葡萄糖耐量低减(IGT)。

(2)要熟知本试验方法,并注意以下影响因素:①饮食因素,试验前 3 天要求饮食中含糖量每天不少于 150 g。②剧烈体力活动:在服糖前剧烈体力活动可使血糖升高,服糖后剧烈活动可致低血糖反应。③精神因素:情绪剧烈变化可使血糖升高。④药物因素影响:如避孕药、普萘洛尔等应在试验前 3 天停药。此外,采血时间要准确,要及时观察患者的反应。

5.馒头餐试验

原理同 OGTT。本试验主要是对已明确诊断的糖尿病患者,须了解其对定量糖负荷后的耐受程度时选用。也可适用于不适应口服葡萄糖液的患者。准备 100 g 的馒头一个,其中含碳化合物的量约等于 75 g 葡萄糖;抽取空腹血后食用,10 分钟内吃完,从吃第一口开始计算时间,分别是于食后 1 小时、2 小时采血测定血糖。结果判断同 OGTT。

(二)尿糖

检查尿糖是诊断糖尿病最简单的方法,正常人每天仅有极少量葡萄糖从尿中排出(100 mg/d),一般检测方法不能测出。如果每天尿中排糖量>150 mg,则可测出。但除葡萄糖外,果糖、乳糖或尿中一些还原性物质(如吗啡、水杨酸类、水合氯醛、氨基比林、尿酸等)都可发生尿糖阳性。尿糖含量的多少除反映血糖水平外,还受到肾糖阈的影响,故对尿糖结果的判定要综合分析。下面是临床常用的尿糖测定的方法。

1.定性测定

定性测定为较粗糙的尿糖测定方法,依尿糖含量的高低分为 5 个等级(表 11-7)。因检测方便,易于为患者接受。常用班氏试剂检测法:试管内滴班氏试剂 20 滴加尿液 2 滴煮沸冷却,观察尿液的颜色以判断结果。近年来尿糖试纸亦广泛应用,为患者提供了方便。根据临床需要,常用以下几种测定形式。

表 11-7　尿糖定性结果

颜色	定性	定量(g/dL)
蓝色	0	0
绿色	+<	0.5
黄色	++	0.5~1
橘红	+++	1~2
砖红	++++	>2

2.随机尿糖测定

随机尿糖测定常作为粗筛检查。随机留取尿液测定尿糖,其结果反映测定前末次排尿后至测定时这一段时间所排尿中的含糖量。

3.次尿糖测定

次尿糖测定也称即刻尿糖测定。方法是准备测定前先将膀胱内原有尿液排尽,适量(200 mL)饮水,30 分钟后再留尿测定尿糖,此结果反映了测定当时尿中含糖量,常作为了解餐前血糖水平的间接指标。常用于新入院或首次使用胰岛素的患者、糖尿病酮症酸中毒患者抢救时,可根据三餐前及睡前四次尿糖定性结果,推测患者即时血糖水平,以利随时调整胰岛素的用量。

4.分段尿糖测定

将 1 天(24 小时)按 3 餐进食,睡眠分为 4 个阶段,测定每个阶段尿中的排糖情况及尿量,间接了解机体在 3 餐进餐后及夜间空腹状态下的血糖变化情况,作为调整饮食及治疗药物用量的观察指标。方法为按 4 段时间分别收集各阶段时间内的全部尿液,测量各段尿量并记录,分别留取四段尿标本 10 mL 测定尿糖。①第 1 段:早餐后至午餐前(上午 7~11 时);②第 2 段:午餐后至晚餐前(上午 11 时至下午 5 时);③第 3 段:晚餐后至睡前(下午 5 时~晚上 10 时);④第 4 段:入睡后至次日早餐前(晚上 10 时~次日上午 7 时)。

5.尿糖定量测定

尿糖定量测定指单位时间内排出尿糖的定量测定。通常计算 24 小时尿的排糖量。此项检查是对糖尿病患者病情及治疗效果观察的一个重要指标。方法如下:留取 24 小时全部尿液收集于一个储尿器内,测量总量并记录,留取 10 mL 送检,余尿弃之。或从已留取的 4 段尿标本中用滴管依各段尿量按比例(50 mL 取 1 滴)吸取尿液,混匀送检即可。经葡萄糖氧化酶法测定每100 mL 尿液中含糖量,结果乘以全天尿量(mL 数),再除以 100,即为检查日 24 小时排糖总量。

七、饮食治疗护理

饮食治疗是糖尿病治疗中最基本的措施。通过饮食控制,减轻胰岛 β 细胞负担,以求恢复或部分恢复胰岛的分泌功能,对于年老肥胖者饮食治疗常常是主要或单一的治疗方法。

(一)饮食细算法

1.计算出患者的理想体重

身高(cm)－105＝体重(kg)。

2.饮食总热卡的估计

根据理想体重和工作性质,估计每天所需总热量。

儿童、孕妇、乳母、营养不良及消瘦者、伴有消耗性疾病者应酌情增加;肥胖者酌减,使患者体重逐渐下降到正常体重±5％。

3.食物中糖、蛋白质、脂肪的分配比例

蛋白质按成人每天每千克体重$(1\sim1.5)\times10^{-3}$kg 计算,脂肪每天每千克体重$(0.6\sim1)\times10^{-3}$kg,从总热量中减去蛋白质和脂肪所供热量,余则为糖所提供的热量。总括来说糖类占饮食总热量的 50％～60％,蛋白质占 12％～15％,脂肪约占 30％。但近来有实验证明,在总热卡不变的情况下,增加糖供热卡的比例,即糖类占热卡的 60％～65％,对糖尿病的控制有利。此外,在糖类食物中,以高纤维碳水化合物更为有利。

4.热卡分布

三餐热量分布约 1/5、2/5、2/5 或 1/3、1/3、1/3,亦可按饮食习惯和病情予以调整,如可以分为四餐等。

(二)饮食粗算法

(1)肥胖患者,每天主食 200～300 g,副食中蛋白质 30～60 g,脂肪 25 g。

(2)体重在正常范围者:轻体力劳动每天主食 250～400 g,重体力劳动,每天主食 400～500 g。

(三)注意事项

(1)首先向患者阐明饮食治疗的目的和要求,使患者自觉遵守医嘱按规定进食。

(2)应严格定时进食,对于使用胰岛素治疗的患者,尤应注意。如因故不能进食,餐前应暂停注射胰岛素,注射胰岛素后,要定时进食。

(3)除三餐主食外,糖尿病患者不宜食用糖和糕点甜食。水果含糖量多,病情控制不好时应禁止食用;病情控制较好,可少量食用。医护人员应劝说患者亲友不送其他食物,并要检查每次进餐情况,核对数量是否符合要求,患者是否按量进食。

(4)患者需甜食时,一般食用糖精或木糖醇或其他代糖品。

(5)控制饮食的关键在于控制总热量。在治疗开始,患者会因饮食控制而出现易饥的感觉,此时可增加蔬菜,豆制品等副食。在蔬菜中碳水化合物含量少于 5％的有南瓜、青蒜、小白菜、油菜、菠菜、西红柿、冬瓜、黄瓜、芹菜、大白菜、茄子、卷心菜、茭白、韭菜、丝瓜、倭瓜等。豆制品含碳水化合物为 1‰～3‰ 的有豆浆,豆腐,含 4‰～6‰ 的有豆腐干等均可食用。

(6)在总热量不变的原则下,凡增加一种食物应同时相应减去其他食物,以保证平衡。指导患者熟悉并灵活掌握食品热量交换表。

(7)定期测量体重,一般每周 1 次。定期监测血糖、尿糖变化,观察饮食控制效果。

(8)当患者腹泻或饮食锐减时,要警惕腹泻诱发的糖尿病急性并发症,同时也应注意有无电解质失衡,必要时给予输液以免过度脱水。

八、运动疗法护理

(一)运动的目的

运动能促进血液循环中的葡萄糖与游离脂肪酸的利用,降低血糖、甘油三酯,增加人体对胰岛素的敏感性,使胰岛素与受体的结合率增加。尤其对肥胖的糖尿病患者,运动既可减轻体重、降低血压,又能改善机体的异常代谢状况,改善血液循环与肌肉张力,增强体力,同时还能减轻患者的压力和紧张性。

(二)运动方式

最好做有氧运动,如散步、跑步、骑自行车、做广播操、游泳、爬山、打太极拳、打羽毛球、滑冰、划船等。其中步行安全简便,容易坚持,可作为首选的锻炼方式。如步行 30 分钟约消耗能量 0.4 J,如每天坚持步行 30 分钟,1 年内可减轻体重 4 kg。骑自行车每小时消耗 1.2 J,游泳每小时消耗 1.2 J,跳舞每小时消耗 1.21 J,球类活动每小时消耗 1.6～2.0 J。

(三)运动时间的选择

2 型患者运动时肌肉利用葡萄糖增多、血糖明显下降,但不易出现低血糖。因此,2 型患者什么时候进行运动无严格限制。1 型患者在餐后 0.5～1.5 小时运动较为合适,可使血糖下降。

(四)注意事项

(1)在运动前,首先请医师评估糖尿病的控制情况,有无增殖性视网膜病变、肾病和心血管病变。有微血管病变的糖尿病患者,在运动时最大心率应限制在同年龄正常人最大心率的 80%～85%,血压升高不要超过 26.6/13.8 kPa(199.5/103.5 mmHg),晚期病变者,应限于快步走路或轻体力活动。

(2)采用适中的运动量,逐渐增加,循序渐进。

(3)不在胰岛素作用高峰时间运动,以免发生低血糖。

(4)运动肢体注射胰岛素,可使胰岛素吸收加快,应予注意。

(5)注意运动诱发的迟发性低血糖,可在运动停止后数小时发生。

(6)制订运动计划,持之以恒,不要随便中断,但要避免过度运动,反而使病情加重。

九、口服降糖药物治疗护理

口服降糖药主要有磺脲类和双胍类,是治疗大多数 2 型糖尿病的有效药物。

(一)磺脲类

磺脲类包括 D860、优降糖、达美康、美吡哒、克糖利、糖适平等。

1.作用机制

主要是刺激胰岛 β 细胞释放胰岛素,还可以减少肝糖原输出,增加周围组织对糖的利用。

2.适应证与禁忌证

(1)适应证:只适用于胰岛 β 细胞有分泌胰岛素功能者。

(2)禁忌证:2 型的轻、中度患者。②单纯饮食治疗无效的 2 型。③1 型和重度糖尿病、有酮症史或出现严重的并发症以及肝、肾疾患和对磺脲类药物过敏者均不宜使用。

3.服药观察事项

(1)磺脲类药物,尤其是优降糖,用药剂量过大时,可发生低血糖反应,甚至低血糖昏迷,如果患者伴有肝、肾功能不全或同时服用一些可以延长磺脲类药物作用时间的药物,如普萘洛尔、苯妥英钠、水杨酸制剂等都可能促进低血糖反应出现。

(2)胃肠道反应,如恶心、厌食、腹泻等。出现这些不良反应时,服用制酸剂可以使症状减轻。

(3)出现较少的不良反应如变态反应,表现为皮肤红斑、荨麻疹。

(4)发生粒细胞计数减少,血小板计数减少、全血细胞计数减少和溶血性贫血。这些症状常出现在用药6~8周后,出现这些症状或不良反应时,应及时停药和予以相应处理。

(二)双胍类

常用药物有二甲双胍。

1.作用机制

双胍类降糖药可增加外周组织对葡萄糖的利用,减少糖原异生,使肝糖原输出下降,也可通过抑制肠道吸收葡萄糖、氨基酸、脂肪、胆固醇来发挥作用。

2.适应证

(1)主要用于治疗 2 型中经饮食控制失败者。

(2)肥胖需减重但又难控制饮食者。

(3)1 型用胰岛素后血糖不稳定者可加服二甲双胍。

(4)已试用磺脲类药物或已加用运动治疗失效时。

3.禁忌证

(1)凡肝肾功能不好、低血容量等用此药物易引发乳酸性酸中毒。

(2)1 型糖尿病者不能单用此药。

(3)有严重糖尿病并发症。

4.服药观察事项

服用本药易发生胃肠道反应,因有效剂量与发生不良反应剂量很接近,常见胃肠症状有厌食、恶心、呕吐、腹胀、腹泻等;多发生在用药 1~2 天内,易致体重下降,故消瘦者慎用。双胍类药物可抑制维生素 B_{12} 吸收,导致维生素 B_{12} 缺乏;可引起乳酸性酸中毒;长期服用可致嗜睡、头昏、倦怠、乏力。

十、胰岛素治疗护理

胰岛素能加速糖利用,抑制糖原异生以降低血糖,并改善脂肪和蛋白质代谢,目前使用的胰岛素制剂是从家畜(牛、猪)或鱼的胰腺制取,现已有人工基因重组合成的人胰岛素也常用,如诺和灵、优泌林等。因胰岛素是一种蛋白质,口服后易被消化酶破坏而失效,故需用注射法给药。

(一)适应证

(1)1 型患者。

(2)重型消瘦型。

(3)糖尿病急性并发症或有严重心、肾、眼并发症的糖尿病。

(4)饮食控制或口服降糖药不能控制病情时。

(5)外科大手术前后。

(6)妊娠期、分娩期。

(二)制剂类型

可分为速(短)效、中效和长效 3 种。3 种均可经皮下或肌内注射,而仅短效胰岛素可作静脉注射用。

(三)注意事项

(1)胰岛素的保存:长效及中效胰岛素在 5℃ 可放置 3 年效价不变,而普通胰岛素(RI)在 5℃ 放置 3 个月后效价稍减。一般而言,中效及长效胰岛素比 RI 稳定。胰岛素在使用时放在室温中 1 个月效价不会改变。胰岛素不能冰冻,温度太低可使胰岛素变性。在使用前应注意观察,如发现有异样或结成小粒的情况应弃之不用。

(2)注射胰岛素剂量需准确,用 1 mL 注射器抽吸。要注意剂量换算,有的胰岛素 1 mL 内含 40 U,也有含 80 U、100 U 的,必须分清,注意不要把 U 误认为 mL。

(3)使用时注意胰岛素的有效期,一般各种胰岛素出厂后有效期多为 1～2 年,过期胰岛素影响效价。

(4)用具和消毒:1 mL 玻璃注射器及针头用高压蒸气消毒最理想,在家庭中可采用 75% 乙醇浸泡法,每周用水煮沸 15 分钟。现多采用一次性注射器、笔式胰岛素注射器等。

(5)混合胰岛素的抽吸:普通胰岛素(RI)和鱼精蛋白锌胰岛素(PZI)同时注射时要先抽 RI 后抽 PZI 并充分混匀,因为 RI 是酸性,其溶液不含酸碱缓冲液,而 PZI 则含缓冲液,若先抽 PZI 则可能使 RI 因 pH 改变而变性,反之,如果把小量 RI 混至 PZI 中,因 PZI 有缓冲液,对 pH 的影响不大。另外 RI 与 PZI 混合后,在混合液中 RI 的含量减少,而 PZI 含量增加,这是因为 PZI 里面所含鱼精蛋白锌只有一部分和胰岛素结合,一部分没有结合,当 RI 与其混合后,没有结合的一部分能和加入的 RI 结合,使其变成 PZI。大约 1U 可结合 0.5 U,也有人认为可以结合 1 U。

(6)注射部位的选择与轮替:胰岛素采用皮下注射法,宜选皮肤疏松部位,如上臂三角肌、臀大肌、股部、腹部等,若患者自己注射以股部和腹部最方便。注射部位要有计划地轮替进行(左肩→右肩→左股→右股→左臀→右臀→腹部→左肩),针眼之间应间隔 1.5～2 cm,1 周内不要在同一部位注射 2 次。以免形成局部硬结,影响药物的吸收及疗效。

(7)经常运动的部位会造成胰岛素吸收太快,应避免注射。吸收速度依注射部位而定,如普通胰岛素(RI)注射于三角肌后吸收速度快于大腿前侧,大腿、腹部注射又快于臀部。

(8)餐前 15～30 分钟注射胰岛素,严格要求患者按时就餐,注射时间与进餐时间要密切配合好,防止低血糖反应的发生。

(9)各种原因引起的食欲减退、进食量少或因胃肠道疾病呕吐、腹泻、而未及时减少胰岛素用量,都可引起低血糖,因此,注射前要注意患者的病情变化,询问进食情况,如有异常,及时报告医师做相应处理。

(10)如从动物胰岛素改换成人胰岛素,则应减少剂量,大约减少 1/4 剂量。

(四)不良反应观察

1.低血糖反应

低血糖反应是最常见不良反应,其反应有饥饿、头晕、软弱、心悸、出汗、脉速等,重者晕厥、昏迷、癫痫等,轻者进食饼干、糖水,重者静脉注射 50% 的葡萄糖 20~40 mL。

2.变态反应

极少数人有,如荨麻疹、血管神经性水肿、紫癜等。可用抗组织胺类药物,重者需调换胰岛素剂型,或采用脱敏疗法。

3.胰岛素性水肿

胰岛素性水肿多发生在糖尿病控制不良、糖代谢显著失调经胰岛素治疗迅速得到控制时出现。表现为下肢轻度水肿直至全身性水肿,可自然消退。处理方法主要给患者低盐饮食、限制水的摄入,必要时给予利尿剂。

4.局部反应

注射部位红肿、发痒、硬结、皮下脂肪萎缩等,多见于小儿与青年。预防可采用高纯度胰岛素制剂,注射部位轮替、胰岛素深部注射法。

(陈丽丽)

第六节　痛　风

一、疾病概述

(一)疾病概述

痛风是嘌呤代谢障碍或尿酸排泄障碍引起的代谢性疾病,但痛风发病有明显的异质性,除高尿酸血症外可表现为急性关节炎、痛风石沉积、慢性关节炎、关节畸形、慢性间质性肾炎和尿酸性尿路结石。随着经济发展和生活方式的改变,其患病率逐渐上升。痛风发病年龄为 30~70 岁,男性发病年龄有年轻化趋势,一般成人仅有 10%~20% 的高尿酸血症者发生痛风,老年人高尿酸血症患病率达 24% 以上。高尿酸血症发生的男女比例为 2:1,而痛风发病的男女比例为 20:1,即 95% 的痛风患者是男性。这是因为男性喜饮酒、赴宴,喜食富含嘌呤、蛋白质的食物,使体内尿酸增加,排出减少。

(二)相关病理生理

痛风的发生取决于血尿酸的浓度和在体液中的溶解度。血尿酸的平衡取决于嘌呤的吸收和生成与分解和排泄。①嘌呤的吸收:体内的尿酸 20% 来源于富含嘌呤食物的摄取,摄入过多可诱发痛风发作。②嘌呤的分解:尿酸是嘌呤代谢的终产物,正常人约 1/3 的尿酸在肠道经细菌降解处理,约 2/3 经肾以原型排出。③嘌呤的生成:体内的尿酸 80% 来源于体内嘌呤生物合成。参与尿酸代谢的嘌呤核苷酸有 3 种:次黄嘌呤核苷酸、腺嘌呤核苷酸、鸟嘌呤核苷酸。在嘌呤代谢过程中,各环节都有酶参与调控,一旦酶发生异常,即可发生血尿酸增多或减少。④嘌呤的排泄:在原发性痛风中,80%~90% 的直接发病机制是肾小管对尿酸盐的清除率下降或重吸收升高。痛风意味着尿酸盐结晶、沉积所致的反应性关节炎或痛风石疾病。

(三)痛风的病因与诱因

临床上仅有部分高尿酸血症的患者发展为痛风,确切原因不清。临床上分为原发性和继发性两大类。原发性基本属于遗传性,与肥胖、原发性高血压、血脂异常、糖尿病、胰岛素抵抗关系密切。继发性主要因肾脏病、血液病等疾病或药物、高嘌呤食物等引起。

（四）临床表现

临床多见于 40 岁以上的男性,女性多在绝经期后发病。

1.无症状期

早期症状不明显,有些可终身不出现症状,仅有血尿酸持续性或波动性增高,但随着年龄增长其患病率也随之增加,且与高尿酸血症的水平和持续时间有关。

2.急性关节炎期

急性关节炎期为通风的首发症状,多于春秋季节发病。常有以下特点:①多在夜间或清晨突然起病,多呈剧痛,数小时内出现受累关节的红、肿、热、痛和功能障碍,最常见于单侧踇趾及第 1 跖趾关节,其次为踝、膝、腕、指、肘等关节。②秋水仙碱治疗后,关节炎症状可迅速缓解。③发热,白细胞计数增多。④初次发作常呈自限性,数天内自行缓解,受累关节局部皮肤出现脱屑和瘙痒,是本病特有的表现。⑤关节腔滑囊液偏振光显微镜检查可见双折光的针形尿酸盐结晶,是确诊本病的依据。⑥高尿酸血症。

3.痛风石及慢性关节炎期

痛风石是痛风的特征性临床表现,是尿酸盐沉积所致,常见于耳轮、跖趾、指间和掌指关节,常为多关节受累,多见关节远端,表现为关节肿胀、僵硬、畸形及周围组织的纤维化和变形,严重时患处皮肤发亮、菲薄,破溃则有豆渣样的白色物质排出。

4.肾脏病变

肾脏病变分为痛风性肾病和尿酸性肾石病 2 种。前者早期仅有间歇性蛋白尿,随着病情的发展而呈持续性,晚期可发生肾功能不全,表现为水肿、高血压、血尿素氮和肌酐升高。少数表现为急性肾衰竭,出现少尿或无尿。10%～25% 的痛风患者的肾脏有尿酸结石,呈泥沙样,常无症状,结石者可发生肾绞痛、血尿。

（五）辅助检查

1.血尿酸测定

正常值:男性为 150～380 μmol/L,女性为 100～300 μmol/L,更年期后接近男性血尿酸测定高于正常值可确定高尿酸血症。

2.尿尿酸测定

限制嘌呤饮食 5 天后,每天尿酸排出量超过 3.57 mmol/L,可认为尿酸生成增多。

3.滑囊液或痛风石内容物检查

急性关节炎期行关节穿刺,提取滑囊液,在旅光显微镜下可见针形尿酸盐结晶。

4.X 线检查

急性关节炎期可见非特征性软组织肿胀;慢性期或反复发作后可见软骨破坏,关节面不规则,特征性改变为穿凿样、虫蚀样圆形或弧形的骨质透亮缺损。

5.电子计算机 X 线体层显像（CT）与磁共振显像（MRI）检查

CT 扫描受累部位可见不均匀的斑点状高密度痛风石影像;MRI 的 T_1 和 T_2 加权图像呈斑点状低信号。

（六）主要治疗原则

目前尚无根治原发性痛风的方法。治疗原则:①控制高尿酸血症,预防尿酸盐沉积。②迅速终止急性关节炎的发作,防止复发。③防止尿酸结石形成和肾功能损害。

(七)治疗

1.一般治疗

控制饮食总热量;限制饮酒和高嘌呤食物(如动物的内脏:肝、肾、心等)的大量摄入;每天饮水2 000 mL以上以增加尿酸排泄;慎用抑制尿酸排泄的药物:如噻嗪类利尿药等;避免诱发因素和积极治疗相关疾病。

2.高尿酸血症的治疗

(1)排尿酸药:抑制近端肾小管对尿酸盐的重吸收,增加尿酸排泄,降低尿酸水平,适用于肾功能良好者。当内生肌酐清除率＜30 mL/min时无效;已有尿酸盐结石形成,或每天尿排出尿酸盐＞3.57 mmol时不宜使用。用药期间多饮水,并服用碳酸氢钠3～6 g/d。常用药物有苯溴马隆、丙磺舒、磺吡酮等。

(2)抑制尿酸生成药物:常用药物为别嘌醇,通过抑制黄嘌呤氧化酶,使尿酸的生成减少,适用于尿酸生成过多或不适合使用排尿酸药物者。

3.急性痛风性关节炎期的治疗

绝对卧床休息,抬高患肢,避免负重,迅速给秋水仙碱,越早用药疗效越好。

(1)秋水仙碱:是治疗急性痛风性关节炎的特效药,通过抑制中性粒细胞、单核细胞释放白三烯 B_4、白细胞介素-1等炎症因子,同时抑制炎症细胞的变形和趋化,从而缓解炎症。不良反应有恶心、呕吐、厌食、腹胀和水样腹泻,如出现上述症状应及时调整剂量或停药;还可出现白细胞、血小板计数减少等,也会发生脱发现象。

(2)非甾体抗感染药:通过抑制花生四烯酸代谢中的环氧化酶活性,进而抑制前列腺素的合成而达到消炎镇痛的作用。活动性消化性溃疡、消化道出血为禁忌证。常用药物有吲哚美辛、双氯芬酸、布洛芬、罗非昔布等。

(3)糖皮质激素:上述药物治疗无效或不能使用秋水仙碱和非甾体抗炎药时,可考虑使用糖皮质激素或 ACTH 短程治疗。疗程一般不超过2周。

二、护理评估

(一)一般评估

1.生命体征(T、P、R、BP)

每天监测 T、P、R、BP,特别是体温的变化。

2.关节与皮肤

评估患者痛风石、关节炎的情况;评估皮肤的情况,如有无皮疹,剥脱性皮炎、出血性带状疱疹、过敏性皮炎等。

3.相关记录

饮食、皮肤等,必要时记录饮水量。

(二)身体评估

1.视诊

患者痛风石、关节炎情况,有无红、肿、热、痛等。全身皮肤情况,有无皮疹等异常。

2.触诊

痛风石、关节炎疼痛情况。皮肤弹性,皮肤压之是否褪色等。

（三）心理社会评估

评估患者对疾病治疗的信心，对痛风相关知识的掌握情况。

（四）辅助检查

1.血尿酸

当血尿酸男性超过 420 μmol/L，女性＞350 mmol/L 可诊断为高尿酸血症。血尿酸波动较大，应反复监测。限制嘌呤饮食5 天后，如每天小便中尿酸排出量＞3.57 mmol/L，则提示尿酸生成增多。

2.滑囊液或痛风石检查

急性关节炎期行关节腔穿刺，抽取滑囊液，如见白细胞内有双折光现象的针形尿酸结晶，是确诊本病的依据。痛风结石活检也可见此现象。

3.慢性并发症的检查

全身关节、足部检查、疼痛评估等。

（五）主要用药的评估

1.应用治疗高尿酸血症药的评估

用药剂量、用药时间、药物不良反应的评估与记录。

2.急性痛风性关节炎期治疗药物的评估

用药剂量、用药时间的评估、药物不良反应的评估、注意有无出现"反跳"现象并记录。

三、主要护理诊断/问题

（一）疼痛

关节痛与痛风结石、关节炎症有关。

（二）躯体活动障碍

躯体活动障碍与关节受累、关节畸形有关。

（三）知识缺乏

缺乏痛风用药知识和饮食知识。

（四）潜在并发症

肾衰竭。

四、护理措施

（一）疾病知识指导

指导患者与家属有关痛风预防、饮食、治疗、活动等的相关知识。如注意避免进食高蛋白和高嘌呤的食物，忌饮酒，每天多饮水，饮水量＞2 000 mL/d，特别是服药排尿酸药物时更应多饮水，以帮助尿酸的排出。

（二）保护关节指导

指导患者日常生活中应注意：①活动时尽量使用大肌群，如能用肩部负重者不用手提，能用手臂者不用手指。②避免长时间持续进行重体力劳动。③经常变换姿势，保持受累关节舒适。④如有关节局部温热和肿胀，尽可能避免其活动。如运动后疼痛超过 1～2 小时，应暂时停止该项运动。

(三)药物服用的指导

排尿酸药、抑制尿酸生成药的服用应逐渐递增用量,用药过程中应按要求对肝功能、肾功能和尿酸水平进行测定,使用过程中,注意胃肠道反应,有无皮疹、过敏性皮炎等不良情况。如发生上述不良反应,应减量。

(四)关节及皮肤护理

指导患者保持关节功能位,防止变形。保持皮肤清洁,防止外伤导致皮肤破损,一旦发生皮肤破损,应及时予以处理。如皮肤出现瘙痒,注意不要抓破皮肤。

五、护理效果评估

(1)患者血尿酸水平控制正常。

(2)患者尿尿酸检测结果正常。

(3)患者无出现关节肿胀、畸形等并发症的发生。

(4)患者及家属基本掌握痛风相关知识,特别是预防和饮食的相关知识。

(陈丽丽)

第十二章　公共卫生与社区护理

第一节　公共卫生的概念

一、公共卫生的定义

至于公共卫生的概念，各个国家和组织之间没有一个统一的、严格的定义。简单来讲，公共卫生实际上就是大众健康。它是相对临床而言的，临床是针对个体的，公共卫生是关注人群的健康。

1920 年，美国耶鲁大学的 Winslow 教授首次提出了早期经典的公共卫生概念。公共卫生是通过有组织的社区行动，改善环境卫生，控制传染病流行，教育个体养成良好的卫生习惯，组织医护人员对疾病进行早期诊断和预防性治疗，发展社会体系以保证社区中的每个人享有维持健康的足够的生活水准，最终实现预防疾病、延长寿命、促进机体健康、提高生产力的目标。随着社会和公共卫生实践的发展、人们认识的更新，公共卫生的概念也在不断地发展之中。

1988 年，艾奇逊将公共卫生定义为"通过有组织的社会努力预防疾病、延长生命、促进健康的科学和艺术。"这一概念高度概括了现代公共卫生的要素。

1995 年，英国的 Johnlast 给出了详细的定义，即"公共卫生是为了保护、促进、恢复人们的健康。是通过集体的或社会的行动，维持和促进公众健康的科学、技能和信仰的集合体。公共卫生项目、服务和机构强调整个人群的疾病预防和健康需求"。尽管公共卫生活动会随着技术和社会价值等的改变而变化，但是其目标始终保持不变，即减少人群的疾病发生、早死、疾病导致的不适和伤残。因此，公共卫生是一项制度、一门学科、一种实践。随着社会经济的发展，医学模式的转变，公共卫生的概念和内涵有了进一步发展。公共卫生通常涉及面都很广泛，包括生物学、环境医学、社会文化、行为习惯、政治法律和涉及健康的许多其他方面。现代公共卫生最简单的定义为"3P"，即 Promotion（健康促进），Prevention（疾病预防），Protection（健康保护）。

在我国，公共卫生的内涵究竟是什么？公共卫生包括哪些领域？对此至今尚无统一认识和明确定义。2003 年 7 月，中国原副总理兼卫生部部长吴仪在全国卫生工作会议上对公共卫生做了一个明确的定义：公共卫生就是组织社会共同努力，改善环境卫生条件，预防控制传染病和其他疾病流行，培养良好卫生习惯和文明的生活方式，提供医疗服务，达到预防疾病，促进人民身体健康的目的。因此,公共卫生建设需要政府、社会、团体和民众的广泛参与,共同努力。其中,政府主要通过制定相关法律、法规和政策,促进公共卫生事业发展;对社会、民众和医疗卫生机构执行公共卫生法律法规实施监督检查,维护公共卫生秩序;组织社会各界和广大民众共同应对突发公共卫生事件和传染病流行;教育民众养成良好卫生习惯和健康文明的生活方式;培养高素质的公共卫生管理和技术人才,为促进人民健康服务。

从这一定义可以看出,公共卫生就是"社会共同的卫生"。公共即共同,如公理、公约。卫生是个人、集体的生活卫生和生产卫生的总称,一般指为增进人体健康,预防疾病,改善和创造合乎生理要求的生产环境、生活条件所采取的个人和生活的措施,包括以除害灭病、讲卫生为中心的爱国卫生运动。

一般情况来讲,公共卫生是通过疾病的预防和控制,达到提高人民健康水平的目的。如对传染病、寄生虫病、地方病,还有一些慢性非传染性疾病的预防控制;借助重点人群或者高危人群,如职业人群、妇女、儿童、青少年、老年人等人群进行的健康防护;通过健康教育、健康政策干预等措施,促进人群健康的社会实践。具体讲,公共卫生就是通过疾病预防控制、重点人群健康防护、健康促进来解决人群中间的疾病和健康问题,达到提高人民健康水平的目的。公共卫生就是以生物-心理-社会-医学模式为指导,面向社会与群体,综合运用法律、行政、预防医学技术、宣传教育等手段,调动社会共同参与,消除和控制威胁人类生存环境质量和生命质量的危害因素,改善卫生状况,提高全民健康水平的社会卫生活动。由此可见,公共卫生具有社会性、系统性、政策法制性、多学科性和随机性等特征。公共卫生的实质是公共政策。

二、公共卫生特征

2004 年,Beaglehole 教授将现代公共卫生的特征进行了总结,认为,公共卫生是以持久的全人群健康改善为目标的集体行动。这个定义尽管简短,但是充分反映了现代公共卫生的特点:①需要集体的、合作的、有组织的行动;②可持续性,即需要可持续的政策;③目标是全人群的健康改善,减少健康的不平等。

现代公共卫生的特征包括 5 个核心内容:①政府对整个卫生系统起领导作用,这一点对实现全人群的健康工程至关重要,卫生部门只会继续按生物医学模式关注与卫生保健有关的近期问题;②公共卫生工作需要所有部门协作行动,忽视这一点只会恶化健康的不平等现象,而政府领导是协作行动、促进全人群健康的核心保障;③用多学科的方法理解和研究所有的健康决定因素,用合适的方法回答相应的问题,为决策提供科学依据;④理解卫生政策发展和实施过程中的政治本质,整合公共卫生科学与政府领导和全民参与;⑤与服务的人群建立伙伴关系,使有效的卫生政策能够得到长期的社区和政治支持。

（王秀芬）

第二节　公共卫生的体系与职能

公共卫生体系一直是一个模糊的概念。普遍倾向,疾病预防控制机构、卫生监督机构、传染病院(区),构成了公共卫生体系。

一、发达国家公共卫生体系

美国、英国、澳大利亚、WHO等国家和组织陆续制定了公共卫生的基本职能或公共卫生体系所需提供的基本服务。

美国提出的3项基本职能,即评估→政策发展→保证,并进一步具体化为10项基本服务。基本服务的概念与其他国家/组织提出的基本职能概念相似。在此框架下,美国疾病预防控制中心(CDC)与其他伙伴组织联合开展了国家公共卫生绩效标准项目研究,设计了3套评价公共卫生体系绩效的调查问卷,分别用于州公共卫生体系、地方公共卫生体系和地方公共卫生行政管理部门的绩效评估。调查问卷规定了每一项基本服务的内涵,并制定有具体的指标和调查内容。澳大利亚提出了公共卫生9项基本职能,阐述了每条职能的原有的和新的实践内容。

美国提出的公共卫生体系定义:在辖区范围内提供基本公共卫生服务的所有公、私和志愿机构、组织或团体。政府公共卫生机构是公共卫生体系的重要组成部分,在建设和保障公共卫生体系运行的过程中发挥着关键的作用。但是,单靠政府公共卫生机构无法完成所有的公共卫生基本职能,公共卫生体系中还应包括医院、社区卫生服务中心等医疗服务提供者,负责提供个体的预防和治疗等卫生服务;公安、消防等公共安全部门,负责预防和处理威胁大众健康的公共安全事件;环境保护、劳动保护、食品质量监督等机构,保障健康的生存环境;文化、教育、体育等机构为社区创造促进健康的精神环境;交通运输部门,方便卫生服务的提供和获取;商务机构提供个体和组织在社区中生存和发展的经济资源;民政部门、慈善组织等,向弱势人群提供生存救助和保障以及发展的机会。

公共卫生基本职能是影响健康的决定因素、预防和控制疾病、预防伤害、保护和促进人群健康、实现健康公平性的一组活动。公共卫生基本职能需要卫生部门,还有政府的其他部门以及非政府组织、私营机构等来参与或实施。公共卫生基本职能属于公共产品,政府有责任保证这些公共产品的提供,但不一定承担全部职能的履行和投资责任。

公共卫生基本职能的范畴大大超出了卫生部门的管辖范围,在职能的履行过程中卫生部门发挥主导作用。卫生部门负责收集和分析本部门及其他部门、民间社团、私人机构等的信息,向政府提供与人群健康相关的、涉及国家利益的综合信息;卫生部门是政府就卫生问题的决策顾问,负责评价公共卫生基本职能的履行情况;同时,向其他部门负责的公共卫生相关活动提供必要的信息和技术支持,或展开合作;负责健康保护的执法监督活动。

二、我国公共卫生体系的基本职能

通过分析上述国家和组织制定的公共卫生基本职能框架,结合我国的现状,我们总结出10项现代公共卫生体系应该履行的基本职能,其中涉及三大类的卫生服务提供:①人群为基础的公共卫生服务,如虫媒控制、人群为基础的健康教育活动等;②个体预防服务,如免疫接种、婚前保健和孕产期保健;③具有公共卫生学意义的疾病的个体治疗服务,如治疗肺结核和性传播疾病等,可减少传染源,属于疾病预防控制策略之一;再比如治疗儿童腹泻、急性呼吸道感染、急性营养不良症等。在此基础上,我国现代公共卫生体系的基本职能应包括以下10个方面。

(一)监测人群健康相关状况

(1)连续地收集、整理与分析、利用、报告与反馈、交流与发布与人群健康相关的信息。

(2)建立并定期更新人群健康档案,编撰卫生年鉴。其中与人群健康相关的信息包括:①人口、社会、经济学等信息;②人群健康水平,如营养膳食水平、生长发育水平等;③疾病或健康问题,如传染病和寄生虫病、地方病、母亲和围生期疾病、营养缺乏疾病、非传染性疾病、伤害、心理疾病及突发公共卫生事件等;④疾病或健康相关因素,如生物的、环境的、职业的、放射的、食物的、行为的、心理的、社会的、健康相关产品的;⑤公共卫生服务的提供,如免疫接种、农村改水改厕、健康教育、妇幼保健等,以及人群对公共卫生服务的需要和利用情况;⑥公共卫生资源,如经费、人力、机构、设施等;⑦公共卫生相关的科研和培训信息。

(二)疾病或健康危害事件的预防和控制

(1)对正在发生的疾病流行或人群健康危害事件,如传染病流行,新发疾病的出现,慢性病流行,伤害事件的发生,环境污染,自然灾害的发生,化学、辐射和生物危险物暴露,突发公共卫生事件等,开展流行病学调查,采取预防和控制措施,对有公共卫生学意义的疾病开展病例发现、诊断和治疗。

(2)对可能发生的突发公共卫生事件做好应急准备,包括应急预案和常规储备。

(3)对有明确病因或危险因素或具备特异预防手段的疾病实施健康保护措施,如免疫接种、饮水加氟、食盐加碘、职业防护、婚前保健和孕、产期保健等。

上述第一项和第二项内容包括,我国疾病预防控制机构常规开展的疾病监测、疾病预防与控制、健康保护、应急处置等工作。

(三)发展健康的公共政策和规划

(1)发展和适时更新健康的公共政策、法律、行政法规、部门规章、卫生标准等,指导公共卫生实践,支持个体和社区的健康行动,实现健康和公共卫生服务的公平性。

(2)发展和适时更新卫生规划,制定适宜的健康目标和可测量的指标,跟踪目标实现进程,实现连续的健康改善。

(3)多部门协调,保证公共政策的统一性。

(4)全面发展公共卫生领导力。

(四)执行公共政策、法律、行政法规、部门规章和卫生标准

(1)全面执行公共政策、法律、行政法规、部门规章、卫生标准等。

(2)依法开展卫生行政许可、资质认定和卫生监督。

(3)规范和督察监督执法行为。

(4)通过教育和适当的机制,促进依从。

(五)开展健康教育和健康促进活动

(1)开发和制作适宜的健康传播材料。

(2)设计和实施健康教育活动,发展个体改善健康所需的知识、技能和行为。

(3)设计和实施场所健康促进活动,如在学校、职业场所、居住社区、医院、公共场所等,支持个体的健康行动。

(六)动员社会参与,多部门合作

(1)通过社区组织和社区建设,提高社区解决健康问题的能力。

(2)开发伙伴关系和建立健康联盟,共享资源、责任、风险和收益,创造健康和安全的支持性环境,促进人群健康。

(3)组织合作伙伴承担部分公共卫生基本职能,并对其进行监督和管理。

第(三)~(六)项融合了国际上健康促进的理念,即加强个体的知识和技能,同时改变自然的、社会的、经济的环境,以减少环境对人群健康及其改善健康的行动的不良影响,促使人们维护和改善自身的健康。第(四)项的职能与 1986 年《渥太华宪章》中提出的健康促进行动的 5 项策略相吻合,即"制定健康的公共政策、创造支持性的环境、加强社区行动、发展个人技能、重新调整卫生服务的方向和措施"。

(七)保证卫生服务的可及性和可用性

(1)保证个体和人群卫生服务的可及性和可用性。

(2)帮助弱势人群获取所需的卫生服务。

(3)通过多部门合作,实现卫生服务公平性。

(八)保证卫生服务的质量和安全性

(1)制定适当的公共卫生服务的质量标准,确定有效和可靠的测量工具。

(2)监督卫生服务的质量和安全性。

(3)持续地改善卫生服务质量,提高安全性。

第(七)项和第(八)项是对卫生服务的保证,即保证卫生服务的公平和安全性。

(九)公共卫生体系基础结构建设

(1)发展公共卫生人力资源队伍,包括开展多种形式的、有效的教育培训,实现终身学习;建立和完善执业资格、岗位准入、内部考核和分流机制;通过有效的维持和管理,保证人力资源队伍的稳定、高素质和高效率。

(2)发展公共卫生信息系统,包括建设公共卫生信息平台;管理公共卫生信息系统;多部门合作,整合信息系统。

(3)建设公共卫生实验室,发展实验室检测能力。

(4)加强和完善组织机构体系,健全公共卫生体系管理和运行机制。

本项是对公共卫生体系基础结构的建设。公共卫生体系的基础结构是庞大的公共卫生体系的神经中枢,包括人力资源储备和素质、信息系统、组织结构等。公共卫生体系的基础结构稳固,整个公共卫生体系才能统一、高效地行使其基本职能。

(十)研究、发展和实施革新性的公共卫生措施

(1)全面地开展基础性和应用性科学研究,研究公共卫生问题的原因和对策,发展革新性的公共卫生措施,支持公共卫生决策和实践。

(2)传播和转化研究结果,应用于公共卫生实践。

(3)与国内外其他研究机构和高等教育机构保持密切联系,开展合作。这项职能为公共卫生实践和公共卫生体系的可持续发展提供科学支撑。

上述这十项职能的履行又可具体分解为规划、实施、技术支持、评价和质量改善、资源保障(包括人力、物力、技术、信息和资金等)等 5 个关键环节。不同的环节需要不同的部门或机构来承担。

三、卫生体系内部职能

疾病预防控制体系建设研究课题组对我国疾病预防控制机构应承担的公共职能进行了界定,共 7 项职能、25 个类别、78 个内容和 255 个项目。2005 年卫生部(现卫健委)发布施行了《关于疾病预防控制体系建设的若干规定》和《关于卫生监督体系建设的若干规定》,分别明确了疾病预防控制机构和卫生监督机构的职能。这些工作对我国疾病预防控制体系和卫生监督体系的建设具有重要的意义。

公共卫生体系是包括疾病预防控制体系、卫生监督体系、突发公共卫生事件医疗救治体系等在内的一个更大的范畴。首先应该将公共卫生体系作为一个整体来看待,明确其职能,避免体系中的各个成分如疾病预防控制体系、卫生监督体系等各自为政。这样将有助于实现公共卫生体系的全面建设,保证部门间的协调与合作,提高公共卫生体系总体的运作效率。

另外,公共卫生基本职能的履行必须有法律的保障。公共卫生体系的构成、职权职责及其主体都应该是法定的,做到权责统一,并应落实法律问责制。至今为止,我国已颁布了 10 部与公共卫生有关的法律,如母婴保健法、食品卫生法、职业病防治法、传染病防治法等,以及若干的行政法规和部门规章。虽然这些对我国公共卫生事业的发展起到了重要的保障作用,但是其中没有一部是公共卫生体系的母法,因而无法形成严密的、统一规划设计的、协调一致的法规体系。解决公共卫生问题所需采取的行动远远超出了卫生部门的职权和能力范围,需要政府其他部门以及非政府组织、私营机构等共同参与。因此,制定公共卫生体系的母法,明确公共卫生体系的构成及其所需履行的基本职能,协调体系中各成分体系或机构间相互关系,是当务之急。

（王秀芬）

第三节　公共卫生的主要内容

传统公共卫生是在生物医学模式下,以传染病、地方病和职业病的防治作为工作重点,提供以疾病为中心的公共卫生服务。按照行政区划设置的公共卫生机构,执行同级卫生行政部门的指令,独立开展辖区内的公共卫生工作。随着公共卫生实践与认识的重大变化,公共卫生的内容也逐渐丰富和完善。

一、公共卫生体系建设

公共卫生体系建设是我国卫生改革与发展面临的重要问题。医疗卫生体制改革的重点之一应加强公共卫生体系的建设,保证绝大多数人的健康,提高疾病预防控制能力,让大多数人不得病、少得病、晚得病。按照 WHO 的相关定义,基本医疗服务应纳入公共卫生的范畴,因此公共卫生体系建设应覆盖到医疗机构。因为传染病疫情一旦发生,医疗机构就处在疾病预防控制的第一线。

在公共卫生体系的建设过程中,应以系统的观念统筹规划、平衡发展。应综合考虑卫生资源的投入与分配,以最大限度地发挥公共卫生体系的作用。在体系建设中,应着重考虑如何确定正确的目标规划、完善的基础设施、灵敏的信息系统、科学的决策指挥和有效的干预控制策略。

加强疾病预防控制能力建设是公共卫生体系建设的核心内容。所谓疾病预防控制能力,是指履行疾病预防控制、突发公共卫生事件处置、疫情报告和健康信息管理、健康危害因素干预和控制、检验评价、健康教育与健康促进、科研培训与技术指导等公共职责的能力。在公共卫生体系建设过程中,应完善机制、落实职责,加强能力建设,加大人才队伍建设的力度,以推动公共卫生工作不断发展。

当前,我国已在公共卫生体系建设方面取得了成功经验,使公共卫生水平得到了不断提高。

我国已建立了比较全面的公共卫生体系,提供的公共卫生服务从中央辐射到省、市、县,并建立了县、乡、村"三级农村卫生网络"。我国将政府的承诺和意愿与专家技术结合起来,促进了公共卫生体系的发展,为其他国家提供了较好的范例。例如,2004年初正式启动的疫情及突发公共卫生事件的网络直报系统,覆盖包括乡镇卫生院在内的全国所有卫生医疗机构,是世界上最大的疾病监测系统。目前,全国93.5%的县以上医疗卫生机构和70.3%的乡镇卫生院均实现了疫情和突发公共卫生事件网络直报。通过不断建立和完善全国传染病疫情和突发公共卫生事件信息网络,我国已实现对传染病疫情、健康危害因素监测、死因监测等重要公共卫生数据的实时管理,传染病控制和应急反应能力明显提高。

公共卫生体系建设和完善是一个长期的庞大的系统工程,事关国民健康、国家安全大局,涉及每个人的健康、安全利益。公共卫生体系建设中的各种项目的设立和决策的正确与否,直接影响到公众的健康和安全。为保证公众公共卫生安全,建设和完善我国的公共卫生体系,需要大力提倡公共卫生体系建设的战略和战术研究。

循证公共卫生决策学的兴起为我国公共卫生体系的建设和完善准备了新型的科学工具,应该充分地利用新工具的优点,不断地学习和加强循证公共卫生决策的能力。高效、可靠、科学的公共卫生体系应来自对科学技术、公众交流、公众健康需求和各种政治意愿的高度整合。

二、健康危险因素的识别与评价

能对人造成伤亡或对物造成突发性损害的因素,称为危险因素;能影响人的身体健康,导致疾病或对生物造成慢性损害的因素,称为有害因素。通常情况下,对两者并不加以区分而统称为健康危险因素。

健康危险因素包括物理性因素、化学性因素、生物性因素以及社会-心理-行为因素。如果能够早期识别到危险因素,并加强自我保健与防护,可以有效避免受到危险因素的侵害。采用筛检手段在"正常人群"中发现无症状患者是一种有效的预防策略,如果及时采取干预措施,阻断致病因素的作用,可以防止疾病的发生。由于人体有很强的自我修复功能,如果能及时发现和识别影响健康的危险因素,并及早采取适当的措施,阻止危险因素的作用,致病因素引起的疾病病程即可出现逆转,症状即可消失,并有可能恢复健康。当致病因素导致疾病发生后,要采取治疗措施并消除健康危险因素,改善症状和体征,防止或推迟伤残发生,减少劳动能力丧失。如果由于症状加剧,病程继续发展,导致生活和劳动能力丧失,此时的主要措施是康复治疗,提高其生命质量。

临床医学服务的起始点是在患者出现症状和体征后主动找医师诊治疾病,而健康危险因素评价是在症状、体征、疾病尚未出现时就重视危险因素的作用,通过评价危险因素对健康的影响,促使人们保持良好的生活环境、生产环境和行为生活方式,防止危险因素的出现。在危险因素出现的早期,可以测评危险因素的严重程度及其对人们健康可能造成的危害,预测疾病发生的概率,以及通过有效干预后可能增加的寿命。健康危险因素评价的重点对象是健康人群,开展的阶段越早,意义越大,因此它是一项推行积极的健康促进和健康教育的技术措施,也是一种预防和控制慢性非传染性疾病的有效手段。

三、疾病的预防与控制

疾病预防与控制是公共卫生的核心内容之一。我国疾病预防控制机构的主要职责:①为拟定与疾病预防控制和公共卫生相关的法律、法规、规章、政策、标准和疾病防治规划等提供科学依据，为卫生行政部门提供政策咨询；②拟定并实施国家、地方重大疾病预防控制和重点公共卫生服务工作计划和实施方案，并对实施情况进行质量检查和效果评价；③建立并利用公共卫生监测系统，对影响人群生活、学习、工作等生存环境质量及生命质量的危险因素进行营养食品、劳动、环境、放射、学校卫生等公共卫生学监测，对传染病、地方病、寄生虫病、慢性非传染性疾病、职业病、公害病、食源性疾病、学生常见病、老年卫生、精神卫生、口腔卫生、伤害、中毒等重大疾病发生、发展和分布的规律进行流行病学监测，并提出预防控制对策；④处理传染病疫情、突发公共卫生事件、重大疾病、中毒、救灾防病等公共卫生问题，配合并参与国际组织对重大国际突发公共卫生事件的调查处理；⑤参与开展疫苗研究，开展疫苗应用效果评价和免疫规划策略研究，并对免疫策略的实施进行技术指导与评价；⑥研究开发并推广先进的检测、检验方法，建立质量控制体系，促进公共卫生检验工作规范化，提供有关技术仲裁服务，开展健康相关产品的卫生质量检测、检验，安全性评价和危险性分析；⑦建立和完善疾病预防控制和公共卫生信息网络，负责疾病预防控制及相关信息搜集、分析和预测预报，为疾病预防控制决策提供科学依据；⑧实施重大疾病和公共卫生专题调查，为公共卫生战略的制定提供科学依据；⑨开展对影响社会经济发展和国民健康的重大疾病和公共卫生问题防治策略与措施的研究与评价，推广成熟的技术与方案；⑩组织并实施健康教育与健康促进项目，指导、参与和建立社区卫生服务示范项目，探讨社区卫生服务的工作机制，推广成熟的技术与经验。

此外，各级疾病预防控制机构还负责农村改水、改厕工作技术指导，研究农村事业发展中与饮用水卫生相关的问题，为有关部门做好饮用水开发利用和管理提供依据；组织和承担与疾病预防控制和公共卫生工作相关的科学研究，开发和推广先进技术；开展国际合作与技术交流，引进和推广先进技术等。

四、公共卫生政策与管理

公共卫生是一个社会问题，其实施涉及社会的方方面面，是单个机构无力承担，短期内难以获得回报却又关系到国家整体利益和长远利益的社会工程。从某种角度来说，公共卫生的实质是公共政策问题，要靠政府的政策支持和法律法规的保障。公共卫生政策是国家政策体系的一个重要组成部分，公共卫生政策的制定是一个复杂的过程，受众多因素的影响，包括意识形态、政治理念、传统价值观念、公众压力、行为惯性、专家意见、决策者的兴趣与经验等。

公共卫生管理的长效机制必须建立在法治的基础上。要建立公共卫生的法治机制，必须加强公共卫生的立法，并提高立法的质量。构建公共卫生管理机制，应建立职责明确、相互协调、有财政保障的公共卫生管理机构，建立完善的法制化的公共卫生管理制度，并建立起稳定的、持久的公共卫生管理长效机制。

五、突发公共卫生事件与公共卫生危机管理

突发公共卫生事件（公共卫生危机事件）是指突然发生，造成或者可能造成公众健康严重损害的重大传染病、群体性不明原因疾病、重大中毒、放射性损伤、职业中毒，以及因自然灾害、事故灾难或社会安全事件引起的严重影响公众身心健康的事件。公共卫生危机事件大多表现为突发性事故危机，特点表现：①危机的不可预见性，危机产生的诱因难以预测，危机的发生、发展和造成的影响难以预测；②危机的多发性、多样性和复杂性；③危机的紧迫性，使得迟缓的危机管理可

能导致严重后果;④危机的危害性,公共卫生危机已经突破了地区界限,某一国家或地区的危机处理不当,就有可能在短时间内发展为全球危机。

公共卫生危机管理主要是指政府、卫生职能部门和社会组织为了预防公共卫生危机的发生,减轻危机发生所造成的损害并尽早从危机中恢复过来,针对可能发生和已经发生的危机所采取的管理行为。主要包括危机风险评估、危机监测、危机预防、信息分析、危机反应管理和危机恢复等。公共卫生危机管理的基础工作应贯穿于危机管理全过程,主要包括危机管理的组织机构、社会支持和公共卫生人力资源等。

公共卫生危机管理应遵循公众利益至上、公开诚实和积极主动的原则。政府和相关职能部门必须把公众利益放在首位,所采取的一切行动和措施都必须优先保障公众利益。在危机出现的第一时间采取有效措施,及时公开危机的相关信息,否则会导致政府公信度降低,造成不应有的混乱。公共卫生危机一旦发生,就会成为公众舆论关注的焦点,地方政府和职能部门必须快速反应,积极沟通协调,主动寻求社会各界的理解和支持,积极控制和掌握发言权。

六、公共卫生安全与防控

公共卫生安全如同金融安全、信息安全一样,已成为国家安全的重要组成部分,需要引起足够的重视和关注。在全球化时代,既要重视传统安全因素,也要重视非传统安全因素。

非传统安全是相对于传统安全而言的,是一个泛化的概念,其内容涵盖政治安全、经济、文化、科技、生态环境、人类健康和社会发展等。非传统安全更加关注人类安全和社会可持续发展,是对非军事化安全的理解,即公众更加关注经济、社会、环境、健康等发展问题,甚至将其提高到与军事、政治问题同等的位置,从而使人们的安全观更加非国界化。2003 年的 SARS 事件对我国政府和民众传统的安全观是一个严重的挑战,使公众充分认识到公共卫生安全对于维护国家安全、构建和谐社会的重要性。

在分享全球化带来的好处的同时,务必要防范全球化带来的更多的不确定因素和风险。例如,传染病跨国界传播的可能性大大增加,很多以前局限于特定地区的未知病毒或细菌以及已知的传染病可能随着人流、物流迅速传播到全球;随着食品等与健康相关的产品贸易日趋活跃,境外食品污染流入的可能性不断增加,食品的微生物、化学和放射性污染问题一旦在某一国家或地区出现,就可能在全球范围内长距离、大面积地迅速波及蔓延;全球化带来的国际产品结构调整,可能促使污染密集型产业向发展中国家转移,导致职业病危害从经济发达地区向经济发展较慢的地区转移;生物恐怖带来的威胁明显增大,生物技术的迅猛发展使制造强杀伤性生物武器的能力大为提高。因此,有效预防和控制各类突发性公共卫生事件,确保公共卫生安全,保护公众的健康是现代公共卫生工作的重要任务。全球化加剧了公共卫生安全的危险因素,迫使人们要更加重视非传统安全因素。加强公共卫生安全必须强化政府对公共卫生的领导责任,建立突发性公共卫生事件应急处理机制,加强公共卫生领域的国际合作。

公共卫生安全是非传统安全的重要组成部分,也是构建和谐社会的重要内容,应从国家安全的高度考虑公共卫生问题。在突发公共卫生事件、突发伤害事件、突发环境污染事件、突发灾害事件以及恐怖袭击事件的处置过程中,应积极防治各种潜在风险,还应积极构建能够迅速调动社会资源的应急处理系统,并通过加强法律、制度建设以及平战结合系统的建设,合理配置和使用应急储备物资和资源。

每年 4 月 7 日是世界卫生日。“世界卫生日”是从 1950 年开始的,其宗旨就是要动员国际社会和社会各界,共同为控制疾病、为人类的安全做出贡献。历届世界卫生日的主题,从 1950 年的"了解你周围的卫生机构"、1960 年的"消灭疟疾——向世界的宣战"、1963 年的"饥饿,大众的疾病"、1970 年的"为抢救生命,及时发现癌症"、1980 年的"要吸烟还是要健康,任君选择"、1990 年的"环境与健康"、2000 年的"血液安全从我做起"到 2007 年的"国际卫生安全",从中不难看出公共卫生的发展轨迹。根据"世界卫生日"主题的变化,可以发现一个非常明显的规律,就是从原来的注重单个局部性问题发展为关注全局性、影响面大的问题。

七、公共卫生伦理

伦理学是人类行动的社会规范,伦理学根据人类的经验确定某些规范或标准来判断某一行动是否应该做,应该如何做。"道德"与"伦理学"均为人类行动的社会规范。道德是一种社会文化现象,体现在教育、习俗、惯例、公约之中,传统道德依靠权威,无须论证,"道德"偏重于讲做人。而伦理学是道德哲学,必须依靠理性的论证,现代"伦理学"更强调做事。科学告诉我们能干什么,而伦理学则告诉我们该干什么。

公共卫生伦理是公共卫生机构和工作人员行动的规范,包括有关促进健康、预防疾病和伤害的政策、措施和办法等。在人群中所采取的促进健康、预防疾病和伤害行动,公共卫生伦理起指导作用,其行动规范体现在公共卫生伦理的原则之中。

公共卫生伦理的原则是评价公共卫生行动是否应该做的框架,可概括为四个方面:①公共卫生行动产生的结果要实现利益最大化,即公共卫生行动要使目标人群受益,避免、预防和消除公共卫生行动对目标人群的伤害,受益与伤害和其他代价相抵后盈余最大;②公正性原则,包括分配公正和程序公正,即受益和负担公平分配(即分配公正)和确保公众参与,包括受影响各方的参与(程序公正);③对于人的尊重,即尊重自主的选择和行动,保护隐私和保密,遵守诺言,信息透明和告知真相;④建立和维持信任,即公共卫生机构和工作人员与目标人群之间应建立信任关系,公共卫生行动应取信于民。

按照公共卫生伦理的原则,公共卫生行动也是对公众应尽的义务,但这些义务并不是绝对的,而是初始义务。所谓初始义务是指假设情况不变时必须履行的义务。也就是说,如果情况有变,就不履行初始义务。其理由是,为了要完成一项更重要的义务时,不可能同时履行此初始义务。在公共卫生工作中发生原则或义务冲突的情况下,就面临一个伦理难题。例如,在 SARS 防控期间,保护公众和个人健康与尊重个人自主性发生矛盾。对 SARS 患者、疑似患者及接触者必须采取隔离的办法,这对保护公众及他们的健康都是不可少的,这种情况下不能履行尊重个人自主性和个人自由的初始义务。但如果情况没有改变,而不去履行初始义务,就违反了伦理学的规范。

八、公共卫生领域的国际合作

在现代社会中,伴随着科技的发展、通信与交通工具的发达,"非典"、禽流感、艾滋病等在短时间内迅速蔓延,不仅严重危害着公众的生命安全,而且严重损害着疾病来源国的国际形象、经济发展与社会稳定,其影响已经远远超出了公共卫生领域,在国家安全问题上应受到高度的重视。经济上的国际合作为其他社会生活领域中的国际合作奠定了基础,国际合作是各国实现发展的迫切需要。

在面对全球性的公共卫生问题时,主权国家不可能去他国实施自己的政策,这样就促生了公共卫生领域的国际合作。在面对公共卫生领域内的全球问题上,只有国际合作才是正确的选择。例如,在"非典"期间,通过采取隔离措施,抑制了"非典"的迅速蔓延,但在由飞鸟带来的禽流感病毒的防治上,隔离却起不到任何作用。可见,隔离并不能解决全球性的公共卫生问题,唯有国际合作才能有效地解决全球性的公共卫生问题。

公共卫生领域的国际合作,涉及新国际卫生条例下的全球公共卫生监测系统、传染病的实验室研究与诊断和治疗、国际合作的公共卫生应急机制的建立、公共卫生安全、高级卫生行政人员和专业技术人员的培训、公共卫生管理国际培训项目等诸多领域。自 20 世纪末期以来,全球在非洲抗疟疾行动、艾滋病防治、禽流感全球行动以及中国-东盟自由贸易区公共卫生安全合作机制、东亚公共卫生合作机制、国际公共卫生实验室网络建设等方面的国际合作堪称典范。

(王秀芬)

第四节　突发公共卫生事件

一、突发公共卫生事件概述

(一)突发公共卫生事件的概念

突发公共卫生事件是指突然发生,造成或者可能造成社会公众健康严重损害的重大传染病疫情、群体性不明原因疾病、重大食物和职业中毒以及其他严重影响公众健康的事件。

(二)突发公共卫生事件的分期

1.间期

间期指突发事件发生前的平常期。此期应积极制订预案,建立健全各种突发事件的预防策略和措施;建立与维护预警系统和紧急处理系统,训练救援人员,为应对突发事件做好充足的准备。

2.前期(酝酿期)

前期指事件的酝酿期和前兆期。此期应立刻采取紧急应变措施,疏散可能受到影响的居民,保护即将受波及的设施,动员紧急救援人员待命,发布预警,协助群众做好应对准备。

3.打击期(暴发期)

打击期指事件的作用和危害期。不同性质的突发事件,其打击期长短不一,如地震和建筑物爆炸可能只有数秒,而传染病暴发和洪涝灾害则能连续达数月之久。

4.处理期

处理期指灾害救援或暴发控制期。此期的主要任务包括救治伤病人员,展开紧急公共卫生监测,预防或处理次生灾害;封锁疫源地,对可能被污染的物品和场所进行消毒,紧急展开疫苗接种和个人防护;调查事故原因,终止危害的扩大,清除环境中残存的隐患,稳定社会情绪等。

5.恢复期

恢复期指事件平息期。此期主要是尽快让事发或受灾地区恢复正常秩序,包括做好受害人群的康复,评估其心理健康状况;预防和处理可能产生的"创伤后应激障碍";修建和复原卫生设施,提供正常卫生医疗服务。

二、突发公共卫生事件的分级分类管理

（一）突发公共卫生事件的分级

根据国务院发布的《国家突发公共事件总体应急预案》，突发公共卫生事件按照其性质、严重程度、可控性和影响范围等因素，分为特别重大（Ⅰ级）、重大（Ⅱ级）、较大（Ⅲ级）和一般（Ⅳ级）四级，依次用红色、橙色、黄色和蓝色进行预警。

（二）突发公共卫生事件的分类

突发公共卫生事件有不同的分类方法，我国将它分为重大传染病疫情、群体性不明原因疾病、重大食物中毒或职业中毒和其他严重影响公众健康的事件四大类。

1.重大传染病疫情

包括肺鼠疫、肺炭疽和霍乱的发生或暴发。动物间鼠疫、布氏菌病和炭疽等流行，乙类传染病和丙类传染病暴发或多例死亡。

（1）常见传染病暴发：在局部地区短期内突然发生多例同一种传染病。

（2）常见传染病流行：一个地区某种传染病发病率显著超过该病历年的发病率水平。

（3）罕见的传染病或已消灭的传染病再度发生。

（4）新发传染病的疑似病例或确诊病例出现。

2.群体性不明原因疾病

群体性不明原因疾病指发生3人以上的不明原因疾病。

3.重大食物中毒或职业中毒

重大食物中毒或职业中毒指一次中毒人数超过30人，或发生1例以上死亡的饮用水或食物中毒；短期内发生3人以上或出现1例以上死亡的职业中毒。

4.其他严重影响公众健康的事件

（1）医源性感染暴发。

（2）药品或免疫接种引起的群体反应或死亡事件。

（3）严重威胁或危害公众健康的水、环境、食品污染。

（4）有毒有害化学品、生物毒素等引起的集体急性中毒事件。

（5）放射性、有毒有害化学性物质丢失、泄露等事件。

（6）生物、化学、核辐射等恐怖袭击事件。

（7）有潜在威胁的传染病动物宿主、媒介生物发生异常。

（8）学生因意外事故、自杀或他杀，出现1例以上死亡的事件。

（9）突发灾害/伤害事件：①造成群死群伤或对居民生命财产和心理造成巨大威胁的天灾；②严重的火灾或爆炸事件；③重大交通伤害，如空难、海难、机车事故、地铁事故或重大道路交通伤害（包括桥梁断塌）；④工程（矿山、建筑、工厂、仓库等）事故；⑤公共场所、娱乐场所或居民区的骚乱、暴动；⑥恐怖活动，有组织的暴力活动，如暗杀、枪杀、袭击、劫持人质和邪教集体自杀等；⑦国内或国际恐怖分子的恐怖袭击。

（10）上级卫生行政部门临时认定的其他重大公共卫生事件。

三、社区突发公共卫生事件报告

突发公共卫生事件报告是社区突发公共卫生事件信息管理的一项重要内容，也是国家基本

公共卫生服务项目"突发公共卫生事件报告和处理"的主要内容之一。

(一)突发公共卫生事件报告的基本原则

社区卫生服务机构在开展突发公共卫生事件报告时,应当遵循的基本原则是依法报告、统一规范、属地管理、准确及时、分级分类。

(二)责任报告单位和责任报告人

(1)县级以上各级人民政府卫生行政部门指定的突发公共卫生事件监测机构、各级各类医疗卫生机构、卫生行政部门、县级以上地方人民政府和检验检疫机构、食品药品监督管理机构、环境保护监测机构、教育机构等有关单位为突发公共卫生事件的责任报告单位。

(2)执行职务的各级各类医疗卫生机构的医疗卫生人员、个体开业医师为突发公共卫生事件的责任报告人。

(三)报告范围与标准

1.传染病

(1)鼠疫:发现1例及以上鼠疫病例。

(2)霍乱:发现1例及以上霍乱病例。

(3)传染性非典型肺炎:发现1例及以上传染性非典型肺炎病例或疑似病例。

(4)人感染高致病性禽流感:发现1例及以上人感染高致病性禽流感病例。

(5)炭疽:发生1例及以上肺炭疽病例;或1周内,同一学校、幼儿园、自然村寨、社区、建筑工地等集体单位发生3例及以上皮肤炭疽或肠炭疽病例;或1例及以上职业性炭疽病例。

(6)甲肝/戊肝:1周内,同一学校、幼儿园、自然村寨、社区、建筑工地等集体单位发生5例及以上甲肝/戊肝病例。

(7)伤寒(副伤寒):1周内,同一学校、幼儿园、自然村寨、社区、建筑工地等集体单位发生5例及以上伤寒(副伤寒)病例,或出现2例及以上死亡。

(8)细菌性和阿米巴性痢疾:3天内,同一学校、幼儿园、自然村寨、社区、建筑工地等集体单位发生10例及以上细菌性和阿米巴性痢疾病例,或出现2例及以上死亡。

(9)麻疹:1周内,同一学校、幼儿园、自然村寨、社区、建筑工地等集体单位发生10例及以上麻疹病例。

(10)风疹:1周内,同一学校、幼儿园、自然村寨、社区等集体单位发生10例及以上风疹病例。

(11)流行性脑脊髓膜炎:3天内,同一学校、幼儿园、自然村寨、社区、建筑工地等集体单位发生3例及以上流脑病例,或者有2例及以上死亡。

(12)登革热:1周内,一个县(市、区)发生5例及以上登革热病例;或首次发现病例。

(13)流行性出血热:1周内,同一自然村寨、社区、建筑工地、学校等集体单位发生5例(高发地区10例)及以上流行性出血热病例,或者死亡1例及以上。

(14)钩端螺旋体病:1周内,同一自然村寨、建筑工地等集体单位发生5例及以上钩端螺旋体病病例,或者死亡1例及以上。

(15)流行性乙型脑炎:1周内,同一乡镇、街道等发生5例及以上乙脑病例,或者死亡1例及以上。

(16)疟疾:以行政村为单位,1个月内,发现5例(高发地区10例)及以上当地感染的病例;或在近3年内无当地感染病例报告的乡镇,以行政村为单位,1个月内发现5例及以上当地感染的病例；在恶性疟疾流行地区，以乡(镇)为单位，1个月内发现2例及以上恶性疟疾死亡病例；在非恶性疟疾流行地区，出现输入性恶性疟疾继发感染病例。

(17)血吸虫病：在未控制地区，以行政村为单位，2周内发生急性血吸虫病病例10例及以上，或在同一感染地点1周内连续发生急性血吸虫病病例5例及以上；在传播控制地区，以行政村为单位，2周内发生急性血吸虫病5例及以上，或在同一感染地点1周内连续发生急性血吸虫病病例3例及以上；在传播阻断地区或非流行区，发现当地感染的患者、病牛或感染性钉螺。

(18)流感：1周内，在同一学校、幼儿园或其他集体单位发生30例及以上流感样病例，或5例及以上因流感样症状住院病例，或发生1例及以上流感样病例死亡。

(19)流行性腮腺炎：1周内，同一学校、幼儿园等集体单位中发生10例及以上流行性腮腺炎病例。

(20)感染性腹泻(除霍乱、痢疾、伤寒和副伤寒以外)：1周内，同一学校、幼儿园、自然村寨、社区、建筑工地等集体单位中发生20例及以上感染性腹泻病例，或死亡1例及以上。

(21)猩红热：1周内，同一学校、幼儿园等集体单位中，发生10例及以上猩红热病例。

(22)水痘：1周内，同一学校、幼儿园等集体单位中，发生10例及以上水痘病例。

(23)输血性乙肝、丙肝、HIV：医疗机构、采供血机构发生3例及以上输血性乙肝、丙肝病例或疑似病例或HIV感染。

(24)新发或再发传染病：发现本县(区)从未发生过的传染病或发生本县近5年从未报告的或国家宣布已消灭的传染病。

(25)不明原因肺炎：发现不明原因肺炎病例。

2.食物中毒

一次食物中毒人数30人及以上或死亡1人及以上；学校、幼儿园、建筑工地等集体单位发生食物中毒，一次中毒人数5人及以上或死亡1人及以上；地区性或全国性重要活动期间发生食物中毒，一次中毒人数5人及以上或死亡1人及以上。

3.职业中毒

发生急性职业中毒10人及以上或者死亡1人及以上的。

4.其他中毒

出现食物中毒、职业中毒以外的急性中毒病例3例及以上的事件。

5.环境因素事件

发生环境因素改变所致的急性病例3例及以上。

6.意外辐射照射事件

出现意外辐射照射人员1例及以上。

7.传染病菌、毒种丢失

发生鼠疫、炭疽、非典、艾滋病、霍乱、脊灰等菌毒种丢失事件。

8.预防接种和预防服药群体性不良反应

群体性预防接种反应：一个预防接种单位一次预防接种活动中出现群体性疑似异常反应；或发生死亡；群体预防性服药反应：一个预防服药点一次预防服药活动中出现不良反应(或心因性反应)10例及以上；或死亡1例及以上。

9.医源性感染事件

医源性、实验室和医院感染暴发。

10.群体性不明原因疾病

2周内,一个医疗机构或同一自然村寨、社区、建筑工地、学校等集体单位发生有相同临床症状的不明原因疾病3例及以上。

11.其他

各级人民政府卫生行政部门认定的其他突发公共卫生事件。

(四)报告方式、时限和程序

获得突发公共卫生事件相关信息的责任报告单位和责任报告人,应当在2小时内以电话或传真等方式向属地卫生行政部门指定的专业机构报告,具备网络直报条件的要同时进行网络直报,直报的信息由指定的专业机构审核后进入国家数据库。不具备网络直报条件的责任报告单位和责任报告人,应采用最快的通信方式将《突发公共卫生事件相关信息报告卡》报送属地卫生行政部门指定的专业机构;接到《突发公共卫生事件相关信息报告卡》的专业机构,应对信息进行审核,确定真实性,2小时内进行网络直报,同时以电话或传真等方式报告同级卫生行政部门。

(五)报告内容

根据《国家突发公共卫生事件相关信息报告管理工作规范》要求,信息报告主要内容包括:事件名称、事件类别、发生时间、地点、涉及的地域范围、人数、主要症状与体征、可能的原因、已经采取的措施、事件的发展趋势、下步工作计划等。

事件发生、发展、控制过程信息分为初次报告、进程报告、结案报告。①初次报告:报告内容包括事件名称、初步判定的事件类别和性质、发生地点、发生时间、发病人数、死亡人数、主要的临床症状、可能原因、已采取的措施、报告单位、报告人员及通信方式等;②进程报告:报告事件的发展与变化、处置进程、事件的诊断和原因或可能因素,势态评估、控制措施等内容,并对初次报告进行补充和修正,重大及特别重大突发公共卫生事件至少按日进行进程报告。③结案报告:事件结束后,应进行结案信息报告。达到《国家突发公共卫生事件应急预案》分级标准的突发公共卫生事件结束后,由相应级别卫生行政部门组织评估,在确认事件终止后2周内,对事件的发生和处理情况进行总结,分析其原因和影响因素,并提出今后对类似事件的防范和处置建议。

四、社区突发公共卫生事件的应急处置

在我国,突发公共卫生事件应急处置是政府主导,全社会参与的一项综合性预防卫生工作,《国家基本公共卫生服务规范》(第三版)中指出,社区卫生服务机构承担着辖区内服务人口的传染病疫情和突发公共卫生事件风险管理,在疾病预防控制机构和其他专业机构指导下,乡镇卫生院、村卫生室和社区卫生服务中心(站)协助开展传染病疫情和突发公共事件风险排查、收集和提供风险信息,参与评估和应急预案制(修)订。

(一)突发公共卫生事件处理措施

当发生突发公共卫生事件时,按照《国家基本公共卫生服务规范》(第三版),处理措施如下。

1.患者医疗救治和管理

按照有关规范要求,对传染病患者、疑似患者进行医疗救治和管理,对突发公共卫生事件伤者进行急救,及时转诊,书写医学记录及其他有关资料并妥善保管。

2.传染病密切接触者和健康危害暴露人员的管理

协助开展传染病接触者或其他健康危害暴露人员的追踪、查找,对集中或居家医学观察者提供必要的基本医疗和预防服务。

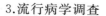

3.流行病学调查

协助对本辖区患者、疑似患者和突发公共卫生事件开展流行病学调查，收集和提供患者、密切接触者、其他健康危害暴露人员的相关信息。

4.疫点疫区处理

做好医疗机构内现场控制、消毒隔离、个人防护、医疗垃圾和污水的处理工作。协助对被污染的场所进行卫生处理，开展杀虫、灭鼠等工作。

5.应急接种和预防性服药

协助开展应急接种、预防性服药、应急药品和防护用品分发等工作，并提供指导。

6.宣传教育

根据辖区传染病和突发公共卫生事件的性质和特点，开展相关知识技能和法律法规的宣传教育。

(二)突发公共卫生事件应急现场处理的基本原则

突发公共卫生事件应急现场处理的原则是按照分级响应、属地管理的原则，遵循突发公共卫生事件发展的客观规律，结合现场实际情况，根据保障公众生命安全和疾病预防控制工作的需要，坚持控制优先、实验室和流行病学调查相结合，采取边抢救、边调查、边核实、边处理的方式，有效控制事态发展，减少危害的影响，维护社会稳定。

突发公共卫生事件一旦发生，社区卫生服务机构的应急响应机制应及时启动，在应急处理现场要做到"快、准、齐、实"，"快"就是信息完整、准确和快捷上报；"准"就是接到报告后，对事件的发生、发展和事态现状进行综合分析，及时采取强有力的针对性措施；"齐"就是调查处理要做到统一领导、统一方案；"实"就是调查处理方案确定后，分工负责，具体落实，督办到位。还要注意全面、细致、冷静和果断，为抢救患者、防止事态扩大赢得时间。

(三)突发公共卫生事件应急处理程序

一般说来，突发事件的发生和发展有四个阶段或时期，即潜在期、暴发期、持续期、消除期。

1.潜在期

突发事件出现的先兆阶段，尽管这一阶段稍纵即逝，很难估量，但是，发现这一阶段却有着非凡的意义。应通过各种渠道和方式配合社区相关部门开展预防性教育工作。

(1)了解本社区突发公共卫生事件的类型、人员伤亡情况等特点，明确危险因素和先兆，协助相关部门做好预测和预报。

(2)参与制订预防计划和处理预案，预防事件发生或减少社区人群生命和健康的危害，如转移危险地域人群、组建并定期培训社区救护队，准备各种救护物资等。

(3)指导社区居民掌握自救、呼救和参与救助等相关知识和技术。

2.暴发期

突发事件全面表现出来，并不断造成破坏的阶段，一般公众在危险尚未完全显露时往往忽视危险的存在；突发事件暴发、危险已经逼近时往往夸大危险，引起恐慌。因此，应急处理的主要任务是现场紧急救护伤员和安顿受灾人群。

(1)现场救护的准备：立即向上级报告，准备相应救护物资赶赴现场并投入救护；成立临床医疗救护指挥机构统一指挥现场救护工作；设立集中处理伤员的治疗点；参加抢救人员分工承担预检分诊、现场治疗和转送伤者等工作。

(2)现场救护物资：根据原卫生部《灾害事故管理条例》的规定配备基本物资，包括药品类、器械类、各种手术包、急救箱或包、卫生防疫药械、预防接种用药、饮水消毒药、工具及杂物、生活用品及炊事用品和食品等。

(3)现场救护：原则是简单预检分诊，迅速分级救护。在2～3分钟内完成现场预检分诊，评估呼吸、灌注血量、意识状态等指标。根据伤员损伤严重程度、存活的可能性和救治资源的可利用性等进行最低限度的急救处置，并标识伤情识别卡。

3.持续期

指事件发展的势头得到了遏制，但破坏仍在继续，事件尚未得到有效控制，问题尚未得到彻底解决。处在这一时期，切忌盲目乐观，不能把治标的成效看成治本的效果，否则，死灰尚可复燃，局势可能逆转。而一旦出现再次的暴发，局面将很难收拾。

(1)监测和预防疾病：实行重点传染病、食物中毒等疾病每天报告和零报告制度，定期巡查，加强监测；针对性预防服药；及时发现并分析疫情发展趋势和动向，适时采取预防和控制措施。

(2)处理灾区环境：包括饮用水消毒，指导居民提高识别污染、变质食物的能力；清理环境，集中堆放污水污物，消毒后转运到远离居住区和水源的场所；发现传染病先消毒再清理；尽快火化或在指定地点深埋死亡者尸体，如传染病死亡者或者外源性尸体先消毒再火化；或将所有尸体集中放置并卫生消毒处理后火化；消灭蚊蝇鼠害，合理使用和保管杀虫灭鼠药，加强各类化学有毒物质的管理，防止误服或其他意外发生。

(3)开展防病教育：向灾(疫)区群众通报卫生状况，针对出现的灾情、疫情，将有关卫生防病知识反复向群众宣传。指导群众开展以饮水、饮食卫生为重点，管理好人畜粪便，减少蚊、蝇滋生地和杀灭病媒昆虫等工作。同时要继续配合新闻媒体，加大宣传力度和频度，并针对群众的心理问题，加大疏导力度，如开设咨询热线，增加咨询、讲座次数等，倡导科学的说法和行为，进行全人群心理疏导干预。

(4)心理支持：早期以个人心理支持为主，尽快离开现场，提供基本生存条件；诱导倾诉经历和宣泄情感，正确面对现实，宣传社会的支持和帮助；灾后1～2周内以群体支持为主，组织有相关经历的人相互倾诉和讨论有关的经历，上门访视提供家庭指导和咨询；特别通过接触、谈话、集体活动等方式关注儿童，为老年人提供家政服务和健康管理，及时调整心理危机干预工作重点，避免再次创伤。

(5)康复治疗和训练：指导康复期伤者和慢性病患者，特别是老年人维持所需的治疗和进行针对性的康复训练，促进康复，提高生活自理能力。

4.消除期

事件的直接影响虽已消除，但间接影响则刚刚出现，如自然灾害、恐怖袭击事件等带给公众的心理上的打击，远不是随着时间而逝去的。社区医务人员应及时开展针对性的健康咨询、介绍新环境的社区卫生服务，使居民在新环境里生活安心、安全。

（王秀芬）

第五节　社区慢性病的护理健康管理

20世纪中叶以来，全球疾病谱和死因谱发生了重大变化，无论发达国家还是发展中国家，都出现了以心脏病、脑血管病、糖尿病、恶性肿瘤等在疾病谱和死因谱中占主要位置的趋势,慢性病已成为 21 世纪危害人们健康的主要问题。慢性非传染性疾病,简称慢性病,是对一组疾病的概括性总称,而不是特指某种疾病。起病隐匿、病程长且病情迁延不愈,无传染性,可预防,不可治愈,预防和治疗难以区分。对人群生活质量和生命质量危害最大的主要是心、脑、肾血管病、肿瘤和糖尿病,由于其发病与不良生活方式密切相关,故又称为"生活方式病"。慢性病通常具有下述特点:"一因多果,一果多因,多因多果,互为因果";患病率高,而知晓率、治疗率、控制率低;临床治疗效果较差,预后不好,并发症发病率高、致残率高、死亡率高;病程迁延持久,为终生性疾病,需要长期管理;诊断治疗费用较高,治疗的成本效益较差,对卫生服务利用的需求高。

一、分类

按照国际疾病系统分类法(ICD-10)标准将慢性病分为以下 7 种。

(一)精神行为障碍

老年性痴呆,精神分裂症,神经衰弱,神经症(焦虑,抑郁,强迫)等。

(二)呼吸系统疾病

慢性支气管炎,肺气肿,慢性阻塞性肺疾病等。

(三)心脑血管疾病

高血压,动脉粥样硬化,冠心病,脑血管疾病,肺心病等。

(四)消化系统疾病

慢性胃炎,消化性溃疡,胰腺炎,胆石症,胆囊炎,脂肪肝,肝硬化等。

(五)内分泌、营养代谢疾病

血脂异常,糖尿病,痛风,肥胖,营养缺乏等。

(六)肌肉骨骼系统和结缔组织疾病

骨关节病,骨质疏松症等。

(七)恶性肿瘤

肺癌,肝癌,胃癌,食管癌,结肠癌,乳腺癌,子宫癌,前列腺癌,白血病等。

二、慢性病的流行概况及社会危害

(一)慢性病的流行概况

根据世界卫生组织(WHO)报告,2005 年全球总死亡人数为 5 800 万,其中近 3 500 万人死于慢性病,中国慢性病的死亡人数占了 750 万。WHO 预测,到 2020 年慢性病死亡将占全球总死亡数的 75%,占疾病负担的 60%。

1.西方发达国家流行概况

在西方发达国家慢性病在总发病或死亡中占相当大部分比例。美国"全国生命统计报告"报道了前 10 位的死因,其中有 7 类为慢性病,占总死亡数的 71.2%。死因第一、第二位分别为心脏病与恶性肿瘤,占总死因的 52.6%。由此可见在美国,全部死亡人数的一半以上是由这两类疾病引起。常见慢性病的病因主要和吸烟、高脂饮食等不良生活习惯方式,职业暴露、环境污染等有关。

2.我国流行概况

我国慢性病发病和患病情况用八个字概括"发展迅速,形势严峻"。《中国慢性病报告》显示近 3 亿人超重和肥胖,慢性病患者约 2.8 亿。全国第三次死因调查显示,慢性病占我国人群死因构成已从 1973 年的 53％上升至目前的 85％。据 30 个市和 78 个县(县级市)死因(ICD-10)统计,城市居民前十位死因为恶性肿瘤、脑血管病、心脏病、呼吸系统疾病、损伤及中毒、消化系统疾病、内分泌营养和代谢疾病、泌尿生殖系统疾病、精神障碍、神经系统疾病,合计占死亡总数的 92.0％。与城市比较,农村居民前十位死因及顺位有所不同,农村居民前十位死因为呼吸系统疾病、脑血管病、恶性肿瘤、心脏病、损伤及中毒、消化系统疾病、泌尿生殖系统疾病、内分泌营养和代谢疾病、肺结核、精神障碍,合计占死亡总数的 91.9％。

(二)慢性病的社会危害

1.严重危害人群健康

慢性病不仅发病率高,致死率和致残率也不断上升,而且病程长,多为终生性疾病,预后差。慢性病对人群健康的影响还表现在造成患者的心理创伤和对家庭的压力,慢性病首次发作,可使患者产生不同程度的心理反应,轻的出现适应障碍、主观感觉异常、焦虑等,重的可出现愤怒、失助、自怜等心理过程。在慢性病反复发作或出现严重的功能障碍时,又出现失望、抑郁、甚至自杀倾向等。慢性病对家庭的影响是长期的。若家中有一个长期卧床不起的患者,长时间的陪护、转诊,帮助料理生活起居,患者种种异常心理的发泄等都会严重影响家庭成员,消耗家庭经济积蓄和家人精力。

2.经济负担日益加重

慢性病发病率的上升,成为卫生费用过快增长的重要原因。据科学测算,2003 年我国缺血性脑卒中的直接住院负担达 107.53 亿元,脑卒中的总费用负担为 198.87 亿元,占国家卫生总费用的 3.02％。2003 年我国糖尿病患者人均医疗费用约 3 500 元,以目前糖尿病患者为 2 380 万推算,其医疗费用高达 833 亿元,占 2003 年 GDP 的 0.71％;脑血管病 12.87 亿元,缺血性心脏病 8.57 亿元。慢性病给个人、家庭、社会和国家带来沉重的经济负担。在某些地区,慢性病与贫困的恶性循环,使人们陷入"因病致贫,因病返贫"的困境。

三、慢性病致病的主要危险因素

危险因素是指机体内外存在的使疾病发生和死亡概率增加的诱发因素,可分为可控制危险因素和难以控制的危险因素。可控制危险因素包括吸烟、酗酒、运动不足、不合理膳食、职业暴露、病原体感染和社会精神心理因素等;难以控制危险因素包括家族遗传、年龄、性别等。慢性病的发生与流行是多个危险因素之间的交互作用和协同作用。而并非单个因素作用的简单相加。

(一)吸烟

吸烟危害健康已是众所周知的事实。香烟点燃后产生对人体有害的物质主要有醛类、氮化物、烯烃类、尼古丁类,可刺激交感神经,胺类、氰化物和重金属,这些均属毒性物质;苯并芘、砷、镉、甲基肼、氨基酚、其他放射性物质,这些物质均有致癌作用;酚类化合物和甲醛等,这些物质具有加速癌变的作用;一氧化碳能减低血氧含量。

流行病学调查表明,吸烟是肺癌的重要致病因素之一。吸烟者患肺癌的危险性是不吸烟者的 13 倍,如果每天吸烟在 35 支以上,则其危险性比不吸烟者高 45 倍,肺癌死亡人数中约 85％由吸烟造成。吸烟者如同时接触化学性致癌物质(如石棉、镍、铀和砷等)则发生肺癌的危险性将更高。吸烟与唇癌、舌癌、口腔癌、食管癌、胃癌、结肠癌、胰腺癌、肾癌和子宫颈癌的发生都有一定关系。许多研究认为,吸烟是许多心、脑血管疾病的主要危险因素,烟雾中的尼古丁和一氧化碳是公认的引起冠状动脉粥样硬化的主要有害因素。吸烟者发生卒中的危险是不吸烟者的 2～3.5 倍，如果吸烟和高血压同时存在，卒中的危险性就会升高近 20 倍。吸烟也是慢性支气管炎、肺气肿和慢性气道阻塞的主要诱因之一，吸烟者患慢性气管炎较不吸烟者高 2～4 倍，且与吸烟量和吸烟年限成正比例，吸烟患者肺功能检查显示呼吸道阻塞、肺顺应性、通气功能和弥散功能降低及动脉血氧分压下降。吸烟可引起胃酸分泌增加，烟草中烟碱可使幽门括约肌张力降低，使胆汁易于反流，从而削弱胃、十二指肠黏膜的防御因子，促使慢性炎症及溃疡发生。20 世纪末全球每年死于吸烟的人数达 400 万，据预测到 2030 年，这个数字将增至 1 000 万。我国每年死于吸烟的人数为 75 万人，至 2025 年后将增至 300 万。

（二）过量饮酒

酒是一种高热量无营养的化合物。过量饮酒是指每天饮酒量超过 4 个标准杯（相当于 2 瓶啤酒或 1 两 56 度白酒）的酒量，每周饮酒超过 5 次。

酒精对食管和胃的黏膜损害很大，会引起黏膜充血、肿胀和糜烂，导致食管炎、胃炎、溃疡病。酒精主要在肝内代谢，对肝脏的损害特别大，饮酒可致脂肪沉着于肝细胞，使肝脏肿大，发生脂肪肝。研究表明，平均每天饮白酒 160 g，有 75％的人在 15 年内会出现严重的肝脏损害，可导致酒精性肝硬化，肝癌的发病与长期酗酒也有直接关系。酒精影响脂肪代谢，升高血胆固醇和三酰甘油，会使心脏发生脂肪变性，严重影响心脏的正常功能。大量饮酒会使心率增快，血压急剧上升，扩张脑部血管，增加脑出血的危险性。因为酒精中不含营养素，经常饮酒者会食欲下降，进食减少，势必造成多种营养素的缺乏，特别是维生素 B_1、维生素 B_2、维生素 B_{12} 和叶酸的吸收。酒精可使几种不同癌症发生的危险性上升，如口腔癌、食管癌和胃癌。饮酒与吸烟的危害具有协同作用。长期饮酒，当血液中的酒精浓度达到 0.1％时，会使人情绪激动；达到 0.2％～0.3％时，会使人行为失常；长期酗酒，会导致酒精中毒性精神疾病。

（三）不合理膳食

合理膳食是指一日三餐所提供的营养必须满足人体的生长、发育和各种生理、体力活动的需要。慢性病的发生和人们膳食方式与结构有很大关系，每天脂肪摄入量超过 80 g，发生乳腺癌、结肠癌的危险性明显增加；食物中纤维素摄入量不足，结肠癌、直肠癌等肠道肿瘤发病的危险性增高。食物中的维生素不足，如维生素 A 缺乏与乳腺癌、肺癌、胃癌、肠癌、皮肤癌及膀胱癌的发生有关。经常食用霉变、腌制和烟熏制食物的食物发生肝癌、食管癌和膀胱癌的危险性增加。血总胆固醇、低密度脂蛋白和甘油三酯水平均与冠心病发生呈正相关，高脂肪、高胆固醇和低膳食纤维饮食是冠心病、脑卒中等动脉粥样硬化样疾病的危险因素。高脂肪膳食可以导致胰岛素抵抗，增加 2 型糖尿病发病的危险；长期高热量饮食也增加了糖尿病的发病危险。个体每天钠摄入与血压呈正相关，钾、钙的摄入量与血压呈负相关。膳食因素中与慢性病发生有关的，还有微量元素缺乏、食物的加工与烹调以及进食方式等。

（四）超重与肥胖

超重和肥胖的定义是指可损害健康的异常或过量脂肪的累积，体质指数（body mass index，BMI）是体重/身高的平方（kg/m²），对男女和各年龄的成人都一样，是最有用的人体超重和肥胖衡量标准。

超重或肥胖者同时伴有糖尿病或糖调节受损、高血压、高总胆固醇血症和/或低高密度脂蛋白胆固醇血症、全身或腹部肥胖、高胰岛素血症伴胰岛素抵抗等这些异常的集中体现，即代谢综合征。这些代谢异常大多是心脑血管病重要的危险因素，急性冠心病的发生率随 BMI 的上升而增加,BMI≥28 者相对于 BMI 正常者缺血性脑卒中的发病危险高 2.2 倍、高总胆固醇血症检出率高 3.0 倍,胆结石的患病率高 4 倍,脂肪肝的检出率亦明显增加。腹型肥胖(腹部脂肪累积过多,又称苹果型身材)者,比身体其他部位(如四肢等)肥胖者,风险更大,更容易出现糖代谢和脂代谢异常。在癌症中,与超重有密切关系的有停经后的乳腺癌、子宫内膜癌、膀胱癌与肾癌。肥胖还可以引起睡眠呼吸暂停综合征、高尿酸血症和痛风等。

(五)缺少体力活动

由于城市化、现代化,缺乏体力活动现象相当普遍。人群中 11%～24% 的人属于静坐生活方式,还有 31%～51% 的人体力运动不足,大多数情况下每天活动不足 30 分钟,目前有 68% 的人没有达到推荐的有益健康的体力活动量。静坐生活方式是全球死亡的第 8 位主要危险因素,导致的疾病负担占全球总负担的 3%～4%。缺乏体力活动可使人体超重与营养分布不均衡,是慢性病主要危险因素之一,其与冠心病、高血压、脑卒中、糖尿病、多种癌症、骨质疏松、龋病等发生有关。缺少体力活动还会导致骨质疏松、情绪低落、关节炎等疾病。而体力活动可以对体重、血脂、血压、血栓形成、葡萄糖耐量、胰岛素抵抗性、某些内分泌激素等发挥作用,使其产生有利于机体健康的变化,从而减少发病的危险。

(六)病原微生物感染

流行病学调查和分子生物学的研究发现,癌症与病原体特别是病毒感染之间确实存在着密切关系。与恶性肿瘤关系密切的主要感染:幽门螺杆菌感染与胃癌;肝炎病毒(HBV、HCV)与原发性肝细胞癌;人乳头瘤状病毒(HPV)与宫颈癌;EB 病毒与各种 B 淋巴细胞恶性肿瘤、鼻咽癌;艾滋病病毒(HIV)与非霍奇金淋巴瘤等。

(七)不良社会-心理因素

社会-心理因素对慢性病发生也有很大影响,人体疾病的发生发展,不仅和人与自然环境的关系是否协调有关,而且受到社会的制约,特别是与社会变故,与一定时期内社会生产的发展水平及社会文化环境密切有关。紧张的社会事件如战争、空袭、社会动乱可引起人们罹患各种心身疾病。长期压抑和不满,过于强烈的忧郁、悲哀、恐惧、愤怒,遭受巨大心理打击而不能及时自拔易诱发癌症。消极的情绪状态对疾病的发生和发展,病程和转归都起着不良作用。心理紧张刺激与高血压、溃疡病、脑血管意外、心肌梗死、糖尿病、癌症等发病率的增高有一定的关系。一般认为心理上的丧失感,对于健康的危害最大。这种丧失感可以是具体的事或物,如亲人死亡等;也可以是抽象的丧失感,如工作的失败等。其中尤以亲人(如配偶)死亡的影响更大。研究表明,丧偶或亲人死亡能引起个体一种绝望和无援的情绪反应,此时个体难以从心理和生物方面应付环境的需求。精神分析学家 Dianbar 认为,诸如冠心病、高血压性心脏病、心律失常、糖尿病等和人格特征有关。"A 型行为类型"被称为"冠心病易患模式",这种行为类型与冠心病有密切联系。"C 类人格特征"者癌症患病率较高。人格特点和行为方式与疾病有着密切的联系,它既可作为许多疾病的发病基础,又可改变疾病的过程。因此,对待某种疾病的态度及其与人格有关的反映方式,可影响疾病的转归。

四、社区常见慢性病的干预与管理

社区常见慢性病的干预与管理的实质是三级预防工作的具体落实,以一级预防为主,二级、三级预防并重,主要面向三类人群,一般人群、高危人群和患病人群;重点关注三个环节:危险因素控制、早诊早治和规范化管理;注重运用三个手段:健康促进、健康管理和疾病管理。围绕高血压、糖尿病、心脑血管病、肿瘤等重点慢性病,积极开展社区防治和健康教育,重视高危人群管理,控制社会和个人危险因素,减少疾病负担。慢性病干预与管理工作重点针对:烟草使用、不合理膳食、身体活动不足三种行为危险因素;超重和肥胖、血压升高、血糖升高和血脂异常四种生物学指标异常;以及心脑血管病、恶性肿瘤、慢性呼吸系统疾病、糖尿病四类慢性病。

(一)高危人群的早期发现与管理

1.确定高危人群

结合辖区慢性病流行特点和人、财、物力投入情况,提出高危人群的判断标准。高危人群判断标准的需遵循以下原则:①按慢性病危险度评估方法科学确定判定指标及其水平。②指标不宜过多,易于操作,成本低,便于推广。③高危人群的判定标准具有阶段性,可随支持性环境建设、卫生投入、技术投入、社会参与力度的不断改善逐步下调,从而覆盖更多的对象。建议把具有吸烟、肥胖、血压正常高值、糖调节受损(含空腹血糖受损和糖耐量低减)和高脂血症中任何一项的个体列为慢性病的高危个体。

2.高危人群的干预和管理

为防止或延缓高危人群发展为慢性病,高危人群需要定期监测危险因素所处水平,不断调整生活方式干预强度,必要时进行药物预防。疾病控制机构和医疗卫生机构对高危人群在群体和个体水平实施针对性的健康教育和健康管理。高危人群个体化的健康管理包括以下内容。

(1)收集危险因素信息:危险因素水平可为生活方式干预和药物预防提供依据。如对于血压正常高值者,每半年测量血压一次;对于超重、肥胖,每季度测量体重一次;对于糖调节受损(含空腹血糖受损和糖耐量低减)者,每年测血糖一次;对于血脂异常者,每年测三酰甘油和总胆固醇一次;对于吸烟者,每半年询问一次吸烟情况。对伴有多种危险因素和同时伴有其他慢性病的患者,监测频率还需加强。

(2)强化生活方式干预:高危个体需采取连续性强化生活方式干预,最好纳入系统的健康管理体系。干预的内容主要包括合理膳食、减少钠盐摄入、适当体力活动、缓解心理压力、避免过量饮酒等。强化生活方式干预需要坚持以下原则:①强度适中,循序渐进,针对个体情况,医患共商,确定干预可能达到的阶段性目标。②长期坚持良好的生活方式,逐步形成习惯。③强化干预需要家人和朋友的配合,强化习惯。④强化干预要充分发挥同伴教育的作用,运用"自我管理"技能。高危个体参加"兴趣俱乐部"或"病友俱乐部"等,有助于同伴间交流经验,增强信心,长期坚持,降低成本。

(3)控制其他的并存疾病或危险:血压升高、超重肥胖、血糖升高或糖尿病、血脂异常和吸烟均是心血管病独立的危险因素,同时又有交互作用。高危个体在监测危险因素、强化生活方式干预(包括控烟)的同时,尚需加强对体重、血糖和血脂等指标的监测和控制。

(二)危险因素干预

1.健康生活方式行动

开展全民健康生活方式行动,营造有利于健康的政策环境、生活环境和工作环境。充分利用电视、广播、报纸、期刊及网络等传媒手段,根据不同人群特点,以群众喜闻乐见和易于接受的方式,普及健康生活方式的有关知识。广泛发动社会参与,创建健康生活方式示范社区、单位、学校,形成全社会支持、参与健康生活方式行动的环境和氛围。

2.控制吸烟

加强政策倡导,促进出台公共场所、工作场所禁止吸烟法律、法规和制度,禁止烟草广告、促销和赞助制度等。采取多种手段,开展系统的烟草危害宣传与健康教育。开展吸烟人群戒烟指导和干预,重点开展医师培训,加强医师对患者的戒烟教育。加强对青少年、妇女、公务员、医师等重点人群的健康教育和管理,重点预防青少年吸第一支烟、医师吸烟和妇女吸烟。

3.合理膳食

营造合理膳食支持环境,加强合理膳食健康教育。通过各种途径或方式宣传合理膳食知识和技能,宣传和发放合理膳食支持工具,帮助居民掌握食物中油盐含量识别、烹饪中油盐用量控制方法等技能。针对慢性病患者和高危个体及特殊人群(如孕妇、乳母、学生、老年人等)开展膳食指导工作,推广和普及《中国居民膳食指南》。针对居民膳食高盐高脂等问题,引导企业开发和生产健康食品;促使技术部门和餐饮行业开发和宣传有利于健康的食谱或工具。

4.身体活动促进

倡导建设方便、可行、安全的体育设施环境,出台有利于步行或骑车出行的交通政策;鼓励和支持单位建立职工参加身体活动和锻炼的制度(如工间操制度)等。在多种场所标识合理的运动方式、运动强度、运动量、运动时间和运动目标,引导社区居民、单位职工和学校学生积极参与身体活动。宣传身体活动的重要性和对健康的益处,宣传科学运动与安全知识,推广"不拘形式、不拘场所、动则有益、循序渐进、量力而行"身体活动理念,促使居民将健身活动融入家庭生活、出行、休闲和工作中。广泛开展有利于身体活动的健康促进活动。如在学校开展形式多样的体育锻炼活动;在工厂、机关和事业单位推行工间操以及经常性的体育运动和比赛;在社区建设促进身体活动基本设施,组织发动群众广泛参与身体活动或比赛等。

(三)社区全人群健康教育

利用各种渠道(如健康教育画廊、专栏、版报、广播等)在社区全体人群中广泛宣传慢性病防治知识,提高社区广大人群自我保健意识,倡导健康生活方式,旨在预防和控制慢性病的各种危险因素,改变个体和群体的行为、生活方式,降低社区慢性病的发病率和死亡率,提高居民的健康水平生活质量。

1.分析社区人群特点、需求和社区资源

通过社区调查摸清本社区疾病的基本情况、人群的特点和社区资源,找出本社区的主要公共卫生问题及其影响因素,需重点干预的目标人群等。

2.针对社区人群认知程度,确定健康教育内容,制订社区综合干预计划

通过有计划、有组织、有系统的健康教育,提高居民对慢性病的认识,自愿地采用有利于健康的行为和生活方式。通过改善不良的生活方式和行为,降低疾病危险因素水平,减少慢性疾病的发病率和死亡率,提高居民生活质量。以社区为基础的健康教育是慢性病社区管理必不可少的环节,也是一级预防的有效措施。

3.根据不同人群特点开展分类健康指导和个性化防治策略

(1)青少年:培养良好的行为习惯,全面素质教育,特别是健康心理的培养,性知识教育,合理营养,加强体育锻炼等。

(2)青壮年:以保护第一生产力要素为出发点,控制环境和行为危险因素,控烟、戒烟限酒,减少食盐摄入量,合理膳食,适量运动,消除紧张,避免过度劳累,实施必要的健康监护和健康风险评估。

(3)更年期:调节劳逸,适当休息,加强营养和体能锻炼,必要时补充性激素。

(4)老年人:及时发现高危人群,加强医学监护,控制吸烟、酗酒、高血压,膳食结构不合理,肥

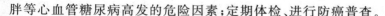

胖等心血管糖尿病高发的危险因素;定期体检、进行防癌普查。

(四)慢性病社区防制的评估

对社区慢性病防制的评价指标包括过程评估和效果评估两方面。

1.过程评估

评估社区健康教育覆盖范围,如广播电视等覆盖面、健康材料的发放范围;评估社区不同目标人群参与相应健康促进活动的比例,以及参与者对活动的满意程度等。指标:慢性病患者管理率(含建档率)、慢性病患者随访率、健康教育覆盖率、社区人群参与率、参与人群满意率等。

2.效果评估

评估社区人群对慢性病防治知识的知晓程度;评估目标人群对防治知识的知晓情况、态度和行为习惯。评价指标:防治知识的知晓率、目标人群知识、态度行为的形成率、某病种患病人群并发症的发生率及稳定率等。

(王秀芬)

第六节　社区残疾人的护理健康管理

由于人口老龄化、慢性疾病及意外伤害等因素,我国残疾人口正处于快速增长时期。残疾人是我国社区卫生服务的重点人群之一,社区护士应了解残疾人的社区康复知识和技能,为残疾人群提供有关残疾预防、康复和护理方面的服务,促进社区残疾人的健康。

一、概述

(一)基本概念

1.残疾

残疾是指因各种躯体、身心、精神疾病或损伤及先天性异常所致的长期、持续或永久性的器官或系统的缺损或功能障碍状态,这些功能障碍必须明显影响身体各项生理活动、日常生活活动及社会交往活动。

WHO将残疾分为残损、残能、残障三类。残损是指各种原因所致的身体结构器官或系统的生理功能及心理出现异常,影响其部分正常功能。残能是指日常独立生活活动能力部分或全部丧失。残障是指参加社会活动、与他人交往和适应社会能力的部分或全部障碍。

2.残疾人

残疾人是指生理功能、解剖结构、心理和精神损伤异常或丧失,部分或全部失去以正常方式从事正常范围活动的能力,在社会生活的某些领域中处于不利于发挥正常作用的人。

3.社区康复

社区康复是指在社区和家庭层次上对所有病、伤、残者采取的综合康复服务。社区康复为病、伤、残者提供更多平等的康复机会,其实施依靠病、伤、残者自身和他们的家属、所在社区,以及相应的卫生、教育、劳动就业与社会服务等部门。

4.社区康复护理

社区康复护理是指在社区康复过程中,根据总体康复医疗计划,在社区层次上,以家庭为单位,以病、伤、残者为中心,充分利用社区及家庭资源,对社区病、伤、残者进行适宜的功能促进护理,最大限度地恢复其功能,以平等的资格重返社会。

(二)社区康复护理的对象和工作内容

1.社区康复护理的对象

(1)残疾人:包括残损、残能、残障者,如视力障碍、听力障碍、言语障碍、肢体障碍、精神障碍等,是社区康复护理的主要对象。

(2)老年人:老年人由于脏器和器官功能逐渐衰退,导致功能障碍和慢性病,影响老年人的健康,需要进行康复护理。

(3)慢性病患者:包括智力残疾、精神残疾、感官残疾,以及心肺疾病、癌症、慢性疼痛等以慢性病的形式表现出的各种功能障碍。

2.社区康复护理的工作内容

(1)参与残疾预防工作:依靠社区的力量,落实残疾预防的措施,如进行免疫接种,预防急性脊髓灰质炎等致残性疾病的发生。开展社区健康教育,如健康生活方式指导、优生优育指导及安全防护指导等,预防残疾发生。

(2)开展社区康复护理服务:社区护士在康复医师的指导下与其他社区康复专业人员配合,对康复对象进行康复训练指导和心理护理,内容包括教育康复、职业康复、社会康复和独立生活指导等。

(3)协助社区康复转介服务:社区护士应协助社区康复转介服务,掌握转介服务的资源与信息,了解康复对象的需求,提供有针对性的转介服务。

(4)开展社区残疾普查:在本社区范围内,对社区残疾人员分布、社区康复资源及社区居民对康复护理的需求进行调查,进行资料整理分析,为残疾预防和制订康复护理计划提供依据。

二、社区残疾人的康复护理与管理

社区残疾人的康复护理和管理是动员和利用社区、家庭和个人的资源,采用护理程序的方法对社区残疾人进行护理和管理。

(一)社区残疾人的康复护理评估

社区护士通过观察、访谈、社区调查、既往资料分析、护理体格检查等方法进行社区残疾人的康复护理评估。

1.社区评估

评估社区地理环境和社会环境、社区健康状况、社区康复人群、社区康复机构与设置等。

2.家庭评估

评估患者的家庭结构、家庭功能、家庭环境及家庭资源等。

3.患者评估

评估内容包括患者的一般资料、现在和既往的健康状况、心理社会文化状况、护理体检和康复评定。社区护理康复评定内容包括运动功能评定、日常生活活动能力评定、认知功能评定等。

(二)社区残疾人的康复护理诊断

社区康复护理诊断重点关注各种伤病所致的功能障碍状况,应根据残疾人功能障碍的性质、程度、范围、心理状态、生活环境等进行综合分析,确定康复护理诊断。常见的社区康复护理诊断有自我照顾能力不足、适应能力降低、活动能力障碍、思维改变、能量供应失调、沟通障碍、照顾者角色困难、家庭应对无效等。

(三)社区残疾人的康复护理计划

根据患者健康问题的轻、重、缓、急对康复护理诊断进行排序,确定康复护理目标,制订具体的康复护理措施。康复护理目标涵盖康复护理的意向、状态或情况,包括长期目标和短期目标,应由患者、家庭、护士和其他康复成员一起制订。患者和家属对执行康复计划和康复结果负有直接责任。

(四)社区残疾人的康复护理实施

根据康复护理计划,对患者的家庭康复护理环境进行改造,按照循序渐进的原则协助患者进行各项康复训练。

1.环境改造

理想的康复环境有利于实现康复目标,患者居住环境应采用无障碍设施。居室应有直接采光和自然通风,有良好的朝向和视野;地面平坦、防滑;房门以推拉式为宜,门把手宜采用横执把手;居室布局及家具摆放应便于轮椅通行;门把手、各种开关的高度均应低于一般常规高度,以适合乘轮椅者使用;走廊、卫生间等的墙壁上应设有扶手,便于患者行走和起立。

2.基础护理

做好皮肤、口腔的卫生,保持患者的清洁和舒适。合理饮食,保证患者的营养摄入。

3.日常生活活动能力训练指导

日常生活活动是指人们为独立生活而每天必须进行的与衣、食、住、行、交往密切相关的最基本动作,反映人们在家庭和社区中的基本能力。日常生活活动训练可使残疾人在家庭和社会生活中尽量不依赖或部分依赖他人而完成各项功能活动。

日常生活活动训练的基本方法:首先将日常活动的某些动作分解成简单的运动方式,从易到难,结合护理特点进行床旁训练;根据患者残疾程度选择适当的方法完成每个动作;要以能完成实际生活动作为目标进行训练;若患者肌力不足或缺乏协调性,可先做一些准备训练;在某些情况下,可应用自助具做辅助。

(1)饮食训练:创造良好的进餐环境,选择适合患者功能状态的餐具。①进餐体位训练:宜采取半坐卧位。坐起训练时应指导患者用健侧手和肘部的力量坐起,或由他人协助坐起,注意坐稳;若不能坐起进餐,应采取健侧在下的侧卧位。②进食动作训练:食物及用具放在便于使用的位置上,帮助患者用健手把食物放在患手中,再由患手将食物放于口中,以训练患、健手功能的转换。③咀嚼和吞咽训练:吞咽困难者必须先做吞咽动作的训练后再行进食训练,确定无噎呛危险并能顺利喝水时,可试行自己进食。先用浓汤类等流质食物逐步过渡到半流质再到普食,从少量饮食过渡到正常饮食。

(2)排泄功能训练:①排尿训练应尽早进行,循序渐进。急迫性尿失禁者,训练患者在特定时间排尿;压力性尿失禁者,指导患者进行盆底肌肉训练;反射性尿失禁者,采用指尖轻叩耻骨上区、摩擦大腿内侧、捏腹股沟、听流水声等辅助措施刺激排尿。②排便训练时应注重患者的排便习惯和时间,训练定时排便,调整饮食结构,指导腹部按摩方法。排便困难时可配合使用缓泻剂,帮助排便。对无排便能力者,可采取"手法摘便"。

(3)个人卫生训练:根据患者残疾情况,尽量训练患者自己洗漱、如厕、洗浴,即移至洗漱处、开关水龙头、洗脸、洗手、刷牙;移至卫生间,完成排便活动;移至浴室,完成洗浴过程,移出浴室。

(4)更衣训练:要在患者能坐位平衡时进行更衣训练,选用大小、松紧、厚薄适宜、易吸汗、便于穿脱的衣服、鞋袜。对穿戴假肢的患者要注意配合义肢穿戴。如偏瘫患者穿衣时应先穿患肢，脱衣时先脱健肢。截瘫患者若能坐稳，可自行穿脱上衣，穿裤子时，可先取坐位，将下肢穿进裤子，再取卧位，抬高臀部，将裤子提上、穿好。

（5）床上运动训练：目的是防止压疮和肌肉挛缩，保持关节良好的功能位置。

卧位：根据患者的具体情况选择合适的卧位，如偏瘫患者以向健侧卧位为宜，截瘫和四肢瘫患者宜两侧轮流侧卧。

翻身训练：指导和协助患者进行床上翻身训练。翻身训练有主动和被动两种方式。①主动翻身训练是最基本的翻身训练方法，患者侧卧，躯干后垫枕，先被动地使躯干稍向后倾斜，然后鼓励其恢复到原来的侧卧位；②患者不能主动翻身时，应协助患者进行被动翻身。向健侧翻身时，先旋转上半部躯干，再旋转下半部躯干。向患侧翻身时，将患侧上肢放置于外展90°的位置，再让患者自行将身体转向患侧。

坐位及坐位平衡训练：病情允许时应鼓励患者尽早坐起。长期卧床患者坐起时，易发生直立性低血压，因此宜先从半坐位开始。坐位训练时，可按照从抬高床头-半坐位-坐位的过程进行训练。早期可利用靠背支架、借上肢拉力坐起。坐稳后，可左右、前后轻推，训练其平衡力。

四肢及躯干运动训练：①关节活动训练：若患者能完成主动运动，应指导其主动进行各关节的功能训练。若患者不能进行主动训练，应协助其进行上肢和下肢关节被动运动。患肢所有关节都应按照关节的各个轴进行全范围的被动运动，活动时社区护士一手固定近端关节，另一手支持关节远端，活动到最大幅度时可做短暂维持。各关节训练均应在双侧分别进行，按照从大关节到小关节顺序进行，动作应缓慢柔和。②骨盆运动训练：可为站立做准备。患者仰卧位，双腿屈膝，足踏在床上，将臀部主动抬起，保持骨盆成水平位，维持一段时间后慢慢放下。③肢体控制能力训练：指导患者进行上肢控制能力训练，包括手臂和肘控制能力训练、腕指伸展能力训练。下肢控制能力训练，如髋、膝屈曲训练，踝背屈训练，下肢内收、外展训练，可为以后行走训练做准备。

立位及立位平衡训练：当患者能自行坐稳且下肢肌力允许时，可进行立位及立位平衡训练。可依次协助患者进行扶站、平衡杠内站立、独立站立及单足交替站立。站立时注意保护患者，尤其是高龄或体质较弱者，防止发生意外。可给予辅助器械协助。

（6）移动训练：残疾人因某种功能障碍，不能很好地完成移动动作，需借助手杖、轮椅等完成，严重者需靠他人帮助。移动训练可以帮助患者学会移动时所做的各种动作，独立完成日常活动。①行走训练：行走训练前，先练习双腿交替前后迈步和重心的转移。若有条件可让患者初期在平行杠内进行步行训练，待患者能完成平行杠内行走，则可进行扶持步行训练、独立行走训练或拐杖行走训练。扶持患者行走训练时，扶持者应站在患者患侧，以保护患者。②上下楼梯训练：偏瘫患者扶栏上楼梯时，健手扶栏，先将患肢伸向前方，用健足踏上一级，带动患肢踏上与健肢并行；下楼时，健手扶栏，患肢先下，然后健肢。借助手杖上楼梯时，先将手杖立在上一级台阶，健足蹬上，然后患足跟上与健足并行；下楼梯时，先将手杖立在下一级台阶，患肢先下，然后健肢。

（7）轮椅训练：轮椅是残疾者使用最为广泛的辅助性工具，轮椅的使用应视患者的具体情况而定，应按处方要求配置和使用轮椅。社区护士应指导患者训练从床移到轮椅、从轮椅移到床上及轮椅与厕所便器间的转移。要反复练习，循序渐进；尽量发挥患者的功能，多练习肢体的柔韧性和力量；注意保护，以防意外。

4.言语训练

言语训练包括听力理解训练、阅读理解训练、发音训练、言语表达训练、书写训练等。

(1)向患者解释言语锻炼的目的、方法,鼓励患者讲话,帮助其消除羞怯心理,增强信心,提供练习机会。

(2)训练过程中应尊重患者,语言通俗易懂,语速要慢,最好采用提问式,便于患者回答。对于交流有困难的患者可辅以手势、实物、卡片等。

(3)训练应根据患者语言障碍的情况,选择合适的环境和时间进行训练。

5.心理护理

残疾人有其特殊的、复杂的心理活动,包括精神、心理障碍和行为异常。社区护士应理解、同情患者,针对残疾者的不同心理状态,给予心理疏导。指导患者正确认识自身的疾病,鼓励患者通过各种方式倾诉内心的痛苦体验,给予患者精神上的支持和鼓励;动员患者的家庭支持系统,帮助患者重塑人格,接受现实,树立信心,积极参与康复训练,促进患者心理健康。

6.常见并发症的预防和护理

(1)压疮:对患者及家属进行预防压疮知识和技能的指导,如鼓励和协助患者定期翻身,使用软枕等保护骨隆突处和支持身体空隙处,对压疮易发部位经常给予按摩。局部出现红肿的,应减轻受压、促进血液循环;局部出现疮面的,给予消炎、预防感染治疗;局部有坏死的,消除坏死组织,配合预防措施,以促进新的肉芽组织和表皮增生。

(2)关节挛缩畸形:注意保持肢体的功能位,必要时采取相应的措施改变肢体的紧缩程度;定时更换体位,及时纠正不正确的体姿;定期进行关节可动域的功能训练。

(3)肩关节半脱位:重点是预防,平时勿拖拉患肢;卧床时患肩下垫枕,以防肩后伸;坐位时手应放在面前的桌子上,坐轮椅时应使用一块搭板,双手托在搭板上;平常活动时患肢可以使用吊带,以减轻疼痛;鼓励患者适当加强肩关节的功能锻炼。

(五)社区残疾人的康复护理评价

评价内容包括社区康复组织管理评价、康复护理程序评价及护理效果评价。其中重点是评价康复护理效果,如患者及其家属对相关康复知识和技能的掌握情况,患者功能改善的状况,对康复训练的参与、合作程度,康复护理目标的实现程度等。评价需要社区护士、患者及其他康复成员一起参加,比较患者的健康状况与预期的护理目标。若康复护理目标完全实现,说明康复护理措施有效,可继续执行或终止;若目标部分实现或未实现,应分析原因,及时修改康复护理计划。

(王秀芬)

第七节　传染性疾病的护理健康管理

在"预防为主、防治结合"的卫生工作方针指导下,一些传染病如天花、脊髓灰质炎、白喉、伤寒、乙型脑炎等已被消灭或得到控制;但有些传染病如病毒性肝炎、流行性出血热、结核病等仍广泛存在;还有一些新发现的传染病,如艾滋病、传染性非典型肺炎、人感染禽流感及埃博拉出血热等也开始流行。这些均说明传染病的预防与控制仍是我国所面临的一个十分严峻的公共卫生问题,也说明在相当长的一段时间内,我国城乡社区卫生服务工作中必须始终把传染病的防治作为主要工作来抓,而社区护理更应该重点做好社区传染病患者的护理与管理。

传染性疾病是由病原微生物和寄生虫感染人体后产生的有传染性、在一定条件下可造成流行的疾病。

一、传染病的基础知识

传染病传播快、易造成流行,严重地危害居民健康。传染病的发生和流行取决于流行过程的三个基本条件,包括传染源、传播途径和易感人群。同时,传染病流行过程还受自然因素和社会因素的影响。

(一)病原体

每一种传染病都是由特异的病原体引起的。病原体包括微生物(细菌、病毒、衣原体、支原体、立克次体、真菌、螺旋体等)和寄生虫(原虫和蠕虫)。病原体侵入人体后,当人体抵抗力强的时候,病原体或被消灭,或被排出体外或造成隐性感染。如果人体的抵抗力降低或免疫功能失常,病原体就会在体内繁殖,引起传染病发作。

(二)传染病感染过程的表现

病原体通过各种途径进入人体后就开始了感染过程。在一定的环境条件影响下,根据人体防御功能的强弱和病原体数量及毒力的强弱,感染过程可以出现五种不同的结局,即感染谱。这些表现可以移行或转化,呈现动态变化。

1.病原体被清除

病原体进入人体后,可被机体非特异性防御能力所清除。这种防御能力有皮肤和黏膜的屏障作用、胃酸的杀菌作用、正常体液的溶菌作用、组织内细胞的吞噬作用等。同时,亦可由事先存在于体内的特异性被动免疫(来自母体或人工注射的抗体)所中和,或由通过预防接种或感染后获得的特异性主动免疫所清除。人体不产生病理变化,也不引起任何临床表现。

2.隐性感染

隐性感染又称亚临床感染,是指病原体侵入人体后,仅诱导机体产生特异性免疫应答,而不引起或只引起轻微的组织损伤,临床症状、体征甚至生化改变不明显,只能通过免疫学检查才能发现已经感染。隐性感染过程结束以后,大多数感染者获得不同程度的特异性主动免疫,病原体被清除。少数感染者未能形成足以清除病原体的免疫力,则转变为病原携带状态,称为无症状携带者,成为传染源。

3.显性感染

显性感染又称临床感染,是指病原体入侵人体后,不但诱发机体发生免疫应答,而且通过病原体本身的作用或机体的变态反应,导致组织损伤,引起病理改变和临床表现。有些传染病在显性感染过程结束后,病原体可被清除,感染者可获得较为稳固的免疫力,如麻疹、甲型肝炎和伤寒等,不易再受感染。但另有一些传染病病后的免疫力并不牢固,可以再受感染而发病,如细菌性痢疾、阿米巴痢疾等。小部分显性感染者亦可成为慢性病原携带者。

4.病原携带状态

病原携带状态是指病原体侵入人体后,可以停留在入侵部位或侵入较远的脏器继续生长、繁殖,而人体不出现任何的疾病状态,但能携带并排除病原体,成为传染病流行的传染源。按病原体的种类不同,病原携带者可分为带病毒者、带菌者或带虫者等。一般而言,若其携带病原体的持续时间短于 3 个月,称为急性携带者;若长于 3 个月,则称为慢性携带者。对乙型肝炎病毒感染,超过 6 个月才算慢性携带者。所有病原携带者都有一个共同的特点,即无明显临床症状而携带病原体,因而,在许多传染病中,如伤寒、细菌性痢疾、霍乱、白喉、流行性脑脊髓膜炎和乙型肝炎等,成为重要的传染源。

5.潜伏性感染

病原体感染人体后,寄生于某些部位,机体的免疫功能足以将病原体局限化而不引起显性感染,但又不足以将病原体清除,致使病原体潜伏于机体内,当机体免疫功能下降时,可导致机体发病。常见于水痘、结核病、疟疾等。潜伏性感染期间,病原体一般不排出体外,不会成为传染源,这是与病原携带状态不同之处。

(三)传染病流行过程的基本环节

传染病的流行过程就是传染病在人群中发生、发展和转归的过程。流行过程的发生需要传染源、传播途径和易感人群这三个环节同时存在,切断任何一个环节,流行即告终止。

1.传染源

传染源指病原体在体内生长、繁殖并能排出体外的人或动物,包括患者、隐性感染者、病原携带者、受感染的动物。

(1)患者:是传染病的主要来源。患者通过咳嗽、呕吐、腹泻等多种方式排出病原体而成为重要的传染源。传染病患者能排出病原体的整个时期称为传染期,是决定传染病患者隔离期的重要依据。大多数传染病主要传染期在临床症状期,少数传染病在潜伏期末即有传染性,如甲型病毒性肝炎。不典型患者的症状较典型患者更难发现,因而更具有传染源意义。慢性或迁延型患者常间歇或持续排出病原体,时间长、活动范围大,与易感者接触机会较多,也是重要的传染源。

(2)隐性感染者:隐性感染者症状轻或无症状,却往往易被误诊、漏诊,使其在人群中自由活动,难以管理,所以是极重要的传染源,如流行性脑脊髓膜炎、脊髓灰质炎等。

(3)病原携带者:某些传染病患者恢复后在一段时间内仍继续排出病原体,也有些健康人携带某种致病菌,由于没有明显临床症状,不易被发现,有重要的流行病学意义。如脑膜炎奈瑟菌常有健康带菌者,伤寒沙门菌、乙型肝炎病毒等可有恢复期带病原体者。

(4)受感染的动物:以受感染的动物作为重要传染源的传染病主要有狂犬病、鼠疫、流行性乙型脑炎、流行性出血热、血吸虫病等。受感染的动物作为传染源,其危害程度主要取决于人与其接触的机会、密切程度、动物的种类、动物数量、传播条件,以及人们生产活动、生活习惯、卫生条件和防护措施等。

2.传播途径

传播途径指病原体离开传染源后,再次侵入新的易感者体内所经历的路径和过程。同一种传染病可以有多种传播途径。

(1)空气传播:病原体存在于空气、飞沫、尘埃中,易感者吸入而引起感染,是呼吸道传染病的主要传播途径,如流行性感冒、流行性脑脊髓膜炎、结核病、麻疹、禽流感等。

(2)粪-口传播:病原体借粪便排出宿主体外,污染水、食物、食具,易感者进食、饮水时获得感染,如细菌性痢疾、霍乱、伤寒、甲型病毒性肝炎等。这是肠道传染病的主要传播途径,也可传播寄生虫病。

(3)接触传播:易感者与被病原体污染的水或土壤接触时获得感染,如钩端螺旋体病、破伤风、血吸虫病和钩虫病等。人被患病动物咬伤后,动物唾液中的病毒通过伤口进入人体而引发狂犬病。日常生活的密切接触也有可能获得感染,如麻疹、白喉、流行性感冒等。不洁性接触可传播 HIV、HBV、HCV、梅毒螺旋体、淋病奈瑟菌等。

(4)虫媒传播:被病原体感染的吸血节肢动物,于叮咬时把病原体传给易感者,可引起疟疾、斑疹伤寒、流行性乙型脑炎、黑热病、莱姆病和恙虫病等。根据节肢动物的生活习性,往往有严格的季节性,有些病例还与感染者的职业及地区有关。

(5)血液、体液传播:病原体存在于传染源的血液或体液中,通过应用血液制品、分娩或性交传播,如艾滋病、乙型病毒性肝炎、丙型病毒性肝炎和疟疾等。

3.易感人群

对某种传染病缺乏特异性免疫力的人称为易感者,他们都对该病原体具有易感性。人群作为整体对传染病易感的程度称为人群易感性。人群对某种传染病易感性的高低取决于易感者在该人群中所占比例,且与传染病的发生和传播有密切关系。新生儿的增加、免疫人口减少、易感人群的流入等因素使人群易感性增加,容易引起传染病流行。预防接种、免疫人群迁入、传染病流行后等因素均使人群易感性降低,可减少或终止传染病的流行。

(四)传染病流行的影响因素

传染病流行的影响因素分为自然因素及社会因素。自然因素和社会因素通过对传染源、传播途径、易感人群三个环节的作用,促进或抑制传染病的流行过程。

1.自然因素

地理、气象、生态条件等因素对传染病流行过程的发生和发展有着重要影响。寄生虫病和由虫媒传播的传染病对自然条件的依赖尤为明显。自然因素可直接影响病原体在外界环境中的生存能力,如钩虫病少见于干旱地区。自然因素也可通过降低机体的非特异性免疫力而促进流行过程的发展,如寒冷可减弱呼吸道抵抗力,炎热可减少胃酸的分泌等。某些自然生态环境为传染病在野生动物之间的传播创造了良好的条件,如鼠疫、钩端螺旋体病等,人类进入这些地区时亦可受感染,称为自然源性传染病或人畜共患病。

2.社会因素

社会因素包括社会制度、经济状况、生活条件和文化水平等,对传染病流行过程有决定性的影响。新中国成立后,人民生活、文化水平不断提高,施行计划免疫,使许多传染病的发病率明显下降或接近被消灭。但由于改革开放、市场化经济政策的实施,人口大量流动、生活方式和饮食习惯的改变、环境的污染等使得一些传染病流行的速度更快、发病率升高,如结核病、艾滋病等。

二、传染病的社区管理

传染病的社区管理重点是预防。贯彻三级预防的原则,针对传染病流行的环节,采取措施管理传染源,切断传播途径,保护易感人群,降低传染病的发病率、死亡率和致残率。

(一)一级预防

即病因的预防。通过健康促进、健康教育、免疫接种等手段,降低传染病的发病率。

1.保护易感人群

通过提高人体对传染病的免疫力,从而降低传染病的发病率。

(1)增强非特异性免疫力:非特异性免疫是机体对进入人体内异物的一种清除机制,主要包括各种屏障作用,血液中吞噬细胞和粒细胞、补体、溶菌酶等对病原体的吞噬及清除作用。在病原体及毒素的作用下,非特异性免疫力又是产生特异性免疫力的基础。增强非特异性免疫力可采取以下措施:社区护士有计划、有目的地教育居民加强体育锻炼、养成良好的生活习惯、建立规律的生活制度、改善居住条件、协调人际关系、保持心情愉快;加强个人防护,如戴口罩、使用安全套等。

(2)增强特异性免疫力:通过有计划的预防接种,提高人群的主动或被动特异性免疫力,是预防传染病非常重要的措施。①人工主动免疫:有计划地将减毒或灭活的病原体、纯化的抗原和类毒素制成菌(疫)苗接种到人体内,使人体于接种后1~4周产生抗体,称为人工主动免疫。免疫力可保持数月至数年。计划免疫是根据规定的免疫程序,对易感人群有计划地进行有关生物制品的预防接种,以提高人群的免疫水平。原卫生部于2007年12月29日印发了《扩大国家免疫规划实施方案》,扩大了计划免疫范围,可预防的传染病已包括乙型肝炎、结核病、脊髓灰质炎、百日咳、白喉、破伤风、麻疹、甲型肝炎、流行性脑脊髓膜炎、流行性乙型脑炎、风疹、流行性腮腺炎、流行性出血热、炭疽和钩端螺旋体病等15种传染病。此外,免疫水平低及由于职业关系受感染威胁大的人群可按需作为预防接种的重点。②人工被动免疫:将制备好的含抗体的血清或抗毒素注入易感者体内,使机体迅速获得免疫力的方法,称为人工被动免疫。常用于治疗或对接触者的紧急预防。常用制剂有抗毒血清、人血丙种球蛋白、胎盘球蛋白和特异性高价免疫球蛋白等。

(3)药物预防:对某些尚无特异性免疫方法或免疫效果尚不理想的传染病,在流行期间可给易感者口服预防药物,这对于降低发病率和控制流行有一定作用。

2.切断传播途径

采取一定的措施,阻断病原体从传染源转移到易感宿主的过程,从而防止疾病的发生。由于各种传染病的传播途径不同,对疫源地污染的途径也不同,故采取切断传播途径的措施也各不相同。其主要措施包括隔离和消毒。

(1)隔离:是将患者或病原携带者安置于指定的地点,与健康人和非传染病患者分开,防止病原体扩散和传播。

呼吸道隔离:对由患者的飞沫和鼻咽分泌物经呼吸道传播的疾病,应采用呼吸道隔离预防。社区卫生服务机构或家庭应安置患者于单独房间,相同病种患者亦可同住一室,注意室内通风。限制患者的活动范围,患者一般不外出,如必须外出,应戴口罩。患者咳嗽、打喷嚏时应用纸巾遮住口鼻,并将纸巾扔入密闭袋中进行无害化处理。与患者接触时应戴口罩,必要时穿隔离衣、戴手套。

消化道隔离:对由患者的排泄物直接或间接污染食物、食具而传播的传染病应采用消化道隔离预防。社区卫生服务机构将同病种患者安置于一室,否则应加强床旁隔离。接触传染期患者应穿隔离衣,接触其排泄物或污染物要戴手套,并及时进行手消毒。要求患者严格洗手,卫生间、门把手等应每天消毒。保护水源,指导居民家庭和个人选择新鲜食品原料,防止病从口入。

接触隔离:适用于经直接或间接接触传播的疾病。接触患者时穿隔离衣、戴口罩和手套,接触患者或污染物品后应及时洗手和手消毒。对污染的用具及敷料应严密消毒或焚烧。

虫媒隔离:用于以昆虫为媒介传播的疾病。患者应做好卫生处置,室内有完善的防蚊设施,如蚊帐、纱门和纱窗。社区工作人员应指导居民居室装防虫设备,保持庭院和公共场所清洁整齐,定期喷洒药液灭虫以防治蚊、蝇等昆虫。

血液、体液隔离:适用于由血液、体液、血液制品传播的疾病。社区护士接触患者的血液、体液及分泌物时应戴手套、穿隔离衣,脱手套后认真洗手,操作时要防止针刺伤。手部皮肤有破损的照顾者,直接接触患者时应戴双层手套,被污染的物品应及时消毒或销毁。帮助居民建立健康的生活方式,不吸毒,采取安全的性行为。

(2)消毒:是传染病防治工作中的重要环节,是有效切断传染病的传播途径、控制传染病传播的重要手段。①预防性消毒:在未发现传染源的情况下,为预防传染病的发生,对可能受到病原体污染场所、物品和人体进行消毒。如对饮用水源、餐具的消毒,也包括社区卫生服务机构环境和医务人员手的消毒。②疫源地消毒:指对目前存在或曾经存在传染源的地区进行消毒,目的在于消灭由传染源排到外界环境中的病原体,包括随时消毒和终末消毒。随时消毒是对传染源的分泌物、排泄物及其污染物品及时消毒。终末消毒是在传染源离开疫源地后所进行的最后彻底的消毒,如患者出院、死亡后对其所处环境、所接触物品和排泄物等的消毒。

(二)二级预防

传染病的二级预防要做到早发现、早诊断、早报告、早隔离、早治疗。

1.早发现、早诊断

很多传染病早期传染性很强,故早期发现传染源是预防传染病蔓延的重要措施。应建立健全城乡三级医疗防疫卫生网,方便群众就医;提高社区医务人员的业务水平,加强工作责任心,开展社区卫生宣传教育,提高群众对传染病的识别能力;有计划地对集体单位人员或学校学生进行健康体检和筛查,对早期发现、早期诊断传染病具有重要意义。

2.早报告

全面、迅速、准确的传染病报告是各级卫生人员的重要职责,也是防疫部门掌握疫情、做出判断、制订控制疫情的策略及采取控制措施的基本依据。

(1)报告人:各级各类医疗机构、疾病预防控制机构、采血机构均为责任报告单位;其执行职务的医护人员、乡村医师、社区卫生服务人员及个体开业医师均为疫情责任报告人。传染病的一切知情者,包括亲属、邻居、社区管理干部,均有报告传染病的法定义务。

(2)报告种类:截止到 2014 年,我国法定传染病分为甲类、乙类、丙类,共计 39 种。①甲类传染病:又称为强制管理传染病,共两种,包括鼠疫、霍乱。②乙类传染病:又称为严格管理传染病,共 26 种,包括传染性非典型性肺炎、人感染高致病性禽流感、病毒性肝炎、细菌性和阿米巴痢疾、伤寒和副伤寒、艾滋病、淋病、梅毒、脊髓灰质炎、麻疹、百日咳、白喉、新生儿破伤风、流行性脑脊髓膜炎、猩红热、流行性出血热、狂犬病、钩端螺旋体病、布鲁菌病、炭疽、流行性乙型脑炎、肺结核、血吸虫病、疟疾、登革热、人感染 H7N9 禽流感。③丙类传染病:又称为监测管理传染病,共 11 种,包括流行性和地方性斑疹伤寒、黑热病、丝虫病、棘球蚴病、麻风病、流行性感冒、流行性腮腺炎、风疹、急性出血性结膜炎,以及除霍乱、痢疾、伤寒和副伤寒以外的感染性腹泻病、手足口病。

(3)报告时限:发现甲类传染病和乙类传染病中的肺炭疽、传染性非典型肺炎、脊髓灰质炎、人感染高致病性禽流感的患者或疑似传染病患者时,或发现其他传染病和不明原因疾病暴发时,应于 2 小时内将传染病报告卡通过网络报告;未实行网络直报的责任报告单位应于 2 小时内以最快的通信方式(电话、传真)向当地县级疾病预防控制机构报告,并于 2 小时内寄送出传染病报告卡。

对其他乙类、丙类传染病患者、疑似传染病患者和规定报告的传染病病原携带者在诊断后,实行网络直报的责任报告单位应于 24 小时内进行网络报告;未实行网络直报的责任报告单位应于 24 小时内寄送出传染病报告卡。县级疾病预防控制机构收到无网络直报条件责任报告单位报送的传染病报告卡后,应于 2 小时内进行网络直报。

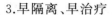

3.早隔离、早治疗

发现传染病患者或疑似传染病患者,应将其安置在一定场所,使之不与健康人接触,便于集中管理、消毒和治疗,防止传染病蔓延。隔离方式有住院隔离、临时隔离室隔离和家庭隔离等,隔离时间应自发病日起直至该病传染性完全消失为止。

早期治疗使患者早期治愈,降低死亡率,而且能及早消除病原体携带状态,终止患者继续作为传染源,减少疾病传播机会。

(三)三级预防

主要针对传染病的临床期和康复期采取各种有效治疗和康复措施,以防止病情恶化,预防并发症和残障。在临床期,要坚持一般治疗、对症治疗和病因治疗并重的原则。重症传染病可出现各种并发症,如肠出血、肠穿孔、中毒性肝炎、中毒性心肌炎等,因此应密切观察患者有无并发症的发生,争取早发现、早治疗。某些传染病如脊髓灰质炎和脑膜炎等可引起一定程度的后遗症,要采取针灸、理疗等康复治疗措施,促进机体康复。

(四)传染病的访视管理

1.初访

所在社区发现传染病后,社区护士应于 24 小时内进行初访。

(1)核实诊断:各级各类医疗机构、疾病预防控制机构中执行职务的医护人员、乡村医师等在就诊患者中发现传染病后,立即进行疫情报告,由相关部门收集信息后,按患者居住或所在住址分发给地段责任医务人员;社区护士经过核实诊断后于 24 小时内进行访视管理。

(2)调查传染病的来源:在初访时要调查该传染病在何时、何地、通过何种传播途径传播的。

(3)判断疫情的性质和进展:确定疫情性质找出流行特征。

(4)采取防疫措施:按照传染病传播流行的三个环节及传播特点,采取有效的、适合现场具体情况的措施,指导疫源地处理及开展人群防治。

(5)做好疫情调查处理记录:认真、及时填写"传染病调查表""流行病学访视表",作为医学统计、分析、总结之用。

2.复访

在初次访视后,应根据传染病的病程和特点进行复访。内容包括:①了解患者病情的发展和预后情况,进一步确诊或对原诊断做出修正;②了解家属及接触者的发病情况,对患者立案管理;③检查防疫措施的落实情况,开展卫生宣教;④及时填写"传染病复访表",如患者痊愈或死亡,本案管理结束。

(五)社区护士在传染病管理中的角色

社区护士在传染病的防治工作中担负着重要的任务。因此,社区护士应掌握传染病的类型、流行规律。拟订正确、有效的防治策略与措施,并能在家庭访视、学校及社区其他公共场所进行健康知识宣教,及时对居民开展预防传染病的健康指导,做到早预防、早发现、早报告疫情、早隔离治疗,以便防治和消灭传染病,保障与促进社区居民的健康。

三、常见传染性疾病的护理与管理

(一)肺结核

经过规范治疗的肺结核完全可以治愈,根据我国肺结核病的疫情预防肺结核的工作显得非常重要,加强管理工作,建立专业队伍对预防肺结核的传播十分需要的。

1.建立、健全各级防治机构

专业人员要全面负责组织与制定防治规则,大力开展肺结核防制专业人员的继续教育和社区群众的健康教育,使各类人群养成良好的饮食行为,注意平衡膳食、合理营养,健康的卫生习惯,增强体质。

控制传染源、切断传播途径及增强人群免疫力、降低易感性等是控制结核病流行的基本原则,具体措施有以下几点。①控制传染源:早期发现痰涂片阳性的肺结核患者。因具有传染性,应及时隔离接受正规治疗。②养成良好的个人卫生习惯:房间经常通风换气;不随地吐痰;不对着他人打喷嚏或大声说话;加强锻炼身体,增强抵抗力。

2.早期彻底治疗患者

(1)针对各类人群,尤其是托幼机构、学校、服务性行业等从业人员及易感人群要定期做健康检查;严格筛查疫情严重的地区,重点调查疫情已控制地区的发病线索,早期诊断门诊病例,避免漏诊和误诊;一旦查实应及时彻底治疗,同时加强随访。

(2)已感染结核杆菌并有较高发病可能的个体应在医师指导下进行药物预防等,积极配合医师治疗,规律服药,定期检查,提高治愈率;家属应积极协助患者顺利地通过治疗战胜疾病。

3.接种卡介苗

我国规定接种对象包括新生儿出生时、每隔 5 年左右检查结核菌转阴性者及时补种至15 岁;从边远低发病地区进入高发地区的入学新生和入伍新兵等结核菌阴性者。

禁忌接种对象包括已患肺结核、急性传染病痊愈后未满 1 个月或患慢性病期间的儿童。

4.控制结核人人有责

指导咳嗽、咳痰 2 周以上或有咯血/血痰、怀疑肺结核的个体,尽快到当地结核病防治所或疾病预防控制中心结核科,进行免费胸片检查和痰涂片检查。凡被确诊为活动性肺结核的患者都是化疗的对象,其中痰涂片阳性的肺结核患者是化疗的主要对象,尤以新涂阳肺结核患者为重点。初治活动性肺结核患者和复治涂阳肺结核患者(对复治涂阳患者提供一次标准短程化疗方案治疗)均为免费化疗的对象。只要坚持正规治疗、规律服药、完成疗程,新发肺结核患者几乎都能治愈。若不按照规范治疗则易造成治疗失败和耐药病例,就会增加治疗难度,给家庭、社会带来更大的危害。

积极预防和控制结核病,养成良好的个人卫生习惯,不随地吐痰,室内经常通风换气,加强锻炼身体,增强抵抗力。

(二)艾滋病

艾滋病又称获得性免疫陷综合征(acquirid immunodeficiency syndrome,AIDS)由人类免疫缺陷病毒(human immunodeficiency virus,HIV)引起的一种严重传染病。临床上由无症状病毒携带者发展到最后并发严重机会性感染和恶性肿瘤,目前尚无有效防治方法,病死率极高。

病原体为一种逆转录病毒,1986 年世界卫生组织统一命名为 HIV,由于从西非艾滋病患者分离出一种类似病毒称为 HIV Ⅱ 型(HIV2),故将原病毒称为 HIV Ⅰ 型(HIV1);HIV 属于慢性病毒属,呈圆形或椭圆形,直径 90～40 nm,为单股 RNA 病毒,外有类脂包膜,中央位核,圆柱状;对外界抵抗力较弱,加热 56 ℃ 30 分钟和一般消毒剂如 0.5% 次氯酸钠,5% 甲醛、70% 乙醇2% 戊二醛等均可灭活,对紫外线不敏感。

1.管理传染源

加强国境检疫,禁止 HIV 感染者入境;隔离患者及无症状携带者,消毒处理患者血液、排泄物和分泌物,避免与患者密切接触等。

2.切断传播途径

加强卫生宣教,取缔娼妓,禁止各种混乱的性关系,严禁注射毒品;限制生物制品特别是凝血因子Ⅷ等血液制品进口;推广使用一次性注射器,防止患者血液等传染性材料污染针头等利器刺伤或划破皮肤;严格婚前检查,限制 HIV 感染者结婚;已感染的育龄妇女应避免妊娠、哺乳等。

3.保护易感人群

正在研究 HIV 抗原性多肽疫苗及基因疫苗,距大规模临床应用为时尚远,目前主要的措施是加强个人防护,定期检查,消毒处理医疗器械和生活物品。

（王秀芬）

参 考 文 献

[1] 费秀斌,张承巍,任芳兰,等.内科疾病检查与治疗方法[M].北京:中国纺织出版社,2022.

[2] 王继红,安茹,李新平.内科临床诊疗技术[M].长春:吉林科学技术出版社,2021.

[3] 张西亭,臧学清,胡雪倩,等.实用内科疾病诊治理论与实践[M].陕西:世界图书出版西安有限公司,2021.

[4] 马路.实用内科疾病诊疗[M].济南:山东大学出版社,2022.

[5] 赵淑堂.临床内科常见病理论与诊断精要[M].哈尔滨:黑龙江科学技术出版社,2021.

[6] 徐玮,张磊,孙丽君,等.现代内科疾病诊疗精要[M].青岛:中国海洋大学出版社,2021.

[7] 冯念苹.常见内科疾病治疗与用药指导[M].北京:中国纺织出版社,2022.

[8] 李忠娥,丁玉红,王宁,等.内科常见病鉴别与治疗[M].哈尔滨:黑龙江科学技术出版社,2021.

[9] 孙雪茜,梁松岚,孙责.内科常见病治疗精要[M].北京:中国纺织出版社,2022.

[10] 孙辉,庞如意,来丽萍,等.临床内科疾病诊断思维[M].北京:科学技术文献出版社,2021.

[11] 刘江波,徐琦,王秀英.临床内科疾病诊疗与药物应用[M].汕头:汕头大学出版社,2021.

[12] 王秀萍.临床内科疾病诊治与护理[M].西安:西安交通大学出版社,2022.

[13] 赵晓宁.内科疾病诊断与治疗精要[M].郑州:河南大学出版社,2021.

[14] 胡品津,谢灿茂,李娟,等.内科疾病鉴别诊断学[M].北京:人民卫生出版社,2021.

[15] 苑露丹.内科疾病诊断要点与治疗方法[M].北京:中国纺织出版社,2022.

[16] 徐新娟,杨毅宁.内科临床诊疗思维解析[M].北京:科学出版社,2021.

[17] 王玉梅,刘建林,丁召磊,等.临床内科诊疗与康复[M].汕头:汕头大学出版社,2022.

[18] 刘丹,吕鸥,张兰.临床常见内科疾病与用药规范[M].北京:中国纺织出版社,2021.

[19] 邹琼辉.常见内科疾病诊疗与预防[M].汕头:汕头大学出版社,2021.

[20] 孟亮,王菁,李永梅,等.内科常见病鉴别诊断与治疗[M].哈尔滨:黑龙江科学技术出版社,2021.

[21] 陈强,李帅,赵晶,等.实用内科疾病诊治精要[M].青岛:中国海洋大学出版社,2022.

[22] 刘一柱,刘伟霞,李杰,等.现代内科常见病诊疗思维[M].哈尔滨:黑龙江科学技术出版社,2021.

[23] 王为光.现代内科疾病临床诊疗[M].北京:中国纺织出版社,2021.